U0264888

2020 年版《中国药典》配套用书

最新实用药物手册

主　编　文爱东　王婧雯　卢　健

副主编　杨志福　石小鹏　丁　一　张小莉　赵　瑾

姜　俊　李梅欣

编　委（以姓氏笔画为序）

丁莉坤　马红霞　王明明　王聪聪　朱　琳

乔　逸　任丹君　刘美佑　关　月　牟　菲

李锐莉　宋伟丹　张　伟　张　迪　张　维

陈苏宁　尚刚伟　赵　先　赵瑾怡　段佳林

姚敏娜　贾　娜　党　欢　殷　英　郭　超

郭桂萍　曹珊珊　葛　洁　楚建杰　窦　芳

樊婷婷

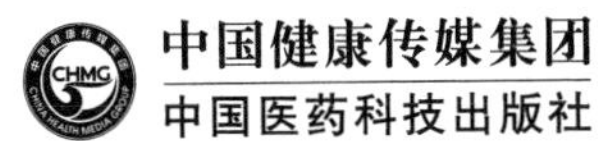

内容提要

本书为2020年版《中国药典》配套用书，并依据2020年版《中国药典》和最新版《国家基本药物目录》《医保药品目录》收载药物品种共计1344种，其中西药1075种，中成药269种。对每个品种药物，主要介绍了药物的中英文名、药理作用、适应证、用法用量、不良反应、禁忌证、注意事项及制剂规格等。全书所收录的药物可基本覆盖各种常见疾病，其中包括满足临床需要的部分最新上市药物。其内容实用、精练，便于学习和记忆，实为一部供临床医生、护士、药师快速查阅用药信息的参考工具书。

图书在版编目（CIP）数据

最新实用药物手册 / 文爱东，王婧雯，卢健主编. —北京：中国医药科技出版社，2021.10（2024.10重印）

ISBN 978-7-5214-2724-0

Ⅰ. ①最…　Ⅱ. ①文…　②王…　③卢…　Ⅲ. ①药物-手册　Ⅳ. ①R97-62

中国版本图书馆CIP数据核字（2021）第194954号

责任编辑　匡罗均　曹化雨

美术编辑　陈君杞

出版　**中国健康传媒集团** | 中国医药科技出版社

地址　北京市海淀区文慧园北路甲22号

邮编　100082

电话　发行：010-62227427　邮购：010-62236938

网址　www.cmstp.com

规格　889×1194mm　1/32

印张　29 3/4

字数　1129千字

版次　2021年10月第1版

印次　2024年10月第5次印刷

印刷　北京盛通印刷股份有限公司

经销　全国各地新华书店

书号　ISBN 978-7-5214-2724-0

定价　95.00元

获取新书信息、投稿、为图书纠错，请扫码联系我们。

前　言

本书作为2020年版《中国药典》配套用书，根据临床应用实际收录药物品种，在《中国药典》（2020年版）二部收载药品目录基础上，增加了最新版《国家基本药物目录》（2018年版）和《医保药品目录》（2020年版）中收录的药品，还包括近年通过国家药品监督管理局审批的新上市的53种新药，共计收载临床常用药物1344种，其中西药1075种，中成药269种。

为最大程度方便读者快速查阅关键信息，在编写药品内容时，仅收录药物最具临床用药指导意义的核心内容，使读者可迅速查找药物的药理作用、适应证、用法用量、常见不良反应、注意事项及制剂规格等。本书所收录的药物可基本覆盖各种常见疾病，内容精练，便于学习和记忆，同时标出了每个药物的属性，便于临床医师用药选择时落实国家卫健委临床用药的“1+X”处方要求，即必须首先给患者使用《国家基本药物目录》收载品种。

为方便读者实施安全精准用药，在本书附录中收录了按体表面积计算小儿药物用量、对妊娠的危险性等级药物检索表、哺乳期妇女慎用药物及肝肾功能低下时药物的半衰期和剂量的调整表等。本书可作为临床医生、护士、药师快速查阅用药信息的参考工具书。

由于编写时间仓促，书中难免有疏漏不当之处，恳请读者批评指正以便修订完善。

编　者

2021年9月

目　　录

第12章　维生素、营养类药物、酶抑制药物及调节水、电解质和酸碱平衡用药物

第 1 章　抗微生物药

第 1 节　抗菌药

一、青霉素类

阿洛西林钠 [药典（二）；医保（乙）]

Azlocillin Sodium

【药理作用】本品为脲基青霉类，对铜绿假单胞菌和大肠埃希菌、肺炎克雷伯菌等肠杆菌科细菌，不动杆菌属等非发酵菌，以及对青霉素敏感的革兰阳性菌有较强的抗菌活性。但铜绿假单胞菌等对本品的耐药性发展较快，与氨基糖苷类联合可对铜绿假单胞菌、沙雷杆菌、克雷伯菌等有协同抗菌作用，对耐甲氧西林金黄色葡萄球菌（MRSA）无效。

【适应证】本品主要用于铜绿假单胞菌与其他革兰阴性菌所致的系统感染，如败血症、脑膜炎、肺炎、泌尿系感染以及软组织感染。必要时可与氨基糖苷类联合以加强抗铜绿假单胞菌作用。

【用法用量】加入适量 5%葡萄糖氯化钠注射液或 5%～10%葡萄糖注射液中，静脉滴注。①成人一日 6～10g，严重病例可增至一日 10～16g，一般分 2～4 次滴注。②儿童按体重一日 75mg/kg。③婴儿及新生儿按体重一日 100mg/kg，分 2～4 次滴注。

【不良反应】类似青霉素的不良反应，主要为过敏反应，其他有腹泻、恶心、呕吐、发热，个别病例可见出血时间延长，白细胞减少等，电解质紊乱（高钠血症）较少见。

【禁忌证】对本品或其他青霉素类过敏者禁用。

【注意事项】①用药前须做青霉素皮肤试验，阳性者禁用。②静脉滴注时注意速度不宜太快。③本品与氨基糖苷类可互相影响活力，勿混合给药。④交叉过敏反应：对一种青霉素类抗生素过敏者可能对其他青霉素类抗生素也过敏；也可能对青霉胺或头孢菌素类过敏。⑤肾功能不全患者应适当降低用量。⑥下列情况应慎用：有哮喘、湿疹、花粉症、荨麻疹等过敏性疾病史者。⑦对诊断的干扰：用药期间，以硫酸铜法进行尿糖测定时可出现假阳性，用葡萄糖酶法者则不受影响；大剂量注射给药可出现高钠血症，应用大剂量时应定期检测血清钠；可使血清丙氨酸转氨酶（ALT）或天冬氨酸转氨酶（AST）升高。

【制剂规格】注射剂：每支 0.5g；1g；2g；3g；4g。

阿莫西林 [药典（二）；基；医保（甲）]

Amoxicillin

【药理作用】本品为青霉素类抗生素，对肺炎链球菌、溶血性链球菌等链球菌属、不产青霉素酶葡萄球菌、粪肠球菌等需氧革兰阳性球菌，大肠埃希菌、奇异变形杆菌、沙门菌属、流感嗜血杆菌、淋病奈瑟菌等需氧革兰阴性菌的不产β-内酰胺酶菌株及幽门螺杆菌具有良好的抗菌活性。阿莫西林通过与细菌青霉素结合蛋白（PBPs）结合，抑制细菌细胞壁合成而发挥杀菌作用，可使细菌迅速成为球状体而溶解、破裂。

【适应证】常用于敏感菌所致的呼吸道、尿路和胆道感染以及伤寒等。

【用法用量】①口服：成人每日1～4g，分3～4次服。儿童每日50～100mg/kg，分3～4次服。肾功能严重不足者应延长用药间隔时间：肾小球滤过率（GFR）为10～30ml/min者，每12小时给药0.25～0.5g，GFR＜10ml/min者，每24小时给药0.25～0.5g。②肌内注射：每次0.5～1g，每日3～4次。③静脉滴注：每次0.5～1g，每日3～4次。

【不良反应】①常见腹泻、恶心。②少见皮疹、结晶尿、躁动、焦虑、行为改变、精神错乱、头晕、头痛、多动（可逆）、失眠、癫痫发作、牙齿变色（棕色、黄色或灰色）。③罕见严重过敏、肾衰竭、肝衰竭、全血细胞减少症等。④长期使用本品可出现由念珠菌或耐药菌引起的二重感染。

【禁忌证】①青霉素过敏及青霉素皮肤试验阳性患者禁用。②对其他β-内酰胺剂（如头孢菌素、碳青霉烯类、单环β-内酰胺类）有严重的速发型超敏反应（如过敏反应）者禁用。

【注意事项】①用前必须做青霉素钠皮肤试验，阳性反应者禁用。②肾损害的患者需要依据受损程度进行剂量调整。③长期使用阿莫西林可能会导致非敏感菌的过度生长。④长期治疗过程中应定期评估器官系统功能，包括肾、肝和造血功能。⑤可能干扰诊断，测试尿糖、雌三醇时出现假阳性。

【制剂规格】片（胶囊）剂：每片（粒）0.125g；0.25g（效价）。

氨苄西林［药典（二）；基；医保（甲）］

Ampicillin

【药理作用】本品为半合成的广谱青霉素，对绿色链球菌和肠球菌的作用较优，对其他菌的作用则较差。对耐青霉素的金黄色葡萄球菌无效。革兰阴性菌中淋球菌、脑膜炎球菌、流感杆菌、百日咳杆菌、大肠埃希菌、伤寒杆菌、副伤寒杆菌、志贺菌属、奇异变形杆菌、布氏菌等对本品敏感，但易产生耐药性。

【适应证】本品用于敏感菌所致的泌尿系统、呼吸系统、胆道、肠道感染及脑膜炎、心内膜炎等。

【用法用量】①口服：每日2～4g，分成4次服用；儿童：每日50～100mg/kg，分成4次。②肌内注射：每次0.5～1g，每日4次；儿童：每日50～150mg/kg，分成3～4次。③静脉滴注：每次1～2g，必要时可用至3g，溶于100ml输液中，滴注0.5～1小时，每日2～4次，必要时每4小时1次；儿童：每日100～150mg/kg，分4次给予。

【不良反应】①本品可致过敏性休克，

皮疹发生率较其他青霉素为高，有时也可发生药物热。②偶见粒细胞和血小板减少。③少见肝功能异常。④大剂量静脉给药可发生抽搐等神经症状。

【禁忌证】①有青霉素类药物过敏史或青霉素皮肤试验阳性患者禁用。②传染性单核细胞增多症、巨细胞病毒感染、淋巴细胞白血病、淋巴瘤等患者避免使用。

【注意事项】①用前必须做皮肤试验，阳性反应者禁用。②有哮喘、湿疹、荨麻疹等过敏性疾病者均应慎用。③用药期间如出现严重的持续性腹泻，可能是伪膜性肠炎，应立即停药，确诊后采用相应抗生素治疗。④本品针剂应溶解后立即使用，溶解放置后致敏药物可增多。⑤本品应以中性液体作溶剂。⑥肾功能严重损害者慎用。

【制剂规格】胶囊剂：每粒 0.25g。注射剂：每瓶 0.5g；1.0g。

苯唑西林钠[药典（二）；基；医保（甲）]

Oxacillin Sodium

【药理作用】本品为半合成的异噁唑类，具有耐葡萄球菌青霉素酶的性质，对产酶金黄色葡萄球菌菌株有效，但对不产酶菌株的抗菌作用不如青霉素。

【适应证】①本品主要适用于治疗青霉素耐药而对本品呈现敏感的金黄色葡萄球菌和凝固酶阴性葡萄球菌所致的各种感染，如败血症、肺炎、心内膜炎、皮肤和软组织感染等。②亦可用于治疗化脓性链球菌或肺炎链球菌与耐青霉素酶葡萄球菌属所致的混合感染。③不适用于甲氧西林耐药葡萄球菌感染。

【用法用量】（1）成人常规剂量：①肌内注射，每日 4～6g，分 4～6 次给药。②静脉滴注，每日 4～8g，分 3～4 次，治疗严重感染时，每日剂量可增加至 12g。③口服，每日 2～4g，分 4 次，空腹服用。（2）儿童剂量：每日 50～100mg/kg，分 2～4 次口服、肌内注射或静脉滴注。

【不良反应】①可出现胃肠道反应，如恶心、呕吐、腹胀、腹泻、食欲缺乏等，口服给药时较常见。②大剂量应用可出现神经系统反应，如抽搐、痉挛、神志不清、头痛等。③偶见中性粒细胞减少，对特异体质者可出现可致出血倾向。④偶见血清转氨酶升高。⑤尚可见药疹、药物热等过敏反应。⑥少数人可发生白念珠菌继发感染。

【禁忌证】对本品或其他青霉素类药物过敏者禁用。

【注意事项】①本品可致过敏性休克，用药前应做过敏试验。②严重肾功能不全者应减少给药剂量。③新生儿、肝肾功能严重损害者慎用。④妊娠期妇女应仅在确有必要时使用，哺乳期妇女用药时宜暂停哺乳。

【制剂规格】注射剂：每瓶 0.5g；1g（效价）。片（胶囊）剂：每片（粒）0.25g（按 $C_{19}H_{19}N_3O_5S$ 计）。

苄星青霉素[药典（二）；基；医保（甲）]

Benzathine Benzylpenicillin

【药理作用】本品为青霉素的二苄基

乙二胺盐，其抗菌活性成分为青霉素。青霉素通过抑制细菌细胞壁合成而发挥杀菌作用。对溶血性链球菌等链球菌属、肺炎链球菌和不产青霉素酶的葡萄球菌、梭状芽孢杆菌属、消化链球菌和产黑色素拟杆菌等厌氧菌具有良好抗菌作用。对肠球菌有中等度抗菌作用。淋病奈瑟菌、脑膜炎奈瑟菌、白喉棒状杆菌、炭疽芽孢杆菌、牛型放线菌、念珠状链杆菌、李斯特菌、钩端螺旋体和梅毒螺旋体对本品敏感。对流感嗜血杆菌和百日咳杆菌亦具一定抗菌活性。对脆弱拟杆菌抗菌作用差。

【适应证】本品主要用于预防风湿热复发，也可用于控制链球菌感染的流行。

【用法用量】肌内注射：①成人一次 60 万～120 万单位，2～4 周 1 次。②小儿一次 30 万～60 万单位，2～4 周 1 次。

【不良反应】①常见不良反应有过敏反应，皮疹；耐青霉素金黄色葡萄球菌、革兰阴性杆菌或念珠菌二重感染。②偶见白细胞减少、间质性肾炎、哮喘发作和血清病型反应、过敏性休克。

【禁忌证】有青霉素类药物过敏史者或青霉素皮肤试验阳性患者禁用。

【注意事项】①应用本品前需详细询问药物过敏史并进行青霉素皮肤试验。②有哮喘、湿疹、花粉症、荨麻疹等过敏性疾病患者应慎用本品。③妊娠期妇女仅应在确有必要时使用本品；哺乳期妇女用药时宜暂停哺乳。

【制剂规格】注射剂：每支 30 万单位；60 万单位；120 万单位。

氟氯西林钠［药典（二）］

Flucloxacillin Sodium

【药理作用】本品为半合成的异噁唑类青霉素，具有耐葡萄球菌青霉素酶的性质，对产酶金黄色葡萄球菌菌株有效，对不产青霉素酶和产青霉素酶葡萄球菌具有抗菌作用。

【适应证】本品主要用于治疗产青霉素酶葡萄球菌所致的各种感染，如骨、关节感染，心内膜炎，腹膜炎，肺炎，皮肤、软组织感染等。也可用于术后预防葡萄球菌感染，但对 MRSA 感染无效。

【用法用量】①口服（用游离酸）：常用量为每次 250mg，一日 3 次；重症用量为每次 500mg，一日 4 次，于饭前 0.5～1 小时空腹服用。②肌内注射：常用量每次 250mg，一日 3 次；重症每次 500mg，一日 4 次。③静脉注射：每次 500mg，一日 4 次。一日量不超过 8g。

【不良反应】参见苯唑西林钠。

【禁忌证】对本品及其他青霉素类药物过敏者禁用。

【注意事项】①注射时勿与血液、血浆、水解蛋白、氨基酸以及脂肪乳配伍。②新生儿、妊娠期妇女慎用。③老年患者、肾功能严重减退者，应根据肾功能调整剂量。④其他参见苯唑西林钠。

【制剂规格】片剂（游离酸）：每片 125mg。胶囊剂：每粒 250mg（按氟氯西林计）。注射剂：每瓶 250mg；500mg；1000mg。

氯唑西林钠[药典（二）；医保（甲）]

Cloxacillin Sodium

【药理作用】本品为半合成的异噁唑类，对产青霉素酶的葡萄球菌具有抗菌活性。抗菌谱类似苯唑西林，对产酶金黄色葡萄球菌有抗菌作用，适用于葡萄球菌感染。

【适应证】本品主要用于产酶金黄色葡萄球菌或不产酶葡萄球菌所致的血流感染、肺炎、骨髓炎或皮肤软组织感染等，但对 MRSA 感染无效。

【用法用量】（1）肌内注射：一次 0.5～1g，一日 3～4 次。（2）静脉滴注：一次 1～2g，溶于 100ml 输液中，滴注 0.5～1 小时，一日 3～4 次。新生儿体重＜2kg 者，日龄 1～14 天时，一次 25mg/kg，每 12 小时一次；日龄 15～30 天时，每 8 小时一次。体重＞2kg 者，日龄 1～14 天时，一次 25mg/kg，每 8 小时一次，日龄 15～30 天时，每 6 小时一次。（3）口服：①胶囊剂：每次 0.25～0.5g，一日 4 次，空腹服用。小儿：一日 30～50mg/kg，分 4 次给予。②颗粒剂：成人一次 0.5g，一日 4 次；小儿：14 天以内新生儿，体重＜2kg 者，一次 12.5～25mg/kg，每 12 小时一次；体重＞2kg 者，每 8 小时一次；3～4 周新生儿给药周期为 6 小时。

【不良反应】①过敏反应：以荨麻疹等各类皮疹为多见，白细胞减少、间质性肾炎、哮喘发作等和血清病型反应也可发生，严重者如过敏性休克偶见。②静脉注射本品偶可产生恶心、呕吐和血清氨基转移酶升高。③大剂量注射本品可引起抽搐等中枢神经系统毒性反应。④有报道婴儿使用大剂量本品后出现血尿、蛋白尿和尿毒症。⑤个别病例发生粒细胞缺乏症或淤胆型黄疸。⑥偶见二重感染。

【禁忌证】有青霉素类药物过敏史者或青霉素皮肤试验阳性患者禁用。

【注意事项】①应用本品前需详细询问药物过敏史并进行青霉素皮肤试验。②对一种青霉素过敏患者可能对其他青霉素类药物或青霉胺过敏。③有哮喘、湿疹、花粉症、荨麻疹等过敏性疾病患者应慎用本品。④本品降低患者胆红素与血清蛋白结合能力，新生儿尤其是有黄疸者慎用本品。

【制剂规格】注射剂：每瓶 0.25g；0.5g；1.0g；1.5g；2.0g；3.0g。胶囊剂：每粒 0.125g；0.25g；0.5g。颗粒剂：每袋 50mg。

美洛西林钠[药典（二）；医保（乙）]

Mezlocillin Sodium

【药理作用】本品对铜绿假单胞菌和大肠埃希菌、肺炎克雷伯菌等肠杆菌科细菌，不动杆菌属等非发酵菌，以及对青霉素敏感的革兰阳性菌有较强的抗菌活性。但铜绿假单胞菌等对本品的耐药性发展较快，与氨基糖苷类联合可对铜绿假单胞菌、沙雷杆菌、克雷伯菌等有协同抗菌作用，对 MRSA 无效。

【适应证】本品主要用于革兰阴性菌，如假单胞菌、克雷伯菌、肠杆菌属、沙雷菌、变形杆菌、大肠埃希菌、嗜血杆菌以及拟杆菌和其他一些厌氧菌（包括革兰阳性的粪链球菌）所致的下呼吸道、腹腔、胆道、尿路、妇科、皮肤及软组织部位感染以及败血症。

【用法用量】①成人，每日 2～6g；重症感染每日 8～12g，最大可增至 15g。静脉滴注，每 6～8 小时一次。②儿童，按体重一日 0.1～0.2g/kg，严重感染者可增至 0.3g/kg，肌内注射一日 2～4 次。静脉滴注按需要每 6～8 小时一次，剂量根据病情而定，严重者可每 4～6 小时静脉注射一次。

【不良反应】①食欲缺乏、恶心、呕吐、腹泻、肌注局部疼痛和皮疹，且多在给药过程中发生，大多程度较轻，不影响继续用药，重者停药后上述症状迅速减轻或消失。②少数病例可出现血清氨基转移酶、碱性磷酸酶升高及嗜酸性粒细胞一过性增多。③中性粒细胞减少、低钾血症等极为罕见。

【禁忌证】对本品或其他青霉素类药物过敏者禁用。

【注意事项】①用药前需做青霉素皮肤试验，阳性者禁用。②本品与氨基糖苷类可互相影响活力，勿混合给药。③本品储存液储存于冷处可析出结晶，可将容器置温水中使溶解后再应用。④本品可透过胎盘进入胎儿血液循环，并有少量随乳汁分泌，妊娠及哺乳期妇女应用仍须权衡利弊。⑤其他参见哌拉西林。

【制剂规格】注射剂：每瓶 0.5g；1.0g；1.5g；2.0g；2.5g；3.0g；3.5g；4.0g。

哌拉西林[药典（二）；基；医保（甲）]

Piperacillin

【药理作用】本品为酰脲类青霉素类，具有抗假单胞菌活性。对革兰阳性菌的作用与氨苄西林相似，对肠球菌有较好的抗菌作用，对于某些拟杆菌和梭菌也有一定作用。对革兰阴性菌的作用强，抗菌谱包括淋球菌、大肠埃希菌、变形杆菌肺炎克雷伯菌、铜绿假单胞菌、枸橼酸杆菌、肠杆菌属、嗜血杆菌等，对沙门菌、志贺菌属、一些假单胞菌（除铜绿假单胞菌外）、脑膜炎球菌、耶尔森杆菌等在体外也有抗菌作用，但其临床意义尚未明确。本品对β－内酰胺酶不稳定。

【适应证】本品主要适用于铜绿假单胞菌和各种敏感革兰阴性杆菌所致的败血症，呼吸道感染，尿路感染，胆道感染，腹腔感染，盆腔感染，皮肤、软组织感染。

【用法用量】①成人，中度感染，一日 8g，分 2～3 次静脉滴注；严重感染，一次 3～4g，每 4～6 小时静脉滴注或静脉注射。一日总剂量不超过 24g。②婴幼儿和 12 岁以下儿童的剂量为每日按体重 100～200mg。③新生儿体重 2kg 以下者，出生后第 1 周每 12 小时 50mg，静脉滴注，第 2 周起每 8 小时 50mg；新生儿体重 2kg 以上者，出生后第 1 周每 8 小时 50mg，静脉滴注，第 2 周起每 6 小时 50mg。

【不良反应】①注射局部引起静脉炎或局部红肿。②消化系统反应有腹泻、恶心、呕吐，少见肝功能异常、胆汁淤积性黄疸等。③可致皮疹，偶见过敏性休克。④神经系统可见头痛、头晕、乏力等。⑤少见肾功能异常，白细胞减少及凝血功能障碍。

【禁忌证】对本品或其他青霉素类过敏者禁用。

【注意事项】①有出血史、溃疡性结肠炎、克罗恩病或伪膜性结肠炎者慎用。②长期用药应注意检查肝、肾功能。③妊娠期妇女应仅在确有必要时使用本品。④少量本品从乳汁中分泌，哺乳期妇女用药时宜暂停哺乳。

【制剂规格】注射剂：每瓶 0.5g；1.0g；2.0g；4.0g（效价）。

普鲁卡因青霉素[药典（二）；医保（乙）]

Procaine Benzylpenicillin

【药理作用】本品为青霉素的普鲁卡因盐，其抗菌活性成分为青霉素，通过抑制细菌细胞壁合成发挥杀菌作用。

【适应证】由于本品血药浓度较低，故仅限于青霉素高度敏感病原体所致的轻、中度感染，如 A 组链球菌所致的扁桃体炎、猩红热、丹毒、肺炎链球菌肺炎、青霉素敏感金黄色葡萄球菌所致疖、痈等。本品尚可用于治疗钩端螺旋体病、回归热和早期梅毒。

【用法用量】本品供肌内注射，临用前加适量灭菌注射用水使成混悬液，每次 40 万～80 万单位，每日 1～2 次。

【不良反应】①过敏反应：荨麻疹等各类皮疹较常见，白细胞减少、间质性肾炎、哮喘发作和血清病型反应较少见，过敏性休克偶见，一旦发生，必须就地抢救。②赫氏反应和治疗矛盾。③二重感染：可出现耐青霉素金黄色葡萄球菌、革兰阴性杆菌或念珠菌二重感染。

【禁忌证】有青霉素类药物或普鲁卡因过敏史者，以及青霉素或普鲁卡因皮肤试验阳性患者禁用。

【注意事项】①有哮喘、湿疹、花粉症、荨麻疹等过敏性疾病患者应慎用本品。②应用本品须新鲜配制。③应用青霉素期间，以硫酸铜法测定尿糖可能出现假阳性，而用葡萄糖酶法则不受影响，多数青霉素类的应用可使 ALT 或 AST 升高。④妊娠期妇女应用须权衡利弊，哺乳期妇女用药时宜暂停哺乳。

【制剂规格】注射剂：40 万 U:10 万 U［青霉素钠（钾）］和 30 万 U（普鲁卡因青霉素）；每瓶 80 万 U:20 万 U［青霉素钠（钾）］和 60 万 U（普鲁卡因青霉素）；100 万 U:25 万 U［青霉素钠（钾）和 75 万 U（普鲁卡因青霉素）；400 万 U:100 万 U［青霉素钠（钾）］和 300 万 U（普鲁卡因青霉素）。

青霉素 V[药典（二）；医保（甲）]

Phenoxymethylpenicillin

【药理作用】本品为苯氧青霉素，本品特点为耐酸、口服吸收明显优于青霉素。本品的抗菌谱、抗菌作用均同青霉素钠。

【适应证】①本品适用于青霉素敏感菌株所致的轻、中度感染，包括链球菌所致的扁桃体炎、咽喉炎、猩红热、丹毒等。②肺炎球菌所致的支气管炎、肺炎、中耳炎、鼻窦炎及敏感葡萄球菌所致的皮肤软组织感染等。③也可用于螺旋体感染和作为风湿热复发和感染性心内膜炎的预防用药。

【用法用量】①成人：口服每次125～500mg（20万～80万U），每6～8小时1次。②儿童：按体重，每次2.36～8.78mg/kg，每4小时1次；或一次3.54～13.21mg/kg，每6小时1次；或每次4.72～17.65mg/kg，每8小时1次。

【不良反应】①常见恶心、呕吐、上腹部不适、腹泻等胃肠道反应及黑毛舌。②过敏反应：皮疹（尤其易发生于传染性单核细胞增多症者）、荨麻疹及其他血清病样反应、喉水肿、药物热和嗜酸性粒细胞增多等。③二重感染：长期或大量服用本品可致耐青霉素金黄色葡萄球菌、革兰阴性杆菌或白念珠菌感染（舌苔呈棕色甚至黑色）。④少见溶血性贫血、血清氨基转移酶一过性升高、白细胞减少、血小板减少、神经毒性和肾毒性等。

【禁忌证】青霉素皮试阳性反应者、对本品及其他青霉素类药物过敏者及传染性单核细胞增多症患者禁用。

【注意事项】①患者每次开始服用本品前，必须先进行青霉素皮试。②对头孢菌素类药物过敏者及有哮喘、湿疹、花粉症、荨麻疹等过敏性疾病史者慎用。③本品与其他青霉素类药物之间有交叉过敏性。若有过敏反应产生，则应立即停用本品，并采取相应措施。④肾功能不全者应根据血浆肌酐清除率调整剂量或给药间期。⑤治疗链球菌感染时疗程需10日，治疗结束后宜作细菌培养，以确定链球菌是否已清除。⑥对怀疑为伴梅毒损害的淋病患者，在使用本品前应进行暗视野检查，并至少在4个月内，每月接受血清试验一次。⑦长期或大剂量服用本品者，应定期检查肝、肾、造血系统功能和检测血清钾或钠。⑧对实验室检查指标的干扰：硫酸铜法尿糖试验可呈假阳性，但葡萄糖酶试验法不受影响；可使血清ALT或AST测定值升高。

【制剂规格】片（胶囊）剂：每片（粒）125mg（20万U）；250mg（40万U）；500mg（80万U）。颗粒剂：每袋2g:0.125g（以青霉素V计）。

青霉素［药典（二）；基；医保（甲）］

Penicillin

【药理作用】本品为β－内酰胺类抗菌药，在细菌繁殖期起杀菌作用，对革兰阳性球菌（链球菌、肺炎链球菌、敏感的葡萄球菌）及革兰阴性菌（脑膜炎球菌、淋球菌）的抗菌作用较强，对革兰阳性杆菌（白喉棒状杆菌）、螺旋体（梅毒螺旋菌、回归热螺旋体、钩端螺旋体）、梭状芽孢杆菌（破伤风杆菌、气性坏疽杆菌）、放线菌以及部分拟杆菌有抗菌作用。

【适应证】本品用于敏感细菌所致各种感染，如败血症、猩红热、丹毒、肺炎、脓胸、扁桃体炎、中耳炎、蜂窝组织炎、疖、痈、急性乳腺炎、心内膜炎、骨髓炎、流行性脑炎、钩端螺旋体病（早期疗效较好）、樊尚咽峡炎、创伤感染、回归热、气性坏疽、炭疽、淋病、放线菌病等。治疗破伤风、白喉宜与相应的抗毒素联用。

【用法用量】①肌内注射：成人常用量为每日 80 万～200 万 U，分 3～4 次给药；小儿常用量每日 2.5 万 U/kg，每 12 小时 1 次。②静脉滴注：成人常用量每日 200 万～1000 万 U，分 2～4 次给药；小儿常用量每日 5 万～20 万 U/kg，分 2～4 次。

【不良反应】①常见过敏反应，包括严重的过敏性休克和血清病型反应、白细胞减少、药疹、接触性皮炎、哮喘发作等。②低剂量的青霉素不引起毒性反应。大剂量应用，可出现神经－精神症状，如反射亢进、知觉障碍、幻觉、抽搐、昏睡等，也可致短暂的精神失常，停药或降低剂量可恢复。对于少数有凝血功能缺陷的患者，大剂量青霉素可扰乱凝血机制，而致出血倾向。③赫氏反应和治疗矛盾。④二重感染：可出现耐青霉素金黄色葡萄球菌，革兰阴性杆菌或念珠菌等二重感染。

【禁忌证】有青霉素类药物过敏史或青霉素皮肤试验阳性患者禁用。

【注意事项】①有哮喘、湿疹、花粉症、荨麻疹等过敏性疾病及肝病患者应慎用本品。②本品在 pH=7 时最稳定，pH≤5.5 或≥8 时会迅速失活，需现配现用。③静脉滴注宜分次快速滴入，给药速度不能超过 50 万 U/min，以免发生中枢神经系统毒性反应。

【制剂规格】注射用青霉素钠：每瓶 0.12g（20 万 U）；0.24g（40 万 U）；0.48g（80 万 U）；0.6g（100 万 U）；0.96g（160 万 U）；2.4g（400 万 U）。注射用青霉素钾：每瓶 0.125g（20 万 U）；0.25g（40 万 U）；0.5g（80 万 U）；0.625g（100 万 U）。

羧苄西林钠[药典（二）]

Carbenicillin Sodium

【药理作用】本品为广谱青霉素类抗生素，通过抑制细菌细胞壁合成发挥杀菌作用。

【适应证】本品主要用于系统性铜绿假单胞菌感染，如败血症、尿路感染、呼吸道感染、腹腔、盆腔感染以及皮肤、软组织感染等，也可用于其他敏感肠杆菌科细菌引起的系统性感染。

【用法用量】中度感染：成人每日 8g，分 2～3 次肌内注射或静脉注射，儿童每 6 小时按体重 12.5～50mg/kg 注射；严重感染：成人每日 10～30g，分 2～4 次静脉滴注或注射，儿童每日按体重 100～300mg/kg，分 4～6 次注射。严重肾功能不全者，每 8～12 小时静脉给药 2g 即可维持血药浓度在 100mg/L 水平；如同时伴肝功能损害，每日 2g 即可。

【不良反应】①过敏反应：包括荨麻疹等各类皮疹、白细胞减少、间质性肾炎、哮喘发作和血清病型反应，严重者偶可发生过敏性休克。②消化道反应：恶心、呕吐和肝肿大等，ALT、AST、肌酐升高。③大剂量静脉注射本品时可出现抽搐等神经系统反应、高钠和低钾血症。④本品为弱酸，故血药浓度过高时可发生急性代谢性酸中毒。⑤念珠菌二重感染，出血等。

【禁忌证】有青霉素类药物过敏史或青霉素皮肤试验阳性患者禁用。

【注意事项】①本品含钠量较高，故限制钠盐摄入的患者应慎用。②肾功能不全患者应用本品可导致出血，应注意随访凝血时间、凝血酶原时间，发生出血时应及时停药并予适当治疗。③由于浓度较高的羧苄西林钠溶液可形成多聚体（为致敏区），因此注射液皆须新鲜配制。

【制剂规格】注射剂：每瓶 0.5g；1g；2g（按羧苄西林计）。

二、头孢菌素类

拉氧头孢钠 [药典（二）；医保（乙）]

Latamoxef Sodium

【药理作用】本品为新型半合成β－内酰胺类的广谱抗生素。作用机制是与细胞内膜上的靶位蛋白结合，使细菌不能维持正常形态和正常分裂繁殖，最后溶菌死亡，由于本品对β－内酰胺酶极为稳定，对革兰阴性菌和厌氧菌具有强大的抗菌力，如大肠埃希菌、流感杆菌、克雷伯菌、各型变形杆菌、肠杆菌属、枸橼酸杆菌、沙雷杆菌、拟杆菌等，对革兰阳性菌作用略弱，对铜绿假单胞菌亦有一定的抗菌作用。

【适应证】本品用于敏感菌引起的各种感染症，如败血症、脑膜炎、呼吸系统感染症（肺炎、支气管炎、支气管扩张症、肺化脓症、脓胸等），消化系统感染症（胆道炎、胆囊炎等），腹腔内感染症（肝脓肿、腹膜炎等），泌尿系统及生殖系统感染症（肾盂肾炎、膀胱炎、尿道炎、淋病、附睾炎、子宫内感染、子宫附件炎、盆腔炎等），皮肤及软组织感染，骨、关节感染及创伤感染。

【用法用量】静脉滴注、静脉注射或肌内注射。①一般感染，成人每日 1～2g，分 2 次；小儿每日 40～80mg/kg，分 2～4 次，并依年龄、体重、症状适当增减。②难治性或严重感染时，成人增加至每日 4g，小儿每日 150mg/kg，分 2～4 次给药。

【不良反应】①本品不良反应轻微，很少发生过敏性休克，主要有发疹、荨麻疹、瘙痒、恶心、呕吐、腹泻、腹痛等，偶有转氨酶升高，停药后均可自行消失。②其他不良反应有肾脏损害、血常规改变、肝功能受损、胃肠道反应、菌群失调等。

【禁忌证】对头孢类抗生素过敏者禁用。

【注意事项】①偶可致过敏性休克或其他过敏症状。②本品还可致出血倾向，剂量增大时尤甚。③溶解后应立即使用，未用完的药液必须在冰箱中保存，且在 24 小时内用完。④对其他β-内酰胺类过敏者、严重肾功能不全者、胆道阻塞患者慎用；妊娠期及哺乳期妇女、早产儿及新生儿慎用。

【制剂规格】注射剂：每瓶 0.25g；0.5g；1g。

头孢氨苄 [药典（二）；基；医保（甲）]

Cefalexin

【药理作用】本品为半合成的第一代

口服头孢菌素。除肠球菌属、甲氧西林耐药葡萄球菌外肺炎链球菌、溶血性链球菌、产或不产青霉素酶葡萄球菌的大部分菌株对本品敏感。本品对奈瑟菌属有较好抗菌作用，但流感嗜血杆菌对本品的敏感性较差；本品对部分大肠埃希菌、奇异变形杆菌、沙门菌和志贺菌有一定抗菌作用。其余肠杆菌科细菌、不动杆菌、铜绿假单胞菌、脆弱拟杆菌均对本品呈现耐药。梭杆菌属和韦容球菌属一般对本品敏感,厌氧革兰阳性球菌对本品中度敏感。

【适应证】本品适用于敏感菌所致的急性扁桃体炎、咽峡炎、中耳炎、鼻窦炎、支气管炎、肺炎等呼吸道感染、尿路感染及皮肤软组织感染等。本品为口服制剂，不宜用于重症感染。

【用法用量】①成人剂量：口服，一次250～500mg，一日4次，最高剂量一日4g。肾功能不全的患者，应根据肾功能不全的程度，减量用药。单纯性膀胱炎、皮肤软组织感染及链球菌咽峡炎患者每12小时500mg。②儿童剂量：口服，每日按体重25～50mg/kg，一日4次。皮肤软组织感染及链球菌咽峡炎患者，一次12.5～50mg/kg，一日2次。

【不良反应】服药后常见胃肠道反应，如恶心、腹泻、食欲缺乏等。少见皮疹、荨麻疹、红斑、药物热等过敏反应,偶见过敏性休克。用药后可出现暂时性肝功能异常。少数患者可能出现血红蛋白降低、血小板减少、中性粒细胞减少、嗜酸性粒细胞增多,偶见溶血性贫血。对肾脏影响,少数患者可出现尿素氮、肌酸、肌酸酐值升高。

【禁忌证】对头孢菌素过敏者及有青霉素过敏性休克或即刻反应史者禁用。

【注意事项】①在应用本品前须详细询问患者对头孢菌素类、青霉素类及其他药物过敏史，应用本品时必须注意头孢菌素类与青霉素类存在交叉过敏反应的机会约有5%～7%，需在严密观察下慎用。②肾功能严重损害者应酌减用量。③本品透过胎盘,故妊娠期妇女应慎用。④本品亦可经乳汁排出,虽至今尚无哺乳期妇女应用头孢菌素类发生问题的报道,但仍需权衡利弊后应用。

【制剂规格】片（胶囊）剂：每片（粒）0.125g；0.25g。颗粒剂：1g含药50mg。干混悬剂：每包0.5g；1.5g。

头孢吡肟[药典（二）；医保（乙）]

Cefepime

【药理作用】本品是对革兰阴性和阳性菌均有抗菌活性的第四代头孢菌素。经临床证实有效的细菌有：肠杆菌属、大肠埃希菌、肺炎克雷伯菌、奇异变形杆菌、铜绿假单胞菌、金黄色葡萄球菌（MRSA除外）肺炎链球菌、化脓性链球菌；尚有在体外显示有抗菌作用的微生物有：表皮葡萄球菌（MRSE除外）、腐生链球菌、无乳链球菌、醋酸钙不动杆菌、枸橼酸杆菌、流感嗜血杆菌（包括产β-内酰胺酶株）、哈夫尼亚菌、卡他莫拉菌（包括产β-内酰胺酶株）、摩根菌、普通变形杆菌、普鲁威登菌、沙雷杆菌。本品对肠球菌、耐甲氧西林的葡萄球菌、黄单胞菌、嗜麦芽假单胞菌、难辨梭状芽孢杆菌无效。

【适应证】用于敏感菌所致的下呼吸道、皮肤和骨组织、泌尿系、妇科和腹腔感染以及败血症等。

【用法用量】①成人：静脉滴注或深部肌内注射。一日 2～4g，分 2 次给予。治疗泌尿系感染，一日 2g，分 2 次给予。重症感染可一日 6g，分 3 次给予。②2 月龄～12 岁儿童：最大剂量不可超过成人剂量（即每次 2g 剂量）。体重超过 40kg 的儿童剂量，可使用成人剂量。一般 40mg/kg，每 12 小时静脉滴注。

【不良反应】①常见不良反应：皮疹、低磷血症、腹泻、直接抗人球蛋白实验（Direct Coombs Test）阳性及 ALT、AST 水平升高。②严重不良反应：史-约综合征、毒性表皮坏死、伪膜性肠炎、过敏反应、脑病等。

【禁忌证】对头孢吡肟或 L-精氨酸、头孢菌素类药物、青霉素或其他β-内酰胺类抗菌药物有即刻过敏反应者禁用。

【注意事项】①抗菌谱广，常可致菌群失调而引起二重感染（如伪膜性肠炎及其他）。②肾功能不全者需调整用药剂量。③妊娠期、哺乳期妇女慎用。

【制剂规格】注射剂：每瓶 0.5g；1g；2g。

头孢丙烯 [药典（二）；医保（乙）]

Cefprozil

【药理作用】本品为第二代口服头孢菌素，抗菌谱包括：金黄色葡萄球菌、卡他莫拉菌、流感嗜血杆菌（包括产青霉素酶菌株）等。对耐甲氧西林葡萄球菌、屎肠球菌、肠杆菌属、莫拉菌、普通变形杆菌、普鲁威登群、不动杆菌、铜绿假单胞菌、沙雷杆菌和脆弱拟杆菌（大多数菌株）无效。

【适应证】本品用于敏感菌所致上呼吸道、下呼吸道、中耳、皮肤和皮肤组织、尿路等部位感染。

【用法用量】①成人（含 13 岁以上儿童）：上呼吸道感染，一次 500mg，一日 1 次；下呼吸道感染，一次 500mg，一日 2 次；皮肤感染，250mg，一日 1 次（危重：一日 2 次）。②儿童（2～12 岁）：上呼吸道感染，一次 7.5mg/kg，一日 2 次；皮肤感染，每次 20mg/kg，一日 2 次；中耳炎，一次 15mg/kg，一日 2 次。③肾功能不全：肌酐清除率＜30mg/min 者，用量减半。

【不良反应】①各种消化道症状，过敏主要为瘙痒和荨麻疹（可在用药期间也可在停药后发生）、眩晕，活动过度、头痛、神经过敏、失眠、精神错乱，尚可致二重感染。②偶见胆汁淤积性黄疸。③检验结果改变：AST、ALT、ALP、胆红素值升高，白细胞值和嗜酸性粒细胞减少，BUN 和血肌酐升高等。

【禁忌证】对本品及头孢菌素类过敏者禁用，有青霉素过敏性休克史者禁用。

【注意事项】①对青霉素类、青霉素衍

生物、青霉胺及头霉素过敏者慎用。②65 岁以上老年患者、严重肾功能不全者慎用。③妊娠期及哺乳期妇女慎用。

【制剂规格】片剂：每片 250mg；500mg。干混悬剂：每瓶 2.5g；5g，加水后成为 125mg/5ml 和 250mg/5ml。胶囊剂：每粒 0.125g；0.25g。

头孢地尼［药典（二）；医保（乙）］

Cefdinir

【药理作用】本品对细胞壁青霉素结合蛋白的亲和力强，可阻止细菌细胞壁合成而起杀菌作用。本品对多种细菌产生的 β–内酰胺酶稳定。本品对葡萄球菌属、链球菌属、肺炎球菌、消化链球菌、丙酸杆菌、淋病奈瑟菌、卡他莫拉菌、大肠埃希菌、克雷伯菌属、奇异变形杆菌、普鲁威登斯菌属、流感嗜血杆菌等菌有抗菌活性。

【适应证】本品适用于治疗对头孢地尼敏感轻度至中度感染：如成人和青少年社区获得性肺炎、慢性支气管炎急性发作、急性上颌鼻窦炎、咽炎或扁桃体炎、非复杂性皮肤和软组织感染等。

【用法用量】口服。成人服用的常规剂量为一次 100mg，一日 3 次。剂量可依年龄、症状进行适量增减，或遵医嘱，每日最大剂量为 600mg。

【不良反应】①常见不良反应：胃肠道：腹痛、腹泻、恶心；生殖系统：念珠菌性阴道炎。②严重不良反应：皮肤：史–约综合征，药源性中毒性表皮坏死松解症；胃肠道：艰难梭菌相关性腹泻；肝脏：肝炎，肝毒性；免疫系统：过敏反应。

【禁忌证】对本品及头孢菌素类过敏者禁用。

【注意事项】①支气管哮喘、荨麻疹等疾病的过敏体质者慎用。②严重的肾功能障碍者：由于头孢地尼在严重肾功能障碍患者血清中存在时间较长，应根据肾功能障碍的严重程度酌减剂量以及延长给药间隔时间。③含镁或铝的抗酸药、铁剂包括含铁的复合维生素影响头孢地尼吸收，需间隔 2 小时以上。

【制剂规格】片（胶囊）剂：每片（粒）0.1g。分散片：每片 50mg；0.1g。

头孢地嗪［药典（二）］

Cefodizime

【药理作用】本品为第三代头孢菌素，对革兰阳性菌及革兰阴性菌具广谱抗菌作用，如金黄色葡萄球菌、链球菌属（包括肺炎链球菌）淋病奈瑟菌和脑膜炎球菌、大肠埃希菌、志贺菌属、沙门菌属、克雷伯菌属、感嗜血杆菌等。本品对 β–内酰胺酶较稳定，对 MRSA 无效。本品尚有免疫功能调节作用，可刺激淋巴细胞增生和分化，增强中性粒细胞、吞噬细胞和淋巴细胞的活性。

【适应证】本品适用于对本品敏感的细菌引起的下述感染：上泌尿道感染、下泌尿道感染、下呼吸道感染及淋病。

【用法用量】①静脉注射：0.5g 或 1.0g 溶于 4ml 注射用水，或 2.0g 溶于 10ml 注射用水中，于 3～5 分钟内注射。②静脉输注：0.5g、1.0g 或 2.0g 溶于 40ml 注射用水、0.9%氯化钠注射液或林格液中，20～30 分钟内输注。③肌内注射：0.5g 或 1.0g 溶于 4ml 注射用水，或 2.0g 溶于 10ml 注射用水中，臀肌深部注射。

【不良反应】本品偶可致过敏反应，ALT、AST 和 APH 升高，血小板减少，嗜酸性粒细胞增多，白细胞减少，粒细胞缺乏以及消化道症状和二重感染等。

【禁忌证】对本品及头孢菌素类过敏者禁用。

【注意事项】①对青霉素过敏或过敏体质者慎用。②严重肾功能衰竭的患者；肝功能损害患者；口服摄食不足或非口服维持营养者、全身状态不良患者慎用。③除试纸反应以外，对班氏（Benedict）试剂、亚铁（Fehling）试剂、尿糖试药丸（Clinitest）进行尿糖检查，有假阳性出现的可能性，以及出现直接库姆斯试验阳性的可能性，应予以注意。④当与甲磺酸加贝酯制剂混合后可能会出现混浊或沉淀，应避免混合使用。⑤当与氨茶碱制剂混合时，随着时间的推移可能会出现明显的药物效价下降，混合后应迅速使用。⑥妊娠期及哺乳期妇女慎用。⑦本品溶解后应尽早使用，不宜存放。

【制剂规格】注射剂：每瓶 0.25g；0.5g；1g；1.5g；2g。

头孢呋辛钠［药典（二）；基；医保（甲）］

Cefuroxime Sodium

【药理作用】本品为半合成的第二代头孢菌素。对革兰阳性菌的抗菌作用低于或接近于第一代头孢菌素。革兰阴性的流感嗜血杆菌、淋球菌、脑膜炎球菌、大肠埃希菌、克雷伯菌、奇异变形杆菌、肠杆菌属、枸橼酸杆菌、沙门菌属、志贺菌属以及某些吲哚阳性变形杆菌对本品敏感。本品有较好的耐革兰阴性菌的β－内酰胺酶的性能，对上述菌中耐氨苄西林或耐第一代头孢菌素的菌株也能有效。铜绿假单胞菌、弯曲杆菌、不动杆菌、沙雷菌大部分菌株、普通变形杆菌、难辨梭状芽孢杆菌、李斯特菌等对本品不敏感。

【适应证】本品用于敏感的革兰阴性菌所致的下呼吸道、泌尿系、皮肤和软组织、骨和关节、女性生殖器等部位的感染，对败血症、脑膜炎也有效，也可作为外科围手术期预防用药。

【用法用量】肌内注射或静脉注射。①成人：一次 750～1500mg，一日 3 次；对严重感染可按一次 1500mg，一日 4 次。应用于脑膜炎，一日剂量在 9g 以下。②儿童：平均一日量为 60mg/kg，严重感染可用至 100mg/kg，分 3～4 次给予。治疗细菌性脑膜炎需予以更大剂量，一日 150～200mg/kg，分 3～4 次静脉滴注。③肾功不全者：按患者的肌酐清除率制定给药方案。

【不良反应】①常见皮肤瘙痒、胃肠道反应、血红蛋白降低、转氨酶和血胆红素升高、肾功能改变等。②肌内注射可致局部疼痛。

【禁忌证】对本品及头孢菌素类过敏者禁用。

【注意事项】①对青霉素过敏或过敏体质者慎用。②有胃肠道疾病史者，特别是溃疡性结肠炎、局限性肠炎或抗生素相关性结肠炎者慎用。③妊娠期及哺乳期妇女用药应权衡利弊。④与高效利尿剂（如呋塞米）联合应用，可致肾损害。

【制剂规格】注射剂：每瓶 0.25g；0.5g；0.75g；1.0g；1.5g；1.25g。

头孢呋辛酯 [药典（二）；基；医保（甲、乙）]

Cefuroxime Axetil

【药理作用】本品为二代头孢菌素头孢呋辛的酯化制剂，口服后在肠黏膜及血中为酯酶分解生成头孢呋辛而起作用，抗菌谱与头孢呋辛相同。

【适应证】本品用于敏感菌所致的上、下呼吸道以及泌尿系统、皮肤和软组织等部位的感染。

【用法用量】①成人：一次口服 250mg，一日 2 次。重症可服到一次 500mg。②儿童：口服，3 个月至 2 岁儿童，一次 10mg/kg（最大剂量 125mg），一日 2 次；2～12 岁儿童，一次 15mg/kg（最大剂量 250mg），一日 2 次；12～18 岁儿童，一次 250mg，一日 2 次。重症下呼吸道感染剂量加倍。下尿路感染剂量减半，一次 125mg，一日 2 次。

【不良反应】主要不良反应包括消化系统反应（如腹痛、腹泻、恶心、呕吐、食欲减退、口腔溃疡等）、皮肤反应（如皮疹、红斑、瘙痒）和头痛等，罕见的不良反应包括过敏反应（过敏性反应、血管性水肿、血清疾病样反应和风疹等）、消化道反应（伪膜性结肠炎及肝损害等）、严重皮肤反应（多形性红斑、史－约综合征、毒性表皮坏死症等）、肾功能损害、溶血性贫血、白细胞减少、全血细胞减少和血小板减少等。偶见嗜酸性粒细胞增多及短暂 ALT、AST、LDH 升高、黄疸病的报道。

【禁忌证】对本品及头孢菌素类过敏者禁用。

【注意事项】①与对青霉素类药物有交叉反应的报道，因而对青霉素类药物过敏的患者慎用。②长期使用本品可能会导致非敏感微生物，如念珠菌属、肠球菌、梭状芽孢杆菌过度生长。在本品使用期间或期后发生严重腹泻的患者，应疑为伪膜性结肠炎。若出现二重感染，需采取适当措施。③使用本品时应注意监测肾功能，特别是对接受高剂量的重症患者。严重肾功能损害者，应延长用药间隔。④同时接受强利尿剂和头孢菌素类药物患者，可致肾损害。⑤妊娠期及哺乳期妇女用药应权衡利弊。

【制剂规格】片剂、胶囊剂、颗粒剂：每片（粒、袋）0.125g；0.25g。

头孢甲肟 [药典（二）]

Cefmenoxime

【药理作用】本品为第三代半合成的头孢菌素类广谱抗生素。通过抑制细菌细胞壁的生物合成而起杀菌作用。因本品对细胞外膜的通透性良好、对β－内酰胺酶稳定及对青霉素结合蛋白（PBP）1A、PBP1B、PBP3 的亲和力强，从而对细胞壁黏肽交联形成具较强的阻碍作用，故对革兰阴性菌具强抗菌作用。对革兰阳性菌和阴性菌均有作用，包括化脓性链球菌、肺炎链球菌、消化链球菌属、消化球菌属、大肠埃希菌、肺炎菌、流感杆菌、变形杆菌属、黏质沙雷杆菌、枸橼酸杆菌属、肠道菌属、拟杆菌属。

【适应证】本品用于敏感菌引起的下述感染症：败血症状、灼伤、手术创伤的继发感染；肺炎、支气管炎、支气管扩张合并感染、慢性呼吸系统疾病的继发感染；肺化脓症、脓胸、胆管炎、胆囊炎、肝脓肿、腹膜炎、肾盂肾炎、膀胱炎；前庭大腺炎、子宫内膜炎、子宫附件炎、盆腔炎、子宫旁组织炎、脑脊膜炎。

【用法用量】静脉注射。①成人：通常按盐酸头孢甲肟一日 1～2g（效价），分 2 次静脉注射；对难治性或严重感染，可根据症状增量至一日 4g（效价），分 2～4 次静脉注射。②小儿：通常按盐酸头孢甲肟 40～80mg（效价）/（kg · d），分 3～4 次静脉注射；对难治性或严重感染，可增量至 160mg（效价）/（kg · d），分 3～4 次静脉注射，对脑脊膜炎可增量至 200mg（效价）/（kg · d）。

【不良反应】①过敏症：皮疹、荨麻疹、红斑、瘙痒等。②消化道反应：恶心、呕吐、食欲不振、腹痛。③血液系统：贫血、嗜酸性粒细胞增多。④严重副作用：休克、严重肾功能障碍、粒细胞减少或无粒细胞症、溶血性贫血、伪膜性肠炎等。

【禁忌证】对本品及头孢菌素类过敏者禁用。

【注意事项】①对青霉素过敏或过敏体质者慎用。②进食困难，需要肠道外营养或一般情况恶化者，应用本品时可能出现维生素 K 缺乏的症状，因此需慎用。③严重肾功能不全者需调整剂量。

【制剂规格】注射剂：每瓶 0.25g；0.5g；1.0g；2.0g（效价）。

头孢克洛［药典（二）；医保（乙）］

Cefaclor

【药理作用】本品为半合成头孢菌素，抗菌谱较其他第一代略广，抗菌活性与头孢唑林相似，对葡萄球菌（包括产酶菌株）、化脓性链球菌、肺炎链球菌、大肠埃希菌、奇异变形杆菌、流感嗜血杆菌等有良好的抗菌作用。

【适应证】本品用于敏感菌所致的呼吸道、泌尿道和皮肤、软组织感染，以及中耳炎等。

【用法用量】口服。①成人：一次 250mg，每 8 小时一次；病重或微生物敏感性较差时，剂量可加倍，但一日量不可超过 4g。②儿童：一日量 20mg/kg，分 3 次（每 8 小时一次）；重症可按一日 40mg/kg 给予，但一日量不超过 1g。

【不良反应】①多见胃肠道反应：软便、腹泻、胃部不适、食欲不振、恶心、呕吐、嗳气等。②血清病样反应较其他抗生素多见，小儿尤其常见，典型症状包括皮肤反应和关节痛。③过敏反应：皮疹、荨麻疹、嗜酸性粒细胞增多、外阴部瘙痒等。④其他：血清氨基转移酶、尿素氮及肌酐轻度升高、蛋白尿、管型尿等。

【禁忌证】对本品及头孢菌素类过敏者禁用。

【注意事项】①对青霉素过敏者应慎用。②有胃肠道疾病史者，特别是溃疡性结肠炎、局限性肠炎或抗生素相关性结肠炎者慎用。③肾功能不全患者慎用，必须应用时需减量。④妊娠期妇女慎用，哺乳期妇女应慎用或暂停哺乳。⑤本品宜空腹口服，因食物可延迟其吸收。⑥其他参见头孢氨苄。

【制剂规格】胶囊（片）剂：每粒（片）0.125g；0.25g。干混悬剂：每瓶 0.125g；1.5g。颗粒剂：每包 0.1g；0.125g；0.25g。

头孢克肟 [药典（二）；医保（乙）]

Cefixime

【药理作用】本品为口服用的第三代头孢菌素类抗生素，具第三代头孢菌素的抗菌特性，其抗菌谱包括链球菌、肺炎链球菌、淋球菌、大肠埃希菌、克雷伯菌、卡他莫拉菌、沙雷杆菌、枸橼酸杆菌、阴沟肠杆菌、产气肠杆菌流感嗜血杆菌等。对细菌性的大多数 β－内酰胺酶稳定。

【适应证】本品用于敏感菌所引起的肺炎、支气管炎、泌尿道炎、淋病、胆囊炎、胆管炎、猩红热、中耳炎、鼻旁窦炎等。

【用法用量】①成人及体重为 30kg 以上的儿童：一次 50～100mg，一日 2 次；重症一次口服量可增至 200mg。②体重为 30kg 以下的儿童：一次 1.5～3mg/kg，一日 2 次；重症一次量可增至 6mg/kg。

【不良反应】①偶可引起过敏性反应，如皮疹、瘙痒、发热、颗粒性白细胞减少、嗜酸性粒细胞增多、血小板减少。②可致肝氨基转移酶及碱性磷酸酶升高。③可致菌群失调，并引起维生素缺乏或二重感染。④可致过敏性休克。

【禁忌证】对本品及头孢菌素类过敏者禁用。

【注意事项】①对不能很好进食或非经口摄取营养者、高龄者、恶病质等患者慎用。②可干扰尿糖反应，使 Benedict、Fehling 及 Clinitest 试验出现假阳性反应。③妊娠期妇女、新生儿、早产儿慎用。④其他参见头孢氨苄。

【制剂规格】片剂：每片 100mg。胶囊剂：每粒 50mg；100mg。颗粒剂：每袋 1g 中含本品 50mg（效价）。

头孢拉定 [药典（二）；基；医保（甲、乙）]

Cefradine

【药理作用】本品为第一代头孢菌素，抗菌活性类似头孢氨苄，对金黄色葡萄球菌、溶血性链球菌、肺炎链球菌、大肠埃希菌、奇异变形杆菌、肺炎克雷伯菌、流感嗜血杆菌等有抗菌作用。

【适应证】本品用于呼吸道、泌尿道、皮肤和软组织等部位的敏感菌感染。

【用法用量】①口服：成人一日 1～2g，分 3～4 次服用。小儿一日 25～50mg/kg，分 3～4 次服用。②肌内注射、静脉注射或静脉滴注：成人一日 2～4g，分 4 次注射；小儿一日量为 50～100mg/kg，分 4 次注射。肾功能不全者按患者肌酐清除率制定给药方案。

【不良反应】①本品不良反应较轻，发生率约 6%。恶心、呕吐、腹泻、上腹部不适等胃肠道反应较为常见。②药疹发生率约 1%~3%，个别患者可见伪膜性肠炎、嗜酸性粒细胞增多、直接 Coombs 试验阳性反应、周围血象白细胞及中性粒细胞减少等。③少数患者可出现暂时性血尿素氮升高，血清氨基转移酶、血清碱性磷酸酶、胆红素、乳酸脱氢酶一过性升高。长期应用可能导致菌群失调、维生素缺乏或二重感染，偶见阴道念珠菌病。④使用本品可能导致血尿，另曾有极少病例使用本品出现精神异常、听力减退、迟发性变态反应、过敏性休克、排尿困难、药物性溶血、心律失常等罕见不良反应。

【禁忌证】对本品及头孢菌素类过敏者禁用。

【注意事项】①对青霉素过敏或过敏体质者慎用。②妊娠期和哺乳期妇女用药应权衡利弊。③肾功能不全者须减少剂量或延长给药间期。

【制剂规格】片（胶囊）剂：每片（粒）0.25g；0.5g。干混悬剂：每支 0.125g；0.25g。注射剂（添加碳酸钠）：每瓶 0.5g；1g。注射剂（添加精氨酸）：每瓶 0.5g；1g。

头孢硫脒 [药典（二）；医保（乙）]

Cefathiamidine

【药理作用】本品为我国研制的第一代头孢菌素。对革兰阳性菌及部分革兰阴性菌有抗菌活性，尤其对肠球菌、金黄色葡萄球菌、表皮葡萄球菌、链球菌属等革兰阳性菌抗菌活性较强。

【适应证】本品用于敏感菌所引起的呼吸系统、肝胆系统、五官、尿路感染及心内膜炎、败血症。

【用法用量】①肌内注射：一次 0.5～1.0g，一日 4 次；小儿按体重一日 50～100mg/kg，分 3～4 次给药。②静脉注射：一次 2g，一日 2～4 次；小儿按体重一日 50～100mg/kg，分 2～4 次给药。

【不良反应】①皮疹、急性荨麻疹、过敏性休克、过敏性反应。②恶心呕吐。③白细胞减少、粒细胞减少。④心律失常、胸闷。⑤头痛、头晕、抽搐。⑥呼吸急促、呼吸困难。⑦发热、寒战。

【禁忌证】①对头孢菌素类抗生素过敏者禁用。②有青霉素过敏性休克史者禁用。

【注意事项】①交叉过敏反应。②有胃肠道疾病史者，特别是溃疡性结肠炎、局限性肠炎或抗生素相关性结肠炎（头孢菌素类少产生伪膜性结肠炎）者应慎用。③肾功能不全患者应用本品须适当减量。④长期用药应监测肝、肾功能和血常规。

【制剂规格】注射剂：每支 0.5g；1g。

头孢美唑钠 [药典（二）；医保（乙）]

Cefmetazole Sodium

【药理作用】本品系第二代头霉素类半合成抗生素，抗菌活性与第二代头孢菌素相近，为头霉素类抗生素中对β－内酰胺酶最稳定者。抗菌谱包括革兰阳性、阴性菌和厌氧菌，对葡萄球菌、大肠埃希菌、克雷伯菌、吲哚阴性和阳性变形杆菌、脆弱拟杆菌等有良好的抗菌作用。

【适应证】本品用于葡萄球菌、大肠埃希菌、克雷伯菌、吲哚阴性和阳性杆菌、拟杆菌等微生物的敏感菌株所致的肺炎、支气管炎、胆道感染、腹膜炎、泌尿系统感染、子宫及附件感染等。

【用法用量】静脉注射或静脉滴注。成人：一日量为1～2g，分为2次；儿童：一日量为25～100mg/kg，分为2～4次。重症或顽症时，成人可用至一日 4g，儿童可用至一日 150mg/kg。

【不良反应】①可致过敏，出现荨麻疹、皮疹、药物热等，偶可致休克。②偶可致 BUN 升高，停药可恢复。③嗜酸性粒细胞增多、白细胞减少及红细胞减少。④少数患者可有氨基转移酶和碱性磷酸酶升高。⑤消化道不良反应有恶心、呕吐和腹泻等，极少数病例可致伪膜性肠炎，也可致念珠菌二重感染。

【禁忌证】对本品及头孢菌素类过敏者禁用，有青霉素过敏性休克史者禁用。

【注意事项】①进食困难，需要肠道外营养或一般情况恶化者，由于无法通过饮食摄入维生素 K，应用本品时可能出现维生素 K 缺乏的症状，因此需慎用本品。②应用本品时饮用含酒精的饮料，可能发生双硫仑样反应。③肾功能不全者应根据肾功能调整剂量。④妊娠期和哺乳期妇女用药应权衡利弊。

【制剂规格】注射剂：每瓶 0.25g；0.5g；1g；2g（效价）。

头孢孟多酯钠[药典（二）]

Cefamandole Nafate

【药理作用】本品为第二代头孢菌素类抗生素，进入体内后迅速水解为头孢孟多，两者体内抗菌作用基本相同。其作用特点是，抗革兰阴性杆菌和对革兰阴性菌 – 内酰胺酶稳定性优于第一代头孢菌素但不及第三代。对革兰阳性球菌（包括产酶耐药金黄色葡萄球菌）的作用与第一代头孢菌素相似或略差，但强于第三代头孢菌素。本品对金黄色葡萄球菌、表皮葡萄球菌、β 链球菌、肺炎链球菌、大肠埃希菌、克雷伯菌、肠菌属、流感嗜血杆菌及梭状芽孢杆菌属、类杆菌属和梭状菌属等厌氧菌均有抗菌活性。对大多数沙雷菌属、不动杆菌属，假单胞菌属和耐甲氧西林金黄色葡萄球菌耐药。

【适应证】本品用于敏感的革兰阴性菌所致的呼吸道、泌尿生殖系统、皮肤和软组织、骨和关节、耳鼻咽喉等部位感染以及腹膜炎、败血症等。对胆道和肠道感染有较好疗效。

【用法用量】静脉注射和静脉滴注。成人：一日剂量为 2～8g，分 3～4 次给药，一日最高剂量不超过 12g。皮肤感染、无并发症的肺炎和尿路感染，每 6 小时 0.5～1g。儿童：根据感染程度，一日剂量为 50～100mg/kg，分 3～4 次给药。

【不良反应】①偶可引起过敏性反应，如皮疹、瘙痒、发热、嗜酸性粒细胞增多、药物热等。②肌内注射可致局部疼痛，偶可产生血栓性静脉炎。③可干扰凝血功能，大剂量时可致出血倾向，罕见中性粒细胞减少、血小板减少。

【禁忌证】对本品及头孢菌素类过敏者禁用。

【注意事项】①对青霉素过敏或过敏体质者慎用。②用药期间应戒酒，禁与含乙醇药剂（如氢化可的松注射液）同用，以免引起双硫仑样反应。③溶解后，由于产生二氧化碳，容器内部压力增高。④妊娠期和哺乳期妇女用药应权衡利弊。⑤老年患者肾功能不全，需调整剂量。

【制剂规格】注射剂：每瓶 0.5g；1g。1g 药物中添加碳酸钠 63mg。

头孢米诺钠［药典（二）；医保（乙）］

Cefminox Sodium

【药理作用】本品为头霉素衍生物，其作用与第三代头孢菌素相近。对链球菌（肠球菌除外）、大肠埃希菌、克雷伯菌、变形杆菌、流感嗜血杆菌等有抗菌作用，特别是对拟杆菌等厌氧菌有较强作用。本品对革兰阴性菌的作用较其他同类药物为强。

【适应证】本品用于上述敏感菌所致的扁桃体、呼吸道、泌尿道、胆道、腹腔、子宫等部位感染，也可用于败血症。

【用法用量】静脉注射或静脉滴注。成人：一次 1g，一日 2 次；儿童：一次 20mg/kg，一日 3～4 次。治疗败血症时，成人一日可用至 6g，分 3～4 次给予。

【不良反应】①偶可致过敏，有皮疹、发热等，也可致休克。②可致肾损害。③血液系统毒性。④肝酶升高、血胆红素升高及黄疸等也可发生。⑤消化道症状有：食欲缺乏、恶心、呕吐、腹泻等，菌群失常而致维生素缺乏和二重感染等也可发生。

【禁忌证】禁用于对头孢米诺或头孢烯类抗生素有过敏反应者。

【注意事项】①本品可能引起休克，使用前应进行皮试，给药后注意观察，对 β-内酰胺类抗生素有过敏史的患者慎用。②饮酒后可发生双硫仑样反应，给药期间及给药后一周不得饮酒。③妊娠期妇女、新生儿、早产儿均应慎用。④高龄患者可出现维生素 K 缺乏引起的出血倾向。⑤其他参见头孢呋辛。

【制剂规格】注射剂：每瓶 0.5g；1g。

头孢尼西钠［药典（二）］

Cefonicid Sodium

【药理作用】本品为第二代广谱、长效头孢类抗生素，抗菌谱与头孢孟多类似。对金黄色葡萄球菌、表皮葡萄球菌、肺炎链球菌、化脓性链球菌、无乳链球菌等革兰阳性菌，大肠埃希菌、肺炎克雷伯菌、雷氏普罗威登斯菌属、摩氏摩根菌、普通变形杆菌、奇异变形杆菌、流感嗜血杆菌等革兰阴性需氧菌有良好的抗菌活性。

【适应证】本品用于敏感菌引起的下列感染：下呼吸道感染、尿路感染、败血症、皮肤软组织感染、骨和关节感染，也可用于手术预防感染。

【用法用量】成人：通常剂量为每 24 小时 1g，可供肌内注射、静脉注射和静脉滴注用。在某些情况下也可达到 2g。

【不良反应】①常见的不良反应为肌内注射时的疼痛感。②可有血小板增多或减少、嗜酸性粒细胞增多、白细胞减少、中性粒细胞减少、溶血性贫血及肝功能异常。③过敏反应有发热、皮疹、荨麻疹、瘙痒、红斑、肌痛、变态反应。④胃肠道表现为恶心、呕吐、腹泻、伪膜性肠炎。⑤偶见血尿素氮（BUN）、肌酐值升高，间质性肾炎等。⑥中枢系统可有抽搐（大剂量或肾功能障碍时），头痛、精神紧张。

【禁忌证】对本品及头孢菌素类过敏者禁用。

【注意事项】①对青霉素过敏史或过敏体质者慎用。②本品治疗开始和治疗中可引起肠道紊乱，严重的导致伪膜性肠炎，出现腹泻时应引起警惕。一旦出现，轻度停药即可，中、重度患者应给予补充电解质、蛋白质以及适当抗生素（如万古霉素）治疗。③重症患者在大剂量给药或合用氨基糖苷类抗生素治疗时，必须经常注意监测肾功能情况。

【制剂规格】注射剂：每瓶 0.5g；1g；2g。

头孢哌酮钠 [药典（二）]

Cefoperazone Sodium

【药理作用】本品为半合成的第三代头孢菌素，抗菌活性与头孢噻肟相似，对革兰阳性菌的作用较弱，仅溶血性链球菌和肺炎链球菌较为敏感，对大多数的革兰阴性菌有效，对铜绿假单胞菌的作用较强。

【适应证】本品用于敏感菌所致的各种感染，如肺炎及其他下呼吸道感染、尿路感染、胆道感染、皮肤软组织感染、败血症、腹膜炎、盆腔感染等。

【用法用量】肌内或静脉注射。成人：一次 1～2g，一日 2 次；严重感染，一次 2～4g，一日 2 次。小儿：一日 50～150mg/kg，分 2～4 次注射。

【不良反应】①皮疹较为多见。②少数患者尚可发生腹泻、腹痛、嗜酸性粒细胞增多，轻度中性粒细胞减少。③暂时性血清氨基转移酶、碱性磷酸酶、尿素氮或血肌酐升高。④血小板减少、凝血酶原时间延长等可见于个别病例。偶有出血者，可用维生素 K 预防或控制。⑤菌群失调可在少数患者出现。

【禁忌证】对本品及头孢菌素类过敏者禁用，有青霉素过敏性休克史者禁用。

【注意事项】①可干扰体内维生素 K 的代谢，造成出血倾向，大剂量或长期用药时应注意。②妊娠期和哺乳期妇女用药应权衡利弊。③应用本品期间饮酒或接受含酒精药物或饮料者可出现双硫仑样反应。④新生儿和早产儿应用本品时，应权衡利弊，谨慎考虑。

【制剂规格】注射剂：每瓶 0.5g；1g；2g。

头孢泊肟酯[药典（二）]

Cefpodoxime Proxetil

【药理作用】本品为口服用的第三代头孢菌素，抗菌谱包括金黄色葡萄球菌、腐生葡萄球菌、肺炎链球菌、化脓性链球菌、大肠埃希菌、对产β-内酰胺酶及不产β-内酰胺酶的流感嗜血杆菌、肺炎克雷伯菌、卡他莫拉菌、产β-内酰胺酶及不产β-内酰胺酶的淋病奈瑟球菌和奇异变形杆菌有很强的抗菌力。此外，在体外有抗菌作用的菌尚有无乳链球菌和链球菌C、F、G组、枸橼酸杆菌、副流感嗜血杆菌、普通变形杆菌、普鲁威登菌、消化链球菌等。对耐甲氧西林葡萄球菌、多数的肠球菌株、铜绿假单胞菌和肠杆菌无效。

【适应证】本品用于敏感菌所致支气管炎、肺炎、泌尿系统、皮肤组织、中耳、扁桃体等部位的感染。

【用法用量】口服。①成人（或＞12岁儿童）用量：一般感染，每日200mg；中度感染，每日 400mg；皮肤及皮肤组织感染，每日800mg，以上均分为2次服用；妇女淋球菌感染，服用单剂量200mg。②儿童：每日10mg/kg，一般分为 2 次给予（单次剂量不超过400mg）。肾功能严重不足（肌酐清除率＜30ml/min）者给药间隔延长至 24小时（按以上每日剂量的一半），透析患者于透析后每周给药3次。

【不良反应】①偶可致过敏，用药前应详细询问患者过敏史。②可致人体菌群失调，引起消化道症状、维生素缺乏和二重感染。③尚有眩晕、头痛、晕厥、腹痛、焦虑等。④检验结果可见AST、ALT、γ-GT、ALP、LDH和胆红素一过性升高，各种形式的血常规改变，Coombs试验阳性、血红蛋白减少和凝血酶原时间延长；尚可见血糖升高或降低，人血白蛋白或总蛋白降低，BUN和肌酐升高等。

【禁忌证】对青霉素或β-内酰胺类抗生素过敏的患者禁用，对头孢泊肟过敏的患者禁用。

【注意事项】①应用利尿剂的患者慎用头孢泊肟酯。②严重肾功能不全者慎用。③妊娠期妇女、哺乳期妇女慎用。④肾功能不全者（肌酐清除率＜30ml/min），给药间隔延长至 24 小时1次。

【制剂规格】片剂：每片 100mg；200mg。干混悬剂：每袋50mg。胶囊剂：每粒50mg。

头孢羟氨苄[药典（二）；医保（乙）]

Cefadroxil

【药理作用】本品为半合成的第一代口服头孢菌素。其作用类似头孢氨苄，对金黄色葡萄球菌、溶血性链球菌、肺炎链球菌、大肠埃希菌、奇异变形杆菌、肺炎克雷伯菌等有抗菌作用。

【适应证】①本品主要用于敏感细菌所致的尿路感染，如尿道炎、膀胱炎、前列腺炎、肾盂肾炎、淋病。②呼吸道感染，如肺炎、鼻窦炎、支气管炎、咽喉炎、扁桃体炎。③皮肤软组织感染，如蜂窝织炎、疖。④中耳炎等。

【用法用量】口服。①成人常用量：一次 0.5～1g，每日 2 次。②小儿常用量：按体重每日 15～20mg/kg，分 2 次服。A 组溶血性链球菌咽炎及扁桃体炎每 12 小时 15mg/kg，共 10 日。③成人肾功能不全者：首次剂量为 1g 饱和量，然后根据肾功能不全程度确定给药间期。肌酐清除率为 25～50ml/min 者，每 12 小时服 0.5g；10～25ml/min 者，每 24 小时服 0.5g；0～10ml/min 者，每 36 小时服 0.5g。

【不良反应】①药疹、皮炎。②恶心、呕吐、胃部不适等。③过敏性休克。④出血性结肠炎、伪膜性结肠炎、呕吐。

【禁忌证】对有头孢菌素类药物过敏史者和有青霉素过敏性休克史者或即刻反应史者禁用。

【注意事项】①本品可透过胎盘，亦经乳汁排出，故妊娠期及哺乳期妇女应慎用。②在应用本品前须详细询问患者对头孢菌素类、青霉素类及其他药物过敏史，应用本品时必须注意头孢菌素类与青霉素类存在交叉过敏反应的机会约有 5%～7%，需在严密观察下慎用。③肾功能严重损害者应酌减用量。

【制剂规格】片（胶囊）剂：每片（粒）0.125g；0.25g。干混悬剂：每包 0.5g；1.0g。

头孢曲松钠 [药典（二）；基；医保（甲）]

Ceftriaxone Sodium

【药理作用】本品为半合成的第三代头孢菌素。抗菌谱与头孢噻肟近似，对革兰阳性菌有中度的抗菌作用。对革兰阴性菌的作用强，主要敏感菌有金黄色葡萄球菌、链球菌属、肺炎链球菌、嗜血菌属、奈瑟菌属、大肠埃希菌、肺炎克雷伯菌、沙雷杆菌、各型变形杆菌、枸橼酸杆菌、伤寒杆菌、志贺菌属、消化球菌、消化链球菌、梭状芽孢杆菌等。铜绿假单胞菌、肠杆菌属对本品也敏感。产酶金黄色葡萄球菌、耐氨苄西林的流感嗜血杆菌、耐第一代头孢菌素和庆大霉素的一些革兰阴性菌常也对本品敏感。但粪链球菌和耐甲氧西林的葡萄球菌对本品均耐药。

【适应证】用于对本品敏感的致病菌引起的感染，如脓毒血症；脑膜炎；播散性莱姆病（早、晚期）；腹部感染（腹膜炎、胆道及胃肠道感染）；骨、关节、软组织、皮肤及伤口感染；免疫机制低下患者的感染；肾脏及泌尿系感染；呼吸道感染，尤其是肺炎；耳鼻喉感染；生殖系统感染，包括淋病；术前预防感染。

【用法用量】一般感染，每日 1g，一次肌内注射或静脉注射；严重感染，每日 2g，分 2 次给予。脑膜炎，可按每日 100mg/kg（但总量不超过 4g），分 2 次给予。淋病，单次用药 250mg。儿童用量一般按成人量的 1/2 给予。肌内注射：将 1 次药量溶于适量 0.5%盐酸利多卡因注射液，作深部肌内注射。静脉注射：按 1g 药物用 10ml 灭菌注射用水溶解，缓缓注入，历时 2～4 分钟。静脉滴注：成人 1 次量 1g 或 1 日量 2g，溶于等渗氯化钠注射液或 5%～10%葡萄糖液 50～100ml 中，于 0.5～1 小时内滴入。

【不良反应】使用本品期间，发现一些可自行逆转的或停药后即消失的不良反应。①全身性不良反应：胃肠道不适（约占病例数的 2%）：稀便或腹泻、恶心、呕吐、胃炎和舌炎。②血液学改变：嗜酸性粒细胞增多、白细胞减少、中性粒细胞减少、溶血性贫血、血小板减少等。③皮肤反应：皮疹、过敏性皮炎、瘙痒、荨麻疹、水肿、多形性红斑等。④其他罕见不良反应：头痛眩晕、症状性头孢曲松钙盐之胆囊沉积、肝脏转氨酶增高、少尿、血肌酐增加、生殖道霉菌病、发热、寒战以及过敏性或过敏样反应。伪膜性肠炎及凝血障碍是极其罕见的不良反应。⑤局部不良反应：在极少的情况下，静脉用药后发生静脉炎，可通过减慢静脉注射速度（2～4 分钟）以减少此现象的发生。肌内注射时，如不加用利多卡因会导致疼痛。

【禁忌证】对本品及头孢菌素类过敏者禁用。

【注意事项】①不得用于高胆红素血症的新生儿和早产儿治疗。②不能加入哈特曼溶液以及林格溶液等含有钙的溶液中使用。③本品可影响乙醇代谢，出现双硫仑样反应。④其他参见头孢噻肟钠。

【制剂规格】注射剂：每瓶 0.5g；1g；2g。

头孢噻吩钠[药典（二）]

Cefalothin Sodium

【药理作用】本品为第一代头孢菌素，抗菌谱广，对革兰阳性菌的活性较强，产青霉素酶和不产青霉素酶金黄色葡萄球菌、凝固酶阴性葡萄球菌、化脓性链球菌、肺炎链球菌、B 组溶血性链球菌、草绿色链球菌、表皮葡萄球菌、白喉棒状杆菌、炭疽杆菌对本品皆相当敏感。肠球菌属、耐甲氧西林葡萄球菌、李斯特菌和奴卡菌耐药。流感嗜血杆菌、脑膜炎奈瑟菌、卡他莫拉菌和淋病奈瑟菌对本品高度敏感，部分大肠埃希菌、克雷伯菌属、沙门菌属、志贺菌属、变形杆菌属菌株对本品多中度敏感，其余革兰阴性杆菌则多数耐药。革兰阳性厌氧菌对本品敏感，脆弱拟杆菌对本品耐药。本品主要抑制细菌细胞壁的合成。

【适应证】本品适用于耐青霉素金黄色葡萄球菌（甲氧西林耐药者除外）和敏感革兰阴性杆菌所致的呼吸道感染、软组织感染、尿路感染、败血症等，病情严重者可与氨基糖苷类抗生素联合应用，但应警惕可能加重肾毒性。本品不宜用于细菌性脑膜炎患者。

【用法用量】肌内或静脉注射。成人一次 0.5～1g，每 6 小时 1 次。严重感染患者的一日剂量可加大至 6～8g。预防手术后感染可于术前 0.5～1 小时用 1～2g，手术时间超过 3 小时者可于手术期间给予 1～2g，根据病情可于术后每 6 小时 1 次，术后 24 小时内停药。如为心脏手术、人工关节成形术等，预防性应用可于术后维持 2 天。成人一日最高剂量不超过 12g。

【不良反应】①肌内注射局部疼痛较为多见，可有硬块、压痛和温度升高，大剂量或长时间静脉滴注头孢噻吩后血栓性静脉炎的发生率可高达 20%。②较常见的不良反应为皮疹、嗜酸性粒细胞增多、药物热、血清病样反应等过敏反应，过敏性休克极少发生。③粒细胞减少和溶血性贫血偶可发生。④高剂量时可发生惊厥和其他中枢神经系统症状，肾功能不全患者尤易发生。⑤恶心、呕吐等胃肠道不良反应少见。⑥可发生由难辨梭菌所致的腹泻和伪膜性肠炎。⑦大剂量使用本品可发生脑病。

【禁忌证】有头孢菌素过敏和青霉素过敏性休克史者禁用。

【注意事项】（1）用药前需进行过敏试验。（2）交叉过敏反应：对一种头孢菌素或头霉素过敏者，对其他头孢菌素类或头霉素类也可能过敏，对青霉素类或青霉胺过敏者，也可能对本品过敏。（3）对诊断的干扰：应用本品的患者抗球蛋白（Coombs）试验可出现阳性；妊娠期妇女产前应用本品，此阳性反应可出现于新生儿；患者尿中头孢噻吩含量超过 10mg/ml 时，以磺基水杨酸进行尿蛋白测定可出现假阳性反应；用硫酸铜法测定尿糖可呈假阳性反应；血清 ALT、AST、碱性磷酸酶和血尿素氮在应用本品过程中皆可升高。（4）本品与氨基糖苷类不可同瓶滴注。（5）对肾功能不全患者应在减少剂量情况下谨慎使用；因本品部分在肝脏代谢，因此肝功能损害患者也应慎用；胃肠道疾病史者慎用。（6）下列情况应用头孢噻吩可能发生肾毒性：①每日剂量超过 12g。②肾功能不全或疑有肾功能不全应用本品时未适当减量。③50 岁以上的老年患者。④感染性心内膜炎、败血症、肺部感染等严重感染患者。⑤创伤所致的肾清除功能降低。⑥对青霉素或头孢噻吩过敏者。（7）与强利尿药、氨基糖苷类和其他具肾毒性药物联合应用可增加肾毒性。

【制剂规格】注射剂：每支 0.5g；1.0g；1.5g；2.0g。

头孢噻肟钠 [药典（二）；医保（甲）]

Cefotaxime Sodium

【药理作用】本品为半合成的第三代头孢菌素。对革兰阳性菌的作用与第一代头孢菌素近似或较弱，对链球菌（肠球菌除外）抗菌作用较强。对革兰阴性菌有较强的抗菌效能。奈瑟菌属、流感杆菌、大肠埃希菌、奇异变形杆菌、克雷伯菌、沙门菌等对本品甚敏感；枸橼酸杆菌对本品中度敏感；沙雷杆菌、吲哚阳性变形杆菌等对本品也有一定的敏感性。

【适应证】①本品用于敏感菌所致的呼吸道、泌尿道、骨和关节、皮肤和软组织、腹腔、胆道、消化道、五官、生殖器等部位的感染。②对烧伤、外伤引起的感染以及败血症、中枢感染也有效。

【用法用量】①成人：肌内或静脉注射，一次 0.5～1g，每日 2～4 次。一般感染每日 2g，分成两次肌内注射或静脉注射；中等或较重感染每日 3～6g，分为 3 次肌内注射或静脉注射；

败血症等每日 6～8g，分为 3～4 次静脉给药；极重感染每日不超过 12g，分为 6 次静脉给药；淋病用 1g 肌内注射（单次给药已足）。②小儿：肌内注射或静脉注射，每日量为 50～100mg/kg，分成 2～3 次给予。婴幼儿不能肌内注射。

【不良反应】①皮疹、瘙痒。②肝功能异常、食欲缺乏、恶心、呕吐、腹泻。③白细胞、中性粒细胞、血小板减少、嗜酸性粒细胞增多。④一过性血尿素氮和肌酸酐增高。⑤长期用药可致二重感染，如念珠菌病、伪膜性肠炎等。

【禁忌证】对头孢类抗生素过敏者禁用。

【注意事项】①结肠炎患者慎用。②对青霉素过敏和过敏体质者、严重肾功能不全者慎用。③大量长期给药可引起肾功能损害。④较长期应用可致菌群失调，甚至二重感染。

【制剂规格】注射剂：每支 0.5g；1g；2g。

头孢他啶［药典（二）；基；医保（乙）］

Ceftazidime

【药理作用】本品为半合成的第三代头孢菌素。对大肠埃希菌、肺炎杆菌等肠杆菌科细菌和流感嗜血菌、铜绿假单胞菌等有高度抗菌活性。对于细菌产生的大多数 β－内酰胺酶高度稳定，故其对上述革兰阴性杆菌中多重耐药菌株仍可具抗菌活性。肺炎链球菌、溶血性链球菌等革兰阳性球菌对本品敏感，但本品对葡萄球菌仅具中度活性，肠球菌和耐甲氧西林葡萄球菌则往往对本品耐药。本品对消化球菌和消化链球菌等厌氧菌具一定抗菌活性，但对脆弱拟杆菌抗菌作用差。

【适应证】本品用于敏感革兰阴性杆菌所致的败血症、下呼吸道感染、腹腔和胆道感染、复杂性尿路感染和严重皮肤软组织感染等。对于由多种耐药革兰阴性杆菌引起的免疫缺陷者感染、医院内感染以及革兰阴性杆菌或铜绿假单胞菌所致中枢神经系统感染尤为适用。

【用法用量】成人：①败血症、下呼吸道感染、胆道感染等，每日 4～6g，分 2～3 次静脉滴注或静脉注射，疗程 10～14 日。②泌尿系感染和重度皮肤软组织感染等，每日 2～4g，分 2 次静脉滴注或静脉注射，疗程为 7～14 日。③对于某些危及生命的感染、严重铜绿假单胞菌感染和中枢神经系统感染，可酌情增量至每日 0.15～0.2g/kg，分 3 次静脉滴注或静脉注射。儿童：静脉给药或深部肌内注射给药。肌内注射时可用 1.5～3ml 0.2%盐酸利多卡因注射液配制。①新生儿，静脉滴注。<7 天新生儿，一次 25～50mg/kg，每 24 小时给药 1 次；7～21 天新生儿，一次 25～50mg/kg，每 12 小时给药 1 次；21～28 天新生儿，一次 25～50mg/kg，每 8 小时给药 1 次。②1 个月～18 岁儿童：一次 25～50mg/kg，每 8 小时给药 1 次，最大剂量一日 6g，静脉注射或滴注。③患有囊性纤维化并发肺部铜绿假单胞菌感染的 1 个月～18 岁儿童，一次 50mg/kg，每 8 小时给药 1 次，最大剂量一日 9g，肌内注射、静脉注射或

滴注。④肾功能损害者：当肌酐清除率<50ml/min，应减少剂量。

【不良反应】①少数患者可发生皮疹、皮肤瘙痒、药物热、恶心、腹泻、腹痛、注射部位轻度静脉炎。②偶可发生一过性血清氨基转移酶、血尿素氮、血肌酐值的轻度升高。③长期用药可发生菌群失调和二重感染，可引起念珠菌病及维生素 K、维生素 B 缺乏。

【禁忌证】对本品及头孢菌素类过敏者禁用。

【注意事项】①对青霉素过敏或过敏体质者慎用。②本品遇碳酸氢钠不稳定，不可配伍。③对重症革兰阳性球菌感染本品为非首选品种。④妊娠期和哺乳期妇女需权衡利弊。⑤小儿一日最高剂量不超过 6g，65 岁以上老年患者剂量可减至正常剂量的 1/2～2/3，一日最高剂量不超过 3g。

【制剂规格】注射剂：每瓶 0.5g；1g；2g。

头孢他美酯[药典（二）]

Cefetamet Pivoxil

【药理作用】本品为口服的第三代广谱头孢菌素类抗生素，对链球菌属（粪链球菌除外）、肺炎链球菌等革兰阳性菌；对大肠埃希菌、流感嗜血杆菌、克雷伯菌属、沙门菌属、志贺菌属、淋病奈瑟球菌等革兰阴性菌都有很强的抗菌活性，尤其对头孢菌素敏感性低的沙雷菌属、吲哚阳性变形杆菌、肠杆菌属及柠檬酸菌属的抗菌活性明显。对细菌产生的 β-内酰胺酶稳定。但本品对假单孢杆菌、支原体、衣原体、肠球菌等耐药性微生物无效。

【适应证】本品适用于敏感菌引起的下列感染：①耳、鼻、喉部感染，如中耳炎、鼻窦炎、咽炎、扁桃体炎等。②下呼吸道感染，如慢性支气管炎急性发作、急性气管炎、急性支气管炎等。③泌尿系统感染，如非复杂性尿路感染、复杂性尿路感染（包括肾盂肾炎）、男性急性淋球菌性尿道炎等。

【用法用量】口服。成人和 12 岁以上的儿童：一次 0.36g，一日 2 次；12 岁以下的儿童，每次按体重 7.3mg/kg 给药，一日 2 次。肾功能不全患者：肌酐清除率>40ml/min，一次用 362.6mg，每 12 小时 1 次；肌酐清除率为 10～40ml/min 者，一次用 90.65mg，每 12 小时 1 次；肌酐清除率<10ml/min 者，首剂 362.6mg，后改为一次 90.65mg，一日 1 次。

【不良反应】①消化系统：常见腹泻、恶心、呕吐。偶有伪膜性肠炎、腹胀、胃灼热、腹部不适、血中胆红素升高、氨基转移酶一过性升高等。②皮肤：偶有出现瘙痒、局部浮肿、紫癜、皮疹等。③中枢神经系统：偶有出现头痛、眩晕、衰弱、疲劳感等。④血液系统：偶有白细胞减少、嗜酸性粒细胞增多、血小板增多等，均为一过性反应。⑤其他罕见的反应有：齿龈炎、直肠炎、结膜炎、药物热等。

【禁忌证】对本品及头孢菌素类药物过敏者禁用。

【注意事项】①对青霉素类药物过敏者慎用。②若发生严重过敏反应，应立即停药，并紧急治疗。③在使用本品期间，由于肠道微生物的改变，可能导致伪膜性肠炎。若发生伪膜性肠炎，应积极治疗（推荐使用万古毒素）。④妊娠期妇女不推荐使用本品。新生儿需慎用。

【制剂规格】片剂：每片 181.3mg（按 $C_{14}H_{15}N_5O_5S_2$ 计）。胶囊剂：每粒 90.65mg（按 $C_{14}H_{15}N_5O_5S_2$ 计）。分散片：每片 181.3mg（按 $C_{14}H_{15}N_5O_5S_2$ 计）。干混悬剂：每袋 90.65mg（按 $C_{14}H_{15}N_5O_5S_2$ 计）。

头孢替唑钠[药典（二）]

Ceftezole Sodium

【药理作用】本品为具有抗菌活性的头孢菌素类衍生物，作用机制为抑制细菌细胞壁的合成而发挥其抗菌活性。对革兰阳性菌，尤其是球菌，包括产青霉素酶和不产生青霉素酶的金黄色葡萄球菌、化脓性链球菌、肺炎球菌、B 组溶血性链球菌、草绿色链球菌、表皮葡萄球菌，以及白喉棒状杆菌、炭疽杆菌皆比较敏感。对某些革兰阴性菌呈中度敏感，如大肠埃希菌、克雷伯菌属、沙门菌属、志贺菌属、奇异变形杆菌等。

【适应证】本品用于败血症、肺炎、支气管炎、支气管扩张症（感染时）、慢性呼吸系统疾病的继发性感染、肺脓肿、腹膜炎、肾盂肾炎、膀胱炎、尿道炎。

【用法用量】①成人：日用量为 0.5～4g，分 1～2 次静脉给药或肌内注射。②儿童：日用量为 20～80mg/kg，分 1～2 次静脉给药或肌内注射。

【不良反应】①休克：极少有休克发生，要进行严密观察，当出现任何与本品使用有关的症状，如：不适感、口内异常感、哮喘、眩晕、突然排便异常、耳鸣、出汗等症状时，应立即停止用药，进行必要的处理。②过敏反应：当出现皮疹、荨麻疹、皮肤发红、瘙痒、发热等，应停止用药，进行必要的处理。③肾脏：罕见严重肾功能损害，但应定期检查肾功能，如发现异常应立即停止用药，进行必要处理。④血液：罕见粒细胞减少、白细胞减少、嗜酸性粒细胞增多、血小板减少等，当发现有上述异常时，应停止用药。⑤肝脏：罕见 AST、ALT、碱性磷酸酶增加，有上述异常时，应立即停止用药。⑥消化系统：偶见恶心、呕吐或厌食，罕见如伪膜性肠炎等严重的肠炎，当有腹痛、腹泻发生时应立即停药给予适当处理。⑦呼吸系统：罕见 PIE 综合性的间质性肺炎，表现为发热、咳嗽、呼吸困难、胸部 X 线异常、嗜酸性粒细胞增多，当出现上述症状时应立即停止用药，并给予相应治疗。⑧菌群失调：罕见发生念珠菌症。⑨维生素缺乏症：罕见发生维生素 K 缺乏症和 B 族维生素缺乏症；⑩其他：罕见头痛、全身不适感、发热、浅表性舌炎。

【禁忌证】①对本品或头孢类抗生素有过敏史者禁用。②对利多卡因或酰基苯胺类局部麻醉剂有过敏史者（本禁忌证仅限于接受肌内注射的患者）。

【注意事项】（1）有下列情况的患者要慎用本品：①对青霉素类有过敏史者。②本人或直系亲属中有易发生支气管哮喘、皮疹、荨麻疹等体质者。③严重肾功能障碍患者，本制剂可持续在血中保持高的浓度，故应视肾功能损害的程度，相应调整剂量及用药时间。④对不能很好进食或需接受静脉营养的患者、年老患者、体弱者（因为有出现维生素 K 缺乏症的可能）要进行严密的临床观察。（2）为防止耐药菌的产生，用药前应进行细菌的敏感性试验，在能达到治疗效果的前提下，治疗时间应尽量短。（3）为预防休克过敏反应的发生，用药前要详细询问患者过敏史并建议进行皮肤过敏试验。（4）患者用药后应保持安静及接受观察，应做好抢救休克的各种准备。（5）静脉内大量注射，偶尔可引起血管注射部位疼痛、血栓性静脉炎，故要注意调整注射部位和注射方法。注射速度要尽量缓慢。（6）肌内注射时可发生注射部位疼痛、硬结，故不可在同一部位反复注射。（7）肌内注射时使用的溶剂不能用于静脉注射和静脉滴注。（8）对诊断的干扰：①应注意，在检测尿糖时，除试纸法外，用 Benedict 试剂、Fehling 试剂及 Clinitest 试剂检验尿糖时，曾出现过假阳性现象。②有可能出现直接 Coombs 试验阳性。

【制剂规格】注射剂：每支 0.25g；0.5g；0.75g；1.0g；1.5g；2.0g。

头孢西丁钠 [药典（二）；医保（乙）]

Cefoxitin Sodium

【药理作用】本品是经半合成制得的新型抗生素，习惯列入第二代头孢菌素类。对革兰阳性菌的抗菌活性弱，对革兰阴性菌作用强，对一些厌氧菌有良好的作用。

【适应证】本品用于敏感的革兰阴性菌和厌氧菌所致的下呼吸道、泌尿生殖器、腹腔、骨和关节、皮肤和软组织等部位感染，也可用于败血症。

【用法用量】本品可用于肌内注射、静脉注射或静脉滴注。成人每次 1～2g，每 6～8 小时一次。肾功能不全者，按肌酐清除率制定给药方案。

【不良反应】本品耐受性良好，最常见不良反应为静脉注射或肌内注射后局部反应，静脉注射后可发生血栓性静脉炎，肌内注射后可发生局部疼痛、硬结。偶可出现过敏反应如皮疹、荨麻疹、瘙痒、嗜酸性粒细胞增多、药物热、呼吸困难、间质性肾炎、血管神经性水肿等；也可有腹泻、肠炎、恶心、呕吐等消化道反应，高血压、重症肌无力患者症状加重等。实验室异常可有血细胞减少、贫血、骨髓抑制、直接 Coombs 试验阳性，一过性 ALT、AST、ALP、LDH、胆红素、BUN、Cr 升高，偶有尿素氮和血肌酐升高。

【禁忌证】对本品及头孢菌素类抗生素过敏者禁用。有青霉素过敏性休克史者禁用。

【注意事项】①青霉素过敏者慎用。②肾功能损害者及有胃肠疾病史（特别是结肠炎）者慎用。③本品与氨基糖苷类抗生素配伍时，会增加肾毒性。

【制剂规格】注射剂：每瓶 0.5g；1g；2.0g。

头孢唑林钠[药典（二）；基；医保（甲）]

Cefazolin Sodium

【药理作用】本品为半合成的第一代头孢菌素。抗菌谱类似头孢氨苄，对葡萄球菌（包括产酶菌株）、链球菌（肠球菌除外）、肺炎链球菌、大肠埃希菌、奇异变形杆菌、克雷伯菌、流感嗜血杆菌以及产气肠杆菌等有抗菌作用。

【适应证】本品用于敏感菌所致的呼吸道、泌尿生殖系、皮肤软组织、骨和关节、胆道等感染，也可用于心内膜炎、败血症、咽和耳部感染。本品也可作为外科手术前的预防用药。

【用法用量】成人常用剂量：静脉缓慢注射、静脉滴注或肌内注射，一次0.5～1g，每日2～4次，严重感染可增加至每日6g，分2～4次静脉给予。儿童常用剂量：每日50～100mg/kg，分2～3次静脉缓慢注射，静脉滴注或肌内注射。

【不良反应】①药物性肝炎。②肾功能不全患者应用高剂量（每日12g）的本品时可出现脑病反应。③血栓性静脉炎、药物热、白念珠菌二重感染。④血清氨基转移酶、碱性磷酸酶升高。⑤肌内注射区疼痛。

【禁忌证】对本品及头孢菌素类过敏者禁用。有青霉素过敏性休克史者禁用。

【注意事项】①青霉素过敏者慎用。②肌内注射偶可引起局部疼痛，静脉注射少数患者可引起静脉炎。③有的供肌内注射的注射剂内含利多卡因，不可注入静脉。④本品乳汁中含量低，但哺乳期妇女用药时仍宜暂停哺乳。⑤本品在老年人中半衰期较年轻人明显延长，应按肾功能适当减量或延长给药间期。⑥早产儿及1个月以下的新生儿不推荐应用本品。

【制剂规格】注射剂：每支0.5g；1.0g。

头孢唑肟[药典（二）；医保（乙）]

Ceftizoxime

【药理作用】本品为半合成的第三代头孢菌素类广谱抗生素。对多种革兰阳性菌和革兰阴性菌产生的广谱β－内酰胺酶（包括青霉素酶和头孢菌素酶）稳定。对流感嗜血杆菌和淋病奈瑟球菌有良好抗菌作用。

【适应证】本品用于敏感菌所致的下呼吸道感染、尿路感染、腹腔感染、盆腔感染、败血症、皮肤软组织感染、骨和关节感染、肺炎链球菌或流感嗜血杆菌所致脑膜炎和单纯性淋病。

【用法用量】静脉滴注或静脉注射。①成人：一次1～2g，每8～12小时1次；严重感染者的剂量可增至一次3～4g，每8小时1次；治疗非复杂性尿路感染时，一次0.5g，每12小时1次。②6个月及6个月以上的婴儿和儿童常用量：按体重一次50mg/kg，每6～8小时1次。

【不良反应】①常见皮疹、瘙痒和药物热等过敏反应、腹泻、恶心、呕吐、食欲不振等。②常见碱性磷酸酶、血清氨基转移酶轻度升高、暂时性血胆红素、血尿素氮和肌酐升高等。③偶见贫血（包括溶血性贫血）、白细胞减少、嗜酸性粒细胞增多或血小板减少。④偶见头痛、麻木、眩晕、维生素 K 和维生素 B 缺乏症、过敏性休克。⑤极少数患者可发生黏膜念珠菌病。⑥偶见注射部位烧灼感、蜂窝织炎、静脉炎（静脉注射者）、疼痛、硬化和感觉异常等。

【禁忌证】①对头孢唑肟或其他头孢菌素类药过敏者禁用。②有青霉素过敏性休克史者禁用。

【注意事项】①有胃肠道疾病病史者，特别是结肠炎患者应慎用。②一次大剂量静脉注射时可引起血管痛、血栓性静脉炎，应尽量减慢注射速度以防其发生。③本品溶解后在室温下放置不宜超过 7 小时，冰箱中放置不宜超过 48 小时。④妊娠期用药的安全性尚不清楚，妊娠期妇女只在有明确指征时应用。⑤本品有少量可分泌至乳汁中，哺乳期妇女应用本品时应暂停哺乳。⑥6 个月以下小儿使用本品的安全性和有效性尚未确定。⑦老年患者常伴有肾功能不全，应适当减少剂量或延长给药间期。

【制剂规格】注射剂：每支 0.5g；0.75g；1g；1.5g；2g。

三、含 β－内酰胺酶抑制剂及其与 β－内酰胺类抗生素配伍的复方制剂

阿莫西林克拉维酸[药典（二）；基；医保（甲、乙）]

Amoxicillin and Clavulanate

【药理作用】本品可抑制葡萄球菌、流感嗜血杆菌、卡他球菌、大肠埃希菌、克雷伯菌、奇异变形杆菌、普通变形杆菌、淋球菌、军团菌、脆弱拟杆菌等微生物产生的 β－内酰胺酶对阿莫西林的破坏，对不产 β－内酰胺酶的肺炎链球菌、化脓性链球菌、绿色链球菌、梭状芽孢杆菌、消化球菌、消化链球菌等也有抗菌作用。

【适应证】本品用于上述敏感菌所致的下呼吸道、中耳、鼻窦、皮肤软组织、尿路等部位感染。对肠杆菌属尿路感染也可有效。

【用法用量】（1）成人及 12 岁以上儿童：①轻至中度感染，每天 2 次，每次 1 片。②对严重感染可从给予注射剂（每次 0.5～1g，每日 3～4 次）开始，然后继续用口服制剂治疗。③口腔感染（如牙周脓肿）常用剂量：每天 2 次，每次 1 片，使用 5 天。

（2）不推荐 12 岁以下儿童使用本品。

【不良反应】①皮疹、瘙痒和荨麻疹。②皮肤与黏膜的念珠菌病。③中等程度的 AST 和（或）ALT 升高。④腹泻、恶心、呕吐、消化不良。⑤头晕、头痛。

【禁忌证】既往曾出现对 β－内酰胺类抗生素如青霉素或头孢菌素过敏的患者禁用。

【注意事项】服用高剂量的阿莫西林时，建议患者足量摄入液体并保证足够的尿量排出，以降低发生阿莫西林结晶尿的可能性。用前需按规定进行皮试。妊娠期及哺乳期妇女慎用。

【制剂规格】片剂（分散片）：每片 0.375g（2:1）；0.3125g（4:1）；0.625g（4:1）；0.475g（7:1）；1.0g（7:1）。颗粒剂：每袋 0.1625g（4:1）；0.2285g（7:1）。干混悬剂：每包 0.15625g（4:1）；0.2285g（7:1）；0.643g（14:1）。注射

用阿莫西林钠－克拉维酸钾：每瓶 1.2g（5:1）。

头孢他啶阿维巴坦

Ceftazidime and Avibactam

【药理作用】头孢他啶与青霉素结合蛋白（PBPs）结合后可抑制细菌细胞壁肽聚糖合成，导致细菌细胞裂解和死亡。阿维巴坦是一种非 β－内酰胺类 β－内酰胺酶抑制剂，与酶形成不易水解的共价加合物后起作用。阿维巴坦可抑制 Ambler A 类和 C 类 β－内酰胺酶和某些 D 类 β－内酰胺酶，包括超广谱 β－内酰胺酶（ESBLs）、KPC 和 OXA－48 碳青霉烯酶，以及 AmpC 酶。阿维巴坦不会抑制 B 类酶（金属 β－内酰胺酶），并且不能抑制多种 D 类酶。

【适应证】①复杂性腹腔内感染（cIAI），本品适用于联合甲硝唑治疗 18 岁及以上患者中由下列对本品敏感的革兰阴性菌引起的复杂性腹腔内感染：大肠埃希菌、肺炎克雷伯菌、奇异变形杆菌、阴沟肠杆菌、产酸克雷伯菌、弗氏柠檬酸杆菌复合体和铜绿假单胞菌。②医院获得性肺炎和呼吸机相关性肺炎（HAP/VAP），本品适用于治疗 18 岁及以上患者中由下列对本品敏感的革兰阴性菌引起的医院获得性肺炎和呼吸机相关性肺炎：肺炎克雷伯菌、阴沟肠杆菌、大肠埃希菌、黏质沙雷菌、奇异变形杆菌、铜绿假单胞菌和流感嗜血杆菌。③在治疗方案选择有限的成人患者中治疗由下列对本品敏感的革兰阴性菌引起的感染：肺炎克雷伯菌、阴沟肠杆菌、大肠埃希菌、奇异变形杆菌和铜绿假单胞菌。

【用法用量】静脉滴注，每次 2.5g（2g/0.5g），每 8 小时一次，每次滴注 120 分钟，输液体积为 100ml。

【不良反应】①感染和侵染，常见念珠菌病。②血液和淋巴系统异常，常见嗜酸性粒细胞增多、血小板增多、血小板减少。③神经和精神系统异常，常见头痛、头晕。④胃肠道异常，常见腹泻、腹痛、恶心、呕吐。⑤肝胆系统异常。⑥皮肤和皮下组织异常，常见斑丘疹、荨麻疹、瘙痒。⑦肾脏和泌尿系统异常。⑧全身性疾病和给药部位异常，常见输液部位血栓形成、注射部位静脉炎、发热。

【禁忌证】①对活性物质或本品中任何辅料过敏者。②对头孢菌素类抗菌药物过敏者。③对其他类型 β－内酰胺类抗菌药物（如青霉素、单酰胺菌素或碳青霉烯类）的严重超敏者（如速发过敏反应、严重的皮肤反应）。

【注意事项】①超敏反应，开始本品治疗前，仔细询问之前对头孢菌素类、青霉素类或碳青霉烯类药物的超敏反应史。已明确 β－内酰胺类抗菌药物之间存在交叉过敏，故对青霉素或其他 β－内酰胺类抗生素过敏的患者应谨慎用药。如果在使用本品时出现过敏，应停止用药。②艰难梭菌相关性腹泻（CDAD），在本品给药期间或之后出现腹泻的患者应考虑此诊断。由于曾经有给予抗菌药物治疗之后超过 2 个月发生 CDAD 的报道，因此需仔细询问病史。应考虑停用本品治疗，且进行特定的艰难梭菌治疗。不能使用抑制消化道蠕动的药品。酌情控制体液和电解质水平，补充蛋白质摄入，监控艰难梭菌的抗菌治疗，并在有临床指征时进行外科评估。③中枢神经系统反应，接受头孢他啶治疗的患者，特别是有肾功能损伤的患者，曾报道了癫痫发作、非惊厥性癫痫持续状态（NCSE）、脑病、昏迷、扑翼样震颤、神经肌肉的兴奋性和肌阵挛。按照肌酐清除率调整剂量。④头孢他啶对大部分革兰阳性菌和厌氧菌的活性低或无活性。阿维巴坦的抑菌谱中含有抑制许多使头孢他啶失活的酶，包括 Ambler A 类β－内酰胺酶和 C 类β－内酰胺酶。阿维巴坦不会抑制 B 类酶（金属β－内酰胺酶），并且不能抑制多种 D 类酶。⑤延长给药时间可能导致非敏感菌（如肠球菌、真菌）的过度生长，可能需要中断治疗或其他适当的措施。⑥在未确诊或并非高度怀疑细菌感染的情况下，使用本品可能对患者无益，还会增加产生耐药菌的风险。⑦头孢他啶和阿维巴坦通过肾脏清除，因此，需按照肾功能损伤的程度降低剂量。⑧联用高剂量的头孢菌素类药物和肾毒性药物，如氨基糖苷类或强效利尿剂（如呋塞米），可能会对肾功能产生不良影响。⑨每支总共含有 6.44mmol 钠（约 148mg），相当于 WHO 建议的每日钠最大摄入量的 7.4%。本品的最大日剂量相当于 WHO 建议的每日钠最大摄入量的 22.2%，对接受控制钠饮食的患者使用本品时需考虑这一点。⑩对驾驶和操作机器能力的影响，服用本品可能出现不良反应（如头晕），这可能影响驾驶和使用机器的能力。⑪本适应证是基于头孢他啶单独用药的经验以及对头孢他啶/阿维巴坦的药代动力学－药效学关系的分析。具有治疗感染性疾病丰富经验的医生方可使用本品用于本适应证的治疗。为了减少耐药细菌的出现并维持本品及其他抗菌药物的有效性，本品仅适用于治疗确诊或高度怀疑由敏感细菌所致的感染。应当依据新的培养和药敏结果选择或调整药物。在缺乏此类数据的情况下，当地流行病学和耐药性分析可能有助于经验性选择治疗。

【制剂规格】注射剂：每支 2.5g（头孢他啶 2.0g，阿维巴坦 0.5g）。

舒巴坦［药典（二）；医保（乙）］

Sulbactam

【药理作用】本品为不可逆的竞争性β－内酰胺酶抑制剂，对革兰阳性及阴性菌（除铜绿假单胞菌外）所产生的β－内酰胺酶均有抑制作用。单独应用对淋球菌和脑膜炎球菌的周围感染有效；舒巴坦与氨苄西林、头孢哌酮、哌拉西林、美洛西林等联合治疗敏感细菌所致的呼吸道、尿路、妇产科、腹腔内、皮肤软组织、眼耳鼻喉科和骨、关节感染以及败血症、脑膜炎等。

【适应证】本品与青霉素类或头孢菌素类联合，用于治疗敏感菌所致的尿路感染、肺部感染、支气管感染、耳鼻喉科感染、腹腔和盆腔感染、胆道感染、败血症、皮肤软组织感染等。

【用法用量】本品与氨苄西林以1∶2剂量比应用。①一般感染，成人剂量为一日舒巴坦 1～2g（2～4 支），氨苄西林 2～4g，分 2～3 次静脉滴注或肌内注射。②轻度感染，亦可一日舒巴坦 0.5g（1 支），氨苄西林 1g，分 2 次静脉滴注或肌内注射。③重度感染，可增大剂量至一日舒巴坦 3～4g（6～8 支），氨苄西林 6～8g，分 3～4 次静脉滴注。

【不良反应】皮疹、剥脱性皮炎、过敏性休克、面部潮红或苍白、腹泻、恶心、腹痛、一过性嗜酸性粒细胞增多、血清氨基转移酶升高、心悸、气喘、胸闷、注射部位疼痛、药物热、静脉炎。

【禁忌证】①交叉过敏反应：舒巴坦/氨苄西林禁用于对青霉类抗生素过敏者。②单核细胞增多症患者应用本品时皮疹发生率较高，本品一般不用于此病患者。

【注意事项】①肾功能不全患者应用本品时须适当减量。②肾功能正常者每 6 小时给药一次，舒巴坦和氨苄西林各 0.5g。③肾小球滤过率为每分钟 15～30ml、5～14ml 和＜5ml 时，给药次数分别为一日 2 次、一日 1 次及隔日 1 次。

【制剂规格】注射剂：每支 0.25g；0.5g；1g。

舒他西林 [药典（二）]

Sultamicillin

【药理作用】本品为氨苄西林和舒巴坦（1∶1 分子比）形成的化合物，在体内经酯酶作用分解析出氨苄西林和舒巴坦起联合的抗菌作用。

【适应证】本品适用于治疗敏感菌引起的下列感染：①上呼吸道感染：鼻窦炎、中耳炎、扁桃体炎等。②下呼吸道感染：支气管炎、肺炎等。③泌尿道感染及肾盂肾炎。④皮肤、软组织感染。⑤淋病。

【用法用量】口服。一次 375mg，一日 2～4 次，在餐前 1 小时或餐后 2 小时服用。

【不良反应】①消化道反应，如腹泻、稀便、恶心、腹痛、痉挛、上腹痛及呕吐。②皮疹、瘙痒。③其他，如嗜睡、疲劳、不适及头痛等。一般为轻度至中反应，继续用药时，多可消失。

【禁忌证】对青霉素曾有过敏史者禁用。

【注意事项】①青霉素皮试阳性反应者禁用本品。②长期应用时，应定期检查肝、肾、造血系统功能。③妊娠期及哺乳期妇女慎用。

【制剂规格】片剂（按 $C_{25}H_{30}N_4O_9S_2$ 计）：每片 375mg。胶囊剂（按 $C_{25}H_{30}N_4O_9S_2$ 计）：每粒 125mg；187.5mg。干混悬剂：每袋 0.25g。

四、碳青霉烯类和其他β－内酰胺类

法罗培南 [药典（二）；医保（乙）]

Faropenem

【药理作用】本品为广谱抗菌药物。对除铜绿假单胞菌外的需氧革兰阳性菌、革兰阴性菌均显示出广谱抗菌活性，尤其对金黄色葡萄球菌、耐青霉素的β肺炎球菌、粪链球菌等革兰阴性菌与脆弱拟杆菌等。本品通过其共价键与参与细胞壁合成的青霉素结合蛋白（PBP）结合而抑制细菌细胞壁的合成，使细菌胞壁缺损，菌体膨胀裂解，从而达到抗菌作用。

【适应证】 用于皮肤及软组织、呼吸系统、泌尿生殖系统及眼、耳、鼻、喉、口腔等部位的敏感菌感染。

【用法用量】 ①肺炎、肺化脓、肾盂肾炎、膀胱炎（单纯性除外）、前列腺炎、附睾炎、中耳炎、副鼻窦炎的成人患者，通常口服，每次 200～300mg，一日 3 次；可随年龄、症状酌情增减。②其他感染通常口服，每次 150～200mg，一日 3 次。

【不良反应】 ①过敏样症状、发热、发汗、全身潮红、休克、呼吸困难、肝功能不全、黄疸、腹泻、腹痛、软便、胀气、便血等。②粒细胞缺乏症、嗜酸性粒细胞增多、血红蛋白下降、PIE 综合征、眩晕。③血管水肿、血压降低。④口内异常感、耳鸣、间质性肺炎、横纹肌溶解症、急性肾功能衰竭。⑤长期使用本品可出现由念珠菌或耐药菌引起的二重感染。

【禁忌证】 对本品过敏者禁用。

【注意事项】 ①对青霉素类、头孢菌素类或碳青霉烯类药物曾有过敏史的患者慎用本品。②本人或亲属为易于发生支气管哮喘、发疹、荨麻疹等变态反应症状体质患者慎用本品。③经口摄取不良的患者或正接受非口服营养疗法患者、全身状态不良患者（有时会出现维生素 K 缺乏症，故需予以充分观察）慎用本品。

【制剂规格】 片剂：每片 0.05g；0.1g；0.15g；0.2g。胶囊剂：每粒 0.1g。颗粒剂：每袋 0.05g；0.1g。

美罗培南 [药典（二）；医保（乙）]

Meropenem

【药理作用】 本品对大肠埃希菌和铜绿假单胞菌的青霉素结合蛋白（PBP）和金黄色葡萄球菌的 PBP 有强的亲和力。抗菌谱与亚胺培南近似，经临床证实的有效菌有肺炎链球菌（耐青霉株除外）、绿色链球菌、大肠埃希菌、流感嗜血杆菌（包括产β-内酰胺酶株）、肺炎克雷伯菌、脑膜炎奈瑟球菌、铜绿假单胞菌、脆弱拟杆菌、丙酸消化球菌等。

【适应证】 ①本品用于敏感菌所致的呼吸道、尿路、肝胆及外科、骨科、妇科、五官科感染以及腹膜炎、皮肤化脓性疾病等。②可适用于敏感菌所致脑膜炎。

【用法用量】 ①成人：每日 0.5～1g，分为 2～3 次，稀释后静脉滴注每次 30 分钟。重症每日剂量可增至 2g。连续应用不超过 2 周。本品每 0.5g 用 0.9% 氯化钠注射液约 100ml 溶解，不可用注射用水。②儿童（3 月龄以上的）推荐用量：周围感染 20mg/kg，每 8 小时 1 次；脑膜炎 40mg/kg，每 8 小时 1 次，肌酐清除率＜50ml/min 的患者需调整剂量。

【不良反应】①荨麻疹、出汗、皮肤溃疡。②腹泻、恶心、呕吐、消化道出血。③排尿困难、肾衰竭、阴道念珠菌病、尿失禁。④贫血、低色素性贫血、血容量过多、血小板增多、嗜酸性粒细胞增多、血小板减少、低钾血症等。

【禁忌证】对本品过敏者禁用。

【注意事项】①对碳青霉烯类抗生素、青霉素类或其他 β－内酰胺类抗生素过敏感染患者慎用。②对肝功能不全的患者不必要进行剂量调整，应认真监测患者的肝功能。③本品不推荐用于耐甲氧西林葡萄球菌引起的感染。④与齐多夫定、昂丹司琼、多种维生素、多西环素、地西泮、葡萄糖酸钙和阿昔洛韦等药有配伍禁忌。

【制剂规格】注射剂：每支 0.25g；0.5g；1g。

氨曲南 [药典（二）；医保（乙）]

Aztreonam

【药理作用】本品是一种单酰胺环类 β－内酰胺抗生素。抗菌谱主要包括革兰阴性菌，如大肠埃希菌、克雷伯菌、沙雷杆菌、奇异变形杆菌、吲哚阳性变形杆菌、枸橼酸杆菌、流感嗜血杆菌、铜绿假单胞菌及其他假单胞菌、某些肠杆菌属、淋球菌等。与头孢他啶、庆大霉素相比，对产气荚膜梭菌、阴沟肠杆菌的作用高于头孢他啶，但低于庆大霉素；对铜绿假单胞菌的作用低于头孢他啶，与庆大霉素相近；对于质粒传导的 β－内酰胺酶，本品较第三代头孢菌素为稳定。

【适应证】本品用于敏感的革兰阴性菌所致的感染，包括肺炎、胸膜炎、腹腔感染、胆道感染、骨和关节感染、皮肤和软组织炎症，尤适用于尿路感染，也用于败血症。

【用法用量】肌内注射、静脉注射、静脉滴注。①成人，一般感染，一日 3～4g，分 2～3 次给予；严重感染，一次 2g，一日 3～4 次，一日最大剂量为 8g；无其他并发症的尿路感染，只需用 1g，分 1～2 次给予。②儿童，每次 30mg/kg，一日 3 次，重症感染可增加至一日 4 次给药，一日最大剂量为 120mg/kg。

【不良反应】阴道炎、口腔损害、乏力、血栓性静脉炎、支气管痉挛、呼吸困难、肌肉疼痛、过敏性休克。

【禁忌证】对本品过敏者。

【注意事项】①与丙磺舒合用可导致血药浓度轻度上升。②与克林霉素、甲硝唑、庆大霉素等合用，其药代动力学参数无改变。③头孢西丁、亚胺培南等药物在体外可诱导肠杆菌属、假单胞菌属等革兰阴性菌产生高水平 β－内酰胺酶，从而与氨曲南等众多 β－内酰胺类药物发生拮抗作用。

【制剂规格】注射剂：每支 0.5g；1g；2g。

五、氨基糖苷类

阿米卡星 [药典（二）；基；医保（甲）]

Amikacin

【药理作用】本品抗菌谱与庆大霉素相似，对大肠埃希菌、铜绿假单胞菌、吲哚阴性和阳性变形杆菌、克雷伯菌、不动杆菌、枸橼酸杆菌以及沙雷杆菌和肠杆菌的部分菌株有很强的抗菌作用。

【适应证】本品用于对卡那霉素或庆大霉素耐药的革兰阴性杆菌所致的尿路、下呼吸道、腹腔、软组织、骨和关节、生殖系统等部位的感染，以及败血症等。

【用法用量】（1）肌内注射或静脉滴注。①成人，7.5mg/kg，每 12 小时一次，每日总量不超过 1.5g，可用 7～10 日。无并发症的尿路感染，每次 0.2g，每 12 小时一次。②小儿，开始用 10mg/kg；以后 7.5mg/kg，每 12 小时 1 次；较大儿童可按成人用量。

静脉滴注时可用 100～200ml 输液稀释后静脉滴注，30～60 分钟进入体内，儿童则为 1～2 小时。

（2）外用。喷涂于患处，一日 2～3 次或遵医嘱。

（3）滴眼。一次 1～2 滴，一日 3～5 次。

【不良反应】耳毒性、菌群失调和二重感染、急性肌肉麻痹和呼吸暂停、永久性失明、关节痛。

【禁忌证】①对阿米卡星或其他氨基糖苷类药过敏者禁用。②妊娠期妇女（尤其是妊娠前 3 个月内）禁用。

【注意事项】①本品可穿过胎盘到达胎儿组织，可能引起胎儿听力损害。②氨基糖苷类在儿科中应慎用，尤其早产儿及新生儿的肾脏组织尚未发育完全，使本类药物的半衰期延长，药物易在体内蓄积产生毒性反应。③老年患者应用本品后较易产生各种毒性反应，应尽可能在疗程中监测血药浓度。

【制剂规格】洗剂：每瓶 10ml；20ml。滴眼液：每瓶 0.25%。注射剂：每瓶 2ml:0.2g（20 万单位）。

大观霉素 [药典（二）；基；医保（乙）]

Spectinomycin

【药理作用】本品通过作用于 30s 核糖体亚基，将已接上的甲酰蛋氨酰 tRNA 从 70s 起始复合物上解离，抑制细菌胞壁的蛋白质合成。对大多数革兰阴性菌如铜绿假单胞菌、变形杆菌、肺炎杆菌、大肠埃希菌、肠杆菌属、志贺菌等和革兰阳性菌均具有抗菌活性。

【适应证】本品用于奈瑟淋球菌所致尿道炎、前列腺炎、宫颈炎和直肠感染，主要用于对青霉素、四环素等耐药菌株引起的感染。

【用法用量】肌内注射。①宫颈、直肠或尿道淋球菌感染，每次 2g，每天 1 次。②播散性淋病，每次 2g，每 12 小时 1 次，共 3 天；成人一次最大剂量为 4g。③治疗男性和女性无并发症的淋菌性尿道炎、子宫颈炎、直肠炎的推荐剂量为每次 2g。

【不良反应】发热、皮疹、注射部位疼痛等。

【禁忌证】①对本品及其他氨基糖苷类过敏者禁用。②新生儿禁用。③肝肾功能不全者慎用。

【注意事项】①禁止静脉用药。②本品不能治疗梅毒，但可掩盖症状，用本品治疗淋病 3 个月后应作梅毒血清检验。③对严重过敏反应可给予肾上腺素、糖皮质激素和（或）抗组胺药物，保持气道通畅，给氧等抢救措施。④妊娠期妇女或儿童应用本品的安全性尚未肯定。

【制剂规格】注射剂：每支 2g。

核糖霉素[药典（二）]

Ribostamycin

【药理作用】本品为氨基糖苷类抗菌药，对大多数革兰阳性菌和阴性菌有较强的作用，与卡那霉素交叉耐药。

【适应证】本品用于治疗对本品敏感的链球菌、金黄色葡萄球菌、大肠埃希菌、变形杆菌属、肺炎球菌、肺炎杆菌所致的呼吸道感染、尿路感染、胆道感染等。

【用法用量】肌内注射。成人：一次 0.5～0.75g，一日 2 次。小儿：按体重每日 20～40mg/kg，分 2 次注射。疗程一般在 10 天以内，不超过 14 天。

【不良反应】本品的毒性较卡那霉素轻，但剂量亦应比后者稍大。①少见皮疹、麻木、耳鸣、头痛、恶心、呕吐、腹泻等。②偶见听力减轻、眩晕、维生素 K 或维生素 B 缺乏、血尿素氮及血氨基转移酶（ALT 及 AST）增高等。

【禁忌证】对本品或氨基糖苷类药物有过敏史者禁用。

【注意事项】①肾功能低下者、妊娠期妇女、婴幼儿、对本品过敏者禁用。②第Ⅷ对脑神经损害，可致听神经和前庭功能损害，应慎用，在用药前、用药过程中定期及长期用药后检测前庭毒性。③重症肌无力或帕金森病慎用，可致神经肌肉阻滞作用，导致骨骼肌软弱。④肾功能损害，宜在用药前、用药过程中定期测定肾功能，根据肾功能损害程度调整剂量或给药间隔。

【制剂规格】注射剂：每瓶 1.5ml:0.5g（50 万单位）；2ml:0.5g（50 万单位）。

卡那霉素[药典（二）]

Kanamycin

【药理作用】本品由链霉菌产生，大肠埃希菌、克雷伯菌、肠杆菌属、变形杆菌、结核杆菌和金黄色葡萄球菌的一些菌株对本品敏感。铜绿假单胞菌、革兰阳性菌（除金黄色葡萄球菌外）厌氧菌、非典型性分枝杆菌、立克次体、真菌、病毒等对本品均耐药。微生物对本品与其他氨基糖苷类药物间存在有一定的交叉耐药性。

【适应证】本品口服用于治疗敏感菌所致的肠道感染及用做肠道手术前准备，并有减少肠道细菌产生氨的作用，对肝硬化消化道出血患者的肝性脑病有一定防治作用。肌内注射用于敏感菌所致的系统感染，如肺炎、败血症、尿路感染等，常与其他抗菌药物联合应用。

【用法用量】①肌内注射或静脉滴注：成人一次 0.5g，一日 1～1.5g；小儿每日 15～25mg/kg，分 2 次给予。静脉滴注时应将一次用量以输液约 100ml 稀释，滴入时间为 30～60 分钟，切勿过速。②口服：用于防治肝性脑病，一日4g，分次给予。腹部手术前准备：每小时1g，连续4次（常与甲硝唑联合应用）后，改为每6小时一次，连续36～72小时。③滴眼：滴入眼结膜囊内，一次1～2滴，一日3～5次。

【不良反应】①耳毒性，如前庭功能失调、耳蜗神经损害等。②肾毒性：主要损害近端肾曲管，进而发生肾功能不全。③神经肌肉阻滞等。毒性反应与血药浓度密切相关，宜在用药过程中进行药物监测。

【禁忌证】对本品或其他氨基糖苷类药物过敏者禁用。

【注意事项】①本品有呼吸抑制作用，不可静脉注射。②为防止血药浓度骤然升高，本品规定只可作肌内注射和静脉滴注。③肾功不全者、儿童、妊娠期和哺乳期妇女慎用。④与其他具有耳毒性、肾毒性、神经肌肉阻滞作用的药合用，可能使毒性增加。

【制剂规格】注射剂：每瓶0.5g；1g。注射液（含单硫酸卡那霉素）：每支500mg（2ml）。滴眼液：每瓶8ml（40mg）。片剂：每片0.125g。

硫酸巴龙霉素[药典（二）]

Paromomycin Sulfate

【药理作用】本品为氨基糖苷类抗生素，抗菌谱与新霉素和卡那霉素基本相同。对革兰阳性和阴性细菌均有抑制作用，对志贺菌属和金黄色葡萄球菌的作用较显著，对铜绿假单胞菌和厌氧菌无作用。对阿米巴原虫有较强抑制作用，对利什曼原虫、隐孢子虫、丝虫等亦有良好作用。

【适应证】本品用于肠道阿米巴病的治疗，对肠外阿米巴病无效，可用于肠道隐孢子虫病的治疗，亦可用于结肠手术前准备及肝昏迷等。

【用法用量】口服。①肠阿米巴病：成人一次0.5g，一日3次，共7日；儿童一日30mg/kg，分3次服用。②隐孢子虫病：成人一次0.5～0.75g，一日3次。③结肠手术前准备及肝昏迷患者：成人一次1g，一日3次。

【不良反应】①口服可引起食欲减退、恶心、呕吐、腹泻等，偶可引起吸收不良综合征。②长期口服可引起二重感染。③耳、肾毒性大，故一般不宜作全身应用。

【禁忌证】对巴龙霉素或其他氨基糖苷类抗生素过敏的患者禁用。

【注意事项】①交叉过敏：对一种氨基糖苷类抗生素如链霉素、庆大霉素或阿米卡星过敏的患者也可能对本品过敏。②在用药过程中宜定期进行尿常规和肾功能测定，以防止出现肾毒性，并进行听力检查或心电图测定。③下列情况应慎用本品：失水、第Ⅷ对脑神经损害、重症肌无力、帕金森病、肾功能损害及溃疡性结肠炎患者。④长期口服本品的慢性肠道感染患者，尤其伴有肾功能不全或同服其他耳毒性或肾毒性药物者，尤应注意出现肾毒性或耳毒性症状的可能。

【制剂规格】片剂：每片0.1g（10万单位）；0.25g（25万单位）。注射剂：每支2ml:80mg（8万单位）。口服溶液：

每瓶 80mg（10ml）

硫酸小诺霉素[药典（二）]

Micronomicin Sulfate

【药理作用】本品为氨基糖苷类抗生素，抗菌谱与庆大霉素相似，对大肠埃希菌、产气荚膜梭菌、克雷伯菌、奇异变形杆菌、某些吲哚阳性变形杆菌、铜绿假单胞菌、某些奈瑟菌、某些无色素沙雷杆菌和志贺菌等革兰阴性菌有抗菌作用。革兰阳性菌中金黄色葡萄球菌（包括产 β–内酰胺酶菌株）对本品敏感；链球菌（包括化脓性链球菌、肺炎球菌、粪链球菌等）均对本品耐药。厌氧菌（拟杆菌属）、结核杆菌、立克次体、病毒和真菌亦对本品耐药。本品对细菌产生的氨基糖苷乙酰转移酶 AAC（6′）稳定，故对因产生该酶而对卡那霉素、庆大霉素、阿米卡星、核糖霉素等耐药的细菌仍有抗菌活性。本品的作用机制是与细菌核糖体 30S 亚单位结合，抑制细菌蛋白质的合成。

【适应证】本品用于大肠埃希菌、克雷伯菌、变形杆菌、肠杆菌属、沙雷杆菌、铜绿假单胞菌等革兰阴性杆菌引起的呼吸道、泌尿道、腹腔及外伤感染，也可用于败血症。

【用法用量】（1）口服：一次 80mg（80000 单位），一日 3 次，或遵医嘱。（2）肌内注射或稀释后静脉滴注：①成人：肌内注射，一次 60～80mg，必要时可用至 120mg，一日 2～3 次；静脉滴注，一次 60mg，加入氯化钠注射液 100ml 中恒速滴注，于 1 小时滴完。②小儿：按体重 3～4mg/kg，分 2～3 次给药。

【不良反应】长期或大剂量使用可能引起听力障碍、耳鸣、眩晕等听神经损害及肾脏损害；少数患者可能出现皮疹等过敏反应。

【禁忌证】对本品或其他氨基糖苷类抗生素及杆菌肽过敏者禁用；肾功能障碍者禁用。

【注意事项】①肝功能异常、前庭功能或听力减退者慎用。②本品不宜长期服用，以免出现肠道菌群紊乱。③妊娠期及哺乳期妇女、新生儿慎用。④一般只供肌内注射，稀释后可静脉滴注，但不能静脉注射，以免产生神经肌肉阻滞和呼吸抑制作用。

【制剂规格】片剂：每片 40mg（40000 单位）。注射剂：每支 1ml:30mg（3 万单位）；2ml:60mg（6 万单位）。

奈替米星[药典（二）；医保（乙）]

Netilmicin

【药理作用】本品通过作用于细菌体内的核糖体，抑制细菌蛋白质合成，并破坏细菌细胞膜的完整性，致使细菌细胞膜破裂、细菌死亡。抗菌谱与庆大霉素相似。

【适应证】本品用于敏感细菌所致的下呼吸道感染、复杂性尿路感染、腹腔感染（包括腹膜炎和腹内脓肿）、皮肤软组织感染、中枢神经系统感染（包括脑膜炎）、生殖系统感染、胃肠道感染、胆道感染、骨骼感染、新生儿脓毒症、中耳炎、鼻窦炎、败血症、李斯特菌病。

【用法用量】成人肌内注射或静脉滴注。全身严重感染时，每次 1.3～2.2mg/kg，每 8 小时 1 次；或每次 2～3.25mg/kg，每 12 小时 1 次。治疗复杂性尿路感染，每次 1.5～2mg/kg，每 12 小时 1 次。疗程均为 7～14 日。6 周以内小儿，每次 2～3mg/kg，每 12 小时 1 次；6 周～12 岁小儿，每次 1.8～2.7mg/kg，每 8 小时 1 次；或每次 2.7～4.0mg/kg，每 12 小时 1 次。

【不良反应】可见肾毒性，神经毒性，急性肌肉麻痹和呼吸暂停，血清氨基转移酶（AST 和 ALT）、碱性磷酸酶、胆红素值上升，皮疹或瘙痒，嗜酸性粒细胞增多，血小板增多，凝血时间延长，发热，贫血，白细胞减少等。

【禁忌证】对本品或任何一种氨基糖苷类抗生素有过敏或有严重性反应者禁用。

【注意事项】①用药期间应多喝水，以减轻肾损害。②由于妊娠期患者应用的安全性未能确定，妊娠期、哺乳期避免使用。③用药期间密切监测听力改变。④避免与其他氨基糖苷类抗生素、万古霉素、多黏菌素、强利尿剂、神经－肌肉接头阻滞剂等肾毒性和神经毒性药物同用。⑤新生儿避免应用，如确有指征应用时，给药方案必须在血药浓度监测下进行调整方可应用，否则不宜使用；疗程一般不宜超过 14 日，以减少耳、肾毒性的发生。

【制剂规格】注射剂：每支 50mg；100mg；150mg。

庆大霉素 [药典（二）；基；医保（甲、乙）]

Gentamicin

【药理作用】本品对大肠埃希菌、产气荚膜梭菌、克雷伯菌、奇异变形杆菌、某些吲哚阳性变形杆菌、铜绿假单胞菌、某些奈瑟菌、某些无色素沙雷杆菌和志贺菌等革兰阴性菌有抗菌作用。革兰阳性菌中，金黄色葡萄球菌对本品尚可有一定敏感性；链球菌（包括化脓性链球菌、肺炎球菌、粪链球菌等）均对本品耐药。厌氧菌（拟杆菌属）、结核杆菌、立克次体、病毒和真菌亦对本品耐药。近年来，由于本品的广泛应用，耐药菌株逐渐增多，铜绿假单胞菌、克雷伯菌、沙雷杆菌和吲哚阳性变形杆菌对本品的耐药率甚高。

【适应证】本品用于大肠埃希菌、志贺菌属、肺炎克雷伯菌、变形杆菌、铜绿假单胞菌等革兰阴性菌引起的系统或局部感染（对中枢感染无效）。

【用法用量】①肌内注射或静脉滴注：一次 80mg，一日 2～3 次（间隔 8 小时），对于革兰阴性杆菌所致重症感染或铜绿假单胞菌全身感染，一日量可用至 5mg/kg；静脉滴注给药可将一次量（80mg）用注射液（0.9%氯化钠注射液或 5%葡萄糖注射液）100ml 稀释，于 30 分钟左右滴入。小儿一日 3～5mg/kg，分 2～3 次给予。②口服：一次 80～160mg，一日 3～4 次。小儿一日 10～15mg/kg，分 3～4 次服，用于肠道感染或术前准备。③滴眼：将本品滴入眼睑内，一次 1～2 滴，一日 3～5 次。

【不良反应】耳毒性、菌群失调和二重

感染、呼吸抑制、食欲下降、体重减轻、过敏反应。

【禁忌证】①对庆大霉素或其他氨基糖苷类药过敏者禁用。②妊娠期妇女（尤其在妊娠的头 3 个月内）禁用。

【注意事项】①应监测血药浓度。②患者应给予充足的水分，以减少肾小管损害。③长期应用可能导致耐药菌过度生长。④有抑制呼吸作用，不得静脉注射。⑤对链球菌感染无效，由链球菌引起的上呼吸道感染不应使用。

【制剂规格】片剂：每片 20mg；40mg。注射剂：每支 20mg（1ml）；40mg（1ml）；80mg（1ml）。缓释片：每片 40mg。颗粒剂：每袋 10mg；40mg。滴眼液：每支 4 万单位（8ml）。

妥布霉素[药典（二）；医保（乙）]

Tobramycin

【药理作用】本品抗菌谱与庆大霉素近似，主要包括革兰阴性杆菌，如铜绿假单胞菌、大肠埃希菌、克雷伯菌、肠杆菌属、吲哚阴性和阳性变形杆菌、枸橼酸杆菌和普鲁威登菌。

【适应证】①本品用于铜绿假单胞菌感染，如烧伤、败血症等。②对其他敏感革兰阴性杆菌所致的感染也可应用。

【用法用量】①肌内注射或静脉滴注，一次 1～1.7mg/kg，每 8 小时 1 次。静脉滴注时可将每次用量加入 50～200ml 溶媒中稀释成 1mg/ml 的溶液于 30～60 分钟左右滴入。早产儿或出生 1 周以内的新生儿：一次 2mg/kg，每 12～24 小时 1 次；其他新生儿：一次 2mg/kg，每 8 小时 1 次。一般用药不超过 7～14 日。②滴于眼睑内。轻、中度感染：一次 1～2 滴，每 4 小时 1 次；重度感染：一次 2 滴，每小时 1 次。

【不良反应】①停药后如发生听力减退、耳鸣或耳部饱满感，须注意耳毒性。②在合用抗生素和激素后可能发生二重感染。③长期使用激素后极易发生角膜真菌感染；对于使用激素后出现的角膜顽固性溃疡应该考虑真菌感染；由于宿主的免疫抑制也可能导致继发眼部细菌感染。

【禁忌证】对本品或其他氨基糖苷类过敏者、肾衰竭者禁用。

【注意事项】①与强利尿药（如呋塞米、依他尼酸等）联用可加强耳毒性。②与其他有耳毒性的药物（如红霉素等）联合应用，耳中毒的可能加强。③与头孢菌素类联合应用，可致肾毒性加强；右旋糖酐可加强本类药物的肾毒性。④与肌肉松弛药或具有此种作用的药物（如地西泮等）联合应用可致神经－肌肉阻滞作用的加强；新斯的明或其他抗胆碱酯酶药均可拮抗神经－肌肉阻滞作用。⑤本类药物与碱性药（如碳酸氢钠、氨茶碱等）联合应用，抗菌效能可增强，但同时毒性也相应增强，必须慎重。⑥肾功能不全、肝功能异常、前庭功能或听力减退者、失水、重症肌无力或帕金森病及老年患者、妊娠期及哺乳期妇女、新生儿、早产儿慎用。⑦本品 1 个疗程不超过 7～14 日。⑧交叉过敏：对一种氨基糖苷类抗生素如链霉素、庆大霉素过敏的患者，可能对本品过敏。⑨当峰浓度超过 12μg/ml、谷浓度超过 2μg/ml 时易出现毒性反应，使用过程中注意监测血药浓度。

【制剂规格】注射液：每支 1ml（10mg）；1ml（40mg）；2m1（80mg）。滴眼液：每支 5ml:15mg。

西索米星[药典（二）]

Sisomicin

【药理作用】本品为小单孢菌所产生的一种氨基糖苷类抗生素，抗菌谱与庆大霉素近似，对金黄色葡萄球菌和大肠埃希菌、克雷伯菌、变形菌、肠菌属铜绿假单胞菌、志贺菌属等革兰阴性菌有抗菌作用。对铜绿假单胞菌的抗菌作用较庆大霉素强，与妥布霉素相接近。对沙雷杆菌的作用弱于庆大霉素，但强于妥布霉素。

【适应证】本品用于革兰阴性菌（包括铜绿假单胞菌）、葡萄球菌和其他敏感菌所致的下列感染：呼吸系统感染、泌尿生殖系统感染、胆道感染、皮肤和软组织感染、感染性腹泻及败血症等。用于上述严重感染时宜与青霉素或头孢菌素等联合应用。

【用法用量】肌内注射或静脉滴注。成人一日 3mg/kg，分为 2～3 次；小儿一日 2～3mg/kg，分 2～3 次给药，疗程不超过 7～10 天。

【不良反应】①神经系统：神经肌肉阻滞。②耳：耳毒性。③肾脏：肾毒性。④呼吸系统：呼吸道麻痹等。

【禁忌证】对本品或其他氨基糖苷类药物过敏者禁用。

【注意事项】①血药峰浓度超过 10μg/ml，谷浓度超过 2μg/ml 时即出现毒性反应，对肾功能不全患者或较长疗程用药应进行血药浓度监测。②妊娠期、哺乳期妇女和早产儿及新生儿慎用。其他参见庆大霉素。

【制剂规格】注射液：每支 75mg（1.5ml）；100mg（2ml）。

新霉素[药典（二）；医保（乙）]

Neomycin

【药理作用】本品对葡萄球菌属（甲氧西林敏感株）、棒状杆菌属、大肠埃希菌、克雷伯菌属、变形杆菌属等肠杆菌科细菌有良好抗菌作用；对各组链球菌、肺炎链球菌、肠球菌属等活性差；铜绿假单胞菌、厌氧菌等对本品耐药。

【适应证】本品用于结肠感染或结肠手术前准备、肝昏迷时辅助治疗。本品不宜用于全身性感染的治疗。同时适用于由敏感革兰阴性杆菌所致结膜炎、泪囊炎、角膜炎、眼睑炎、睑腺炎等。

【用法用量】①口服：成人常用量，一次 0.25～0.5g（以新霉素计，下同），每日 1～2g；肝性脑病的辅助治疗，一次 0.5～1.0g，每 6 小时一次，疗程 5～6 天；结肠手术前准备，每小时 0.5g，用药 4 小时，继以每 4 小时 0.5g，共 24 小时；小儿常用量按体重每日 25～50mg/kg，分 4 次服用。②滴眼：滴入眼结膜囊内，一次 1～2 滴，每日 3～5 次。③外用：将软膏涂于患处，每日 2～3 次。

【不良反应】耳毒性；肾毒性；吸收不良综合征、皮疹等。

【禁忌证】①交叉过敏，对一种氨基糖苷类抗生素不能耐受者可能对其他氨基糖苷类亦不能耐受。②下列情况应慎用：第Ⅷ对脑神经损害、肠梗阻、重症肌无力、帕金森病患者、肾功能损害、结肠溃疡性病变。

【注意事项】①与其他氨基糖苷类或卷曲霉素同时全身应用时，可能增加耳毒性、肾毒性和神经肌肉阻滞作用。②可能发生听力减退，甚至停药后仍可继续进展至耳聋，往往呈永久性。③与神经肌肉阻滞剂同时应用，可能增加神经肌肉阻滞作用，导致骨骼肌软弱及呼吸抑制或麻痹（呼吸暂停）。④与顺铂、依他尼酸注射液、呋塞米注射液或万古霉素同时全身应用，可能发生听力损害并在停药后仍可能继续进展至耳聋，往往呈永久性。

【制剂规格】片剂：每片 0.1g（10 万单位）；0.25g（25 万单位）。滴眼液：每支 5ml:17.5mg。软膏剂：每支 10g；20g。

依替米星［药典（二）；医保（乙）］

Etimicin

【药理作用】本品具有广谱抗菌性质，抗菌谱类似奈替米星，用于一些常见的革兰阳性和阴性病原菌感染，对一些耐庆大霉素的病原菌仍有较强作用。

【适应证】本品用于革兰阴性杆菌、大肠埃希菌、肺炎克雷伯菌、沙雷菌属、流感嗜血杆菌等敏感菌株所引起的呼吸道、泌尿生殖系统、腹腔、皮肤和软组织等部位感染以及败血症等。

【用法用量】静脉滴注。成人推荐剂量：对于肾功能正常泌尿系感染或全身性感染的患者，一日 2 次，一次 0.1～0.15g（每 12 小时 1 次），稀释于 100ml 的 0.9%氯化钠注射液或 5%葡萄糖注射液中，静脉滴注 1 小时。疗程为 5～10 日。

【不良反应】耳、肾不良反应，发生率和严重程度与奈替米星相似。耳毒性和前庭毒性主要发生于肾功能不全的患者、剂量过大或过量的患者，表现为眩晕、耳鸣，个别患者听力下降，程度一般较轻。其他罕见反应有恶心、皮疹、静脉炎、心悸、胸闷及皮肤瘙痒等。

【禁忌证】对本品及其他氨基糖苷类抗生素过敏者禁用。

【注意事项】①本品与其他氨基糖苷类药物相同，具有耳毒性、肾毒性和神经肌肉阻滞的潜在毒性，使用时应注意。②服用本品治疗过程中仍应密切观察肾功能和第Ⅷ对脑神经功能的变化，尤其是已明确或怀疑有肾功能不全者、大面积烧伤者、老年患者或脱水患者。③妊娠期及哺乳期妇女，早产儿及新生儿慎用。

【制剂规格】小容量注射剂：每支 1ml（50mg）；2ml（100mg）；4ml（0.2g）。注射剂（无菌粉末）：每瓶 50mg（5 万单位）；0.1g（10 万单位）；0.15g（15 万单位）；0.3g（30 万单位）。大容量注射剂：100ml［依替米星 0.1g（10 万单位）与氯化钠 0.9g］。

异帕米星[药典（二）；医保（乙）]

Isepamicin

【药理作用】本品通过抑制细菌蛋白合成而发挥抗菌作用。对临床分离的大肠埃希菌、枸橼酸杆菌属、克雷伯菌属、肠杆菌属、沙雷菌属、变形杆菌属及铜绿假单胞菌有很强的抗菌作用。

【适应证】本品用于败血症、外伤、烧伤及手术创伤等的继发感染、肺炎、慢性呼吸道病变的继发感染、膀胱炎、肾盂肾炎、腹膜炎。

【用法用量】成人一日量400mg，通常分为2次（或每日1次）肌内注射或静脉滴注。一日1次给药时，用1小时注入；一日2次给药时，用30分钟～1小时注入；应随年龄及症状适宜增减剂量或遵医嘱。

【不良反应】可见过敏反应（斑疹、瘙痒、发热等）、肾功能异常、肝功能障碍、血液系统症状（贫血、白细胞减少、血小板减少、嗜酸性粒细胞增加等）、神经系统症状（四肢等部位麻木或者无力感）、消化系统症状（腹泻、恶心、呕吐）、维生素缺乏症（维生素K缺乏症、维生素B缺乏症）；注射部位发红、疼痛、硬结。严重不良反用：休克、急性肾功能障碍、第Ⅷ对脑神经（前庭神经）损害。一旦发生不良反应应立即停药。

【禁忌证】①对本品或其他氨基糖苷类及杆菌肽过敏者、本人或家族中有人因使用其他氨基糖苷类抗生素引起耳聋者禁用。②肾衰竭者禁用。

【注意事项】①肾功能不全、肝功能异常、前庭功能或听力减退者、失水、依靠静脉高营养维持生命的体质衰弱者、重症肌无力或帕金森病及老年患者慎用。②交叉过敏：对一种氨基糖苷类抗生素如链霉素、庆大霉素过敏的患者，可能对本品过敏。

【制剂规格】注射剂：每支200mg；400mg。

六、四环素类

多西环素[药典（二）；基；医保（甲、乙）]

Doxycycline

【药理作用】本品为广谱抑菌剂，高浓度时具杀菌作用。立克次体属、支原体属、衣原体属、非结核分枝杆菌属、螺旋体也对本品敏感。本品对革兰阳性菌作用优于革兰阴性菌，但肠球菌属对其耐药。其他如放线菌属、炭疽杆菌、单核细胞增多性李斯特菌、梭状芽孢杆菌、奴卡菌属、弧菌、布鲁菌属、弯曲杆菌、耶尔森菌对本品敏感。本品对淋病奈瑟菌具一定抗菌活性，但耐青霉素的淋病奈瑟菌对多西环素也耐药。

【适应证】本品用于敏感的革兰阳性球菌和革兰阴性杆菌所致的上呼吸道感染、扁桃体炎、胆道感染、淋巴结炎、蜂窝织炎、老年慢性支气管炎等，也用于斑疹伤寒、恙虫病、支原体肺炎等。尚可用于治疗霍乱，也可用于预防恶性疟疾和钩端螺旋体感染。

【用法用量】口服。①抗菌及抗寄生虫感染：成人，第一日100mg，每12小时 1 次，继以 100～200mg，一日 1 次，或 50～100mg，每 12 小时 1 次。②淋病奈瑟菌性尿道炎和宫颈炎：一次 100mg，每 12 小时 1 次，共 7 日。③非淋病奈瑟菌性尿道炎，由沙眼衣原体引起者，以及沙眼衣原体所致的单纯性尿道炎、宫颈炎或直肠感染：均为一次 100mg，一日 2 次，疗程至少 7 日。④梅毒：一次 150mg，每 12 小时 1 次，疗程至少 10 日。⑤8 岁以上儿童：第一日按体重 2.2mg/kg，每 12 小时 1 次，继以按体重 2.2～4.4mg/kg，一日 1 次，或按体重 2.2mg/kg，每 12 小时 1 次。体重超过 45kg 的儿童用量同成人。

【不良反应】①常见不良反应有恶心、呕吐、腹痛、腹泻等胃肠道反应、溶血性贫血、血小板减少、中性粒细胞减少和嗜酸性粒细胞减少。②偶见良性颅内压增高、头痛、牙齿变色黄染、牙釉质发育不良、红斑、荨麻疹、光感性皮炎。

【禁忌证】有四环素类药物过敏史者及 8 岁以下儿童禁用。

【注意事项】①饭后服药可减轻胃肠道不良反应。②妊娠期、哺乳期妇女及肝、肾功能不全者慎用。③长期用药时应定期随访检查血常规以及肝功能。

【制剂规格】片剂：每片 0.05g；0.1g。胶囊剂：每粒 0.1g。

金霉素 [药典（二），医保（甲、乙）]

Chlortetracycline

【药理作用】本品为四环素类广谱抗生素，对金黄色葡萄球菌、化脓性链球菌、肺炎球菌及淋球菌，以及沙眼衣原体等有较好抑制作用。

【适应证】①用于脓疱疮等化脓性皮肤病、轻度小面积烧伤及溃疡面的感染。②用于细菌性结膜炎、睑腺炎及细菌性眼睑炎；也用于治疗沙眼。

【用法用量】外用。软膏剂：涂于患处，一日 2～3 次。眼膏剂：涂于眼睑内，一日 1～2 次，最后一次宜在睡前使用。

【不良反应】①皮肤系统：皮炎。②胃肠道系统：恶心、呕吐、腹泻、伪膜性肠炎等。③牙齿变色。④血液系统：溶血性贫血、血小板减少等。⑤肝脏影响：黄疸、脂肪浸润。⑥过敏反应。⑦范科尼综合征、肾毒性等。

【禁忌证】对金霉素或四环素类中的任何药物有超敏反应者禁用。

【注意事项】①对金霉素或四环素类中的任何药物有超敏反应者禁用。②一般不建议 8 岁以下儿童或妊娠晚期妇女使用。③具光敏性。④肝毒性，包括黄疸和脂肪浸润。⑤肾毒性，由于其抗合成代谢作用而诱发氮质血症，特别是对于已有肾功能损害的患者。

【制剂规格】眼膏剂：每支 2g（0.5%）；2.5g（0.5%）；4g（0.5%）。软膏剂：每支 10g（1%）。

美他环素 [药典（二）]

Metacycline

【药理作用】本品属于四环素类抗生素。本品作用机制为药物能与细菌核糖体30S亚基的A位置结合，抑制肽链的增长和影响细菌蛋白质的合成。某些四环素或土霉素耐药的菌株对本品仍可敏感。许多立克次体属、支原体属、衣原体属、某些非结核分枝杆菌属、螺旋体对本品敏感，但肠球菌属对其耐药。其他如放线菌属、炭疽杆菌、单核细胞增多性李斯特菌、梭状芽孢杆菌、奴卡菌属、弧菌、布鲁菌属、弯曲杆菌、耶尔森菌等对本品敏感。本品对淋病奈瑟菌具一定抗菌活性，但耐青霉素的淋球菌对美他环素也耐药。多年来由于四环素类的广泛应用，临床常见病原菌对美他环素耐药现象严重，包括葡萄球菌等革兰阳性菌及多数肠杆菌科细菌耐药。本品与四环素类不同品种之间存在交叉耐药。

【适应证】①本品主要用于治疗肺炎支原体、立克次体、衣原体感染、恙虫病、布氏杆菌病、霍乱、兔热病、鼠疫等。②也用于青霉素类过敏的破伤风、气性坏疽、雅司病、梅毒、淋病和钩端螺旋体和对本品敏感的金黄色葡萄球菌、肺炎球菌、奈瑟菌属、大肠埃希菌、产气荚膜梭菌所致的呼吸道、胆道、尿路等感染。③中、重度痤疮的辅助治疗。

【用法用量】口服：成人每12小时300mg，8岁以上小儿每12小时按体重5mg/kg给药。

【不良反应】①消化系统：胃肠道症状如恶心、呕吐、上腹不适、腹胀、腹泻，偶有胰腺炎等。②肝毒性：通常为脂肪肝变性。③变态反应：多为斑丘疹和红斑，此外可见荨麻疹、血管神经性水肿、过敏性紫癜、心包炎以及系统性红斑狼疮皮损加重、表皮剥脱性皮炎、过敏性休克、哮喘。④血液系统：偶可引起溶血性贫血、血小板减少、中性粒细胞减少和嗜酸性粒细胞减少。⑤中枢神经系统：偶可致良性颅内压增高，可表现为头痛、呕吐、视神经盘水肿等。⑥肾毒性：原有显著肾功能损害的患者可能发生氮质血症、高磷酸血症和酸中毒。⑦二重感染。⑧本品的应用可使人体内正常菌群减少，导致维生素缺乏，真菌繁殖，出现口干、咽炎、口角炎、舌炎等。

【禁忌证】对本品及本类药过敏者、妊娠期妇女及8岁以下儿童禁用。

【注意事项】①哺乳期妇女用药期间暂停哺乳。肾功能不全或全身免疫功能减退者慎用。②避免长期、大量使用以减少二重感染和其他不良反应，如可引起前庭功能紊乱等。③避免与含钙、镁、铝、铁剂和其他有此等金属离子的食物合用。④长期用药应定期检查血常规以及肝、肾功能。

【制剂规格】片剂：每片0.1g。胶囊剂：每粒0.1g。

米诺环素[药典（二）；基；医保（乙）]

Minocycline

【药理作用】本品为半合成的四环类抗生素，其抗菌谱与四环素相近，具有高效性和长效性。在四环素类中，本品的抗菌作用最强。

【适应证】本品用于立克次体病、支原体肺炎、淋巴肉芽肿、下疳、鼠疫、霍乱、布氏杆菌病（与链霉素联合应用）等引起的泌尿系统、呼吸道、胆道、乳腺及皮肤软组织感染。尚可用于各种细菌所致牙周炎的症状。

【用法用量】①口服：成人一般首次量200mg，以后每12或24小时服100mg；或在首次量后，每6小时服用50mg。寻常性痤疮每次50mg，一日2次，6周为一疗程。②外用：洁治或龈下刮治后，将软膏注满患部牙周袋内，每周一次，连续用四次，效果最好。

【不良反应】①脱发、多形性红斑、结节性红斑、固定性药疹、皮肤着色过度、光敏反应、瘙痒、皮疹、荨麻疹。②肝酶升高、肝炎。③腹泻、恶心、呕吐、口腔炎、呕吐、厌食等。

【禁忌证】对本品及其他四环素类过敏者禁用。

【注意事项】①妊娠期妇女不宜选用，因可能出现肝损害。②8岁以下儿童不宜选用，因可引起前囟隆起及牙齿黄染等。③第Ⅷ对脑神经功能减退的老年患者慎用。④全身或局部免疫功能减退者应尽量避免使用，必须应用时需密切注意二重感染的发生。⑤肝肾功能不全、食管通过障碍者、老年人、口服吸收不良或不能进食者及全身状态恶化患者（因易引发维生素K缺乏症）慎用。⑥由于具有前庭毒性，本品已不作为脑膜炎奈瑟菌带菌者和脑膜炎奈瑟菌感染的治疗药物。⑦对本品过敏者有可能对其他四环素类也过敏。⑧由于可致头晕、倦怠等，汽车驾驶员、从事危险性较大的机器操作及高空作业者应避免服用本品。

【制剂规格】片剂：每片50mg；100mg。胶囊剂：每粒50mg；100mg。软膏剂：每支500mg。

四环素 [药典（二）；医保（乙）]

Tetracycline

【药理作用】本品为广谱抗生素，起抑菌作用，高浓度时具有杀菌作用。广泛应用于革兰阳性和阴性细菌、细胞内支原体、衣原体和立克次体引起的感染。

【适应证】①本品作为首选或选用药物应用于下列疾病：立克次体病，包括流行性斑疹伤寒、地方性斑疹伤寒、落基山斑点热、恙虫病和Q热；支原体属感染；衣原体属感染；包括鹦鹉热、性病、淋巴肉芽肿、非特异性尿道炎、输卵管炎、宫颈炎及沙眼；回归热；布鲁菌病；霍乱；兔热病；鼠疫；软下疳。②治疗布鲁菌病和鼠疫时需与氨基糖苷类联合应用。③也可用于对青霉素过敏的破伤风、气性坏疽、雅司病、梅毒、淋病和钩端螺旋体病以及放线菌属、单核细胞增多性李斯特菌感染的患者。

【用法用量】口服。①成人常用量：每次0.25～0.5g（1～2片），每6小时1次。②8岁以上小儿常用量：每次25～50mg/kg，每6小时1次。疗程一般为7～14日，支原体肺炎、布鲁菌病需3周左右。

【不良反应】①消化系统：胃肠道症状如恶心、呕吐、上腹不适、腹胀、腹泻，偶有胰腺炎、食管炎和食管溃疡的报道，多发生于服药后立即卧床的患者。②肝毒性：通常为脂肪肝变性，妊娠期妇女、原有肾功能损害的患者易发生肝毒性，但肝毒性亦可发生于并无上述情况的患者。③肾毒性：原有显著肾功能损害的患者可能发生氮质血症加重、高磷酸血症和酸中毒。④影响牙齿和骨骼发育：本品可沉积在牙齿和骨骼中，致牙齿产生不同程度的变色黄染、牙釉质发育不良及龋齿，并可致骨骼发育不良。⑤过敏反应：多为斑丘疹和红斑，此外可见荨麻疹、血管神经性水肿、过敏性紫癜、心包炎以及系统性红斑狼疮加重，表皮剥脱性皮炎并不常见。偶有过敏性休克和哮喘发生。某些用四环素的患者日晒时有光敏现象，建议患者不要直接暴露于阳光或紫外线下，一旦皮肤有红斑则立即停药。⑥血液系统：偶可引起溶血性贫血、血小板减少、中性粒细胞减少和嗜酸性粒细胞减少。⑦中枢神经系统：偶可致良性颅内压增高，可表现为头痛、呕吐、视神经盘水肿等。⑧二重感染：长期应用本品可发生耐药金黄色葡萄球菌、革兰阴性杆菌和真菌等所致的消化道、呼吸道和尿路感染，严重者可致败血症。⑨菌群失调：应用本品可使人体内正常菌群减少，导致维生素 B 缺乏，真菌繁殖，出现口干、咽痛、口角炎和舌炎等。

【禁忌证】①对本品过敏者禁用。②妊娠期及哺乳期妇女、8 岁以下儿童禁用。

【注意事项】①交叉过敏反应：各种四环素类药物间可产生交叉过敏反应。②对诊断的干扰：本品可使碱性磷酸酶、血尿素氮、血清淀粉酶、血清胆红素、血清氨基转移酶（AST、ALT）的测定值升高。③长期用药期间应定期随访检查血常规以及肝、肾功能。④应用本品时应饮用足量（约 240ml）水，避免食管溃疡和减少胃肠道刺激症状。⑤本品宜空腹口服，即餐前 1 小时或餐后 1 小时服用，以避免食物对吸收的影响。⑥肝、肾功能不全者慎用。

【制剂规格】片剂：每片 0.125g；0.25g。胶囊剂：每粒 0.25g。

土霉素[药典（二）]

Oxytetracycline

【药理作用】本品为广谱抑菌剂，许多立克次体属、支原体属、衣原体属、螺旋体对本品敏感，作用机制为药物能特异性与细菌核糖体 30S 亚基的 A 位置结合，抑制肽链的增长和影响细菌蛋白质的合成。

【适应证】本品作为选用药物可用于下列疾病：①立克次体病，包括流行性斑疹伤寒、地方性斑疹伤寒、落基山斑点热、恙虫病和 Q 热。②衣原体属感染，包括鹦鹉热、性病、淋巴肉芽肿、非特异性尿道炎、输卵管炎、宫颈炎及沙眼。③其他：支原体属感染、回归热、布鲁菌病、霍乱、兔热病、鼠疫、软下疳。

【用法用量】①口服：成人一日 1.5～2g，分 3～4 次。8 岁以上小儿一日 30～40mg/kg，分 3～4 次。8 岁以下小儿禁用本品。②眼用：涂布于眼皮内，一日 2～3 次。③外用：涂于患处，一日 2～3 次。

【不良反应】①消化系统：胃肠道症状如恶心、呕吐、上腹不适、腹胀、腹泻，偶有胰腺炎、食管炎和食管溃疡的报道，多发生于服药后立即卧床的患者。②肝毒性：通常为脂肪肝变性，妊娠期妇女、原有肾功能损害的患者易发生肝毒性，但肝毒性亦可发生于并无上述情况的患者。③肾毒性：原有显著肾功能损害的患者可能发生氮质血症加重、高磷酸血症和酸中毒。④影响牙齿和骨骼发育：本品可沉积在牙齿和骨骼中，致牙齿产生不同程度的变色黄染、牙釉质发育不良及龋齿，并可致骨骼发育不良。⑤过敏反应：多为斑丘疹和红斑，此外可见荨麻疹、血管神经性水肿、过敏性紫癜、心包炎以及系统性红斑狼疮加重，表皮剥脱性皮炎并不常见。偶有过敏性休克和哮喘发生。某些用四环素的患者日晒时有光敏现象，建议患者不要直接暴露于阳光或紫外线下，一旦皮肤有红斑则立即停药。⑥血液系统：偶可引起溶血性贫血、血小板减少、中性粒细胞减少和嗜酸性粒细胞减少。⑦中枢神经系统：偶可致良性颅内压增高，可表现为头痛、呕吐、视神经盘水肿等。⑧二重感染：长期应用本品可发生耐药金黄色葡萄球菌、革兰阴性杆菌和真菌等的消化道、呼吸道和尿路感染，严重者可致败血症。⑨菌群失调：应用本品可使人体内正常菌群减少，导致维生素 B 缺乏，真菌繁殖，出现口干、咽痛、口角炎和舌炎等。

【禁忌证】对土霉素或其他四环素类药过敏者。

【注意事项】①交叉过敏：对一种四环素类药过敏者可能对其他四环素类药过敏。②药物对儿童的影响：8 岁以下小儿应用土霉素可致恒齿黄染、牙釉质发育不良和骨生长抑制，因此 8 岁以下儿童不宜使用土霉素。③妊娠期妇女不宜使用土霉素。

【制剂规格】片剂：每片 0.125g；0.25g。胶囊剂：每粒 0.25g。软膏剂：每支 3000 万单位。眼膏剂：每支 300 万单位。

七、大环内酯类

阿奇霉素 [药典（二）；基；医保（甲，乙）]

Azithromycin

【药理作用】本品抗菌谱与红霉素相近，作用较强，对流感嗜血杆菌、淋球菌的作用比红霉素强 4 倍；对军团菌强 2 倍；对绝大多数革兰阴性菌的 MIC＜1μg/ml，对梭状芽孢杆菌的作用也比红霉素强，在用于金黄色葡萄球菌感染中也比红霉素有效。此外，本品对弓形体、梅毒螺旋体也有良好的杀灭作用。

【适应证】本品用于敏感微生物所致的呼吸道、皮肤和软组织感染。

【用法用量】①口服。一日 1 次，成人 500mg，儿童 10mg/kg，连用 3 日。②注射给药。一日 1 次，每次 500mg，静脉滴注 1～2 小时，约 2 日症状控制后改成口服巩固疗效，重症可注射给药。

【不良反应】①消化道反应（包括呕

吐、腹泻、腹痛等)。②神经系统反应。③皮疹。④ALT 和 AST 升高。⑤少数患者出现白细胞计数、中性粒细胞及血小板减少。

【禁忌证】对本品或其他大环内酯类药物过敏者禁用。

【注意事项】①妊娠期及哺乳期妇女，严重肝、肾功能不全者慎用。②口服宜空腹服用。③注射剂不宜肌内注射。其他参见红霉素。

【制剂规格】片剂：每片 100mg；125mg；250mg；500mg。胶囊剂：每粒 125mg；250mg。颗粒剂：每袋 100mg；125mg；250mg；500mg。注射剂：每支 100mg；250mg；500mg。

地红霉素[药典（二）]

Dirithromycin

【药理作用】本品为大环内酯类抗生素，为红霉胺的前体药物。通过与敏感生物的 50S 核糖体亚基结合，从而抑制蛋白质的合成。抗菌谱有：金黄色葡萄球菌（仅针对甲氧西林敏感株)、肺炎链球菌、化脓性链球菌、嗜肺军团菌，卡他莫拉菌和肺炎支原体。与其他大环内酯类有密切的交叉耐药关系。

【适应证】本品用于治疗敏感菌所致的轻、中度感染，慢性支气管炎（包括急性发作)、社区获得性肺炎、咽炎、扁桃体炎等。

【用法用量】每次 0.5g，每天 1 次，餐时服用，疗程 5～14 天。

【不良反应】①消化系统反应较常见，如腹痛、恶心、腹泻、呕吐、消化不良、稀便、便秘、口干、口腔溃疡、味觉改变等。②神经系统有头痛、头晕等。③血液系统有血小板增加、嗜酸性粒细胞增加、中性粒细胞增加或下降、肌磷酸激酶（CPK）上升、钾离子上升、碳酸氢盐下降等。④其他有咳嗽增剧、皮疹、瘙痒、荨麻疹、AST、ALT、胆红素、肌酐上升等。

【禁忌证】对本品或其他大环内酯类药过敏者禁用。

【注意事项】①轻度肝功能不全者不需调整剂量，因本品主要由肝排泄，应予以注意。②肝、肾功能不全者，妊娠期及哺乳期妇女应慎用。③由于不能达到有效血药浓度，不用于败血症患者。④本品为肠溶片，不可掰开应用。

【制剂规格】片剂：每片 0.25g；0.5g。肠溶片：每片 0.125g；0.25g。肠溶胶囊：每粒 0.125g；0.25g。

红霉素[药典（二)；基；医保（甲)]

Erythromycin

【药理作用】本品抗菌谱与青霉素近似，对革兰阳性菌，如葡萄球菌、化脓性链球菌、绿色链球菌、肺炎链球菌、粪链球菌、梭状芽孢杆菌、白喉棒状杆菌、痤疮丙酸杆菌、李斯特菌等有较强的抑制作用。对革兰阴性菌，如淋球菌、螺旋杆菌、百日咳杆菌、布氏杆菌、军团菌，以及流感嗜血杆菌、拟杆菌（口咽部菌株)也有相当的抑制作用。此外，对支原体、放线菌、螺旋体、立克次体、衣原体、奴卡菌、少数分枝杆菌和阿米巴原虫有抑制作用。金黄色葡萄球菌对本品易耐药。

【适应证】本品用于链球菌引起的扁桃体炎、猩红热、白喉及带菌者、淋病、李斯特菌病、肺炎链球菌下呼吸道感染（以上适用于不耐青霉素的患者）。对于军团菌肺炎和支原体肺炎，本品可作为首选药应用。尚可应用于流感杆菌引起的上呼吸道感染、金黄色葡萄球菌皮肤及软组织感染、梅毒、肠道阿米巴病等。

【用法用量】（1）口服：①成人：一日 0.75～2g，分 3～4 次服用，整片吞服。②儿童：一日 30～50mg/kg，分 3～4 次服用。（2）静脉滴注：①成人：一次 0.5～1.0g，一日 2～3 次；治疗军团菌病剂量需增加至一日 3～4g，分 4 次静脉滴注。②儿童：一日按 20～30mg/kg，分 2～3 次给药。（3）局部给药（眼膏）：治疗沙眼、结膜炎、睑缘炎及眼外部感染，涂于眼睑内，一日 2～3 次，最后一次宜在睡前使用。

【不良反应】①本品有潜在的肝毒性，长期及大剂量服用可引起胆汁淤积和肝酶升高，还可致耳鸣、听觉减退，注射给药较易引起。②其他常见消化道反应，药物热、皮疹、荨麻疹等过敏反应。③心血管系统可见室性心律失常、室速、Q–T 间期延长等。

【禁忌证】对本品或其他大环内酯类药过敏者禁用。

【注意事项】①红霉素为抑菌性药物，给药应按一定时间间隔进行，以保持体内药物浓度，利于作用发挥。②应整片吞服，若服用药粉，则受胃酸破坏而发生降效。幼儿可服用对酸稳定的酯化红霉素。③静脉滴注易引起静脉炎，滴注速度宜缓慢。④妊娠期及哺乳期妇女、慢性肝病及肝功能损害者宜慎用。

【制剂规格】肠溶片：每片 0.1g（10 万 U）；0.125g（12.5 万 U）；0.25g（25 万 U）。肠溶胶囊：每粒 0.125g（12.5 万 U）；0.25g（25 万 U）。注射剂：每瓶 0.25g（25 万 U）；0.3g（30 万 U）。眼膏剂：每支 0.5%。

琥乙红霉素[药典（二）；医保（乙）]

Erythromycin Ethylsuccinate

【药理作用】本品的抗菌谱和抗菌活性与红霉素相同。本品对革兰阳性球菌（包括金黄色葡萄球菌、表皮葡萄球菌、各组链球菌等）、某些革兰阴性菌（如脑膜炎双球菌、淋病奈瑟球菌、流感嗜血杆菌、百日咳杆菌等），除脆弱类杆菌和梭杆菌属以外的厌氧菌、军团菌属、螺旋体、支原体、衣原体等有抑制生长的作用。

【适应证】本品用于支原体肺炎，沙眼衣原体引起的新生儿结膜炎、婴儿肺炎，生殖泌尿道感染（包括非淋病性尿道炎），军团菌病，白喉（辅助治疗）及白喉带菌者，皮肤软组织感染，百日咳，敏感菌（流感杆菌、肺炎球菌、溶血性链球菌、葡萄球菌等）引起的呼吸道感染（包括肺炎），链球菌咽峡炎，李斯特菌感染，风湿热的长期预防及心内膜炎的预防，空肠弯曲菌肠炎，淋病，梅毒和痤疮等。

【用法用量】口服，成人一日 1.6g，分 2～4 次服用。小儿按体重一次 7.5～12.5mg/kg，一日 4 次；或一次 15～25mg/kg，一日 2 次。严重感染者，每日量可加倍，分 4 次服用。

【不良反应】①最常见的不良反应有黄疸，肝功能试验结果异常。②偶见腹泻、恶心、呕吐、腹痛、口舌疼痛、食欲减退等。

【禁忌证】①慢性肝病患者、肝功能损害者及妊娠期妇女禁用。②对本品及其他红霉素过敏者禁用。

【注意事项】①本品可透过胎盘和进入乳汁，虽毒性不大，但在妊娠期与哺乳期内均应慎用。②肝功能不全者应慎用。③其他参见红霉素。

【制剂规格】片（胶囊）剂：每片（粒）0.1g；0.125g；0.25g（按红霉素计）。颗粒剂：每袋 0.05g；0.1g；0.125g；0.25g（按红霉素计）。分散片：每片 0.1g；0.125g。

吉他霉素[药典（二）]

Kitasamycin

【药理作用】本品为大环内酯类抗生素，抗菌性能与红霉素相似，对革兰阳性菌有较强的抗菌作用。对淋球菌、百日咳杆菌等革兰阴性菌也有抗菌作用。对钩端螺旋体、立克次体、支原体等也有效。

【适应证】本品可作为红霉素的替代品，用于敏感菌所致的口咽部、呼吸道、皮肤和软组织、胆道等感染。

【用法用量】口服，每次 0.3～0.4g，一日 3～4 次。静脉注射，一次 0.2～0.4g，一日 2～3 次。

【不良反应】本品的胃肠道反应发生率较红霉素低，偶见皮疹和瘙痒。

【禁忌证】对本品及大环内酯类抗生素过敏者禁用。

【注意事项】与红霉素有较密切的交叉耐药关系。其他参见红霉素。

【制剂规格】片剂：每片 0.1g。注射剂：每瓶 0.2g。

交沙霉素[药典（二）]

Josamycin

【药理作用】本品为大环内酯类抗生素，抗菌性能与红霉素相近似。在体内分布较广，在痰液和胆汁中可形成高浓度，但不能透过血脑屏障。

【适应证】临床适用于敏感菌所致的口咽部、呼吸道、肺、鼻窦、中耳、皮肤及软组织、胆道等部位感染。

【用法用量】口服。成人：一日量为 0.8～1.2g，较重感染可增至一日 1.6g，分 3～4 次应用。儿童：一日量为 30mg/kg，分 3～4 次给予。空腹服用吸收好。

【不良反应】①胃肠道反应有腹泻、恶心、呕吐、中上腹痛、口舌疼痛，胃纳减退等，发生率与剂量大小有关。本品的胃肠道反应发生率明显低于红霉素。②乏力、恶心、呕吐、腹痛、发热及肝功能异常等肝毒性症状少见，偶见黄疸等。③大剂量服用本品，尤其肝、肾疾病患者或老年患者，可能引起听力减退，停药后大多可恢复。④偶见过敏反应，表现为药物热、皮疹、嗜酸性粒细胞增多等。⑤其他，偶有心律失常，口腔或阴道念珠菌感染。

【禁忌证】对本品、红霉素或其他大环内酯类抗生素过敏者禁用。

【注意事项】①交沙霉素碱片剂应整片吞服，以免接触胃酸损失效价。②丙酸交沙霉素属酯化物，不受胃酸影响，可制成颗粒剂供儿童应用，剂量同前。③妊娠期及哺乳期妇女、肝功能不全者、严重肾功能不全者慎用。④其他参见红霉素。

【制剂规格】片剂：每片 0.05g；0.1g；0.2g。颗粒剂：每包含药 0.1g（效价）。

克拉霉素[药典（二）；基；医保（乙）]

Clarithromycin

【药理作用】本品的抗菌谱与红霉素近似，对葡萄球菌、肺炎链球菌、化脓性链球菌、卡他球菌、肺炎支原体等有抗菌作用。本品对流感嗜血杆菌有较强的作用，14－羟基－代谢物对该菌的作用为母体药物的两倍。

【适应证】本品用于化脓性链球菌所致的咽炎和扁桃体炎，肺炎链球菌所致的急性中耳炎、肺炎和支气管炎，流感嗜血杆菌、卡他球菌所致支气管炎、支原体肺炎，以及葡萄球菌、链球菌所致皮肤及软组织感染。

【用法用量】口服。轻症每次 250mg，重症每次 500mg，均为 12 小时 1 次，疗程 7～14 日。12 岁以上儿童按成人量。6 个月以上至 12 岁以下儿童一日 15mg/kg，分 2 次。或按体重给药：8～11kg 体重每次 62.5mg，12～19kg 体重每次 125mg，20～29kg 体重每次 187.5mg，30～40kg 体重每次 250mg，按上量一日 2 次。

【不良反应】可见腹泻、恶心、味觉改变、消化不良、腹痛或不适、头痛，一般程度较轻。

【禁忌证】对本品或其他大环内酯类药物过敏者禁用。

【注意事项】①严重肾功能损害（肌酐清除率小于 30mg/L 者），需作剂量调整。②妊娠期及哺乳期妇女，肝、肾功能严重不全者慎用。

【制剂规格】片剂：每片 50mg；125mg；250mg。胶囊剂：每粒 125mg；250mg。颗粒剂：每袋 50mg；125mg；250mg。

罗红霉素[药典（二）；医保（乙）]

Roxithromycin

【药理作用】本品抗菌谱与红霉素相近，对金黄色葡萄球菌（MRSA 除外）、链球菌（包括肺炎链球菌和 A、B、C 型链球菌，但 G 型和肠球菌除外）、棒状杆菌、李斯特菌、卡他莫拉菌（卡他球菌）、军团菌等高度敏感或较敏感。对口腔拟杆菌、产黑拟杆菌、消化球菌、消化链球菌、痤疮丙酸杆菌等厌氧菌以及脑炎弓形体、衣原体、梅毒螺旋体等也有较好的抗菌作用。对螺旋杆菌、淋球菌、脑膜炎球菌、百日咳杆菌等作用较弱。

【适应证】本品用于上述敏感菌所致的咽炎、扁桃体炎、鼻窦炎、中耳炎、气管炎、支气管炎、肺炎、尿道炎、宫颈炎，以及皮肤软组织感染。

【用法用量】口服。成人每次 150mg，一日 2 次，餐前服。幼儿每次 2.5～5mg/kg，一日 2 次。老年人与肾功能一般减退者不需调整剂量。严重肝硬化者，一日 150mg。

【不良反应】①最常见的不良反应有胃肠道的恶心、腹痛、腹泻、呕吐等。②偶见头痛、头晕、便秘、皮疹、瘙痒。严重反应应停药。

【禁忌证】对本品或其他大环内酯类药过敏者禁用。

【注意事项】①肝、肾功能不全者，妊娠期及哺乳期妇女慎用。②本品与红霉素间存在交叉耐药性。③餐前空腹服用有利于吸收及提高疗效。

【制剂规格】片（胶囊）剂：每片（粒）150mg。干混悬（颗粒）剂：每包 50mg。

麦白霉素[药典（二）]

Meleumycin

【药理作用】本品为多组分大环内酯类抗生素，抗菌性能与红霉素相似，通过阻碍细菌蛋白质的合成而发挥作用，为生长期抑菌药。

【适应证】本品用于金黄色葡萄球菌、溶血性链球菌、肺炎球菌、白喉棒状杆菌、支原体等敏感菌所至的呼吸道、皮肤、软组织、胆道感染和支原体性肺炎等。

【用法用量】口服。①成人：一日量 0.8～1.2g，分 3～4 次服。②儿童：一日量 30mg/kg，分 3～4 次服。

【不良反应】①肝毒性：在正常剂量下本品的肝毒性较小，主要表现为胆汁淤积和暂时性氨基转移酶升高等，一般停药后可恢复。②过敏反应：主要表现为药物热、药疹和荨麻疹等。③偶见恶心、呕吐、上腹不适、食欲不振等胃肠道反应。

【禁忌证】对本品及大环内酯类药物过敏者禁用。

【注意事项】①肝、肾功能不全者慎用。②本品与其他大环内酯类药物之间有交叉耐药性，如发生过敏反应，应立即停药并对症处理。③对诊断的干扰：本品可干扰 Higerty 法的荧光测定，使尿中儿茶酚胺的测定值出现假性增高。血清碱性磷酸酶、胆红素、AST 和 ALT 的测定值均可增高。④因不同细菌对本品的敏感性存在一定差异，故宜作药敏测定。⑤本品在 pH≥6.5 时吸收差。

【制剂规格】片剂：每片 0.05g；0.1g。胶囊剂：每粒 0.05g；0.1g；0.2g。

乳糖酸红霉素[药典（二）；医保（甲）]

Erythromycin Lactobionate

【药理作用】本品为红霉素的乳糖醛酸盐。乳糖酸红霉素吸收后，水解释放出活性成分红霉素。红霉素可透过细菌细胞膜，在接近供位（“P”位）与细菌核糖体成可逆性结合，阻断转移核糖核酸（tRNA）结合至“P”位上，同时也阻断多肽链自受位（“A”位）至“P”位的位移，使细菌细胞蛋白合成受到抑制，从而起抗菌作用。乳糖酸红霉素对大多数革兰阳性菌、部分革兰阴性菌及一些非典型致病菌有效。

【适应证】本品作为青霉素过敏患者治疗下列感染的替代用药：溶血性链球菌、肺炎链球菌等所致的急性扁桃体炎、急性咽炎、鼻窦炎；溶血性链球菌所致的猩红热、蜂窝组织炎；白喉及白喉带菌者；气性坏疽、炭疽、破伤风；放线菌病；梅毒；李斯特菌病等。适用于军团菌病、支原体肺炎及其他衣原体属、支原体属所致泌尿生殖系感染、沙眼衣原体结膜炎、淋球菌感染、厌氧菌所致口腔感染、空肠弯曲菌肠炎、百日咳等。

【用法用量】静脉滴注：成人一次 0.5～1.0g，每日 2～3 次。治疗军团菌病剂量可增加至一日 3～4g，分 4 次。成人一日不超过 4g。小儿每日按体重 20～30mg/kg，分 2～3 次。乳糖酸红霉素滴注液的配制，先加灭菌注射用水 10ml 至 0.5g 乳糖酸红霉素注射用无菌粉末瓶中或加 20ml 至 1g 乳糖酸红霉素注射用无菌粉末瓶中，用力振摇至溶解。然后加入 0.9%氯化钠注射液或其他电解质溶液中稀释，缓慢静脉滴注，注意红霉素浓度在 1%～5%以内。溶解后也可加入含葡萄糖的溶液稀释，但因葡萄糖溶液偏酸性，必须每 100ml 溶液中加入 1ml 4%碳酸氢钠。

【不良反应】①胃肠道反应多见，有腹泻、恶心、呕吐、中上腹痛、口舌疼痛、胃纳减退等，其发生率与剂量大小有关。②肝毒性少见，患者可有乏力、恶心、呕吐、腹痛、发热及肝功能异常，偶见黄疸等。③大剂量（每日≥4g）应用时，尤其肝、肾疾病患者或老年患者，可能引起听力减退，主要与血药浓度过高（＞12mg/L）有关，停药后大多可恢复。④过敏反应表现为药物热、皮疹、嗜酸性粒细胞增多等，发生率约 0.5%～1%。⑤其他：偶有心律失常、口腔或阴道念珠菌感染。

【禁忌证】对红霉素类药物过敏者禁用。

【注意事项】①溶血性链球菌感染用本品治疗时，至少需持续 10 日，以防止急性风湿热的发生。②肾功能不全患者一般无须减少用量。③用药期间定期随访肝功能。肝病患者和严重肾功能损害者红霉素的剂量应适当减少。④患者对一种红霉素制剂过敏或不能耐受时，对其他红霉素制剂也可过敏或不能耐受。⑤对诊断的干扰：红霉素可干扰 Higerty 法的荧光测定，使尿儿茶酚胺的测定值出现假性增高。血清碱性磷酸酶、胆红素、ALT 和 AST 的测定值均可能增高。⑥因不同细菌对红霉素的敏感性存在一定差异，故应做药敏测定。

【制剂规格】注射剂：按红霉素计 0.25g（25 万单位）；0.3g（30 万单位）。

依托红霉素[药典（二）]

Erythromycin Estolate

【药理作用】本品属大环内酯类抗生素，可透过细菌细胞膜，抑制细菌蛋白质合成。本品仅对分裂活跃的细菌有效。

【适应证】①本品作为青霉素过敏患者治疗下列感染的替代用药：溶血性

链球菌、肺炎链球菌等所致的急性扁桃体炎、急性咽炎、鼻窦炎；溶血性链球菌所致的猩红热、蜂窝织炎；白喉及白喉带菌者；气性坏疽、炭疽、破伤风；放线菌病；梅毒；李斯特菌病等。②军团菌病。③支原体肺炎。④其他衣原体属、支原体属所致泌尿生殖系感染。⑤沙眼衣原体结膜炎。⑥厌氧菌所致口腔感染。⑦空肠弯曲菌肠炎。⑧百日咳。⑨风湿热复发、感染性心内膜炎（风湿性心脏病、先天性心脏病、心脏瓣膜置换术后）、预防口腔或上呼吸道感染（青霉素的替代用药）。

【用法用量】口服。成人：一日 0.75～2g，分 3～4 次；儿童：一日按体重 20～30mg/kg，分 3～4 次。治疗军团菌病，一次 0.5～1g，一日 4 次。用作风湿热复发的预防用药时，一次 0.25g，一日 2 次。用作感染性心内膜炎的预防用药时，术前 1 小时口服 1g，术后 6 小时再服用 0.5g。

【不良反应】①服用本品后发生肝毒性反应者较服用其他红霉素制剂为多见，停药后常可恢复。②胃肠道反应有腹泻、恶心、呕吐、中上腹痛、口舌疼痛、胃纳减退等，其发生率与剂量大小有关。③大剂量（≥4g/d）应用时，尤其肝、肾疾病患者或老年患者，可能引起听力减退，停药后大多可恢复。④过敏反应表现为药物热、皮疹、嗜酸性粒细胞增多等。⑤其他：偶有心律失常、口腔或阴道念珠菌感染。

【禁忌证】对红霉素类药物过敏者禁用。

【注意事项】①服用本品后出现 ALT、AST、ALP、胆红素等增高者较服用其他红霉素制剂为多见。②溶血性链球菌感染用本品治疗时，至少需持续 10 日，以防止急性风湿热的发生。③慢性肝病、肝功能损害者慎用。④因不同细菌对红霉素的敏感性存在一定差异，故应做药敏测定。⑤对诊断的干扰：红霉素可干扰 Higerty 法的荧光测定，使尿儿茶酚胺的测定值出现假性增高。

【制剂规格】片剂：每片 0.125g（12.5 万单位）。胶囊剂：每粒 0.05g（5 万单位）；0.125g（12.5 万单位）。颗粒剂：每袋 75mg（7.5 万单位）。

乙酰螺旋霉素[药典（二）]

Acetylspiramycin

【药理作用】本品的抗菌谱与红霉素近似，对葡萄球菌、化脓性链球菌、肺炎链球菌、脑膜炎球菌、淋球菌、白喉棒状杆菌、支原体、梅毒螺旋体等有抗菌作用。

【适应证】本品用于上述敏感菌所致的扁桃体炎、支气管炎、肺炎、咽炎、中耳炎、皮肤和软组织感染、乳腺炎、胆囊炎，猩红热、牙科和眼科感染等。

【用法用量】口服。成人一次 0.2～0.3g，一日 4 次，首次加倍；重症一日可用至 1.6～2g。儿童一日量为 20～30mg/kg，分 4 次给药。

【不良反应】①偶有皮疹、药疹等过敏反应。②胃肠道反应较红霉素轻，主要有腹痛、恶心、呕吐、食欲减退等，常发生于大剂量用药时，程度大多轻微，停药后可自行消失。

【禁忌证】对本品、红霉素及其他大环内酯类过敏的患者禁用。

【注意事项】①本品与其他大环内酯类有较密切的交叉耐药性。②严重肝、肾功能不全者，妊娠期、哺乳期妇女应慎用。③本品受胃酸影响较轻，可饭后应用。

【制剂规格】胶囊剂：每粒 0.1g；0.2g。片剂：每片 0.1g；0.2g。

硬脂酸红霉素［药典（二）；医保（甲）］

Erythromycin Stearate

【药理作用】本品属大环内酯类抗生素，对葡萄球菌属、各组链球菌和革兰阳性杆菌均具抗菌活性。奈瑟菌属、流感嗜血杆菌、百日咳杆菌等也对本品敏感。本品对除脆弱拟杆菌和梭杆菌属以外的各种厌氧菌亦具抗菌活性；对军团菌属、胎儿弯曲菌、某些螺旋体、肺炎支原体、立克次体属和衣原体属也有抑制作用。

【适应证】①本品作为青霉素过敏患者治疗下列感染的替代用药。溶血性链球菌、肺炎链球菌等所致的急性扁桃体炎、急性咽炎、鼻窦炎；溶血性链球菌所致的猩红热、蜂窝织炎；白喉及白喉带菌者；气性坏疽、炭疽、破伤风；放线菌病；梅毒；李斯特菌病等。②军团菌病、支原体肺炎、其他衣原体属、支原体属所致泌尿生殖系感染、沙眼衣原体结膜炎、淋球菌感染、厌氧菌所致口腔感染、空肠弯曲菌肠炎、百日咳。③风湿热复发、感染性心内膜炎（风湿性心脏病、先天性心脏病、心脏瓣膜置换术后）、口腔、上呼吸道医疗操作时的预防用药（青霉素的替代用药）。

【用法用量】口服：成人一日 0.75～2g，分 3～4 次，儿童每日按体重 20～40mg/kg，分 3～4 次。治疗军团菌病，成人一次 0.5～1.0g，一日 4 次。用作风湿热复发的预防用药时，一次 0.25g，一日 2 次。用作感染性心内膜炎的预防用药时，术前 1 小时口服 1g，术后 6 小时再服用 0.5g。

【不良反应】①胃肠道反应多见，有腹泻、恶心、呕吐、中上腹痛、口舌疼痛、胃纳减退等，其发生率与剂量大小有关。②肝毒性少见，患者可有乏力、恶心、呕吐、腹痛、发热及肝功能异常，偶见黄疸等。③大剂量（每日≥4g）应用时，尤其肝、肾疾病患者或老年患者，可能引起听力减退，主要与血药浓度过高（＞12mg/L）有关，停药后大多可恢复。④过敏反应表现为药物热、皮疹、嗜酸性粒细胞增多等，发生率约 0.5%～1%。⑤其他：偶有心律失常、口腔或阴道念珠菌感染。

【禁忌证】对红霉素类药物过敏者禁用。

【注意事项】①溶血性链球菌感染用本品治疗时，至少需持续 10 日，以防止急性风湿热的发生。②肾功能不全患者一般无须减少用量。③为获得较高血药浓度，红霉素需空腹（餐前 1 小时或餐后 3～4 小时）与水同服。④用药期间定期随访肝功能，肝病患者和严重肾功能损害者红霉素的剂量应适当减少。⑤患者对一种红霉素制剂过敏或不能耐受时，对其他红霉素制剂也可过敏或不能耐受。⑥本品可干扰Higerty法的荧光测定，使尿儿茶酚胺的测定值出现假性增高；血清碱性磷酸酶、胆红素、ALT和AST的测定值均可能增高。⑦因不同细菌对红霉素的敏感性存在一定差异，故应做药敏试验。⑧妊娠期及哺乳期妇女慎用。

【制剂规格】片剂：每片0.05g（5万单位）；0.125g（12.5万单位）；0.25g（25万单位）。胶囊剂：每粒0.1g（10万单位）；0.125g（12.5万单位）。颗粒剂：每袋50mg（5万单位）。

八、林可霉素类

克林霉素[药典（二）；基；医保（甲，乙）]

Clindamycin

【药理作用】本品抗菌谱与林可霉素相同，抗菌活性及临床疗效均优于林可霉素。本品作用机制是与细菌核糖体50S亚基结合，阻止肽链的延长，从而抑制细菌细胞的蛋白质合成。对大多数革兰阳性菌和某些厌氧的革兰阴性菌有抗菌作用。对革兰阳性菌的抗菌作用类似红霉素，敏感菌包括肺炎链球菌、化脓性链球菌、草绿色链球菌、金黄色葡萄球菌、白喉棒状杆菌等。对本品敏感的革兰阴性厌氧菌包括拟杆菌属、梭杆菌、丙酸杆菌、真杆菌、双歧杆菌、消化链球菌、多数消化球菌、产气荚膜杆菌等。革兰阴性需氧菌包括流感嗜血杆菌，奈瑟菌属及支原体属均对本品耐药。

【适应证】本品用于厌氧菌（包括脆弱拟杆菌、产气荚膜杆菌、放线菌等）引起的腹腔和妇科感染（常需与氨基糖苷类联合以消除需氧病原菌）。还用于敏感的革兰阳性菌引起的呼吸道、关节和软组织、骨组织、胆道等感染及败血症、心内膜炎等。本品是金黄色葡萄球菌骨髓炎的首选治疗药物。

【用法用量】①盐酸盐口服：成人一次0.15～0.3g（活性），一日3～4次；儿童一日8～16mg/kg（活性），分3～4次给予。②磷酸酯（注射剂）：成人革兰阳性需氧菌感染，轻、中度感染一日600～1200mg，分2～4次；重度感染，一般一日1200～2700mg，分2～4次。儿童（1月龄以上）轻、中度感染一日量15～25mg/kg；重症感染可按25～40mg/kg，均分为2～4次应用。

【不良反应】①全身损害主要表现为过敏反应、高热、寒战等。②呼吸系统损害主要表现为喉头水肿、呼吸困难等。③泌尿系统损害主要表现为血尿、急性肾功能损害等。④皮肤及其附件损害主要表现为皮疹、剥脱性皮炎等。⑤其他损害包括抽搐、肝功能异常、恶心、呕吐、晕厥、白细胞减少、溶血、腹痛、低血压、过敏性紫癜、耳鸣、听力下降等。

【禁忌证】①新生儿禁用。②对克林霉素或林可霉素有过敏史者禁用。

【注意事项】①与林可霉素间有交叉耐药性。②胃肠疾病、哮喘、过敏体质者慎用。③肝功能不全者、妊娠期及哺乳期妇女慎用。④因不能透过血脑屏障，不用于脑膜炎。

【制剂规格】胶囊剂：每粒 75mg；100mg；150mg（活性）。注射剂：每支 150mg（2ml）；300mg（2ml）；600mg（4ml）。

林可霉素 [药典（二）；医保（甲、乙）]

Lincomycin

【药理作用】本品作用于敏感菌核糖体的 50S 亚基，阻止肽链的延长，从而抑制细菌细胞的蛋白质合成，一般系抑菌剂，但在高浓度时，对某些细菌也具有杀菌作用。对常见的需氧革兰阳性菌有较高抗菌活性，如金黄色葡萄球菌（包括耐青霉素 G 者）、表皮葡萄球菌、β 溶血性链球菌、草绿色链球菌和肺炎链球菌等。对厌氧菌有良好的抗菌作用，包括破伤风杆菌、白喉棒状杆菌和产气荚膜杆菌等。对肠球菌属、脑膜炎双球菌、淋病奈瑟菌和流感嗜血杆菌等革兰阴性菌以及真菌无活性。本品与青霉素、氯霉素、头孢菌素类和四环素类之间无交叉耐药，与大环内酯类有部分交叉耐药。

【适应证】本品用于葡萄球菌、链球菌、肺炎链球菌引起的呼吸道感染、骨髓炎、胆道炎及关节和软组织感染。外用治疗革兰阳性菌化脓性感染。

【用法用量】（1）口服给药，本品宜空腹服用：①成人：一日 1.5～2g（活性），分 3～4 次口服。②儿童：每日按体重 30～60mg（活性）/kg，分 3～4 次口服。（2）肌内注射：①成人：一次 0.6g，一日 2 次。②儿童：每日按体重注射 10～20mg（活性）/kg，分 2～3 次注射。（3）静脉滴注：成人：一次 0.6g（活性），溶于 100～200ml 0.9%氯化钠注射液或 5%葡萄糖注射液内，静脉滴注 1～2 小时，每 8～12 小时 1 次。

【不良反应】①可引起消化道反应，如恶心、呕吐、舌炎、肛门瘙痒等。②长期使用可致伪膜性肠炎。③可导致过敏反应，如皮疹、荨麻疹、多形性红斑以及白细胞减少、血小板减少等。④可致氨基转移酶升高、黄疸等。⑤有耳鸣、眩晕等不良反应。

【禁忌证】对本品或克林霉素过敏者禁用。1 月龄以下的新生儿及深部真菌感染者禁用。

【注意事项】①胃肠疾病、哮喘、未完全控制的糖尿病、免疫力低下等疾病患者慎用。②不可直接静脉注射，进药速度过快可致心搏暂停和低血压。③用药期间出现腹泻应立即停药，必要时可用甲硝唑、万古霉素或去甲万古霉素治疗。④长期应用应定期检查血常规和肝功能。⑤妊娠期及哺乳期妇女、肝功能不全者、严重肾功能不全者慎用。

【制剂规格】片（胶囊）剂：每片（粒）0.25g（活性）；0.5g（活性）。注射液：每支 0.2g（活性）（1ml）；0.6g（活性）（2ml）。滴眼液：每支 3%（8ml）。

九、氯霉素类

甲砜霉素[药典（二）]

Thiamphenicol

【药理作用】本品为林可霉素类抗菌药物，抗菌谱与氯霉素近似，属抑菌剂。

【适应证】本品用于伤寒，副伤寒及其他沙门菌感染，也用于敏感菌所致的呼吸道、胆道、尿路感染。

【用法用量】口服。成人：一日 1.5～3g，分 3～4 次服。小儿：按体重一日 25～50mg/kg，分 4 次服。

【不良反应】①可发生腹痛、腹泻、恶心、呕吐等消化道反应。②偶见皮疹等过敏反应。③可引起造血系统的毒性反应，主要表现为可逆性的红细胞生成抑制、白细胞和血小板减少，发生再生障碍性贫血者罕见。

【禁忌证】对本品或氯霉素有过敏史者禁用。

【注意事项】①对本品或氯霉素有过敏史者禁用。②新生儿避免使用。③妊娠期，尤其妊娠后期妇女应尽量避免应用，哺乳期妇女用药时应暂停哺乳。④可抑制红细胞，白细胞和血小板生成，但程度比氯霉素轻，可引起周围神经炎。⑤肾功能不全时需调整剂量。

【制剂规格】片剂：每片 0.125g；0.25g。胶囊剂：每粒 0.25g。

氯霉素[药典（二）；基；医保（甲）]

Chloramphenicol

【药理作用】本品在体外具广谱抗微生物作用，包括需氧革兰阴性菌及革兰阳性菌、厌氧菌、立克次体属、螺旋体和衣原体属。对下列细菌具杀菌作用：流感嗜血杆菌、肺炎链球菌和脑膜炎奈瑟菌。对以下细菌仅具抑菌作用：金黄色葡萄球菌、化脓性链球菌、草绿色链球菌、B 组溶血性链球菌、大肠埃希菌、肺炎克雷伯菌、奇异变形杆菌、伤寒沙门菌、副伤寒、沙门菌、志贺菌属、脆弱拟杆菌等厌氧菌、下列细菌通常对氯霉素耐药：铜绿假单胞菌、不动杆菌属、肠杆菌属、黏质沙雷菌、吲哚阳性变形杆菌属、甲氧西林耐药葡萄球菌和肠球菌属。

【适应证】①本品用于伤寒、副伤寒和其他沙门菌、脆弱拟杆菌感染。②与氨苄西林合用于流感嗜血杆菌性脑膜炎。由脑膜炎球菌或肺炎链球菌引起的脑膜炎，在患者不宜用青霉素时，也可用本品。③外用治疗沙眼或化脓菌感染。

【用法用量】①口服：成人一日 1.5～3g，分 3～4 次服用；儿童按体重一日 25～50mg/kg，分 3～4 次服用；新生儿一日不超过 25mg/kg。②静脉滴注：一日量为 2～3g，分 2 次注射。以注射液稀释，1 支氯霉素（250mg）至少需要 0.9%氯化钠注射液或 5%葡萄糖注射液 100ml。

【不良反应】①免疫系统的有皮疹、日光性皮炎、剥脱性皮炎、黄斑和水疱疹。②消化系统的有恶心、呕吐、食欲不振、腹泻等。③血液系统的有再生障碍性贫血、溶血性贫血、血管性水肿、阵发性睡眠性血红蛋白尿、灰婴综合征等。④神经系统的有球后视神经炎、共济失调、头痛，轻度抑郁，精神错乱和谵妄等。⑤心血管系统的有血管性水肿、心肌损害等。

【禁忌证】对本品过敏者、精神病患者、新生儿及早产儿禁用。

【注意事项】①肝肾功能损害、妊娠期及哺乳期妇女、老年人、癫痫患者应慎用。②肌内注射常引起较剧烈的疼痛，还可致坐骨神经麻痹而造成下肢瘫痪，故已少用。③与肝药酶诱导剂如苯巴比妥、苯妥英、利福平等药合用可降低氯霉素的血药浓度。④本品可拮抗铁剂、叶酸、维生素 B_{12} 和维生素 B_6 的药物作用。⑤可降低避孕药的效果，增加经期外出血的危险。

【制剂规格】片（胶囊）剂：每片（粒）0.25g。注射液：每支 0.25g（2ml）。滴眼液：每支 8ml（20mg）。滴耳液：每支 10ml（0.25g）。眼膏剂：每支 1%；3%。

棕榈氯霉素［药典（二）］

Chloramphenicol Palmitate

【药理作用】本品为氯霉素的棕榈酸酯，属抑菌剂，在体外无抗菌活性，口服后在十二指肠经胰脂酶水解成氯霉素吸收入体而发挥抗菌作用。氯霉素为脂溶性，通过弥散进入细菌细胞内，并可逆性地结合在细菌核糖体的 50S 亚基上，使肽链增长受阻（可能由于抑制了转肽酶的作用），因此抑制肽链的形成，从而阻止蛋白质的合成。

【适应证】①本品用于伤寒和其他沙门菌属感染。②轻、中度厌氧菌感染。③立克次体感染。

【用法用量】口服。成人一日 1.5～3g，分 3～4 次服用；小儿按体重一日 25～50mg/kg，分 3～4 次服用；新生儿一日不超过 25mg/kg，分 4 次服用。

【不良反应】①对造血系统的毒性反应是氯霉素最严重的不良反应。②溶血性贫血，可发生在某些先天性葡萄糖－6－磷酸脱氢酶不足的患者。③灰婴综合征。④用本品长程治疗可诱发出血倾向。

【禁忌证】对本品过敏者禁用。

【注意事项】①由于可能发生不可逆性骨髓抑制，本品应避免重复疗程使用。②肝、肾功能损害患者宜避免使用本品，如必须使用时须减量应用并进行血药浓度监测，使其峰浓度在 25mg/L 以下谷浓度在 5mg/L 以下。③应空腹服用，即于餐前 1 小时或餐后 2 小时服用，以期达到有效血药浓度。④在治疗过程中应定期检查周围血象，长程治疗者须查网织细胞计数，必要时作骨髓检查，以便及时发现与剂量有关的可逆性骨髓抑制。⑤对诊断的干扰：采用硫酸铜法测定尿糖时，应用氯霉素患者可产生假阳性反应。⑥成人单次剂量不宜超过 2g，疗程不宜大于 2 周。

【制剂规格】片剂：每片 50mg。颗粒剂：每袋 0.1g。混悬液：每支 1ml:25mg。

十、糖肽类

去甲万古霉素［药典（二）；医保（乙）］

Norvancomycin

【药理作用】本品抗菌谱与抗菌作用

与万古霉素相近。对化脓性链球菌、肺炎链球菌、金黄色葡萄球菌、表皮葡萄球菌等有强大的抗菌作用。厌氧链球菌、难辨梭状芽孢杆菌、炭疽杆菌、放线菌、白喉棒状杆菌、淋球菌对本品也甚敏感。绿色链球菌、牛链球菌、粪链球菌等也有一定的敏感性。革兰阴性杆菌、分枝杆菌、拟杆菌、真菌等对本品不敏感。

【适应证】本品用于葡萄球菌（包括产酶株和耐甲氧西林株）、肠球菌（耐氨苄西林株）、难辨梭状芽孢杆菌等所致的系统感染和肠道感染，如心内膜炎、败血症，以及伪膜性肠炎等。

【用法用量】①口服（治疗伪膜性肠炎）：成人一次 0.1～0.4g，每 6 小时 1 次，儿童酌减。②静脉滴注：成人一日量 0.8～1.6g，2～3 次给予。小儿一日量为 16～24mg/kg，分 2 次给予。一般将一次量的药物先用 10ml 灭菌注射用水溶解，再加入到适量等渗氯化钠注射液或葡萄糖注射液中，缓慢滴注。如采取连续滴注给药，则可将一日量药物加到 24 小时内所用的输液中给予。

【不良反应】①可引起口麻、刺痛感、皮肤瘙痒、嗜酸性粒细胞增多、一过性白细胞减少、药物热、感冒样反应以及血压剧降、过敏性休克反应等。②可致严重的耳中毒和肾中毒，大剂量和长时间应用时尤易发生，输入速度过快、剂量过大可产生红斑样或荨麻疹样反应，皮肤发红（称为红颈综合征），尤以躯干上部为甚。

【禁忌证】对本品或万古霉素类抗生素过敏者禁用。

【注意事项】①与氨基糖苷类药合用对肠球菌有协同抗菌作用，但肾毒性、耳毒性可能增加。②与耳毒性、肾毒性药物联用可导致毒性增加。③不可肌内注射（因可致剧烈疼痛），输入药液过浓可致血栓性静脉炎，应控制药液浓度和滴速。

【制剂规格】注射剂：每支 0.4g（40 万 U）［相当于万古霉素约 0.5g（50 万 U）］。

替考拉宁［药典（二）；医保（乙）］

Teicoplanin

【药理作用】本品对金黄色葡萄球菌、链球菌、李斯特菌、肠球菌等革兰阳性菌和一些厌氧菌有抗菌作用。对所有革兰阴性菌、分枝杆菌、真菌等均无效。

【适应证】本品用于耐甲氧西林金黄色葡萄球菌和耐氨苄西林肠球菌所致的系统感染（对中枢感染无效）。

【用法用量】静脉注射、静脉滴注或肌内注射。首剂 400mg，次日开始一日 200mg。严重感染每次 400mg，一日 2 次，3 日后减为一日 200～400mg。

【不良反应】不良反应与去甲万古霉素近似而较轻。①本品有肾毒性，可引起血肌酐短暂升高。有耳毒性反应。②曾有引起白细胞减少，中性粒细胞减少，血小板增多的报道。③尚有头晕和消化道反应，肝功能一过性障碍，皮肤过敏反应以及肌内注射部位红肿等。

【禁忌证】对替考拉宁或任何辅料过敏禁用本品。

【注意事项】①肾功能不全者应减量

慎用，用药时监测肾功能。②妊娠期妇女不宜使用，哺乳期妇女应用本品时，建议暂停哺乳。③本品可与万古霉素（去甲万古霉素）有交叉过敏反应，对万古霉素过敏者慎用。④本品宜现配现用，若保存在 4℃条件下，不可超过 24 小时。⑤其他参见去甲万古霉素。

【制剂规格】注射剂：每支 200mg；400mg。

万古霉素 [药典（二）；医保（乙）]

Vancomycin

【药理作用】本品为糖肽类抗生素。对金黄色葡萄球菌、表皮葡萄球菌、化脓性链球菌、肺炎链球菌等有较强抗菌活性，对厌氧链球菌、难辨梭状芽孢杆菌、放线菌、白喉棒状杆菌、淋球菌、草绿色链球菌、粪链球菌等有一定的抗菌作用。本品对革兰阳性菌有较强的杀菌作用，对多数革兰阴性菌、分枝杆菌属、立克次体属、衣原体属或真菌均无效。

【适应证】本品用于耐甲氧西林金黄色葡萄球菌及其他敏感菌所致的感染：感染性心内膜炎、败血症、骨髓炎、关节炎、灼伤、手术创伤等浅表性继发感染、肺炎、肺脓肿等。口服用于对甲硝唑不耐受或治疗效果不佳的伪膜性肠炎或艰难梭菌感染。

【用法用量】（1）口服：每次 125～500mg，每 6 小时 1 次，疗程 10～14 天；儿童每次 10mg/kg，每 6 小时 1 次，疗程 10～14 天。（2）静脉滴注：①全身感染，每日常用剂量 2g，可分为每 6 小时 0.5g 或每 12 小时 1g。②新生儿（0～7 日）首次 15mg/kg，以后 10mg/kg，每 12 小时给药 1 次。③婴儿（7 天～1 个月）首次 15mg/kg，以后 10mg/kg，每 8 小时给药 1 次。④儿童每次 10mg/kg，每 6 小时给药 1 次。

【不良反应】①可出现皮疹、瘙痒等。②本品也可引起耳鸣、听力减退。

【禁忌证】对万古霉素类抗生素过敏者禁用。

【注意事项】本品不可肌内注射，也不宜静脉注射。静脉滴注时间宜在 1 小时以上。其余同去甲万古霉素。

【制剂规格】胶囊剂：每粒 0.125g；0.25g。注射剂：每支 0.5g；1g。

十一、其他抗菌抗生素

多黏菌素 B [药典（二）；医保（乙）]

Polymyxin B

【药理作用】本品对铜绿假单胞菌、大肠埃希菌、肺炎克雷伯菌，以及嗜血杆菌、肠杆菌属、沙门菌、志贺菌、百日咳杆菌、巴斯德菌和弧菌等革兰阴性菌有抗菌作用。变形杆菌、奈瑟菌、沙雷菌、普鲁威登菌、革兰阴性菌和专性厌氧菌均对本类药物不敏感。细菌对本品与多黏菌素 E 之间有交叉耐药性，但对本类药物与他类抗菌药物间则没有交叉耐药发生。

【适应证】①本品用于敏感菌引起的创面、尿路以及眼、耳、气管等部位感染。②也可用于败血症、腹膜炎。

【用法用量】①静脉滴注：成人及儿童肾功能正常者，一日1.5～2.5mg/kg（一般不超过2.5mg/kg），分2次，每12小时滴注1次。②肌内注射：成人及儿童，一日2.5～3mg/kg，分次给予，每6～8小时用药1次。婴儿一日量可用至4mg/kg，新生儿可用至4.5mg/kg。

【不良反应】对肾脏的损害较多见，出现血尿、蛋白尿、管型尿、尿素氮及肌酸酐升高，甚至发生肾小管坏死及肾衰竭。

【禁忌证】对多黏菌素类药物过敏者禁用。

【注意事项】①儿童、妊娠期及哺乳期妇女、肾功能不全者慎用。②静脉注射可能导致呼吸抑制，一般不采用。③鞘内注射可引起明显的脑膜刺激征，严重者发生下肢瘫痪、大小便失禁、抽搐等，现已少用。

【制剂规格】注射剂：每瓶50mg（1mg=10000U）。

利福昔明[药典（二）；医保（乙）]

Rifaximin

【药理作用】本品是广谱肠道抗生素。它是利福霉素SV的半合成衍生物。通过与细菌DNA－依赖RNA聚合酶的β－亚单位不可逆的结合而抑制细菌RNA的合成，最终抑制细菌蛋白质的合成，发挥杀菌作用。由于其与酶的结合是不可逆的，所以其活性为对敏感菌的杀菌活性，本品具有广泛的抗菌谱，对多数革兰阳性菌和革兰阴性菌，包括需氧菌和厌氧菌的感染具有杀菌作用。由于利福昔明口服时不被胃肠道吸收，所以它是通过杀灭肠道的病原体而在局部发挥抗菌作用。

【适应证】本品用于敏感菌所致的肠道感染，包括急性和慢性肠道感染、腹泻综合征、夏季腹泻、旅行者腹泻和小肠结肠炎等。

【用法用量】成人口服给药。每次0.2g，一日3～4次，连续使用5～7天。6～12岁儿童口服给药。每次0.1～0.2g，一日4次。12岁以上儿童剂量同成人。一般疗程不应超过7天。

【不良反应】①常见症状有恶心、呕吐、腹胀和腹痛、头痛、水肿，极少数患者出现荨麻疹样皮肤反应。②肝性脑病患者可有体重下降，血清钾和血清钠浓度轻度升高。

【禁忌证】对本品或利福霉素类药物过敏者，肠梗阻患者、严重肠道溃疡性病变者禁用。

【注意事项】①儿童连续用药不能超过7天。②长期大量用药或肠黏膜受损时，因极少量药物被吸收，导致尿液呈粉红色。③6岁以下儿童、妊娠期及哺乳期妇女慎用。

【制剂规格】片（胶囊）剂：每片（粒）200mg。

磷霉素氨丁三醇[药典（二）；医保（乙）]

Fosfomycin Trometamol

【药理作用】本品为抗生素类药，系磷霉素的氨丁三醇盐，在体内的抗菌活性由磷霉素产生，可直接阻止细菌细胞壁合成所必需的丙酮酸转移酶的作用。对革兰阳性菌和革兰阴性菌均有抑制作用，其抗菌谱包括大肠埃希菌、志贺菌属、变形杆菌、沙雷菌、金黄色葡萄球菌以及铜绿假单胞菌等。它与其他抗生素合用时具有协同作用，与其他抗生素不产生交叉耐药。

【适应证】①磷霉素氨丁三醇颗粒：用于治疗敏感细菌引起的急性单纯性下尿路感染（如：急性膀胱炎、慢性膀胱炎急性发作、急性尿道膀胱综合征、非特异性尿道炎，孕期无症状的菌尿症，手术后的尿路感染）和预防外科手术中尿路感染及经尿路诊断手法引起的感染。②磷霉素氨丁三醇散：用于对本品敏感的致病菌所引起的呼吸道感染，下尿路感染，如膀胱炎、尿道炎和肠道感染以及皮肤和软组织感染。

【用法用量】①磷霉素氨丁三醇颗粒：成人单剂量治疗，每疗程 1 包（3g 活性成分）；用于预防外科手术及经尿路诊疗所致的尿路感染，治疗通常由 2 倍的本品（如假单胞菌、肠杆菌吲哚阳性变形杆菌等引起的）剂量组成，初始剂量在术前 3 小时口服，第二个剂量在术后 24 小时口服；本品应在胃排空后口服，最好在睡前排尿后服用，每包加水（50～70ml）或其他无酒精饮料，溶解后即服。②磷霉素氨丁三醇散：一日单剂量空腹服药 1 次；成人一次 3g（按 $C_3H_7O_4P$ 计算）（1 瓶或 1 袋），以适量水溶解后服用，或遵医嘱。

【不良反应】主要为腹泻及软便，偶有皮疹、恶心，停药后消失；偶见过敏反应。

【禁忌证】对本品过敏者；有严重肾功能不全（Ccr＜10ml/min）者；有溶血性疾病者；正在进行血液透析的患者。

【注意事项】（1）磷霉素氨丁三醇颗粒：①用餐会影响本品活性化合物的吸收，使血药、尿药浓度稍有降低；因此本品须在餐前、餐后 2～3 小时，胃排空后服用。②本品含 2.2g 糖，糖尿病患者应小心使用，果糖不耐受、葡萄糖半乳糖吸收障碍或蔗糖酶—异麦芽糖酯缺失等罕见遗传病患者禁用本品。（2）磷霉素氨丁三醇散：肝病患者慎用；对严重感染常与其他抗菌药并用；使用较大剂量时，应监测肝功能。

【制剂规格】颗粒剂：每袋 3g。散剂：每袋 3g。

磷霉素 [药典（二）；基；医保（甲、乙）]

Fosfomycin

【药理作用】本品对葡萄球菌、肺炎链球菌、大肠埃希菌、淋病奈瑟菌、奇异变形杆菌、伤寒杆菌、沙雷杆菌、大多数铜绿假单胞菌、化脓性链球菌、粪链球菌、部分吲哚阳性变形杆菌和某些克雷伯菌、肠杆菌属细菌等有抗菌作用。对耐甲氧西林金黄色葡萄球菌（MRSA）有抗菌作用。

【适应证】本品用于敏感菌引起的尿路、皮肤及软组织、肠道等部位感染。对肺部、脑膜感染和败血症也可考虑应用。

【用法用量】①口服：成人一日 2～4g，小儿一日按体重 50～100mg/kg，分 3～4 次。②肌内注射：成人一日 2～8g，小儿一日按体重50～200mg/kg，分3～4次给药。③静脉注射或静脉滴注：成人一日4～12g，严重感染可加至一日16g，小儿一日按体重100～300mg/kg，分3～4次。

【不良反应】①毒性较轻，但仍可致皮疹、嗜酸性粒细胞增多、血氨基转移酶升高等反应。②口服可致胃肠道反应。③肌内注射局部疼痛和硬结。④静脉注射给药过快可致血栓性静脉炎、心悸等。

【禁忌证】对本品过敏者禁用，5岁以下儿童禁用注射液。

【注意事项】①磷霉素钠的含钠量约为25%，以1g药物计，含钠约为0.32g，对于心、肾功能不全及高血压等患者应慎用。②与一些金属盐可生成不溶性沉淀、勿与钙、镁等金属盐及抗酸药相配伍。③妊娠期及哺乳期妇女、肝功能不全者慎用。

【制剂规格】片（胶囊）剂：每片（粒）0.1g；0.2g；0.5g。注射剂：每瓶1g；4g。

盐酸小檗碱 [药典（二）；基；医保（甲）]

Berberine Hydrochloride

【药理作用】本品对细菌只有微弱的抑菌作用，但对志贺菌属、大肠埃希菌引起的肠道感染有效。

【适应证】本品用于肠道感染，如胃肠炎。

【用法用量】口服。①成人：一次0.1～0.3g，一日3次。②儿童：一日3次。1～3岁，一次0.05～0.1g；4～6岁，一次0.1～0.15g；7～9岁，一次0.15～0.2g；10～12岁，一次0.2～0.25g。

【不良反应】口服不良反应较少，偶有恶心、呕吐、皮疹和药物热，停药后消失。

【禁忌证】溶血性贫血患者及葡萄糖-6-磷酸脱氢酶缺乏患者禁用。

【注意事项】①妊娠期头3个月慎用。②如服用过量或出现严重不良反应，请立即就医。③对本品过敏者禁用，过敏体质者慎用。④本品性状发生改变时禁止使用。⑤请将本品放在儿童不能接触的地方。⑥儿童必须在成人监护下使用。⑦如正在使用其他药品，使用本品前请咨询医师或药师。

【制剂规格】片剂：每片0.025g；0.05g；0.1g。胶囊剂：每粒0.1g。

第2节　化学合成的抗菌药

一、磺胺类

复方磺胺甲噁唑 [药典（二）；基；医保（甲、乙）]

Compound Sulfamethoxazole

【药理作用】本品为磺胺甲噁唑（SMZ）与甲氧苄啶（TMP）的复方制剂，作用机制为：SMZ作用于二氢叶酸合成酶，干扰合成叶酸的第一步；TMP作用于叶酸合成代谢的第二步，选择性抑制二氢叶酸还原酶的作用，两者合用可使细菌的叶酸代谢受到双重阻断。对非产酶金黄色葡萄球菌、化脓性链球菌、肺炎链球菌、大肠埃希菌、克雷伯菌属、沙门菌属、变形杆菌属、摩根菌属、志贺菌属等肠杆菌科细菌、淋病奈瑟菌、脑膜炎奈瑟菌、流感嗜血杆菌均具有良好的抗菌作用，尤其对大肠埃希菌、流感嗜血杆菌、金黄色葡萄球菌的抗菌作用较 SMZ 单药明显增强。此外在体外对沙眼衣原体、星形奴卡菌、原虫、弓形虫等亦具良好的抗微生物活性。

【适应证】由于许多临床常见病原菌对本品常呈现耐药，故治疗细菌感染需参考药敏结果，本品的主要适应证为敏感菌株所致的下列感染：①大肠埃希菌、克雷伯菌属、肠杆菌属、奇异变形杆菌、普通变形杆菌和摩根菌属敏感菌株所致的尿路感染。②肺炎链球菌或流感嗜血杆菌所致 2 岁以上小儿急性中耳炎。③肺炎链球菌或流感嗜血杆菌所致的成人慢性支气管炎急性发作。④由福氏或宋氏志贺菌敏感菌株所致的肠道感染、志贺菌感染。⑤治疗卡氏肺孢子虫肺炎，本品系首选。⑥卡氏肺孢子虫肺炎的预防，可用已有卡氏肺孢子虫病至少一次发作史的患者，或 HIV 成人感染者，其 CD4 淋巴细胞计数≤200/mm^3 或少于总淋巴细胞数的 20%。⑦由产肠毒素大肠埃希杆菌（ETEC）所致旅游者腹泻。

【用法用量】（1）口服。①成人常用量：治疗细菌性感染，一次甲氧苄啶 160mg 和磺胺甲噁唑 800mg，每 12 小时服用 1 次；治疗卡氏肺孢子虫肺炎，一次甲氧苄啶 3.75～5mg/kg，磺胺甲噁唑 18.75～25mg/kg，每 6 小时服用 1 次。成人预防用药：初予甲氧苄啶 160mg 和磺胺甲噁唑 800mg，一日 2 次，继以相同剂量一日服 1 次，或一周服 3 次。②小儿常用量：2 月以下婴儿禁用。治疗细菌感染，2 个月以上体重 40kg 以下的婴幼儿按体重口服一次 SMZ 20～30mg/kg 及 TMP 4～6mg/kg，每 12 小时 1 次；体重≥40kg 的小儿剂量同成人常用量。治疗寄生虫感染如卡氏肺孢子虫肺炎，按体重一次口服 SMZ 18.75～25mg/kg 及 TMP 3.75～5mg/kg，每 6 小时 1 次。慢性支气管炎急性发作的疗程至少 10～14 日；尿路感染的疗程 7～10 日；细菌性痢疾的疗程为 5～7 日；儿童急性中耳炎的疗程为 10 日；卡氏肺孢子虫肺炎的疗程为 14～21 日。（2）肌内注射。①成人：一次 2ml，一日 1～2 次。②小儿：2 个月以下婴儿禁用。2 个月以上体重 40kg 以下小儿按体重一次 SMZ 8～12mg/kg 及 TMP 1.6～2.4mg/kg，每 12 小时 1 次；体重 40kg 以上小儿的剂量同成人。或遵医嘱。

【不良反应】①过敏反应较为常见，可表现为药疹，严重者可发生渗出性多形红斑、剥脱性皮炎和大疱表皮松解萎缩性皮炎等；也有表现为光敏反应、药物热、关节及肌肉疼痛、发热等血清病样反应。偶见过敏性休克。②中性粒细胞减少或缺乏症、血小板减少症及再生障碍性贫血。患者可表现为咽痛、发热、苍白和出血倾向。③溶血性贫血及血红蛋白尿。这在缺乏葡萄糖－6－磷酸脱氢酶的患者应用磺胺药后易于发生，在新生儿和小儿中较成人为多见。④高胆红素血症和新生儿胆红素脑病。由于本品与胆红素竞争蛋白结合部位，可致游离胆红素增高。新生儿肝功能不完善，对胆红素处理差，故较易发生高胆红素血症和新生儿黄疸，偶可发生胆红素脑病。⑤肝脏损害。可发生黄疸、肝功能不全，严重者可发生急性重型肝炎。⑥肾脏损害。可发生结晶尿、血尿和管型尿；偶有患者发生间质性肾炎或肾小管坏死的严重不良反应。⑦恶心、呕吐、胃纳减退、腹泻、头痛、乏力等，一般症状轻微。偶有患者发生艰难梭菌肠炎，此时需停药。⑧甲状腺肿大及功能减退偶有发生。⑨中枢神经系统毒性反应偶可发生，表现为精神错乱、定向力障碍、幻觉、欣快感或抑郁感。⑩偶可发生无菌性脑膜炎，有头痛、颈项强直、恶心等表现。

【禁忌证】①对 SMZ 和 TMP 过敏者禁用。②由于本品阻止叶酸的代谢，加重巨幼红细胞性贫血患者叶酸盐的缺乏，所以该病患者禁用本品。③妊娠期及哺乳期妇女禁用本品。④小于 2 个月的婴儿禁用本品。⑤重度肝、肾功能损害者禁用本品。

【注意事项】①因不宜清除细菌，下列疾病不宜选用本品作治疗或预防用药：中耳炎的预防或长程治疗，A 组溶血性链球菌扁桃体和咽炎。②交叉过敏反应。对一种磺胺药呈现过敏的患者对其他磺胺药也可能过敏。对呋塞米、砜类、噻嗪类利尿药、磺脲类、碳酸酐酶抑制药呈现过敏的患者，对磺胺药亦可过敏。③服用本品期间应多饮水，保持高尿流量，如应用本品疗程长、剂量大时，除多饮水外，宜同服碳酸氢钠，以防止不良反应。④下列情况应慎用：缺乏葡萄糖－6－磷酸脱氢酶、血卟啉症、叶酸缺乏性血液系统疾病、失水、艾滋病、休克和老年患者。⑤用药期间须注意检查：全血象检查，定期尿液检查，肝、肾功能检查。⑥严重感染者应测定血药浓度，对大多数感染疾病者游离磺胺浓度达 50～150μg/ml（严重感染 120～150μg/ml）可有效。总磺胺血浓度不应超过 200μg/ml，如超过此浓度，不良反应发生率增高。⑦不可任意加大剂量、增加用药次数或延长疗程，以防蓄积中毒。⑧由于本品能抑制大肠埃希菌的生长，妨碍 B 族维生素在肠内的合成，故使用本品超过一周以上者，应同时给予维生素 B 以预防其缺乏。⑨如因服用本品引起叶酸缺乏时，可同时服用叶酸制剂，后者并不干扰 TMP 的抗菌活性，因细菌并不能利用已合成的叶酸。如有骨髓抑制征象发生，应即停用本品，并给予叶酸 3～6mg 肌内注射，一日 1 次，使用 2 日或根据需要用药至造血功能恢复正常，对长期、过量使用本品者可给予高剂量叶酸并延长疗程。

【制剂规格】片剂：每片含磺胺甲噁唑 0.4g，甲氧苄啶 0.08g。颗粒剂：每袋含磺胺甲噁唑 0.8g，甲氧苄啶 0.16g。分散片：每片含磺胺甲噁唑 0.4g，甲氧苄啶 0.08g。注射剂：每支 2ml，含磺胺甲噁唑 0.4g，甲氧苄啶 0.08g。

磺胺醋酰钠[药典（二）；医保（乙）]

Sulfacetamide Sodium

【药理作用】本品为磺胺类抗菌药、广谱抑菌剂，其作用机制是与细菌体内的对氨基苯甲酸（PABA）竞争，抑制二氢叶酸合成酶，从而阻碍细菌的生长、繁殖。

【适应证】本品适用于结膜炎、睑缘炎；也用于沙眼衣原体感染的辅助治疗。

【用法用量】外用，滴眼，一次 1～2 滴，一日 3～5 次。

【不良反应】主要为局部过敏性反应，如睑、球结膜红肿，眼睑皮肤红肿、痒、皮疹等。

【禁忌证】对磺胺类药过敏者禁用。

【注意事项】①滴眼时瓶口勿接触眼睛。②使用后应将瓶盖拧紧，以免污染药品。③用药部位如有烧灼感、瘙痒、红肿等情况应停药，并将局部药物洗净，必要时向医师咨询。④对本品过敏者禁用，过敏体质者慎用。

【制剂规格】滴眼液：每支 10%；15%。

磺胺嘧啶[药典（二）；基；医保（甲、乙）]

Sulfadiazine

【药理作用】本品为中效磺胺类抗菌药，有抑制细菌生长繁殖的作用，对脑膜炎双球菌、肺炎链球菌、淋球菌、溶血性链球菌的抑制作用较强，对葡萄球菌感染疗效差。细菌对本品可产生耐药性。

【适应证】本品主要用于防治敏感脑膜炎球菌所致的流行性脑膜炎。可用于治疗对其敏感的流感嗜血杆菌、肺炎链球菌和其他链球菌所致的急性支气管炎、轻症肺炎。也可用于星形奴卡菌、对氯喹耐药的恶性疟疾治疗的辅助用药，与乙胺嘧啶联合用药治疗鼠弓形虫引起的弓形虫病。

【用法用量】静脉注射。①成人：首剂 50mg/kg，继以每日 100mg/kg，分 3～4 次静脉滴注或缓慢静脉注射。②儿童：2 个月以上儿童一般感染，本品剂量为每日 50～75mg/kg，分 2 次应用。口服。成人：①预防流脑，一次 1g，一日 2 次，疗程 2 日。②治疗一般感染，一次 1g，一日 2 次，首次剂量加倍。儿童：①一般感染，可按一次 25～30mg/kg，一日 2 次，首次剂量加倍。②预防流脑，一日 0.5g，疗程 2～3 日。

【不良反应】①过敏反应较为常见，可表现为药疹，严重者可发生渗出性多形红斑、剥脱性皮炎和大疱表皮松解萎缩性皮炎等；也有表现为光敏反应、药物热、关节及肌肉疼痛、发热等血清病样反应。②中性粒细胞减少或缺乏症、血小板减少症及再生障碍性贫血。③溶血性贫血及血红蛋白尿。缺乏葡萄糖-6-磷酸脱氢酶（G-6-PD）患者应用磺胺药后易发生，在新生儿和小儿中较成人为多见。④高胆红素血症和新生儿胆红素脑病。⑤肝脏损害。⑥肾脏损害。⑦恶心、呕吐、胃纳减退、腹泻、头痛、乏力等，一般症状轻微，不影响继续用药。偶可发生艰难梭菌肠炎，此时需停药。⑧本品所致的严重不良反应虽少见，但可致命，如渗出性多形红斑、剥脱性皮炎、大疱表皮松解萎缩性皮炎、暴发性肝坏死、粒细胞缺乏症、再生障碍性贫血等血液系统异常。治疗时应严密观察，当皮疹或其他反应早期征兆出现时即应立即停药。

【禁忌证】①对磺胺类药物过敏者禁用。②妊娠期及哺乳期妇女禁用。③小于 2 个月以下婴儿禁用。④严重肝、肾功能不全者禁用。

【注意事项】①交叉过敏反应，对一种磺胺药呈现过敏的患者对其他磺胺药可能过敏。②对呋塞米、砜类、噻嗪类利尿药、磺脲类、碳酸酐酶抑制药呈现过敏的患者，对磺胺药亦可过敏。③应用本品时应饮用足量水分，使成人每日尿量至少维持在 1200ml 以上。如应用本品疗程长，剂量大时除多饮水外宜同服碳酸氢钠。④治疗中须注意检查：全血象检查，治疗中定期尿液检查，肝、肾功能检查。⑤缺乏葡萄糖－6－磷酸脱氢酶、血卟啉症、失水、休克和老年患者慎用。⑥严重感染者应测定血药浓度，对大多数感染性疾病游离磺胺浓度达 50～150μg/ml（严重感染 120～150μg/ml）可有效。总磺胺血浓度不应超过 200μg/ml，如超过此浓度，不良反应发生率增高。⑦由于本品在尿中溶解度低，出现结晶尿机会增多。故一般不推荐用于尿路感染的治疗。⑧不可任意加大剂量、增加用药次数或延长疗程，以防蓄积中毒。⑨由于本品能抑制大肠埃希菌的生长，妨碍 B 族维生素在肠内的合成，故使用本品超过一周以上者，应同时给予维生素 B 以预防其缺乏。

【制剂规格】注射剂：每支 0.4g（2ml）；1g（5ml）。片剂：每片 0.5g。

磺胺嘧啶锌[药典（二）；医保（乙）]

Sulfadiazine Zinc

【药理作用】本品属局部应用磺胺药，具有磺胺嘧啶和锌两者的作用。其中锌能破坏细菌的 DNA 结构，亦具有抑菌作用。烧伤患者体内锌大量丧失，使用本品可补偿损失，并增强机体抵抗感染和创面愈合能力。

【适应证】本品用于预防及治疗Ⅱ、Ⅲ度烧伤继发创面感染，包括对本品呈现敏感的肠杆菌科细菌、铜绿假单胞菌、金黄色葡萄球菌、肠球菌属，念珠菌等真菌所致者。

【用法用量】外用。用消毒溶液清洁创面后，本品可直接涂于创面，然后用无菌纱布覆盖包扎，或将软膏涂于无菌纱布上，贴于创面，再覆盖无菌纱布包扎，或将涂有软膏的无菌纱布直接放入脓腔引流脓液，软膏用量随创面的大小及感染情况而定，每日用量不超过 500g。

【不良反应】①应用本品后部分患者可引起接触性皮炎，表现为短暂性疼痛和皮疹。②本品自局部吸收后偶可发生与磺胺药全身应用时相同的各种不良反应。

【禁忌证】①对磺胺类药物过敏者禁用。②妊娠期及哺乳期妇女禁用。③2 个月以下婴儿禁用。④肝、肾功能不全者禁用。

【注意事项】①本品可自局部部分吸收，其注意事项同磺胺药全身应用。②治疗中须注意检查：全血象和肝、肾功能。对接受较长疗程的患者尤为重要。定期尿液检查以发现长疗程或高剂量治疗时可能发生的结晶尿。

【制剂规格】软膏剂：每支 5%。

磺胺嘧啶银[药典（二）；基；医保（甲）]

Sulfadiazine Silver

【药理作用】本品为磺胺类抗菌药，具有磺胺嘧啶和银盐的双重作用，对多数革兰阳性和革兰阴性菌均有抗菌活性，且具有收敛作用，可使创面干燥、结痂和早日愈合。

【适应证】本品用于预防和治疗小面积、轻度烧烫伤继发创面感染。

【用法用量】局部外用，直接涂于创面，约 1.5mm 厚度。一日 1 次。

【不良反应】①常见有局部刺激性、皮疹、皮炎、药物热、肌肉疼痛、血清病样反应等过敏反应。②由于本品局部外用可能有部分吸收，因此可能出现粒细胞和血小板减少、再生障碍性贫血、炎症、肝功能不全、恶心、呕吐和腹泻等。

【禁忌证】对磺胺类药物及银盐过敏者禁用。

【注意事项】①用量不宜过大，以免增加吸收中毒。②治疗过程中应定期检查血常规和尿常规。③妊娠期及哺乳期妇女慎用。④本品可能引起新生儿贫血和胆红素脑病，故新生儿不宜使用。⑤肝、肾功能不全者慎用。

【制剂规格】乳膏剂：每支 1%。

二、甲氧苄啶类

甲氧苄啶[药典（二）；医保（乙）]

Trimethoprim

【药理作用】本品抗菌谱与磺胺药相近，有抑制二氢叶酸还原酶的作用，可阻碍四氢叶酸合成。磺胺药则竞争二氢叶酸合成酶，妨碍二氢叶酸合成。两者合用，可使细菌的叶酸代谢受到双重阻断，因而抗菌作用大幅度提高（可增效数倍至数十倍），故有磺胺增效剂之称，并可减少抗药菌株的出现。

【适应证】①常与磺胺药合用（多应用复方制剂）于治疗肺部感染、急、慢性支气管炎、细菌性痢疾、尿路感染、肾盂肾炎、肠炎、伤寒、疟疾等，也与多种抗生素合用。②本品单独可应用于大肠埃希菌、奇异变形杆菌、肺炎克雷伯菌、肠杆菌属、凝固酶阴性的金黄色葡萄球菌所致单纯性尿路感染。③本品单用易引起细菌耐药，故不宜单独用。

【用法用量】治疗急性单纯性尿路感染。成人常用量：①口服，一次 0.1g。每 12 小时 1 次或一次 0.2g，一日 1 次，疗程 7～10 日。②静脉滴注：一次 30～100mg，一日 80～200mg。

【不良反应】服药后可能出现恶心、呕吐、食欲缺乏、血尿、药物过敏、白细胞和血小板减少等，停药后即可恢复正常。

【禁忌证】妊娠期及哺乳期妇女、早产儿、新生儿、严重肝肾疾病者、血液病（如白细胞减少、血小板减少、紫癜症等）患者禁用。

【注意事项】较长期服用（超过 15～20 日）或按较大剂量连续用药时，应注意血常规变化。

【制剂规格】片剂：每片 0.1g。注射剂：每支 0.1g（2ml）。

联磺甲氧苄啶 [药典（二）；医保（乙）]

Sulfamethoxazole，Sulfadiazine and Trimethoprim

【药理作用】本品系磺胺甲噁唑（SMZ）、磺胺嘧啶（SD）和甲氧苄啶（TMP）的复方制剂。其抗菌谱广，抗菌作用强，并具有协同抑菌或杀菌作用，对大多数革兰阳性和阴性菌，包括非产酶金黄色葡萄球菌、化脓性链球菌、肺炎球菌、大肠埃希菌、克雷伯菌属、沙门菌属、变形杆菌属、摩根菌属、志贺菌属等肠杆菌科细菌、淋球菌、脑膜炎球菌、流感嗜血杆菌等均具有良好抗菌活性。此外在体外对霍乱弧菌、沙眼衣原体等，亦具良好抗菌活性。其作用机制为SMZ和SD均能与对氨基苯甲酸竞争二氢叶酸合成酶，使细菌不能合成二氢叶酸，TMP则通过抑制细菌的二氢叶酸还原酶，阻碍二氢叶酸还原成四氢叶酸。三者合用时，对细菌合成四氢叶酸过程起双重阻断作用，其抗菌作用较单药增强，对其呈现耐药的菌株也相应减少。

【适应证】本品用于对本品敏感的细菌所致的尿路感染、肠道感染、成人慢性支气管炎急性发作、急性中耳炎等。

【用法用量】口服。成人常用量为：一次 2 片，一日 2 次，首次剂量加倍。①慢性支气管炎急性发作疗程至少10～14 日。②尿路感染疗程 7～10 日。③细菌性痢疾 5～7 日。④急性中耳炎10 日。

【不良反应】①皮肤系统为渗出性多形红斑、剥皮性皮炎、大疱表皮松解萎缩性皮炎、药物热、光敏反应等过敏反应，应停药并给予适当治疗。②过敏性休克。③高胆红素血症和新生儿胆红素脑病、肝脏损害、暴发性肝坏死，一旦出现应及时停药。④胃肠道为恶心、呕吐、胃纳减退、腹泻、艰难梭菌肠炎。⑤结晶尿、血尿和管型尿等肾脏损害、间质性肾炎或肾小管坏死。⑥中性粒细胞减少或缺乏症、血小板减少症，再生障碍性贫血。⑦头痛、乏力，中枢神经系统毒性反应（精神错乱、定向力障碍、幻觉、欣快感或抑郁感）。

【禁忌证】①对磺胺类药物过敏者禁用。②由于本品阻止叶酸的代谢，加重巨幼红细胞性贫血患者叶酸盐的缺乏，所以该病患者禁用本品。③妊娠期及哺乳期妇女禁用。④小于 2 个月的婴儿禁用。⑤肝、肾功能损害者禁用。

【注意事项】①用药期间须注意：周围血象检查，对疗程长、服用剂量大、老年、营养不良及服用抗癫痫药的患者尤为重要。治疗中定期尿液检查（每2～3 日查尿常规一次）以发现长疗程或高剂量治疗时可能发生的结晶尿。肝肾功能检查。②每次服用本品时应饮用足量水分，服用期间也应保持充足进水量，使成人尿量每日至少维持在 1200ml 以上。如应用本品疗程长，剂量大时除多饮水外宜同服碳酸氢钠。③严重感染者应测定血药浓度，对大多数感染疾病者游离磺胺浓度达50～150μg/ml（严重感染 120～150μg/ml）可有效。总磺胺血浓度不应超过 200μg/ml，如超过此浓度，不良反应发生率增高。④不可任意加大剂量、增加用药次数或延长疗程，以防蓄积中毒。⑤由于本品能抑制大肠埃希菌的生长，妨碍 B 族维生素在肠内的合成，故使用本品超过一周以上者，应同时给予维生素 B 以预防其缺乏。⑥如因服用本品引起叶酸缺乏时，可同时服用叶酸制剂，后者并不干扰 TMP 的抗菌活性，因细菌并不能利用已合成的叶酸，如有骨髓抑制征象发生，应即停用本品，并给予叶酸 3～6mg 肌内注射，一日 1 次，使用 2 日或根据需要用药至造血功能恢复正常，对长期、过量使用本品者可给予高剂量叶酸并延长疗程。

【制剂规格】片剂：本品为复方制剂，其组分为每片含磺胺甲噁唑 0.2g，磺胺嘧啶 0.2g 及甲氧苄啶 80mg。

三、硝基呋喃类

呋喃妥因 [药典（二）；基；医保（甲）]

Nitrofurantoin

【药理作用】本品为广谱抗菌药。作用机制为干扰细菌体内氧化还原酶系统，从而阻断其代谢过程。大肠埃希菌对本品多呈敏感，产气肠杆菌、阴沟肠杆菌、变形杆菌属、克雷伯菌属等肠杆菌科细菌的部分菌株对本品敏感，铜绿假单胞菌通常对本品耐药。本品对肠球菌属等革兰阳性菌具有抗菌作用。

【适应证】本品用于对其敏感的大肠埃希菌、肠球菌属、葡萄球菌属以及克雷伯菌属、肠杆菌属等细菌所致的急性单纯性下尿路感染，也可用于尿路感染的预防。

【用法用量】口服。成人每次 50～100mg，一日 3～4 次。小儿每日按体重 5～7mg/kg，分 4 次服用。疗程至少 1 周，或用至尿培养转阴至少 3 日。对尿路感染反复发作给予本品预防者，成人一日 50～100mg，睡前服，儿童一日 1mg/kg。

【不良反应】①可引起周围神经炎（服药量大或时间长时易发生，表现为手足麻木，久之可致肌萎缩，往往迁延难愈）。②过敏反应（包括气喘、胸闷、皮疹、药物热、嗜酸性粒细胞增多）。③胃肠道反应和中毒性精神症状（幻听、幻觉、烦躁等）。④可引起溶血性贫血。⑤黄疸。⑤肺部并发症（咳嗽、气急、呼吸困难）等。

【禁忌证】硝基呋喃类药物过敏者、肾功能不全者、新生儿、妊娠晚期妇女禁用。

【注意事项】①肾功能不全者、葡萄糖-6-磷酸脱氢酶缺乏者、周围神经病变者慎用。②与食物同服可增加吸收，应用肠溶片可减轻胃肠道反应。

【制剂规格】肠溶片：每片 0.05g；0.1g。

呋喃唑酮 [药典（二）；医保（甲）]

Furazolidone

【药理作用】本品抗菌谱与呋喃妥因相似，对大肠埃希菌、葡萄球菌、沙门菌、志贺菌属、部分变形杆菌、产气荚膜梭菌、霍乱弧菌等有抗菌作用，对贾第鞭毛虫、滴虫也有抑制作用。

【适应证】本品用于细菌性痢疾、肠炎、也可用于伤寒、副伤寒、贾第虫病和阴道滴虫病。

【用法用量】口服。成人常用剂量为一次 0.1g，一日 3～4 次。

【不良反应】常见恶心，呕吐等胃肠道反应；皮疹、药物热、哮喘等。

【禁忌证】对本品或其他硝基呋喃类药物过敏者、新生儿、妊娠期及哺乳期妇女、肾功能不全者禁用。

【注意事项】肾功能不全、葡萄糖－6－磷酸脱氢酶（G－6－PD）缺乏者、溃疡病及哮喘患者慎用。

【制剂规格】片剂：每片 0.1g；0.03g；0.01g。

四、喹诺酮类

吡哌酸[药典（二）；医保（甲）]

Pipemidic Acid

【药理作用】本品为喹诺酮类抗菌药，通过作用于细菌 DNA 旋转酶，干扰细菌 DNA 的合成，从而导致细菌死亡。对革兰阴性杆菌，如大肠埃希菌、肺炎克雷伯菌、产气肠杆菌、奇异变形杆菌、沙雷菌属、伤寒沙门菌、志贺菌属、铜绿假单胞菌等具抗菌作用。

【适应证】本品用于敏感革兰阴性杆菌所致的尿路感染、细菌性肠道感染。

【用法用量】口服。成人一次 0.5g，一日 2～4 次。

【不良反应】①常见食欲缺乏、恶心、呕吐、胃痛、腹泻、便秘等胃肠道症状。②转氨酶、肌酐、BUN 等值上升。③也可引起头痛、头晕、倦怠、口渴、口腔炎等反应。④可致发疹、瘙痒、发热、颜面水肿，以及白细胞减少等症状，宜及时停药。⑤偶可引起休克。

【禁忌证】对本品或萘啶酸过敏者禁用。

【注意事项】①严重肝功能不全者、有中枢神经系统疾病者如癫痫或癫痫病史者慎用。②可与饮食同服，以减少胃肠道反应。③长期应用，宜定期监测血常规和肝、肾功能。④妊娠期及哺乳期妇女、18 岁以下儿童不宜使用。

【制剂规格】片剂：每片 0.25g；0.5g。胶囊剂：每粒 0.25g。

氟罗沙星[药典（二）]

Fleroxacin

【药理作用】本品为第三代喹诺酮类，抗菌谱包含革兰阴性菌和一些革兰阳性菌，如淋球菌、哈夫尼亚菌、大肠埃希菌、志贺菌属、沙门菌、普通变形杆菌、枸橼酸杆菌、肠杆菌属、金黄色葡萄球菌、肺炎克雷伯菌等，高浓度对铜绿假单胞菌有抗菌作用。

【适应证】本品用于敏感菌所致的呼吸系统、泌尿生殖系统、消化系统的感染，以及皮肤软组织、骨、关节、耳鼻喉、腹腔、盆腔感染。

【用法用量】①口服：一日 0.2～0.4g，分 1～2 次服用，疗程视感染不同而定。②静脉滴注：一次 0.2～0.4g，一日 1 次，避光，缓慢滴注。

【不良反应】①本品可引起消化道、中枢症状，并可致肌痛、关节痛以及心悸、发热、寒战、排尿困难和二重感染。②可见血肌酐、尿素氮、嗜酸性粒细胞升高，血小板和血细胞比容下降。③皮肤过敏、药疹等反应。

【禁忌证】对喹诺酮类过敏者、18 岁以下青少年、妊娠期及哺乳期妇女禁用。

【注意事项】①肝、肾功能损害者、有中枢神经系统疾病及高龄患者慎用。②与氯化钠或其他含氯离子的溶液有配伍禁忌。③不宜与其他药物混合静脉滴注。

【制剂规格】胶囊剂：每粒 100mg。片剂：每片 100mg。注射剂：每支 0.2g。

环丙沙星 [药典（二）；基；医保（甲、乙）]

Ciprofloxacin

【药理作用】本品为第三代喹诺酮类药物，对肠杆菌科大部分细菌、铜绿假单胞菌、流感嗜血杆菌、淋球菌、链球菌、军团菌、金黄色葡萄球菌、脆弱拟杆菌等的最低抑菌浓度（MIC_{90}）为 0.008～2μg/ml，显著优于其他同类药物以及头孢菌素、氨基糖苷类等，对耐 β－内酰胺类或耐庆大霉素的病菌也常有效。

【适应证】本品用于敏感菌所致的泌尿生殖系统感染、呼吸道感染、胃肠道感染、伤寒、骨和关节感染、皮肤和软组织感染以及败血症等全身感染。

【用法用量】①口服：成人一次 250～500mg，一日 2～3 次，一日最高量不可超过 1500mg。肾功能不全者（肌酐清除率低于 30ml/min）应减少服用量。②静脉滴注：一次 100～200mg，一日 2 次，预先用等渗氯化钠或葡萄糖注射液稀释，滴注时间不少于 30 分钟。

【不良反应】①胃肠道反应较为常见，可表现为腹部不适或疼痛、腹泻、恶心或呕吐、消化不良、厌食。②中枢神经系统反应可有头昏、头痛、嗜睡或失眠。③过敏反应：皮疹、皮肤瘙痒、药物热、荨麻疹，偶可发生渗出性多形红斑及血管神经性水肿。④偶可发生视觉异常、味觉受损、耳鸣、听力减退、血尿、间质性肾炎等。

【禁忌证】①妊娠期及哺乳期妇女、18 岁以下儿童及青少年禁用。②禁用于对环丙沙星或其他任何喹诺酮类药物过敏者。

【注意事项】①严重抑制茶碱的正常代谢，联合应用可引起茶碱的严重不良反应，应监测茶碱的血液浓度，对咖啡因、可能对华法林也有同样影响，应予注意。②可与食物同服，但抗酸药抑制本品吸收，应避免同服。③严重肾功能不全者慎用。

【制剂规格】片剂：每片（标示量按环丙沙星计算）250mg；500mg；750mg（含盐酸盐一水合物量分别为 291mg、582mg 和 873mg）。注射剂：每支 100mg（50ml）；200mg（100ml）（含乳酸盐分别为127.2mg和254.4mg）。

洛美沙星[药典（二）、医保（乙）]

Lomefloxacin

【药理作用】本品的抗菌谱类似氧氟沙星，主要包括腐生葡萄球菌、枸橼酸杆菌、阴沟肠杆菌、大肠埃希菌、流感嗜血杆菌、肺炎克雷伯菌，卡他球菌、奇异变形杆菌以及铜绿假单胞菌（对后者仅尿道感染有效），尚对一些革兰阴性杆菌（包括沙雷菌、军团菌、吲哚阳性变形杆菌以及上述一些菌的同属菌）有体外抗菌作用。

【适应证】本品用于上述敏感菌所致的下呼吸道、尿道感染。本品对链球菌、肺炎链球菌、洋葱假单胞菌、支原体和厌氧菌均无效。

【用法用量】①口服：每日1次400mg，疗程7～14日。手术感染的预防，手术前2～6小时，一次服400mg。②静脉滴注：每次200mg，每日2次，或每次400mg，每日1次。每100mg药物需用5%葡萄糖注射液或0.9%氯化钠注射液60～100ml稀释后缓慢滴注。

【不良反应】①消化系统常见恶心，呕吐，腹泻，偶见消化道出血，肝功能异常及伪膜性肠炎。②光敏反应发生率较其他喹诺酮类药物高。

【禁忌证】对喹诺酮类过敏者、18岁以下青少年、妊娠期及哺乳期妇女禁用。

【注意事项】①肝、肾功能不全者，有癫痫病及脑动脉硬化者慎用。②本品不宜用于治疗由肺炎链球菌引起的慢性支气管炎急性发作。③用药期间和停药后数日，应避免过多暴露于阳光，紫外光照射下。一旦出现光敏反应，立即停药对症处理。④用药时大量饮水避免发生结晶尿。

【制剂规格】片剂：每片100mg；400mg。胶囊剂：每粒100mg。注射液（盐酸盐或天冬氨酸盐）：每支100mg（2ml）；每瓶200mg（100ml）；400mg（250ml）。

莫西沙星[药典（二）；基；医保（乙）]

Moxifloxacin

【药理作用】本品为第四代喹诺酮类广谱抗菌药物，C－7位上氮双环结构加强了对革兰阳性菌抗菌作用，甲氧基则加强对厌氧菌的作用。对常见的呼吸道病原菌，青霉素敏感和耐药的肺炎链球菌、嗜血杆菌属、卡他莫拉菌属以及肺炎支原体、肺炎衣原体和肺炎军团菌等均较敏感。

【适应证】①本品适用于敏感菌所致的呼吸道感染，包括慢性支气管炎急性发作，轻度或中度的社区获得性肺炎，急性鼻窦炎等。②亦适用于皮肤和软组织感染。

【用法用量】成人每日1次400mg，连用5～10日，口服或静脉滴注。每支20ml注射液，临用前将莫西沙星注射液1支（20ml:0.4g）用5%葡萄糖注射液或0.9%氯化钠注射液250ml稀释，滴注时间不少于90分钟。

【不良反应】不良反应有消化道反应，肝酶升高，神经精神系统反应，心电图Q－T间段延长（心脏病者应慎用），以及光敏性皮炎（较司帕沙星为轻）。

【禁忌证】有喹诺酮过敏史者、妊娠期及哺乳期妇女、儿童禁用。

【注意事项】①严重肝功能不全者、严重心动过缓或急性心肌缺血者、有中枢系统疾病者慎用。②用药期间，从事驾驶或操作机器者应谨慎。

【制剂规格】片剂：每片 400mg。注射液：每瓶 250ml（莫西沙星 0.4g 与氯化钠 2.0g）；每支 20ml:0.4g（以莫西沙星计）。

诺氟沙星 [药典（二）；基；医保（甲、乙）]

Norfloxacin

【药理作用】本品为第三代喹诺酮类药物，具有抗菌谱广，作用强的特点，尤其对革兰阴性菌，如大肠埃希菌，肺炎克雷伯菌，奇异变形杆菌、产气荚膜梭菌、沙门菌、沙雷菌、淋球菌等有强的杀菌作用，其最低抑菌浓度（MIC）远较常用的抗革兰阴性菌药物为低。对青霉素耐药的淋病奈瑟菌、流感嗜血杆菌和卡他莫拉菌亦有良好抗菌作用。

【适应证】本品应用于敏感菌所致泌尿道、肠道、淋病和伤寒及其他沙门菌感染。

【用法用量】①口服，成人一次 0.2g，一日 2 次。空腹服药吸收较好。一般疗程为 3～8 日，少数病例可达 3 周。对于慢性泌尿道感染病例，可先用一般量 2 周，再减量为一日 200mg，睡前服用，持续数月。②严重病例及不能口服者静脉滴注，每次 200～400mg，每 12 小时 1 次。将一次量加于输液中，静脉滴注 1 小时。

【不良反应】服药初期可有上腹部不适感，一般不需停药，可逐渐自行消退。少数患者可引起氨基转移酶升高，停药后可恢复正常。少数患者可出现周围神经刺激症状，四肢皮肤有针扎感，或有轻微的灼热感，加用维生素 B_1 和 B_2 可减轻。滴注给药可引起局部刺激脉管炎等。

【禁忌证】对氟喹诺酮类过敏者、18 岁以下青少年、妊娠期及哺乳期妇女禁用。

【注意事项】①有胃溃疡史的患者，中枢神经系统疾病者以及有癫痫病史者慎用。严重肾功能不全患者慎用。②口服宜空腹服用，同时饮水 250ml，避免结晶尿发生。

【制剂规格】片剂：每片 100mg。胶囊剂：每粒 100mg。注射剂：每瓶 200mg（100ml）（尚有其他规格）。

培氟沙星 [药典（二）]

Pefloxacin

【药理作用】本品为第三代喹诺酮类抗菌药，抗菌谱较广，对大肠埃希菌、克雷伯菌属、变形杆菌属、志贺菌属、沙门菌属以及流感杆菌、奈瑟菌属、金黄色葡萄球菌具有良好的抗菌活性，对铜绿假单胞菌具有一定抗菌作用。

【适应证】本品用于治疗敏感菌所致的各种感染，如泌尿系统、呼吸道、耳鼻喉、生殖系统、腹部和肝胆系统感染，脑膜炎、骨和关节感染、败血症和心内膜炎。

【用法用量】①口服，成人每日400～800mg，分2次给予。②静脉滴注，每次400mg，加入5%葡萄糖注射液250ml中，缓慢滴注，滴注时间不少于60分钟，每12小时一次。

【不良反应】①胃肠道反应较为常见，可表现为腹部不适或疼痛、腹泻、恶心或呕吐。②中枢神经系统反应，可有头昏、头痛、嗜睡或失眠。③过敏反应：皮疹、皮肤瘙痒，偶可发生渗出性、多形性红斑及血管神经性水肿。少数患者有光敏反应。④偶可发生：癫痫发作、精神异常、烦躁不安、意识混乱、幻觉、震颤；血尿、结晶尿、关节疼痛。⑤少数患者可发生血清氨基转移酶升高、血尿素氮增高及周围血象白细胞降低，多呈一过性。

【禁忌证】对喹诺酮类过敏者、葡萄糖-6-磷酸脱氢酶缺乏者、18岁以下患者、妊娠期及哺乳期妇女禁用。

【注意事项】①偶见注射局部刺激症状。②稀释液不能用0.9%氯化钠注射液或其他含氯离子的溶液。③严重肝肾功能不全者慎用。

【制剂规格】胶囊剂：每粒100mg；200mg。片剂：每片100mg；200mg。注射液（甲磺酸盐）：每支200mg（2ml）；400mg（5ml）。

司帕沙星[药典（二）]

Sparfloxacin

【药理作用】本品对革兰阴性菌抗菌活性与环丙沙星相似，对葡萄球菌、肺炎链球菌、支原体、衣原体、军团菌、结核杆菌及非结核分枝杆菌等微生物的抗菌活性比常见的喹诺酮强。

【适应证】本品用于敏感菌所致的咽喉、扁桃体、支气管、肺、胆囊、尿道、前列腺、肠道、子宫、中耳、鼻旁窦等部位感染，还可用于皮肤、软组织感染及牙周组织炎。

【用法用量】口服：成人每次100～300mg，最多不超过400mg，每日1次，疗程一般4～7天以上，可根据病种及病情适当增减。

【不良反应】与其他喹诺酮类药物相似，常见胃肠道及中枢神经系统反应。

【禁忌证】妊娠期及哺乳期妇女、未成年者禁用。

【注意事项】①肝、肾功能不全者，有癫痫病史及其他中枢神经系统疾病者慎用。②光过敏患者慎用或禁用。③用药期间，患者应尽量避免晒日光，出现光过敏症状应立即停药。

【制剂规格】胶囊剂：每粒100mg；200mg。片剂：每片100mg；150mg；200mg。

氧氟沙星[药典（二）；基；医保（甲、乙）]

Ofloxacin

【药理作用】本品为第三代喹诺酮类抗菌药，对葡萄球菌、链球菌（包括肠球菌）、肺炎链球菌、淋球菌，大肠埃希菌、枸橼酸杆菌、志贺菌属、肺炎克雷伯菌、肠杆菌、沙雷杆菌属、变形杆菌、流感嗜血杆菌、不动杆菌、螺旋杆菌等有较好的抗菌作用，对铜绿假单胞菌和沙眼衣原体也有一定的抗菌作用。尚有抗结核杆菌作用，可与异烟肼、利福平并用于治疗结核病。

【适应证】本品用于上述革兰阴性菌所致的呼吸道、咽喉、扁桃体、泌尿道（包括前列腺）、皮肤及软组织、胆囊及胆管、中耳、鼻窦、泪囊、肠道等部位的急、慢性感染。

【用法用量】①口服：每日 30～600mg，分 2～3 次服，根据病情适当调整剂量。抗结核用量为每日 0.3g，顿服。控制伤寒反复感染：每日 50mg，连用 3～6 个月。②静脉滴注：每次 200～400mg，每 12 小时 1 次，以适量输液稀释，滴注 1 小时。

【不良反应】可致肾功能障碍（BUN 升高、血肌酐值升高）、肝酶升高、血细胞和血小板减少、胃肠功能障碍，也可见过敏反应和中枢症状（失眠、头晕等）。

【禁忌证】对本品或其他喹诺酮类药过敏者、妊娠期及哺乳期妇女禁用。

【注意事项】①18 岁以下儿童不宜使用，如细菌仅对此类药物敏感应权衡利弊后使用。②严重肾功能不全者、有癫痫病及脑动脉硬化者慎用。③老年人及肾功能不全者应调整剂量。④用药期间多饮水，避免过度暴露于阳光下。⑤注射液仅用于缓慢静脉滴注，每 200mg 静脉滴注时间应大于 30 分钟。

【制剂规格】片剂：每片 100mg；200mg。注射剂：每支 400mg（10ml）（用前需稀释）。输液剂：每瓶 400mg（100ml）（可直接输注）。滴眼液：每支 5ml:15mg。滴耳剂：每支 5ml:15mg（0.3%）。

依诺沙星[药典（二）]

Enoxacin

【药理作用】本品为第三代喹诺酮类药物，抗菌谱与氧氟沙星近似。对葡萄球菌、链球菌、志贺菌、克雷伯菌、大肠埃希菌、沙雷杆菌、变形杆菌、铜绿假单胞菌及其他假单胞菌、流感杆菌、不动杆菌、淋球菌、螺旋杆菌等有良好的抗菌作用。

【适应证】本品用于敏感菌所致的泌尿生殖系统感染、呼吸道感染、胃肠道感染、伤寒、骨和关节感染、皮肤软组织感染以及败血症等全身感染。同时用于敏感菌引起的结膜炎、角膜炎等眼部感染。

【用法用量】口服，成人常用量，每日 400～800mg（按无水物计量），分 2 次给予。静脉滴注，成人，一次 0.2g，一日 2 次；重症患者，最大剂量一日不超过 0.6g，疗程 7～10 日。滴眼，一次 1～2 滴，一日 4～6 次。外用，涂于患处，一日 2～4 次。

【不良反应】①胃肠道反应较为常见，可表现为腹部不适或疼痛、腹泻、恶心或呕吐。②中枢神经系统反应可有头昏、头痛、嗜睡或失眠。③过敏反应：皮疹、皮肤瘙痒，偶可发生渗出性多形性红斑及血管神经性水肿。少数患者有光敏反应。④偶有发生：癫痫发作、精神异常、烦躁不安、意识混乱、幻觉、震颤；血尿、发热、皮疹等间质性肾炎表现；静脉炎；结晶尿，多见于高剂量应用时；关节疼痛。⑤少数患者可发生血清氨基转移酶升高、血尿素氮增高及周围血象白细胞降低，多属轻度，并呈一过性。

【禁忌证】 对本品及氟喹诺酮类药物过敏者、缺乏葡萄糖–6–磷酸脱氢酶的患者禁用。

【注意事项】 本品严重抑制茶碱的正常代谢，联合应用需监测茶碱血药浓度，其他参见氧氟沙星。

【制剂规格】 胶囊剂：每粒 100mg；200mg。注射液：每瓶 0.2g。滴眼液：每瓶 8ml（24mg）。乳膏剂：每支 1%。片剂：每片 100mg（标示量以无水物计，相当于含水物 108.5mg）；200mg（相当于含水物 217mg）。

左氧氟沙星 [药典（二）；基；医保（甲、乙）]

Levofloxacin

【药理作用】 本品作用机制是通过抑制细菌 DNA 螺旋酶的活性，阻止细菌 DNA 的合成和复制而导致细菌死亡。具有广谱抗菌作用，抗菌作用强，对多数肠杆菌科细菌，如大肠埃希菌、克雷伯菌属、变形杆菌属、沙门菌属、志贺菌属和流感嗜血杆菌、嗜肺军团菌、淋病奈瑟菌等革兰阴性菌有较强的抗菌活性。对金黄色葡萄球菌、肺炎链球菌、化脓性链球菌等革兰阳性菌和肺炎支原体、肺炎衣原体也有抗菌作用，但对厌氧菌和肠球菌的作用较差。本品是氧氟沙星的左旋体，其体外抗菌活性是氧氟沙星的 2 倍。

【适应证】 本品用于敏感革兰阴性菌所致的呼吸道、咽喉、扁桃体、泌尿道（包括前列腺）、皮肤及软组织、胆囊及胆管、中耳鼻窦、泪囊、肠道等部位的急、慢性感染。

【用法用量】 ①口服，一次 100mg，一日 2 次，根据感染严重程度可增量，最多一次 200mg，一日 3 次。②静脉滴注，一日 200～600mg，分 1～2 次。

【不良反应】 ①消化系统：有时会出现恶心、呕吐、腹部不适、腹泻、食欲缺乏、腹痛、腹胀、消化不良等。②过敏症：偶有浮肿、荨麻疹、发热感、光过敏症以及有时会出现皮疹、瘙痒、红斑等症状。③神经系统：偶有震颤、麻木感、视觉异常、耳鸣、幻觉、嗜睡，有时会出现失眠、头晕、头痛等症状。④肾脏：偶见血中尿素氮上升。⑤肝脏：可出现一过性肝功能异常，如血氨基转移酶增高、血清总胆红素增加等。⑥血液：有时会出现贫血、白细胞减少、血小板减少和嗜酸性粒细胞增加等。

【禁忌证】 对喹诺酮类药物过敏者，妊娠期及哺乳期妇女、18 岁以下患者禁用。

【注意事项】 ①严重肾功能不全者、有癫痫病及脑动脉硬化者慎用。②老年人及肾功能不全者应调整剂量。③用药期间多饮水，避免过度暴露于阳光下。④注射液仅用于缓慢静脉滴注，每 200mg 静脉滴注时间应大于 30 分钟。

【制剂规格】 片剂：每片 100mg；200mg；500mg。注射剂：每瓶 200mg（100ml）；300mg（100ml）；500mg（100ml）。

五、硝基咪唑类

奥硝唑 [药典（二）；医保（乙）]

Ornidazole

【药理作用】本品为第三代硝基咪唑类衍生物，作用于厌氧菌、阿米巴、贾第鞭毛虫和毛滴虫细胞的 DNA，使其螺旋结构断裂或阻止其转录复制而导致致病菌死亡。

【适应证】本品用于由厌氧菌感染引起的多种疾病。男女泌尿生殖道毛滴虫、贾第鞭毛虫感染引起的疾病。还用于肠、肝阿米巴病。

【用法用量】①口服。防治厌氧菌感染：成人一次 0.5g，一日 2 次；儿童每 12 小时 10mg/kg。阿米巴虫病：成人一次 0.5g，一日 2 次；儿童一日 25mg/kg。贾第虫病：成人一次 1.5g，一日 1 次；儿童一日 40mg/kg。毛滴虫病：成人一次 1～1.5g，一日 1 次；儿童一日 25mg/kg。②静脉滴注。每瓶滴注时间不少于 30 分钟。术前术后预防用药：成人手术前 1～2 小时静脉滴注 1g 奥硝唑，术后 12 小时静脉滴注 0.5g，术后 24 小时静脉滴注 0.5g。治疗厌氧菌引起的感染：成人起始剂量为 0.5～1g，然后每 12 小时静脉滴注 0.5g。治疗严重阿米巴病：起始剂量为 0.5～1g，然后每 12 小时 0.5g，连用 3～6 天。儿童剂量为每日 20～30mg/kg，每 12 小时静脉滴注 1 次，滴注时间 30 分钟。

【不良反应】①消化系统：包括轻度胃部不适、胃痛、口腔异味等。②神经系统：可有头痛，困倦，眩晕，颤抖，四肢麻木，肌肉痉挛，神经错乱等。③过敏反应：皮肤瘙痒，皮疹等。④局部反应，包括刺痛、疼痛等。⑤其他：白细胞减少等。

【禁忌证】禁用于对硝基咪唑类药物过敏的患者；禁用于中枢神经系统有器质性病变的患者，如癫痫患者等；禁用各种器官硬化症、造血功能低下，慢性酒精中毒患者。

【注意事项】参见替硝唑。①本品与酒精有无相互作用，尚需更多的研究证实。②为减少胃肠道反应，应在餐后或与食物同服。③使用过程中，如有异常神经症状反应即停药。④妊娠早期慎用；治疗期间不适宜哺乳。3 岁以下儿童，体重低于 6kg 的儿童慎用。⑤肝损伤患者用药每次剂量与正常用量相同，但用药间隔时间要加倍，以免药物蓄积。

【制剂规格】片（胶囊）剂：每片（粒）0.25g；0.5g。注射液：每支 0.25g（5ml）。奥硝唑氯化钠（葡萄糖）注射液：每瓶 0.25g（100ml）；0.5g（100ml）。

甲硝唑 [药典（二）；基；医保（甲、乙）]

Metronidazole

【药理作用】本品为硝基咪唑衍生物，可抑制阿米巴原虫的氧化还原反应，使原虫氮链发生断裂。本品有强大的杀灭滴虫的作用，其机制未明。甲硝唑对厌氧微生物有杀灭作用，它在人体中还原生成的代谢物也具有抗厌氧菌作用，抑制细菌的脱氧核糖核酸的合成，从而干扰细菌生长、繁殖，最终致细菌死亡。

【适应证】本品主要用于治疗或预防上述厌氧菌引起的系统或局部感染，如腹腔、消化道、女性生殖系、下呼吸道、皮肤及软组织、骨和关节等部位的厌氧菌感染，对败血症、心内膜炎、脑膜感染以及使用抗生素引起的结肠炎也有效。治疗破伤风，常与破伤风抗毒素（TAT）联用。还可用于口腔厌氧菌感染。还可用于治疗贾第鞭毛虫病、酒糟鼻。用于阑尾、结肠手术、妇产科手术，可降低或避免手术感染。也可用于治疗阿米巴痢疾和阿米巴肝脓肿，疗效与依米丁相仿。

【用法用量】（1）口服。①成人常用量：肠道阿米巴病，一次 0.4～0.6g（2～3 片），一日 3 次，疗程 7 日；肠道外阿米巴病，一次 0.6～0.8g（3～4 片），一日 3 次，疗程 20 日。贾第虫病，一次 0.4g（2 片），一日 3 次，疗程 5～10 日。麦地那龙线虫病，一次 0.2g（1 片），每日 3 次，疗程 7 日。小袋虫病，一次 0.2g（1 片），一日 2 次，疗程 5 日。皮肤利什曼病，一次 0.2g（1 片），一日 4 次，疗程 10 日。间隔 10 日后重复一疗程。滴虫病，一次 0.2g（1 片），一日 4 次，疗程 7 日；可同时用栓剂，每晚 0.5g 置入阴道内，连用 7～10 日。厌氧菌感染，一日 0.6～1.2g（3～6 片），分 3 次服，7～10 日为一疗程。②小儿常用量：阿米巴病，每日按体重 35～50mg/kg，分 3 次口服，10 日为一疗程。贾第虫病，每日按体重 15～25mg/kg，分 3 次口服，连服 10 日；治疗麦地那龙线虫病、小袋虫病、滴虫病的剂量同贾第虫病。厌氧菌感染，每日按体重 20～50mg/kg。

（2）静脉滴注。①成人常用量：厌氧菌感染，静脉给药首次按体重 15mg/kg（70kg 成人为 1g），维持量按体重 7.5mg/kg，每 6～8 小时静脉滴注一次。②小儿常用量：厌氧菌感染的注射剂量同成人。渗透压摩尔浓度应为 260～340mOsmol/kg。

【不良反应】可有食欲缺乏、恶心、呕吐等反应，少数有腹泻，此外可偶见头痛、失眠、皮疹、白细胞减少等。少数病例有膀胱炎、排尿困难、肢体麻木及感觉异常，停药后可迅速恢复。

【禁忌证】哺乳期妇女及妊娠 3 个月以内的妇女、中枢神经疾病和血液病患者禁用。

【注意事项】①出现运动失调及其他中枢神经症状时应停药。②服药期间应每日更换内裤，注意洗涤用具的消毒，防止重复感染。③对某些细菌有诱变性，但一般认为对人的致癌、致畸的危险很小。④可引起周围神经炎和惊厥，遇此情况应考虑停药（或减量）。⑤可致血常规改变、白细胞减少等，应予注意。⑥合并肾功能衰竭者，给药间隔时间应由 8 小时延长至 12 小时。⑦肝功能不全者药物可蓄积，应酌情减量。

【制剂规格】片剂：每片 100mg；250mg。胶囊剂：每粒 200mg；400mg。阴道泡腾片：每片 200mg。栓剂：每个 500mg；1000mg。凝胶剂：每支 75mg（10g）；150mg（20g）。注射液：每支 50mg（10ml）；100mg（20ml）。甲硝唑葡萄糖注射液：每瓶甲硝唑 0.5g 与

葡萄糖 12.5g（250ml）；甲硝唑 0.2g 与葡萄糖 5g（100ml）。甲硝唑氯化钠注射液：每瓶甲硝唑 0.5g 与氯化钠 0.8g（100ml）；甲硝唑 0.5g 与氯化钠 0.9g（100ml）；甲硝唑 0.5g 与氯化钠 2.25g（250ml）；甲硝唑 1.25g 与氯化钠 2.0g（250ml）。

替硝唑 [药典（二）；基；医保（甲、乙）]

Tinidazole

【药理作用】本品对大多数致病厌氧菌，如脆弱拟杆菌、梭状芽孢杆菌、真杆菌、梭形杆菌、阴道嗜血杆菌、消化球菌、消化链球菌、韦荣球菌等以及滴虫、阿米巴原虫、贾第鞭毛虫等有杀灭作用。对微需氧菌、幽门螺杆菌也有一定的抗菌作用。

【适应证】本品用于厌氧菌的系统与局部感染，如腹腔、妇科、手术创口、皮肤软组织、肺、胸腔等部位感染以及败血症、肠道或泌尿生殖道毛滴虫病、贾第虫病以及肠道和肝阿米巴病。

【用法用量】厌氧菌系统感染：口服，每日 2g；重症可静脉滴注，每日 1.6g，1 次或分为 2 次给予。手术感染的预防：术前 12 小时服 2g，手术间或结束后滴注 1.6g（或口服 2g）。非特异性阴道炎：每日 2g，连服 2 日。急性齿龈炎：每次口服 2g。泌尿生殖道毛滴虫病：每次口服 2g，必要时重复 1 次；或每次 0.15g，每日 3 次，连用 5 日。须男女同治以防再次感染。儿童每次 50～75mg/kg，必要时重复 1 次。合并白念珠菌感染者须同时进行抗真菌治疗。贾第虫病：每次 2g。肠阿米巴病：每日 2g，服 2～3 日。儿童每日 50～60mg，连用 5 日。肝阿米巴病：每日 1.5～2g，连用 3 日，必要时可延长至 5～10 日。应同时排出脓液。口服片剂应于餐间或餐后服用。静脉滴注，每 400mg（200ml）应不少于 20 分钟。

【不良反应】主要有恶心、畏食、腹泻、口中有金属味，偶见头痛、疲倦、深色尿。尚有过敏反应，如皮疹、荨麻疹、血管神经性水肿、白细胞一过性减少等。静脉滴注部位偶致静脉炎。有时也可出现神经系统障碍，如头昏、眩晕、共济失调等，停药可恢复。

【禁忌证】禁用于有血液病史者及器质性神经系统疾病者；对本品、甲硝唑过敏者，妊娠早期、哺乳期妇女禁用；12 岁以下儿童禁止注射给药。

【注意事项】①如疗程中发生中枢神经系统不良反应，应及时停药。②念珠菌感染者应用本品，其症状会加重，需同时给抗真菌治疗。③肝功能不全者应调整剂量或用药间隔时间。④老年人由于肝功能不全，应用本品时药动学有所改变，建议监测血药浓度。

【制剂规格】片剂：每片 0.25g；0.5g。胶囊剂：每粒 0.2g；0.25g；0.5g。注射液：每瓶 400mg（200ml）；800mg（400ml）（含葡萄糖 5.5%）。栓剂：每个 0.2g。

左奥硝唑 [药典（二）；医保（乙）]

Levornidazole

【药理作用】本品是第三代硝基咪唑

类衍生物，作用于厌氧菌、阿米巴、贾第鞭毛虫和毛滴虫细胞的DNA，使其螺旋结构断裂或阻止其转录复制而导致致病菌死亡。左奥硝唑为奥硝唑的左旋体，左奥硝唑和消旋奥硝唑的抗菌活性无明显差异，左奥硝唑、右旋奥硝唑主要表现为消除的差异，左奥硝唑消除比右旋奥硝唑快。

【适应证】本品用于治疗由敏感厌氧菌（脆弱拟杆菌、狄氏拟杆菌、卵圆拟杆菌、多形拟杆菌、普通拟杆菌、梭状芽孢杆菌、真杆菌、消化球菌和消化链球菌、幽门螺杆菌、黑色素拟杆菌、梭杆菌、CO_2 嗜纤维菌、牙龈类杆菌等）和泌尿生殖道毛滴虫感染引起的感染性疾病。

【用法用量】（1）口服：①治疗厌氧菌感染：成人，每次 1.5g，每晚一次顿服，连续用药 1～3 天；或者每次 0.5～1.0g，每 12 小时 1 次，连续用药 3～10 天。②治疗毛滴虫病：成人，每次 1.5g，每晚 1 次顿服，连续用药 1～2 天。（2）静脉滴注：滴注时间为每 100ml（浓度为 5mg/ml）0.5～1 小时内滴完。①术前术后预防用药：成人手术前 1～2 小时静脉滴注 1g 左奥硝唑，术后 12 小时静脉滴注 0.5g，术后 24 小时静脉滴注 0.5g。②治疗厌氧菌引起的感染：成人起始剂量为 0.5～1g，然后每 12 小时静脉滴注 0.5g，连用 5～10 天，如患者的症状改善，可以改为口服给药，每次 0.5g，每 12 小时 1 次。③儿童剂量为每日 20～30mg/kg，每 12 小时静脉滴注 1 次。

【不良反应】①消化系统：包括轻度胃部不适、胃痛、口腔异味等。②神经系统：包括头痛及困倦、眩晕、颤抖、四肢麻木、痉挛和精神错乱等。③过敏反应：如皮疹、瘙痒等。④局部反应：包括刺感、疼痛等。⑤其他：白细胞减少等。

【禁忌证】①禁用于对硝基咪唑类药物过敏的患者。②禁用于中枢神经系统有器质性病变的患者，如癫痫患者等。③禁用于各种器官硬化症、造血功能低下、慢性酒精中毒患者。

【注意事项】①使用过程中，如有异常神经症状反应即停药。②本品应餐后服用，若空腹服用，可能会导致胃部不适。③妊娠前 3 个月和哺乳期妇女不建议使用；妊娠 3 个月后应慎用。④3 岁以下儿童、体重低于 6kg 的儿童慎用。⑤肝功能严重受损者，建议给药间期延长一倍。

【制剂规格】片剂：每片 0.25g。注射液：每瓶 100ml（左奥硝唑 0.5g 与氯化钠 0.83g）。

第 3 节　抗结核药

吡嗪酰胺［药典（二）；基；医保（甲）］

Pyrazinamide

【药理作用】本品对人型结核菌有较好的抗菌作用，在 pH 5～5.5 时，杀菌作用最强，尤其对处于酸性环境中缓慢生长的吞噬细胞内的结核菌是目前最佳杀菌药物。本品在体内抑菌浓度 12.5μg/ml，达 50μg/ml 可杀灭结核杆菌。本品在细胞内抑制结核杆菌的浓度比在细胞外低 10 倍，在中性、碱性环境中几乎无抑菌作用。作用机制可能与吡嗪酸有关。吡嗪酰胺渗透入吞噬细胞并进入结核杆菌体内，菌体内的酰胺酶使其脱去酰胺基，转化为吡嗪酸而发挥抗菌作用。另因吡嗪酰胺在化学结构上与烟酰胺相似，通过取代烟酰胺而干扰脱氢酶，阻止脱氢作用，妨碍结核杆菌对氧的利用，而影响细菌的正常代谢，造成死亡。

【适应证】本品仅对分枝杆菌有效，与其他抗结核药（如链霉素、异烟肼、利福平及乙胺丁醇）联合用于治疗结核病。

【用法用量】口服：成人，与其他抗结核药联合。一日 15～30mg/kg，顿服，最高一日 2g；或一次 50～70mg/kg，一周 2～3 次；一日服用者最高一次 3g，一周服 2 次者最高一次 4g。亦可采用间歇给药法，一周用药 2 次，一次 50mg/kg。

【不良反应】①发生率较高的有：关节痛（由于高尿酸血症引起，常轻度，有自限性）。②发生率较少的有：食欲减退、发热、乏力、眼或皮肤黄染（肝毒性），畏寒。

【禁忌证】对本品过敏者、12 岁以下儿童禁用。

【注意事项】①交叉过敏，对乙硫异烟胺、异烟肼、烟酸或其他化学结构相似的药物过敏患者可能对吡嗪酰胺也过敏。②对诊断的干扰：可与硝基氰化钠作用产生红棕色，影响尿酮测定结果；可使 AST 及 ALT、血尿酸浓度测定值增高。③使血尿酸增高，可引起急性痛风发作，须定时测定。④妊娠期妇女结核病患者可先用异烟肼、利福平和乙胺丁醇治疗 9 个月，如对上述药物中任一种耐药而对吡嗪酰胺可能敏感者可考虑采用。⑤糖尿病、痛风或严重肝功能不全者慎用。

【制剂规格】片剂：每片 0.25g；0.5g。胶囊剂：每粒 0.25g。

丙硫异烟胺［药典（二）；医保（乙）］

Protionamide

【药理作用】本品为异烟酸的衍生物，其作用机制不明，可能对肽类合成具有抑制作用。本品对结核分枝杆菌的作用取决于感染部位的药物浓度，低浓度时仅具有抑菌作用，高浓度具有杀菌作用。抑制结核杆菌分枝菌酸的合成。本品与乙硫异烟胺有部分交叉耐药现象。

【适应证】本品仅对分枝杆菌有效，与其他抗结核药联合用于结核病经一线药物（如链霉素、异烟肼、利福平和乙胺丁醇）治疗无效者。

【用法用量】口服：成人，与其他抗结核药合用，一次 250mg，一日 2～3 次。小儿，与其他抗结核药合用，一次按体重口服 4～5mg/kg，一日 3 次。

【不良反应】①发生率较高的有：精神忧郁（中枢神经系统毒性）。②发生率较少的有：步态不稳或麻木、针刺感、烧灼感、手足疼痛（周围神经炎）、精神错乱或其他精神改变（中枢神经系统毒性）、眼或皮肤黄染（黄疸、肝炎）。③发生率极少的有：视力模糊或视力减退、合并或不合并眼痛（视神经炎）、月经失调或怕冷、性欲减退（男子）、皮肤干而粗糙、甲状腺功能减退、关节疼痛、僵直肿胀。④如持续发生以下情况者应予注意：腹泻、唾液增多、流口水、食欲减退、口中金属味、恶心、口痛、胃痛、胃部不适、呕吐（胃肠道紊乱、中枢神经系统毒性）眩晕（包括从卧位或坐位起身时）、嗜睡（中枢神经系统毒性）。

【禁忌证】对本品过敏者，对异烟肼、吡嗪酰胺、烟酸或其他化学结构相近的药物过敏者，妊娠期及哺乳期妇女禁用。

【注意事项】①交叉过敏，患者对异烟肼、吡嗪酰胺、烟酸或其他化学结构相近的药物过敏者可能对丙硫异烟胺过敏。②治疗期间须进行：用药前和疗程中每2～4周测定AST、ALT，但上述试验值增高不一定预示发生临床肝炎，并可能在继续治疗过程中恢复；眼部检查，如治疗过程中出现视力减退或其他视神经炎症状时应立即进行眼部检查，并定期复查。③12岁以下儿童、糖尿病、严重肝功能不全患者慎用。

【制剂规格】肠溶片：每片0.1g。

对氨基水杨酸钠 [药典（二）；基；医保（甲）]

Sodium Aminosalicylate

【药理作用】本品只对结核杆菌有抑菌作用。本品为对氨基苯甲酸（PABA）的同类物，通过对叶酸合成的竞争性抑制作用而抑制结核分枝杆菌的生长繁殖。

【适应证】本品用于结核分枝杆菌所致的肺及肺外结核病。本品仅对分枝杆菌有效，单独应用时结核杆菌对本品能迅速产生耐药性，因此必须与其他抗结核药合用。本品对不典型分枝杆菌无效。主要用作二线抗结核药物。

【用法用量】①口服：成人，一次2～3g，一日4次。儿童，按体重一日0.2～0.3g/kg，分3～4次服。一日剂量不超过12g。②静脉滴注：成人，一日4～12g，临用前加注射用水适量使溶解后再用5%葡萄糖注射液500ml稀释，2～3小时滴完。儿童，一日0.2～0.3g/kg。

【不良反应】常见食欲缺乏、恶心、呕吐、腹痛、腹泻；过敏反应有瘙痒、皮疹、药物热、哮喘；血液系统可有嗜酸性粒细胞增多。少见胃溃疡及出血、血尿、蛋白尿、肝功能损害及粒细胞减少。进餐、餐后服用可减少对胃的刺激。

【禁忌证】对本品及其他水杨酸类药过敏者禁用。

【注意事项】①交叉过敏反应：对其他水杨酸类包括水杨酸甲酯（冬青油）或其他含对氨基苯基团（如某些磺胺药和染料）过敏的患者服用本品亦可呈过敏。②对诊断的干扰：使硫酸铜法测定尿糖出现假阳性；使尿液中尿胆原测定呈假阳性反应（氨基水杨酸类与Ehrlich试剂发生反应，产生橘红色或黄色混浊，某些根据上述原理做成的市售试验纸条的结果也可受影响）；使ALT和AST的正常值增高。③静脉滴注的溶液需新配，滴注时应避光，溶液变色即不得使用。静脉滴注久易致静脉炎。④妊娠期妇女和哺乳期妇女须权衡利弊后使用。⑤儿童严格按用法用量服用。⑥充血性心力衰竭、胃溃疡、葡萄糖-6-磷酸脱氢酶（G-6-PD）缺乏症、严重肝或肾功能损害患者慎用。

【制剂规格】片剂：每片 0.5g。注射剂：每瓶 2g；4g；6g。

卷曲霉素 [药典（二）；基；医保（乙）]

Capreomycin

【药理作用】本品抗菌作用机制尚不清楚。推测与氨基糖苷类一样，与结核菌核糖体结合而影响细菌蛋白质的合成，产生抑菌、杀菌作用。

【适应证】本品用于肺结核病的二线治疗药物，经一线抗结核药（如链霉素、异烟肼、利福平和乙胺丁醇）治疗失败者，或对上述药物中的一种或数种产生毒性作用或细菌耐药时，本品可作为联合用药之一。

【用法用量】注射给药：每日 1 次用药，持续 2～4 个月，随后改为每周用药 2～3 次。①肌内注射：每日 0.75～1g，1 次给药，临用前加灭菌注射用水适量使溶解，深部肌内注射。②静脉滴注：每日 1g（体重＜55kg，每日 0.75g），一日 1 次，临用前用 0.9%氯化钠注射液 250ml 稀释后滴注，60 滴/分钟。每日总剂量不得超过 20mg/kg。

【不良反应】①血液系统：药物诱发的嗜酸性粒细胞增多症。②耳毒性：明显耳毒性 3%；亚临床耳毒性 11%。③肾脏：血清尿素氮水平升高（36%）。④内分泌与代谢系统：电解质紊乱。⑤神经系统：听神经损害。

【禁忌证】对卷曲霉素过敏者禁用。

【注意事项】①存在听觉障碍的患者使用本品可能导致第Ⅷ颅神经额外损伤，（用药前）应评估治疗的获益与风险，建议所有使用本品的患者进行听力监测。②不推荐与链霉素或紫霉素同时使用。③建议已知或怀疑有肾功能损害的患者减少用药剂量，建议监测肾功能，如果肾功能水平下降应减量并考虑停药。④曾有大剂量静脉用药后出现部分神经肌肉阻滞的报道。

【制剂规格】注射剂：每瓶 0.5g（50 万单位）；0.75g（75 万单位）；1g（100 万单位）。

利福平 [药典（二）；基；医保（甲、乙）]

Rifampicin

【药理作用】本品为利福霉素类半合成广谱抗菌药，对多种病原微生物均有抗菌活性。本品对结核分枝杆菌和部分非结核分枝杆菌（包括麻风分枝杆菌等）在宿主细胞内外均有明显的杀菌作用。利福平对需氧革兰阳性菌具良好抗菌作用，包括葡萄球菌产酶株及甲氧西林耐药株、肺炎链球菌、其他链球菌属、肠球菌属、李斯特菌属、炭疽杆菌、产气荚膜杆菌、白喉棒状杆菌等。对需氧革兰阴性菌如脑膜炎奈瑟球菌、流感嗜血杆菌、淋病奈瑟球菌亦具高度抗菌活性。利福平对军团菌属作用亦良好，对沙眼衣原体、性病淋巴肉芽肿及鹦鹉热等病原体均具抑制作用。利福平与依赖DNA的RNA聚合酶的β亚单位牢固结合，抑制细菌RNA的合成，防止该酶与DNA连接，从而阻断RNA转录过程，使DNA和蛋白的合成停止。

【适应证】①本品与其他抗结核药联合用于各种结核病的初治与复治（如结核性脑膜炎）。②与其他药物联合用于麻风、非结核分枝杆菌感染。③与万古霉素（静脉）可联合用于甲氧西林耐药葡萄球菌所致的严重感染。利福平与红霉素联合方案用于军团菌属严重感染。④无症状脑膜炎奈瑟菌带菌者，以消除鼻咽部脑膜炎奈瑟菌（但不适用于脑膜炎奈瑟菌感染）。

【用法用量】①口服。成人：抗结核治疗，一日0.45～0.6g，空腹顿服，一日不超过1.2g；脑膜炎奈瑟菌带菌者，5mg/kg，每12小时1次，连续2日。儿童：抗结核治疗，1个月以上者一日按体重10～20mg/kg，空腹顿服，一日量不超过0.6g。脑膜炎奈瑟菌带菌者，1个月以上者一日10mg/kg，每12小时1次，连服4次。国外有资料显示新生儿用量为一日按体重10～20mg/kg，分两次服用（间隔12小时）。老年患者：按一日10mg/kg，空腹顿服。②静脉滴注。以无菌操作法用5%葡萄糖注射液或0.9%氯化钠注射液500ml稀释本品后静脉滴注，最终浓度不超过6mg/ml。建议滴注时间超过2～3小时，但应在4小时内滴完。

【不良反应】①多见消化道反应：畏食、恶心、呕吐、上腹部不适、腹泻等胃肠道反应，但均能耐受。②肝毒性为主要不良反应：在疗程最初数周内，少数患者可出现AST及ALT升高，肝肿大和黄疸，大多为无症状的AST及ALT一过性升高，在疗程中可自行恢复，老年人、酗酒者、营养不良、原有肝病或其他因素造成肝功能异常者较易发生。③变态反应：大剂量间歇疗法后偶可出现“流感样综合征”，表现为畏寒、寒战、发热、不适、呼吸困难、头昏、嗜睡及肌肉疼痛等，发生频率与剂量大小及间歇时间有明显关系。偶可发生急性溶血或肾衰竭，目前认为其产生机制属过敏反应。④其他：偶见白细胞减少、凝血酶原时间缩短、头痛、眩晕、视力障碍等。

【禁忌证】①对利福平或利福霉素类抗菌药过敏者禁用。②严重肝功能不全、胆道阻塞者和3个月以内妊娠期妇女禁用。

【注意事项】①酒精中毒、肝功能损害者慎用。5岁以下小儿、3个月以上妊娠期妇女和哺乳期妇女慎用。②可致肝功能不全，在原有肝病患者或本品与其他肝毒性药物同服时有伴发黄疸死亡病例的报道，因此原有肝病患者，仅在有明确指征情况下方可慎用。③可致高胆红素血症：系肝细胞性和胆汁潴留的混合型，轻症患者用药中自行消退，重者需停药观察。血胆红素升高也可能是利福平与胆红素竞争排泄的结果。治疗初期2～3个月应严密监测肝功能变化。④单用利福平治疗结核病或其他细菌性感染时，病原菌可迅速产生耐药性，故必须与其他药物合用。治疗可能需持续 6 个月～2 年，甚至数年。⑤可能引起白细胞和血小板减少，并导致齿龈出血和感染、伤口愈合延迟等。用药期间应避免拔牙等手术，并注意口腔卫生。用药期间应定期检查周围血象。⑥应于餐前 1 小时或餐后 2 小时服用，最好清晨空腹一次服用，因进食影响吸收。⑦服药后便尿，唾液、汗液、痰液、泪液等排泄物均可显橘红色。有发生间质性肾炎的可能。⑧肾功能不全者不需减量。在肾小球滤过率减低或无尿患者中利福平的血药浓度无显著改变。⑨肝功能不全的患者常需减少剂量，一日剂量≤8mg/kg。老年患者肝功能有所减退，用药量应酌减。

【制剂规格】片（胶囊）剂：每片（粒）0.15g; 0.3g。口服混悬液：每瓶 20mg/ml。注射液：每支 0.3g（5ml）。注射剂：每支 0.15g；0.45g；0.6g。

链霉素[药典（二）；基；医保（甲）]

Streptomycin

【药理作用】本品为氨基糖苷类抗生素，对结核分枝杆菌有强大抗菌作用，其最低抑菌浓度（MIC）一般为 0.5μg/ml。非结核分枝杆菌对本品大多耐药。链霉素对许多革兰阴性杆菌如大肠埃希菌、克雷伯菌属、变形杆菌属、肠杆菌属、沙门菌属、志贺菌属、布鲁菌属、巴斯德菌等也具抗菌作用；脑膜炎奈瑟菌和淋病奈瑟菌亦对本品敏感。链霉素对葡萄球菌属及其他革兰阳性球菌的作用差。各组链球菌、铜绿假单胞菌和厌氧菌对本品耐药。链霉素主要与细菌核糖体 30S 亚单位结合，抑制细菌蛋白质的合成。细菌与链霉素接触后极易产生耐药性。链霉素和其他抗菌药物或抗结核药物联合应用可减少或延缓耐药性的产生。

【适应证】①本品与其他抗结核药联合用于结核分枝杆菌所致各种结核病的初治病例，或其他敏感分枝杆菌感染。②单用于治疗土拉菌病，或与其他抗菌药物联合用于鼠疫、腹股沟肉芽肿、布鲁菌病、鼠咬热等的治疗。③与青霉素或氨苄西林联合治疗草绿色链球菌或肠球菌所致的心内膜炎。

【用法用量】（1）成人：①结核病，肌内注射，每 12 小时 0.5g，或 1 次 0.75g，一日 1 次，与其他抗结核药合用；如采用间歇疗法，即一周给药 2～3 次，一次 1g；老年患者肌内注射，一次 0.5～0.75g，一日 1 次。②肠球菌性心内膜炎，肌内注射，与青霉素合用，每 12 小时 1g，连续 2 周，继以每 12 小时 0.5g，连续 4 周。③鼠疫，肌内注射，一次 0.5～1g，每 12 小时 1 次，与四环素合用，疗程 10 日。④土拉菌病，肌内注射，每 12 小时 0.5～1g，连续 7～14 日。⑤细菌性（草绿链球菌）心内膜炎，肌内注射，每 12 小时 1g，与青霉素合用，连续 1 周，继以每 12 小时 0.5g，连续 1 周；60 岁以上的患者，应减为每 12 小时 0.5g，连续 2 周。⑥布鲁菌病，一日 1～2g，分 2 次肌内注射，与四环素合用，疗程3周或3周以上。

（2）儿童：肌内注射。其他感染，按体重一日15～25mg/kg，分2次给药；治疗结核病，按体重20mg/kg，一日1次，一日最大剂量不超过1g，与其他抗结核药合用。

（3）肾功能不全患者：按肾功能正常者的剂量为一次15mg/kg，一日1次，根据其肌酐清除率进行调整：＞50～90ml/min者，每24小时给予正常剂量的50%；10～50ml/min者，每24～72小时给止常剂量的50%；＜10ml/min者，每72～96小时给予正常剂量的50%。

【不良反应】①血尿、排尿次数减少或尿量减少、食欲减退、口渴等肾毒性症状，少数可产生血液中尿素氮及肌酐值增高。②影响前庭功能时可有步履不稳、眩晕等症状；影响听神经出现听力减退、耳鸣、耳部饱满感。③部分患者可出现面部或四肢麻木、针刺感等周围神经炎症状。④偶可发生视力减退（视神经炎）嗜睡、软弱无力、呼吸困难等神经肌肉阻滞症状。⑤偶可出现皮疹、瘙痒、红肿。少数患者停药后仍可发生听力减退、耳鸣、耳部饱满感等耳毒性症状，应引起注意。

【禁忌证】对链霉素或其他氨基糖苷类过敏的患者禁用。

【注意事项】①交叉过敏：对一种氨基糖苷类过敏的患者可能对其他氨基糖苷类也过敏。②下列情况应慎用链霉素：失水，可使血药浓度增高，易产生毒性反应。第Ⅷ对脑神经损害，因本品可导致前庭神经和听神经损害。重症肌无力或帕金森病，因本品可引起神经肌肉阻滞作用，导致骨骼肌软弱。肾功能损害，因本品具有肾毒性。③疗程中应注意定期进行下列检查：尿常规和肾功能测定，以防止出现严重肾毒性反应。听力检查或高频听力测定，尤其是老年患者。④对诊断的干扰：本品可使ALT及AST、血清胆红素浓度及乳酸脱氢酶浓度的测定值增高；血钙、镁、钾、钠浓度的测定值可能降低。⑤链霉素虽对妊娠期妇女有危害，但用药后有时可能利大于弊；链霉素可穿过胎盘进入胎儿组织，可能引起胎儿听力损害。因此妊娠妇女在使用前必须充分权衡利弊。哺乳期妇女用药期间宜暂停哺乳。⑥儿童，尤其早产儿及新生儿的肾脏组织尚未发育完全，使本类药物的半衰期延长，药物易在体内积蓄而产生毒性反应，故在新生儿、幼儿中应慎用。⑦老年患者的肾功能有一定程度生理性减退，即使肾功能测定值在正常范围内仍应采用较小治疗量。老年患者应用氨基糖苷类后易产生各种毒性反应，应尽可能在疗程中监测血药浓度。

【制剂规格】注射剂：每瓶0.75g；1g；2g；5g。

帕司烟肼[药典（二）；医保（乙）]

Pasiniazid

【药理作用】本品为异烟肼和对氨基水杨酸的化学结合物。异烟肼主要对生长繁殖期的分枝杆菌有效，其作用机制尚未阐明，可能抑制敏感细菌分枝杆菌酸的合成而使细胞壁破裂。对氨基水杨酸能有效地延缓和阻滞异烟肼在体内的乙酰化过程。因此，本品在血液中维持较高、较久的异烟肼浓度并且降低了对肝脏的毒性。

【适应证】本品与其他抗结核药联合，用于治疗各型肺结核、支气管内膜结核及肺外结核，并可作为与结核病相关手术的保护药，也可用于预防长期或大剂量皮质激素、免疫抑制治疗的结核感染及复发。

【用法用量】口服。治疗：成人一日按体重 10～20mg/kg；小儿视个别需要可增至一日按体重 20～40mg/kg，顿服。预防：一日按体重 10～15mg/kg，顿服。

【不良反应】偶有头晕、头痛、失眠、发热、皮疹、恶心、乏力、黄疸、周围神经炎、视神经炎及血细胞减少等。

【禁忌证】①精神病及癫痫患者禁用。②严重肝功能障碍患者禁用。

【注意事项】①至少应连续服用 3 个月，治疗期间不宜停药，否则可能会促进细菌的抗药性。②用药期间应定期进行肝功能检查。③妊娠期及哺乳期妇女慎用。

【制剂规格】片剂：每片 0.1g。胶囊剂：每粒 0.1g。

乙胺吡嗪利福异烟 [药典（二）；医保（乙）]

Ethambutol Hydrochloride, Pyrazinamide, Rifampicin and Isoniazid

【药理作用】本品为利福平、异烟肼、吡嗪酰胺和盐酸乙胺丁醇的复方制剂。本品中利福平是利福霉素类的杀菌剂；异烟肼，吡嗪酰胺和乙胺丁醇是抗结核杀菌剂。

【适应证】本品用于肺结核短程疗法的最初 2 个月的强化治疗，在此阶段必须每日服用。

【用法用量】口服。体重 30～37kg 的患者一日 2 片，体重 38～54kg 的患者一日 3 片，体重 55～70kg 的患者一日 4 片，体重 71kg 以上的患者一日 5 片，饭前 1 小时顿服。

【不良反应】参见乙胺丁醇、吡嗪酰胺、利福平、异烟肼。

【禁忌证】①对利福平、吡嗪酰胺、异烟肼、盐酸乙胺丁醇或任何辅料过敏者禁用。②肝功能不正常者、胆道梗阻者、3 个月以内妊娠期妇女、痛风患者、精神病、癫痫病患者、糖尿病有眼底病变者、卟啉症禁用。③严重肾功能不全患者（肌酐清除率＜30ml/min）禁用。④禁与伏立康唑和蛋白酶抑制剂联合使用。

【注意事项】参见乙胺丁醇、吡嗪酰胺、利福平、异烟肼的注意事项。

【制剂规格】片剂：每片含利福平 0.12g、异烟肼 0.12g、吡嗪酰胺 0.4g、盐酸乙胺丁醇 0.25g；含利福平 0.15g、异烟肼 0.075g、吡嗪酰胺 0.4g、盐酸乙胺丁醇 0.275g；含利福平 75mg、异烟肼 37.5mg、吡嗪酰胺 200mg、盐酸乙胺丁醇 137.5mg。

乙胺丁醇 [药典（二）；基；医保（甲）]

Ethambutol

【药理作用】本品作用机制目前尚未

明确。主要为乙胺丁醇与二价锌离子络合，干扰多胺和金属离子的功能，以及影响戊糖代谢和脱氧核糖核酸、核苷酸的合成，从而阻碍核糖核酸的合成，抑制分枝杆菌的生长。本品只对生长繁殖期的分枝杆菌有效。迄今未发现本品与其他抗结核药物有交叉耐药性。但结核杆菌对本品也可缓慢产生耐药性。

【适应证】①本品用于联合治疗结核杆菌所致的肺结核。②结核性脑膜炎及非结核分枝杆菌感染的治疗。

【用法用量】口服：成人及 13 岁以上儿童：与其他抗结核药合用。①结核初治，按体重 15mg/kg，一日 1 次，顿服；或一次 25～30mg/kg，最高 2.5g，一周 3 次；或 50mg/kg，最高 2.5g，一周 2 次。②结核复治，按体重 25mg/kg，一日 1 次顿服，连续 60 天，继以按体重 15mg/kg，一日 1 次，顿服。③非结核分枝杆菌感染，一日 15～25mg/kg，1 次顿服。

【不良反应】①常见视力模糊、眼痛、红绿色盲或视力减退、视野缩小（视神经炎一日按体重剂量 25mg/kg 以上时易发生）。视力变化可为单侧或双侧。②少见畏寒、关节肿痛（趾、踝、膝关节），病变关节表面皮肤发热发紧感（急性痛风，高尿酸血症）。③罕见皮疹、发热、关节痛等过敏反应；或麻木、针刺感、烧灼痛或手足软弱无力（周围神经炎）。

【禁忌证】对本品过敏者、已知视神经炎患者、乙醇中毒者及年龄＜13 岁者禁用。

【注意事项】①痛风，视神经炎，肾功能不全慎用。②治疗期间应检查：眼部，视野、视力、红绿鉴别力等，在用药前、疗程中一日检查一次，尤其是疗程长，一日剂量超过 15mg/kg 的患者。乙胺丁醇可使血清尿酸浓度增高，引起痛风发作。应定期测定。③可与食物同服，一日剂量宜一次顿服。④单用时可迅速产生耐药性，必须与其他抗结核药联合应用。⑤剂量应根据患者体重计算。⑥可透过胎盘屏障，胎儿血药浓度约为母亲血药浓度的 30%。妊娠期妇女应慎用。可在乳汁中分布，哺乳期妇女慎用。肾功能不全或老年患者应用时需减量。

【制剂规格】片（胶囊）剂：每片（粒）0.25g。

乙胺利福异烟 [药典（二）；医保（乙）]

Ethambutol Hydrochloride，Rifampicin and Isoniazid Tablets

【药理作用】本品为利福平、盐酸乙胺丁醇、异烟肼的复方制剂，对各种生长状态的结核杆菌及非结核分枝杆菌均有抑菌作用。

【适应证】本品用于成人各类结核病复治痰菌涂片阳性患者继续期治疗。

【用法用量】口服。体重 30～37kg 的患者每日 2 片，体重 38～54kg 的患者每日 3 片，体重 55～70kg 的患者每日 4 片，体重 71kg 以上的患者每日 5 片，饭前 1 小时顿服。不适用于体重 30kg 以下的患者。

【不良反应】①利福平：多见一过性转

氨酶升高，偶见恶心、呕吐、药物热、皮疹，血小板减少、哮喘，严重时可引起黄疸、肾功能改变。②异烟肼：偶见末梢神经炎及记忆力减退、头痛、失眠、嗜睡，严重者诱发精神失常，癫痫病。大剂量或长期服用引起肝损害，亦可有皮疹、药疹、药物热等过敏反应。③盐酸乙胺丁醇：视力障碍，视野缩小、视神经炎，偶有肝功能障碍和末梢神经炎。

【禁忌证】①对利福平、异烟肼、盐酸乙胺丁醇或任何辅料过敏者禁用。②肝功能障碍、胆道梗阻、3 个月以内妊娠期妇女、痛风患者、精神病、癫痫病患者、糖尿病有眼底病变者、卟啉症禁用。③严重肾功能不全患者（肌酐清除率＜30ml/min）禁用。④禁忌与伏立康唑和蛋白酶抑制剂联合使用。

【注意事项】①对诊断的干扰：可使血液尿素氮、血清碱性磷酸酶、AST、ALT、血清胆红素及血清尿酸浓度测定结果增高。②交叉过敏：对乙硫异烟胺、烟酸或其他化学结构相似的药物过敏患者可能对本品也过敏。③由于本品可使血清尿酸浓度增高，引起痛风发作，因此在疗程中应定期测定。④治疗期间应检查：眼部，视野、视力、红绿鉴别力等，在用药前、疗程中每日检查一次，出现视神经炎症状，应立即进行眼部检查，并定期复查。

【制剂规格】片剂：每片含利福平 0.12g、异烟肼 0.12g、盐酸乙胺丁醇 0.25g。

异福片（胶囊）[药典（二）；医保（乙）]

Rifampin and Isoniazid Tablets (Capsules)

【药理作用】本品为抗结核药，是利福平和异烟肼的复方制剂。利福平与依赖于 DNA 的 RNA 聚合酶的 β 亚单位牢固结合，抑制细菌 RNA 的合成，防止该酶与 DNA 连接，从而阻断 RNA 转录过程，使 DNA 和蛋白质的合成停止。异烟肼的作用机制可能是抑制敏感细菌分枝菌酸的合成而使细胞壁破裂。两者合用可以加强抗菌活性，并减少耐药菌株的产生。

【适应证】本品用于结核病的初治和非多重性耐药的结核病患者的 4 个月维持期治疗。

【用法用量】成人常用量：口服，体重＜50kg 者，一次口服利福平 0.45g、异烟肼 0.3g，一日 1 次。体重≥50kg 者，一次口服利福平 0.6g、异烟肼 0.3g，一日 1 次。于饭前 30 分钟或饭后 2 小时服用，一般疗程为 4 个月。

【不良反应】①消化道反应最为多见，口服本品后可出现畏食、恶心、呕吐、上腹部不适、腹泻等胃肠道反应。②肝毒性为本品的主要不良反应，在疗程最初数周内，少数患者可出现血清氨基转移酶升高、肝肿大和黄疸，大多为无症状的血清氨基转移酶一过性升高，在疗程中可自行恢复，老年人、酗酒者、营养不良、原有肝病或其他因素造成肝功能异常者较易发生。

【禁忌证】①对异烟肼、利福平及利福

霉素类抗菌药过敏者禁用。②严重肝功能不全、胆道阻塞者和 3 个月以内妊娠期妇女禁用。

【注意事项】①酒精中毒、精神病、癫痫、肝功能损害者慎用。②婴儿、3 个月以上妊娠期妇女和哺乳期妇女慎用。③交叉过敏反应，对乙硫异烟胺、吡嗪酰胺、烟酸或其他化学结构有关药物过敏者也可能对本品过敏。④慢乙酰化患者较易产生不良反应，故宜用较低剂量。⑤服药后大小便、唾液、痰液、泪液、汗液等排泄物均可显橘红色。⑥用药期间应注意检查肝功能。

【制剂规格】片（胶囊）剂：每片（粒）225mg（利福平 150mg+异烟肼 75mg）；250mg（利福平 150mg+异烟肼 100mg）；450mg（利福平 300mg+异烟肼 150mg）。

异福酰胺[药典（二）；医保（乙）]

Rifampin Isoniazid and Pyrazinamide

【药理作用】本品为抗结核药，是由异烟肼、吡嗪酰胺和利福平组成的复方制剂。已有研究证实，异烟肼、利福平和吡嗪酰胺在治疗水平上，对细胞内和细胞外的结核分枝杆菌均有抗菌活性。作用机制：利福平通过抑制敏感的结核分枝杆菌的 RNA 聚合酶，尤其是与细菌的RNA聚合酶的相互作用达到抗菌作用，但是对哺乳类动物无抑制作用。异烟肼通过抑制结核杆菌的结核环脂酸的生物合成，从而影响结核分枝杆菌细胞壁的合成，吡嗪酰胺抑制结核分枝杆菌生长的确切作用机制尚不清楚，但是体内外的研究表明，吡嗪酰胺仅在微酸（pH5.5）环境中有活性。

【适应证】本品用于结核病短程化疗的强化期。

【用法用量】口服。饭前 1～2 小时顿服，每日一次。体重 30～39kg：3 片/日（含异烟肼 240mg，利福平 360mg 和吡嗪酰胺 750mg）；体重 40～49kg：4 片/日（含异烟肼 320mg，利福平 480mg 和吡嗪酰胺 1000mg）；体重 50kg 以上：5 片/日（含异烟肼 400mg，利福平 600mg 和吡嗪酰胺 1250mg）。通常每日一次，连续使用 2 个月，需要时也可加用其他抗结核药物。强化期后，应至少继续使用 4 个月的利福平和异烟肼。

【不良反应】①利福平：皮肤潮红，可伴有丘疹或不伴丘疹；胃肠反应包括恶心、呕吐、腹腔不适和腹泻；可引起肝炎，应定期检查肝功能；血小板减少伴或不伴紫癜。②异烟肼：可出现严重的有时为致死性的肝炎；可致多发神经炎，表现为麻木、肌肉无力、腱反射消失等；可致血液系统异常及胃肠道反应。③吡嗪酰胺：活动性痛风，铁粒幼细胞贫血、关节痛、厌食。

【禁忌证】对利福平、异烟肼、吡嗪酰胺有过敏史者禁用。

【注意事项】①本品任一组分可致肝功能损害，用药期间应注意检查肝功能。②痛风患者应慎用吡嗪酰胺，有精神病或癫痫病史者慎用。③致癌作用、突变、生育力的损害。

【制剂规格】片（胶囊）剂：每片（粒）含利福平 120mg、异烟肼 80mg、吡嗪酰胺 250mg。

异烟肼[药典（二）；基；医保（甲）]

Isoniazid

【药理作用】本品是一种具有杀菌作用的合成抗菌药，对结核分枝杆菌有良好的抗菌作用，疗效较好，用量较小，毒性相对较低。本品易通过血脑屏障。

【适应证】本品用于各型肺结核的进展期、溶解播散期、吸收好转期，尚可用于结核性脑膜炎和其他肺外结核等。本品常需和其他抗结核病药联合应用，以增强疗效和克服耐药性。此外，尚可用于部分非结核分枝杆菌病。

【用法用量】（1）口服：①成人：预防，一日 0.3g，顿服。治疗，与其他抗结核药合用，按体重一日 5mg/kg，最高 0.3g；或一日 15mg/kg，最高 0.9g，一周服用 2～3 次。②儿童：预防，一日按体重 10mg/kg，最高 0.3g，顿服。治疗，按体重一日 10～20mg/kg，最高 0.3g，顿服。某些严重结核病（如结核性脑膜炎），一日按体重可高达 30mg/kg（最高 0.5g），但要注意肝功能损害和周围神经炎的发生。

（2）肌内注射或静脉滴注：极少肌内注射。一般在强化期或对于重症或不能口服用药的患者，可用静脉滴注的方法，用 0.9%氯化钠注射液或 5%葡萄糖注射液稀释后使用。①成人：常用量，一日 0.3～0.4g；或 5～10mg/kg；急性粟粒型肺结核或结核性脑膜炎患者，一日 10～15mg/kg，最高 0.9g。间歇疗法时，一次 0.6～0.8g，一周应用 2～3 次。②儿童：一日按体重 10～15mg/kg，最高 0.3g。

（3）局部用药：①雾化吸入：一次 0.1～0.2g，一日 2 次。②局部注射（胸膜腔、腹腔或椎管内），一次 50～200mg。

【不良反应】常用剂量的不良反应发生率较低。剂量加大至 6mg/kg 时，不良反应发生率显著增加，主要为周围神经炎及肝脏毒性，加用维生素 B_6，虽可减少毒性反应，但也可影响疗效。不良反应有胃肠道症状（如食欲缺乏、恶心、呕吐、腹痛、便秘等）；血液系统症状（贫血、白细胞减少、嗜酸性粒细胞增多，引起血痰，咯血、鼻出血、眼底出血等）；肝损害；过敏（皮疹或其他）；内分泌失调（男子女性化乳房、泌乳、月经不调、阳痿等）；中枢症状（头痛、失眠、疲倦、记忆力减退、精神兴奋、易怒、欣快感、反射亢进、幻觉、抽搐、排尿困难、昏迷等）；周围神经炎（表现为肌肉痉挛、四肢感觉异常、视神经炎，视神经萎缩等）。上述反应大多在大剂量或长期应用时发生。慢乙酰化者较易引起血液系统、内分泌系统和神经精神系统的反应，而快乙酰化者则较易引起肝脏损害。

【禁忌证】对本品过敏者、肝功能不全者、精神病患者、癫痫患者禁用。

【注意事项】①异烟肼与乙硫异烟胺、吡嗪酰胺、烟酸或其他化学结构有关药物存在交叉过敏。②大剂量应用时，

可使维生素 B_6 大量随尿排出，抑制脑内谷氨酸脱羧变成 γ-氨基丁酸而导致惊厥，也可引起周围神经系统的多发性病变。因此，成人应同时口服维生素 B_6 50～100mg，防止或减轻周围神经炎和（或）维生素 B_6 缺乏症状。如出现轻度手脚发麻，头晕，可服用维生素 B_1 或 B_6，若有重度者或出现呕血现象，应立即停药。③用药前、疗程中应定期检查肝功能，包括血清胆红素、AST、ALT，疗程中密切注意有无肝炎的前驱症状，一旦出现肝毒性的症状及体征时应立即停药，必须待肝炎的症状、体征完全消失后方可重新用药，此时必须从小剂量开始，逐步增加剂量，如有任何肝毒性表现应立即停药。④如疗程中出现视神经炎症状，需立即进行眼部检查，并定期复查。⑤异烟肼可透过胎盘屏障，导致胎儿血药浓度高于母体血药浓度。妊娠期妇女应避免应用，如确有指征应用时，必须充分权衡利弊。⑥异烟肼在乳汁中浓度可达 12mg/L，与血药浓度相近；如哺乳期间充分权衡利弊后决定用药，则宜停止哺乳。⑦新生儿肝脏乙酰化能力较差，以致消除半衰期延长，新生儿用药时应密切观察不良反应。⑧肾功能不全但肌酐清除率＜6mg/100ml 者，异烟肼的用量无须减少。如严重肾功能不全或患者系慢乙酰化者则需减量，以异烟肼服用后 24 小时的血药浓度不超过 1mg/L 为宜。若为无尿患者，异烟肼的剂量可减为常用量的一半。⑨肝功能不全者剂量应酌减。⑩50 岁以上患者用药引起肝炎的发生率较高，治疗时更需密切注意肝功能的变化，必要时减少剂量或同时酌情使用保护肝功能的制剂。⑪慢乙酰化患者较易产生不良反应，故宜用较低剂量。

【制剂规格】片剂：每片 0.05g；0.1g；0.3g；0.5g。注射液：每支 0.1g（2ml）。

异烟腙 [药典（二）]

Ftivazide

【药理作用】本品为异烟肼衍生物，其作用机制与异烟肼相似，但抗菌作用稍差。

【适应证】本品为二线抗结核药，当用异烟肼产生不良反应时可改用本品。

【用法用量】口服，成人一次 0.3～0.5g，一日 3 次。小儿一日按体重 30～40mg/kg（不超过 1.5g），分次服用。

【不良反应】本品毒性比异烟肼小，不良反应与异烟肼相似，但较少见。

【禁忌证】对本品过敏者禁用。

【注意事项】①为了预防和减少不良反应，可同时应用维生素 B_6。②心绞痛、其他心脏病、有精神病或癫痫病史者、严重肾功能不全者应慎用。

【制剂规格】片剂：每片 50mg；100mg。

第4节　抗麻风病药及抗麻风反应药

氨苯砜 [药典（二）；基；医保（甲）]

Dapsone

【药理作用】本品为砜类抑菌药，对麻风杆菌有较强的抑制作用。作用于细菌的二氢叶酸合成酶，干扰叶酸的合成，其作用可为氨基苯甲酸所拮抗。本品亦可用作二氢叶酸还原酶抑制药。

【适应证】本品与其他抗麻风病药联合用于由麻风分枝杆菌引起的各种类型麻风病的治疗。近年试用本品治疗系统性红斑狼疮、痤疮、银屑病、带状疱疹等。

【用法用量】成人：①麻风病，口服，一次 50～100mg，一日 100～200mg。可于开始每日口服 12.5～25mg，以后逐渐加量至每日 100mg。由于本品有蓄积作用，故每服药 6 日后停药 1 日，每服 10 周停药 2 周。必要时可与利福平每日 600mg，联合应用。②红斑狼疮，一日 100mg，连用 3～6 个月。③痤疮，一日 50mg。④银屑病或变应性血管炎，一日 100～150mg。⑤带状疱疹，一日 3 次，一次 25mg，连服 3～14 日。以上治疗中，均遵循服药 6 日、停药 1 日的原则。

儿童：《中国国家处方集 化学药品与生物制品卷 儿童版》推荐：口服。①抑制麻风：多与其他抗麻风药合用，一次 0.9～1.4mg/kg，一日 1 次。②治疗疱疹样皮炎：开始一次 2mg/kg，一日 1 次，如症状未完全控制，可逐渐增加剂量，待病情控制后减至最小有效量。由于本品有蓄积作用，故每服药 6 日停药 1 日，每服药 10 周停药 2 周。

【不良反应】①发生率较高者：有背、腿痛，胃痛，食欲减退；皮肤苍白、发热、溶血性贫血；皮疹；异常乏力或软弱；高铁血红蛋白血症。②发生率极低者：可有皮肤瘙痒、剥脱性皮炎、精神紊乱、周围神经炎；咽痛、发热、中性粒细胞减低或缺乏；砜类综合征及肝脏损害等。③下列症状如持续存在需引起注意：眩晕、头痛、恶心、呕吐。

【禁忌证】①对本品及磺胺类药物过敏者、严重肝功能损害、严重贫血和精神障碍者禁用。②本品可能使胎儿耳聋、脑积水、四肢缺陷，故妊娠期妇女禁用。

【注意事项】①交叉过敏：对一种碱类药过敏的患者，可能对其他砜类药亦过敏。对噻嗪类利尿药、磺酰脲类、碳酸酐酶抑制药或其他磺胺药过敏的患者可能对本品亦过敏。对本品过敏者可发生严重的剥脱性皮炎，常在开始用药 4～5 周内发生周身麻疹样或猩红热样红斑、瘙痒等症状。如及时停药处理，症状可很快消失，否则可引起不良后果。②本品可在乳汁中达有效浓度，对新生儿具有预防作用。但砜类药物在葡萄糖-6-磷酸脱氢酶（G-6-PD）缺乏症新生儿中可能引起溶血性贫血。③下列情况应慎用：严重贫血，G-6-PD 缺乏症、肝功能不全、变性血红蛋白还原酶缺乏症、肾功能不全。④随访检查：血常规计数，用药前和治疗第 1 个月中每周 1 次，以后每月 1 次，连续 6 个月，以后每半年 1 次；G-6-PD 测定，如为 G-6-PD 缺乏症患者应慎用本品，因易发生溶血反应；肝功能试验（如血胆红素和 AST 测定），治疗过程中如患者发生食欲减退，恶心或呕吐应做测定，有肝功能损害者应停用本品；肾功能测定，有肾功能不全者在疗程中应定期测定肾功能，并据以调整剂量，如患者肌酐清除率低于 4ml/min 时，应测定患者的血药浓度，尿闭患者应停用本品。

【制剂规格】片剂：每片 50mg；100mg。

醋氨苯砜[药典（二）]

Acedapsone

【药理作用】本品为砜类抑菌剂，在体内缓慢地分解成氨苯砜或单乙酰氨苯砜而起抗麻风杆菌作用。

【适应证】本品用于麻风病的预防以及不能口服砜类药物者。

【用法用量】肌内注射，一次 0.225g，隔 60～75 日注射 1 次，疗程长达数年。

【不良反应】①注射局部有疼痛感，时久还可发生局部硬块。②偶见过敏反应、皮疹、皮肤瘙痒、剥脱性皮炎；背、腿痛，胃痛，食欲减退；皮肤苍白、发热、溶血性贫血；异常乏力或软弱、高铁血红蛋白血症；精神紊乱、周围神经炎、咽痛、粒细胞减少或缺乏、砜类综合征或肝脏损害等。③下列症状如持续存在需引起注意：眩晕、头痛、恶心、呕吐。

【禁忌证】对本品及磺胺类药物过敏者、严重肝功能损害和精神障碍者禁用。

【注意事项】①常见的反应有恶心、呕吐等，偶见头痛、头晕、心动过速等。初次注射有较强的疼痛感，连续应用可望减轻。②血液系统反应有白细胞减少、粒细胞缺乏、贫血等。③砜类化合物治疗麻风偶可引起“麻风反应”。④中毒性精神病、周围神经炎等也偶发生。⑤肝肾功能不全、贫血、胃和十二指肠溃疡病及有精神病史者慎用。⑥本品与磺胺类药物可有部分交叉过敏反应发生。

【制剂规格】注射剂：每支 1.5ml（0.225g）；3ml（0.45g）；6ml（0.9g）。

氯法齐明[药典（二）；医保（乙）]

Clofazimine

【药理作用】本品对麻风杆菌和其他的一些分枝杆菌有抑菌作用。本品可能通过干扰麻风杆菌的核酸代谢，与其 DNA 结合，抑制依赖 DNA 的 RNA 聚合酶，阻止 RNA 的合成，从而抑制细菌蛋白质合成，发挥其抗麻风杆菌作用。本品的抗炎作用可能与其具有稳定细胞溶酶体膜、呈剂量依赖性地抑制中性粒细胞迁移和淋巴细胞转化等有关。

【适应证】本品适用于各型麻风病的治疗，对耐砜类药物的麻风杆菌感染也有效；亦可用于因用其他药物而引起的急性麻风反应的治疗。此外，也可用于治疗耐药结核杆菌感染及某些非结核分枝杆菌的感染。

【用法用量】口服。①对耐氨苯砜的各型麻风病：一次 50～100mg，一日 1 次，与其他一种或几种抗麻风药合用。②对氨苯砜敏感的各型麻风病：本品可与其他抗麻风药合用，疗程至少 2 年以上，直至皮肤涂片查菌转阴，此后继续采用一种合适的抗麻风药物维持治疗。③伴麻风反应的各型麻风病：有神经损害或皮肤溃疡征兆者，每日 100～300mg，待反应控制后，逐渐递减至每日 100mg；无神经损害或皮肤溃疡凶兆时，按耐氨苯砜的各型麻风病处理。以上治疗中，成人每日最大量不超过 300mg，儿童剂量尚未明确。

【不良反应】①皮肤、黏膜出现红染等着色为其主要不良反应，可呈粉红色、棕色和褐黑色，着色程度与剂量、疗程成正比。②本品可致腹部和上腹部疼痛、恶心、呕吐、腹泻等胃肠道反应。③本品可导致皮肤干燥和鱼鳞样改变，尤以四肢为著，冬季明显。④服用本品的患者可出现眼部结膜和角膜色素沉着、干燥、瘙痒和刺痛。⑤个别患者出现光敏、红皮病和痤疮样发疹。⑥偶见报道，患者产生眩晕、嗜睡、肝炎、脾梗死、肠梗阻或消化道出血等。

【禁忌证】对本品过敏者，严重肝、肾功能损害，心源性休克、心肌梗死急性期、妊娠期及哺乳期妇女禁用。

【注意事项】①有胃肠疾病或胃肠疾病史、肝功能损害及以对本品不能耐受者慎用。②应与食物或牛奶同时服用。③妊娠期妇女应在严格的权衡利弊下慎用。本品可通过胎盘与进入乳汁，使新生儿和哺乳儿皮肤染色。不推荐哺乳期妇女应用。④患者出现腹部绞痛、恶心、呕吐、腹泻时应减量，并延长给药间期或停药。⑤本品可致患者红细胞沉降率加快，血糖、血白蛋白、血清氨基转移酶及胆红素升高以及血钾降低，易引起对诊断的干扰，应予以注意。⑥对每日剂量超过 100mg 的患者应严密观察，疗程应尽可能短。⑦目前尚无儿童应用本品的安全性和疗效的评价，应慎用或不使用。

【制剂规格】胶囊剂：每粒 50mg。

沙利度胺 [药典（二）；医保（乙）]

Thalidomide

【药理作用】推测本品有免疫抑制、免疫调节作用，通过稳定溶酶体膜，抑制中性粒细胞趋化性，产生抗炎作用。尚有抗前列腺素、组胺及 5–羟色胺作用等。

【适应证】①本品用于中到重度麻风结节性红斑皮肤病症状急性期的治疗。合并中到重度神经炎的患者不建议单独应用沙利度胺治疗麻风结节性红斑。②本品还可以作为维持治疗以预防和控制麻风结节性红斑皮肤症状的复发。

【用法用量】口服：一次 25～50mg，一日 100～200mg。餐后至少 1 小时后和（或）睡前服用，或遵医嘱。

【不良反应】①本品对胎儿有严重的致畸性。②常见的不良反应有口鼻黏膜干燥、倦怠、嗜睡、眩晕、皮疹、便秘、恶心、腹痛、面部水肿，可能会引起多发性神经炎、过敏反应等。

【禁忌证】妊娠期及哺乳期妇女禁用。儿童禁用。对本品有过敏反应的患者禁用。本品可导致倦怠和嗜睡，从事危险工作者禁用，如驾驶员、机器操纵者等。

【注意事项】①因在妊娠期间服用沙利度胺会对未出生胎儿引起严重的出生缺陷和死亡，所以在妊娠期间禁用本品。②服用本品可能会引起外周神经病变，其早期有手足麻木、麻刺感或灼烧样痛感，出现上述情况应及时告知医师。

【制剂规格】胶囊剂：每粒 25mg。片剂：每片 25mg。

第5节　抗真菌药

布替萘芬[药典（二）；医保（乙）]

Butenafine

【药理作用】本品为苯甲胺衍生物，其作用机制为选择性地抑制真菌角鲨烯环氧合酶，干扰真菌细胞壁的麦角固醇的生物合成，影响真菌的脂质代谢，使真菌细胞损伤或死亡而起到杀菌和抑菌作用。

【适应证】本品用于浅部皮肤真菌感染，主要用于敏感菌所致的足癣、体癣、股癣。

【用法用量】外用。每次适量搽于患处，用于足癣时，一天2次，连用7天，或一天1次，连用4周；用于体癣、股癣时，一天1次，连用2周。

【不良反应】少于2%患者有接触性皮炎、红斑、刺激、干燥、瘙痒、烧灼感及症状加重等不良反应。

【禁忌证】对本品过敏者禁用。

【注意事项】①仅供外用，切忌口服。不宜用于眼部、黏膜部位、急性炎症部位及破损部位。②用药部位如有烧灼感、红肿等情况应停药，并将局部药物洗净，必要时向医师咨询。③盐酸布替萘芬乳膏涂敷后不必包扎。④妊娠期及哺乳期妇女慎用。⑤儿童应在医师指导下使用。⑥对盐酸布替萘芬乳膏过敏者禁用，过敏体质者慎用。⑦盐酸布替萘芬乳膏性状发生改变时禁止使用。⑧请将盐酸布替萘芬乳膏放在儿童不能接触到的地方。⑨儿童必须在成人监护下使用。⑩如正在使用其他药品，使用盐酸布替萘芬乳膏前请咨询医师或药师。

【制剂规格】乳膏剂：每支含1%，10g:0.1g。凝胶剂：每瓶含1%，10g:0.1g。溶液剂：每瓶含1%，10ml:0.1g。

伏立康唑[药典（二）；医保（乙）]

Voriconazole

【药理作用】本品为三唑类抗真菌药，通过抑制真菌中由细胞色素P450介导的14α-甾醇去甲基化，从而抑制麦角固醇的生物合成，进而抑制真菌细胞膜麦角固醇的生物合成。伏立康唑对曲霉属，包括黄曲霉、烟曲霉、土曲霉、黑曲霉、构巢曲霉；念珠菌属，包括白念珠菌以及部分都柏林念珠菌、光滑念珠菌、C..*inconspicua*、克柔念珠菌、近平滑念珠菌、热带念珠菌和吉利蒙念珠菌；足放线病菌属，包括尖端足分支霉、多育足分支霉和镰刀菌属有临床疗效。

【适应证】①侵袭性曲霉病。②非中性粒细胞减少患者的念珠菌性败血症。③对氟康唑耐药的念珠菌引起的严重侵袭性感染（包括克柔念珠菌）。④由足放线病菌属和镰刀菌属引起的严重感染。

【用法用量】①成人：静脉滴注和口服的互换用法。无论是静脉滴注或口服给药，首次给药时第一天均应给予首次负荷剂量。以使其血药浓度在给药第一天即接近于稳态浓度。由于口服片剂的生物利用度很高（96%），所以在有临床指征时静脉滴注和口服两种给药途径可以互换。口服：负荷剂量（适用于第 1 个 24 小时）：患者体重≥40kg，每 12 小时给药 1 次，一次 400mg；患者体重＜40kg，每 12 小时给药 1 次，一次 200mg。维持剂量（开始用药 24 小时以后）：患者体重≥40kg，一日给药 2 次，一次 200mg；患者体重＜40kg，一日给药 2 次，一次 100mg。静脉滴注：负荷剂量（适用于第 1 个 24 小时）：每 12 小时给药 1 次，一次 6mg/kg；维持剂量（开始用药 24 小时以后）：一日给药 2 次，一次 4mg/kg。静脉滴注前先溶解成 10mg/ml，再稀释至不高于 5mg/ml 的浓度。静脉滴注速度最快不超过每小时 3mg/kg。禁止和其他静脉药物（包括血制品、电解质）在同一输液通路中同时滴注。使用全肠外营养时不需要停用，但需要分不同的静脉通路滴注。序贯疗法：静脉滴注和口服给药尚可以进行序贯治疗，此时口服给药无须给予负荷剂量，因为此前静脉滴注给药已经使伏立康唑血药浓度达稳态。疗程：视患者用药后的临床和微生物学反应而定。静脉用药的疗程不宜超过 6 个月。剂量调整：在治疗过程中，医生应当严密监测其潜在的不良反应，并根据患者具体情况及时调整药物方案。静脉给药：如果患者不能耐受一日 2 次，一次 4mg/kg 静脉滴注，可减为一日 2 次，一次 3mg/kg。与苯妥英钠或利福布汀合用时，建议伏立康唑的静脉维持剂量增加为一日静脉滴注 2 次，一次 5mg/kg。口服给药：如果患者治疗反应欠佳，口服给药的维持剂量可以增加到一日 2 次，一次 300mg；体重＜40kg 的患者剂量调整为一日 2 次，一次 150mg。如果患者不能耐受上述较高的剂量，口服给药的维持剂量可以一次减 50mg，逐渐减到一日 2 次，一次 200mg（体重小于 40kg 的患者减到一日 2 次，一次 100mg）。

肾功能损害者：中度到严重肾功能不全（肌酐清除率＜50ml/min）的患者应用注射剂时，可发生赋形剂磺丁倍他环糊精钠（SBECD）蓄积。此种患者宜选用口服给药，除非应用静脉制剂的利大于弊。本品可经血液透析清除，清除率为 121ml/min。4 小时的血液透析仅能清除少量药物，无须调整剂量。静脉制剂的赋形剂磺丁倍他环糊精钠（SBECD）在血液透析中的清除率为 55ml/min。

急性肝损害者（ALT 和 AST 增高）：无须调整剂量，但应继续监测肝功能以观察是否有进一步升高。建议轻度到中度肝硬化患者（Child-Pugh A 和 B）伏立康唑的负荷剂量不变，但维持剂量减半。

②儿童（2～12 岁）：静脉滴注，每 12 小时给药 1 次，一次 7mg/kg，如不耐受可减量到 4mg/kg。口服，每 12 小时给药 1 次，一次 200mg。

【不良反应】常见的不良反应是视觉损害、发热、皮疹、呕吐、恶心、腹泻、头痛、外周水肿、肝功能检查异常、呼吸窘迫和腹痛、粒细胞缺乏症、全血细胞减少、血小板减少、白细胞减少症、贫血等。

【禁忌证】①已知对本品或任何一种

赋形剂有过敏史者、妊娠期妇女禁用。②禁止与 CYP3A4 底物如特非那定、阿司咪唑、西沙必利、匹莫齐特或奎尼丁合用，因为本品可使上述药物的血浓度增高，从而导致 Q－T 间期延长，并且偶见尖端扭转型室性心动过速。

【注意事项】①已知对其他唑类药物过敏者慎用。②极少数使用者发生了尖端扭转型室性心动过速，伴有心律失常危险因素的患者需慎用。③治疗前或治疗期间应监测血电解质，如有电解质紊乱应及时纠正。④连续治疗超过 28 天者，需监测视觉功能，包括视敏度、视力范围以及色觉。⑤片剂应在餐后或餐前至少 1 小时服用，其中含有乳糖成分，先天性的半乳糖不能耐受者、Lapp 乳糖酶缺乏或葡萄糖－半乳糖吸收障碍者不宜应用片剂。⑥可能引起视觉改变，包括视力模糊和畏光，使用期间应避免从事有潜在危险性的工作，例如驾驶或操纵机器。⑦在治疗中患者出现皮疹需严密观察，如皮损进一步加重则需停药。用药期间应避免强烈的、直接的阳光照射。⑧在用药期间怀孕，应告知患者本品对胎儿的潜在危险。⑨哺乳期妇女和儿童患者应慎用，如果使用一定要权衡利弊。

【制剂规格】片剂：每片 50mg；200mg。胶囊剂：每粒 50mg。注射剂：每支 50mg；100mg；200mg。

氟胞嘧啶［药典（二）；医保（乙）］

Flucytosine

【药理作用】本品能被真菌代谢成氟尿嘧啶，进入其脱氧核糖核酸，影响真菌核酸和蛋白质的合成。本品对真菌有选择性的毒性作用，而在人体细胞内并不能大量地将氟胞嘧啶转换为氟尿嘧啶。

【适应证】本品用于念珠菌属心内膜炎、隐球菌属脑膜炎、念珠菌属或隐球菌属真菌败血症、肺部感染和尿路感染。单用效果不如两性霉素 B，可与两性霉素 B 合用以增强疗效（协同作用）。

【用法用量】①口服：成人 次 1.0～1.5g，一日 4 次，为避免或减少恶心、呕吐，一次服药时间持续 15 分钟。②静脉滴注：成人一日 0.1～0.15g/kg，分 2～3 次给药，滴注速度 4～10ml/min。

【不良反应】①可致恶心、呕吐、畏食、腹痛、腹泻等胃肠道反应。②皮疹、嗜酸性粒细胞增多等变态反应。③可发生肝毒性反应，一般表现为 AST 及 ALT 一过性升高，偶见血清胆红素升高。④可致白细胞或血小板减少，偶可发生全血细胞减少，骨髓抑制和再生障碍性贫血。合用两性霉素 B 者较单用本品为多见，此不良反应的发生与血药浓度过高有关。⑤偶可发生暂时性神经精神异常，表现为精神错乱、幻觉、定向力障碍和头痛、头晕等。

【禁忌证】对本品过敏者、严重肾功能不全、严重肝脏疾病患者禁用。

【注意事项】①单用氟胞嘧啶在短期内可产生真菌对本品的耐药菌株。治疗播散性真菌病时通常与两性霉素 B 联合应用。②骨髓抑制，血液系统疾病，或同时接受骨髓抑制药物时慎用。③用药期间应进行下列检查：造血功能，需定期检查周围血象。肝功能，定期检查 AST 及 ALT、碱性磷酸酶和血胆红素等。肾功能，定期检查尿常规、血肌酐和尿素氮。④特殊人群用药：对妊娠期妇女使用需权衡利弊，哺乳期妇女于使用时停止哺乳。我国尚缺乏儿童使用资料，不宜使用。肾功能损害者，尤其是与两性霉素 B 或其他肾毒性药物同用时慎用。肾功能不全者需减量用药，并根据血药浓度测定结果调整剂量。肾功能不全者需监测血药浓度，峰浓度以 40～60mg/L 为宜，不宜超过 80mg/L。老年人需减量。定期进行血液透析治疗的患者，一次透析后应补给 37.5mg/kg 的一次剂量。腹膜透析者一日补给 0.5～1.0g。⑤肝功能损害者慎用。

【制剂规格】片剂：每片 0.25g；0.5g。注射剂：每瓶 2.5g（250ml）。

氟康唑［药典（二）；基；医保（甲、乙）］

Fluconazole

【药理作用】本品为氟代三唑类抗真菌药。本品高度选择抑制真菌的细胞色素 P450，使菌细胞损失正常的甾醇，而 14α－甲基甾醇则在菌细胞中蓄积，起抑菌作用。

【适应证】①念珠菌病：口咽部和食管念珠菌感染；播散性念珠菌病，包括腹膜炎、肺炎、尿路感染等；念珠菌性外阴阴道炎。骨髓移植患者接受细胞毒类药物或放射治疗时，预防念珠菌感染的发生。②隐球菌病：治疗脑膜炎以外的新型隐球菌病或治疗隐球菌脑膜炎时，作为两性霉素 B 联合氟胞嘧啶初治后的维持治疗药物。③球孢子菌病。④接受化疗、放疗和免疫抑制治疗患者的预防治疗。⑤可替代伊曲康唑用于芽生菌病和组织胞浆菌病的治疗。

【用法用量】口服或静脉滴注：静脉滴注时，最大速率为 200mg/h，且容量不超过 10ml/min。播散性念珠菌病，成人首次剂量 0.4g，以后一次 0.2g，一日 1 次，持续 4 周，症状缓解后至少持续 2 周。食管念珠菌病，首次剂量 0.2g，以后一次 0.1g，一日 1 次，持续至少 3 周，症状缓解后至少持续 2 周。根据治疗反应，也可加大剂量至一次 0.4g，一日 1 次。口咽部念珠菌病，首次剂量 0.2g，以后一次 0.1g，一日 1 次，疗程至少 2 周。念珠菌外阴阴道炎，单剂量 0.15g。隐球菌脑膜炎，一次 0.4g，一日 1 次，直至病情明显好转，然后一次 0.2～0.4g，一日 1 次，用至脑脊液病毒培养转阴后至少 10～12 周。或一次 0.4g，一日 2 次，连续 2 日，然后一次 0.4g，一日 1 次，疗程同前述。肾功能不全者：若只需给药 1 次，不用调节剂量；需多次给药时，第 1 日及第 2 日应给常规剂量，以此后按肌酐清除率来调节给药剂量：肌酐清除率（ml/min）＞50%者，按常规剂量的 100%用药；11%～50%（未透析）者，按常规剂量的 50%用药；定期透析患者，一次透析后应用按常规剂量的 100%用药。

【不良反应】①常见恶心、呕吐、腹痛

或腹泻等。②过敏反应，可表现为皮疹，偶可发生严重的剥脱性皮炎（常伴随肝功能损害），渗出性多形红斑。③肝毒性，治疗过程中可发生轻度一过性AST及ALT升高，偶可出现肝毒性症状，尤其易发生于有严重基础疾病（如艾滋病和癌症）的患者。④可见头晕、头痛。⑤某些患者，尤其有严重基础疾病（如艾滋病和癌症）的患者，可能出现肾功能异常。⑥偶可发生周围血象一过性中性粒细胞减少和血小板减少等血液学检查指标改变，尤其易发生于有严重基础疾病（如艾滋病和癌症）的患者。

【禁忌证】对本品或其他唑类药有过敏史者和妊娠期妇女禁用。

【注意事项】①与其他唑类药物可发生交叉过敏反应，因此对任何一种唑类药物过敏者都应禁用氟康唑。②需定期监测肝、肾功能，用于肝、肾功能不全者需减量应用。③在免疫缺陷者中的长期预防用药，已导致念珠菌属等对本品等唑类抗真菌药耐药性的增加，应避免无指征预防用药。④治疗过程中可发生轻度一过性AST及ALT升高，偶可出现肝毒性症状。治疗前后均应定期检查肝功能，如出现持续异常或肝毒性临床症状时均需立即停用。⑤与肝毒性药物合用、需服用本品2周以上或接受多倍于常用剂量的本品时，可使肝毒性的发生率增高，需严密观察。⑥疗程应视感染部位及个体治疗反应而定。一般治疗应持续至真菌感染的临床表现及实验室检查指标显示真菌感染消失为止。隐球菌脑膜炎或反复发作口咽部念珠菌病的艾滋病患者需用本品长期维持治疗以防止复发。⑦接受骨髓移植者，如严重粒细胞减少已先期发生，则应预防性使用，直至中性粒细胞计数上升至1.0×10^9/L以上后7日。⑧哺乳期妇女慎用或服用时暂停哺乳。⑨对小儿的影响缺乏充足的研究资料，小儿不宜应用。⑩肾功能不全者、老年患者须根据肌酐清除率调整剂量。

【制剂规格】片剂：每片50mg；100mg；150mg。胶囊剂：每粒50mg；100mg；150mg。注射剂：每瓶100mg（50ml）；200mg（100ml）。

环吡酮胺[药典（二）；医保（乙）]

Ciclopirox Olamine

【药理作用】本品为广谱抗真菌药，对各种放线菌、革兰阳性和革兰阴性菌及支原体、衣原体、毛滴虫等也有一定抑制作用。对埃希杆菌属、变形杆菌属、假单胞菌属、金黄色葡萄球菌、溶血性链球菌等也有作用。

【适应证】本品用于手癣、足癣、甲癣、体癣、股癣等。

【用法用量】外用：浓度1%，每日2次，涂擦于患处，用后轻搓数分钟，2周为一疗程。栓剂：每晚用阴道栓一枚，一般3～6天为一疗程，或依病情严重程度遵医嘱。

【不良反应】少数人有轻度瘙痒、烧灼感，个别患者发生接触性皮炎。

【禁忌证】有过敏史者、儿童禁用。

【注意事项】①治疗期间禁止用其他任

何抗真菌药物外擦。②环吡酮胺不可用于眼部，不得内服。③有酵母菌和细菌混合感染，本品对此无效。④用药期间应定期检测造血系统和肝、肾功能等。

【制剂规格】溶液剂或乳膏剂：每支含1%。阴道栓剂：每粒 50mg；100mg。

灰黄霉素[药典（二）]

Griseofulvin

【药理作用】本品能抑制真菌有丝分裂，使有丝分裂的纺锤结构断裂，终止中期细胞分裂。对表皮癣菌属、小孢子菌属和毛癣菌属引起的皮肤真菌感染有效，对其他真菌感染包括念珠菌属以及细菌无效。

【适应证】本品用于由表皮癣菌属、小孢子菌属和毛癣菌属引起的皮肤真菌感染。临床上主要用于头癣、严重体股癣、叠瓦癣、手足甲癣等，对头癣的疗效较明显。对带状疱疹也有一定的治疗作用。

【用法用量】口服。（1）成人：①甲癣和足癣，一次 500mg，每 12 小时 1 次。②头癣、体癣或股癣，一次 250mg，每 12 小时 1 次，或一次 500mg，每日 1 次。（2）小儿：①2 岁以上体重 14～23kg 者，一次 62.5～125mg，每 12 小时 1 次，或 125～250mg，每日 1 次。②体重大于 23kg 者，一次 125～250mg，每 12 小时 1 次，或 250～500mg，每日 1 次。

【不良反应】①较少见的可有精神错乱、皮疹（荨麻疹、瘙痒症）、口腔和舌疼痛或刺激、鹅口疮。②长期或大剂量服用时可见麻木、麻刺、疼痛或手足软弱（周围神经炎）。③可引起胃肠道反应：恶心、呕吐、食欲不振、腹胀、腹泻。④其他：头痛、嗜睡、皮疹、药物热、关节痛、白细胞减少、转氨酶升高、尿素氮升高、光敏性皮炎、心动过速、抑郁、失眠、精神失常或错乱、共济失调、周围神经炎、耳鸣、视物模糊（复视）、幻听等。

【禁忌证】卟啉症、严重肝病患者、妊娠期妇女、对本品过敏者禁用。

【注意事项】①青霉素过敏患者应用本品时仍需谨慎，并严密观察。②灰黄霉素在动物实验中有致肿瘤作用，偶可致肝毒性。③可诱发卟啉病、红斑狼疮，红斑狼疮患者如有指征应用本品时必须权衡利弊后决定。④治疗中需定期检测周围血象、肝功能、血尿素氮、肌酐及尿常规。⑤本品可于进餐时同服或餐后服，以进高脂肪餐为最佳，因可减少胃肠道反应及增加药物吸收。⑥为防止复发，治疗应持续到临床症状消失和实验室检查证实病原菌已完全根除。⑦男性患者在治疗期间及治疗结束后至少6 个月应采取避孕措施。⑧一般头癣约需 4～6 周，体癣 2～4 周，足癣 4～8 周，甲癣在手指至少 4 月，在足趾至少6 月，同时需与一合适外用药共用。

【制剂规格】片剂：每片 0.1g；0.25g。胶囊剂：每粒 0.125g。

卡泊芬净[基；医保（乙）]

Caspofungin

【药理作用】本品为β（1,3）－D－葡

聚糖合成抑制剂，可特异性抑制真菌细胞壁的组成成分 β（1,3）–D–葡聚糖的合成，从而破坏真菌结构，使之溶解。由于哺乳动物细胞不产生β（1,3）–D–葡聚糖，因此本品对患者不产生类似两性霉素 B 样的细胞毒性。本品对许多种致病性曲霉菌属和念珠菌属真菌具有抗菌活性。

【适应证】本品适用于成人患者和儿童患者（3 个月及 3 个月以上）：①经验性治疗中性粒细胞减少、伴发热患者的可疑真菌感染。②治疗念珠菌性败血症和以下念珠菌感染：腹腔脓肿、腹膜炎和胸膜腔感染。③治疗食管念珠菌病。④治疗对其他治疗无效或不能耐受的侵袭性曲霉菌病。

【用法用量】①成人：静脉滴注。首日一次 70mg 负荷剂量，之后给予维持剂量一日 50mg。疗效欠佳且对本品耐受较好的患者，可将维持剂量加至一日 70mg。输注液须用大约 1 小时经静脉缓慢输注。②中度肝功能不全（Child–Pugh 评分 7～9）：将维持剂量减至一日 35mg。尚无重度肝功能不全（Child–Pugh 评分大于 9）患者的临床用药经验。与具有代谢诱导作用的药物依非韦伦、奈韦拉平、利福平、地塞米松、苯妥英钠或卡马西平同时使用时，应给予一日 70mg。③儿童（3 个月～17 岁）：静脉滴注。给药剂量应当根据患者的体表面积（Mosteller 公式）。对于所有适应证，第 1 天都应当给予 70mg/m^2 的单次负荷剂量（日实际剂量不超过 70mg），之后给予 50mg/m^2 的日剂量（日实际剂量不超过 70mg）。如果 50mg/m^2 的日剂量无法获得足够的临床反应，但是患者又能很好地耐受，可以将日剂量增加至 70mg/m^2（日实际剂量不超过 70mg）。在儿童患者中，当本品和代谢诱导剂联合使用时，本品的日剂量可调整至 70mg/m^2（日实际剂量不超过 70mg）。

【不良反应】①常见发热、头痛、腹痛、疼痛、恶心、腹泻、呕吐、AST 和 ALT 升高、贫血、静脉炎/血栓性静脉炎。静脉输注并发症、皮肤皮疹、瘙痒等。②实验室检查异常：低白蛋白、低钾血症、低镁血症、白细胞减少、嗜酸性粒细胞增多、血小板减少、中性粒细胞减少、尿中红细胞增多、部分凝血激酶时间延长、血清总蛋白降低、尿蛋白增多、凝血酶原时间延长、低钠、尿中白细胞增多以及低钙。

【禁忌证】对本品中任何成分过敏的患者禁用。

【注意事项】①与环孢素同时使用，需权衡利弊。②不推荐新生儿和 3 个月以下婴儿使用。③与右旋葡萄糖溶液存在配伍禁忌。除 0.9%氯化钠注射液和林格溶液外，不得将本品与任何其他药物混合或同时输注。④除非一定必要，本品不得在妊娠期间使用。接受本品治疗的妇女不应哺乳。

【制剂规格】注射剂：每支 50mg；70mg（以卡泊芬净计）。

克霉唑 [药典（二）；基；医保（甲、乙）]

Clotrimazole

【药理作用】本品为广谱抗真菌药，作用机制是抑制真菌细胞膜的合成，以及影响其代谢过程。对浅部、深部多种真菌有抗菌作用。

【适应证】本品用于体癣、股癣、手癣、足癣、花斑癣、头癣以及念珠菌性甲沟炎和念珠菌性外阴阴道炎。

【用法用量】①皮肤感染：涂于洗净患处，一日 2～3 次。②外阴阴道炎：涂于洗净患处，每晚 1 次，连续 7 日。③体癣、股癣疗程一般需 2～4 周，手癣、足癣需要 4～6 周。④阴道念珠菌病用克霉唑阴道片，每晚 1 次，每次 1 片，10 天为一个疗程。月经期停用。

【不良反应】偶见过敏反应。偶可引起一过性刺激症状，如瘙痒、刺痛、红斑、水肿等。

【禁忌证】对唑类药物过敏者禁用。

【注意事项】哺乳期、妊娠期妇女慎用。避免接触眼睛和其他黏膜。用药部位如有烧灼感、红肿等情况应停药。过敏体质慎用。

【制剂规格】溶液剂：每瓶含 1.5%。乳膏剂：每支含 1%；3%。阴道片：每片 0.5g。栓剂：每个 0.15g。

两性霉素 B [药典（二）；医保（甲、乙）]

Amphotericin B

【药理作用】本品为抗深部真菌感染药。本品通过与敏感真菌细胞膜上的甾醇相结合，损伤细胞膜的通透性，导致细胞内重要物质如钾离子、核苷酸和氨基酸等外漏，破坏细胞的正常代谢，从而抑制其生长。

【适应证】本品适用于敏感真菌所致的深部真菌感染且病情呈进行性发展者，如败血症、心内膜炎、脑膜炎（隐球菌及其他真菌）、腹腔感染（包括与透析相关者）、肺部感染、尿路感染和眼内炎等。

【用法用量】（1）注射用两性霉素 B（AMB）：①静脉滴注：静脉滴注液的配制方法：先以灭菌注射用水 10ml 配制本品 50mg（或以 5ml 配制 25mg），然后用 5%葡萄糖注射液稀释（不可用 0.9%氯化钠注射液，因可产生沉淀），滴注液的药物浓度不超过 10mg/100ml，避光缓慢静脉滴注，一次滴注时间需 6 小时以上，稀释用葡萄糖注射液的 pH 应在 4.2 以上。开始时先试以 1～5mg 或按体重一次 0.02～0.1mg/kg 给药，以后根据患者耐受情况，一日或隔日增加 5mg，当增至一次 0.6～0.7mg/kg 时即可暂停增加剂量，此为一般治疗量。成人最高一日不超过 1mg/kg，一日或间隔 1～2 日 1 次，累积总量 1.5～3.0g，疗程 1～3 个月，也可长至 6 个月，视病情及疾病种类而定。对敏感真菌感染宜采用较小剂量，即成人一次 20～30mg，疗程同上。②鞘内给药：首次 0.05～0.1mg，以后渐增至一次 0.5mg，最大量一次不超过 1mg，一周给药 2～3 次，总量 15mg 左右。鞘内给药时宜与小剂量地塞米松或琥珀酸氢化可的松同时给予，并需用脑脊液反复稀释药液，边稀释边缓慢注入以减少不良反应。鞘内注射的配制方法：先以灭菌注射用水 10ml 配制本品 50mg（或 5ml 配制 25mg），然后取 5mg/ml 浓度的药液 1ml，加 5%葡萄糖注射液 19ml 稀释，使最终浓度成250g/ml。注射时取所需药液量以脑脊液 5～30ml 反复稀释，并缓慢注入。鞘内注射液的药物浓度不可高于25mg/100ml，pH 应在 4.2 以上。③局部用药：气溶吸入时成人一次 5～10mg，用灭菌注射用水溶解成 0.2%～0.3%溶液应用；超声雾化吸入时本品浓度为 0.01%～0.02%，一日吸入 2～3次，一次吸入 5～10ml；持续膀胱冲洗时一日以两性霉素 B 5mg 加入 1000ml 灭菌注射用水中，按每小时注入 40ml 速度进行冲洗，共用 5～10 日。（2）两性霉素 B 脂质体（AMBL）静脉滴注：起始剂量一日 0.1mg/kg。用注射用水稀释溶解并振荡摇匀后加至 5%葡萄糖注射液 500ml 内静脉滴注。滴速不得超过 30 滴/分钟，观察有无不适，前 2 小时每小时监测体温、脉搏、呼吸、血压各 1 次。如无不良反应，第二日开始增加一日 0.25～0.50mg/kg，剂量逐日递增至维持剂量：一日 1～3mg/kg。输液浓度以不大于 0.15mg/ml 为宜。中枢神经系统感染，最大剂量 1mg/kg 给药前可考虑合并用地塞米松，以减少局部反应，但应注意皮质激素有引起感染扩散的可能。疗程视病种病情而定。

【不良反应】①静脉滴注过程中或静脉滴注后发生寒战、高热、严重头痛、食欲缺乏、恶心、呕吐，有时可出现血压下降、眩晕等。②几乎所有患者在疗程中均可出现不同程度的肾功能损害，尿中可出现红细胞、白细胞、蛋白和管型、血尿素氮和肌酐增高，肌酐清除率降低，也可引起肾小管性酸中毒。③低钾血症。④血液系统毒性反应有正常红细胞性贫血，偶可有白细胞或血小板减少。⑤肝毒性较少见，可致肝细胞坏死，急性肝功能衰竭亦有发生。⑥静脉滴注过快时可引起心室颤动或心搏骤停。电解质紊乱亦可导致心律失常。滴注时易发生血栓性静脉炎。⑦鞘内注射可引起严重头痛、发热、呕吐、颈项强直、下肢疼痛及尿潴留等，严重者可发生下肢截瘫等。⑧过敏性休克、皮疹等变态反应偶有发生。

【禁忌证】对两性霉素 B 过敏及严重肝病患者禁用。

【注意事项】①本品毒性大，不良反应多见，但它又是治疗危重深部真菌感染的唯一有效药物，选用时必须权衡利弊后做出决定。总的来说，其含脂复合制剂因具有特有的药动学特性而其毒性有所降低。因此，其含脂复合制剂适用于不能耐受注射用两性霉素 B 引起的肾毒性或出现严重毒性反应的患者。其中两性霉素 B 胆固醇复合体（ABCD）尚适用于粒细胞缺乏患者发热疑为真菌感染的经验治疗。②治疗期间定期严密随访血、尿常规，肝、肾功能，血钾、心电图等，如血尿素氮或血肌酐明显升高时，则需减量或暂停治疗，直至肾功能恢复。③为减少不良反应，给药前可给非甾体抗炎药和抗组胺药，如吲哚美辛和异丙嗪等，同时给予琥珀酸氢化可的松 25～50mg 或地塞米松 2～5mg 一同静脉滴注。④中断治疗 7 日以上者，需重新自小剂量（0.25mg/kg）开始逐渐增加至所需量。⑤本品宜缓慢避光滴注，每剂滴注时间至少 6 小时。⑥药液静脉滴注时应避免外漏，因其可致局部刺激。⑦用于治疗患全身性真菌感染的妊娠期妇女，对胎儿无明显影响。但妊娠期妇女用药尚缺乏有良好对照的研究。妊娠期妇女如确有应用指征时方可慎用。⑧哺乳期妇女应避免应用或于用药时暂时停止哺乳。⑨儿童静脉及鞘内给药剂量以体重计算均同成人，应限用最小有效剂量。⑩肾功能重度减退时，其半衰期仅轻度延长。肾功能轻、中度损害的患者如病情需要仍可选用；重度肾功能损害者则需延长给药间期或减量应用，应用其最小有效量。老年人减量慎用。当治疗累积剂量大于 4g 时，可引起不可逆性肾功能损害。⑪可致肝毒性，肝病患者避免应用本品。

【制剂规格】注射用两性霉素 B：每支 5mg（5000U）；25mg（2.5 万 U）；50mg（5 万 U）。注射用两性霉素 B 脂质体（AMBL）：每支 10mg（1 万 U）。

咪康唑氯倍他索[药典（二）]

Compound Miconazole Nitrate

【药理作用】本品为硝酸咪康唑与丙酸氯倍他索的复方制剂。硝酸咪康唑为咪唑类抗真菌药，具有抑菌作用，浓度高时也可具杀菌作用；可抑制真菌麦角固醇等固醇的生物合成；作用于真菌细胞膜，损伤真菌胞膜和改变其通透性，致胞内重要物质漏失；也可抑制真菌的甘油三酯和磷脂的生物合成：亦可抑制氧化和过氧化酶的活性，引起过氧化物在胞内过度积聚，导致真菌亚细胞结构变性或坏死；对白色念珠菌则可抑制其芽孢转变为具有侵袭性的菌丝。丙酸氯倍他索为高效外用皮质激素，具有毛细血管收缩作用和抗炎作用。

【适应证】本品用于真菌引起的皮炎、湿疹、手癣、足癣、股癣及过敏性皮炎。

【用法用量】外用。一日 1～2 次，均匀涂敷患处。

【不良反应】用药部位可产生水疱、红斑、充血、灼热、瘙痒等刺激症状；毛囊炎、皮肤萎缩变薄、毛细血管扩张；还可引起皮肤干燥、多毛、萎缩纹、增加感染的易感性等。长期大面积用药可引起皮质功能亢进症，表现为多毛、痤疮、满月脸、骨质疏松等症状。偶可引起变态反应性接触性皮炎。

【禁忌证】对皮质激素类药物及咪唑类药物过敏者禁用。面部、眼部、腋部及腹股沟等皮肤褶皱部位禁用。

【注意事项】①本品含皮质类固醇外用制剂，若长期、大面积应用或采用封包治疗，由于全身性吸收作用，可造成可逆性下丘脑－垂体－肾上腺（PHA）轴的抑制，部分患者可出现库欣综合征、高血糖及尿糖等表现，因此本品不能长期、大面积使用、亦不能采用封包治疗。②任何全身使用皮质激素可出现的不良反应包括肾上腺皮质功能抑制，在局部使用皮质激素时均可能出现。因此，大面积使用本品不能超过 2 周；若用药面积仅占体

表 5%～10%，连续用药 4 周。每周用量均不能超过 50g，不易发生全身性不良反应。③使用时如发生刺激反应或过敏反应，应停药并进行适当的治疗。④如伴有皮肤感染，必须同时使用抗感染药物。如感染症状没有及时改善，应停用本品直至感染得到控制。⑤当药品性状发生改变时禁止使用。

【制剂规格】乳膏剂：每支 25g，10g（每 10g 含硝酸咪康唑 200mg，丙酸氯倍他索 5mg）。

曲安奈德益康唑 [药典（二）；基；医保（乙）]

Triamcinolone Acetonide and Econazole Nitrate

【药理作用】本品中硝酸益康唑为抗真菌药，对皮肤癣菌、霉菌和酵母菌（如念珠菌）等有抗菌活性，对某些革兰阳性菌也有效。曲安奈德为糖皮质激素，具有抗炎、止痒及抗过敏作用。

【适应证】①伴有真菌感染或有真菌感染倾向的皮炎、湿疹。②由皮肤癣菌、酵母菌和霉菌所致的炎症性皮肤真菌病，如手癣、足癣、体癣、股癣、花斑癣。③尿布皮炎。④念珠菌性口角炎。⑤甲沟炎。⑥由真菌、细菌所致的皮肤混合感染。

【用法用量】局部外用。取适量本品涂于患处，每日早晚各 1 次。治疗皮炎、湿疹时，疗程 2～4 周。治疗炎症性真菌性疾病应持续至炎症反应消退，疗程不超过 4 周。

【不良反应】①局部偶见过敏反应，如出现皮肤烧灼感、瘙痒、针刺感等。②长期使用时可出现皮肤萎缩、毛细血管扩张、色素沉着以及继发感染。③通过 182 名受试者参加的四个临床研究，对本品的安全性进行评价。试验中成人使用本品的不良反应有皮肤烧灼感和皮肤刺激（发生率均为 1.6%），未见其他不良反应报告。通过 101 名儿童参加的一项临床试验评价本品的安全性。试验中儿童使用本品的不良反应有红斑（发生率为 1.0%），未见其他不良反应报告。④上市后极罕见不良反应有用药部位疼痛、用药部位肿胀、接触性皮炎、脱皮、皮肤纹理异常和红斑。

【禁忌证】①皮肤结核、梅毒或病毒感染者（如疱疹、牛痘、水痘）禁用。②已知对本品任何成分过敏者禁用。

【注意事项】①避免接触眼睛和其他黏膜（如口腔内、鼻等）。②用药部位如有烧灼感、红肿等情况应停药，并将局部药物洗净，必要时向医师咨询。③不得长期大面积使用。④儿童、妊娠期及哺乳期妇女应在医师指导下使用。未在妊娠期妇女中进行充分对照的临床研究，没有相关的流行病学研究显示本品在妊娠期妇女中有不良反应数据。在妊娠早期（妊娠的前 3 个月），应在医师认为对患者非常有益时使用本品；在妊娠中期及晚期（妊娠的第二个 3 个月及第三个 3 个月），在评估对妊娠期妇女可能的受益大于对胎儿可能的风险时可使用本品。在妊娠期，不应长期或大面积或过量使用此类药物。哺乳期妇女应慎用。动物研究表明益康唑有胎儿毒性，曲安奈德有胚胎毒性，但在人体的风险未知。⑤连续使用不能超过 4 周，面部、腋下、腹股沟及外阴等皮肤细薄处连续使用不能超过 2 周，症状不缓解请咨询医师。⑥过敏体质者慎用。如出现超敏性或者化学性刺激发生，应停止治疗。⑦本品性状发生改变时禁止使用。⑧请将本品放在儿童不能接触到的地方，儿童必须在成人监护下使用。⑨如正在使用其他药品，使用本品前请咨询医师或药师。⑩有对咪康唑敏感的患者对硝酸益康唑也敏感的报道。⑪有对咪康唑敏感的患者对硝酸益康唑也敏感的报道。⑫外用皮质类固醇药物可引起皮肤变薄和萎缩、纹理异常、酒糟鼻、口周皮炎、痤疮、毛细血管扩张、紫癜、多毛症和伤口愈合延迟。外用皮质类固醇药物可增加皮肤二重感染或机会性感染的风险。⑬本品仅限皮肤使用。皮肤大量使用皮质类固醇类药物（包括曲安奈德），可因大量吸收而产生全身作用。包括肾上腺抑制。系统吸收增加可由多种因素引起，如在大面积皮肤上应用本品，在破损皮肤上应用本品、以封闭式皮肤敷料应用本品及延长治疗时间。⑭如意外吞服，对症治疗。若本品不慎进入眼睛，用清水或 0.9%氯化钠注射液冲洗，如症状不消失，请尽快就医。⑮在眼周使用外用皮质类固醇药物时，如重复使用或延长使用时间，可能会引起白内障、眼压升高或增加患青光眼的风险。⑯儿童患者相对成人对外用皮质类固醇激素诱导的 HPA（下丘脑－垂体－肾上腺）轴抑制和库欣综合征表现出更大的敏感性。主要是由于儿童的皮肤面积与体重比高于成人。本品应在儿童患者中慎用。如出现 HPA 轴抑制或库欣综合征的体征，应停止治疗。

【制剂规格】乳膏剂：每支 1g（硝酸益康唑 10mg 与曲安奈德 1mg）；10g（硝酸益康唑 100mg 与曲安奈德 10mg）；15g（硝酸益康唑 150mg 与曲安奈德 15mg 或硝酸益康唑 150mg 与曲安奈德 16.5mg）。

酮康唑[药典（二）；医保（乙）]

Ketoconazole

【药理作用】本品为咪唑类抗真菌药。对皮肤真菌、酵母菌（念珠菌属、糠秕孢子菌属、球拟酵母菌属、隐球菌属）、双相真菌和真菌纲有抑菌和杀菌作用；除虫霉目外，本品对曲霉菌、申可孢子丝菌、某些暗色孢科、毛霉菌属的作用较弱。

【适应证】①用于手癣、足癣、甲癣、体癣、股癣等。②亦可用于全身真菌感染，如全身念珠菌病、副球孢子菌病、组织胞浆菌病、球孢子菌病、芽生菌病等。

【用法用量】顿服、外用。阴道白色念珠菌病：成人每次 400mg，每日 2 次，连用 5 日。儿童：1～4 岁每日 50mg；5～12 岁每日 100mg。

【不良反应】①肝毒性：本品可引起血清氨基转移酶（AST、ALT）升高，属可逆性；偶有发生严重肝毒性者，主要为肝细胞型，发生率约为 0.01%，临床表现为黄疸、尿色深、粪色白、异常乏力等，通常停药后可恢复，但也有死亡病例；儿童中亦有肝炎病例发生。②胃肠道反应：如恶心、呕吐及纳差等较为常见。

【禁忌证】急、慢性肝病患者，有肝病史者，对本品过敏者禁用。

【注意事项】在治疗前及治疗期间应定期检查肝功能。血清氨基转移酶的升高可能不伴肝炎症状，然而，如果血清氨基转移酶值持续升高（即使是轻度升高）或加剧，或同时伴有肝毒性症状时均应立即中止本品的治疗。

【制剂规格】片剂：每片0.2g。栓剂：每粒0.4g。洗剂：每瓶含1%；2%。

硝酸咪康唑［药典（二）；医保（甲）］

Miconazole Nitrate

【药理作用】本品通过干扰细胞色素P450的活性，从而抑制真菌细胞膜主要固醇类－麦角固醇的生物合成，损伤真菌细胞膜并改变其通透性，以致重要的细胞内物质外漏。本品也可抑制真菌的三酰甘油和磷脂的生物合成，抑制氧化酶和过氧化酶的活性，引起细胞内过氧化氢积聚导致细胞亚微结构变性和细胞坏死。对白念珠菌则可抑制其自芽孢转变为侵袭性菌丝的过程。

【适应证】由皮肤真菌、酵母菌及其他真菌引起的皮肤、指（趾）甲感染，如：体癣、股癣、手癣、足癣、花斑癣、头癣、须癣、甲癣；皮肤、指（趾）甲念珠菌病；口角炎、外耳炎。由于本品对革兰阳性菌有抗菌作用，可用于此类细菌引起的继发性感染。由酵母菌（如念珠菌等）和革兰阳性细菌引起的阴道感染和继发感染。

【用法用量】①皮肤感染外用，涂、搽或撒布于洗净的患处，早晚各1次，症状消失后（通常需2～5周）应继续用药10天，以防复发。②指（趾）甲感染尽量剪尽患甲，将本品涂、搽或撒布于患处，一日1次，患甲松动后（约需2～3周）应继续用药至新甲开始生长。确见疗效一般需7个月左右。③念珠菌阴道炎每日就寝前用涂药器将药膏（约5克）挤入阴道深处，必须连续用2周。月经期内也可用药。二次复发后再用仍然有效。软胶囊剂使用时，洗净后将软胶囊置于阴道深处，每晚1次，一次1粒，连用3日为一疗程。即使症状消失也要完成治疗疗程，在月经期应持续使用。栓剂阴道给药，洗净后将栓剂置于阴道深处。每晚1次，一次1枚。连续7天为一疗程；也可采用三日疗法：第一日晚1枚，随后三日早晚各1枚。即使症状消失也要完成治疗疗程，在月经期应持续使用。阴道片外用，一次0.1g（1片），一天一次，每晚洗净外阴后置于阴道深处，最好采用仰卧姿势，连续7天为一疗程。遵医嘱使用。

【不良反应】①偶见过敏、水疱、烧灼感、充血、瘙痒或其他皮肤刺激症状。②非常罕见的不良反应还包括：超敏反应（包括速发过敏反应和类速发过敏反应）、血管性水肿、荨麻疹、接触性皮炎、皮疹、红斑、给药部位反应（包括给药部位刺激）和阴道刺激。

【禁忌证】①已知对咪康唑/硝酸咪康唑、本品其他成分或其他咪唑类衍生物过敏者禁用。②妊娠期及哺乳期妇女慎用。

【注意事项】①避免接触眼睛和其他黏膜（如口、鼻等）。②治疗念珠菌病，需避免密封包扎，否则可促使致病菌生长。③用药部位如有烧灼感、红肿等情况应停药，并将局部药物洗净，必要时向医师咨询。④用于妇科疾病时：无性生活史的女性应在医师指导下使用；用药期间注意个人卫生，防止重复感染。⑤本品性状发生改变时禁止使用。⑥请将本品放在儿童不能接触到的地方，儿童必须在成人监护下使用。⑦如正在使用其他药品，使用本品前请咨询医师或药师。⑧出现敏感或过敏反应，应立即停药并及时咨询医生。⑨本品为局部用药，不得口服。使用过量会引起皮肤刺激，通常在停药后症状消失。⑩同时使用乳胶避孕套（或隔膜）和阴道抗感染产品可能会降低乳胶避孕产品的功效，由于本品的成分可使乳胶制品破损，因此本品不应与乳胶避孕套或乳胶隔膜同时使用。

【制剂规格】散剂：每瓶 20g（2%）。软胶囊：每粒 0.4g。乳膏剂：每支 10g（2%）; 15g（2%）; 20g（2%）; 25g（2%）。栓剂：每枚 200mg。阴道片：每片 0.1g。搽剂：每瓶 20ml（2%）

盐酸特比萘芬 [药典（二）；医保（乙）]

Terbinafine Hydrochloride

【药理作用】本品是一种具有广谱抗真菌活性的丙烯胺类药物，能特异地干扰真菌麦角固醇的早期生物合成，高选择性地抑制真菌的角鲨烯环氧合酶，使真菌细胞膜形成过程中角鲨烯环氧化反应受阻，从而达到杀灭或抑制真菌的作用。人体细胞对本品的敏感性为真菌的万分之一。本品有广谱抗真菌作用，对皮肤真菌有杀菌作用，对白色念珠菌则起抑菌作用。

【适应证】①毛癣菌和絮状表皮癣菌等引起的皮肤、头发和甲的感染。②各种癣病（体癣、股癣、手癣、足癣和头癣等）以及念珠菌（白色念珠菌等）引起的皮肤酵母菌感染。③皮霉菌引起的甲癣（甲真菌感染）。

【用法用量】①口服。成人：一次 0.125～0.25g，一日 1 次。青少年，体重＞40kg（通常年龄＞12 岁）：每次 0.25g，每天 1 次。儿童：体重 20～40kg（通常年龄 5～12 岁）：每次 0.125g，每天 1 次。儿童：体重＜20kg（通常年龄＜5 岁）：此组患者从对照试验中获得的资料非常有限，只有在没有其他可选择的治疗方法以及潜在的治疗疗效益大于可能的危险情况才可使用。各种感染的疗程：手癣、足癣 [指（趾）间型和跖型]，2～6 周。体癣、股癣，2～4 周。皮肤念珠菌病，2～4 周。头发和头皮感染（头癣），4 周。甲癣，绝大多数患者疗程为 6 周～3 个月，其中年轻患者因甲生长正常而能缩短疗程，故除拇指（趾）甲外，小于 3 个月的治疗可能已足够。在其他病例中，疗程通常只需 3 个月。某些患者，特别是那些大拇指（趾）甲感染的患者，可能需 6 个月或更长的时间。在第 1 周治疗中见到的甲生长缓慢的患者，其疗程可能需超过 3 个月。②局部外用：适量涂敷患处及其周围，一日 2 次。体、股癣连续用药 2～4 周；手、足癣，花斑癣连续用药 4～6 周。

【不良反应】①最常见：胃肠道症状（胀满感、食欲减退，恶心，轻度腹痛及腹泻）或轻型的皮肤反应（皮疹，荨麻疹等）。②个别严重的有皮肤反应病例（如史－约综合征、毒性表皮坏死）。③罕见味觉改变，于停药后几周内可恢复。④极个别病例发生肝胆功能不全。⑤极个别患者发生中性粒细胞减少。

【禁忌证】对特比萘芬或萘替芬及本品制剂中其他成分过敏者禁用。

【注意事项】①口服对花斑癣无效。②使用过程中如出现不良反应症状，应停止用药。③软膏、凝胶及搽剂仅供局部皮肤使用皮肤涂敷后，可不必包扎。不宜用于开放性伤口，不能用于眼内，避免接触鼻、口腔及其他黏膜。④软膏、凝胶及搽剂连续用药一个疗程后，如症状未改善，应向医师咨询。⑤妊娠期妇女使用需权衡利弊。口服治疗的母亲不应哺乳。⑥没有关于年龄＜2 岁儿童口服特比萘芬的治疗经验，本品不被推荐用于这个年龄组。⑦肝或肾功能不全（肌酐清除率＜50ml/min，或血肌酐＞300μmol/L）者，剂量应减少 50%。

【制剂规格】片剂：每片 0.125g；0.25g。散剂：每瓶 10g∶0.1g。溶液剂：每瓶 20ml（10ml∶0.1g）。喷雾剂：每瓶 15ml∶0.15g。搽剂：每支 15ml∶0.15g。软膏剂：每支 10g∶0.1g；15g∶0.15g。凝胶剂：每支 5g∶0.05g；10g∶0.1g。

伊曲康唑［药典（二）；基；医保（乙）］

Itraconazole

【药理作用】本品是具有三唑环的合成唑类抗真菌药。对深部真菌与浅表真菌都有抗菌作用。三唑环的结构使本品对人细胞色素 P450 的亲和力降低，而对真菌细胞色素 P450 仍保持强亲和力，抑制真菌细胞膜麦角固醇的合成，从而发挥抗真菌效应。

【适应证】①妇科：外阴及阴道念珠菌病。②皮肤科/眼科：花斑癣、皮肤真菌病、真菌性角膜炎和口腔念珠菌病。③皮肤癣菌和（或）酵母菌引起的甲真菌病。④系统性真菌感染：系统性曲霉病及念珠菌病、隐球菌病（包括隐球菌性脑膜炎）、组织胞浆菌病、孢子丝菌病、副球孢子菌病、芽生菌病和其他各种少见的系统性或热带真菌病。

【用法用量】（1）口服：胶囊剂于用餐后立即给药，必须整吞。口服液不应与食物同服。服药后至少 1 小时内不要进食。①局部感染：念珠菌性阴道炎，一次 200mg，一日 2 次；疗程 1 日。或一次 200mg，一日 1 次，疗程 3 日。花斑癣，一次 200mg，一日 1 次，疗程 7 日。皮肤癣菌病，一次 100mg，一日 1 次，疗程 15 日。高度角化区，如足底部癣、手掌部癣需延长治疗 15 日，一日 100mg。口腔念珠菌病，一次 100mg，一日 1 次，疗程 15 日。一些免疫缺陷患者如白血病、艾滋病或器官移植患者，伊曲康唑的口服生物利用度可能会降低，因此剂量可加倍。真菌性角膜炎，一次 200mg，一日 1 次，疗程 21 日。甲真菌病，一次 200mg，一日 1 次，疗程 3 月。本品从皮肤和甲组织中清除比血浆慢，因此，对皮肤感染来说，停药后 2～4 周达到最理想的临床和真菌学疗效，对甲真菌病来说在停药后 6～9 个月达到最理想的临床和真菌学疗效。②系统性真菌病：曲霉病，一次 200mg，一日 1 次，疗程 2～5 个月。对侵袭性或播散性感染的患者增加剂量至：一次 200mg，一日 2 次。念珠菌病，一次 100～200mg，一日 1 次，疗程 3 周～7 个月。非隐球菌性脑膜炎，一次 200mg，一日 1 次，疗程 2 个月～1 年维持治疗，脑膜感染患者一日 1 次。隐球菌性脑膜炎，一次 200mg，一日 2 次，疗程 2 个月～1 年。组织胞浆菌病，一次 200mg，一日 1～2 次，疗程 8 个月。孢子丝菌病，一次 100mg，一日 1 次，疗程 3 个月。副球孢子菌病，一次 100mg，一日 1 次，疗程 6 个月。着色芽生菌病，一次 100～200mg，一日 1 次；疗程 6 个月。芽生菌病，一次 100mg，一日 1 次；或一次 200mg，一日 2 次，疗程 6 个月。

（2）静脉滴注：危及生命的感染可先滴注一次 200mg，一日 2 次，共 4 次；以后一次 200mg，一日 1 次。应尽快将静脉滴注改为口服用药。用随包装提供的 50ml 0.9%氯化钠注射液稀释，稀释后的伊曲康唑注射液应立即使用，并且避免阳光直接照射：将滴速调节到 1ml/min（大约 25 滴/分钟）。在大约 1 个小时的时间里将 60ml 溶液滴入患者体内。静脉滴注后应用 15～20ml 0.9%氯化钠注射液冲洗输注管道，以避免残留的伊曲康唑和以后可能用这根导管来输注的其他药物之间发生反应。冲洗过程应进行 30 秒～15 分钟。

【不良反应】常见畏食、恶心、腹痛和便秘。较少见的副作用包括头痛，可逆性氨基转移酶升高、月经紊乱，头晕和过敏反应（如瘙痒、红斑、风团和血管性水肿）。有个例报道出现史－约综合征（重症多形红斑）。已有潜在病理改变并同时接受多种药物治疗的大多数患者，长疗程治疗时可见低钾血症，水肿、肝炎和脱发等症状。

【禁忌证】禁用于已知对伊曲康唑及辅料过敏的患者。注射液禁用于不能注射 0.9%氯化钠注射液的患者。注射液禁用于肾功能损伤患者肌酐清除率＜30ml/min 者。禁止与特非那定、阿司咪唑、咪唑斯汀、西沙必利、多非利特、奎尼丁、匹莫齐特、口服咪达唑仑、经 CYP3A4 代谢的羟甲戊二酰辅酶 A 还原酶抑制剂如洛伐他汀或辛伐他汀等合用。妊娠期妇女禁用（除非用于系统性真菌病治疗，但仍应权衡利弊）。育龄妇女使用时应采取适当的避孕措施，直至停止伊曲康唑治疗后的下一个月经周期。哺乳期妇女不宜使用。儿童的临床资料有限，不用于儿童患者，除非潜在利益优于可能出现的危害。

【注意事项】①对持续用药超过 1 个月

者，及治疗过程中如出现畏食、恶心、呕吐、疲劳、腹痛或尿色加深的患者，建议检查肝功能。如果出现异常，应停止用药。②当发生神经系统症状时应终止治疗。③钙通道阻滞剂具有负性肌力作用，合并使用时需加注意。④对其他唑类药物过敏的患者使用伊曲康唑注射液时应慎重。⑤伊曲康唑注射液只能用随包装提供的 50ml 0.9%氯化钠注射液稀释。⑥用于老年人的临床资料有限，用于老年人时需权衡利弊。⑦肝功能异常患者慎用（除非治疗的必要性超过肝损伤的危险性）。肝硬化患者，使用时应考虑调整剂量，并监测肝酶。⑧对有充血性心力衰竭危险因素的患者，应谨慎用药，并严密监测。对患有充血性心力衰竭或有充血性心力衰竭病史的患者，应权衡利弊使用。⑨严重的肺部疾病如慢性阻塞性肺病，肾衰竭和其他水肿性疾病者慎用。

【制剂规格】胶囊剂：每粒 0.1g。口服液：每瓶 150ml:1.5g。注射剂：每支 0.25g（25ml）。分散片：每片 0.1g。颗粒剂：每袋 0.1g。

益康唑 [药典（二）；医保（乙）]

Econazole

【药理作用】本品有抑制真菌作用，高浓度时也可具杀菌作用，对白色念珠菌则可抑制其自芽孢转变为具侵袭性的菌丝形式的过程。

【适应证】本品用于皮肤念珠菌病的治疗；也可用于治疗体癣、股癣、足癣、花斑等。

【用法用量】局部外用，取适量涂于患处，每日早晚各 1 次。

【不良反应】可见烧灼感，偶见瘙痒、皮疹等过敏反应。

【禁忌证】对本品过敏者禁用。

【注意事项】过敏体质者慎用。妊娠期及哺乳期妇女慎用。用药部位如有烧灼感、红肿等情况应停药，并将局部药物洗净。

【制剂规格】软膏剂：1%。

第6节 抗病毒药

阿德福韦酯 [药典（二）；医保（乙）]

Adefovir Dipivonil

【药理作用】本品为一种单磷酸腺苷的无环核苷类似物，在细胞激酶的作用下进一步被磷酸化为有活性的代谢物即阿德福韦二磷酸盐。阿德福韦二磷酸盐通过下列两种方式来抑制 HBV DNA 聚合酶（逆转录酶）：一是与自然底物脱氧腺苷三磷酸竞争，二是整合到病毒 DNA 后引起 DNA 链延长终止。在治疗慢性乙肝时，其药量是治疗 HIV 感染的 10%～25%，且毒副作用较小。应用阿德福韦治疗乙型肝炎，发现 HBV 的清除呈双相性。

【适应证】本品用于治疗乙型肝炎病毒复制活动期，并伴有血清氨基酸转移酶（ATL 或 AST）持续升高，或肝脏组织学活动性病变的肝功能代偿的成年慢性乙型肝炎患者。

【用法用量】口服。成人（18～65 岁），推荐剂量为每日 1 次，每次 10mg，饭前或饭后口服均可。治疗的最佳疗程尚未确定。

【不良反应】头痛、乏力、食欲下降、口苦、恶心、腹痛、腹胀、腹泻、便秘、血白细胞及血小板减少、尿镜检 RBC 异常、ALT 升高、AST 升高、肌酸激酶升高、血磷降低、肌酐升高、淀粉酶升高、尿素氮升高。

【禁忌证】禁止用于已经证实对本品有过敏的患者。

【注意事项】①对慢性乙肝患者携带的人类免疫缺陷病毒产生作用，可能会有人类免疫缺陷病毒耐药的副作用。②患有肾功能障碍或潜在肾功能障碍风险的患者，在服用阿德福韦酯进行慢性治疗时可能会导致肾毒性的副作用。③乳酸性酸中毒的副作用。④勿超过推荐剂量使用。⑤患者应当定期监测乙型肝炎生化指标、病毒学指标和血清标志物，至少每 6 个月 1 次。

【制剂规格】片剂：每片 10mg。胶囊剂：每粒 10mg。

阿昔洛韦［药典（二）；基；医保（甲、乙）］

Aciclovir

【药理作用】本品在体内转化为三磷酸化合物，干扰单纯疱疹病毒 DNA 聚合酶的作用，抑制病毒 DNA 的复制。对细胞的α－DNA 聚合酶也有抑制作用，但程度较轻。

【适应证】本品用于防治单纯疱疹病毒 HSV1 和 HSV2 的皮肤或黏膜感染，还可用于带状疱疹病毒感染。

【用法用量】①口服：每次 200mg，每 4 小时 1 次或一日 1g，分次给予。疗程根据病情不同，短则几天，长者可达半年。肾功能不全者酌情减量。②静脉滴注：每次用量 5mg/kg，加入输液中，滴注时间为 1 小时，每 8 小时 1 次，连续 7 天。12 岁以下儿童 1 次按 250mg/m^2 用量给予。急性或慢性肾功能不全者不宜用本品静脉滴注，因为滴速过快时可引起肾衰竭。国内治疗乙型肝炎的用法为每次滴注 7.5mg/kg，每日 2 次，溶于适量输液，维持滴注时间约 2 小时，连续应用 10～30 日。治疗生殖器疱疹，每次 0.2g，每日 4 次，连用 5～10 天。

【不良反应】①常见注射部位的炎症或静脉炎、皮肤瘙痒或荨麻疹、皮疹、发热、轻度头痛、恶心、腹泻、蛋白尿、血液尿素氮和血肌酐升高、肝功能异常等。②少见急性肾功能不全，白细胞和红细胞计数下降，血红蛋白减少，胆固醇、甘油三酯升高，血尿，低血压，多汗，心悸，呼吸困难，胸闷等。③罕见昏迷、意识模糊、幻觉、癫痫、下肢抽搐、舌及手足麻木感、震颤、全身倦怠感等中枢神经系统症状。

【禁忌证】对本品过敏者禁用。

【注意事项】①对更昔洛韦过敏者也可能对阿昔洛韦过敏。②宜缓慢静脉滴注，以避免本品在肾小管内沉积，导致肾功能损害。③静脉滴注后 2 小时，尿药浓度最高，此时应给患者充足的水，防止药物沉积于肾小管内。④本品呈碱性，与其他药物混合容易引起 pH 改变，应尽量避免配伍使用。⑤哺乳期妇女和儿童应慎用。⑥阿昔洛韦可引起急性肾衰竭。急性或慢性肾功能不全者不宜用本品静脉滴注，滴速过快时可引起肾衰竭，监测尿糖和肾功能，避免滴速过快。

【制剂规格】片剂：每片 0.1g；0.2g；0.4g。咀嚼片：每片 0.4g；0.8g。胶囊剂：每粒 0.2g。注射剂：每支 0.25g；0.5g。注射液：每瓶 100ml（阿昔洛韦 0.1g 与氯化钠 0.9g）；250ml（阿昔洛韦 0.25g 与氯化钠 2.25g）。

奥司他韦 [药典（二）；基；医保（乙）]

Oseltamivir

【药理作用】本品在体内转化为对流感病毒神经氨酸酶具有抑制作用的代谢物，有效地抑制病毒颗粒释放，阻抑甲、乙型流感病毒的传播。

【适应证】本品用于成人和 1 岁及 1 岁以上儿童的甲型和乙型流感治疗（磷酸奥司他韦能够有效治疗甲型和乙型流感，但是乙型流感的临床应用数据尚不多）。用于成人和 13 岁及 13 岁以上青少年的甲型和乙型流感的预防。

【用法用量】口服。成人推荐量：一次 75mg，一日 2 次，共 5 日。肾功能不全者：肌酐清除率＜30ml/min 者一日 75mg，共 5 日；肌酐清除率＜10ml/min 者尚无研究资料，应用应十分慎重。儿童（1 岁以上）：①体重≤15kg，一次 30mg，一日 2 次，共 5 日。②体重 15～23kg，一次 45mg，一日 2 次，共 5 日。③体重 24～40kg，一次 60mg，一日 2 次，共 5 日。④体重>40kg，一次 75mg，一日 2 次，共 5 日。预防流感：推荐剂量为 75mg，一日 1 次，至少 10 日。

【不良反应】主要不良反应有呕吐、恶心、失眠、头痛、腹痛，尚有腹泻、头晕、疲乏、鼻塞、咽痛和咳嗽。偶见血尿、嗜酸性粒细胞增多、白细胞计数降低、皮炎、皮疹及血管性水肿等。

【禁忌证】对本品过敏者禁用。

【注意事项】①对 1 岁以下儿童治疗流感，对 13 岁以下儿童预防流感，在健康状况差或不稳定必须入院的患者，在免疫抑制的患者以及并有慢性心脏和（或）呼吸道疾病的患者，治疗流感的安全性和有效性尚不确定。②在使用本品治疗期间，应对患者的自我伤害和谵妄事件等异常行为进行密切监测。③妊娠期及哺乳期妇女一般不推荐应用。④肾功能不全患者调整剂量使用。

【制剂规格】胶囊剂：每粒 75mg。颗粒剂：每袋 25mg。

富马酸丙酚替诺福韦 [医保（乙）]

Tenofovir alafenamide Fumarate

【药理作用】丙酚替诺福韦是替诺福韦的一种亚磷酰胺药物前体（2′-脱氧腺苷-磷酸类似物）。丙酚替诺福韦通过被动扩散以及肝脏摄取性转运体 OATP1B1 和 OATP1B3 进入原代肝细胞。在原代肝细胞内丙酚替诺福韦主要通过羧酸酯酶 1 进行水解以形成替诺福韦。细胞内替诺福韦随后经过磷酸化，形成药理学活性代谢产物二磷酸替诺福韦。二磷酸替诺福韦借助 HBV 逆转录酶整合嵌入病毒 DNA（这会导致 DNA 链终止），从而抑制 HBV 复制。替诺福韦对乙型肝炎病毒和人类免疫缺陷病毒（HIV－1 和 HIV－2）有特异性活性。基于包括线粒体 DNA 分析在内的多项试验，二磷酸替诺福韦是哺乳动物 DNA 聚合酶（包括线粒体 DNA 聚合酶 γ）的一种弱抑制剂，且在体外无线粒体毒性迹象。

【适应证】 本品用于治疗成人和青少年（年龄 12 岁及以上，体重至少为 35kg）慢性乙型肝炎。

【用法用量】 口服：一次 25mg，一日 1 次。需随食物服用。

【不良反应】 ①非常常见：头痛。②常见：腹泻、呕吐、恶心、腹痛、腹胀、肠胃胀气、疲劳、头晕、皮疹、瘙痒、ALT 增加、关节痛。

【禁忌证】 对活性成分或以下所列任一赋形剂过敏：α乳糖、微晶纤维素、交联羧甲基纤维素钠、硬脂酸镁、聚乙烯醇、二氧化钛、聚乙二醇、滑石粉和氧化铁黄。

【注意事项】 ①肝炎恶化：停止治疗后突发；治疗期间突发，应在治疗期间严密监测。②HBV 传播，必须继续采取适当预防措施。③失代偿性肝病患者，应严密监测此患者人群的肝胆和肾脏各项指标及参数。④乳酸性酸中毒或严重脂肪性肝肿大，应暂停富马酸丙酚替诺福韦片治疗。⑤肾功能损害：在 Ccr≥15ml/min 但＜30ml/min 的患者以及 Ccr＜15ml/min 且正在接受血液透析的患者中，每日一次富马酸丙酚替诺福韦片的使用时，基于极为有限的药代动力学数据和建模与模拟而确定。尚无使用富马酸丙酚替诺福韦片治疗 Ccr＜30ml/min 的 HBV 感染患者安全性数据。不推荐用于 Ccr＜15ml/min 且未接受血液透析的患者。⑥肾毒性：无法排除丙酚替诺福韦给药导致长期暴露于低水平替诺福韦而引起肾毒性的潜在风险。⑦合并感染 HBV 和丙型肝炎或丁型肝炎病毒的患者：尚无安全性和疗效的数据。应遵循关于丙型肝炎治疗的联合用药指南。⑧乙型肝炎和 HIV 合并感染：由于存在出现 HIV 耐药性的风险，不建议将富马酸丙酚替诺福韦片用于 HIV－1 感染的治疗。尚未确定富马酸丙酚替诺福韦片在合并感染 HIV－1 和 HBV 的患者中的安全性和疗效。在开始富马酸丙酚替诺福韦片治疗前，应为所有 HBV 感染患者进行 HIV 抗体检测，如果为阳性，应使用为合并感染 HIV－1 的患者推荐的相应抗逆转录病毒联合方案。⑨与其他药品合用：不应与丙酚替诺福韦、富马酸替诺福韦酯或阿德福韦酯的产品合用。⑩乳糖不耐受：富马酸丙酚替诺福韦片含有 α 乳糖。因此，患有半乳糖不耐受、Lapp 乳糖酶缺乏症或葡萄糖－半乳糖吸收不良的罕见遗传问题的患者不应服用此药品。⑪对驾驶及操作机械能力的影响：对驾驶和操作机械的能力无影响或影响可忽略。应告知患者在富马酸丙酚替诺福韦片治疗期间已有头晕报道。

【制剂规格】片剂：每片 25mg（以丙酚替诺福韦计）。

富马酸替诺福韦二吡呋酯 [基；医保（乙）]

Tenofovir Disoproxil Fumarate

【药理作用】本品为替诺福韦的口服制剂，是一种一磷酸腺苷的开环核苷磷化二酯结构类似物，是活性成分替诺福韦的水溶性双酯前体药物。它首先经二酯的水解转化为替诺福韦，然后通过细胞酶的磷酸化形成二磷酸替诺福韦，是一种链末端终止剂。二磷酸替诺福韦通过与天然底物 5 – 三磷酸脱氧腺苷竞争，并且在与 DNA 整合后终止 DNA 链，从而抑制 HIV – 1 逆转录酶和 HBV 逆转录酶的活性。二磷酸替诺福韦对哺乳动物 DNA 聚合酶 α、β 线粒体 DNA 聚合酶 γ 是弱抑制剂。

【适应证】①与其他抗逆转录病毒药物合用，治疗 HIV – 1 感染。②用于治疗成人和 12 岁以上的儿童的慢性乙肝。

【用法用量】对 HIV – 1 或慢性乙肝成人和 12 岁及 12 岁以上儿童患者（35kg 或以上）推荐剂量为每次 300mg，每日 1 次，口服，空腹或与食物同时服用。

【不良反应】乳酸性酸中毒或伴有脂肪变性的中毒肝大、新发作或恶化的肾损害、骨矿物密度下降、免疫重建综合征。

【禁忌证】对本品成分过敏者禁用。

【注意事项】①妊娠期妇女慎用。②成人肾功能损害者使用剂量的调整：肌酐清除率使用理想（偏瘦）体重计算，对肌酐清除率为 50～80ml/min 的患者，无须调整剂量。肌酐清除率为 50ml/min 者，每 24 小时 1 次，每次 300mg；肌酐清除率为 30～49ml/min 者，每 48 小时 1 次，每次 300mg；肌酐清除率为 10～29ml/min 者，每 7～9 小时 1 次，每次 300mg。尚无肾功能损害儿童患者给药建议数据。③血液透析患者：假定每周 3 次血液透析，每次大约持续 4 小时，每 7 天 1 次或共透析约 12 小时后 1 次。富马酸替诺福韦二吡呋酯应当在完成透析后给药。

【制剂规格】片（胶囊）剂：每片（粒）300mg 富马酸替诺福韦二吡呋酯（相当于 245mg 替诺福韦二吡呋酯）。

达诺瑞韦 [医保（乙）]

Danoprevir

【药理作用】本品为 HCV NS3/4A 丝氨酸蛋白酶抑制剂。NS3/4A 蛋白酶活性是 HCV 生命周期必需的，达诺瑞韦与 NS3/4A 蛋白酶结合形成一种解离速率低的复合体，防止病毒多肽裂解。

【适应证】本品应与利托那韦、聚乙二醇干扰素 α 和利巴韦林联合组成抗病毒治疗方案，用于治疗初治的非肝硬化的基因 1b 型慢性丙型肝炎成人患者。

【用法用量】口服，可空腹或与食物同服。每次 100mg，每日 2 次，连续 12 周。服用本品必须同时应用药代动力学增强剂利托那韦、聚乙二醇干扰素α和利巴韦林。推荐利托那韦片（RTV）用法用量：口服，每次 100mg，每日 2 次，连续 12 周。推荐聚乙二醇干扰素

α（PEG-IFNα）用法用量：皮下注射，180μg，每周 1 次，连续 12 周。推荐利巴韦林用法用量：口服，每日 1000mg（体重＜75kg）或 1200mg（体重≥75kg），分 2 次服用，连续 12 周。

【不良反应】①最常见的不良反应有贫血、发热、乏力、流感样疾病、头痛、头晕、食欲下降、皮疹、腹泻。②血液检查异常：嗜中性粒细胞降低、白细胞降低、血红蛋白降低、血小板计数降低、淋巴细胞计数降低。③血生化检验异常：包括甘油三酯、葡萄糖、尿酸、肝功能相关指标（ALT、AST、TBIL、DBIL）。④严重不良反应：急性胰腺炎、抑郁、急性肾衰竭、贫血、胸痛、蜂窝织炎、骨折。

【禁忌证】禁用于既往对本品或本品中任何成分过敏的患者。

【注意事项】①服用本品时须同时服用药代动力学增强剂利托那韦片。②本品应与干扰素和利巴韦林联用，应注意可能发生的贫血、中性粒细胞减少、白细胞减少和血小板减少。

【制剂规格】片剂：每片 100mg。

碘苷 [药典（二）]

Idoxuridine

【药理作用】本品为嘧啶类抗病毒药，能与胸腺嘧啶核苷竞争性抑制磷酸化酶，特别是 DNA 聚合酶，从而抑制病毒 DNA 中胸腺嘧啶核苷的合成，或代替胸腺嘧啶核苷渗入病毒 DNA 中，产生有缺陷的 DNA，使其失去感染力或不能重新组合，使病毒停止繁殖或失去活性而得到抑制。

【适应证】本品用于疱疹性角膜炎及其他疱疹性眼病。

【用法用量】外用：滴眼，每日 6～12 次。

【不良反应】①可有畏光、充血、水肿、痒或疼痛等不良反应，也可发生眼睑水肿等过敏反应。②长期滴用，可引起接触性皮炎、点状角膜病变、滤泡性结膜炎、泪点闭塞等。③全身给药有明显不良反应，除引起食欲减退、恶心呕吐、腹泻、口腔炎、脱发、肝功能损害外，还能抑制骨髓，使白细胞和血小板减少，因此使全身应用受限。

【禁忌证】①对本品及对其他碘和碘制剂过敏者禁用。②禁用于浅层角膜炎。③本品一般不用于婴幼儿。

【注意事项】①长期应用可出现角膜混浊或染色小点，不易消失。②可用于基质性角膜炎、角膜水肿或虹膜炎。③本品可穿透胎盘组织，妊娠期及哺乳期妇女不宜使用。④不能与硼酸特别是硫柳汞合用，因其可使本品失效及眼部毒性作用增强。

【制剂规格】滴眼液：每瓶含 0.1%。

恩曲他滨 [药典（二）；医保（乙）]

Emtricitabine

【药理作用】本品为化学合成的类核苷胞嘧啶。其抗 HIV－1 的机制是通过体内多步磷酸化，形成活性三磷酸酯竞争性地抑制 HIV－1 逆转录酶，同时通过与天然的 5－磷酸胞嘧啶竞争性地渗入到病毒 DNA 合成的过程中，最终导致其 DNA 链合成中断。其抗

HBV 的机制是由于 HBV 复制过程含有恩曲他滨的作用靶点，即逆转录过程。对哺乳动物 DNA 聚合酶α、β、ε 和线粒体 DNA 聚合酶γ抑制活性弱。

【适应证】①与其他抗病毒药物合用于成人 HIV-1 感染的治疗。患者为未经过逆转录酶抑制剂治疗和经过逆转录酶抑制剂治疗病毒已被抑制者。②用于慢性乙型肝炎治疗。

【用法用量】口服，成人每日一次，每次 0.2g，可与食物同服用。

【不良反应】最常见的不良反应为头痛、腹泻、恶心和吐及皮疹。可发生腹痛和消化不良，血清淀粉酶和脂肪酶浓度上升。可发生皮肤变色，表现为手掌和脚底色素沉着，一般为轻度着色。其他不良反应包括周围神经病、衰弱、眩晕、睡眠障碍及抑郁。常见肌酸激酶浓度上升，关节痛和肌痛也有报道。也可发生肝酶浓度上升和高胆红素血症。也有发生高甘油三酯血症、高血糖中性粒细胞减少症和贫血的报道。与核苷类逆转录酶抑制药同用时，可发生乳酸性酸中毒，常伴有严重肝肿大和脂肪变性。

【禁忌证】对本品成分过敏者禁用。

【注意事项】①应用恩曲他滨治疗，如发生转氨酶浓度迅速上升、进行性肝肿大、脂肪变性、代谢性乳酸性酸中毒或不明原因的乳酸性酸中毒时应停药。②有肝肿大或其他肝病的危险因素的患者需谨慎应用，尤其患者同时存在乙型肝炎需特别警惕。建议对所有患者在开始治疗前需要检查是否有乙型肝炎病毒感染；对同时感染 HIV 和乙型肝炎病毒的患者，停止恩曲他滨治疗后，在几个月内要监测肝炎恶化的症状。③对肾损伤患者需谨慎应用恩曲他滨，并要根据肌酐清除率而降低剂量。④当恩曲他滨与其他由肾小管主动分泌排泄的药物同时应用时，恩曲他滨可竞争排泄道路，导致任一药物的血清浓度上升。

【制剂规格】胶囊剂：每粒 200mg。片剂：每片 200mg。

恩替卡韦[基；医保（乙）]

Entecavir

【药理作用】本品为鸟嘌呤核苷类似物，在体内通过磷酸化形成α有活性的三磷酸盐，与 HBV 聚合酶竞争细胞内的三磷酸脱氧鸟嘌呤核苷，从而抑制 HBV-DNA 的复制。本品对 HBV-DNA 的选择性强，对人 DNA 聚合酶选择性弱，影响相对较小。

【适应证】本品用于病毒复制活跃，ALT 持续升高或肝脏组织学显示有活动性病变的慢性成人乙型肝炎的治疗。

【用法用量】口服。每日 1 次，每次 0.5mg。拉米夫定治疗时发生病毒血症或出现拉米夫定耐药突变的患者，推荐本品剂量为每日 1 次，每次 1mg，空腹服用（餐前或餐后至少 2 小时）。

【不良反应】常见的不良反应有头痛、疲劳、眩晕、恶心呕吐、腹痛、腹泻、嗜睡、失眠、风疹及 ALT 升高。另外，对白蛋白、淀粉酶、肌酐空腹血糖、血小板及酯酶等实验室指标可能有影响。

【禁忌证】对本品过敏者禁用。

【注意事项】①用药期间及停止治疗后的几个月内，应严密监测肝功能。②恩替卡韦可能会增加对 HIV 药物治疗耐药的机会。③恩替卡韦对妊娠期妇女影响的研究尚不充分。只有当对胎儿潜在的风险利益做出充分的权衡后，方可使用本品。不推荐服用本品的母亲哺乳。④目前尚无 16 岁以下患儿使用本品的相关数据。⑤肝功能不全患者无须调整用药剂量。⑥接受肝移植者、脂肪性肝肿大者、肾功能损害者及乳酸性酸中毒者慎用。

【制剂规格】片剂（分散片）：每片 0.5mg；1.0mg。胶囊剂：每粒 0.5mg。

伐昔洛韦[药典（二）；医保（乙）]

Valacyclovir

【药理作用】本品为阿昔洛韦的前体药物，抗病毒谱广，对带状疱疹病毒、单纯疱疹病毒、EB 病毒以及巨细胞病毒等有较强的抑制作用，疗效显著。

【适应证】①适用于病毒性感染的疾病，如单纯疱疹、水痘、带状疱疹、初发及复发的生殖器疱疹、肝炎、病毒性脑膜炎等。②可用于防止免疫损伤及免疫抑制治疗的患者，如获得性免疫缺陷综合征（AIDS）、器官移植患者的病毒感染。

【用法用量】口服。①带状疱疹：每次 0.3g，每日 2 次，连续 10 日，总用量 6g（最小用量 1.8g，疗程 3 日）。②单纯疱疹：每次 0.3g，每日 2 次，连续 7 日，总用量 4.2g（最小用量 1.8g，疗程 3 日）。③生殖器疱疹：每次 0.3g，每天 2 次，连续 5～10 日。④尖锐湿疣：每次 0.3g，每日 2 次，连续 9～27 日。

【不良反应】不良反应发生率与阿昔洛韦相似。①消化系统：少数有轻度胃肠道症状，如胃部不适、食欲减退、恶心、呕吐、腹痛、腹泻、便秘等。②神经/精神系统：头痛、乏力、眩晕。③血液系统：可引起贫血、白细胞减少、中性粒细胞减少、血栓性血小板减少性紫癜。④泌尿系统：可引起肾功能障碍。⑤心血管系统：心律失常、心动过速、血管扩张。⑥其他：皮肤瘙痒、关节痛、肌痛、畏光、眼痛。

【禁忌证】对本品和阿昔洛韦过敏者、妊娠期妇女、2 岁以下儿童禁用。

【注意事项】①慎用：肾功能不全、哺乳期妇女、免疫缺陷者不推荐使用。②交叉过敏：对其他鸟嘌呤类抗病毒药（如阿昔洛韦、更昔洛韦、泛昔洛韦）过敏者也可对本品过敏。③药物对妊娠的影响：本品对动物无致畸性，但疾病控制和预防中心不推荐妊娠期妇女服用本品来治疗生殖器单纯疱疹感染和其他性传播疾病。

【制剂规格】片剂：每片 150mg；300mg；500mg。胶囊剂：每粒 150mg。

泛昔洛韦[药典（二）；医保（乙）]

Famciclovir

【药理作用】本品为抗病毒制剂，是阿昔洛韦的 L－缬氨酸酯，可中断病毒 DNA 合成，从而阻断病毒复制。

【适应证】本品用于带状疱疹和原发性生殖器疱疹。

【用法用量】口服：成人每次 0.25g，每 8 小时 1 次。治疗带状疱疹的疗程为 7 日，治疗原发性生殖器疱疹的疗程为 5 天。肾功能不全者应注意调整用法用量：肌酐清除率（Ccr）≥60ml/min，成人每次 0.25g，每 8 小时一次；Ccr 40～59ml/min，成人每次 0.25g，每 12 小时一次；Ccr 20～39ml/min，成人每次 0.25g，每 24 小时一次；Ccr＜20ml/min，成人每次 0.125g，每 48 小时一次。

【不良反应】常见不良反应是头痛和恶心；神经系统有头晕、失眠、嗜睡、感觉异常等；消化系统如腹泻、腹痛、消化不良、厌食、呕吐、便秘、肠胀气等，全身反应如疲劳、疼痛、发热、寒战等；其他如皮疹、皮肤瘙痒、鼻窦炎、咽炎等。

【禁忌证】对本品及喷昔洛韦过敏者禁用。

【注意事项】①肾功能不全者应注意调整用法用量。②若患者治疗临床疗效不佳时，应考虑病毒可能对本品耐药。③本品并不能完全治愈生殖器疱疹，是否能够防止疾病传播尚不清楚，但生殖器疱疹可以通过性接触传播，故治疗期间应避免性接触。

【制剂规格】片剂：每片 0.125g；0.25g。胶囊剂：每粒 0.125g。颗粒剂：每袋 0.125g。

更昔洛韦［药典（二）；基；医保（乙）］

Ganciclovir

【药理作用】本品进入细胞后由病毒的激酶诱导生成三磷酸化物，竞争性抑制病毒的 DNA 聚合酶而终止病毒 DNA 链增长。

【适应证】本品用于巨细胞病毒感染的治疗和预防，也可适用于单纯疱疹病毒感染。

【用法用量】①诱导治疗：静脉滴注 5mg/kg（历时至少 1 小时），每 12 小时 1 次，连用 14～21 日（预防用药则为 7～14 日）。②维持治疗：静脉滴注，5mg/kg，每日 1 次，每周用药 7 日；或 6mg/kg，每日 1 次，每周用药 5 日。口服，每次 1g，每日 3 次，与食物同服，可根据病情选择用其中之一。

【不良反应】①常见的为骨髓抑制，用药后约 40%的患者中性粒细胞数减低至 1.0×10^9/L 以下，约 20%的患者血小板计数减低至 50×10^9/L 以下，此外可有贫血。②可出现中枢神经系统症状。③可出现皮疹、瘙痒、药物热、头痛、呼吸困难、肝功能异常、消化道出血、血压升高或降低等。

【禁忌证】对本品和阿昔洛韦过敏者禁用。严重中性粒细胞或血小板减少者禁用。

【注意事项】①对阿昔洛韦过敏者也可能对本品过敏。②并不能治愈巨细胞病毒感染，用于艾滋病患者合并感染时往往需长期维持用药，防止复发。③用静脉滴注给药，一次至少滴注 1 小时以上，患者需给予充足水分，以免增加毒性。④本品配制需充分溶解，浓度不能超过 10mg/ml。本品溶液呈强碱性（pH=11）。⑤本品可引起中性粒细胞减少、血小板减少，并易引起出血和感染，用药期间应注意口腔卫生。⑥育龄妇女应用时应注意采取有效避孕措施，育龄男性应采用避孕工具至停药后至少 3 个月。

【制剂规格】胶囊剂：每粒 0.25g。注射剂：每支 0.05g；0.15g；0.25g；0.5g。注射液：每支 0.25g（5ml）；0.5g（10ml）。

金刚烷胺[药典（二）；基；医保（甲）]

Amantadine

【药理作用】本品进入脑组织后可促进释放多巴胺，或延缓多巴胺的代谢而发挥抗震颤麻痹作用。对震颤麻痹有明显疗效，缓解震颤、僵直效果好。同时，在临床上能有效地预防和治疗各种 A 型流感病毒的感染。在流感流行期采用本品作预防药，保护率可达 50%～79%，对已发病者，如在 48 小时内给药，能有效地治疗由 A 型流感病毒引起的呼吸道症状。金刚烷胺的抗病毒谱较窄，主要用于亚洲 A 型流感的预防，对 B 型流感病毒、风疹病毒、麻疹病毒、流行性腮腺炎病毒及单纯疱疹病毒感染均无效。

【适应证】①用于不能耐受左旋多巴治疗的震颤麻痹患者。②亚洲 A－Ⅱ型流感、病毒性感染发热患者。③脑梗死所致的自发性意识低下。

【用法用量】①治疗震颤麻痹患者：口服，成人每次 100mg，早晚各 1 次，最大剂量每日 400mg。小儿用量酌减，可连用 3～5 日，最多 10 日。1～9 岁小儿每日 3mg/kg，最大用量不超过 150mg/d。②流感 A 病毒感染：成人：每日 200mg，分 1～2 次服用；儿童：新生儿与 1 岁内婴儿不用；1 岁～9 岁，每日 4.4～8.8mg/kg，一日 1～2 次，每日最大剂量不超过 150mg；9 岁～12 岁，100～200mg/d。

【不良反应】①用于预防流感时剂量较小，不良反应少见；当用于震颤麻痹时，如剂量较大，少数患者服用后可有嗜睡、头痛、眩晕、抑郁、食欲缺乏、恶心、腹痛、失眠、共济失调、精神不安等，亦可出现四肢皮肤青斑、踝部水肿等。②可见心律不齐、心动过速、高血压等。

【禁忌证】对金刚烷胺过敏者、新生儿和 1 岁以下婴儿、哺乳期妇女禁用。

【注意事项】①用量过大可致中枢症状。服药期间应避免驾车和操纵机器。②妊娠期妇女和老年患者应慎用。③肾功能不全、肝病、癫痫以及精神患者慎用。

【制剂规格】片（胶囊）剂：每片（粒）0.1g。糖浆剂：每瓶 300mg（60ml）。颗粒剂：每袋 60mg（6g）；140mg（12g）。

拉米夫定[药典（二）；医保（乙）]

Lamivudine

【药理作用】本品可选择性地抑制 HBV 复制。其作用方式通过在肝细胞内转化为活性的拉米夫定三磷酸酯，竞争性地抑制 HBV－DNA 聚合酶，同时终止 DNA 链的延长，从而抑制病毒 DNA 的复制。

【适应证】本品用于乙型肝炎病毒所致的慢性乙型肝炎；与其他抗逆转录

病毒药物联合使用，用于治疗人类免疫缺陷病毒感染。

【用法用量】口服。成人：慢性乙型肝炎，一日 1 次，一次 100mg；HIV 感染，推荐剂量一日 2 次，一次 150mg；或一日 1 次，一次 300mg。

【不良反应】常见的不良反应有上呼吸道感染样症状、头痛、恶心、身体不适、腹痛、腹泻、贫血、纯红细胞再生障碍、血小板减少。可出现重症肝炎、高血糖及关节痛、肌痛，皮肤过敏反应等。

【禁忌证】对拉米夫定过敏者及妊娠期妇女禁用。

【注意事项】①用药期间应定期做肝、肾功能检查及全血细胞计数。②哺乳期妇女慎用，严重肝大、乳酸性酸中毒者慎用。③尚无针对 16 岁以下患者的疗效和安全性资料。④肌酐清除率＜30ml/min 的患者不宜使用。

【制剂规格】片剂：每片 100mg；150mg；300mg。胶囊剂：每粒 100mg。

利巴韦林[药典（二）；基；医保（甲）]

Ribavirin

【药理作用】本品为一种强的肌苷单磷酸（IMP）脱氢酶抑制剂，抑制 IMP，从而阻碍病毒核酸的合成。具广谱抗病毒性能，对多种病毒如呼吸道合胞病毒、流感病毒、单纯疱疹病毒等有抑制作用。对流感（由流感病毒 A 和 B 引起）、腺病毒肺炎、甲型肝炎、疱疹、麻疹等有防治作用，但临床评价不一。国内临床已证实对流行性出血热有效，对早期患者疗效明显，有降低病死率，减轻肾功能损害，降低出血倾向，改善全身症状等作用。

【适应证】本品用于：①婴幼儿呼吸道合胞病毒（RSV）所致细支气管炎及肺炎的严重住院患者（气雾剂）。②用于治疗拉沙热或流行性出血热（具肾脏综合征或肺炎表现者）（静脉滴注或口服）。③用于慢性丙型肝炎的治疗（与重组干扰素α2b 或 PEG 干扰素α合用）。④防治病毒性上呼吸道感染（滴鼻）。⑤适用于单纯疱疹病毒性角膜炎。

【用法用量】成人：①口服：病毒性呼吸道感染，成人，一次 0.15g，一日 3 次，疗程 7 日。皮肤疱疹病毒感染，一次 0.3g，一日 3 次，疗程 7 日。②静脉滴注：用 0.9%氯化钠注射液或 5%葡萄糖注射液稀释成每 1ml 含 1mg 的溶液后缓慢静脉滴注。成人，一次 0.5g，一日 2 次，每次滴注 20 分钟以上，疗程 3～7 日。③滴鼻：一次 1～2 滴，每 1～2 小时 1 次。④滴入眼睑内：一次 1～2 滴，每 1 小时 1 次，好转后每 2 小时 1 次。儿童：①慢性丙型肝炎（与干扰素α或聚乙二醇干扰素合用）：用于无肝损伤的初治患者，口服。＞3 岁儿童，体重＜47kg 者，一日 15mg/kg，分 2 次；47～50kg 者，早 200mg，晚 400mg；50～65kg 者，一次 400mg，一日 2 次；65～86kg 者，早 400mg，晚 600mg；86～105kg 者，一次 600mg，一日 2 次。②免疫抑制患儿的致命性呼吸道合胞病毒、副流感病毒或腺病毒感染：静脉给药，>15 分钟。1 个月～18 岁儿童：

33mg/kg 一剂，然后 16mg/kg，每 6 小时 1 次，连用 4 日；然后 8mg/kg，每 8 小时 1 次，连用 3 日。

【不良反应】最主要的毒性是溶血性贫血，大剂量应用（包括滴鼻在内）可致心脏损害，对有呼吸道疾病者可致呼吸困难、胸痛等。全身不良反应有：疲倦、头痛、虚弱、乏力、胸痛、发热、寒战、流感症状等；神经系统症状有眩晕；消化系统症状有食欲减退，胃部不适、恶心、呕吐、轻度腹泻、便秘、消化不良等；肌肉骨骼系统症状有肌肉痛；精神系统症状有失眠、情绪化、易激惹、抑郁、注意力障碍、神经质等；呼吸系统症状有呼吸困难、鼻炎等；皮肤附件系统出现脱发、皮疹、瘙痒等。

【禁忌证】禁用于：①对利巴韦林过敏者、妊娠期妇女。②治疗前 6 个月内不稳定和未控制的心脏病、血红蛋白异常、重度虚弱、重度肝功能异常或失代偿期肝硬化、自身免疫病、不能控制的严重精神失常及儿童期严重精神病史者。

【注意事项】①长期或大剂量服用对肝功能、血常规有不良反应。有严重贫血、肝功能异常者慎用。②对诊断的干扰：口服后引起血胆红素增高者可高达 25%。③哺乳期妇女用药期间需暂停哺乳。④肌酐清除率＜50ml/min 的患者，不推荐使用利巴韦林。⑤严重肝功能障碍的患者慎用。⑥不推荐老年人应用。

【制剂规格】片剂：每片 20mg；50mg；100mg。含片：每片 20mg；100mg。胶囊剂：每粒 100mg；150mg。口服液：每支 150mg（5ml）。颗粒剂：每袋 50mg；100mg；150mg。注射剂：每支 100mg（1ml）；250mg（2ml）。滴鼻剂：每瓶 10ml（50mg）。滴眼液：每瓶 8ml（8mg）。

奈韦拉平［药典（二）］

Nevirapine

【药理作用】本品为非核苷酸抗逆转录酶药物。可抑制有关 DNA 聚合酶活性，对人体细胞正常酶无作用。通过与 HIV－1 的逆转录酶直接结合，破坏该酶的催化位点来阻断 RNA 依赖和 DNA 依赖的 DNA 聚合酶的活性，从而阻断 HIV 的复制。

【适应证】本品常与其他药物联合应用于治疗 HIV－1 感染。单独用本品则病毒可迅速产生耐药性。

【用法用量】口服。成人：先导期剂量，每日 1 次 200mg，用药 14 日（以减少皮疹发生）；以后每日 2 次，每次 200mg。儿童：2 个月～8 岁，每日 1 次 4mg/kg，用药 14 日，以后每日 2 次，每次 7mg/kg；8 岁以上者，每日 1 次 4mg/kg，用药 14 日，以后每日 2 次，每次 4mg/kg。所有患者的用量每日不超过 400mg。

【不良反应】本品可致严重皮肤反应，包括史－约综合征、毒性表皮坏死，以皮疹为特点的过敏反应和器官衰竭，发生时应立即停药。本品尚可致肝坏死。胃肠道反应常见恶心、呕吐、腹痛、腹泻等症状。血液系统有嗜酸性粒细胞增多、中性粒细胞缺乏的报道。对中枢神经和肌肉骨骼系统也有影响，出现疲劳、头痛、抑郁及肌肉关节痛等症状。

【禁忌证】①对奈韦拉平过敏者禁用。②对由于严重皮疹、皮疹伴全身症状、过敏反应和奈韦拉平引起的肝炎而中断奈韦拉平治疗的患者不能重新服用。③在服用奈韦拉平期间，曾出现AST或ALT>正常值上限5倍，重新服用奈韦拉平后迅速复发肝功能不正常的患者应禁用。

【注意事项】①本品主要在肝代谢，并由肾排泄，肝、肾功能低下者慎用。②用药期间应监测肝功能。③妊娠期妇女慎用。建议HIV感染母亲不要给她们的婴儿哺乳，以免产后传染给婴儿HIV。④肾功能障碍：肾损害（轻、中和重度）对本品的药动学没有显著改变。Ccr≥20ml/min的患者不需要调整本品的剂量。⑤肝功能障碍：Child-Pugh评分≤7，不需要调整本品的剂量。Child-Pugh评分为>8的中度到重度肝功能不全的患者服用本品时，应该谨慎。

【制剂规格】片（胶囊）剂：每片（粒）200mg。

齐多夫定[药典（二）；医保（甲、乙）]

Zidovudine

【药理作用】本品与病毒的DNA聚合酶结合，中止DNA链的增长，从而阻抑病毒的复制。对人的α-DNA聚合酶的影响小而不抑制人体细胞增殖。

【适应证】本品与其他抗逆转录病毒药物联合使用，用于治疗人类免疫缺陷病毒（HIV）感染的成年人和儿童。由于齐多夫定显示出可降低HIV的母婴传播率，齐多夫定亦可用于HIV阳性妊娠期妇女及其新生儿。

【用法用量】①成人：本品与其他抗逆转录病毒药物合用的推荐剂量为一日500或600mg，分2～3次给药。另外研究结果表明一日1000mg，分次给药的方案是有效的。②儿童：3～12个月：可服用齐多夫定口服溶液。3个月推荐初始剂量为360～480mg/m²，分3或4次与其他抗逆转录病毒药物合用。对于小于720mg/m²（每6小时180mg/m²）的给药剂量是否对HIV感染引起的神经系统功能障碍有治疗和预防作用目前尚不清楚。最大剂量不可超过每6小时200mg。<3个月：有限的数据还不能提供推荐的剂量。③用于预防母婴传播的剂量：本品用于妊娠期妇女（孕周>14周）的推荐剂量是一日500mg，口服（100mg，一日5次）至开始分娩。在生产期间齐多夫定需静脉给药2mg/kg，给药时间为1小时以上。随后继续静脉注射每小时1mg/kg至脐带结扎。新生儿应按2mg/kg的剂量给予齐多夫定口服液，每6小时服药1次。生后12小时内开始给药并持续服至6周。不能口服的婴儿应静脉给予齐多夫定1.5mg/kg，每6小时服药1次，每次给药时间大于30分钟。④肾功能损害患者的用药剂量：晚期肾衰竭患者一日使用300～400mg为合适的剂量。治疗中应根据患者的血液参数及临床反应调整剂量。对于进行血液透析及腹膜透析的晚期肾病患者，推荐剂量为每6～8小时100mg。

【不良反应】有骨髓抑制作用，可引起意外感染、疾病痊愈延缓和牙龈出血等。可改变味觉，引起唇、舌肿胀和口腔溃疡。偶有发生喉痛、发热、皮肤灰白色、不正常出血、异常疲倦和衰弱等情况。肝功能不全者易引起毒性反应。

【禁忌证】对本品过敏者、中性粒细胞计数＜0.75×10^9/L 或血红蛋白＜7.5g/dl 者禁用。

【注意事项】①骨髓抑制患者、有肝病危险因素者、肌病及肌炎患者长期使用本品时应慎用。②在用药期间要进行定期血液检查。③进食高脂食物，可减低本品的口服生物利用度。④对于血红蛋白水平降至 7.5～9g/dl 或中性粒细胞计数降至 0.75×10^9/L～1.0×10^9/L 的患者，应减少齐多夫定的用量或中止齐多夫定的治疗。⑤肝功能受损者的须进行剂量调整。⑥建议服用齐多夫定的妇女不要母乳喂养。

【制剂规格】胶囊剂：每粒 100mg；250mg；300mg。片剂：每片 100mg；300mg。注射剂：每支 100mg:10ml。口服液：每支 100ml:1g。

齐多拉米双夫定［药典（二）；医保（乙）］

Zidovudine and Lamivudine

【药理作用】拉米夫定和齐多夫定对 HIV－1 及 HIV－2 是有效的选择性抑制剂。两者具有强的协同作用，能抑制细胞培养中 HIV 的复制。它们都可被细胞内激酶逐渐代谢为 5′－三磷酸盐（TP）。拉米夫定－TP 及齐多夫定－TP 是 HIV 逆转录酶的底物竞争性抑制剂。但是，其主要抗病毒活性是通过单磷酸盐的形式掺入到病毒的 DNA 链，从而导致病毒 DNA 链的终止。拉米夫定及齐多夫定的三磷盐酸对宿主细胞 DNA 聚合酶的亲和力比对病毒 DNA 小得多。

【适应证】本品适用于 HIV 感染的成人及 12 岁以上儿童，这些患者有进行性免疫缺陷。本品可降低 HIV－1 的病毒量，增加 CD4+细胞数。

【用法用量】口服。成人及 12 岁以上儿童：推荐剂量为每日 2 次，每次 1 片，可与或不与食物同服。如果临床需要减少本品的剂量，或需减少或停用本品中的某一成分（拉米夫定或齐多夫定）时，则用拉米夫定及齐多夫定的单独片剂或胶囊和口服液。

【不良反应】由于本品含有拉米夫定和齐多夫定，预见不良反应的类型和严重程度和其所含两个成分有关。①拉米夫定：其常见副作用有头痛，不适，乏力，恶心，腹泻，呕吐，上腹痛，发热及皮疹。②齐多夫定：最严重的副作用有贫血（可能需要验血），中性粒细胞和白细胞减少。这些常见于大剂量（每日 1200～1500mg）的使用，进展的 HIV 感染者（尤其是治疗前骨髓增生差的患者），特别是 CD4 细胞计数＜100/mm^3 的患者的治疗中，此时可能需要减少剂量或停止治疗。③在一组大规模、设对照的临床试验中，其他常见的不良反应有恶心、呕吐、厌食、腹痛、头痛、皮疹、发热、肌痛、感觉异常、失眠、不适、乏力及消化不良。在接受齐多夫定治疗的所有患者中，最常见的副作用是恶心。

【禁忌证】禁用于：①对拉米夫定、齐多夫定任一成分过敏者。②中性粒细胞＜0.75×10^9/L 或血红蛋白每日＜7.5g 或 4.65mmol/L 者。③12 岁以下儿童。

【注意事项】当需要对拉米夫定或齐多夫定单独进行剂量调整时，建议分别用其单制剂。患者在服用本品的同时，自我服药要谨慎。本品用于治疗慢性乙型肝炎引起的进行性肝硬化时应慎重，因为曾有停用拉米夫定引起肝炎复发的危险之报道。

【制剂规格】片剂：每片含拉米夫定 150mg、齐多夫定 300mg。

羟苄唑 [药典（二）；医保（甲）]

Hydrobenzole

【药理作用】本品为抗微小 RNA 病毒药。抑制人类肠道病毒、柯萨奇病毒、脊髓灰质炎病毒和红眼病毒。能选择性抑制被感染细胞的微小 RNA 病毒聚合酶，从而抑制 RNA 的合成。对流行性出血性结膜炎病毒有明显的抑制作用。

【适应证】本品用于流行性出血性结膜炎（即红眼病），亦可用于其他病毒性角膜炎、结膜炎及细菌性结膜炎。

【用法用量】外用：滴眼一次 1～2 滴，一日 4～6 次。

【不良反应】局部有轻微刺激感。

【禁忌证】对本品过敏者禁用。

【注意事项】本品防止阳光直射，如使用后有不适，应立即停用并前往医院就医。

【制剂规格】滴眼液：每瓶 8ml（8mg）。

去羟肌苷 [药典（二）]

Didanosine

【药理作用】本品为 HIV 逆转录酶抑制剂，能抑制 HIV 的复制。在细胞酶的作用下转化为具有抗病毒活性的代谢物双去氧三磷酸腺苷（ddATP），为人类免疫缺陷病毒（HIV）复制抑制剂。

【适应证】本品与其他抗病毒药物联合使用，用于治疗 HIV－1 感染。

【用法用量】成人：体重＞60kg 者，一次 200mg，一日 2 次，或一日 400mg，一次顿服；体重＜60kg 者，一次 125mg，一日 2 次，或一日 250mg，一次顿服。儿童：120mg/m²，一日 2 次，或一日 250mg，一次顿服。肾功能低下者应按肌酐清除率调节剂量。用餐 30 分钟以前，或在用餐 2 小时以后，空腹服用。

【不良反应】严重毒性是胰腺炎，其他重要的毒性还有乳酸性酸中毒，脂肪变性，重度肝肿大，视网膜病变和视神经炎，以及外周神经病变。此外还有头痛、腹泻、皮疹、发烧、恶心、失眠、药疹、瘙痒等。患者可呈现忧郁、疼痛、便秘、口腔炎、味觉障碍、肌痛、关节炎、肝酶异常等。

【禁忌证】对本品过敏者禁用。

【注意事项】①已经在单独或联合用药的患者中出现致命的胰腺炎，应注意免疫抑制的程度。有胰腺炎征兆的患者需暂时终止用药，已确诊胰腺炎者须立即停药。因延长生命所需，使用有胰腺毒性的药物时，需停止去羟肌苷治疗。患者有患胰腺炎的危险因素时，使用去羟肌苷须密切注意且明确无危险才可用药。②患有严重的HIV感染者有增加胰腺炎的危险，须密切随访；如果不调整剂量，肾损伤患者有增大胰腺炎的危险；发生胰腺炎的概率与剂量无关。有胰腺炎体征或已确证胰腺炎的患者须终止去羟肌苷治疗。③单独或联用核苷类似物，有乳酸性酸中毒/脂肪变性肝肿大报道，甚至是致命的，包括去羟肌苷及其他抗病毒药。④肥胖和长期的核苷类治疗也许是危险因素。⑤对于已知有肝病危险的患者，服用去羟肌苷须特别注意。用去羟肌苷治疗时，在临床或实验室研究中证明有乳酸中毒征兆或者发现肝脏毒性（肝肿大、脂肪变性，即使未发现转氨酶升高）。⑥视网膜病变和视神经炎：在小儿与成人患者中均有报道；接收去羟肌苷治疗的患者建议定期检查视网膜。⑦警惕外周神经病变：外周神经病变表现为手或脚麻木、麻刺感或疼痛，在接受去羟肌苷疗法的患者中已有报道。外周神经病变在下述患者中较常见：晚期艾滋病患者、曾有神经病变史者或曾服用过神经毒性药物者。⑧去羟肌苷应空腹、餐前30分钟或餐后2小时服用；避免饮用酒精类饮料，因其可能增加去羟肌苷毒性。⑨去羟肌苷不能治愈艾滋病，患者可能继续出现艾滋病并发症，包括机会性感染，因此患者仍需在医生监护下治疗。治疗期间，并不能减少艾滋病病毒通过性接触及血液污染传播。

【制剂规格】片剂：每片100mg。胶囊剂：每粒100mg。颗粒剂：每袋400mg。

司他夫定[药典（二）；基]

Stavudine

【药理作用】本品为合成的胸苷类似物，在体内转化为三磷酸司他夫定而抑制HIV病毒的逆转录酶，从而抑制病毒DNA合成。

【适应证】本品用于治疗HIV－1感染。

【用法用量】口服。成人：体重≥60kg者，每次40mg，每日2次（相隔12小时）；体重＜60kg者，每次30mg，每日2次。儿童：体重≥30kg者，按成人剂量；体重＜30kg者，每次1mg/kg，每日2次。肾功能低下者，需根据其肌酐清除率调整剂量。

【不良反应】部分患者出现外周神经病变，表现为手足麻木、刺痛感。可能发生乳酸性酸中毒、脂肪变性、中毒肝肿大（氨基转移酶可不升高）、胰腺炎，联合用药时更易发生。其他不良反应有头痛、失眠、神经炎、焦虑以及腹泻、恶心、呕吐等。可见贫血、白细胞缺乏和血小板减少、肌肉痛、运动无力等。

【禁忌证】对本品过敏者禁用。

【注意事项】①有外周神经病变危险因素的患者及肝、肾功能不全者、胰腺炎病史患者慎用。②用药期间监测血常规、凝血酶原时间及肝、肾功能。③治疗中发生如手足麻木刺痛症状，应立即停药。④除非特殊需要，妊娠期妇女不建议服用。

【制剂规格】胶囊剂：每粒15mg；

20mg；40mg。

索磷布韦维帕他韦[基]

Sofosbuvir and Velpatasvir

【药理作用】本品为索磷布韦与维帕他韦组成的复方制剂。索磷布韦是丙肝非结构蛋白 5B 依赖性 RNA 聚合酶抑制剂，是一种核苷酸药物前体，代谢产物 GS－461203（尿苷类似物三磷酸盐）可被 NS5B 聚合酶嵌入 HCV RNA 而终止复制。GS－461203 既不是人类 DNA 和 RNA 聚合酶抑制剂，也不是线粒体 RNA 聚合酶的抑制剂。

【适应证】本品用于治疗成人慢性丙型肝炎病毒（HCV）感染。

【用法用量】口服，推荐剂量为每日 1 次，每次 1 片，随食物或不随食物服用。

【不良反应】常见不良反应有：头痛、疲劳和恶心。

【禁忌证】对活性成分或任一赋形剂出现超敏反应者、妊娠期及哺乳期妇女禁用。

【注意事项】HCV 和 HBV 合并感染患者中的乙型肝炎病毒在服用本品后有再激活风险，在开始本品治疗前对所有患者进行当前或既往乙型肝炎病毒（HBV）感染迹象检测。

【制剂规格】片剂：每片含 400mg 索磷布韦和 100mg 维帕他韦。

酞丁安[药典（二）]

Ftibamzone

【药理作用】本品是缩氨硫脲类抗病毒药，具有抗沙眼衣原体和抗疱疹病毒活性，对沙眼衣原体的抑制作用比金霉素强 10 倍，能阻止沙眼衣原体的繁殖和包涵体的形成。其作用机制主要是抑制病毒 DNA 和早期蛋白质合成。

【适应证】本品用于带状疱疹、单纯疱疹、尖锐湿疣、浅部真菌感染及各种沙眼等。

【用法用量】外用：每日 2～3 次。

【不良反应】偶有局部刺激反应，如皮肤红斑、丘疹及刺痒感。

【禁忌证】①对本品过敏者禁用。②佩戴角膜接触镜者禁用。③妊娠期妇女禁用。④当药品性状发生改变时禁用。

【注意事项】①避免接触眼睛。②若有灼烧感、瘙痒、红肿等应立即停药，洗净患处；必要时向医师咨询。③如正在使用其他药品，使用本品前请咨询医师或药师。④使用时勿入口内。⑤育龄妇女慎用。

【制剂规格】搽剂：每瓶含 0.5%。乳膏剂：每支 10g:0.1g。滴眼液：每支 8ml（8mg）。

茚地那韦[药典（二）]

Indinavir

【药理作用】本品是一种人免疫缺陷病毒（HIV）蛋白酶抑制剂。HIV 蛋白酶是在传染性 HIV 中发现的使病毒聚合蛋白前体裂解成单个功能蛋白的一种酶。本品可与该蛋白酶的活性部位结合并抑制其活性。这种抑制作用阻断了病毒聚合蛋白裂解，导致不成熟的非传染性病毒颗粒形成。

【适应证】和其他抗逆转录病毒药物联合使用，用于治疗成人及儿童 HIV－1 感染。

【用法用量】成人：推荐的开始剂量为 800mg，每 8 小时口服 1 次。与利福布汀联合治疗：建议将利福布汀的剂量减半，而本品剂量增加至每 8 小时 1g。肝功能不全患者剂量应减至每 8 小时 600mg。3 岁以上可口服胶囊的儿童：本品的推荐剂量为每 8 小时口服 500mg/m^2，儿童剂量不能超过成人剂量（即每 8 小时 800mg）

【不良反应】可见虚弱、疲劳、眩晕、头痛、感觉迟钝、失眠、味觉异常。胃肠道反应，皮肤干燥、瘙痒、药疹等皮肤过敏反应。肾结石，肝、肾功能异常。血友病患者的自发出血增加，急性溶血性贫血。引起血糖升高或糖尿病加重、血清甘油三酯增高。

【禁忌证】①对本品过敏者禁用。②3 岁以下儿童禁用。③本品不能与胺碘酮、特非那定、西沙必利、阿司咪唑、阿普唑仑、三唑仑、口服咪唑安定、匹莫齐特、麦角衍生物、洛伐他汀或辛伐他汀同时服用。本品抑制 CYP3A4 而引起上述药物血浆浓度增高，可能会导致严重的甚至危及生命的不良反应。

【注意事项】①患者应注意摄取足够的水量，建议患者在 24 小时期间至少饮用 1.5L 液体。如果出现肾结石的症状和体征，可考虑暂停或中断治疗。如发生急性溶血性贫血，应实施相应的治疗，包括中断使用本品。②本品不可与食物一起服用，宜在餐前 1 小时或餐后 2 小时用水送服。③肝功能不全患者、妊娠期及哺乳期妇女慎用。

【制剂规格】片剂：每片 0.2g。胶囊剂：每粒 0.1g；0.2g；0.4g。

第 7 节　抗寄生虫药

阿苯达唑［药典（二）；基；医保（甲）］

Albendazole

【药理作用】本品为高效广谱驱虫新药，为苯并咪唑类药物中驱虫谱较广、杀虫作用最强的一种。对线虫、血吸虫、绦虫均有高度活性，而且对虫卵发育具有显著抑制作用。本品在体内迅速代谢为亚砜和砜，通过抑制寄生虫肠壁细胞胞浆微管系统的聚合，阻断虫体对多种营养和葡萄糖的吸收，导致虫体糖原耗竭，同时抑制延胡索酸还原酶系统，阻碍三磷酸腺苷的产生，致使寄生虫无法生存和繁殖。

【适应证】本品用于驱除蛔虫、蛲虫、钩虫、鞭虫，也可用于家畜的驱虫。

【用法用量】口服。①驱钩虫、蛔虫、蛲虫、鞭虫，0.4g 顿服。2 周岁以上小儿单纯蛲虫、单纯蛔虫感染，0.2g 顿服。②治疗囊虫病，每日 15～20mg/kg，分 2 次服用，6～10 天为 1 疗程。停药 15～20 天后，可进行第 2 疗程治疗。一般为 2～3 个疗程。必要时可重复治疗。③其他寄生虫如粪类圆线虫等，每日服 0.4g，连服 6 天。必要时重复给药 1 次。12 岁以下小儿用量减半。

服药前不需空腹或清肠，可嚼服、吞服或研碎后与食物同服。

【不良反应】少数病例有口干、乏力、思睡、头晕、头痛以及恶心，上腹不适等消化道症状，但均较轻微，不需处理可自行缓解。

【禁忌证】妊娠期及哺乳期妇女、2岁以下小儿禁用。

【注意事项】①急性病、蛋白尿、化脓性或弥漫性皮炎、癫痫等患者以及哺乳期妇女不宜应用。有严重肝、肾、心脏功能不全及活动性溃疡病患者慎用。②少数患者服药后可能在3～10日始出现驱虫效果。③在治囊虫病过程中，部分患者会出现不同程度的头晕、头痛、发热、荨麻疹等反应，反应程度与囊虫数量、寄生部位及机体反应有关。重度感染患者必须住院治疗，进行脑脊液及眼底检查，并密切观察。必要时可酌情给予地塞米松，20%的甘露醇。

【制剂规格】片剂：每片0.1g；0.2g；0.4g。咀嚼片：每片75mg；0.1g。胶囊剂：每粒0.1g；0.2g。颗粒剂：每袋1g:0.1g；1g:0.2g。

阿莫地喹[药典（二）]

Amodiaquine

【药理作用】本品是一类人工合成的4－氨基喹啉类抗疟药，通过破坏红细胞内恶性疟原虫、间日疟原虫、卵形疟原虫和三日疟原虫的裂殖体发挥作用。

【适应证】①本品主要用于治疗疟疾急性发作，控制疟疾症状。②还可用于治疗肝阿米巴病、华支睾吸虫病、卫氏并殖吸虫病、结缔组织病等。③另可用于治疗光敏性疾病，如日晒红斑症。

【用法用量】口服。①抗疟：每日服0.6g（盐基），第2、3日各服0.4g（盐基）。②抗疟疾复发及预防疟疾：每次0.4g（盐基），每周1次。

【不良反应】下列不良反应出现于高剂量和延长治疗：①血液和淋巴系统异常。②神经系统异常。③眼功能异常。④肝胆系统异常。⑤皮肤和皮下组织异常。

【禁忌证】以下情况禁用：①对本品有效成分或任何辅料过敏者。②有阿莫地喹治疗引起的肝损伤史者。③有阿莫地喹治疗引起血液系统不良反应史者。④有视网膜疾病史者。

【注意事项】偶见呕吐、恶心、腹泻、眩晕等。长期应用可产生指甲、皮肤蓝灰色色素沉着。急性毒性与氯喹不同，过量无心血管症状，大剂量可产生晕厥、痉挛状态、惊厥和不自主运动。

【制剂规格】片剂：每片150mg。

吡喹酮[药典（二）；基；医保（甲）]

Praziquantel

【药理作用】本品对血吸虫、绦虫、囊虫、华支睾吸虫、肺吸虫、姜片虫均有效。对虫体可起两种主要药理作用：①虫体肌肉发生强直性收缩而产生痉挛性麻痹。血吸虫接触低浓度吡喹酮后仅20秒钟虫体张力即增高，药浓度达1mg/L以上时，虫体瞬即强烈挛缩。虫体肌肉收缩可能与吡喹酮增加虫体细胞膜的通透性，使细胞内钙离子丧失有关。②虫体皮层损害与宿主免疫功能参与。

【适应证】本品适用于各种血吸虫病、华支睾吸虫病、肺吸虫病、姜片虫病以及绦虫病和囊虫病。

【用法用量】口服。（1）治疗吸虫病。①血吸虫病：各种慢性血吸虫病采用总剂量 60mg/kg 的 1～2 日疗法，每日量分 2～3 次餐间服。急性血吸虫病总剂量为 120mg/kg，每日量分 2～3 次服，连服 4 日。体重超过 60kg 者按 60kg 计算。②华支睾吸虫病：总剂量为 210mg/kg，每日 3 次，连服 3 日。③肺吸虫病：25mg/kg，每日 3 次，连服 3 日。④姜片虫病：15mg/kg，顿服。（2）治疗绦虫病。①牛肉和猪肉绦虫病：10mg/kg，清晨顿服，1 小时后服用硫酸镁。②短小膜壳绦虫和阔节裂头绦虫病：25mg/kg，顿服。（3）治疗囊虫病。总剂量 120～180mg/kg，分 3～5 日服，每日量分 2～3 次服。

【不良反应】①在服首剂 1 小时后可出现头昏、头痛、乏力、腹痛、关节酸痛、腰酸、腹胀、恶心、失眠、多汗、肌束震颤、期前收缩等，一般不需处理，于停药数小时至两天内即消失。②成年患者服药后大多心率减慢，儿童则多数心率增快。③偶见心电图改变（房性或室性期前收缩、T 波压低等），血清氨基转移升高，中毒性肝炎等。并可诱发精神失常及消化道出血；脑疝、过敏反应（皮疹、哮喘）等亦有所见。

【禁忌证】①眼囊虫病患者禁用。②禁用于对本品或药物辅料过敏的患者。③禁止同时应用细胞色素 P450 强诱导剂，如利福平。

【注意事项】严重心、肝、肾疾病患者及有精神病史者慎用。

【制剂规格】片剂：每片 200mg；600mg。

伯氨喹 [药典（二）；基；医保（甲）]

Primaquine

【药理作用】本品与帕马喹同属 8-氨基喹啉类衍生物，其抗疟作用可能与干扰疟原虫 DNA 合成有关。伯氨喹能抑制线粒体的氧化作用，使疟原虫摄氧量减少。本品在体内的代谢物喹啉醌衍生物有较强氧化性，能将红细胞内的还原型谷胱甘肽转变为氧化型谷胱甘肽，干扰疟原虫红外期三磷酸吡啶核苷酸的还原过程，影响疟原虫的能量代谢和呼吸而导致死亡。对红外期与配子体有较强的杀灭作用，为阻止复发，中断传播的有效药物。

【适应证】本品主要用于根治间日疟和控制疟疾传播，常与氯喹或乙胺嘧啶合用。对红内期作用较弱，对恶性疟红内期则完全无效，不能作为控制症状的药物应用。对某些疟原虫的红前期也有影响，但因需用剂量较大，已接近极量，不够安全，故也不能作为病因预防药应用。

【用法用量】成人：口服。①根治间日疟：采用每次 13.2mg，每日 3 次，连服 7 日。②用于消灭恶性疟原虫配子体时，采用每日 1 次 26.4mg，连服 3 日。

儿童：口服。儿童按伯氨喹计，根治间日疟每日 0.39mg/kg，连服 14 日。用于杀灭恶性疟配子体时，剂量相同，连服 3 日。

【不良反应】本品毒性反应较其他抗疟药为高。当每日用量超过 30mg（基质）时，易发生疲倦、头晕、恶心、呕吐、腹痛等不良反应；少数人可出现药物热，粒细胞缺乏，心律失常等，停药后即可恢复。

【禁忌证】妊娠期妇女禁用。

【注意事项】肝、肾及血液系统疾病、糖尿病患者慎用。

【制剂规格】片剂：每片含磷酸伯氨喹 13.2mg 或 26.4mg（相当于伯氨喹盐基 7.5mg 或 15mg）。

二盐酸奎宁[药典（二）；医保（乙）]

Quinine Dihydrochloride

【药理作用】本品为喹啉类衍生物，能与疟原虫的 DNA 结合，形成复合物，抑制 DNA 的复制和 RNA 的转录，从而抑制原虫的蛋白合成，作用较氯喹为弱。

【适应证】本品长疗程可根治恶性疟疾，脑型疟疾和其他严重的恶性疟疾。

【用法用量】静脉滴注。①成人用量：按体重 5～10mg/kg（最高量 500mg），加入氯化钠注射液 500ml 中静脉滴注，4 小时滴完，12 小时后重复 1 次，病情好转后改口服。②小儿用量：剂量同成人，按体重 5～10mg/kg（最高量 500mg）。

【不良反应】①每日用量超过 1g 或连用较久，常致金鸡纳反应，此与水杨酸反应大致相似，有耳鸣、头痛、恶心、呕吐，视力听力减退等症状，严重者产生暂时性耳聋，停药后常可恢复。②24 小时内剂量大于 4g 时，可直接损害神经组织并收缩视网膜血管，出现视野缩小、复视、弱视等。③大剂量中毒时，除上述反应加重外，还可抑制心肌、扩张外周血管而致血压骤降、呼吸变慢变浅、发热、烦躁、谵妄等，多死于呼吸麻痹。

【禁忌证】妊娠期妇女禁用。

【注意事项】①对于哮喘、心房纤颤及其他严重心脏疾病、葡萄糖－6－磷酸脱氢酶缺乏患者和妇女月经期均应慎用。②对诊断的干扰：奎宁可干扰 17－羟类固醇的测定。③静脉注射易致休克，所以严禁静脉注射。

【制剂规格】注射剂：每支 1ml（0.25mg）；1ml（0.5g）。

咯萘啶[药典（二）；医保（乙）]

Malaridine

【药理作用】动物实验证明本品的杀虫机制主要是破坏疟原虫复合膜的结构与功能以及食物泡的代谢活力。对疟原虫红内期超微结构的改变是使滋养体复合膜肿胀，呈多层螺纹膜变，食物泡融合，色素凝集，这些变化呈进行性加重，随后线粒体、内质网、核膜肿胀，核糖体致密，染色质聚集。先见滋养体结构瓦解，而后裂殖体受到破坏，达到迅速杀虫的作用。

【适应证】本品对各种疟原虫的红内

期无性体均有杀灭作用，亦对抗氯喹的恶性疟原虫有较强作用。本品不仅可用于一般疟疾治疗，而且因与氯喹无交叉抗药性，也适用于抗氯喹恶性疟治疗。对脑型疟和凶险疟疾的危重患者均有效。本品与其他药物合用可增强疗效，延缓抗药性的产生，防止疟疾复燃。

【用法用量】（1）口服。①成人常用量：口服，第 1 日服 2 次，一次 3 片，间隔 4～6 小时；第 2、3 日每日 1 次，一次 3 片。②小儿常用量：口服，日总剂量按体重 24mg/kg，分 3 次服。（2）静脉滴注。每次 3～6mg/kg，加入 5%葡萄糖注射液 200～500ml 中，于 2～3 小时滴毕。间隔 6～8 小时重复 1 次，12 小时内总剂量相当于 12mg/kg。（3）肌内注射。每次 2～3mg/kg，共给 2 次，间隔 4～6 小时。

【不良反应】①口服后少数病例出现轻度腹痛、胃部不适。②肌内注射后局部有硬块，少数患者有头昏、恶心、心悸等反应。

【禁忌证】严禁静脉注射。

【注意事项】严重心、肝、肾病患者慎用。用药后尿会呈红色。

【制剂规格】肠溶片：每片含咯萘啶（$C_{29}H_{32}ClN_5O_2$）100mg。注射液：每支含咯萘啶 80mg（2ml）。

蒿甲醚［药典（二）；医保（甲）］

Artemether

【药理作用】本品为疟原虫红内期裂殖体杀灭剂，能迅速控制症状并杀灭疟原虫，对于抗氯喹恶性疟同样有效，但对恶性疟配子体无效。动物实验证明，其抗疟作用为青蒿素的 10～20 倍。本品毒性较低，但有一定的胚胎毒性，主要表现在胚胎吸收。

【适应证】适用于各类疟疾的治疗，包括抗氯喹恶性疟的治疗，如恶性疟和间日疟。

【用法用量】①口服：每日 1 次，连服 5 日或 7 日，成人一次口服 80mg 或按体重 1.6mg/kg，首次加倍。②肌内注射：第 1 日 160mg，第 2～5 日各 80mg。儿童 5～10 岁者首剂为成人剂量的 1/2，10～15 岁者为成人剂量的 3/4。

【不良反应】临床使用剂量不良反应轻微，个别患者可见网织红细胞一过性减少，AST 和 ALT 轻度升高。极个别患者可能有心律失常（如室性期前收缩等）、过敏反应。

【禁忌证】对本品过敏者禁用。

【注意事项】妊娠期妇女慎用；注射液遇冷如有凝固现象，可微温溶解后用。

【制剂规格】油注射液：每支 80mg（1ml）。胶囊剂：每粒 40mg；100mg。片剂：每片 40mg。复方蒿甲醚片：每片含蒿甲醚 20mg，本芴醇 120mg。

甲苯咪唑［药典（二）；医保（甲）］

Mebendazole

【药理作用】本品为广谱驱线虫药，体内或体外试验均证明能直接抑制线虫对葡萄糖的摄入，导致糖原耗竭，使其无法生存，具有显著的杀灭幼虫、抑制虫卵发育的作用，但不影响人体内血糖水平。

【适应证】用于防治钩虫、蛔虫、蛲虫、鞭虫、粪类回线虫等肠道寄生虫病。

【用法用量】口服。（1）成人：①治疗蛔虫、蛲虫病：采用 200mg 顿服。②治疗钩虫、鞭虫病：一次 200mg，一日 2 次，连续 3 日；第一次治疗鞭虫及钩虫病未见效者，可于 2 周后再给予第 2 个疗程。③治疗粪类圆线虫病：一次 200mg，一日 2 次，连服 3 日。（2）小儿：4 岁以上的儿童应用成人剂量；4 岁以下者剂量减半。

【不良反应】①可引起脑炎综合征，多为迟发反应。②本品吸收少，排泄快，故不良反应较少。极少数患者有恶心、腹部不适、腹痛、腹泻等。尚可发生乏力、皮疹，罕见剥脱性皮炎、全身脱毛症、血嗜酸性粒细胞增多，均可自行恢复正常。严重不良反应多发生于剂量过大、用药时间过长、间隔时间过短或合用肾上腺皮质激素的病例，应引起注意。

【禁忌证】对本品过敏者、妊娠期及哺乳期妇女禁用。肝、肾功能不全患者及 2 岁以下小儿禁用。

【注意事项】①除习惯性便秘者外，不需服泻药。②少数患者特别是蛔虫感染较严重的患者，服药后可引起蛔虫游走，造成腹痛或口吐蛔虫，甚至引起窒息，此时应立即就医。③肝、肾功能不全者，过敏体质者慎用。

【制剂规格】片剂：每片 100mg；200mg。

奎宁 [药典（二）；医保（甲、乙）]

Quinine

【药理作用】本品是喹啉类衍生物，能与疟原虫的 DNA 结合，形成复合物，抑制 DNA 的复制和 RNA 的转录，从而抑制原虫的蛋白合成，作用较氯奎为弱。另外，奎宁能降低疟原虫氧耗量，抑制疟原虫内的磷酸化酶而干扰其糖代谢。奎宁也引起疟色素凝集，但发展缓慢，很少形成大团块，并常伴随着细胞死亡。电子显微镜观察，可见原虫的核和外膜肿胀，并有小空泡，血细胞颗粒在小空泡内聚合，此与氯喹的色素凝集有所不同。在血液中，一定浓度的奎宁可导致被寄生红细胞早熟破裂，从而阻止裂殖体成熟。本品对红外期无效，不能根治良性疟，长疗程可根治恶性疾，但对恶性疟的配子体亦无直接作用，故不能中断传播。奎宁对心脏有抑制作用，延长不应期，减慢传导，并减弱其收缩力。本品对妊娠子宫有微弱的兴奋作用。

【适应证】用于治疗耐氯喹虫株所致的恶性疟；也可用于治疗间日疟。

【用法用量】（1）口服。①成人用量，用于治疗耐氯喹虫株引起的恶性疟时，每日 1.8g，分次服用，疗程 14 日。②小儿用量，用于治疗耐氯喹虫株所致的恶性疟时，小于 1 岁者每日 0.1～0.2g，分 2～3 次服，1～3 岁 0.2～0.3g，4～6 岁，0.3～0.5g，7～11 岁为 0.5～1g，疗程 10 日。（2）静脉滴注。①成人用量，按体重 5～10mg/kg（最高量 500mg），加入氯化钠注射液 500ml 中静脉滴注，4 小时滴完，12 小时后重复 1 次，病情好转后改口服。②小儿用量，剂量同成人，按体重 5～10mg/kg（最高量 500mg）。

【不良反应】奎宁每日用量超过 1g 或连用较久，常致金鸡纳反应，此与水杨酸反应大致相似，有耳鸣、头痛、恶心、呕吐，视力听力减退等症状，严重者产生暂时性耳聋，停药后常可恢复。特异质反应。

【禁忌证】对奎宁过敏者，视、听神经受损者，G－6－PD 缺乏者以及重症肌无力者均应禁用。心脏病如房颤、传导阻滞患者慎用。

【注意事项】对于哮喘、心房纤颤及其他严重心脏疾病、葡萄糖－6－磷酸脱氢酶缺乏患者和妇女月经期均应慎用。对诊断的干扰：奎宁可干扰 17－羟类固醇的测定。

【制剂规格】硫酸奎宁片：每片 0.3g。盐酸奎宁片：每片 0.33g；0.12g。二盐酸奎宁注射液：每支 0.25g（1ml）；0.5g（1ml）；0.25g（10ml）。复方奎宁注射液：每支 2ml，含盐酸奎宁 0.136g、咖啡因 0.034g、乌拉坦 0.028g。

氯喹[药典（二）；基；医保（甲）]

Chloroquine

【药理作用】本品及其他 4－氨基喹啉类抗疟药（如哌喹、阿莫地喹等）主要对疟原虫的红内期起作用。可能系破坏疟原虫裂殖体 DNA 的复制与转录过程，从而干扰其繁殖或阻碍了其内吞作用，导致虫体因缺乏氨基酸而死亡。本品能有效地控制疟疾症状发作。但对红外期无作用，不能阻止复发，不过因作用较持久，能使复发推迟（恶性疟因无红外期，故能被根治）；对配子体也无直接作用。故既不能作病因预防，也不能阻断传播。目前发现有相当一部分恶性疟原虫对本品产生了耐药性，使本品疗效降低，因此在很多情况下需改用其他抗疟药或联合用药。除抗疟外，本品对阿米巴滋养体也有较强的杀灭作用。因本品还有口服后肠壁组织浓度低而肝、肺组织浓度高的特点，故对阿米巴痢疾无效，而对阿米巴肝脓肿和肺脓肿等肠外阿米巴有显著疗效。

【适应证】①主要用于治疗疟疾急性发作，控制疟疾症状。②用于预防性抑制疟疾症状发作。③用于治疗阿米巴肝脓肿（肝阿米巴病）、华支睾吸虫病、肺并殖吸虫病（肺吸虫病）等。④用于治疗红斑狼疮和类风湿关节炎等结缔组织病及光敏性疾病（如日晒红斑症）。

【用法用量】成人：（1）口服给药：①控制疟疾发作：首剂 1000mg，第 2、3 日每日 500mg。如与伯氨喹合用，只需第 1 日服本品 1000mg。②预防性抑制疟疾症状发作：每周 1 次，每次 500mg。③阿米巴肝脓肿：第 1、2 日，每日 2～3 次，每次服 500mg；以后每日 500mg，连用 2～3 周。④盘形红斑狼疮及类风湿关节炎：开始每日 1～2 次，每次 250mg。经 2～3 周后，如症状得到控制，改为每日 2～3 次，每次量不宜超过 250mg，长期维持。⑤系统性红斑狼疮：用皮质激素治疗症状缓解后，可加用本品以减少皮质激素用量。（2）静脉滴注：控制疟疾发作：缓慢滴注，每次 2～3mg/kg。第 1 日

1500mg，第2、3日每日500mg，疗程3天，总量2500mg。第1日药量于12小时内全部输完。

儿童：口服给药：①控制疟疾发作：首剂16mg/kg（高热期酌情减量，分次服），6～8小时后及第2～3日各服8mg/kg。②预防性抑制疟疾症状发作：每周8mg/kg。

【不良反应】因本品可由泪腺分泌，并由角膜吸收，在角膜上出现弥漫性白色颗粒，停药后可消失。长期治疗或大剂量用药的患者，皮肤或头发可出现灰色低色素或蓝黑色高色素等色素改变。口服一般可出现头昏、头痛、眼花、食欲减退、恶心、呕吐、腹痛、腹泻、皮疹、耳鸣、烦躁等，一般停药后可自行消失。

【禁忌证】本品可能使胎儿耳聋、脑积水、四肢缺陷，故妊娠期妇女禁用。

【注意事项】①长期使用，可产生抗药性（多见于恶性疟）。如用量不足，恶性疟常在2～4周内复燃，且易引起抗药性。②本品不宜作肌内注射，尤其是儿童；慎用静脉注射。③本品对角膜和视网膜有损害，因此长期服用本品治疗以前，应先作眼部详细检查，排除原有病变，60岁以上患者宜勤检查，以防视力损害。长期维持剂量每日以0.25g或其以下为宜，疗程不超过1年。④肝肾功能不全、心脏病、重型多形性红斑、卟啉病、银屑病及精神病患者慎用。

【制剂规格】片剂：每片含磷酸氯喹75mg；100mg；250mg。注射剂：每支322mg（5ml）。

氯硝柳胺[药典（二）]

Niclosamide

【药理作用】本品能抑制绦虫细胞内线粒体的氧化磷酸化过程，阻碍虫体吸收葡萄糖从而使之发生蜕变。口服不易吸收，在肠中保持高浓度，可杀死绦虫的头节和近段，临床上用以祛除牛带绦虫、猪带绦虫和短膜壳绦虫，效力比槟榔、南瓜子显著。本品对温血动物及植物无害，唯对鱼类有毒。

【适应证】用于驱除绦虫，也可用于下水前涂于皮肤以预防急性血吸虫感染和稻田皮炎。

【用法用量】口服。①抗牛带绦虫及猪带绦虫：口服（宜嚼碎吞服），一次1g，隔1小时一次，共2次。②抗短膜壳绦虫：第1日一次1g，隔1小时一次，共2次，第2日起一次1g，连服6～8日。

【不良反应】头晕、胸闷、胸痛、乏力、胃肠不适、发热、瘙痒等。

【禁忌证】尚不明确。

【注意事项】①宜在早晨空腹服用，应将药片充分咬碎后吞下，并应尽量少喝水，使药物能在十二指肠上部达到较高浓度。第2次服药后2小时，需服硫酸镁导泻以排出死去的成虫。②治疗猪带绦虫时，可以甲氧氯普胺合用，以防止节片被消化散出的虫卵因呕吐逆流入胃及十二指肠而引起猪囊尾蚴病。

【制剂规格】片剂：每片500mg。

哌喹[药典（二）；医保（乙）]

Piperaquine

【药理作用】本品影响伯氏疟原虫红

内期裂殖体的超微结构，主要能使滋养体食物泡膜和线粒体肿胀。疟色素形态变异，多呈长梭形。线粒体及食泡腔内出现螺纹膜。这些变化呈进行性加重。其作用方式可能通过影响膜上有关酶系而改变膜的功能。线粒体肿胀等变化导致其生理功能的破坏。线粒体数量增多及其腔出现较多层膜小体，则可能是结构遭到损伤后的一种代偿反应。

【适应证】本品用于疟疾的治疗，也可作症状抑制性预防用。尤其是用于耐氯喹虫株所致的恶性疟的治疗与预防。亦可用于治疗矽肺。

【用法用量】成人常用量：口服。剂量按哌喹计。①抑制性预防疟疾：每月服 0.6g，一月 1 次，临睡前服，可连服 4～6 个月，但不宜超过 6 个月。②治疗疟疾：本品对耐氯喹虫株所致的恶性疟有根治作用，但作用缓慢，宜在奎宁、青蒿素、咯萘啶控制症状后继用本品。首次 0.6g，第 2、3 日分别服 0.6g 及 0.3g，总量 1.2～2.5g。③矽肺的防治：预防，每次服 0.5g，10～15 日 1 次，一月量 1～1.5g；治疗．每次 0.3～0.75g，每周 1 次，一月量 2g，半年为一疗程。间歇 1 月后，进行第二疗程，总疗程 3～5 年。

【不良反应】可引起头昏，嗜睡，乏力，胃部不适，面部和唇周麻木，对心血管系统的毒性明显小于氯喹。

【禁忌证】严重急性肝、肾及心脏功能障碍患者禁用。

【注意事项】哺乳期妇女和肝功能不全者慎用。本品多积聚于肝脏，若给药量多、间隔时间短，则易引起肝脏不可逆病变。

【制剂规格】片剂：每片含磷酸哌喹 0.25mg。

哌嗪[药典（二）；医保（乙）]

Piperazine

【药理作用】本品具有麻痹蛔虫肌肉的作用，其机制可能是哌嗪阻断了乙酰胆碱对蛔虫肌肉的兴奋作用，或改变虫体肌肉细胞膜对离子的通透性，影响自发冲动的传播，亦可抑制琥珀酸盐的产生，减少能量的供应，从而阻断神经肌肉冲动的传递，使蛔虫不能附着在宿主肠壁，随粪便排出体外。蛔虫在麻痹前不表现兴奋作用，故使用本品较安全。

【适应证】本品用于肠蛔虫病，蛔虫所致的不全性肠梗阻和胆道蛔虫病交通的缓解期。此外亦可用于驱蛲虫。

【用法用量】口服。①枸橼酸哌嗪：驱蛔虫，成人每日 75mg/kg 体重，或每日 3～3.5g，最多不超过 4g；儿童每日 100～150mg/kg 体重，最多不超过 3g。睡前顿服或分 1～2 次服，连服 2 日。如未驱尽，可再服 1 次，一般不必服泻药。驱蛲虫，成人每次 1～2g，每日 2 次，连服 7～10 日；儿童剂量为每日每千克体重 60mg，每日总量不超过 2g，早晚分服，连服 7～10 日。②磷酸哌嗪：驱蛔虫，成人每日 2.5～3g，睡前 1 次服，连服 2 日；小儿每千克体重 80～130mg，每日量不超过 2.5g，连服 2 日。驱蛲虫，成人每次 0.8～1g，每日 1.5～2g，连服 7～10，小儿每日每千克体重 50mg，分 2 次服，每日量不超过 2g，连服 7～10 日。

【不良反应】本品毒性低，但用量大时亦可引起头晕、头痛、恶心、呕吐等，少数病例可出现荨麻疹、乏力、胃肠功能紊乱、共济失调等反应。便秘者可加服泻药。

【禁忌证】有肝、肾功能不全，神经系统疾病及癫痫史的患者禁用。

【制剂规格】枸橼酸哌嗪片：每片 0.25g；0.5g。磷酸哌嗪片：每片 0.2g；0.5g。

葡萄糖酸锑钠 [药典（二）；基；医保（甲）]

Sodium Stibogluconate

【药理作用】本品为五价锑化合物，其必须还原成三价锑才能发挥作用。其作用机制为通过抑制虫体的磷酸果糖激酶，干扰能量供应，使其失去吸附力，在肝内被白细胞、网状内皮细胞吞噬杀灭，此外还能抑制雌虫生殖系统，使卵巢、黄体退变而停止产卵。药物通过选择性细胞内胞饮摄入，进入巨噬细胞的吞噬体，其中存在的利什曼原虫即被消灭。

【适应证】本品用于治疗黑热病。

【用法用量】肌内或静脉注射：成人每次 6ml（含五价锑 0.6g），每日 1 次，连用 6～10 日；或总剂量按体重 90～130mg/kg（以 50kg 为限），等分 6～10 次，每日 1 次。①对敏感性较差的虫株感染，可重复 1～2 个疗程，间隔 10～14 日。②对全身情况较差者，可每周注射 2 次，疗程 3 周或更长。③对新近曾接受锑剂治疗者，可减少剂量。儿童按五价锑量计，小儿总剂量按体重 150～200mg/kg，分为 6 次，每日 1 次。

【不良反应】①使用本品有时发生恶心、呕吐、咳嗽、腹泻等现象，偶见白细胞减少，可停药 1～2 日，等这类症状消失后，再继续注射。②可出现注射部位疼痛、肌痛、关节僵直。后期可能出现心电图改变，但为可逆性，也可为严重心律失常的前奏，应注意。罕见休克和突然死亡。

【禁忌证】肺炎、肺结核及严重心、肝、肾疾病患者，都应禁用。有大出血倾向、体温突然上升或粒细胞减少时，应暂停注射。

【注意事项】病情较重，有严重贫血或并发其他感染的，应先治疗并发症，积极给予支持疗法，待一般情况改善后，再用锑剂。

【制剂规格】注射剂：每支 6ml，含葡萄糖酸锑钠 1.9g，约相当于五价锑 0.6g。

羟氯喹 [基；医保（乙）]

Hydroxychloroquine

【药理作用】本品化学结构与氯喹相似，是氯喹 4 位氮原子上的乙基由羟乙基取代的衍生物，因此药理作用与氯喹相同。其抗疟作用与氯喹一样，但毒性仅为氯喹的一半。本品也具有抗炎和免疫调节作用，由于能减少红细胞的沉积和抑制血小板凝集，因而也具有抗凝作用。

【适应证】主要用于疟疾的预防和治疗，也用于类风湿关节炎和青少年类风湿关节炎，以及盘状红斑狼疮和系统性红斑狼疮的治疗。

【用法用量】口服。①治疗急性疟疾：成人首次 800mg，以后每 6～8 小时 400mg，然后每 2 日 400mg；儿童首剂量 10mg/kg，6 小时后第 2 次服药 5mg/kg，第 2～3 日，每日一次 5mg/kg。②预防疟疾：在进入疟疾流行区前 1 周服 400mg，以后每周一次 400mg；儿童用量为 5mg/kg。③治疗类风湿关节炎和红斑狼疮：成人开始每日 400mg，分 1～2 次服，维持量每日 200～400mg，每日剂量不超过 6.5mg/kg；青少年患者治疗 6 个月无效应停药。

【不良反应】①消化系统：可有恶心、腹泻、食欲缺乏及腹部痉挛等。②神经肌肉反应：少见肌肉无力、眩晕、耳鸣、神经性耳聋、头痛、神经过敏及情绪不稳等。③血液学反应：如再生障碍性贫血、粒细胞缺乏、白细胞减少、血小板减少、葡萄糖－6－磷酸脱氢酶（G－6－PD）缺乏的个体发生溶血。④眼：本品可能造成角膜混浊、视网膜损伤、视力障碍，在治疗期间应进行眼科检查。⑤皮肤：如头发变白、脱发、瘙痒、皮肤及黏膜色素沉着、皮疹（荨麻疹、麻疹样、苔藓样、斑丘疹、紫癜、离心性环形红斑和剥脱性皮炎）。

【禁忌证】①新生儿、哺乳期妇女、肝病患者禁用。②肾功能不全者［GFR≤0.1667ml/（s·1.73m²）］禁用。③对任何 4－氨基喹啉化合物治疗可引起的视网膜或视野改变的患者禁用。④已知对 4－氨基喹啉化合物过敏的患者禁用。

【注意事项】①过量可致头痛、视力障碍、心脏衰竭、惊厥，甚至心跳和呼吸停止。②肾功能不全者应根据肾小球滤过率（GFR）调节剂量，GFR=0.3334～0.8335ml/（s·1.73m²），每日最大剂量为 75mg；GFR=0.1667～0.3334ml/（s·1.73m²），每日最大剂量为 50mg。③使用本品长期治疗的所有患者应定期随访和检查，包括检查膝和踝反射，以及发现肌肉软弱的任何迹象；如发现肌软弱，应当停药。④肝病或醇中毒患者，或者与已知有肝脏毒性的药物合用时，应慎用。⑤对长期接受本品治疗的患者应定期作血细胞计数；如出现不能归因于所治疾病的任何严重血液障碍，应当考虑停药；缺乏 G－6－PD（葡萄糖－6－磷酸脱氢酶）的患者应慎用本品。⑥服用本品可出现皮肤反应，因此对接受有产生皮炎的明显倾向的药物的任何患者给予本品时，应适当注意。

【制剂规格】片剂：每片 100mg；200mg。

青蒿琥酯［药典（二）］

Artesunate

【药理作用】本品对鼠疟原虫红内期超微结构的影响，主要是疟原虫膜系结构的改变，本品首先作用于食物泡膜、表膜、线粒体、其次是核膜、内质网，此外对核内染色质也有一定的影响。提示本品的作用方式主要是干扰表膜－线粒体的功能。可能是本品作用于食物泡膜，从而阻断了营养摄取的最早阶段，使疟原虫较快出现氨基酸饥饿，迅速形成自噬泡，并不断排出虫体外，使疟原虫损失大量胞浆而死亡。体外培养的恶性疟疾原虫对氚标记的异亮氨酸的摄入情况也显示其起始作用方式可能是抑制原虫蛋白合成。动物毒理试验表明本品有明显胚胎毒作用。

【适应证】本品适用于脑型疟疾及各种危重疟疾的抢救。

【用法用量】①口服：首剂100mg，第2日起一日2次，每次50mg，连服5日。②静脉注射：首次60mg（或按体重1.2mg/kg），7岁以下小儿按体重1.5mg/kg。首次剂量后4、24、48小时各重复注射1次；危重者，首次剂量可加至120mg，3日为一疗程，总剂量为240～300mg。

【不良反应】使用过量（＞2.75mg/kg）可能出现外周网织细胞一过性降低。

【禁忌证】对本品过敏者禁用。

【注意事项】妊娠期妇女慎用。

【制剂规格】片剂：每片50mg；100mg。注射剂（无菌粉末）：每支60mg；120mg。

青蒿素[药典（二）；基；医保（甲）]

Artemisinin

【药理作用】本品抗疟机制是通过对疟原虫表膜、线粒体等的功能进行干扰，具体药理作用分两步：第一步是活化，青蒿素被疟原虫体内的铁催化，其结构中的过氧桥裂解，产生自由基；第二步是烷基化，第一步所产生的自由基与疟原虫蛋白发生络合，形成共价键，使疟原虫蛋白失去功能死亡。

【适应证】用于间日疟，恶性疟特别是抢救脑型疟有良效。

【用法用量】口服：先服1g，6～8小时后再服0.5g，第2、3日各服0.5g，疗程3日，总量2.5g。小儿总剂量15mg/kg，按上述方法3日内服完。

【不良反应】注射部位较浅时，易引起局部疼痛和硬块。个别患者可出现一过性氧量转移酶升高及轻度皮疹。少数病例有轻度恶心、呕吐，腹泻等不良反应。

【禁忌证】对本品过敏者禁用。

【注意事项】妊娠期妇女慎用。

【制剂规格】片剂：每片50mg；100mg。

青蒿素哌喹片[药典（二）]

Artemisinin and Piperaquine Tablets

【药理作用】本品中青蒿素进入体内后迅速转化为活性物质双氢青蒿素。双氢青蒿素对疟原虫无性体有较强的杀灭作用，能迅速杀灭疟原虫，从而迅速控制症状。哌喹为4－氨基喹啉类抗疟药，抗疟作用与氯喹类似，但与其无交叉耐药性。双氢青蒿素的血浆半衰期为4小时，耐药性培育试验表明，疟原虫对双氢青蒿素不易产生耐药性；磷酸哌喹的血浆半衰期为7～9天，作用持久。体外药效学研究提示，二者合用具有增效作用，可延缓疟原虫药性的产生。

【适应证】本品用于治疗恶性疟、间日疟和三日疟。

【用法用量】口服。24小时服药2次为1个疗程。16岁以上24小时总剂量4片。各年龄段的使用剂量详见下表。（单位：片）

年龄（岁）	首剂剂量	24 小时
≥16	2 片	2 片
11～15	1.5 片	1.5 片
7～10	1 片	1 片
4～6	0.75 片	0.75 片
2～3	0.5 片	0.5 片

【不良反应】①消化道反应：如恶心、呕吐、食欲不振、腹痛、腹泻等。②神经系统：如头晕、头痛、耳聋、睡眠不佳等。③过敏反应：皮肤瘙痒、皮疹等。④实验室异常：如外周红细胞一过性降低、ALT 及 AST 一过性升高、血肌酐升高等。

【禁忌证】①对本品中任何一种药物成分过敏者禁用。②妊娠期妇女禁用。③严重肝、肾疾病，血液病（如白细胞减少、血小板减少等）等患者禁用。

【注意事项】①本品无退热作用。②肝、肾功能不全者慎用。③严格按照规定用法和用量使用本品，临床症状无改善时，请及时咨询医师。④本品中磷酸哌喹的半衰期较长，半个月内不要重复服用。⑤哺乳期妇女可以在医师指导下服用；7～10 岁儿童可按规定剂量服用。⑥老年患者可以服用。

【制剂规格】片剂：每片含青蒿素 62.5mg，哌喹 375mg。

噻苯唑[药典（二）]

Tiabendazole

【药理作用】本品为广谱抗蠕虫药，对粪类圆线虫、蛲虫、钩虫、蛔虫、旋毛虫等均有作用，但作用机制不明，可能是抑制虫体的延胡索酸还原酶。通过抑制粪类圆线虫微管的形成，而抑制其胆碱酯酶分泌。低浓度时对幼虫有杀灭作用，对旋毛虫而言，能杀灭小肠内的成虫使之不再排出幼虫，对组织内的幼虫也有一定的杀灭作用。

【适应证】①本品适用于粪类圆线虫病、蛲虫病、钩虫病、鞭虫病、蛔虫病及皮肤幼虫移行症等。②也可用于治疗旋毛虫感染。③主要用于类圆线虫病和旋毛虫病（肠内期）。

【用法用量】成人及小儿：①粪类圆线虫病，按体重一次 25mg/kg，一日 2 次，3 日为一疗程；对播散性粪类圆线虫病者，疗程为 5 日。②旋毛虫病，按体重一次 25mg/kg，一日 2 次，5～7 日为一疗程。③钩虫、蛔虫、蛲虫病，按体重一次 25mg/kg，一日 2 次，2 日为 1 疗程；一次量不可超过 1.5g，一日总量应小于 3g。

【不良反应】①常见的不良反应有：厌食、恶心、呕吐、眩晕、上腹不适。②较少见的有：腹泻、瘙痒、疲倦、嗜睡、手足麻木、头晕、头痛、耳鸣、高血糖、脉搏徐缓、低血压、虚脱、暂时性肝功能异常。③少见的不良反应有：发热、脸潮红、结膜充血、血管神经性水肿、淋巴结肿、皮疹。④偶见幻视、嗅觉障碍、重症多形性红斑、尿结晶、暂时性白细胞减少及肝内胆汁淤积。

【禁忌证】①妊娠期及哺乳期妇女、体重在15kg以下的小儿禁用。②有过敏史者禁用。③第一次用药后即发生过敏者禁用。

【注意事项】①由于本品在肝内代谢，肝功能不全者慎用。②长期治疗时，应注意对肾脏的损害。③由于本品引起的中枢神经系统不良反应较多，在治疗期间不宜进行精神高度集中的工作（如驾驶汽车、操作机床等）。④本品可引起呕吐，蛔虫有时可从口鼻涌出。

【制剂规格】片剂：每片0.25g。

塞克硝唑[药典（二）]

Secnidazole

【药理作用】本品为5-硝基咪唑类抗原虫药。化学结构与甲硝唑相似，体外抗原虫谱与甲硝唑相当，包括阴道毛滴虫、牛毛滴虫、痢疾阿米巴、贾第鞭毛虫。对阴道毛滴虫的MIC与甲硝唑相似，抗脆弱类杆菌、阴道滴虫的活性亦与甲硝唑基本相同。

【适应证】本品用于由阴道毛滴虫引起的尿道炎和阴道炎、肠阿米巴病、肝阿米巴病和贾第鞭毛虫病。

【用法用量】口服。成人2g，单次服用。儿童30mg/kg，单次服用。

【不良反应】口腔金属异味、皮疹、瘙痒、深色尿、恶心、呕吐、腹泻。

【禁忌证】对本品或其他硝基米唑类药过敏者、有血液病史、妊娠期或有可能妊娠的妇女禁用。

【注意事项】①用药期间应避免饮酒，避免发生双硫仑样反应。②血常规异常者及肝、肾功能不全者慎用，哺乳期妇女使用本品后应暂停哺乳。

【制剂规格】片剂：每片0.25g；0.5g。胶囊剂：每粒0.25g；0.5g。

双羟萘酸噻嘧啶[药典（二）；医保（乙）]

Pyrantel Pamoate

【药理作用】本品是去极化神经肌肉阻滞剂，有明显的烟碱样活性，能使蛔虫产生痉挛；同时能持久抑制胆碱酯酶，对寄生虫的神经肌肉产生阻滞作用，其作用相当于1%乙酰胆碱。另外，本品可使虫体细胞去极化，增加峰电位频率，使虫体肌张力增加而不能自主活动。作用迅速，先使虫体肌肉显著收缩，其后麻痹虫体使之止动，安全排出体外，不致引起胆道梗阻或肠梗阻。

【适应证】本品用于驱蛔虫（虫卵阴转率80%～95%）、钩虫、蛲虫（虫卵阴转率达90%以上）或混合感染。

【用法用量】口服。（1）成人：①蛔虫病：一次按体重10mg/kg（一般为500mg），顿服，疗程1～2日。②钩虫病：剂量同上，连服3日。③蛲虫病：一日按体重5～10mg/kg，连服7日。（2）儿童：①蛔虫病：一次按体重10mg/kg，睡前顿服，连服2日。②钩虫病：剂量同上，连服3日。③蛲虫病：一日按体重5～10mg/kg，睡前顿服，连服7日。

【不良反应】服后有轻度恶心、眩晕、腹痛，偶有呕吐、腹泻、畏寒等，一般不需处理。

【禁忌证】对本品过敏者禁用。

【注意事项】急性肝炎或肾炎，严重心脏病、发热患者应暂缓给药。妊娠期妇女、冠心病及有严重溃疡病史者慎用。
【制剂规格】片剂：每片 0.3g。颗粒剂：每克含双羟萘酸噻嘧啶 0.15g。

双氢青蒿素[药典（二）]

Dihydroartemisinin

【药理作用】本品作用机制同青蒿素，为高效、速效的抗疟药。主要作用于疟原虫的红内期，能影响疟原虫的膜系结构，其首先作用于超微结构中的食物泡膜、表膜和线粒体，其次是核膜和内质网。此外，青蒿素对核内染色质也有一定影响。其作用方式主要是干扰表膜－线粒体的功能。可能是本品作用于食物泡膜，阻断了虫体营养摄取的最早阶段，使疟原虫出现氨基酸缺乏，迅速形成自噬泡，并不断排出虫体外，使疟原虫损失大量胞质而死亡。对原虫无性体有强的杀灭作用，能迅速控制症状和杀灭疟原虫。对抗氯喹和哌喹的恶性疟同样具有疗效。本品毒性较低，在动物生殖毒性方面的研究证明，小鼠妊娠感应期给药，增加吸收胎的发生，未见致畸作用。
【适应证】本品用于各种类型疟疾的症状控制，尤其是对抗氯喹和哌嗪的恶性及凶险型脑型疟疾有较好疗效。
【用法用量】口服：每日 1 次。连用 5 日或 7 日，成人每日 60mg，首次加倍。儿童按年龄递减。
【不良反应】少数病例有轻度网织红细胞一过性减少。未见其他明显不良反应。
【禁忌证】对本品中任何一种药物成分过敏者；妊娠三个月以内的妇女；严重肝肾疾病、血液病（如白细胞减少、血小板减少等）等患者禁用。
【注意事项】妊娠期妇女，肝、肾功能不全者慎用。本品以存放冰箱为宜。
【制剂规格】片剂：每片 20mg。

双唑泰栓[药典（二）]

Metronidazole，Clotrimazole and Chlorhexidine Acetate Suppositories

【药理作用】本品所含甲硝唑为抗厌氧菌与抗滴虫药；克霉唑为广谱抗真菌药，对浅表、深部的多种真菌均有抗菌作用，其作用机制是抑制真菌细胞膜的合成和影响其代谢过程；醋酸氯己定为季铵盐类阳离子表面活性剂，对革兰阳性细菌有杀菌作用。三药合用具有协同作用，不仅适用于单纯真菌、细菌或滴虫感染，也适用于混合感染。
【适应证】本品用于细菌性阴道病、念珠菌性外阴阴道病、滴虫性阴道炎以及细菌、真菌、滴虫混合感染性阴道炎。
【用法用量】阴道给药。睡前洗净双手，取栓剂，除去外包装后，戴上指套，将本品送入阴道深处（后穹窿部），每次 1 枚，连用 7 日为一个疗程，停药后第一次月经净后再重复一疗程。
【不良反应】偶见过敏反应，个别患者有阴道灼热感。
【禁忌证】①妊娠期妇女禁用。②对吡咯类药物过敏者禁用。③有活动性中枢神经系统疾病和血液疾病患者禁用。

【注意事项】①本品仅供阴道给药，切忌口服。②使用本品时应避开月经期。③用药部位如有烧灼感、红肿等情况应停药，并将局部药物洗净，必要时向医师咨询。④给药时应洗净双手或戴指套或手套；用药期间注意个人卫生，防止重复感染，使用避孕套或避免房事。⑤哺乳期妇女应用本品时应停止哺乳。⑥肝、肾功能不全者，老年人慎用。⑦使用中若出现过敏症状或中枢神经系统不良反应，应立即停药。⑧治疗阴道滴虫病时，需同时治疗其性伴侣。

【制剂规格】栓剂：每枚含主要成分甲硝唑 200mg、克霉唑 160mg、醋酸氯己定 8mg。

本芴醇[药典（二）]

Lumefantrine

【药理作用】本品能杀灭疟原虫红内期无性体，杀虫比较彻底，治愈率高，但对红细胞前期和配子体无效。

【适应证】本品用于治疗脑型疟疾（恶性疟疾），尤其适用于抗氯喹虫株所致的脑型疟疾（恶性疟疾）的治疗。

【用法用量】口服。①成人：本芴醇胶丸：第 1 天 800mg，顿服，第 2、3、4 天各顿服 400mg。②儿童：每天按 8mg/kg，顿服，连服 4 天，首剂加倍，但首剂最大用量不超过 600mg。

【不良反应】少数患者可出现心电图 Q－T 间期一过性延长。

【禁忌证】对本品过敏者禁用。

【注意事项】心脏病和肾脏病患者慎用。

【制剂规格】胶丸剂：每丸 100mg。复方本芴醇片：每片含蒿甲醚 20mg、本芴醇 120mg（成人用）；每片含蒿甲醚 10mg、本芴醇 60mg（儿童用）。

依米丁[药典（二）；医保（乙）]

Emetine

【药理作用】本品对阿米巴原虫滋养体有直接杀灭作用，但对其包囊则无效。其作用是通过抑制肽链的延长，而使寄生虫和哺乳动物细胞中的蛋白质合成受阻。依米丁只能杀死肠壁及组织中的滋养体，而不能消灭肠腔中的滋养体。

【适应证】本品能杀灭溶组织阿米巴滋养体，适用于急性阿米巴痢疾急需控制症状者。本品还可用于蝎子蜇伤。

【用法用量】注射给药。①治疗阿米巴痢疾：体重在 60kg 以下者按每日每千克体重 1mg 计（60kg 以上者，剂量仍按 60kg 计），每日 1 次或分 2 次作深部皮下注射，连用 6～10 日为 1 个疗程。如未愈，30 日后再用第 2 个疗程。②治蝎子蜇伤：以本品 3%～6%注射液少许注入蜇孔内即可。

【不良反应】用药后期多出现不良反应，常见的有恶心、呕吐、腹痛、腹泻、肌无力等，偶见周围神经炎（注射前，静脉注射 10%葡萄糖酸钙注射液 10ml 可减轻不良反应）。对心肌损害可表现为血压下降、心前区痛、脉细弱、心律失常、心力衰竭等，如有心电图变化，应立即停药，否则易致急性心肌炎而引起死亡。

【禁忌证】重症心脏病、高度贫血及肝、肾功能明显减退者，即将手术的患者、老弱患者、妊娠期妇女与婴幼儿均禁用。

【注意事项】①本品排泄缓慢，易蓄积中毒，不宜长期连续使用。对人的致死量为 10～20mg/kg。②使用本品期间禁酒及刺激性食品。③注射前、后 2 小时必须卧床休息，检查心脏与血压有无改变。④本品不可由静脉给药，也不能口服或作肌内注射（可引起肌肉疼痛和坏死）。注射部位可出现蜂窝织炎。

【制剂规格】注射液：每支 30mg（1ml）；60mg（1ml）。

乙胺嘧啶 [药典（二）；基；医保（甲）]

Pyrimethamine

【药理作用】本品对某些恶性疟及间日疟原虫的红外期有抑制作用，对红内期的抑制作用仅限于未成熟的裂殖体阶段，能抑制滋养体的分裂。疟原虫红内期不能利用环境中出现的叶酸，而必须自行合成。本品是二氢叶酸还原酶的抑制剂，使二氢叶酸不能还原为四氢叶酸，进而影响嘌呤及嘧啶核苷酸的生物合成，最后使核酸合成减少，使细胞核的分裂和疟原虫的繁殖受到抑制。疟原虫的 DNA 合成主要发生在滋养体阶段，在裂殖体期合成甚少，故乙胺嘧啶主要作用于进行裂体增殖的疟原虫，对已发育完成的裂殖体则无效。

【适应证】本品用于预防疟疾和休止期抗复发治疗。

【用法用量】口服。①病因性预防：每周 1 次 25mg；或每次 50mg，2 周服 1 次。②防复发治疗：每日每次 50mg，连服 2 日。

【不良反应】①口服一般抗疟治疗量的毒性很低，应用安全。②长期大量应用会出现叶酸缺乏症状，如恶心、呕吐、腹痛、腹泻等。③偶可出现巨幼细胞性贫血、白细胞缺乏症等。

【禁忌证】妊娠期和哺乳期妇女禁用。

【注意事项】①长期较大量口服可致叶酸缺乏而影响消化道黏膜及骨髓等细胞的增殖功能，引起恶心、呕吐、腹痛及腹泻，较严重者出现巨幼细胞性贫血或白细胞减少；给予甲酰四氢叶酸钙可改善骨髓造血功能。②本品可透过血胎屏障并可进入乳汁，引进胎儿畸形和干扰叶酸代谢。③急性中毒，往往因误服（特别注意小儿误服）或超剂量，可引起惊厥、抽搐，甚至死亡。④应定期检查血常规，及早停药，可自行恢复。

【制剂规格】片剂：每片 6.25mg。

乙胺嗪 [药典（二）]

Diethylcarbamazine

【药理作用】本品对丝虫成虫（除盘尾丝虫外）及微丝蚴均有杀灭作用，对易感微丝蚴有两种作用：一为抑制肌肉活动，使虫体固定不动，此可能为本品哌嗪部分的过度极化作用，促进虫体由其寄居处脱开所致；二为改变微丝蚴体表膜，使之更易遭受宿主防御功能的攻击和破坏。对成虫杀灭作用的机制不详。

【适应证】本品用于马来丝虫病和班氏丝虫病的治疗。也可以用于治疗嗜酸性粒细胞增多症。

【用法用量】口服。①治疗班氏和马来丝虫病：总量 4.2g，7 日疗法。即每日 0.6g，分 3 次服，7 日为 1 个疗程。间隔 1～2 个月，可应用 2～3 个疗程；大剂量短程疗法（主要用于马来丝虫病）：每次 1～1.5g，夜间顿服法，也可间歇服用 2～3 个疗程。②治疗罗阿丝虫病：宜用小剂量每次 2mg/kg，每日 3 次，连服 2～3 周，必要时间隔 3～4 周可重复。③治疗盘尾丝虫病：初始剂量宜小，每次不超过 0.5mg/kg。第 1 日，每日 1 次；第 2 日，每日 2 次；第 3 日，1mg/kg，每日 3 次，如无严重反应，增至 2mg/kg，每日 3 次，总疗程 14 天。如初始全身反应严重，可暂停用药或减少剂量。必要时可用肾上腺皮质激素。④预防：在流行区将本品掺拌于食盐中成浓度为 0.1%～0.4%的药盐，间断食用数月后，人体微丝蚴感染率可明显下降。

【不良反应】①药物本身可引起头痛、乏力、关节痛、恶心、呕吐等反应。此外由于消灭大量丝虫（尤其是马来丝虫）后释出异性蛋白，尚可引起畏寒、发热、皮疹、关节肌肉酸痛、哮喘等过敏反应，严重者可给予复方乙酰水杨酸片及抗过敏药。②几天后由于成虫死亡，尚可出现局部淋巴腺炎及淋巴管炎。③偶可引起脑病，盘尾丝虫病引起的失明等。

【禁忌证】妊娠期、哺乳期妇女应暂缓治疗。

【注意事项】①用本品前，应先驱蛔，以免加重胆道蛔虫病。②肾功能不全和持续碱性尿的患者应适当减少剂量。

【制剂规格】片剂：每片 50mg；100mg。

左旋咪唑 [药典（二）]

Levamisole

【药理作用】本品为四咪唑（驱虫净）的左旋体，是一种广谱驱肠虫药，可选择性地抑制虫体肌肉中的琥珀酸脱氢酶，使延胡索酸不能还原为琥珀酸，从而影响虫体肌肉的无氧代谢，减少能量产生。另外，本品能使处于免疫缺陷或免疫抑制状态的机体免疫功能恢复正常，对正常机体的影响并不显著。

【适应证】①本品用于驱蛔虫及钩虫。②用于肺癌、乳腺癌手术后或急性白血病、恶性淋巴瘤化疗后的辅助治疗。③还可用于自身免疫疾病如类风湿关节炎、红斑狼疮、银屑病以及上呼吸道感染、小儿呼吸道感染、肝炎、细菌性痢疾、疮疖、脓肿等。④对顽固性支气管哮喘的近期疗效显著。

【用法用量】①驱蛔虫：1.5～2.5mg/kg，空腹或睡前顿服。②驱钩虫：口服，1.5～2.5mg/kg，每晚一次，连服 3 日。③治疗丝虫病：口服，4～6mg/kg，分 3 次服，连服 3 日。④癌症的辅助治疗：口服，一日 150～250mg，每日 3 次，休息 1 周，再进行下一疗程。⑤类风湿关节炎：口服，每次 50mg，每日 2～3 次，可连续服用。⑥支气管哮喘：

口服，每次 50mg，一日 3 次，连服 3 日，停药 1 周，6 个月为一疗程。⑦银屑病：外用涂布，每次 5ml，每 3～5 日 1 次，涂布剂需保持 24 小时以上。

【不良反应】可引起脑炎综合征，多为迟发反应。其他不良反应有头晕、恶心、呕吐、腹痛、疲乏、味觉障碍、神志不清等，多数在数小时后自行恢复。偶见流感样症状，如头痛、肌肉酸痛、血压降低、皮疹、光敏性皮炎、脉管炎、全身不适等。个别患者可有白细胞减少症、剥脱性皮炎及肝功能损伤。

【禁忌证】肝、肾功能不全，肝炎活动期，妊娠早期或原有血吸虫病者禁用。

【注意事项】①使用本品搽剂后用药部位应保持 24 小时不清洗。②本品搽剂可刺激皮肤，用药 48 小时内须清洗用药部位。③肝功能异常及肾功能不全的患者慎用。

【制剂规格】片剂：每片 15mg；25mg；50mg。肠溶片：每片 25mg；50mg。颗粒剂：1g 含盐酸左旋咪唑 5mg。糖浆剂：每瓶 10ml（20mg）。搽剂：每瓶 500mg（5ml）。

第 2 章　主要作用于中枢神经系统的药物

第 1 节　中枢神经系统兴奋药

安钠咖 [药典（二）]

Caffeine and Sodium Benzoate

【药理作用】本品能提高细胞内环磷腺苷（cAMP）含量。小剂量作用于大脑皮层高位的中枢，促使精神兴奋，解除疲劳。加大剂量则有兴奋延脑呼吸中枢及血管运动中枢的作用，特别当这些中枢处于抑制状态时，作用更为显著。咖啡因还可增加肾小球的血流量，减少肾小管的重吸收，有利尿作用，但远不及其他利尿药显著。

【适应证】本品用于因催眠、麻醉药物中毒或急性感染性疾病所引起的中枢性呼吸循环衰竭。

【用法用量】皮下或肌内注射。①成人：一次 1～2ml，2～4 小时可重复注射。极量一次 3ml，一日极量 12ml。②儿童：按体重一次 0.024～0.048ml/kg。

【不良反应】对胃有刺激，可出现胃肠道刺激症状如恶心、胃痛。

【禁忌证】胃溃疡患者禁用。

【注意事项】警惕因用药过量而引起中毒。

【制剂规格】注射剂：每支 1ml（含无水咖啡因 0.12g）；2ml（含无水咖啡因 0.24g）。

二甲弗林 [药典（二）；医保（乙）]

Dimefline

【药理作用】本品为中枢兴奋药，具有作用快，维持时间短，疗效明显的优点。可直接兴奋呼吸中枢，其兴奋作用远比洛贝林、贝美格强，约比尼可刹米强 100 倍，促苏醒率也高。静脉注射后能迅速增加肺换气量，对一切通气功能紊乱、换气功能减退和高碳酸血症均有呼吸兴奋作用。

【适应证】①本品用于各种原因引起的中枢性呼吸衰竭，以及麻醉药、催眠药引起的呼吸抑制。②也可用于外伤、手术等引起的虚脱和休克。

【用法用量】①口服：一次 8～16mg，一日 2～3 次；在抢救时极少用口服法。②肌内注射：一次 8mg。③静脉注射：一次 8～16mg，临用前加 5%葡萄糖注射液稀释后缓慢注射。④静脉滴注：用于重症患者，一次 16～32mg，临用前加氯化钠注射液或 5%葡萄糖注射液稀释后静脉滴注。

【不良反应】①可出现恶心、呕吐、皮肤烧灼感。②剂量过大引起肌肉抽搐或惊厥，可用异戊巴比妥等短效巴比妥类药物急救。

【禁忌证】①有惊厥病史、痉挛病史者禁用。②肝、肾功能不全者禁用。③妊娠期妇女禁用。④吗啡中毒者禁用。

【注意事项】①应准备短效巴比妥类药物作惊厥时的急救用药。②静脉注射速度须缓慢。

【制剂规格】片剂：每片 8mg。注射剂：每支 8mg（2ml）。

二氧化碳 [药典（二）]

Carbon Dioxide

【药理作用】本品低浓度时为生理兴奋呼吸兴奋药，可直接兴奋呼吸中枢，吸入含本品 3%～5%的氧气可使麻醉效率增加，减少呼吸道刺激。

【适应证】国内尚未收集到相关资料。其他临床应用参考：用于吗啡或一氧化碳中毒，新生儿窒息、急救溺毙。

【用法用量】吸入给药。①以本品 5%～7%与 93%～95%的氧气混合后吸入。②乙醚麻醉时，吸入给药同时吸入含本品 3%～5%的氧气。

【不良反应】①二氧化碳浓度超过 6%时，可引起不适、头痛、眩晕、出汗、精神错乱、心悸、血压升高、呼吸困难及中枢抑制。超过 25%可产生呼吸中枢麻痹，并引起酸中毒。浓度超过 30%时可引起惊厥。②长期吸入二氧化碳，停用后可产生头痛、恶心、呕吐、面色苍白和低血压。

【禁忌证】禁用于呼吸道阻塞及肺水肿者。

【注意事项】尚不明确。

【制剂规格】气体：每瓶 99%（ml/ml）。

乙酰谷酰胺 [药典（二）]

Aceglutamide

【药理作用】本品通过血脑屏障后分解为谷氨酸和γ-氨基丁酸，谷氨酸参与中枢神经系统的信息传递，γ-氨基丁酸能拮抗谷氨酸兴奋性。乙酸基团与氟乙酰胺生成氟乙酸共同竞争乙酰辅酶 A，影响氟柠檬酸的生成，从而恢复三羧酸循环的正常代谢，起着乙酰胺（解氟灵）的解毒效果，改善神经细胞代谢从而改善了脑功能。

【适应证】本品主要用于促进神经外科手术后昏迷患者苏醒（如脑肿瘤、颅脑外伤、脑血管疾病等）、脑外伤、肝昏迷、偏瘫、高位截瘫、脑神经瘤、神经性头痛、腰痛的治疗。

【用法用量】对神经性头痛、腰痛采用穴位注射。肌内注射或静脉滴注：一日 100～600mg。肌内注射时用适量无菌注射用水稀释后使用。静脉滴注时用 5%或 10%葡萄糖溶液或 0.9%氯化钠溶液 250ml 稀释后缓慢滴注。儿童剂量酌减或遵医嘱。

【不良反应】尚未见有明确不良反应报道。

【禁忌证】对本品过敏者禁用。

【注意事项】注意用药后有可能引起血压下降。

【制剂规格】注射液：每支 0.1g；0.2g；0.25g；0.3g。

乙哌立松[药典（二）；医保（乙）]

Eperisone

【药理作用】本品为中枢性肌肉松弛药。作用于脊髓和血管平滑肌，通过抑制脊髓反射，抑制γ-运动神经元的自发性冲动，减轻肌梭的灵敏度，从而缓解骨骼肌的紧张；并通过扩张血管而改善血液循环，从多方面阻断肌紧张亢进→循环障碍→肌疼痛→肌紧张亢进这种骨骼肌紧张的恶性循环。

【适应证】①本品可用于改善下列疾病的肌紧张状态：颈肩腕综合征、肩周炎、腰痛症。②也可用于改善疾病所致的痉挛性麻痹：颈椎病，手术后遗症（包括脑、脊髓肿瘤），外伤后遗症（脊髓损伤、头部外伤），肌萎缩性侧索硬化症，婴儿脑性瘫痪，脊髓小脑变性症，脊髓血管障碍，亚急性脊髓神经症（SMON）及其他脑脊髓疾病。

【用法用量】口服：一次50mg，一日3次，饭后服用；可根据年龄、症状增减。

【不良反应】严重不良反应包括：休克、肝功能异常、肾功能异常、血常规异常。可能出现下列不良反应：①皮肤：皮疹、瘙痒等。②精神神经：失眠、头痛、困倦、身体僵硬、四肢麻木、知觉减退、四肢无力、站立不稳等。③消化系统：恶心、呕吐、食欲缺乏、胃部不适、口干、便秘、腹泻、腹痛、腹胀等，偶有口腔炎、肝功能异常。④泌尿系统：尿闭、尿失禁、尿不尽感等，偶见肾功能异常。⑤全身症状：全身倦怠，偶有头晕、肌张力减退等。⑥其他：颜面潮红、出汗等。

【禁忌证】禁用于严重肝、肾功能障碍者，伴有休克者以及哺乳期妇女。

【注意事项】①本品无镇静、催眠作用。②当出现肝、肾功能损害或血常规异常时应停药。③服用本品时，有时会出现四肢无力、站立不稳、困倦等症状；当出现这些症状时，应减少用量或停止用药。④用药期间，应注意不宜从事驾驶车辆等有危险性的机械操作。⑤慎用于妊娠期妇女。

【制剂规格】片剂：每片50mg。

多沙普仑[药典（二）；医保（乙）]

Doxapram

【药理作用】本品大剂量直接兴奋呼吸中枢，小剂量通过颈动脉化学感受器兴奋呼吸中枢，并可增加心排血量。作用比尼可刹米强，静脉注射后立即生效，持续5～12分钟。

【适应证】本品用于解救麻醉药、中枢抑制药引起的中枢抑制。

【用法用量】对麻醉药或其他药物引起的中枢抑制：静脉注射或稀释（用5%葡萄糖注射液稀释至1mg/ml）后静脉滴注，1mg/kg，每小时用量不宜超过300mg。总量一日不超过3000mg。

【不良反应】①可引起头痛、无力、呼吸困难、心律失常、恶心、呕吐、腹泻及尿潴留、胸痛、胸闷、血压升高、用药局部发生血栓性静脉炎等。②少见精神错乱、呛咳、眩晕、畏光、感觉奇热、多汗等。③过量的表现为惊厥、不自主震颤和反射亢进。

【禁忌证】癫痫、惊厥、严重肺部疾病患者禁用。

【注意事项】①颅内高压、重度高血压、冠心病、妊娠期妇女及 12 岁以下儿童慎用。②在使用氟烷、异氟烷等全麻药后，10～20 分钟才能使用本品。③静脉滴注过快有引起溶血的危险。

【制剂规格】注射剂：每支 20mg（1ml）；100mg（5ml）。

甲氯芬酯[医保（乙）]

Meclofenoxate

【药理作用】本品能促进脑细胞的氧化还原代谢，增加对糖类的利用，对中枢抑制患者有兴奋作用。

【适应证】本品用于改善脑出血、脑手术、脑外伤、脑动脉硬化等引起的意识障碍。亦可用于老年性痴呆、慢性记忆障碍、抑郁症、酒精中毒、新生儿缺氧、小儿智力发育迟钝及小儿遗尿症等。

【用法用量】（1）口服：①成人：一次 0.1～0.2g，一日 3 次，至少服用 1 周。②儿童：一次 0.1g，一日 3 次，至少服用 1 周。（2）静脉注射或静脉滴注：①成人：一次 0.1～0.25g，一日 3 次，临用前用注射用水或 5%葡萄糖注射液稀释成 5%～10%溶液使用。②儿童：一次 0.06～0.1g，一日 2 次，可注入脐静脉。（3）肌内注射：①成人昏迷状态：一次 0.25g，每 2 小时 1 次。②新生儿缺氧症：一次 60mg，每 2 小时 1 次。

【不良反应】①胃部不适、兴奋、失眠、倦怠、头痛。②发生中毒症状时焦虑不安、活动增多、共济失调、惊厥，可引起心悸、心率加快、血压升高。

【禁忌证】精神过度兴奋、锥体外系症状患者及对本品过敏者禁用。

【注意事项】高血压患者慎用；运动员慎用。

【制剂规格】胶囊剂：每粒 0.1g。分散片：每片 0.1g。注射剂：每瓶 0.06g；0.1g；0.2g；0.25g。

咖啡因[药典（二）；基；医保（乙）]

Caffeine

【药理作用】本品对中枢兴奋作用较弱。小剂量增强大脑皮层兴奋过程，振奋精神，减少疲劳。剂量增大可兴奋延脑呼吸中枢及血管运动中枢，特别当这些中枢处于抑制状态时，作用更为显著。本品还可增加肾小球的血流量，减少肾小管的重吸收，有弱利尿作用。本品口服后容易吸收。峰浓度及血药浓度随用量而异，$t_{1/2\alpha}$为 3～5 小时，$t_{1/2\beta}$为 6 小时，代谢后经尿排出，约有 1%～2%为原型。

【适应证】①本品用于解救因急性感染中毒、催眠药、麻醉药、镇痛药中毒引起的呼吸、循环衰竭。②与溴化物合用，使大脑皮层的兴奋、抑制过程恢复平衡，用于神经官能症。③与阿司匹林、对乙酰氨基酚制成复方制剂用于一般性头痛；与麦角胺合用治疗偏头痛。④用于小儿多动症（注意力缺陷综合征）。⑤防治未成熟新生儿呼吸暂停或阵发性呼吸困难。

【用法用量】口服。常用量：一次0.1～0.3g，一日 0.3～1.0g；极量：一次 0.4g，一日 1.5g。解救中枢抑制：肌内注射或皮下注射安钠咖注射液。常用量：皮下或肌内注射，一次1～2ml，一日 2～4ml；极量：皮下或肌内注射，一次 3ml，一日 12ml。调节大脑皮层活动：口服咖溴合剂，每次 10～15ml，一日 3 次，餐后服。

【不良反应】①偶有过量服用，可致恶心、头痛或失眠，长期过多服用可出现头痛、紧张、激动和焦虑。②过量的表现为烦躁、恐惧、耳鸣、视物不清、肌颤、心率增快及期前收缩。③成人致死量为 10g，有死于肝性脑病的报道。

【禁忌证】禁用于胃溃疡的患者。

【注意事项】动物实验表明本品可引起仔鼠先天性缺损，骨骼发育迟缓，因此妊娠期妇女慎用。

【制剂规格】片剂：每片 30mg。安钠咖（苯甲酸钠咖啡因）注射液：每支含无水咖啡因 0.12g 与苯甲酸钠 0.13g（1ml）；含无水咖啡因 0.24g 与苯甲酸钠 0.26g（2ml）。咖溴合剂（巴氏合剂）：200ml 中含安钠咖 0.05～2g 及溴化钠1.0～10g。

洛贝林[药典（二）；基；医保（甲）]

Lobeline

【药理作用】本品可刺激颈动脉窦和主动脉体的化学感受器（均为 N1 受体），反射性地兴奋呼吸中枢而使呼吸加快，但对呼吸中枢无直接的兴奋作用。对迷走神经中枢和血管运动中枢也有反射性的兴奋作用，对自主神经节先兴奋后阻断。作用时间短暂，常需持续静脉给药才能取得疗效。作用短暂，且安全范围大，不易惊厥。

【适应证】本品主要用于各种原因引起的呼吸抑制。临床上常用于新生儿窒息和一氧化碳、吸入麻醉剂及其他中枢抑制药（如阿片、巴比妥类）的中毒及肺炎、白喉等传染病引起的呼吸衰竭。

【用法用量】①肌内注射、皮下注射：成人每次 3～10mg；极量为每次 20mg，每日 50mg。儿童每次 1～3mg。②静脉注射：成人每次 3mg，必要时每 30 分钟重复 1 次；极量为每次 6mg，每日 20mg。儿童每次 0.3～3mg。

【不良反应】①恶心、呕吐、腹泻、呛咳、震颤、头痛、眩晕。②剂量过大可引起心动过速、传导阻滞、血压下降、呼吸抑制、强直性阵挛性惊厥和昏迷。

【禁忌证】①妊娠期妇女禁用。②低血压、心动过速或传导阻滞者禁用。

【注意事项】剂量较大时，能引起心动过速、传导阻滞、呼吸抑制甚至惊厥。

【制剂规格】注射液：每支 3mg（1ml）；10mg（1ml）。

尼可刹米[药典（二）；基；医保（甲）]

Nikethamide

【药理作用】本品选择性地兴奋延髓

呼吸中枢，使呼吸加深加快，也可作用于颈动脉窦和主动脉体化学感受器反射性地兴奋呼吸中枢，提高呼吸中枢对二氧化碳的敏感性。对血管运动中枢有微弱兴奋作用。对阿片类药物中毒的解救效力较戊四氮好，对吸入麻醉药中毒次之，对巴比妥类药中毒的解救不如印防己毒素及戊四氮。作用时间短暂，一次静脉注射仅可维持作用 5～10 分钟，可能与药物在体内的迅速分布有关。药物在体内代谢为烟酰胺，再被甲基化为 *N*－甲基烟酰胺，经尿液排出。本品对呼吸肌麻痹者无效。

【适应证】本品用于中枢性呼吸及循环衰竭、麻醉药及其他中枢抑制药的中毒解救。

【用法用量】常用量：皮下、肌内或静脉注射，每次 0.25～0.5g。必要时 1～2 小时重复用药。极量：皮下、肌内或静脉注射，每次 1.25g。6 个月以下婴儿每次 75mg，1 岁每次 125mg，4～7 岁每次 175mg。

【不良反应】常见面部刺激征、烦躁不安、抽搐、恶心呕吐等。大剂量时可出现血压升高、心悸、出汗、面部潮红、呕吐、震颤、心律失常、惊厥、甚至昏迷。

【禁忌证】抽搐及惊厥患者禁用。

【注意事项】大剂量可引起血压升高、心悸、出汗、呕吐、震颤及肌僵直，应及时停药以防惊厥。如出现惊厥，应及时静脉注射苯二氮䓬类或小剂量硫喷妥钠。

【制剂规格】注射液：每支 1ml∶0.25g；1.5ml∶0.375g；2ml∶0.5g。

稀氨溶液[药典（二）]

Dilute Ammonia Solution

【药理作用】氨是一种具有刺激性的气体，溶于水内成为氨溶液（氨水）或氢氧化铵，吸入或口服氨溶液，可起到刺激呼吸道或胃黏膜，反射性地兴奋呼吸中枢和血液循环。外有中和酸的作用，可用于昆虫咬伤等。

【适应证】①对昏迷、麻醉不醒者，嗅入本品有催醒作用，对昏厥者作用较好。②用于手术前医生手的消毒、昆虫咬伤等。

【用法用量】①用于催醒：嗅入本品。②用于手术前医生手的消毒：每次用本品 25ml，加温开水 5L 稀释后供用。③用于昆虫咬伤：配成 25%搽剂，外用。

【不良反应】本品有刺激性，可引起流泪、结膜水肿、角膜损伤；吸入高浓度氨蒸气可引起咳嗽、喷嚏或肺水肿；误服大量或浓氨溶液可致口腔、喉、胃肠道严重的伤、呕吐甚至食管、胃肠穿孔、呼吸道水肿，严重的可发生惊用及休克。

【禁忌证】尚不明确。

【注意事项】尚不明确。

【制剂规格】溶液剂：每 100ml 中含有氨 10g 的澄清液体，供吸入用。

细胞色素 C[药典（二）]

Cytochrome C

【药理作用】本品为生物氧化过程中的电子传递体，作用与辅酶相似，在酶存在的情况下，对组织的氧化、还原有迅速的酶促作用。当组织缺氧时，细胞通透性增高，注射本品后，可进入细胞内起到矫正细胞呼吸与促进物质代谢作用。

【适应证】用于各种组织缺氧的急救或辅助治疗，如一氧化碳中毒、催眠药中毒、新生儿窒息、严重休克期缺氧、麻醉及肺部疾病引起的呼吸困难、高山缺氧、脑缺氧及心脏疾病引起的缺氧，但疗效有时不显著。

【用法用量】静脉注射或滴注：成人每次 15～30mg，每日 30～60mg。儿童用量酌减。静脉注射时，加 25%葡萄糖注射液 20ml 混匀后缓慢注射，亦可用 5%～10%葡萄糖注射液或 0.9%氯化钠注射液稀释后静脉滴注。（注射用粉末用 25%葡萄糖注射液 20ml 或 5%葡萄糖注射液或灭菌 0.9%氯化钠注射液溶解后滴注。）

【不良反应】①可见腹胀、腹痛、腹泻、头痛、口干、不安和倦怠感。②过敏性体质可出现颜面潮红、胸闷、恶寒、发热、荨麻疹等过敏症状，偶有过敏性休克。

【禁忌证】对本品过敏者。

【注意事项】①可引起过敏反应，用药前需做皮肤过敏试验。②治疗一经终止，再用药时仍需做皮内过敏试验，阳性反应者禁用。

【制剂规格】注射剂：每支 15mg（2ml）。

氧 [药典（二）]

Oxygen

【药理作用】本品为人体生存、代谢必需物质，缺氧至一定程度即可导致死亡。

【适应证】①主要用于窒息、肺炎、肺水肿、哮喘、心力衰竭、周围循环衰竭、呼吸衰竭、麻醉药中毒、一氧化碳中毒等各种缺氧情况。②也可用于驱除肠道蛔虫。

【用法用量】①治疗缺氧：将氧气筒（或含 5%二氧化碳的）与吸入装置连接，按每分钟 30～100ml 的速度使氧通过洗气瓶，经鼻导管或漏斗给患者吸入。②驱蛔虫：清晨空腹经胃管缓慢输入氧气，剂量：（年龄+1）×100ml，最多不超过 1200ml，输氧后卧床休息 2～3 小时。

【不良反应】尚不明确。

【禁忌证】尚不明确。

【注意事项】①长期使用氧的浓度以 30%～40%（ml/ml）为限，应急时可吸入纯氧。注意吸气内的水蒸气的饱和度。有吸入纯氧导致新生儿窒息的报道。②消化道溃疡、胃肠道出血者禁用氧气驱虫。

【制剂规格】气体：每瓶 99%（ml/ml）。

第 2 节　镇痛药

阿片 [药典（二）]

Opium

【药理作用】本品含多种生物碱，其主要活性成分为无水吗啡（$C_{17}H_{19}NO_3$），为阿片受体激动剂，具有明显镇痛作用，亦可抑制肠蠕动，有止泻、镇咳作用。

【适应证】用于各种疼痛，腹泻或剧烈咳嗽。

【用法用量】口服。①阿片片剂：一次 50～100mg，一日 3 次。②阿片酊：常用量：一次 0.3～1ml；一日 1～4ml，极量：一次 2ml，一日 6ml。

【不良反应】①常见不良反应：胃肠道：便秘、恶心、呕吐；神经系统：头晕、头昏、镇静。②严重不良反应：心血管系统：低血压、心动过速；神经系统：癫痫发作；呼吸系统：呼吸暂停，呼吸抑制；其他：药物戒断反应。

【禁忌证】①儿童禁用。②中毒引起的腹泻，有毒物质从胃肠道排出前禁用。③肠炎或巨结肠急性炎症患者禁用。④对吗啡有过敏反应者禁用。⑤严重肝功能不全患者禁用。⑥肺源性心脏病患者禁用。⑦支气管哮喘患者禁用。⑧妊娠期及哺乳期妇女禁用。⑨婴幼儿禁用。

【注意事项】①避免用于有跌倒或骨折病史的老年患者，如共济失调、精神运动功能受损、晕厥和其他原因引起的跌倒。②长期服用可导致药物成瘾；可导致药物耐受。③同时服用其他抗腹泻药、抗蠕动药、抗胆碱能药或抗高血压药者慎用。④同时使用其他中枢神经系统抑制剂、麻醉镇痛药、麻醉药拮抗剂者慎用。⑤老年人和衰弱者慎用。⑥胃肠道出血者慎用。⑦头部损伤、颅内压增高、颅内病变、脑动脉硬化者慎用。⑧肝硬化或肝功能不全者慎用。⑨既往存在呼吸抑制、肺气肿、支气管哮喘者慎用。⑩运动员慎用。

【制剂规格】片剂：每片 50mg。酊剂：每瓶 100ml；500ml（含无水吗啡 1%±0.05%）。

苯甲酸利扎曲普坦 [药典（二）；医保（乙）]

Rizatriptan Benzoate

【药理作用】本品利扎曲普坦对克隆人 5－HT_{1B} 和 5－HT_{1D} 具有高度的亲和力，对其他 5－HT_1 受体和 5－HT_7 受体亲和力较低，对 5－HT_2、5－HT_3、肾上腺素、DA、组胺、胆碱或 BZ 受体无明显活性。利扎曲普坦激动偏头痛发作时扩张的脑外、颅内血管以及三叉神经末梢上的 5－$HT_{1B/1D}$，导致颅内血管收缩，抑制三叉神经疼痛通路中神经肽的释放和传递，而发挥其治疗偏头痛作用。

【适应证】用于成人有或无先兆的偏头痛发作的急性治疗。不适用于预防偏头痛。不适用于半身不遂或基底部偏头痛患者。

【用法用量】口服。一次 5～10mg，每次用药的时间间隔至少为 2 小时，一日最高剂量不得超过 30mg。

【不良反应】本品有很好的耐受性，不良反应轻且时间短暂。主要的不良事件是虚弱、易疲劳、嗜睡、有疼痛或压迫感及眩晕、严重的心脏意外，包括在使用 5－HT_1 激动剂后出现死亡，这些事件极少发生，报道的患者多伴有冠状动脉疾病（CAD）危险因素先兆。意外事件有冠状动脉痉挛、短暂性心肌缺血、心肌梗死、室性心动过速及室颤。

【禁忌证】①禁用于局部缺血性心脏病（如心绞痛、心肌梗死或有记录的无症状缺血）的患者。②禁用于有缺血性心脏病、冠状动脉痉挛（包括 Prinzmetal 变异型狭心症或其他隐性心血管疾病等）症状、体征的患者。③因本品能升高血压，故不易控制血压的高血压患者禁用。④禁用于半身不遂或基底部偏头痛患者。⑤禁止同时服用 MAO 抑制剂，禁止在停服 MAO 抑制剂 2 周内服用本品。⑥对本品或对任一活性成分过敏者禁用。⑦在服用本品治疗的 24 小时内，禁止服用其他 5-HT_1 激动剂，含有麦角胺或麦角类药物如双氢麦角碱、美西麦角等。

【注意事项】①只用于治疗确诊的偏头痛。②患有影响药物吸收、代谢、排泄疾病的患者应慎用。③肾功能损害患者中透析的患者应谨慎使用。④中度肝功能不全的患者应谨慎使用。⑤偏头痛一次性发作，若患者对本品的首次剂量没有反应，应在第二次给药前进行重新诊断。⑥本品的化学特性能与黑色素结合并有可能蓄积导致中毒，长期用药存在对眼睛影响的可能性，应注意监测。

【制剂规格】胶囊剂：每粒 5mg。

苯噻啶[药典（二）]

Pizotifen

【药理作用】本品为 5-羟色胺受体拮抗剂，有很强的抗组胺和较弱的抗乙酰胆碱作用。

【适应证】①用于典型和非典型性偏头痛，能减轻症状及发作次数，疗效显著，但对偏头痛急性发作无即刻缓解作用。②也可用于红斑性肢痛症、血管神经性水肿、慢性荨麻疹以及房性和室性期前收缩等。

【用法用量】口服，每次 0.5～1mg，每日 1～3 次。为减轻嗜睡不良反应，可在第 1～3 天，每晚 1 片，第 4～6 天，每日中午及晚上各 1 片，第 7 天起每日早、午、晚各 1 片。如病情基本控制，可酌情递减，每周递减 1 片到适当剂量维持。对房性及室性期前收缩患者，剂量为每日 3 次，每次 1 片。

【不良反应】最常见不良反应为嗜睡。嗜睡一般常见于开始服药的 1～2 周内，继续服药后可逐渐减轻或消失。其他不良反应有头昏、口干等。

【禁忌证】禁用于青光眼、前列腺肥大患者及妊娠期妇女。

【注意事项】①因有嗜睡反应，故驾驶员、高空或危险作业者慎用。②长期服用应注意血常规变化。

【制剂规格】片剂：每片 0.5mg。

布桂嗪[药典（二）]

Bucinnazine

【药理作用】本品镇痛作用约为吗啡的 1/3，一般注射后 10 分钟生效，维持 3～6 小时，为速效镇痛药。对皮肤、黏膜和运动器官的疼痛有明显抑制作用，对内脏器官的疼痛效果较差。本品尚有中枢抑制、镇咳、降压、抗组胺、利胆和麻醉作用。

【适应证】本品为中等强度的镇痛药。适用于偏头痛，三叉神经痛，牙痛，炎症性疼痛，神经痛，月经痛，关节痛，外伤性疼痛，手术后疼痛，以及癌症痛（属二阶梯镇痛药）。

【用法用量】①口服：成人每次 30～60mg，每日 90～180mg；小儿每次 1mg/kg。疼痛剧烈时用量可酌增。对于慢性中重度癌痛患者，剂量可逐渐增加。②皮下或肌内注射：成人每次 50～100mg，每日 1～2 次。疼痛剧烈时用量可酌增。对于慢性中重度癌痛患者，剂量可逐渐增加。首次及总量可以不受常规剂量的限制。

【不良反应】少数患者可见有恶心、眩晕或困倦、黄视、全身发麻感等，停药后可消失。

【禁忌证】尚不明确。

【注意事项】我国已将本品列为麻醉药品，连续使用本品可致耐受和成瘾，故不可滥用。

【制剂规格】片剂：每片 30mg；60mg。注射液：每支 50mg（2ml）；100mg（2ml）。

布托啡诺［药典（二）；医保（乙）］

Butorphanol

【药理作用】本品主要激动 κ_3 受体，对 μ 受体有弱拮抗作用。作用与喷他佐辛相似。其镇痛效力为吗啡的 3.5～7 倍，可缓解中度和重度的疼痛。对平滑肌的兴奋作用较弱。可增加肺动脉压、肺血管阻力、全身动脉压和心脏负荷，因而不能用于心肌梗死的疼痛。口服可吸收，但首过效应明显。肌内注射后吸收迅速而完全，30～60 分钟达血浆峰浓度。80%与血浆蛋白结合。稳态分布容积为 50L/kg。$t_{1/2}$ 为 4 小时。主要在肝脏代谢为无活性的羟布托啡诺，大部分经尿排泄，11%经胆道排出；5%以原型从尿中排出。血浆清除率为 2.7～4.1ml/（min・kg）。可透入胎盘和乳汁。

【适应证】①用于中度至重度疼痛，如术后、外伤、癌症、肾或胆绞痛等的镇痛。②也可用作麻醉前用药。

【用法用量】①肌内注射：每次 1～4mg，必要时 4～6 小时重复用药。麻醉前用药则于手术前 60～90 分钟肌内注射 2mg。儿童用药量尚未明确。②静脉注射：每次 0.5～2mg。

【不良反应】主要为嗜睡、头晕、恶心、呕吐、出汗。较少见头痛、眩晕、漂浮感、欣快感、焦虑等。偶见幻觉、异常梦境、人格解体感、心悸、皮疹。

【禁忌证】①对本品或本品中其他成分过敏者禁用。②因阿片的拮抗特征，本品禁用于依赖那可丁的患者。③年龄小于 18 岁患者禁用。

【注意事项】纳洛酮可拮抗其呼吸抑制作用。对阿片类药物依赖的患者，本品可诱发戒断症状。

【制剂规格】注射液：每支 1mg（1ml）；2mg（1ml）。

丁丙诺啡［药典（二）、医保（乙）］

Buprenorphine

【药理作用】本品为阿片 μ 受体部分激动剂。镇痛作用强于哌替啶，是吗啡的 30 倍，芬太尼的 1/2。起效慢，持续时间长，约 6～8 小时。对呼吸有抑制作用，但临床未见严重呼吸抑制发生。药物依赖性近似吗啡。肌内注射后吸收好，可通过胎盘及血脑屏障。

【适应证】主要用于各种术后镇痛，癌性痛、烧伤、肢体痛、心绞痛等。也可作戒瘾的维持治疗。

【用法用量】①肌内注射或缓慢静脉注射：每次 0.15～0.3mg，每隔 6～8 小时注射 1 次。②舌下含服：0.2～0.8mg，每日 1 次。

【不良反应】头晕、嗜睡、恶心、呕吐、出汗、头痛、皮疹。

【禁忌证】①对本品有过敏史、重症肝损伤、脑部损害、意识模糊及颅内压升高患者禁用。②六岁以下儿童、妊娠期及哺乳期妇女以及轻微疼痛或疼痛原因不明者不宜使用。

【注意事项】①本品有一定依赖性。②颅脑损伤及呼吸抑制患者、老弱患者慎用。

【制剂规格】注射液：每支 0.15mg（1ml）；0.3mg（1ml）；0.6mg（2ml）。舌下含片：每片 0.2mg；0.4mg。

二氢埃托啡［药典（二）］

Dihydroetorphine

【药理作用】本品为阿片受体激动剂，口服无效；舌下给药起效快（10～15 分钟），肌内注射 10 分钟后起效，持续 3～4 小时。连续多次用药可产生耐受性，止痛持续时间缩短。

【适应证】①本品可用于镇痛，如晚期癌症、外伤、手术后、诊断明确的急腹症等各种剧痛。②也可用作麻醉诱导前用药、静脉复合麻醉、阻滞麻醉辅助用药等。

【用法用量】止痛：舌下含化每次 20～40μg，肌内注射 10～20μg，视需要均可于 3～4 小时后重复用药。

【注意事项】①本品可引起类似吗啡或哌替啶的头晕、恶心、乏力、出汗，甚至呕吐等反应。②本品不仅可产生耐药性，还可成瘾。而且因其依赖性强，目前临床已停止使用。

【制剂规格】片（舌下含）剂：每片 20μg；40μg。注射液：每支 20μg（1ml）。

芬太尼［药典（二）；基；医保（甲，乙）］

Fentanyl

【药理作用】本品为强效麻醉性镇痛药，药理作用与吗啡类似。动物实验表明，其镇痛效力约为吗啡的 80 倍。镇痛作用产生快，但持续时间较短，静脉注射后 1 分钟起效，4 分钟达峰值，维持作用 30 分钟。肌内注射后约 7 分钟起效，维持约 1～2 小时。本品呼吸抑制作用较吗啡弱，不良反应比吗啡小。

【适应证】本品适用于各种疼痛及外科、妇科等手术后和手术过程中的镇痛；也用于防止或减轻手术后出现的谵妄；还可与麻醉药合用，作为麻醉辅助用药；与氟哌利多配伍制成“安定镇痛剂”，用于大面积换药及进行小手术的镇痛。

【用法用量】①麻醉前给药：0.05～0.1mg，于手术前 30～60 分钟肌内注射。②诱导麻醉：静脉注射 0.05～

0.1mg，间隔 2～3 分钟重复注射，直至达到要求；危重患者，年幼及年老患者的用量减小至 0.025～0.05mg。③维持麻醉：当患者出现苏醒状时，静脉注射或肌内注射 0.025～0.05mg。④一般镇痛及术后镇痛：肌内注射 0.05～0.1mg。可控制手术后疼痛、烦躁和呼吸急迫，必要时可用于 1～2 小时后重复给药。硬膜外腔注入镇痛，一般 4～10 分钟起效，20 分钟脑脊液浓度达峰值，作用持续 3～6 小时。⑤贴片：每 3 日用 1 贴，贴于锁骨下胸部皮肤。

【不良反应】个别病例可能出现恶心和呕吐，约 1 小时后，自行缓解，还可引起视觉模糊、发痒和欣快感，但不明显。

【禁忌证】①支气管哮喘、呼吸抑制、对本品特别敏感的患者以及重症肌无力患者禁用。②贴片禁用于急性或术后疼痛、非阿片类镇痛剂有效者。

【注意事项】①慎用于颅内肿瘤、脑外伤及肝肾功能不全、儿童或 18 岁以下体重不足 50kg 的患者。②妊娠期妇女、心律失常患者慎用。③静脉注射时可能引起胸壁肌肉强直，如一旦出现，需用肌肉松弛剂对抗。静脉注射太快时，还能出现呼吸抑制，应注意。④有弱成瘾性，应警惕。⑤贴片与其他阿片类及镇静剂合用时，后者剂量应减少 1/3。⑥贴片应从小剂量用起，50μg 以上规格仅用于已耐受阿片类药物治疗的患者。⑦本品药液有一定的刺激性，避免涂抹于皮肤和黏膜表面或进入气管内。

【制剂规格】注射液：每支 2ml:0.1mg。透皮贴剂：每贴 12μg/h；25μg/h；50μg/h；75μg/h。

罗通定[药典（二）；医保（乙）]

Rotundine

【药理作用】本品作用同四氢帕马丁，但较强。具有镇痛和催眠作用，较长期应用也不致成瘾，其作用机制尚待阐明。其催眠作用服后 15 分钟发生，2 小时后消失，同时有镇痛作用。

【适应证】用于因疼痛而失眠的患者。亦可用于胃溃疡及十二指肠溃疡的疼痛、月经痛，分娩后宫缩痛、紧张性失眠、痉挛性咳嗽等。

【用法用量】①镇痛：口服，每次 60～120mg，每日 1～4 次；肌内注射，每次 60～90mg，每日 1～4 次。②催眠：成人于睡前服每次 30～90mg。

【不良反应】用于镇痛时，可出现嗜睡，偶见眩晕、乏力、恶心和锥体外系症状。

【禁忌证】尚不明确。

【注意事项】用于镇痛时可出现嗜睡，此外可见眩晕、乏力及恶心等。

【制剂规格】片剂：每片 30mg；60mg。注射液：每支 60mg（2ml）。

吗啡[药典（二）；基；医保（甲，乙）]

Morphine

【药理作用】本品为阿片受体激动剂，①镇痛：有强大的镇痛作用，对一切疼痛均有效，对持续性钝痛比间断性锐痛及内脏绞痛效果强。其是通过模拟内源性抗痛物质脑啡肽的作用，激活中枢神经阿片受体而产生药理作用。②镇静：在镇痛的同时有明显镇静作用，有时产生欣快感，可改善疼痛患者的紧张情绪。③抑制呼吸：可抑制呼吸中枢，降低呼吸中枢对二氧化碳的敏感性。④镇咳：可抑制咳嗽中枢，产生镇咳作用，但因有成瘾性，并不用于临床。⑤平滑肌：可使消化道平滑肌兴奋，可致便秘；并使胆道、输尿管、支气管平滑肌张力增加。⑥心血管系统：可促进内源性组胺释放而使外周血管扩张、血压下降；使脑血管扩张，颅压增高。⑦镇吐：因其可致成瘾而不用于临床。

【适应证】①本品为强效镇痛药，适用于其他镇痛药无效的急性剧痛，如严重创伤、战伤、烧伤、晚期癌症等疼痛。②心肌梗死。③心源性哮喘。④麻醉前给药。

【用法用量】①常用量：口服，每次 5～15mg，每日 15～60mg；皮下注射，每次 5～15mg，每日 15～40mg；静脉注射，5～10mg。②极量：口服，每次 30mg，每日 100mg；皮下注射，每次 20mg，每日 60mg；硬膜外腔注射，每次极量 5mg，用于手术后镇痛。

【不良反应】①本品不良反应形式多样，常见：瞳孔缩小如针尖、视力模糊或复视；便秘；排尿困难；体位性低血压；嗜睡、头痛、恶心、呕吐等。少见：呼吸抑制、幻觉、耳鸣、惊厥、抑郁、皮疹、支气管痉挛和喉头水肿等。②连续使用 3～5 天即产生耐药性，一周以上可致依赖性，需慎重。

【禁忌证】①呼吸抑制已显示发绀、颅内压增高和颅脑损伤、支气管哮喘、肺源性心脏病、甲状腺功能减退、皮质功能不全、前列腺肥大、排尿困难及严重肝功能不全、休克尚未纠正控制前、炎性肠梗等患者禁用。②禁用于妊娠期、哺乳期妇女及新生儿、婴儿。③禁用于不明原因的疼痛，以防掩盖症状，延误诊治。④禁与以下药物混合注射：氯丙嗪、异丙嗪、氨茶碱、巴比妥类、苯妥英钠、碳酸氢钠、肝素钠、哌替啶、磺胺嘧啶等。

【注意事项】①慎用于老年人和儿童。②硬膜外腔注射本品用于手术后镇痛时，应严密监测呼吸及循环功能。③胆绞痛、肾绞痛需与阿托品合用，单用本品反加剧疼痛。④本品应用过量，可致急性中毒，主要表现为昏迷、针状瞳孔、呼吸浅弱、血压下降、发绀等。中毒解救可用吗啡拮抗剂纳洛酮 0.4～0.8mg 静脉注射或肌内注射，必要时 2～3 分钟可重复一次；或将纳洛酮 2mg 溶于 0.9%氯化钠注射液或 5%葡萄糖注射液 500ml 内静脉滴注。

【制剂规格】片剂：每片 5mg；10mg。控释片：每片 10mg。缓释片：每片 10mg；30mg；60mg。注射剂：每瓶 1ml:10mg。

麦角胺［药典（二）］

Ergotamine

【药理作用】本品通过对平滑肌的直接收缩作用，或激活血管壁的 5－羟色胺受体，能使脑动脉血管的过度扩张或搏动恢复正常，从而缓解头痛。

【适应证】主要用于偏头痛，可使头痛减轻，但不能预防和根治。亦用于其他神经性头痛。

【用法用量】①口服：每次 1～2mg，每日不超过 6mg，一周不超过 10mg。口服效果不及皮下注射。②皮下注射：每次 0.25～0.5mg，24 小时内不超过 1mg，本品早期给药效果好，头痛发作时用药效果差。

【不良反应】有效剂量常见恶心、呕吐、腹痛、腹泻、肌肉无力及胸前区疼痛。剂量过大可有血管痉挛、引起重要器官供血不足，偶尔可导致肠系膜血管收缩、缺血性肠疾病及舌的部分坏死、肢体苍白及发凉、上下肢动脉痉挛，甚至发生坏疽。

【禁忌证】活动期溃疡病、冠心病、严重高血压，甲状腺功能亢进（甲亢）、闭塞性血栓性脉管炎、肝功能损害、肾功能损害以及对本品过敏者均禁用。

【注意事项】①本品无预防偏头痛发作的作用。②本品在偏头痛刚发作时立即服用效果佳，在有先兆时服用效果更佳。偏头痛发作后不宜服用，发作高峰时服用效果不佳。③治疗期间应严密监测本品的不良反应，以免中毒。

【制剂规格】片剂：每片 0.5mg；1mg。注射液：每支 0.25mg（1ml）；0.5mg（1ml）。麦角胺咖啡因片：每片含酒石酸麦角胺 1mg，咖啡因 100mg。

美沙酮 [药典（二）；医保（乙）]

Methadone

【药理作用】本品为阿片受体激动剂。其药理作用与吗啡相似，镇痛效能和持续时间也与吗啡相当。本品也能产生呼吸抑制、镇咳、降温、缩瞳的作用，镇静作用较弱，但重复给药仍可引起明显的镇静作用。其特点为口服有效，抑制吗啡成瘾者的戒断症状的作用期长，重复给药仍有效。耐受性及成瘾发生较慢，戒断症状略轻，但脱瘾较难。

【适应证】适用于创伤性疼痛、癌症剧痛、外科手术后和慢性疼痛。也用于阿片、吗啡及海洛因成瘾者的脱毒治疗。

【用法用量】①口服：成人每日 10～15mg；分 2～3 次服。儿童每日按 0.7mg/kg 计，分 4～6 次服。极量：每次 10mg，每日 20mg。②肌内注射或皮下注射：每次 2.5～5mg，每日 10～15mg。三角肌注射血浆峰值高，作用出现快，因此可采用三角肌注射。极量：每次 10mg，每日 20mg。

【不良反应】①不良反应主要有性功能减退，男性服用后精液少，且可有乳腺增生。女性与避孕药同用，可终日困倦乏力，逾量可逐渐进入昏迷，并出现右束支传导阻滞、心动过速或（和）低血压。②亦有眩晕、恶心、呕吐、出汗、嗜睡等，也可引起便秘及药物依赖。

【禁忌证】对本品过敏者、呼吸功能不全者、中毒性腹泻患者、妊娠和分娩期妇女、婴幼儿禁用。

【注意事项】①忌作麻醉前和麻醉中用药。②不宜作静脉注射。③成瘾性较小，但久用也能成瘾，且脱瘾较难，应予警惕。

【制剂规格】片剂：每片 2.5mg；7.5mg；

10mg。注射液：每支 5mg（1ml）；7.5mg（2ml）。

奈福泮 [药典（二）]

Nefopam

【药理作用】本品为一种新型的非麻醉性镇痛药，兼有轻度的解热和肌松作用。化学结构属于环化邻甲基苯海拉明，所以不具有非甾体抗炎药的特性，亦非阿片受体激动剂镇痛作用不被纳洛酮所拮抗。对中、重度疼痛有效，肌内注射本品 20mg 相当于 12mg 吗啡效应。对呼吸抑制作用较轻。对循环系统无抑制作用。无耐受性和依赖性。

【适应证】本品用于手术后止痛、癌症痛、急性外伤痛。亦可用于急性胃炎、胆道蛔虫症、输尿管结石等内脏平滑肌绞痛；局部麻醉、针麻等麻醉辅助用药。

【用法用量】①口服：一次 20～60mg，一日 60～180mg。②肌内注射或静脉注射：常用量一次 20mg，必要时每 3～4 小时一次，或遵医嘱，滴注时患者应躺下，滴注完后 15 分钟方可起身。

【不良反应】有心绞痛、心动过速、癫痫发作、神经刺激症状、呼吸抑制、尿潴留、呼吸异常、嗜睡、恶心、出汗、头晕、头痛等，但一般持续时间不长，偶见口干、眩晕、皮疹。

【禁忌证】严重心血管疾病、心肌梗死或惊厥者禁用。服用单胺氧化酶抑制剂者禁用。对本品中任何成分过敏者禁用。

【注意事项】①有中风病史者、青光眼、尿潴留和肝、肾功能不全者慎用。②服用三环类抗抑郁药物者慎用。③因本品可引起嗜睡，所以驾驶者和机械操作者慎用。

【制剂规格】片剂：每片 20mg。注射液：每支 1ml:20mg。

哌替啶 [药典（二）；基；医保（甲）]

Pethidine

【药理作用】本品与吗啡相似。镇痛作用相当于吗啡的 1/10～1/8，持续时间 2～4 小时。对胆道和支气管平滑肌张力的增强作用较弱，能使胆总管括约肌痉挛。对呼吸有抑制作用。镇静、镇咳作用较弱。能增强巴比妥类的催眠作用。口服吸收快，分布容积为 2.8～4.2L/kg，蛋白结合率为 64%～82%，经肝代谢，$t_{1/2}$ 为 3.2～4.1 小时，清除率为 10～17ml/（kg・min）。

【适应证】①各种剧痛，如创伤、烧伤、烫伤、术后疼痛等。②心源性哮喘。③麻醉前给药。④内脏剧烈绞痛（胆绞痛、肾绞痛需与阿托品合用）。⑤与氯丙嗪、异丙嗪等合用进行人工冬眠。

【用法用量】①口服：每次 50～100mg，每日 200～400mg；极量：每次 150mg，每日 600mg。②皮下注射或肌内注射：每次 25～100mg，每日 100～400mg；极量：每次 150mg，每日 600mg。两次用药间隔不宜少于 4 小时。③静脉注射：成人以每次 0.3mg/kg 为限。④硬膜外腔注射：手术后镇痛及癌性止痛，以每日 2.1～2.5mg/kg 剂量为限，经硬膜外腔缓慢注入或泵入。

【不良反应】①可见头晕、头痛、出汗、口干、恶心、呕吐等。过量可致瞳孔散大、惊厥、心动过速、幻觉、血压下降、呼吸抑制、昏迷等。②皮下注射局部有刺激性，静脉注射后可出现外周血管扩张、血压下降。

【禁忌证】室上性心动过速、颅脑损伤、颅内占位性病变、慢性阻塞性肺疾病、支气管哮喘、严重肺功能不全、排尿困难、严重肝功能不全的患者禁用。严禁与单胺氧化酶抑制剂同用。

【注意事项】①成瘾性虽比吗啡轻，但连续应用也能成瘾。世界卫生组织癌痛治疗的主要原则首先是“口服给药”，故不推荐在癌性疼痛时首选本品。②慎用于妊娠期、哺乳期妇女和儿童。③婴幼儿慎用。

【制剂规格】注射液：每支 1ml:50mg；2ml:100mg。片剂：每片 50mg。

羟考酮 [药典（二）；医保（乙）]

Oxycodone

【药理作用】本品为阿片受体纯激动剂，对脑和脊髓的阿片受体具有亲和力。羟考酮的作用类似吗啡。主要药理作用是镇痛，其他药理作用包括抗焦虑、止咳和镇静。无极量限制，镇痛作用无封顶效应，只受限于不能耐受的副作用。

【适应证】用于缓解中、重度疼痛。

【用法用量】口服。①一般镇痛使用控释制剂，初始用药剂量一般为 5mg，每 12 小时服用 1 次，用药剂量取决于疼痛程度和既往镇痛药用药史。大多数患者的最高用药剂量为每 12 小时服用 200mg。控释制剂必须整片吞服，不得掰开、咀嚼或研磨。②术后疼痛：使用复方胶囊，每次 1～2 粒，间隔 4～6 小时可重复用药一次。③癌症、慢性疼痛：使用复方胶囊，每次 1～2 粒，每日 3 次。④儿童：一次 0.05～0.15mg/kg，每 4～6 小时一次。一次用量最多 5mg。

【不良反应】①可产生耐受性和依赖性。②常见不良反应：恶心、便秘、呕吐、头痛、瘙痒、失眠、眩晕、体弱和嗜睡。③罕见不良反应：眩晕、抽搐、胃炎、定向障碍、面红、情绪改变、心悸等。④可能出现排尿困难、胆道痉挛或输尿管痉挛。

【禁忌证】①缺氧性呼吸抑制、颅脑损伤、麻痹性肠梗阻、急腹症、胃排空延迟、慢性阻塞性呼吸道疾病、肺源性心脏病、慢性支气管哮喘、高碳酸血症、已知对羟考酮过敏、中重度肝功能障碍、重度肾功能障碍（肌酐清除率＜10ml/min）、慢性便秘者禁用。②同时服用单胺氧化酶抑制剂，停用单胺氧化酶抑制剂＜2 周者禁用。③妊娠期用哺乳期妇女禁用。④手术前或手术后 24 小时内不宜使用。

【注意事项】①肾功能不全患者（肌酐清除率＜60ml/min），根据临床情况适当调整。②肝功能不全患者使用本品控释片时，起始剂量应为常规剂量的 1/3～1/2。③使用本品复方制剂时需注意其他成分的每日极量，如对乙酰氨基酚每日用量不应超过 4g。④1%的亚洲人缺乏 CYP2D6，这类患者使用本品镇痛效果甚微或无效。⑤对本品产生或可疑产生生理依赖性的患者，慎用纳洛酮解救其过量中毒。⑥不能与抗胆碱能药合用。

【制剂规格】片剂：每片5mg。控释片：每片5mg；10mg；20mg；40mg。胶囊剂：每粒含盐酸羟考酮5mg、对乙酰氨基酚500mg。

曲马多［药典（二）；医保（乙）］

Tramadol

【药理作用】本品为中枢作用的阿片类镇痛药。本品为非选择性的μ、δ和κ阿片受体完全激动剂，与μ受体的亲和力最高。本品具镇咳作用。与吗啡相比，盐酸曲马多在推荐的止痛剂量范围内无呼吸抑制作用。

【适应证】用于癌症疼痛，骨折或术后疼痛等各种急、慢性疼痛。

【用法用量】（1）口服：①片剂，一次50～100mg，必要时可重复，日剂量不超过400mg。②缓释剂，吞服，勿嚼碎。用量视疼痛程度而定。一般成人及14岁以上中度疼痛的患者，单剂量为50～100mg。体重不低于25kg的1岁以上儿童的服用剂量为每千克体重1～2mg，本品每日最低剂量为50mg。最高剂量通常不超过400mg。③胶囊剂，一次50～100mg，如果镇痛不满意，30～60分钟以后可再给予50mg，一般情况下每日本品总量400mg。（2）肌内注射：一次50～100mg，必要时可重复。日剂量不超过400mg。（3）静脉注射：一次100mg，缓慢注射或以5%～10%的葡萄糖注射液稀释后滴注。日剂量不超过400mg。

【不良反应】偶见出汗、嗜睡、头晕、恶心、呕吐、纳差及排尿困难为多见。个别病例有皮疹、血压降低等过敏反应。

【禁忌证】酒精、安眠药、镇痛剂或其他中枢神经系统作用药物急性中毒，严重脑损伤，意识模糊，呼吸抑制患者禁用。

【注意事项】①肾、肝功能不全者、心脏疾病者酌情减量使用或慎用。②不得与单胺氧化酶抑制剂同用。③与镇静剂（如安定等）合用时减量。④长期使用不能排除产生耐药性或药物依赖性的可能。但不能作为对阿片类有依赖性患者的代用品，因不能抑制吗啡的戒断症状。⑤有药物滥用或依赖性倾向的患者只能短期使用。

【制剂规格】片剂：每片30mg；50mg。缓释片：每片100mg。胶囊剂：每粒50mg。注射剂：每支50mg（1ml）；100mg（2ml）。

瑞芬太尼［药典（二）；基；医保（乙）］

Remifentanil

【药理作用】本品为短效的μ受体激动剂，对μ受体有强的亲和力，而对α受体和κ受体的亲和力较低。本品为芬太尼类μ型阿片受体激动剂，在人体内1分钟左右迅速达到血–脑平衡，在组织和血液中被迅速水解，故起效快，维持时间短，与其他芬太尼类似物明显不同。本品的镇痛作用及其副作用呈剂量依赖性，与催眠药、吸入性麻醉药和苯二氮䓬类药物合用有协同作用。本品的 μ 型阿片受体激动作用可被纳洛酮所拮抗。另外本品也可引起呼吸抑制、骨骼肌（如胸壁肌）强直、恶心呕吐、低血压和心动过缓等，在一定剂量范围内，随剂量增加而作用加强。盐酸瑞芬太尼剂量高达 30μg/kg 静脉注射（1 分钟内注射完毕）不会引起血浆组胺浓度的升高。

【适应证】 用于麻醉诱导和全麻中维持镇痛。

【用法用量】 静脉给药。本品 10mg 加入 200ml 0.9%氯化钠注射液。用于静脉麻醉时，剂量为 0.25～2.0μg/（kg・min），或间断注射 0.25～1.0μg/kg。

【不良反应】 本品具有 μ 阿片受体类药物的典型不良反应，常见的有恶心、呕吐、呼吸抑制、心动过缓、低血压和肌肉强直，停药或降低静脉滴注速度后几分钟内即可消失。少见的有寒战、发热、眩晕、视觉障碍、头痛、呼吸暂停、瘙痒、高血压、激动、低氧血症、癫痫、潮红和过敏。

【禁忌证】 禁用于重症肌无力、呼吸抑制、支气管哮喘患者。

【注意事项】 ①本品不能单独用于全麻诱导，即使大剂量使用也不能保证使意识消失。②本品处方中含有甘氨酸，因而不能用于硬膜外和鞘内给药。③禁与单胺氧化酶抑制药合用。④禁与血清、血浆等血制品经同一路径给药。

【制剂规格】 注射剂：每支 1mg；2mg；5mg。

舒芬太尼 [药典（二）；医保（乙）]

Sufentanil

【药理作用】 本品为苯哌啶衍生物，结构与作用类似芬太尼。临床用其枸橼酸盐。本品为强效麻醉性镇痛药。其镇痛作用强度约为芬太尼的 5～10 倍。当剂量达到 8μg/kg，可产生深度麻醉。主要作用于 μ 受体。与芬太尼相比，本品起效较快，麻醉和换气抑制恢复亦较快。

【适应证】 用于气管内插管，使用人工呼吸的全身麻醉，作为复合麻醉的镇痛用药以及全身麻醉大手术的麻醉诱导和维持用药。

【用法用量】 ①麻醉辅助镇痛：麻醉时间长约 2 小时者，1～2μg/kg；麻醉时间长约 2～8 小时者，2～8μg/kg。②麻醉诱导或维持麻醉：10～30μg/kg，分次给予。初次剂量 2～5μg/kg 通常可引起意识丧失。

【不良反应】 典型的阿片样症状，如呼吸抑制、呼吸暂停、骨骼肌强直（胸肌强直）、肌阵挛、低血压、心动过缓、恶心、呕吐和眩晕、缩瞳和尿潴留。在注射部位偶有瘙痒和疼痛。其他较少见的不良反应有：咽部痉挛、过敏反应和心搏停止。因在麻醉时使用其他药物，很难确定这些反应是否与舒芬太尼有关。偶尔可出现术后恢复期的呼吸再抑制。

【禁忌证】 ①对舒芬太尼或其他阿片类药物过敏者禁用。②分娩期间，或实施剖腹产手术期间婴儿剪断脐带之前，静脉内禁用本品，这是因为舒芬太尼可以引起新生儿的呼吸抑制。③本品禁用于新生儿、妊娠期和哺乳期的妇女。如果哺乳期妇女必须使用舒芬太尼，则应在用药后 24 小时方能再次哺乳婴儿。④禁与单胺氧化酶抑制剂同时使用。在使用舒芬太尼前 14 天内用过单胺氧化酶抑制剂者，禁用本品。⑤急性肝卟啉症禁用。⑥因用其他药物而存在呼吸抑制者禁用。⑦患有呼吸抑制疾病的患者禁用。⑧低血容量症，低血压患者禁用。⑨重症肌无力患者禁用。

【注意事项】①有呼吸系统疾病和肝、肾功能不全的患者慎用。②不宜用于分娩过程。

【制剂规格】注射剂：每支 1ml:50μg；2ml:100μg；5ml:250μg（以舒芬太尼计）。

舒马普坦[药典（二）；医保（乙）]

Sumatriptan

【药理作用】本品是一种选择性 5－羟色胺（5－HT_1）受体激动剂，可引起颈动脉收缩。

【适应证】用于治疗急性偏头痛（无论有无发作先兆症状）和丛集性头痛，但不用于预防。

【用法用量】口服：初始剂量 100mg，每日 2～3 次。口服后约 30 分钟即可缓解症状，有些患者用 50mg 即有效，因此伴肝损害的患者可选用这一剂量。第一剂量服用后无效，不再给予第二剂量。若首剂治疗有效，可在 2 小时后再次服药以控制偏头痛的复发。24 小时内最大量可达 300mg。

【不良反应】口服本品不良反应包括：头晕、眩晕、疲倦、抑郁、嗜睡、刺痛感、沉重感、肌肉发紧及一过性高血压，这些不良反应可随着机体对药物的适应而消失。偶见轻度肝功能异常。罕见有过敏症、癫痫发作、低血压、心动过速及胸痛等反应。

【禁忌证】本品禁用于未控制的高血压，缺血性心脏病，有心肌梗死病史或冠状动脉病变者及对本品任何成分过敏者。

【注意事项】①本品慎用于有潜在心脏病、缺血性心脏病易感者及肝、肾功能异常者或以往用本品出现过胸痛或胸部发紧的患者。②本品存在滥用的危险，其原因究竟是因成瘾或是因头痛尚未确定（与其他镇痛药和麦角胺类药物类似）。③首次剂量在医师的指导下应用。④本品不适用于儿童和老年人。⑤用药后不宜驾驶机动车或操纵机器。⑥对磺胺药过敏者可能对本品过敏。

【制剂规格】片剂：每片 100mg。

双氢可待因[药典（二）；医保（乙）]

Dihydrocodeine

【药理作用】本品为阿片类镇痛药。与可待因有相似的镇痛活性，其镇痛强度介于吗啡和可待因之间。常与对乙酰氨基酚合用，缓解中度至重度疼痛。也作为镇咳药用药。

【适应证】缓解中度以上疼痛；镇咳。

【用法用量】镇痛：口服，常规剂量 4～

6 小时 30mg，饭后服用。重度疼痛一日剂量可达 240mg。镇咳：口服 10～30mg，一日最多 3 次。

【不良反应】主要有便秘、恶心、呕吐、胃部不适、皮肤瘙痒等；长期使用会产生依赖性；突然停药会产生戒断反应；呼吸抑制；精神错乱；炎症性肠病患者使用后，会出现麻痹性肠梗阻、中毒性巨结肠。

【禁忌证】呼吸抑制；呼吸道阻塞性疾病；慢性肺功能障碍；支气管哮喘发作时；诊断不明的急腹症；休克、昏迷或心力衰竭患者；抽搐状态；急性酒精中毒；对阿片类生物碱过敏者；失血性大肠炎及细菌性痢疾；12 岁以下儿童；哺乳期妇女；已知为 CYP2D6 超快代谢者禁用。

【注意事项】①下列情况应慎重使用：心功能障碍者；呼吸功能障碍者；肝、肾功能障碍者；脑器质性病变者；处于休克状态者；代谢性酸中毒者；甲状腺功能低下者；肾上腺皮质功能低下者；既往有药物依赖史者；老年患者；身体衰弱者；因前列腺肥大所致的排尿障碍，尿道狭窄及尿路手术后者；器质性幽门狭窄、麻痹性肠梗阻及近期进行了胃肠道手术者；有抽搐既往史者；胆囊病变及胆结石者；严重的炎性肠道疾病者。②本品长期使用会产生药物依赖性。③使用本品会有困倦、眩晕等发生，服药期间不得驾驶机、车、船和从事高空作业、机械作业及操作精密仪器。④与中枢神经抑制剂（如吩噻嗪类药物、巴比妥酸类药物等）、三环类抗抑郁药、吸入性麻醉剂、MAO 抑制剂、β受体拮抗剂（如盐酸普萘洛尔）、乙醇等有协同作用，会增强中枢抑制作用。⑤与香豆素类抗凝剂合用，会增强抗凝血作用。⑥与抗胆碱能药物合用，会增强抗胆碱作用。

【制剂规格】片剂：每片 15mg；30mg。

佐米曲普坦 [药典（二）；医保（乙）]

Zolmitriptan

【药理作用】本品是一种选择性 5－羟色胺（$5-HT_{1A}$ 和 $5-HT_{1D}$）受体激动剂，通过收缩血管和抑制神经肽的释放缓解偏头痛的发作。

【适应证】适用于有或无先兆偏头痛的急性治疗。

【用法用量】口服：每次 2.5mg，如需二次服药，时间应与首次服药时间最少相隔 2 小时。建议 24 小时内服用总量不超过 15mg。

【不良反应】①常见不良反应：恶心、头晕、嗜睡、温热感、无力、口干，咽喉部、颈部、四肢及胸部可能出现沉重感、紧缩感和压迫感（心电图没有缺血改变），还可出现肌痛、肌肉无力、感觉异常或感觉迟钝。②肌肉骨骼系统可见肌痛、肌肉无力。

【禁忌证】禁用于缺血性心脏病、冠状动脉血管痉挛者及症状性帕金森病等。

【注意事项】①本品可能引起嗜睡，服药后不宜驾车或操纵机器。②使用本品 24 小时内，应避免使用其他 $5-HT_1$ 受体激动剂。③本品慎用于妊娠期及哺乳期妇女。

【制剂规格】片剂：每片 2.5mg。

第 3 节 解热镇痛抗炎药

阿司匹林[药典（二）；基；医保（甲、乙）]

Aspirin

【药理作用】原为解热、镇痛抗炎药，后发现其有抗血小板活性，可抑制血小板的释放反应（如肾上腺素、胶原、凝血酶等引起的释放）和聚集反应（第二相聚集）。在体内能延长出血时间，减少血栓形成。其抗血小板作用机制在于使血小板的环氧酶（即 PG 合成酶）乙酰化，从而抑制 PG 内过氧化物形成，TXA_2 的生成也减少。另外，本品还可使血小板膜蛋白乙酰化，并抑制血小板膜酶，这也有助于抑制血小板功能。

【适应证】①用于发热、头痛、神经痛、肌肉痛、风湿热、急性风湿性关节炎及类风湿关节炎等。②用于痛风。③预防心肌梗死、动脉血栓、动脉粥样硬化等。④用于治疗胆道蛔虫病。⑤外用可治足癣。⑥儿科用于皮肤黏膜淋巴结综合征（川崎病）的治疗。

【用法用量】①解热镇痛：口服，每次 0.3～0.6g，每日 3 次，或需要时服；直肠给药：每次 0.3～0.6g，每日 0.9～1.8g。②抗风湿：每次 0.6～1g，每日 3～4g。③抑制血小板聚集：每日 1 次，每次 75～100mg。④预防搭桥术后再狭窄：每日 50mg，每日 1 次。⑤川崎病：开始每日 80～100mg/kg，分 3～4 次服，热退 2～3 天后改为每日 30mg/kg，分 3～4 次服，连服 2 月或更久。

【不良反应】常见不良反应为胃肠道反应，如腹痛和肠道稍微出血，偶然出现恶心、呕吐和腹泻。胃出血和胃溃疡以及主要在哮喘患者中出现的过敏反应极少见。有报道，个别病例出现肝、肾功能障碍，低血糖及严重的皮肤病变。小剂量阿司匹林能减少尿酸的排泄，对易感者可引起痛风发作。有极少数会由于长期服用导致胃肠道出血而引发贫血，出现黑便。出现眩晕和耳鸣时可能为严重的中毒症状。

【禁忌证】下列情况应禁用：①活动性溃疡病或其他原因引起的消化道出血者。②血友病或血小板减少症。③有阿司匹林或其他非甾体抗炎药过敏史者，尤其是出现哮喘、血管神经性水肿或休克者。④G-6-PD 缺陷者。⑤痛风患者。⑥肝、肾功能损害者。⑦心功能不全或高血压患者。⑧剖宫产或流产患者。

【注意事项】①用药期间应定期检测血小板计数和功能。②手术前 1 周应停用，避免凝血功能障碍，造成出血不止。③饮酒后不宜用，因为能加剧胃黏膜屏障损伤，从而导致胃出血。④潮解后不宜用，阿司匹林遇潮分解成水杨酸与乙酸，可造成不良反应。⑤凝血功能障碍者应避免使用，如严重肝损害、低凝血酶原血症、维生素 K 缺乏者。⑥溃疡患者不宜使用，患有胃及十二指肠溃疡者服用阿司匹林可导致出血或穿孔。⑦哮喘患者应避免使用，有部分哮喘患者可在服用阿司匹林后出现过敏反应，如荨麻疹、喉头水肿、哮喘大发作。⑧不宜长期大量使用，否则可引起中毒，出现头痛、眩晕、恶心、呕吐、耳鸣、听力和视力减退，严重者酸碱平衡失调，精神错乱、昏迷，甚至危及生命。⑨妊娠期妇女避免使用，妊娠后 3 个月内服用可引起胎儿异常；定期服用可致分娩延期，并有较高的出血风险，在分娩前 2～3 周时应禁用。⑩病毒性感染伴有发热的儿童不宜使用，有报道 16 岁以下的儿童、少年患流感、水痘或其他病毒性感染再服用阿司匹林，出现严重的肝功能不全合并脑病症状，虽少见，却可致死。⑪对 12 岁以下的儿童可能引起瑞夷综合征、高尿酸血症，长期使用可引起肝损害。⑫新生儿、幼儿和老年人似对阿司匹林影响出血特别敏感，治疗剂量能使 2 岁以下的儿童发生代谢性酸中毒、发热、过度换气及大脑症状。⑬本品可经乳汁排泄，哺乳期妇女长期大量用药时可能对婴儿产生不良影响。

【制剂规格】片剂：每片 50mg；100mg；300mg；500mg。咀嚼片：每片 75mg；80mg；500mg。泡腾片：每片 100mg；300mg；500mg。分散片：每片 50mg。缓释片：每片 50mg；75mg；162mg。肠溶片：每片 25mg；40mg；50mg；75mg；100mg；150mg；300mg；500mg。肠溶缓释片：每片 50mg。肠溶胶囊：每粒 40mg；75mg；100mg；150mg；300mg；500mg。缓释胶囊：每粒 50mg；162.5mg。散剂：每袋 100mg；500mg。栓剂：每粒 100mg（儿童用）；300mg；450mg；500mg。

氨酚待因 [药典（二）；医保（乙）]

Paracetamol and Codeine Phosphate

【药理作用】本品有镇痛作用，并有一定的解热、镇咳作用。两药通过不同的作用机制而发挥镇痛效果。对乙酰氨基酚成分主要通过抑制前列腺素的合成（抑制前列腺素合成酶）及阻断痛觉神经末梢的冲动而产生镇痛作用，后者可能与抑制前列腺素或其他能使痛觉受体敏感的物质（如 5－羟色胺、缓激肽等）的合成有关。解热作用是通过下视丘体温调节中枢产生周围血管扩张，通过增加皮肤的血流、出汗及热散失而起作用。磷酸可待因为吗啡的甲基衍生物，对延脑的咳嗽中枢有直接抑制作用，镇咳作用强而迅速，强度约为吗啡的 1/4。此外，还有镇痛和镇静作用，镇痛作用强度约为吗啡的 1/10，但仍强于一般解热镇痛药，为中枢型弱阿片类镇痛药。服用本品，有可能出现消化道反应，呼吸抑制很弱，成瘾性较低。两药合并给药具有镇痛协同作用，同时又仍能发挥各自原有的作用。

【适应证】本品为中等强度镇痛药。适用于各种手术后疼痛、骨折、中度癌症疼痛、骨关节疼痛、牙痛、头痛、神经痛等。

【用法用量】口服。成人，每次 1～2 片，每日 3 次。

【不良反应】服用常用剂量时，偶有头晕、出汗、恶心、嗜睡等反应，停药后可自行消失。本品超剂量或长期使用可产生药物依赖性。

【禁忌证】对本品过敏者，呼吸抑制及有呼吸道梗阻性疾病，尤其是哮喘发作的患者应禁用。多痰患者禁用，以防因抑制咳嗽反射，使大量痰液阻塞呼吸道，继发感染而加重病情。

【注意事项】①长期使用后身体可产生一定程度的耐受性。②不明原因的急腹症、腹泻，应用本品后可能掩盖真相造成误诊，故应慎重。③下列情况慎用：乙醇中毒、肝病或病毒性肝炎，肾功能不全，支气管哮喘，胆结石，颅脑外伤或颅内病变，前列腺肥大等。④长期大量应用本品时，特别是肝功能异常者，应定期测定肝功能及血常规。⑤如有必要较长期连续用药时，应遵医嘱。⑥参阅对乙酰氨基酚与可待因项下的注意事项。⑦本品与抗胆碱药合用时，可加重便秘或尿潴留的症状。⑧与美沙酮或其他吗啡类药、肌松药合用时，可加重呼吸抑制作用。

【制剂规格】片剂：每片 5mg；10mg。[氨酚待因片（Ⅰ）每片含对乙酰氨基酚 0.5g，磷酸可待因 8.4mg；氨酚待因片（Ⅱ）每片含对乙酰氨基酚 0.3g，磷酸可待因 15mg]。

氯芬待因［药典（二）］

Diclofenac Sodium and Codeine Phosphate

【药理作用】本品系中枢型弱阿片类镇痛药，为复方制剂，其组分为含磷酸可待因、双氯芬酸钠，其中双氯芬酸钠为苯基乙酸衍生物，具有镇痛、抗炎、解热作用，其镇痛作用比阿司匹林和吲哚美辛强，约为阿司匹林的 26～50 倍，系外周型镇痛药，特点为药效强，不良反应轻，剂量小，个体差异小。磷酸可待因为吗啡的甲基衍生物，对延脑的咳嗽中枢有直接抑制作用，镇咳作用强而迅速，强度约为吗啡的 1/4，此外，还有镇痛和镇静作用，镇痛作用强度约为吗啡的 1/10，但仍强于一般解热镇痛药。

【适应证】本品适用于治疗骨病疼痛（骨关节痛、骨折疼痛、骨科手术疼痛和癌症骨转移疼痛等）、神经痛（三叉神经痛、坐骨神经痛、肩臂痛、腰骶神经痛等）、手术后疼痛、牙痛、痛经及癌痛；可作为癌症三阶段梯止痛治疗中的第二阶梯用药。

【用法用量】口服：成人每次 1～2 片，每日 3 次。儿童每日每千克体重 3.5～6mg（每片按 40mg 计算），在医生指导下，多次服用。连续使用不超过 7 天。

【不良反应】①主要为胃肠道症状，如胃部不适、恶心、呕吐等，发生率约为 10%左右。②文献报道还可有头晕、困倦、皮疹、瘙痒、水肿、黄疸、便秘或出血倾向等。

【禁忌证】妊娠头三个月及有阿司匹林、吗啡过敏者禁用；心因性、功能性与诊断不明的疼痛禁用。

【注意事项】①应注意消化道溃疡、肾损害或成瘾性的发生，但这些现象大都是长期、大剂量应用时才有出现的可能。②肝、肾损害，有消化性溃疡病史者以及哺乳期妇女慎用。③本品为国家特殊管理的第二类精神药品，必须严格遵守国家对精神药品的管理条例，按规定开写精神药品处方和供应、管理本类药品，防止滥用。

【制剂规格】片剂：每片含双氯芬酸钠25mg，含磷酸可待因15mg。

氨糖美辛[药典（二）；医保（乙）]

Glucosamine Indometacin

【药理作用】本品由吲哚美辛和盐酸氨基葡萄糖制成，在体内发挥吲哚美辛和氨基葡萄糖的作用。吲哚美辛为非甾体类抗炎药，通过抑制前列腺素合成发挥解热、镇痛和抗炎作用；氨基葡萄糖进入体内后，刺激和恢复透明质酸和蛋白聚糖的生物合成，抑制巨噬细胞产生超氧自由基及对关节软骨有破坏作用的酶；并且能防止糖皮质激素对软骨细胞的损害及由某些非甾体类抗炎药物对前列腺素合成造成的不良影响，以及可减少损伤细胞的内毒性因子的释放。

【适应证】消炎镇痛药，临床用于强直性脊椎炎、颈椎病，亦可用于肩周炎、风湿性或类风湿关节炎等。

【用法用量】口服。每次1～2片，每日1～2次，进餐时或餐后立即服用。

【不良反应】口服不良反应少，偶见过敏反应，有皮疹等表现。

【禁忌证】禁用于：①对本品过敏的患者。②服用阿司匹林或其他非甾体抗炎药后诱发哮喘、荨麻疹或过敏反应的患者。③冠状动脉搭桥手术（CABG）围手术期疼痛的治疗。④有应用非甾体抗炎药后发生胃肠道出血或穿孔病史的患者。⑤有活动性消化道溃疡或出血，或者既往曾复发溃疡或出血的患者。⑥重度心力衰竭患者。⑦肾功能不全、妊娠期妇女、从事危险或精细工作人员、精神病、癫痫、活动性胃及十二指肠溃疡患者及小儿。

【注意事项】①服用肠溶衣片时，应整片吞服，以防药物在胃中被破坏。避免与其他非甾体抗炎药，包括选择性COX－2 抑制剂合并用药。②既往有胃肠道病史（溃疡性大肠炎，克罗恩病）的患者应谨慎使用非甾体抗炎药，以免使病情恶化。当患者服用本品发生胃肠道出血或溃疡时，应停药。老年患者使用非甾体抗炎药出现不良反应的频率增加，尤其是胃肠道出血和穿孔，其风险可能是致命的。③本品可能引起严重心血管血栓性不良事件、心肌梗死和中风的风险增加，其风险可能是致命的。④服用噻嗪类或髓袢利尿剂的患者服用非甾体抗炎药时，可能会影响这些药物的疗效。⑤高血压病患者应慎用非甾体抗炎药，包括本品。在开始本品治疗和整个治疗过程中应密切监测血压。⑥非甾体抗炎药，包括本品可能引起致命的、严重的皮肤不良反应，例如剥脱性皮炎，史–约综合征和毒性表皮坏死。

【制剂规格】肠溶片剂：每片含吲哚美辛25mg，盐酸氨基葡萄糖75mg。胶囊剂：每粒含吲哚美辛 25mg，盐酸氨基葡萄糖75mg。

奥沙普秦[药典（二）]

Oxaprozin

【药理作用】本品为长效非甾体抗炎镇痛药。通过抑制环氧合酶，进而抑制前列腺素的生物合成，具有抗炎、镇痛、解热作用。对消化道损伤轻微，而且药效持久。还有中枢性肌肉松弛作用。

【适应证】本品用于慢性风湿性关节炎、变形性关节炎、强直性脊柱炎、肩关节周围炎、颈肩腕综合征、痛风发作以及外伤和手术后的抗炎、镇痛。

【用法用量】口服：每次 400mg，每日 1 次或 2 次，餐后服用。最大剂量每日 600mg。

【不良反应】①主要为消化道症状，如胃痛、胃不适、食欲缺乏、恶心、腹泻、便秘、口渴和口腔炎，发生率约 5%～10%。②少见头晕、头痛、困倦、耳鸣、抽搐及一过性肝功能异常。

【禁忌证】禁用于消化性溃疡、严重肝肾疾病患者，以及对其他非甾体抗炎药过敏者、血液病患者、小儿及妊娠期、哺乳期妇女。

【注意事项】①慎用于老年患者、出血病史患者。与口服抗凝药合用时应慎重。②长期服用发生异常时应减量或停药。

【制剂规格】片剂（分散片）：每片 200mg。胶囊剂：每粒 200mg。肠溶片（胶囊）剂：每片（粒）200mg。

贝敏伪麻[药典（二）]

Benorilate，Pseudoephedrine Hydrochloride and Chlorphenamine Maleate

【药理作用】本品为复方制剂，由贝诺酯、马来酸氯苯那敏、盐酸伪麻黄碱组成。

【适应证】本品用于普通感冒或流行性感冒引起的发热、头痛、四肢酸痛、打喷嚏、流鼻涕、鼻塞、咳嗽、咽痛等症状。

【用法用量】口服。片剂：成人每次 1 片，每日 3 次。胶囊剂：每次 2 粒，每日 3 次。

【不良反应】个别患者可出现头晕、嗜睡、恶心、腹部不适等症状。

【禁忌证】对复方中任何成分过敏者禁用。

【注意事项】①服用量每日不超过 8 片，疗程不超过 7 天。②驾驶机动车辆和操作机器者，避免服用。③心脏病、高血压、甲状腺功能亢进症、糖尿病、哮喘、青光眼、肺气肿、慢性肺部疾病、呼吸困难、前列腺肥大合并排尿困难等患者不宜服用。④服用后若症状未改善或伴高热，应及时停药。

【制剂规格】片剂：每片含贝诺酯 300mg、马来酸氯苯那敏 2mg、盐酸伪麻黄碱 30mg。胶囊剂：每粒含贝诺酯 150mg、马来酸氯苯那敏 1mg、盐酸伪麻黄碱 15mg。

贝诺酯[药典（二）]

Benorilate

【药理作用】本品为对乙酰氨基酚与阿司匹林的酯化产物，是一新型抗炎、解热、镇痛药。口服后于肠内吸收，$t_{1/2}$ 约 1 小时，肝中代谢。特点是很少引起胃肠出血。

【适应证】本品用于类风湿关节炎，急、慢性风湿性关节炎，风湿痛、感冒发热、头痛、神经痛及术后疼痛等。

【用法用量】口服。①类风湿、风湿性关节炎：每次 4g，每日早、晚各 1 次，或每次 2g，每日 3～4 次；幼年类风湿关节炎：每次 1g，每日 3～4 次。②一般解热、镇痛：每次 0.5～1.5g，每日 1.5～4.5g；儿童 3 个月～1 岁，25mg/kg，每日 4 次；1～2 岁每次 250mg，每日 4 次；3～5 岁，每次 500mg，每日 3 次；6～12 岁，每次 500mg，每日 4 次。成人疗程不超过 10 日。老年人用药每日不超过 2.6g，疗程不超过 5 日。

【不良反应】①胃、肠道反应较轻微，可有恶心、胃烧灼感、消化不良、便秘，也有报道引起腹泻者。②可引起皮疹。③嗜睡、头晕、定向障碍等神经精神症状。④用量过大时，有些患者可发生耳鸣或耳聋。

【禁忌证】肝、肾功能不全，阿司匹林过敏者禁用。

【制剂规格】片剂：每片 0.2g；0.4g；0.5g。分散片：每片 0.2g；0.5g。胶囊剂：每粒 0.25g。颗粒剂：每袋 0.5g。混悬液：每支 10g（50ml）。小儿散剂：每袋 0.2g。

吡罗昔康[药典（二）；医保（乙）]

Piroxicam

【药理作用】本品为非甾体抗炎药，具有镇痛、抗炎及解热作用，通过抑制环氧合酶使组织局部前列腺素的合成减少及抑制白细胞的趋化和溶酶体酶的释放而起到药理作用。本品治疗关节炎时的镇痛、消肿等疗效与吲哚美辛、阿司匹林、萘普生相似。血浆蛋白结合率高达 90%以上，经肝脏代谢。$t_{1/2}$ 平均为 50 小时（30～86 小时），肾功能不全患者 $t_{1/2}$ 延长。

【适应证】本品用于治疗风湿性及类风湿关节炎。

【用法用量】（1）口服：①抗风湿，每日 20mg，每日 1 次。②抗痛风，每日 40mg，每日 1 次，连续 4～6 日。（2）肌内注射：每次 10～20mg，每日 1 次。（3）局部给药：凝胶：取适量涂于患处，每日 2～3 次。搽剂：取适量涂于患处，每日 2 次。软膏剂：每次 10～20mg，或根据患部面积酌情增量或减量，每日 1～2 次。

【不良反应】①恶心、胃痛，纳减及消化不良等胃肠不良反应最为常见。服药量大于一日 20mg 时胃溃疡发生率明显增高，严重的合并出血甚至穿孔。②中性粒细胞减少、嗜酸性粒细胞增多、血尿素氮增高、头晕、眩晕、耳鸣、头痛、全身无力、水肿，皮疹或瘙痒等。③肝功能异常、血小板减少、多汗、皮肤瘀斑、脱皮、多形性红斑、皮肤对光过敏应、视力模糊、眼部红肿、高血压、血尿等。

【禁忌证】禁用于对本品过敏者、胃与十二指肠溃疡患者，儿童、妊娠期及哺乳期妇女。

【注意事项】①本品不宜长期服用，长期服用可引起胃溃疡及大出血，如需长期服药，应注意血常规及肝、肾功能，并注意大便色泽有无变化，必要时进行大便隐血试验。②慎用于凝血机制或血小板功能障碍，哮喘，心功能不全，高血压，肝、肾功能不全，感染性疾病和老年人。

【制剂规格】片剂：每片 10mg；20mg。胶囊剂：每粒 10mg；20mg。注射液：每支 2ml:20mg。凝胶剂：每支 10g:50mg；12g:60mg；20g:100mg；25g:125mg。软膏剂：每支 10g:0.1g；20g:0.2g。搽剂：每支 50ml:0.5g。贴片剂：每贴 6.8cm×5.2cm（含吡罗昔康 48mg）。

布洛芬[药典（二）；基；医保（甲，乙）]

Ibuprofen

【药理作用】本品为非甾体类解热镇痛抗炎药，作用机制是抑制前列腺素的合成，从而发挥解热、镇痛、消炎作用。缓释剂型可使药物在体内逐渐释放。每服用一次，可持续 12 小时止痛。

【适应证】本品用于缓解轻至中度疼痛如头痛、关节痛、偏头痛、牙痛、肌肉痛、神经痛、痛经。也用于普通感冒或流行性感冒引起的发热。

【用法用量】①口服。成人：抗风湿，一次 0.4～0.8g，一日 3～4 次。止痛，一次 0.2～0.4g，每 4～6 小时一次。成人最大限量每日 2.4g。儿童：缓解疼痛及退热治疗：3 个月～12 岁，一次 5～10mg/kg，必要时每 4～6 小时 1 次，口服，全天最大剂量不超过 40mg/kg，13～18 岁最大剂量不超过成人剂量。②外用。按照痛处大小，取适量轻轻揉搓，一日 3～4 次，儿童用量遵医嘱。③直肠给药。1～3 岁儿童，一次 1 粒，若持续发热或疼痛，可间隔 4～6 小时重复用药一次，24 小时不超过 4 次。

【不良反应】①少数患者可出现恶心、呕吐、腹痛、腹泻、便秘、肠胃气胀、胃烧灼感或轻度消化不良、胃肠道溃疡及出血、氨基转移酶升高、头痛、头晕、耳鸣、视力模糊、精神紧张、嗜睡、下肢水肿或体重骤增。②罕见皮疹、荨麻疹、瘙痒。极罕见严重皮肤过敏反应，剥脱性皮炎、史－约综合征或大疱性皮肤病，如多形性红斑和表皮坏死松解症。③罕见过敏性肾炎、膀胱炎、肾病综合征、肾乳头坏死或肾功能衰竭，尤其注意在长期使用时，通常伴有血清尿素水平升高和水肿。罕见支气管痉挛和哮喘加重。④有肠道疾病，如溃疡性结肠炎和克罗恩病既往史者，有可能加重病情。

【禁忌证】禁用于对阿司匹林或者其他非甾体抗炎药过敏者、活动性消化性溃疡患者。妊娠期及哺乳期妇女禁用。

【注意事项】①慎用于支气管哮喘，

心、肾功能不全，高血压、血友病和有消化道溃疡史者。②长期用药时应定期检查血常规及肝、肾功能。

【制剂规格】片剂：每片 0.1g；0.2g；0.4g。分散片：每片 0.2g。泡腾片：每片 0.1g。咀嚼片：每片 0.2g。缓释片：每片 0.2g；0.3g。胶囊剂：每粒 0.2g。软胶囊：每粒 0.2g。缓释胶囊：每粒 0.3g。颗粒剂：每袋 0.2g。口服溶液：每瓶 10ml∶0.1g。糖浆剂：每瓶 10ml∶0.2g；90ml∶1.8g。混悬液：每瓶 30ml∶0.6g。干混悬剂：每袋 34g∶1.2g。缓释混悬液：每瓶 100ml∶3g。混悬滴剂：每瓶 20ml∶0.8g。小儿布洛芬栓：每支 50mg∶100mg。搽剂：每支 50ml∶2.5g（5%）。乳膏剂：每支 5%。凝胶剂：每支 15g∶0.75g。

布洛伪麻 [药典（二）]

Ibuprofen and Pseudoephedrine Hydrochloride

【药理作用】本品布洛芬是前列腺素合成酶抑制剂，具有解热、镇痛及抗炎作用；盐酸伪麻黄碱为肾上腺素受体激动剂，具有选择性的收缩血管作用，能缓解鼻咽部黏膜充血、肿胀，减轻鼻塞症状。

【适应证】用于缓解普通感冒或流行性感冒引起的发热、头痛、咽喉痛、四肢酸痛、关节痛、鼻塞、流涕、打喷嚏等症状。

【用法用量】饭后口服。①片剂、分散片、胶囊剂、颗粒剂及干混悬剂：成人一次 1 片（粒/袋），一日 3 次，24 小时内不得超过 4 次；分散片可溶在温开水中或整片吞服，颗粒剂用温水冲服。②缓释片：成人一次 2 片，一日 2 次，24 小时内不得超过 4 片。

【不良反应】①少数患者可出现恶心、呕吐、胃烧灼感或轻度消化不良、胃肠道溃疡及出血、转氨酶升高、头痛、头晕、耳鸣、视力模糊、精神紧张、嗜睡、下肢水肿或体重骤增。②罕见皮疹、过敏性肾炎、膀胱炎、肾病综合征、肾乳头坏死或肾功能衰竭、支气管痉挛。

【禁忌证】①对本品及其他非甾体抗炎药过敏者禁用。②妊娠期及哺乳期妇女禁用。③对阿司匹林过敏的哮喘患者禁用。

【注意事项】①不能同时服用与本品成分相似的其他抗感冒药。②服用本品期间不得饮酒或含有酒精的饮料。③有下列情况的患者慎用：运动员、60 岁以上、支气管哮喘，肝、肾功能不全、凝血机制或血小板功能障碍（如血友病）、甲状腺功能亢进、糖尿病、青光眼、前列腺肥大。④如出现胃肠道出血或溃疡、胸痛、气短、无力、言语含糊等情况，应停药并咨询医师。⑤第一次使用本品如出现皮疹或过敏症状，应停药并咨询医师。⑥本品为对症治疗药，不宜长期或大量使用，用药 3～7 天，症状未缓解，请咨询医师或药师。

【制剂规格】片剂、缓释片、分散片：每片含布洛芬 200mg，盐酸伪麻黄碱 30mg。胶囊剂：每粒含布洛芬 200mg，盐酸伪麻黄碱 30mg。颗粒剂（干混悬剂）：每袋含布洛芬 200mg，盐酸伪麻黄碱 30mg。

草乌甲素[药典（二）；医保（乙）]

Bulleyaconitine A

【药理作用】本品具有较强的镇痛及明显的抗炎作用，本品的镇痛作用是中枢性的，并与脑内 5-羟色胺水平密切联系，起效时间比吗啡慢，但维持时间长，无成瘾性；其抗炎作用不通过肾上腺体系，而与抑制 PG 水平有关；本品有解热和局部麻醉作用。

【适应证】用于风湿性及类风湿关节炎、腰肌劳损、肩周炎、四肢扭伤、挫伤等。

【用法用量】口服，每次 1 片，每日 2～3 次。肌内注射，每次 0.2mg，每日 1~2 次，用无菌注射用水 2ml 溶解后注射。老年人肌内注射剂量酌减。

【不良反应】极少数患者用药后可出现短暂性轻度心慌、恶心、唇舌发麻及心悸等。部分患者出现食欲减退、腹胀、胃痛、胃烧灼感和注射部位疼痛。

【禁忌证】心脏病患者禁用。妊娠期及哺乳期妇女禁用。对本品过敏者禁用。

【注意事项】①两次用药相隔时间不宜少于 6 小时。②出现不良反应时，可静脉注射高渗葡萄糖注射液加维生素 C，也可注射阿托品，并应减量或停用；反应极重者，可按乌头中毒处理，并停药。③当药品性状发生改变时禁止使用。

【制剂规格】片剂：每片 0.4mg。软胶囊剂：每粒 0.4mg。注射剂：每支 0.2mg。

醋氯芬酸[药典（二）；医保（乙）]

Aceclofenac

【药理作用】本品是一种新型强效解热、镇痛、抗关节炎药，为苯乙酸类非甾体抗炎药，其作用机制主要是通过抑制环氧合酶活性，从而使前列腺素合成减少，还有促进软骨修复作用。

【适应证】本品适用于风湿性关节炎、类风湿、骨关节炎，脊椎炎等；也适用于各种疾病引起的疼痛和发热。

【用法用量】①醋氯芬酸片：口服，成人每日推荐最大剂量 2 片（200mg），分两次服用，每次 1 片（100mg），早晚各一次。②醋氯芬酸胶囊：口服，成人每日 2 次，每次 100mg 或遵医嘱；每日推荐最大剂量为 4 粒。③醋氯芬酸分散片：口服，成人每日推荐最大剂量 0.2g，分 2 次服用，每次 0.1g，早晚各一次。④醋氯芬酸肠溶胶囊/醋氯芬酸肠溶片：口服，成人每日 2 次，每次 0.1g 或遵医嘱。⑤醋氯芬酸缓释片：必须整片吞服，勿嚼碎，每次 0.2g，每日一次，或遵医嘱。

【不良反应】偶有消化不良、胃部不适、胃烧灼感，罕见消化道溃疡和出血。

【禁忌证】①醋氯芬酸片/醋氯芬酸胶囊/醋氯芬酸分散片/醋氯芬酸肠溶胶囊/醋氯芬酸肠溶片：已知对本品过敏的患者禁用；服用阿司匹林或其他非甾体类抗炎药后诱发哮喘、荨麻疹或过敏反应的患者禁用；禁用于冠状动脉搭桥手术（CABG）围手术期疼痛的治疗；有应用非甾体抗炎药后发生胃肠道出血或穿孔病史的患者禁用；有活动性消化道溃疡或出血，或者既往曾复发溃疡或出血的患者禁用；重度心力衰竭患者禁用。②醋氯芬酸缓释片：已知对本品过敏者；患有严重心衰、肝肾功能不全者禁用。患者服用与本品作用机制相似的非甾体抗炎药如阿司匹林、双氯芬酸等引起哮喘、支气管痉挛、急性鼻炎者、妊娠最后 3 个月期间的妇女禁用。

【注意事项】①避免与其他非甾体抗炎药，包括选择性 COX－2 抑制剂合并用药。②长期使用非甾体抗炎药治疗的患者应经常检查肝、肾功能和血细胞计数等以作预防。③既往有胃肠道病史（溃疡性大肠炎，克罗恩病）的患者应谨慎使用非甾体抗炎药，当患者服用本品发生胃肠道出血或溃疡时，应停药；有其他出血或凝血功能障碍病史患者应慎用或在密切监控下使用。④可能引起严重心血管血栓性不良事件、心肌梗死和中风的风险增加，患者应该警惕诸如胸痛、气短、无力、言语含糊等症状和体征。⑤可导致新发高血压或使已有的高血压症状加重；服用噻嗪类或髓袢利尿剂的患者服用非甾体抗炎药时，可能会影响这些药物的疗效。⑥有高血压和（或）心力衰竭（如液体潴留和水肿）病史的患者应慎用；在开始本品治疗和整个治疗过程中应密切监测血压。⑦可能引起致命的、严重的皮肤不良反应，例如剥脱性皮炎、史－约综合征和毒性表皮坏死。⑧每日饮酒 3 杯以上者服用本品时，可诱发胃肠道出血。⑨外科治疗后的恢复期患者慎用。⑩出现头晕和中枢神经系统其他障碍的患者应避免驾车和从事机械操作。⑪不推荐妊娠期及哺乳期妇女、儿童使用；老年患者一般更容易出现副作用，应慎用；⑫药物过量后可能出现的症状有：恶心、呕吐、胃痛、头晕、嗜睡和头痛；治疗：如需要，可洗胃、重复给予活性炭，必要时可使用抗酸药或其他对症治疗。

【制剂规格】片剂：每片 50mg；100mg。胶囊剂：每粒 100mg。分散片：每片 0.1g。肠溶胶囊：每粒 0.1g。肠溶片：每片 0.1g。缓释片：每片 0.2g。

对乙酰氨基酚［药典（二）；基；医保（甲，乙）］

Paracetamol

【药理作用】本品有解热、镇痛作用，类似阿司匹林，但抗炎作用较弱。对血小板及凝血机制无影响。

【适应证】本品用于感冒发烧、关节痛、神经痛及偏头痛、癌性痛及手术后止痛。本品还可用于对阿司匹林过敏、不耐受或不适于应用阿司匹林的患者。

【用法用量】①口服：一次 0.3～0.6g，一日 0.6～0.8g，一日量不宜超过 2g。②肌内注射：一次 0.15～0.25g。③直肠给药：一次 0.3～0.6g，一日 1～2 次。

【不良反应】①常规剂量下，不良反应很少，偶尔可引起恶心、呕吐、出汗、腹痛、皮肤苍白等，少数病例可发生过敏性皮炎（皮疹、皮肤瘙痒等）、粒细胞缺乏、血小板减少、贫血、肝功能损害等，很少引起胃肠道出血。②偶见皮疹、荨麻疹、药物热及粒细胞减少。长期大量用药会导致肝、肾功能异常。③过量服用对乙酰氨基酚可引起严重肝损伤。

【禁忌证】禁用于：①对本品过敏及严重肾功能不全者。②服用阿司匹林或其他非甾体类抗炎药后诱发哮喘、荨麻疹或过敏反应的患者。③禁用于管状动脉搭桥手术（CABG）围手术期疼痛的治疗。④有应用非甾体抗炎药后发生胃肠道出血或穿孔病史的患者。⑤有活动性消化道溃疡或出血，或者既往曾复发溃疡或出血的患者。⑥重度心力衰竭患者。

【注意事项】①慎用于乙醇中毒、肝病或病毒性肝炎的患者。②可干扰血糖、血清尿酸、肝功能、凝血酶原时间等的测定。③剂量过大可引起肝脏损害，严重者可致昏迷甚至死亡。④本品不宜大量或长期服用，以免引起造血系统及肝、肾损害。

【制剂规格】注射液：每支 1ml:0.075g；1ml:0.15g；2ml:0.15g；2ml:0.25g。泡腾片：每片 0.5g。泡腾颗粒：每袋 0.1g。口腔崩解片：每片 0.16g。颗粒剂：每袋 0.25g。胶囊剂：每粒 0.3g。干混悬剂：1.01g:0.3g。口服混悬液：每瓶 100ml:3.2g。凝胶剂：每支 5g:0.12g。片剂：每片 0.1g；0.3g；0.5g。栓剂：每粒 0.15g。缓释片：每片 0.65g。口服溶液：每瓶 2.4%；3.2%。混悬滴剂：每瓶 15ml:1.5g。咀嚼片：每片 80mg；160mg。滴剂：每瓶 10ml:1g；15ml:1.5g；16ml:1.6g。

二氟尼柳 [药典（二）]

Diflunisal

【药理作用】本品为水杨酸衍生物。有镇痛、抗炎及解热作用。一般认为作用原理是抑制 PG 的合成。

【适应证】①用于轻、中度疼痛的镇痛，如半月板手术、矫形外科等手术后镇痛及骨骼肌扭伤痛及癌性痛。服后 1 小时产生明显镇痛作用，作用可持续 8～12 小时。本品 500mg 相当 650mg 阿司匹林的镇痛效果。②也可用于骨关节炎、类风湿关节炎。用于类风湿关节炎服本品每日 1g 的疗效相当于每日服阿司匹林 4g。③还可增加肾脏尿酸清除率及降低血清尿酸。

【用法用量】镇痛：开始服 1000mg，以后每 8～12 小时服 500mg。骨关节炎：每日 500～1000mg 分次服，维持量 1 日不超过 1500mg。

【不良反应】不良反应发生率 3%～9%。可见恶心、呕吐、腹痛、腹泻、头痛、头晕及皮疹等。

【禁忌证】消化道溃疡、阿司匹林过敏、哺乳期妇女、心功能不全、高血压或有体液潴留倾向的患者禁用。

【注意事项】①本品可损害肾功能，并可引起药物蓄积，应予注意。②12 岁以下儿童不推荐使用。③已有药物过量和因此发生死亡的报道。发生药物过量应及时催吐或洗胃，同时给予对症和支持治疗。由于本品与血浆蛋白结合率高，故血液透析可能无效。

【制剂规格】片剂：每片 250mg；500mg。

非诺洛芬钙[药典（二）]

Fenoprofen Calcium

【药理作用】本品为非甾体抗炎药；通过对环氧合酶的抑制而减少前列腺素的合成，因此减轻组织充血、肿胀、降低周围神经痛觉的敏感性。它通过下丘脑体温调节中心而起解热作用。

【适应证】适用于各种关节炎，包括类风湿关节炎、骨关节炎、强直性脊柱炎，痛风性关节炎及其他软组织疼痛。亦用于其他疼痛如痛经、牙痛、损伤及创伤性痛等。

【用法用量】口服。成人常用量：①抗风湿：每次 0.3～0.6 g，依病情轻重每日服 3～4 次。②镇痛（轻至中等度疼痛或痛经）：每次 0.2 g，每 4～6 小时 1 次，成人一日最大限量为 3.2 g。

【不良反应】①胃肠道症状最为常见，包括恶心、呕吐，胃灼热、便秘、消化不良等，严重者可有胃溃疡、出血和穿孔。②其他有头痛、头晕、困倦、下肢浮肿。③偶有使白细胞、血小板减少。④有时肝酶可以一过性升高。⑤过敏性皮疹、皮肤瘙痒亦有发生。

【禁忌证】①对本品过敏者禁用。②严重肾功能障碍者禁用。③阿司匹林及其他非甾体类消炎止痛药诱发的哮喘、鼻炎、风疹等患者禁用。

【注意事项】①对阿司匹林或其他非甾体抗炎药过敏者，本品可能有交叉过敏反应；对阿司匹林过敏的哮喘患者，本品也可引起支气管痉挛。②对血小板聚集有抑制作用，可使出血时间延长，但停药 24 小时即可恢复。③可使血尿素氮及血肌酐含量升高，肌酐清除率下降。④原有支气管哮喘者，用药后可加重。⑤心功能不全、高血压，用药后可致水潴留、水肿。⑥血友病或其他出血性疾病（包括凝血障碍及血小板功能异常），用药后出血时间延长，出血倾向加重。⑦有消化性溃疡病史者慎用。⑧肾功能不全者用药后肾脏不良反应增多，甚至导致肾功能衰竭。⑨长时间用药时应定期检查血常规及肝、肾功能。

【制剂规格】片剂：每片 0.3g；0.6g。胶囊剂：每粒 0.3g。肠溶胶囊：每粒 0.15g。

芬布芬[药典（二）]

Fenbufen

【药理作用】本品为长效非甾体抗炎镇痛药。据动物实验结果，本品的抗炎镇痛的效果虽较吲哚美辛低，但比阿司匹林强。毒性比吲哚美辛小，胃肠道不良反应小于阿司匹林及其他非甾体抗炎镇痛药。抗炎机制为在体内代谢成联苯乙酯，后者可抑制前列腺素的合成，从而阻断炎症介质的作用。

【适应证】用于类风湿关节炎、风湿性关节炎、骨关节炎、强直性脊柱炎及痛风等的治疗，亦用于牙痛、手术后疼痛、外伤疼痛等的止痛。

【用法用量】口服：成人一日 0.6～0.9g，一次或分次服。多数患者晚上一次口服 0.6g 即可。分次服用时一日总量不得超过 0.9g。

【不良反应】①少数患者服后有胃痛、

恶心、头晕、皮疹、白细胞数微降等。②个别患者出现氨基转移酶微升现象，但停药 1 周即可恢复正常。

【注意事项】①4 岁以下儿童不宜服用。②胃与十二指肠溃疡者、严重肝、肾功能损害及妊娠期、哺乳期妇女慎用。

【制剂规格】片剂：每片 0.15g；0.3g。胶囊剂：每粒 0.5g。

酚咖 [药典（二）]

Paracetamol and Caffeine

【药理作用】本品含有对乙酰氨基酚，能抑制前列腺素的合成而产生解热镇痛作用；咖啡因为中枢兴奋药，由于它能够收缩脑血管，减轻其搏动的幅度，故与解热镇痛药配伍能增强镇痛效果。

【适应证】适用于普通感冒或流行性感冒引起的发热、头痛及缓解轻中度疼痛，如关节炎、神经痛、偏头痛、痛经等。

【用法用量】口服：成年人一次 500mg，若持续高热、疼痛，可间隔 6 小时重复用药。24 小时内不得超过 4 次。

【不良反应】厌食、恶心、呕吐、皮疹等。偶见白细胞缺乏症、血小板减少症以及其他过敏反应。

【禁忌证】对本品过敏者，严重肝、肾功能不全者禁用。

【注意事项】①本品为对症治疗药，用于解热连续应用不得超过 3 天，用于止痛不超过 5 天。②妊娠期及哺乳期妇女慎用。

【制剂规格】片剂：每片含对乙酰氨基酚 500mg 和咖啡因 65mg；对乙酰氨基酚 250mg 和咖啡因 32.5mg。颗粒剂：每袋含对乙酰氨基酚 500mg 和咖啡因 65mg。

氟比洛芬 [药典（二）；医保（乙）]

Flurbiprofen

【药理作用】本品是芳基丙酸类非甾体抗炎药，主要通过抑制前列腺素合成酶起作用，具有镇痛、抗炎及解热作用。氟比洛芬抗炎作用和镇痛作用分别为阿司匹林的 250 倍和 50 倍，比布洛芬强，且毒性更低，是目前已知的丙酸类非甾体抗炎药中作用最强的一种。氟比洛芬对血小板的黏着和聚集反应也有轻度的抑制作用，故有可能诱导出血。由于氟比洛芬有较好的耐受性，故对阿司匹林无效或不能耐受者可选用氟比洛芬。前列腺素是眼内某些炎症的介质，可致血－房水屏障破坏、血管扩张、血管通透性增加、白细胞趋化、眼压升高，在眼部手术时引起与胆碱能作用无关的瞳孔缩小。临床研究表明，氟比洛芬滴眼剂能抑制前列腺素，故可抑制白内障手术时的瞳孔缩小。氟比洛芬对眼内压无明显影响。

【适应证】①主要适用于类风湿关节炎、骨关节炎、强直性脊柱炎等。②也可用于软组织病（如扭伤及劳损）以及轻中度疼痛（如痛经和手术后疼痛、牙痛等）的对症治疗。

【用法用量】（1）滴眼：0.03%溶液，用于抑制内眼手术时瞳孔缩小。①术前

2 小时开始滴眼，每 0.5 小时点 1 滴，共 4 次。②一般抗炎及术后抗炎：每 4 小时 1 滴点眼，维持 2～3 周。③激光小梁成形术后：每 4 小时滴入结膜囊，疗程 1 周，其他手术用 2～3 周。（2）口服：每日 150～200mg，分 3～4 次用。病情严重或急性恶化期，剂量可增至每日 300mg，分 3 次服用。（3）静脉注射：每次 50mg，每 4～6 小时 1 次。

【不良反应】较常见的不良反应是胃肠道反应，如消化不良、腹泻、腹痛、恶心、便秘、胃肠道出血、腹胀、呕吐、肝酶升高等。偶见中枢神经系统反应，如头痛、嗜睡等，以及其他系统反应，如皮疹、视力变化、头晕等。

【禁忌证】对本品或其他洛芬类药物过敏者禁用。活动性消化道溃疡患者禁用。

【注意事项】慎用于：①支气管痉挛者。②肾功能不全者。③因体液潴留和水肿导致高血压和心脏疾病恶化者。④有肝功能损害史者。⑤有凝血功能障碍史者。⑥用药前存在感染者。⑦妊娠期和哺乳期妇女。⑧用药期间应严密监测肾功能。⑨眼科手术应慎重使用。⑩氟比洛芬无特效解毒药。

【制剂规格】注射液：每支 2ml:0.2mg；5ml:0.5mg；10ml:1.0mg。片剂：每片 50mg。巴布膏：每贴含氟比洛芬 40mg（面积 13.6cm×10cm，含膏量 12g）。凝胶贴膏：每贴含氟比洛芬 40mg（面积 13.6cm×10.0cm，含膏量 12g）。滴眼液：每支 5ml:1.5mg；10ml:3mg。

甲芬那酸[药典（二）]

Mefenamic Acid

【药理作用】本品为非甾体抗炎镇痛药，具有镇痛、解热和抗炎作用，其抗炎作用较强。

【适应证】用于轻度及中等程度疼痛，如牙科、产科或矫形科手术后的疼痛，以及软组织损伤性疼痛及骨骼、关节疼痛。此外，还用于痛经、血管性头痛及癌性疼痛等。

【用法用量】口服，成人常用量：首次服 0.5g，以后每 6 小时服 0.25g，疗程用药不超过 7 天。

【不良反应】①胃肠道反应较常见，如腹部不适、胃烧灼感、食欲缺乏、恶心、腹痛、腹泻、消化不良，严重者可引起消化性溃疡。②其他：精神抑郁、头晕、头痛、易激惹、视力模糊、多汗、气短、睡眠困难等，过敏性皮疹少见。

【禁忌证】①对本品及其他非甾体抗炎药过敏者禁用。②炎性肠病者禁用。③活动性消化性溃疡者禁用。④妊娠期及哺乳期妇女禁用。

【注意事项】①交叉过敏：对阿司匹林或其他非甾体抗炎药过敏者对本品可有交叉过敏反应；对阿司匹林过敏的哮喘患者，本品也可引起支气管痉挛。②本品宜于饭后或与食物同服，以减少对胃肠道的刺激。③本品不宜长期应用，一般每次用药疗程不应超过 7 天。④用药期间一旦出现腹泻及皮疹，应及时停药。⑤应用化疗的肿瘤患者应慎用，因可增加胃肠及肾脏毒性和抑制血小板功能。⑥可加重哮喘，哮喘患者慎用。⑦对诊断的干扰：血清尿素氮和钾浓度可升高，凝血酶原时间可延长，血清转氨酶可增高。⑧老年人易引起毒副作用，开始用量宜小。

【制剂规格】片剂、分散片：每片0.25g。胶囊剂：每粒0.25g。

来氟米特[药典（二）；基；医保（乙）]

Leflunomide

【药理作用】本品口服后在肠壁和肝脏迅速转化成活性代谢产物，后者通过抑制 IL－2 受体相关的酪氨酸激酶活性，来抑制 IL－2 刺激后 T 细胞中酪氨酸的磷酸化作用。通过抑制二氢乳清酸脱氢酶活性，阻断嘧啶核苷酸的生物合成，抑制 T 细胞、B 细胞及非免疫细胞的增殖。还能通过抑制环氧化酶－2 的活性而抑制前列腺素的合成，并可抑制肥大细胞和嗜碱性粒细胞中组胺的释放。

【适应证】用于治疗风湿性关节炎、系统性红斑狼疮等自身免疫性疾病，有改善病情作用。亦用于器官移植抗排斥反应。

【用法用量】①类风湿关节炎、系统性红斑狼疮及银屑病关节炎，一次20mg，一日1次；病情控制后可以一日 10～20mg 维持。②韦格纳肉芽肿病，一日20～40mg。③器官移植，负荷剂量一日 200mg，维持剂量一日40～60mg。

【不良反应】①常见腹泻、瘙痒、可逆性肝酶（ALT 和 AST）升高、脱发、皮疹等。②国外报道不良反应还有乏力、腹痛、背痛、高血压、关节功能障碍、腱鞘炎、头晕、头痛、支气管炎、泌尿系统感染等。

【禁忌证】对本品及其代谢产物过敏者、严重肝功能不全者、免疫缺陷、未控制的感染、活动性胃肠道疾病、肾功能不全、骨髓发育不良患者禁用。18岁以下、妊娠期及哺乳期妇女禁用。

【注意事项】①可引起一过性的 ALT 升高和白细胞下降，服药初始阶段应定期检查 ALT 和白细胞。②肝脏损害和乙肝或丙肝血清学指标阳性，免疫缺陷，未控制的感染，活动性胃肠道疾病，肾功能不全，骨髓发育不良患者须慎用。③准备生育的男性应考虑中断服药，同时服用考来烯胺（消胆胺）。④服药期间不使用免疫活疫苗。⑤国外报道有罕见间质性肺炎的发生。⑥服药期间白细胞下降，注意调整用量或停药。

【制剂规格】片剂：每片 10mg；20mg；100mg。

赖氨匹林[药典（二）；医保（乙）]

Lysine Acetylsalicylate

【药理作用】本品为解热、镇痛、抗炎药，为阿司匹林与赖氨酸制成的可溶性盐，作用与阿司匹林相同，具有解热镇痛作用，口服吸收完全、迅速，胃肠道刺激症状较轻。

【适应证】本品适用于普通感冒或流行性感冒引起的发热，也用于缓解轻至中度疼痛，如头痛、关节痛、偏头痛、牙痛、肌肉痛、神经痛、痛经。

【用法用量】①散剂：口服，解热镇痛，一次 0.45～0.9g（1～2 包），一日 2～3 次；抗风湿，一次 0.9～1.8g（2～4 包），一日 4 次，或遵医嘱。将药粉以温水溶解后立即服用。②肠溶胶囊：口服，一日 0.1～0.3g（1～3 粒），一次或分次服用，或遵医嘱。③注射剂：肌内注射或静脉注射，以 4ml 注射用水或 0.9%氯化钠注射液溶解后注射，成人，一次 0.9～1.8g，一日 2 次；儿童，一日按体重 10～25mg/kg，分 2 次给药。

【不良反应】①胃肠道反应：短期应用不良反应较少，偶有轻微胃肠道反应（如胃部不适、恶心、呕吐）。用量较大时严重者可引起消化道出血。②血液系统：本品对抗维生素 K 的作用，抑制凝血酶原的合成，延长出血时间，可予维生素 K 防治。长期使用可抑制血小板聚集，发生出血倾向。③对肝、肾功能的影响：长期应用本品可出现转氨酶升高、肝细胞坏死及肾脏损害，及时停药可恢复。④水杨酸反应：表现为头痛、头晕、耳鸣、视听减退、恶心、呕吐、腹泻，严重者有精神紊乱、呼吸加快、酸碱平衡失调和出血等，甚至可出现休克。⑤过敏反应：少数患者用药后出现皮疹、荨麻疹、哮喘、血管神经性水肿或黏膜充血等过敏反应，严重者可发生过敏性休克。其中哮喘较多见，而且多发于 30 岁以上中青年人，于用药数分钟后发生呼吸困难、喘息，称为“阿司匹林哮喘”，严重者可危及生命。已报道的严重皮肤损害包括：大疱性皮疹、毒性表皮坏死和剥脱性皮炎等。⑥瑞氏综合征：12 岁以下儿童应用本品可发生瑞氏综合征，表现为开始有短期发热等类似急性感染症状，惊厥、频繁呕吐、颅内压增高与昏迷等。此种情况虽少见，但有生命危险。

【禁忌证】①对本品过敏的患者禁用。②服用阿司匹林或其他非甾体类抗炎药后诱发哮喘、荨麻疹或过敏反应的患者禁用。③禁用于冠状动脉搭桥手术（CABG）围手术期疼痛的治疗。④有应用非甾体抗炎药后发生胃肠道出血或穿孔病史的患者禁用。⑤有活动性消化道溃疡或出血，或者既往曾复发溃疡或出血的患者禁用。⑥重度心力衰竭患者，血友病或血小板减少症患者禁用。⑦妊娠期妇女、3 个月以下婴儿禁用。

【注意事项】①年老体弱或体温达 40℃以上者应严格掌握给药剂量，以免出汗过多引起虚脱。②严重肝功能损害、低凝血酶原血症、维生素 K 缺乏、血小板减少者等均需避免应用本品，手术前一周也应停用。③下列情况应慎用：有哮喘及其他过敏性反应史者；葡萄糖－6－磷酸脱氢酶缺乏者（本品偶见引起溶血性贫血）；痛风（本品可影响其他排尿酸药的作用，小剂量时可能引起尿酸潴留）；肝功能不全时可加重肝脏毒性反应，加重出血倾向，肝功能不全和肝硬化患者易出现肾脏不良反应；心功能不全或高血压患者，大量用药时可能引起心力衰竭或肺水肿；肾功能不全时有加重肾脏毒性的危险。④本品不宜与其他非甾体抗炎药合用。⑤对各种创伤性剧痛和内脏平滑肌绞痛无效。⑥哺乳期妇女不宜用。⑦16 岁以下儿童慎用。⑧老年用药：老年患者由于肾功能下降，用本品易出现毒性反应，故应减少剂量。⑨药物过量：本品剂量过大（一日相当于阿司匹林 5g 以上）可致水杨酸反应，应立即停药，予含碳酸氢钠的葡萄糖注射液静脉滴注，以加速水杨酸盐从尿中排泄。严重过量者可考虑血液透析或腹腔透析；如有出血，给予输血或补充维生素 K。长期大量用药时应定期检查红细胞压积、肝功能及血清水杨酸含量测定。

【制剂规格】注射剂：每支 0.25g；0.5g；0.9g；1.8g（按赖氨匹林 $C_{15}H_{22}N_2O_6$ 计）。肠溶片：每片 0.2g。肠溶胶囊：每粒 0.1g。散剂：每袋 1g（0.23g）；1g（0.45g）；1.5g（0.9g）；2g（0.45g）。颗粒剂：每袋 1g（0.45g）。

洛索洛芬[医保（乙）]

Loxoprofen

【药理作用】洛索洛芬钠为前体药物，经消化道吸收后在体内转化为活性代谢物洛索洛芬，其活性代谢物通过抑制前列腺素的合成而发挥镇痛、抗炎及解热作用。

【适应证】用于类风湿关节炎、变形性关节炎、腰痛、肩关节周围炎、颈肩腕综合征，以及手术后、外伤后和拔牙后的镇痛抗炎，急性上呼吸道炎症的解热镇痛。

【用法用量】口服：餐后服药。①慢性炎症疼痛：成人每次 60mg，一日 3 次。②急性炎症疼痛：顿服 60～120mg。可根据年龄、症状适当增减，一日最大剂量不超过 180mg。

【不良反应】①消化系统不适较多见，如腹痛、胃部不适、恶心、呕吐、食欲缺乏、便秘、胃灼热等。②有时会出现皮疹、瘙痒、水肿、困倦、头痛、心悸等。③偶见休克、急性肾功能不全，肾病综合征，间质性肺炎以及贫血，白细胞减少，血小板减少，嗜酸性粒细胞增多，AST、ALT、ALP 升高等。

【禁忌证】禁用于消化道溃疡病患者，严重肝、肾功能损害者，严重心功能不全，严重血液学异常患者，对本品过敏者，以往有服用非甾体类抗炎镇痛药引发哮喘的患者，妊娠晚期及哺乳期妇女。

【注意事项】①如长期用药，要定期进行尿液、血液学及肝、肾功能等临床检查，如发现异常应采取减量、停药等适当措施。②妊娠期给药的安全性尚未明确，因此妊娠或可能妊娠的妇女仅限于治疗的有益性超过危险性时才给药。③本品老年人服用应从小剂量开始用药，并密切观察患者的状态，慎重给药。

【制剂规格】片剂：每片 60mg。胶囊剂：每粒 60mg。颗粒剂：每袋 2g:60mg。

铝镁司[药典（二）]

Aspirin，Heavy Magnesium Carbonate and Dihydroxyaluminium Aminoacetate

【药理作用】本品中阿司匹林能抑制

前列腺素合成，具有解热、镇痛作用；重质碳酸镁及甘羟铝为抗酸药，能减少阿司匹林对胃的刺激而引起的胃部不适、恶心、呕吐、食欲缺乏等不良反应。

【适应证】①用于普通感冒或流行性感冒引起的发热。②缓解轻至中度疼痛如头痛、关节痛、偏头痛、牙痛、肌肉痛、神经痛、痛经。

【用法用量】口服：成人，每次 1～2 片，一日 3 次。饭后服。

【不良反应】①较常见的不良反应有恶心、呕吐、上腹部不适或疼痛等胃肠道反应。②偶见胃肠道出血或溃疡、胃部剧痛、呕吐、呼吸困难、哮喘、皮疹、荨麻疹、皮肤瘙痒、血尿、眩晕、肝脏损害。

【禁忌证】对本品过敏者、对阿司匹林和其他解热镇痛药过敏者、哮喘、鼻息肉综合征、血友病、血小板减少症、溃疡病活动期患者、妊娠期及哺乳期妇女禁用。

【注意事项】①本品为对症治疗药，用于解热连续使用不超过 3 天，用于止痛不超过 5 天。②痛风、肝肾功能不全、心功能不全、鼻出血、月经过多以及有溶血性贫血史的患者、发热伴脱水的患儿、过敏体质者慎用。

【制剂规格】片剂：每片含阿司匹林 0.33g，重质碳酸镁 0.1g，甘羟铝 50mg。

氯诺昔康 [药典（二）；医保（乙）]

Lornoxicam

【药理作用】本品是替诺昔康的氯化物。其作用与吡罗昔康相似，具有镇痛、抗炎和解热作用。它可选择性地抑制 COX－2，其强度比吡罗昔康稍弱。它主要通过激活阿片神经肽系统，发挥中枢性镇痛作用。本品解热作用较弱，所需剂量为抗炎剂量的 10 倍，且口服吸收较慢，24 小时达血药峰浓度。食物可能减少其吸收率 20%，并推迟其吸收速度。血浆蛋白结合率为 99%。分布于全身，亦分布于滑膜液中。经肝脏代谢成为无活性的代谢产物，最后从肾脏（42%）和粪便（51%）排出体外。$t_{1/2}$ 约为 3～5 小时。

【适应证】可用于妇产科和矫形手术后的急性疼痛、急性坐骨神经痛或腰痛。亦可用于慢性腰痛，关节炎、类风湿关节炎和强直性脊柱炎。

【用法用量】口服。①急性轻度或中度疼痛：每日剂量为 8～16mg，分 2～3 次服用；每日最大剂量为 16mg。②风湿性疾病引起的关节疼痛和炎症：每日剂量为 12mg，分 2～3 次服用；服用剂量不应超过 16mg。

【不良反应】胃肠不良反应约 16%，一般的不良反应和（或）中枢神经系统紊乱 5%，皮肤反应 2%。常见腹痛、腹泻、眩晕、头痛，以及血清尿素氮和肌酐升高，肝功能异常。偶见失眠、嗜睡、脱发、斑疹、水肿，血压增高或降低，心悸，肝功能障碍，耳鸣。

【禁忌证】禁用于妊娠期及哺乳期妇女、18 岁以下患者。

【注意事项】①出现胃肠出血时应停药。患胃肠疾病者初次使用本品时必须特别注意。②长时间使用本品时必须定期检查血常规及肝、肾功能。③慎用于老人、哮喘，肝肾功能受损者以及有胃肠道出血或十二指肠溃疡病史者、凝血障碍者。

【制剂规格】片剂：每片 4mg。

美洛昔康[药典（二）；医保（乙）]

Meloxicam

【药理作用】本品为烯醇酸类非甾体抗炎药，具有抗炎、镇痛和解热作用。本品对于所有的标准炎症模型都具有消炎活性。和其他非类固醇抗炎药一样，其确切的作用机制尚不清楚。但是所有的非类固醇抗炎药至少有一个共同的作用机制（包括美洛昔康）：抑制已知的炎症介质前列腺素的生物合成。

【适应证】适用于类风湿关节炎和骨关节炎的对症治疗。

【用法用量】口服。①类风湿关节炎：一日 15mg，每日 1 次，根据治疗反应，剂量可减至一日 7.5mg。②骨关节炎：一日 7.5mg，如需要，剂量可增至一日 15mg。

【不良反应】常见胃肠道不良反应：腹部不适、腹痛、便秘、腹泻、胃肠胀气、消化不良、恶心、呕吐。神经系统：头晕、头痛。呼吸系统：上呼吸道感染。

【禁忌证】服用非甾体类解热镇痛抗炎药后发生哮喘、荨麻疹或过敏样反应的病史者禁用。禁止用于冠状动脉搭桥术后围手术期镇痛治疗。

【注意事项】与甲氨蝶呤、保钾利尿药、环孢素合用时监测肾功能；与口服抗凝药、溶栓药合用增加出血可能；可降低β受体拮抗剂、血管紧张素转换酶抑制剂、袢利尿剂（呋塞米除外）、噻嗪类药物的降压和利尿作用；避免与左氧氟沙星、氧氟沙星、非类固醇抗炎药、锂盐合用。慎用于有胃肠道疾病史和正在应用抗凝剂治疗的患者。

【制剂规格】片剂：每片 7.5mg；15mg。胶囊剂：每粒 7.5mg。

萘丁美酮[药典（二）；医保（甲）]

Nabumetone

【药理作用】本品是一种非酸性、非离子性前体药物，口服吸收后，经肝脏转化为主要活性产物 6－甲氧基－2－萘乙酸（6－MNA），该活性代谢物通过抑制前列腺素合成而具有抗炎、镇痛和解热作用。其在体外还有抑制多形核白细胞和单核细胞向炎症组织迁移的能力，并抑制炎症渗出物中某些水解酶活性。对胃黏膜影响小，在治疗剂量下不引起明显的胃肠道损伤，对血小板和出血时间影响甚微，故出血和溃疡发生率较低。另外，本品活性代谢物的半衰期为 24 小时，故一天仅服一次，服用方便，依从性高。

【适应证】本品用于各种急、慢性关节炎以及运动性软组织损伤、扭伤和挫伤、术后疼痛、牙痛、痛经等。

【用法用量】口服，每次 1g，一日 1

次，睡前服。一日最大量为 2g，分 2 次服。体重不足 50kg 的成人可以一日 0.5g 起始，逐渐上调至有效剂量。

【不良反应】①本品胃肠道不良反应包括：恶心、呕吐、消化不良、腹泻、腹痛和便秘，约 1%～3%。上消化道出血约 0.7%，溃疡发生率在短疗程（6 周～6 个月）组和在长疗程（8 年）组分别为 0.1%和 0.95%。每日口服萘丁美酮 2g 的腹泻发生率增加。②皮疹和瘙痒发生率约 2.1%。水肿发生率约 1.1%。头痛、头晕、耳鸣、多汗、失眠发生率小于 1.5%。

【禁忌证】禁用于对阿司匹林过敏者及活动性溃疡、消化道出血、严重肝功能不全、妊娠晚期妇女。

【注意事项】①慎用于有急、慢性胃炎、胃及十二指肠溃疡、肝功能不全、哮喘、心力衰竭或水肿、高血压、血友病、正使用抗凝药的患者和过量服用酒精的患者，以及有药物过敏史者。②因用餐中服本品的吸收率可增加，故应在餐后或临睡前服用本品。

【制剂规格】片剂：每片 0.25g；0.5g；0.75g。胶囊剂：每粒 0.2g；0.25g。分散片：每片 0.5g。干混悬剂：每支 0.5g。

萘普生[药典（二）；医保（乙）]

Naproxen

【药理作用】本品具有抗炎、解热和镇痛作用，为 PG 合成酶抑制剂。

【适应证】用于类风湿关节炎、骨关节炎、强直性脊柱炎、痛风、运动系统（如关节，肌肉及肌腱）的慢性变性疾病及轻、中度疼痛如痛经等。

【用法用量】（1）成人：①口服，开始一日剂量 0.5～0.75g，维持量一日 0.375～0.75g，分早晨及傍晚 2 次服用。轻、中度疼痛或痛经时，开始 0.5g，必需时经 6～8 小时再服 0.25g，日剂量不超过 1.25g。②肌内注射，一次 100～200mg，一日 1 次。③栓剂直肠给药，一次 0.25g，一日 0.5g。

（2）儿童：①抗炎和镇痛，口服，1 个月～18 岁儿童，一次 5mg/kg，一日 2 次，一日最大剂量 1g。②幼年特发性关节炎，口服，2～18 岁儿童，一次 5～7.5mg/kg，一日 2 次，一日最大剂量 1g。

【不良反应】不良反应主要为胃肠道轻度和暂时不适，少见失眠或嗜睡、头痛、头晕、耳鸣、瘙痒、皮疹、血管神经性水肿、视觉障碍、出血时间延长、粒细胞减少、胃肠道出血、呼吸困难，肝、肾损害及精神抑郁等。常见水肿、瘀斑、皮肤瘙痒、皮疹、腹痛、便秘、胃灼热感、恶心、头晕、头痛、耳鸣、呼吸困难等。

【禁忌证】①妊娠期、哺乳期妇女禁用。②哮喘、鼻息肉综合征、血管神经性水肿以及对阿司匹林或其他解热镇痛药过敏者禁用。③胃、十二指肠活动性溃疡患者禁用。

【注意事项】①本品可加强双香豆素的抗凝血作用。②丙磺舒可增加本品的血浆水平及明显延长血浆半衰期。③慎用于消化道溃疡、活动性胃及十二指肠溃疡、哮喘、心功能不全、高血压，肝、肾功能不全者。

【制剂规格】片（胶囊）剂：每片（粒）

0.1g；0.125g；0.25g。颗粒剂：每袋0.1g。肠溶微丸胶囊：每粒0.125g。缓释胶囊（片）：每粒（片）0.25g；0.375g。注射液：每支100mg（2ml）；275mg（100ml）。栓剂：每粒0.25g；0.3g；0.4g。

尼美舒利[药典（二）；医保（甲）]

Nimesulide

【药理作用】本品选择性抑制环氧合酶-2（COX-2），具有抗炎、镇痛、解热作用。其作用机制可能与抑制前列腺素的合成、白细胞的介质释放和多形核白细胞的氧化反应有关。

【适应证】本品可用于慢性关节炎症（如类风湿关节炎和骨关节炎等），手术和急性创伤后的疼痛和炎症，耳、鼻、咽部炎症引起的疼痛，痛经，上呼吸道感染引起的发热等症状的治疗。

【用法用量】口服。成人，每次100mg，每日2次，餐后服用。儿童常用剂量为5mg/（kg·d），分2～3次服用。老年人不需要调整剂量。

【不良反应】①主要有胃灼热、胃痛及胃肠道障碍，但症状都很轻微、短暂，很少需要中断治疗。极少情况下，患者服用后出现过敏性皮疹。②即使使用尼美舒利未出现上述症状，也须注意到本品如同其他非甾体抗炎药一样，可能产生头晕、嗜睡、胃溃疡或胃肠出血及史-约综合征。

【禁忌证】①对本品、阿司匹林或对其他非甾体类药过敏者禁用。②禁用于服用阿司匹林或其他非甾体类抗炎药后诱发哮喘、荨麻疹或过敏反应的患者。③禁用于冠状动脉搭桥手术（CABG）围手术期疼痛的治疗。④有应用非甾体抗炎药后发生胃肠道出血或穿孔病史的患者。⑤有活动性消化道溃疡或出血，或者既往曾复发溃疡或出血的患者。⑥重度心力衰竭患者。⑦正处于胃肠道出血的患者或消化道溃疡期的患者禁用。⑧严重肝、肾功能不全的患者禁用。

【注意事项】①慎用于哺乳期妇女。②应用本品时，如出现因肝脏受损导致的黄疸或肝酶上升至正常值3倍，应停药治疗。

【制剂规格】片剂：每片50mg；100mg。

舒林酸[药典（二）；医保（乙）]

Sulindac

【药理作用】本品是一个活性极小的前体药，进入人体后代谢为有活性的硫化物，其能够抑制环氧合酶，减少前列腺素的合成，从而具有镇痛、抗炎和解热作用。但对肾脏的生理性前列腺素的抑制不明显，因此对肾血流量和肾功能影响较小。

【适应证】适用于各种慢性关节炎（如风湿性关节炎、变形性关节炎、强直性脊柱炎、肩关节周围炎等），尤其对老年人、肾血流量有潜在不足者；各种原因引起疼痛，如痛经、牙痛、外伤和手术后疼痛等；轻中度癌性疼痛。

【用法用量】口服。①成人：抗风湿：每次0.2g，每日2次。镇痛：首次0.2g，8小时后重复。②2岁以上儿童：按每日 4.5mg/kg，分 2 次口服，每日剂量不得超过 6mg/kg。

【不良反应】①最常见的是胃肠症状，如上腹痛约占 10%，消化不良、恶心、腹泻、便秘约占 9%，食欲缺乏约占 3%。出现胃溃疡者约为 0.4%，引起胃肠道潜血至出血者较阿司匹林低。②少见头晕、头痛、嗜睡和失眠。③罕见骨髓抑制、急性肾衰竭、心力衰竭、无菌性脑膜炎，肝损害和史－约综合征。

【禁忌证】禁用于对阿司匹林或其他非甾体抗炎药过敏，有活动性消化性溃疡或出血，以及妊娠期、哺乳期妇女及 2 岁以下幼儿。

【注意事项】①本品慎用于有胃肠道溃疡出血或穿孔病史者、肝功能异常者和肾结石患者。②用药期间应定期监测服药者大便潜血、血常规及肝、肾功能。

【制剂规格】片剂：每片 0.1g；0.2g。

双氯芬酸 [药典（二）；基；医保（甲、乙）]

Diclofenac

【药理作用】本品是一种衍生于苯乙酸类的非甾体消炎镇痛药，其作用机制为抑制环氧合酶活性，从而阻断花生四烯酸向前列腺素的转化。同时，它也能促进花生四烯酸与甘油三酯结合，降低细胞内游离的花生四烯酸浓度，而间接抑制白三烯的合成。本品也是非甾体消炎药中作用较强的一种，它对前列腺素合成的抑制作用强于阿司匹林和吲哚美辛等。

【适应证】本品用于急性关节炎症和痛风发作、慢性关节炎症、类风湿关节炎、强直性脊柱关节和脊柱的其他炎性风湿性疾病、与关节和脊柱的退行性疾病有关的疼痛、软组织风湿病、创伤或手术后的肿痛或炎症，治疗痛经和由整形、牙科手术或其他外科小手术引起的术后痛和炎症。也用于眼科手术后非细菌性炎症的治疗。

【用法用量】①口服：成人，每日 100～150mg，分 2～3 次服用。对轻度患者以及 14 岁以上的青少年酌减。此药最好在餐前用水整片送下。②肌内注射：深部注射，一次 50mg，一日 1 次，必要时数小时后再注射 1 次。③外用：搽剂，根据疼痛部位大小，一次 1～3ml 均匀涂于患处，一日 2～4 次，一日总量不超过 15ml。乳膏，根据疼痛部位大小，一次 2～4g 涂于患处，并轻轻按摩，一日 3～4 次，一日总量不超过 30g。

【不良反应】①消化系统：偶见：上腹疼痛、恶心、呕吐、腹泻、腹部痉挛、消化不良、胀气和厌食。罕见：胃肠道出血（呕血、黑便、血性腹泻）、伴有或不伴有出血或穿孔的胃或肠道溃疡。②中枢（外周）神经系统：偶见：头痛、头晕、晕眩。罕见：乏力。③特殊感觉：个例可见视觉障碍（视觉模糊、复视）、听觉损伤、耳鸣、味觉障碍。④皮肤：偶见皮疹。⑤肾：罕见水肿。⑥肝：偶见血清转氨酶增高（AST，ALT）。⑦血液：个例可见血小板减少、白细胞减少、溶血性贫血、再生障碍性贫血、粒细胞缺乏。⑧过敏反应：

罕见哮喘、全身性过敏或过敏样反应（包括低血压）。

【禁忌证】胃肠道溃疡、对本品过敏者、对其他非甾体抗炎药过敏者禁用。妊娠头 3 个月内禁用。

【注意事项】①慎用于有胃肠道溃疡史、溃疡性结肠炎或克罗恩病以及严重肝功能损伤的患者。②长期服用本品，应监测肝功能。③由于前列腺素对维持肾血流量有重要作用，因而对心肾功能损伤、老年患者、正在服用利尿剂以及由于任何原因造成细胞外液丢失者，应定期监测肾功能。

【制剂规格】肠溶片：每片 25mg；50mg。肠溶胶囊：每粒 50mg。栓剂：每支 12.5mg；50mg。滴眼液：每支 5ml:5mg。搽剂：每支 1%。

双水杨酯［药典（二）］

Salsalate

【药理作用】本品为非乙酰化水杨酸，消炎、镇痛作用类似阿司匹林，但不具抑制血小板聚集的作用。其特点为不良反应小。口服后不溶于胃液，但溶于小肠液中，并在肠道内逐渐分解出 2 个分子水杨酸而起作用。抗炎剂量时体内的生物转化达饱和程度，一般每日 2 次即可维持血药浓度 10～30mg/dl（12 小时内），最后一次给药后，治疗血药浓度可维持 16 小时。

【适应证】一般同阿司匹林，可用于流行性感冒，急、慢性风湿性关节炎、风湿热及头痛、牙痛、腰痛、神经痛等中等度疼痛。也对痛风有较好的疗效。

【用法用量】口服：解热镇痛，一次 0.3～0.6g，一日 1～3 次；抗风湿，一次 0.9～1.2g，一日 2～3 次。

【不良反应】本品对胃刺激性较阿司匹林为小，与其他非甾体抗炎药发生交叉过敏反应较阿司匹林为低。大剂量与口服抗凝药合用时，有发生出血的可能性。

【禁忌证】①禁用于对本品及阿司匹林过敏、动脉硬化伴高血压、近期脑出血或年老体弱者。②大剂量时有致基因突变可能，妊娠头 3 个月及分娩前 2～3 周的妇女禁用。

【注意事项】对胃几乎无刺激，但消化性溃疡、慢性肾功能不全、严重肝病患者慎用。

【制剂规格】片剂：每片 0.3g；0.5g。胶囊剂：每粒 0.5g。

水杨酸镁［药典（二）］

Magnesium Salicylate

【药理作用】本品为非乙酰化水杨酸，有解热、抗炎、镇痛作用。作用原理及治疗作用同阿司匹林，特点是不良反应少，对血小板无影响。

【适应证】用于类风湿关节炎、结缔组织病、关节痛及风湿病，亦宜用于滑囊炎。因不含钠离子，尤适用于伴有高血压或心衰的患者。

【用法用量】口服，一次 0.5～1g，一日 3 次。

【不良反应】上腹部不适、恶心、眩晕、

耳鸣等。

【禁忌证】禁用于肝、肾功能不全，消化道溃疡及重症肌无力者。

【注意事项】慢性肾功能不全患者有引起高镁血症的风险，大量应用本品时应作血清镁含量监测。

【制剂规格】片剂：每片 0.25g。胶囊剂：每粒 0.25g。

酮咯酸氨丁三醇[药典（二）；医保（乙）]

Ketorolac Tromethamine

【药理作用】本品有镇痛、消炎和解热作用，尤以镇痛作用为强。肌内注射 30～90mg，其镇痛效力相当于或超过吗啡 6～12mg。在治疗剂量范围内，镇痛的持续时间随剂量增加而延长，但其峰值镇痛效应不增加。作用机制主要是抑制环氧合酶，阻断前列腺素生物合成。

【适应证】用于短期消除创伤和术后疼痛、肿痛、剧烈痛及各种原因引起的疼痛。可用于缓解中度至剧烈的术后疼痛，包括腹部、胸部、妇科、口腔、矫形及泌尿科手术。此外，亦可缓解急性肾绞痛、胆绞痛、牙痛、创伤痛、三叉神经痛、癌症内脏痛等。

【用法用量】①口服：每次 10mg，每日 1～4 次，剧痛患者可增至每次 20～30mg，每日 3～4 次。②肌内注射：每次 30～90mg，术后中度或剧痛者以肌内注射 30mg 为宜，剧痛者可肌内注射 60mg，继而每 6 个小时肌内注射 15～30mg。对 65 岁以上或肾功能不全者减量，每日总剂量不应超过 60mg。

【不良反应】①胃肠道反应：恶心、呕吐、消化不良、腹泻、便秘、胃气胀、胃肠胀痛等。②过敏反应：风疹、瘙痒等。③神经系统反应：头痛、头晕、出汗、震颤、抑郁、失眠、口干、注意力不集中、麻痹等。④泌尿系统反应：水肿、血尿、蛋白尿、多尿、尿频等。

【禁忌证】禁用于对本品或对阿司匹林及其他非甾体抗炎药过敏，活动性溃疡，有出血倾向，妊娠期、哺乳期妇女及 16 岁以下儿童，肾功能不全或因血容不足有肾衰竭危险，可疑或确诊有脑血管出血、不完全止血和高危出血的患者。禁用于手术疼痛的预防或手术中镇痛。

【注意事项】①长期应用时，极个别患者可引起胃肠道溃疡或出血症状，发生率与阿司匹林相当。②心、肝、肾患者和高血压患者慎用。

【制剂规格】片剂：每片 10mg。注射剂：每支 30mg（ml）。

酮洛芬[药典（二）]

Ketoprofen

【药理作用】本品为芳基烷酸类化合物。具有镇痛、抗炎及解热作用。临床应用与布洛芬基本相同，但作用比布洛芬强，不良反应也较多。本品尚有一定的中枢性镇痛作用。

【适应证】用于类风湿关节炎、风湿性关节炎、骨关节炎、强直性脊柱炎及痛风等。本品治疗关节炎时，连续用药 2～3 周可达最佳疗效。

【用法用量】①口服：每次 50mg，一日 150mg，分 3～4 次；每日最大用量 200mg，或每次 100mg，一日 2 次。为避免对胃肠道刺激，应餐后服用，整个胶囊吞服。②外用：均匀涂搽于患处，每次 1～3ml，一日 2～3 次或用贴剂贴于患处，一日 2 次。

【不良反应】①不良反应与布洛芬相似而较轻，一般易于耐受。主要为胃肠道反应，包括恶心、呕吐、上腹不适或便秘等，严重者可见胃溃疡、出血或穿孔。②也可出现水潴留（小于 3%）、过敏性皮炎、耳鸣、精神抑郁及视力模糊等。少数人出现嗜睡、头痛、心悸、心律不齐、血压升高、粒细胞减少、血小板减少、溶血性贫血和肝功能障碍等。

【禁忌证】禁用于胃与十二指肠溃疡患者。

【注意事项】①避免与其他非甾体抗炎药，包括选择性 COX-2 抑制剂合并用药。②根据控制症状的需要，在最短治疗时间内使用最低有效剂量，可以使不良反应降到最低。③在使用所有非甾体抗炎药治疗过程中的任何时候，都可能出现胃肠道出血、溃疡和穿孔的不良反应，其风险可能是致命的。这些不良反应可能伴有或不伴有警示症状，也无论患者是否有胃肠道不良反应史或严重的胃肠事件病史。既往有胃肠道病史（溃疡性大肠炎、克罗恩病）的患者应谨慎使用非甾体抗炎药，以免使病情恶化。当患者服用本品发生胃肠道出血或溃疡时，应停药。老年患者使用非甾体抗炎药出现不良反应的频率增加，尤其是胃肠道出血和穿孔，其风险可能是致命的。④针对多种 COX-2 选择性或非选择性 NSAIDs 药物持续时间达 3 年的临床试验显示，本品可能引起严重心血管血栓性不良事件、心肌梗死和中风的风险增加，其风险可能是致命的。所有的 NSAIDs，包括 COX-2 选择性或非选择性药物，可能有相似的风险。有心血管疾病或心血管疾病危险因素的患者，其风险更大。即使既往没有心血管症状，医生和患者也应对此类事件的发生保持警惕。应告知患者严重心血管安全性的症状和（或）体征以及如果发生应采取的步骤。患者应该警惕诸如胸痛、气短、无力、言语含糊等症状和体征，而且应当有任何上述症状或者体征发生后应该马上寻求医生帮助。⑤和所有 NSAIDs 一样，本品可导致新发高血压或是已有的高血压症状加重，其中的任何一种都可导致心血管事件的发生概率增加。服用噻嗪类或髓袢利尿剂的患者服用 NSAIDs 时，可能会影响这些药物的疗效。高血压病患者应慎用 NSAIDs，包括本品。在开始本品治疗和整个治疗过程中应密切监测血压。⑥有高血压和（或）心力衰竭（如液体潴留和水肿）病史的患者应慎用。⑦NSAIDs，包括本品可能引起致命的、严重的皮肤不良反应，例如剥脱性皮炎、史-约综合征和毒性表皮坏死。这些严重事件可在没有征兆的情况下出现。应告知患者严重皮肤反应的症状和体征，在第一次出现皮肤皮疹或过敏反应的其他征象时，应停用本品。

【制剂规格】肠溶胶囊：每粒 25mg；50mg。控释胶囊：每粒 0.2g。缓释片：每片 75mg。搽剂：每支 0.3g（10ml）；0.9g（30ml）；1.5g（50ml）。凝胶剂：每支 1g:0.025g（2.5%）。贴剂：每贴 30mg。

盐酸丙帕他莫[药典（二）]

Propacetamol Hydrochloride

【药理作用】本品是对乙酰氨基酚的前体药物，具有解热镇痛作用。静脉注射或肌内注射后，可迅速被血浆酯酶水解，释出对乙酰氨基酚而起作用，通过对乙酰氨基酚抑制中枢 COX 活性，减少 PGE 类的合成，发挥其解热镇痛作用，导致外周血管扩张、出汗而达到解热的作用，其解热作用强度与阿司匹林相似；通过抑制前列腺素 PGE1、缓激肽和组胺等的合成和释放，提高痛阈而起到镇痛作用，属于外周性镇痛药，作用较阿司匹林弱，仅对轻、中度疼痛有效。本品无明显抗炎作用。1g 本品在血液中分解为 0.5g 对乙酰氨基酚。

【适应证】本品适用于在临床急需静脉给药治疗疼痛或高度发热时，其他给药方式不适合的情况下，用于中度疼痛的短期治疗，尤其是外科手术后疼痛。也可用于发热的短期治疗。

【用法用量】静脉注射或滴注：成人及 15 岁以上儿童，一次 1～2g，一日 2～4 次，给药间隔最少不得短于 4 小时，日剂量不超过 8g。对于体质虚弱的成人每次给药剂量为 1g。本品临用前先用适量 0.9%氯化钠注射液（或所附专用溶媒枸橼酸钠溶液）完全溶解。将 1g 的丙帕他莫用 50ml 或 2g 用 100ml 的 0.9%氯化钠注射液稀释后使用（终浓度为 20mg/ml），在 15 分钟内输注完毕。

【不良反应】①常见不良反应主要是注射部位局部疼痛（10%）。②罕见不良反应有头晕、身体不适、红斑或荨麻疹等轻度过敏反应、血小板减少、白细胞减少、贫血、低血压、转氨酶升高和接触性皮炎。③有发生急性休克和医护人员发生接触性皮炎和严重过敏反应的报道。

【禁忌证】对本品及其成分、对乙酰氨基酚过敏的患者；严重肝功能损伤患者；肌酐清除率＜30ml/min 的患者；小于 3 个月的婴儿禁用。

【注意事项】①本品严格使用于年龄在 15 岁以上的少年及成人。②本品仅为对症治疗药，在使用本品的同时，应尽可能进行病因治疗。③对阿司匹林过敏者一般对本品不发生过敏反应。但有报道在因阿司匹林过敏发生哮喘的患者中，少数（＜5%）患者应用对乙酰氨基酚后发生轻度支气管痉挛。④丙帕他莫不应和其他含对乙酰氨基酚成分的药物联合应用。⑤如给药量超过推荐剂量会产生严重肝脏损伤。⑥患有肝脏疾病患者或有大量饮酒习惯的人应慎用；有肾脏疾病或肾功能不全患者应慎用。⑦应用本品后出现红斑或水肿症状应立即停药。⑧有医护人员发生接触性皮炎和严重过敏反应的报道，因此医护人员配制药品时应采用必要的防护措施。

【制剂规格】注射剂：每支 1g；2g。

依托度酸[药典（二）]

Etodolac

【药理作用】本品为非甾体抗炎药（NSAIDs），具有抗炎、解热和镇痛作用。其作用机制可能是通过阻断环氧合酶的活性，从而抑制了前列腺素（PG）的合成。

【适应证】用于以下疾病急性发作的治疗和长期治疗：①骨关节炎（退行性关节病变）。②类风湿关节炎。③疼痛症状。

【用法用量】服用本品的剂量应个体化，以保证最佳的疗效和耐受性。①止痛：急性疼痛的推荐剂量为 0.2～0.4 g，每 8 小时一次，每日最大剂量不超过 1.2 g。体重在 60kg 以下者，每日最大剂量不应超过 20mg/kg。②慢性疾病：依托度酸治疗慢性疾病（如骨关节炎、类风湿关节炎）的推荐剂量为每日 0.4～1.2g，分次口服，每日最大剂量不应超过 1.2g，体重在 60kg 以下者，每日最大剂量不应超过 20mg/kg。依托度酸剂量每日 0.4g 以下，分次口服，或每晚单剂量给药 0.4g 或 0.6g，在一些患者中有一定的疗效。

【不良反应】依托度酸总的耐受性较好，大多数不良反应轻微而短暂，以下所列的不良反应发生率＞1%的，可能与药物有关。①全身症状：腹痛、乏力、不适、寒战、发热。②消化系统：便秘、腹泻、消化不良、腹胀、胃炎、黑便、恶心、呕吐。③神经系统：焦虑、抑郁、头晕。④皮肤及附属器：瘙痒、皮疹。⑤特殊感觉：视物模糊，耳鸣。⑥泌尿生殖系统：排尿困难、尿频。

【禁忌证】①已知对本品中任何成分过敏者。②存在活动期消化性溃疡或在应用另一种 NSAIDs 时曾出现过胃肠道溃疡穿孔或出血者。③服用阿司匹林或其他 NSAIDs 发生过支气管哮喘、鼻炎、荨麻疹或其他变态反应者。

【注意事项】①长期服用 NSAIDs 的患者随时都可能发生溃疡、出血和穿孔等严重的胃肠道副作用。②依托度酸可以导致人肾脏发生不良反应：如血尿、急性间质性肾炎、肾功能不全等等，因此有肾功能损害的患者服用依托度酸时应小心。③可能出现肝功能异常的症状，应严密监测，必要时停用依托度酸。④服用依托度酸或其他 NSAIDs 的患者可出现贫血，其原因可能由于液体潴留、胃肠道失血或促红细胞生成素的作用不完全所致。长期服用 NSAIDs（包括依托度酸）者若出现贫血的症状或体征应查血色素和红细胞压积。⑤一部分服用依托度酸的患者会出现液体潴留和浮肿。因此像其他 NSAIDs 一样，已有液体潴留、高血压和心衰者应小心应用。⑥患有阿司匹林过敏性哮喘的患者使用阿司匹林会引起严重的，并可能是致命的支气管痉挛。阿司匹林与其他非甾体抗炎药存在交叉反应，因此，依托度酸禁用于阿司匹林过敏性哮喘的患者，并且慎用于所有有支气管哮喘病史的患者。

【制剂规格】片剂：每片 0.2g；0.4g。胶囊剂：每粒 0.2g。缓释片：每片 0.4g。

吲哚美辛[药典（二）；基；医保（甲、乙）]

Indometacin

【药理作用】本品通过抑制环氧合酶，减少前列腺素合成而产生解热、镇痛及抗炎作用，其作用机制为通过对环氧合酶的抑制而减少前列腺素的合成。

【适应证】①急、慢性风湿性关节炎、痛风性关节炎及癌性疼痛。也可用于滑囊炎、腱鞘炎及关节囊炎等。还用于恶性肿瘤引起的发热或其他难以控制的发热。因本品不良反应较大，不宜作为治疗关节炎的首选药物，仅用于其他 NSAIDs 治疗无效或不能耐受的患者。②抗血小板聚集。③白塞综合征。④胆绞痛、输尿管结石引起的绞痛、偏头痛、月经痛。⑤滴眼液可用于眼科手术及非手术因素引起的非感染性炎症。

【用法用量】①口服。开始时每次服 25mg，一日 2～3 次，餐时及餐后立即服。治疗风湿性关节炎等症时，如未见不良反应，可逐渐增至一日 100～150mg，分 3～4 次服用。②直肠给药。一次 50mg，一日 50～100mg，一般连用 10 日为 1 个疗程。③乳膏剂。涂擦按摩患处，一日 2～3 次。④经眼给药。眼科手术前，一次 1 滴，术前 3 小时、2 小时、1 小时和 0.5 小时各滴 1 次。眼科手术后，一次 1 滴，一日 1～4 次。其他非感染性炎症，一次 1 滴，一日 4～6 次。

【不良反应】本品的不良反应较多：①胃肠道：消化不良、胃痛、胃烧灼感、恶心反酸等症状，出现溃疡、胃出血及胃穿孔。②神经系统：头痛、头晕、焦虑及失眠等，严重者可有精神行为障碍或抽搐等。③肾：血尿、水肿、肾功能不全（在老年人多见）。④各型皮疹，最严重的为大疱性多形红斑（史－约综合征）。⑤造血系统受抑制而出现再生障碍性贫血，白细胞减少或血小板减少等。⑥过敏反应，哮喘，血管性水肿及休克等。

【禁忌证】禁用于溃疡病、帕金森病、精神病、癫痫、支气管哮喘患者，肝肾功能不全者，妊娠期以及哺乳期妇女。

【注意事项】①慎用于儿童（对本品敏感，有用本品后因激发潜在性感染而死亡者）、老年患者（易发生毒性反应）。②本品长期应用可导致角膜色素沉着及视网膜改变，遇有视力模糊应立即做眼科检查。

【制剂规格】胶囊剂：每粒 25mg。缓释胶囊：每粒 75mg。肠溶片：每片 25mg。缓释片：每片 25mg。贴片：每贴 7cm×10cm，含膏量 3.5g，含吲哚美辛 35mg。巴布膏：每贴 14cm×10cm，含膏量 13g，含吲哚美辛 3.5mg。栓剂：每个 50mg；0.1g。乳膏剂：每支 10g∶100mg。搽剂：每支 20ml∶200mg；50ml∶500mg。凝胶剂：每支含吲哚美辛 0.35g 与 1－薄荷醇 1.05g。

右布洛芬[药典（二）]

Dexibuprofen

【药理作用】本品为非甾体类抗炎药，主要是抑制环氧合酶，减少前列腺素（PG）的合成而产生解热、抗炎、镇痛作用。本品口服易吸收，与食物同服时吸收减慢，但吸收量不减少，与含铝和镁的抗酸药同服不影响吸收。血浆蛋白结合率为99%。本品在肝内代谢，60%～90%经肾由尿排出，其中约1%为原型，一部分随粪便排出。

【适应证】适用于缓解各种关节肿痛症状，治疗各种软组织风湿性疼痛，轻、中度急性疼痛。对成人和儿童的发热有解热作用。

【用法用量】（1）口服。①抗风湿：一次0.4g，一日3～4次。②轻、中度疼痛及痛经的镇痛：一次0.2g，日3～4次。超过6岁的儿童，一次0.2g，一日2～3次；体重未超过30kg的儿童，每天服用剂量不应超过0.4g，或遵医嘱。

（2）直肠给药。将药栓推入肛门深处。3周岁内一次50mg；3周岁以上一次100mg；4小时以后可重复用药或遵医嘱。

【不良反应】①常见消化不良、胃烧灼感、胃痛、恶心、呕吐，少数出现胃溃疡和出血、穿孔。②少见肾功能不全、神经系统症状、皮疹、支气管哮喘发作、肝酶升高、白细胞减少等。

【禁忌证】妊娠期及哺乳期妇女禁用。

【注意事项】（1）慎用于下列情况：①原有支气管哮喘者，用药后可加重。②心功能不全、高血压，用药后可致水潴留、水肿。③血友病或其他出血性疾病（包括凝血障碍及血小板功能异常），用药后出血时间延长，出血倾向加重。④有消化道溃疡病史者，应用本品时易出现胃肠道不良反应，包括产生新的溃疡。⑤肾功能不全者用药后肾脏不良反应增多，甚至导致肾衰竭。⑥有因服用阿司匹林和其他非甾体抗炎药诱发哮喘、过敏性鼻炎或荨麻疹病史的患者。

（2）用于妊娠期晚期可使孕期延长，引起难产及产程延长。

（3）老年患者由于肝、肾功能不全，易发生不良反应，应慎用或适当减量使用。

（4）用药期间如发生胃肠出血，肝、肾功能损害，视力障碍，血常规异常以及过敏反应等情况，即应停药。

（5）对血小板聚集有抑制作用，可使出血时间延长，但停药24小时即可消失。

（6）可使血尿素氮及血肌酐含量升高，肌酐清除率下降。

（7）栓剂通过直肠吸收入血，一般胃肠道反应轻微，偶有局部不适、食欲减退等。

（8）长期用药时应定期检查血常规及肝、肾功能。

【制剂规格】片剂：每片200mg。胶囊剂：每粒150mg。栓剂：每枚50mg。

右酮洛芬氨丁三醇 [药典（二）]

Dexketoprofen Trometamol

【药理作用】本品为非甾体抗炎药，具有抗炎、镇痛、解热作用，其作用机制可能与抑制前列腺素合成有关。

【适应证】本品适用于治疗不同病因的轻、中度疼痛，如类风湿关节炎、骨性关节炎、强直性脊柱炎、痛风性关节炎等的关节痛，以及痛经、牙痛、手术后痛、癌性疼痛、急性扭伤或软组织挫伤疼痛和感冒发热引起的全身疼痛等各种急、慢性疼痛。

【用法用量】口服。给药剂量可根据疼痛的类型、程度和时间长短而不同。通常每次 12.5～25mg，每日 3～4 次，或遵医嘱。一般宜饭后服或与食物同服。每日最大剂量不超过 100mg。

【不良反应】①服用后最常见的不良反应是胃烧灼感、胃痛、头痛及眩晕。②偶见恶心、呕吐、腹泻、便秘、瘙痒、焦虑、心悸、失眠、寒战、四肢浮肿及皮疹等，多为轻、中度。③极少出现或偶尔复发胃、十二指肠溃疡和消化道出血。

【禁忌证】①对本品过敏的患者禁用。②服用阿司匹林或其他非甾体类抗炎药后诱发哮喘、荨麻疹或过敏反应的患者禁用。③禁用于冠状动脉搭桥手术围手术期疼痛的治疗。④有应用非甾体抗炎药后发生胃肠道出血或穿孔病史的患者禁用。⑤有活动性消化道溃疡、出血，或者既往曾复发溃疡、出血的患者禁用。⑥重度心力衰竭患者禁用。

【注意事项】①避免与其他非甾体抗炎药，包括选择性 COX－2 抑制剂合并用药。②有高血压和（或）心力衰竭（如液体潴留和水肿）病史的患者应慎用。③既往有胃肠道病史（溃疡性大肠炎，克罗恩病）的患者应谨慎使用非甾体抗炎药，以免使病情恶化；当患者服用本品发生胃肠道出血或溃疡时，应停药。④本品可能引起严重心血管血栓性不良事件、心肌梗死和中风的风险增加，有心血管疾病或心血管疾病危险因素的患者，其风险更大；服用本品后应该警惕诸如胸痛、气短、无力、言语含糊等症状和体征，当有任何上述症状或体征发生后应该马上寻求医生帮助。⑤本品可能引起致命的、严重的皮肤不良反应，例如剥脱性皮炎、史－约综合征和毒性表皮坏死，服用本品后在第一次出现皮肤皮疹或过敏反应的其他征象时，应停用本品。⑥老年患者应用本品时，血浆蛋白结合率及药物排出速度可减低，导致血药浓度升高和半衰期延长，不良反应的频率增加，尤其是胃肠道出血和穿孔，其风险可能是致命的，因此需酌情减量。⑦儿童、妊娠期及哺乳期妇女不宜使用。

【制剂规格】片剂：每片 12.5mg。胶囊剂：每粒 12.5mg。

第 4 节 抗痛风药

苯溴马隆 [药典（二）；基；医保（乙）]

Benzbromarone

【药理作用】本品为苯并呋喃衍生物，

为促尿酸排泄药，通过抑制肾小管对尿酸的重吸收，从而降低血中尿酸浓度，不仅缓解疼痛，减轻红肿，还能使痛风结节消散。

【适应证】原发性高尿酸血症，痛风性关节炎间歇期及痛风石患者。

【用法用量】口服。每次 25～100mg，每日 1 次，餐后服用，逐渐增加剂量，连续 3～6 个月。

【不良反应】可见胃肠道反应、肾绞痛及激发急性关节炎发作。少见皮肤过敏反应：脓疱、瘀点等。

【禁忌证】对本品过敏者、中至重度肾功能损害及患有肾结石的患者、妊娠期及哺乳期妇女禁用。

【注意事项】①可见胃肠道反应，肾绞痛及激发急性关节炎发作。②阿司匹林及其他水杨酸制剂、吡嗪酰胺能减弱本品作用。③治疗期间需大量饮水以增加尿量（治疗初期饮水量不得少于 1.5～2L），以免在排泄的尿中由于尿酸过多导致尿酸结晶。定期测量尿液的酸碱度（尿液的 pH 应调节在 6.5～6.8 之间），为促进尿液碱化，可酌情给予碳酸氢钠或枸橼酸合剂。④中等或严重肾功能不全者及妊娠期妇女慎用。⑤在服药期间如果痛风发作，建议将所用药量减半，必要时可服秋水仙碱或抗菌药以减轻疼痛。

【制剂规格】片剂：每片 50mg。胶囊剂：每粒 50mg。

别嘌醇 [药典（二）；基；医保（甲、乙）]

Allopurinol

【药理作用】本品及其代谢产物可抑制黄嘌呤氧化酶，使次黄嘌呤及黄嘌呤不能转化为尿酸，尿酸生成减少，进而降低血中尿酸浓度，减少尿酸盐在骨、关节及肾脏的沉着。本品可抑制肝药酶活性。

【适应证】用于慢性原发性及继发性痛风、痛风性肾病。

【用法用量】口服。①用于降低血中尿酸浓度：开始每次 0.05g，每日 2～3 次，2～3 周后增至每日 0.2～0.4g，分 2～3 次，每日最大量不超过 0.6g。维持量：每次 0.1～0.2g，每日 2～3 次。②治疗尿酸结石：每次 0.1～0.2g，每日 1～4 次；或 0.3g，每日 1 次。

【不良反应】停药及给予相应治疗一般可恢复。①可出现皮疹、腹泻、腹痛、低热、暂时性氨基转移酶升高或粒细胞减少。②可引起过敏性肝坏死、肝肉芽肿形成伴胆囊炎、胆管周围炎、剥脱性皮炎等，常见于用药后 3～4 周；也可致血液系统异常和骨髓抑制。③可导致剥脱性皮炎、中毒性表皮坏死松解症、重症多形红斑型药疹、药物超敏综合征，严重可导致死亡，建议一旦出现皮疹，立即停用。

【禁忌证】对别嘌醇有严重反应者、携带 HLB*5801 等位基因者禁用。严重肝肾功能不全、明显血细胞低下者、妊娠期及哺乳期妇女禁用。

【注意事项】①本品不能控制痛风性关节炎的急性炎症症状，不能作为抗炎药使用。因为本品促使尿酸结晶重新溶解时可再次诱发并加重关节炎急性期症状。②本品必须在痛风性关节炎的急性炎症症状消失后(一般在发作后两周左右）方可应用。③服药期间应多饮水，使尿液呈中性或碱性以利尿酸排泄。④本品服用初期可诱发痛风，故于开始 4～8 周内可与小剂量秋水仙碱合用。⑤有肾、肝功能损害者及老年人应谨慎用药。⑥用药期间应定期检查血常规及肝肾功能。

【制剂规格】片剂：每片 0.1g。缓释片：每片 0.25g。缓释胶囊：每粒 0.25g。

丙磺舒[药典（二）]

Probenecid

【药理作用】本品通过抑制肾小管对尿酸盐的重吸收，促进尿酸盐的排泄降低血中尿酸盐浓度，减少尿酸盐的沉积，促进已形成尿酸盐的溶解，发挥抗慢性痛风的作用。可以竞争性抑制弱有机酸（如青霉素、头孢菌素）在肾小管的分泌，从而可以增加这些抗生素的血浓度和延长它们的作用时间。

【适应证】①用于治疗高尿酸血症伴慢性痛风性关节炎及痛风石，但必须肾小球滤过率大于 50～60ml/min、无肾结石或肾结石史、非酸性尿、不服用水杨酸类药物者。②作为抗生素治疗的辅助用药。

【用法用量】口服。慢性痛风：成人初始剂量每次 0.25g，每日 2 次，连续使用 1 周后每次 0.5g，每日 2 次。增强青霉素类作用：每次给药 0.5g，每日 4 次。儿童：25mg/kg，每 3～9 小时 1 次。2～14 岁或体重在 50kg 以下儿童，首剂按体重 0.025g/kg 或按体表面积 0.7g/m^2，以后每次 0.01g/kg 或 0.3g/m^2，一日 4 次。

【不良反应】①少数患者（约 5%）可见胃肠道反应，皮疹、发热、肾绞痛及引起急性痛风发作等。②治疗初期可使痛风发作加重，是由于尿酸盐由关节移出所致。③偶见白细胞减少、肾病综合征、骨髓抑制及肝坏死等不良反应。

【禁忌证】对本品及磺胺过敏者、肾功能不全者、伴有肿瘤的高尿酸血症者禁用。妊娠期及哺乳期妇女、2 岁以下儿童禁用。

【注意事项】①伴有肿瘤的高尿酸血症者，或使用溶解细胞的抗癌药患者、放射治疗患者、老年人、痛风性关节炎急性发作期、有消化道溃疡史和肾结石史者，均不宜使用本品，因可引起急性肾病。②如在本品治疗期间有急性发作，可继续应用原来的用量，同时给予秋水仙碱或其他非甾体抗炎药治疗。③服用本品时应保持摄入足量水分（日 2500ml 左右），必要时同时服用碱化尿液的药物（如碳酸氢钠或枸橼酸钾），可防止尿酸盐在泌尿道沉积形成尿结石。④用本品期间不宜服水杨酸类制剂。⑤定期检测血和尿 pH 值、肝肾功能及血尿酸和尿尿酸等。⑥根据临床表现及血和尿的尿酸水平调整药物用量，原则上以最小有效量维持较长时间。

【制剂规格】片剂：每片 0.25g。

非布司他[医保（乙）]

Febuxostat

【药理作用】本品为新型黄嘌呤氧化

酶（XO）抑制剂，通过抑制尿酸合成降低血清尿酸浓度。其通过紧密结合钼蝶呤活性位点并使氧化还原态的钼辅因子保持孤立状态，来抑制 XO 与底物的结合。非布司他常规治疗浓度下不会抑制其他参与嘌呤和嘧啶合成与代谢的酶。

【适应证】用于痛风患者高尿酸血症的长期治疗。

【用法用量】口服：一日 1 次 40mg 或 80mg，不推荐用于无临床症状的高尿酸血症患者。食物和抗酸剂不会影响本品的降尿酸效果。

【不良反应】①不良反应大多轻微，具有自限性。②常见的有恶心、皮疹、肝功能异常和关节痛。③与别嘌醇相比，本品可能增加心脏相关性死亡的风险，因此服药期间应监测心肌梗死和脑卒中的症状和体征。

【禁忌证】禁用于正在接受硫唑嘌呤、巯嘌呤治疗的患者。

【注意事项】①服用本品初期可能会引起痛风的发作，建议预防性服用非甾体抗炎药或秋水仙碱。②在本品治疗期间如果出现痛风发作，无须停药，根据患者情况进行痛风治疗即可。

【制剂规格】片剂：每片 20mg；40mg；80mg。

秋水仙碱[药典（二）；基；医保（甲）]

Colchicine

【药理作用】本品与中性粒细胞微管蛋白的亚单位结合而改变细胞膜功能，包括抑制中性粒细胞的趋化、黏附和吞噬作用；抑制磷脂酶 A_2，减少单核细胞和中性粒细胞释放前列腺素和白三烯；抑制局部细胞产生 IL－6 等，从而达到控制关节局部的红肿热痛等炎症反应；不影响尿酸盐的生成、溶解及排泄，因而无降尿酸作用。

【适应证】治疗痛风性关节炎的急性发作、预防复发性痛风性关节炎的急性发作、家族性地中海热。

【用法用量】口服。①急性期治疗：成人常用量为每 1～2 小时服 0.5～1mg，直至关节症状缓解，或出现腹泻、呕吐等胃肠道不良反应时停用。达到治疗量一般为 3～5mg，24 小时内不宜超过 6mg。症状可在 6～12 小时减轻，24～48 小时内控制，48 小时以后不需服本品。此后可一次 0.5mg，一日 2～3 次，共 7 日。②预防发作：一日 0.5～1.0mg，分 1～2 次服用，但疗程酌定，如出现不良反应应随时停药。

【不良反应】与剂量大小有明显相关性，口服较静脉注射安全性高。①胃肠道症状：腹痛、腹泻、呕吐及食欲不振为常见的早期不良反应，发生率可达 80%，严重者可出现脱水及电解质紊乱等表现。长期服用者可出现严重的出血性胃肠炎或吸收不良综合征。②肌肉、周围神经病变：有近端肌无力和（或）血清肌酸磷酸激酶增高。在肌细胞受损同时可出现周围神经轴突性多神经病变，表现为麻木、刺痛和无力。肌神经病变并不多见，往往在预防痛风而长期服用者和有轻度肾功能不全者出现。③骨髓抑制：出现血小板减少，中性粒细胞下降，甚至再生障碍性贫血，有时可危及生命。④休克：表现为少尿、血尿、抽搐及意识障碍。死亡率高，多见于老年人。⑤其他：脱发、皮疹、发热及肝损害等。

【禁忌证】肝、肾功能损伤的患者禁用。妊娠期及哺乳期妇女和 2 岁以下儿童禁用。骨髓增生低下者禁用。

【注意事项】①由于对本品治疗痛风时的疗效和危险性及其毒性的严重性的认识尚不一致，因此在选用本品时一定要慎重。尽量避免长期口服给药。②老年人、骨髓造血功能不全、严重心脏病、肝肾功能不全及胃肠道疾病者慎用。③必须定期监测血常规及肝、肾功能。④本品可导致可逆性的维生素 B 吸收不良。⑤本品可使中枢神经系统抑制药增效，拟交感神经药的反应加强。⑥本品不宜作为长期预防痛风性关节炎发作的药物。⑦女性患者在服药期间及停药以后数周内不得妊娠。

【制剂规格】片剂：每片 0.5mg；1mg。

第 5 节　抗癫痫药

奥卡西平 [药典（二）；基；医保（甲、乙）]

Oxcarbazepine

【药理作用】本品为卡马西平的 10－酮基结构类似物，是一种前体药，大部分在体内被代谢为有活性的 10－羟基代谢物。药理作用和临床疗效与卡马西平相似，但易于耐受。

【适应证】治疗原发性全面性强直阵挛发作和部分性发作，伴有或不伴有继发性全面性发作。适用于成年人和五岁及五岁以上儿童，其优点是无自身诱导。

【用法用量】口服。成人：开始剂量为每日 0.6g，维持剂量为 0.6～2.4g，可每隔一周增加一次剂量，每次增量不宜超过 0.6g，以达到满意的疗效。剂量超过每日 2.4g，神经系统不良反应增加。肌酐清除率低于 30ml/min 的患者，起始剂量为每日 0.3g。儿童：从 8～10mg/（kg・d）开始，可逐渐增量至 60mg/（kg・d）。以上每日剂量均应分 2 次服用。

【不良反应】用药开始时可能出现轻度的不良反应，如乏力、头晕、头痛、嗜睡等，继续用药后这些不良反应可消失。有报道与本品相关的严重皮肤反应，包括史－约综合征和毒性表皮坏死。

【禁忌证】对本品过敏者、房室传导阻滞者禁用。

【注意事项】本品慎用于重度肝功能损害、妊娠期和哺乳期妇女。对卡马西平过敏的患者使用本品也可能发生过敏反应。服药期间应避免饮酒。有可能引起自杀行为。

【制剂规格】片剂：每片 0.15g；0.3g；0.6g。口服混悬剂：每瓶 100ml（60mg/ml）

苯妥英钠 [药典（二）；基；医保（甲）]

Phenytoin Sodium

【药理作用】本品对大脑皮层运动区有高度选择性抑制作用，对小脑有兴奋作用，可以激活小脑及大脑皮质的抑制通路。对心房与心室的异位节律点有抑制作用，也可加速房室传导，降低心肌自律性，具有抗心律失常作用。

【适应证】①用于癫痫全身性强直阵挛性发作、复杂部分性发作（精神运动性发作、颞叶癫痫）、单纯部分性发作（局限性发作）和癫痫持续状态。②也用于三叉神经痛和坐骨神经痛、隐性营养不良性大疱性表皮松解、发作性舞蹈样手足徐动症、发作性控制障碍、肌强直症。③用于治疗室上性或室性期前收缩，室性心动过速，尤其适用于强心苷中毒所致的室性及室上性心动过速。

【用法用量】（1）口服。①抗癫痫：成人一次 50～100mg，一日 2～3 次，一日 100～300mg；极量：一次 300mg，一日 500mg。②治疗三叉神经痛：一次 100～200mg，一日 2～3 次。③室性心动过速：一次 0.1～0.2g，一日 2～3 次；极量：一次 0.3g，一日 0.5g。（2）静脉注射：一次 0.125～0.25g，缓慢注入，一日总量不超过 0.5g。

【不良反应】较常见的不良反应有行为改变、笨拙或步态不稳，思维混乱、发声障碍，手抖、神经质或烦躁易怒，这些反应往往是可逆的，一旦停药很快就会消失。另外较常见的有齿龈肥厚、出血，面容粗糙，毛发增生。

【禁忌证】禁用于对乙内酰脲类药有过敏史者及阿斯综合征、二度或三度房室传导阻滞、窦房结阻滞、窦性心动过缓等心功能损害者。

【注意事项】久服不可骤停，否则可使发作加剧，发生癫痫持续状态。应慎用于嗜酒、贫血、心血管病（尤其是老年人）、糖尿病、肝功能损害、肾功能损害、甲状腺功能异常、妊娠期及哺乳期妇女。静脉注射过快可出现低血压、心动过缓、房室传导阻滞，甚至心搏骤停、呼吸抑制。

【制剂规格】片剂：每片 50mg；100mg。注射剂：每支 125mg；250mg。

丙戊酸镁[药典（二）；医保（乙）]

Magnesium Valproate

【药理作用】本品抗癫痫作用可能与竞争性抑制γ-氨基丁酸转移酶，使其代谢减少而提高脑内γ-氨基丁酸的含量有关，对各种不同因素引起的惊厥均有不同程度的对抗作用。

【适应证】用于治疗各型癫痫，也可用于治疗双相情感障碍的躁狂发作。

【用法用量】口服。（1）片剂。①抗癫痫：小剂量开始，一次 200mg，一日 2～3 次，逐渐增加至一次 300～400mg，一日 2～3 次。②抗躁狂：小剂量开始，一次 200mg，一日 2～3 次，逐渐增加至一次 300～400mg，一日 2～3 次，最高剂量不超过一日 1.6g。③6 岁以上儿童按体重一日 20～30mg/kg，分 3～4 次服用。（2）缓释片。适用于每天需要 500mg 丙戊酸镁控制病情的患者：每次 250mg，每天 2 次，并遵医嘱，根据病情、血药浓度逐渐加量，最高剂量不应高于普通片的每日最高剂量。

【不良反应】①常见有恶心、呕吐、畏食、腹泻等。②少数可出现嗜睡、震颤、共济失调、脱发、异常兴奋与烦躁不安等。③偶见过敏性皮疹、血小板减少或血小板聚集抑制引起异常出血、白细胞减少或中毒性肝损害。

【禁忌证】①对丙戊酸类药物过敏者禁用。②白细胞减少与严重肝脏疾病者禁用。③卟啉症禁用。④妊娠期妇女禁用。⑤6 岁以下者禁用。

【注意事项】①肝、肾功能不全者应减量或慎用，血小板减少症患者慎用，用药期间应定期检查肝功能与白细胞、血小板计数。②出现意识障碍，肝功能异常，胰腺炎等严重不良反应时应停药。③本品发生不良反应往往与血药浓度过高（120μg/ml）有关，故建议有条件的医院，最好进行血药浓度监测。④本品可泌入乳汁，哺乳期妇女使用本品期间应停止哺乳。

【制剂规格】片剂：每片 0.2g。缓释片：每片 0.25g。

丙戊酸钠 [药典（二）；基；医保（甲、乙）]

Sodium Valproate

【药理作用】本品为不含氮的广谱抗癫痫药。抗癫痫作用的机制尚未阐明，可能与增强脑内抑制性神经递质γ-氨基丁酸（GABA）的浓度有关。

【适应证】主要用于单纯或复杂失神发作、肌阵挛发作、全身强直阵挛发作的治疗。还可用于治疗与双相情感障碍相关的躁狂发作。

【用法用量】①口服：成人每次 200～400mg，每日 600～1200mg。儿童每日 20～30mg/kg，分 2～3 次服用。②静脉给药：临时替代口服给药：于口服给药后 4～6 小时开始静脉给药，平均剂量范围为每日 20～30mg/kg，分 4 次静脉滴注或持续输注 24 小时。需迅速达到有效血药浓度并维持时：以 15mg/kg 的剂量缓慢静脉注射，注射时间至少为 5 分钟。

【不良反应】常见不良反应是贫血、血小板减少、胃肠道反应，如厌食、恶心、呕吐。

【禁忌证】禁用于明显肝功能不全者、卟啉病患者、尿素循环障碍患者。

【注意事项】合用时可抑制苯妥英钠、苯巴比妥、扑米酮、氯硝西泮的代谢，易使其中毒。慎用于血液病、器质性脑病患者、血液病患者、妊娠期及哺乳期妇女。用药期间应避免饮酒。

【制剂规格】片剂：每片 100mg；200mg。缓释片：每片 200mg；500mg。糖浆剂：每瓶 5g（100ml）；12g（300ml）。注射剂：每支 400mg。

加巴喷丁 [药典（二）；医保（乙）]

Gabapentin

【药理作用】本品为人工合成的氨基酸，它与γ-氨基丁酸（GABA）相近，未发现它对经由 GABA 介导的神经抑制过程有何影响。本品具有明显抗癫痫作用，对部分性癫痫发作和继发全身性强直阵挛性癫痫发作有效。

【适应证】①用于常规治疗无效的某些部分性癫痫发作的辅助治疗，亦可用于治疗部分性癫痫发作继发全身性发作。②也可用于成人疱疹后神经痛的治疗。

【用法用量】口服：成人第 1 天 300mg，

睡前服用；随后每天增加 300mg，分次服用，直至发作被控制。多数患者在 900～1800mg 之间有效。肾功能不全者须减少剂量。停药应渐停。

【不良反应】常见不良反应有嗜睡、头晕、共济失调、疲劳、恶心、呕吐、厌食、头痛、失眠等。这些反应轻微，且继续服药可减轻。

【禁忌证】禁用于对本品过敏者、急性胰腺炎患者。

【注意事项】①过量的症状为严重腹泻、复视、严重的头晕、嗜睡、口齿不清甚至死亡。②慎用于失神性发作、糖尿病、肾功能不全者和老年患者。③如换药或停药应逐渐减量，至少在一周内逐步进行。④最好不与抗酸药合用，服用抗酸药 2 小时后才能服用本品。⑤服用本品后可出现假性蛋白尿和白细胞减少。

【制剂规格】片剂：每片 300mg。胶囊剂：每粒 100mg；300mg；400mg。

卡马西平 [药典（二）；基；医保（甲、乙）]

Carbamazepine

【药理作用】本品抗惊厥作用机制尚不完全清楚，可能与其能够增强钠通道灭活效能，限制突触后神经元和阻断突触前 Na^+通道，从而限制突触前、后的神经元动作电位的发放，阻断兴奋性神经递质的释放，使神经细胞兴奋性降低，达到抗惊厥的作用有关。抗外周神经痛的作用机制可能与 Ca^{2+} 通道调节有关。

【适应证】①治疗癫痫：单纯及复杂部分性发作的首选药，对复杂部分性发作疗效优于其他抗癫痫药，对典型或不典型失神发作、肌阵挛发作无效。②抗外周神经痛：包括三叉神经痛、舌咽神经痛、多发性硬化、糖尿病性周围性神经痛及疱疹后神经痛。亦可作为三叉神经痛缓解后的长期预防性用药。③治疗神经源性尿崩症。④预防或治疗躁狂抑郁症。⑤抗心律失常。⑥酒精戒断综合征。

【用法用量】①癫痫、三叉神经痛：口服，每日 300～1200mg，分 2～4 次服用。开始每次 100mg，每日 2 次，以后每日 3 次。②尿崩症：口服，每日 600～1200mg，分 3 次服。③躁狂症：口服，每日剂量为 300～600mg，分 2～3 次服，最大剂量每日 1600mg。④心律失常：口服，每日 300～600mg，分 2～3 次服。⑤酒精戒断综合征：口服，每次 200mg，每日 3～4 次。

【不良反应】①常见不良反应为视力模糊、复视、眼球震颤等中枢神经系统反应，以及头晕、乏力、恶心、呕吐等；多发生在用药后 1～2 周。②少见皮疹、荨麻疹、瘙痒、儿童行为障碍、肝功能异常、胆汁淤积、肝细胞性黄疸及甲状腺功能减退等。③罕见粒细胞减少和骨髓抑制、心律失常、过敏性肝炎、肝衰竭、急性肾衰竭及全身多器官发生超敏反应等。④某些患者可能发生严重皮肤病变的报道，如史–约综合征和毒性表皮坏死。

【禁忌证】禁用于对本品和相关结构药物（如三环类抗抑郁药）过敏、房室传导阻滞、血清铁严重异常、有骨髓移植史、有肝卟啉病病史、严重肝功能不全者。

【注意事项】①本品可致史－约综合征和毒性表皮坏死，人类白细胞抗原等位基因（HLA－B*1502）阳性者不应使用本品，除非利大于弊。②本品可治再生障碍性贫血和粒细胞缺乏，治疗期间若出现明显骨髓抑制应考虑停药。③慎用于青光眼、心血管严重疾病、糖尿病、酒精中毒、尿潴留、肾病患者、老年人、妊娠期和哺乳期妇女。④用药期间注意随访检查（尤其第 1 个月内）：血常规、尿常规、血尿素氮、肝功能、甲状腺功能及监测卡马西平血药浓度。⑤由于本品的自我诱导作用，治疗一阶段后可能需要增加剂量才能维持原来的血药浓度和发挥控制水平。

【制剂规格】片剂：每片 100mg；200mg。胶囊剂：每粒 200mg。缓释胶囊剂：每粒 100mg。

拉考沙胺 [医保（乙）]

Lacosamide

【药理作用】本品选择性作用于慢失活钠通道，延长钠通道失活状态时间，能够更加有效地减少钠离子内流，减低神经元的兴奋性。

【适应证】适用于 16 岁及以上癫痫患者部分性发作的联合治疗。

【用法用量】口服。与或不与食物同服均可：推荐起始剂量为每次 50mg，一日 2 次，一周后增加至每次 100mg，一日 2 次。本品起始剂量也可为 200mg 单次负荷剂量，约 12 小时后采用每次 100mg，一日 2 次维持剂量方案。当医生确定需要迅速达到拉考沙胺稳态血浆浓度及疗效时，可以给予患者负荷剂量。基于疗效和耐受性，可每周增加维持剂量，每次增加 50mg，一日 2 次（每周增加 100mg），直至增至最高推荐日剂量 400mg（每次 200mg，一日 2 次）。肾功能受损：轻度和中度肾功能受损（Ccr＞30ml/min）患者不需要调整剂量。可考虑接受 200mg 负荷剂量，但进一步剂量调整（每日＞200mg）时应谨慎。重度肾功能受损患者（Ccr≤30ml/min）及终末期肾病患者，推荐的最高维持剂量为一日 250mg，调整这些患者的剂量时应谨慎。如果有负荷剂量指征，应使用 100mg 起始剂量，然后使用第一周每次 50mg，一日 2 次给药方案。需要血液透析的患者，建议在血液透析结束后直接补充不超过 50%的分次日剂量。肝功能受损：轻至中度肝功能受损患者的最高推荐剂量为一日 300mg，肝功能受损患者的剂量调整应谨慎。对于合并存在肾功能受损的患者，调整剂量时应谨慎。不建议本品用于重度肝功能受损患者。

【不良反应】①非常常见：头晕、头痛、复视、恶心，反应通常轻至中度。一些反应与剂量相关，减少剂量后能够缓解。中枢神经系统和胃肠道不良反应的发生率和严重程度通常随时间延长而下降。②常见：抑郁、精神混乱状态、失眠、平衡障碍、协调性异常、记忆力障碍、认知障碍、嗜睡、震颤、眼球震颤、感觉减退、构音困难、注意力障碍、感觉异常、视物模糊、眩晕、耳鸣、呕吐、便秘、胃肠胀气、消化不良、口干、腹泻、瘙痒、皮疹、肌肉痉挛、步态失常、虚弱、疲劳、易怒、酒醉感、摔倒、皮肤撕裂、挫伤。③不常见：药物超敏反应、攻击行为、激越、欣快情绪、精神异常、自杀企图、自杀意念、幻觉、晕厥、房室传导阻滞、心动过缓、房颤、房扑、肝功能检测异常、肝酶升高、血管性水肿、荨麻疹。④可引起剂量相关性P-R间期延长。

【禁忌证】①对本品有效成分或本品中任何辅料过敏者禁用。②已知有二度或三度房室传导阻滞者禁用。

【注意事项】①自杀意念和行为：监测患者是否有自杀意念和行为的迹象，并考虑给予适当的治疗。应告知患者（及患者的照顾者），如果出现自杀意念或行为的迹象，应寻求医学建议。②心律和心脏传导：出现剂量相关的P-R间期延长。应慎用与已知有传导问题、重度心脏疾病（例如心肌梗死或心脏衰竭）、老年或联合使用可引起P-R间期延长药物的患者。③头晕：可引起头晕，可能增加意外受伤或摔倒的发生率。应告知患者在熟悉本品的潜在影响之前谨慎使用。④对驾驶和操作机械能力的影响：有轻至中度影响。本品治疗可引起头晕或视力模糊。应告知患者，不要驾驶或操作其他有潜在危害的机械。

【制剂规格】片剂：每片50mg；100mg；150mg；200mg。注射剂：每支200mg（20ml）。口服溶液：2g（200ml）

拉莫三嗪[基；医保（乙）]

Lamotrigine

【药理作用】本品为电压敏感性钠通道阻滞剂，通过减少钠通道的钠内流而增加神经元的稳定性。在体外培养神经元中，可抑制兴奋性神经递质谷氨酸诱发的爆发性放电，阻滞癫痫病灶快速放电和神经元去极化，但不影响正常神经兴奋传导。

【适应证】①用于成人和12岁以上儿童部分性发作或全身强直阵挛性癫痫发作的单药治疗。②作为辅助治疗用于难治性癫痫时，可用于2岁以上儿童及成人。③本品也可用于治疗合并有伦诺克斯-加斯托综合征的癫痫发作。

【用法用量】①单独使用：成人和12岁以上儿童：初始剂量25mg，每日1次；2周后可增至50mg，每日1次；再2周后可酌情增加剂量，最大增加量为50～100mg；此后，每隔1～2周可增加剂量1次，直至达到最佳疗效，一般须经6～8周；通常有效维持量为每日100～200mg，1次或分2次服用。②与丙戊酸合用：成人和12岁以上儿童：初始剂量25mg，隔日1次，第3、4周开始改为25mg，每日1次；此后每1～2周可增加25～50mg，直至达到维持剂量每日100～200mg，分次口服；2～12岁儿童：初始剂量为0.15mg/kg，每日1次，2周后增至0.3mg/（kg·d），每日1次，再2周后酌情增加剂量1次，最大增加量为

0.3mg/kg；此后每隔 1～2 周可增加剂量 1 次，直至达到最佳疗效，通常维持量为 1～5mg/（kg・d），1 次或分 2 次服。③与具酶诱导作用的抗癫痫药合用：成人和 12 岁以上儿童：初始剂量 50mg，每日 1 次，服药 2 周后可增至每日 100mg，分 2 次服，再 2 周后酌情增加剂量，最大增加量为 100mg，此后每隔 1～2 周可增加剂量一次，直至达到最佳疗效。通常最佳维持量为每日 200～400mg，分 2 次服。2～12 岁儿童：初始剂量为 0.6mg/（kg・d），分 2 次服，2 周后增至 1.2mg/（kg・d），分 2 次服。再 2 周后酌情增加剂量，最大增加量为 1.2mg/kg。此后每隔 1～2 周可增加剂量一次，直至达到最佳疗效。通常有效维持量为 5～15mg/（kg・d），分 2 次服，最大剂量为每日 400mg。④与其他不明显抑制或诱导本品葡萄糖醛酸化的药物合用：成人和 12 岁以上儿童：用法用量同单药治疗。2～12 岁儿童：初始剂量为 0.3mg/（kg・d），1 次或分 2 次服，2 周后增至 0.6mg/（kg・d），分 2 次服。再 2 周后酌情增加剂量，最大增加量为 0.6mg/kg。此后每隔 1～2 周可增加剂量 1 次，直至达到最佳疗效。通常有效维持量为 1～10mg/（kg・d），1 次或分 2 次服，最大剂量为每日 200mg。

【不良反应】①常见的不良反应包括：头痛、头晕、嗜睡、视物模糊、复视、共济失调、皮疹、便秘、恶心、呕吐，发生率与给药剂量相关。②较少见的不良反应有变态反应、面部皮肤水肿、肢体坏死、腹胀、光敏性皮炎、食欲缺乏、体重减轻和自杀企图等。③罕见出现严重的有致命危险的皮肤不良反应（如史－约综合征）、毒性表皮坏死、弥散性血管内凝血、多器官衰竭。④有报道白细胞或粒细胞减少、表皮坏死等重型药疹、精神病或精神症状（攻击行为、焦躁、易激惹等）、抑郁以及致肌阵挛性癫痫加重。

【禁忌证】禁用于对本品过敏者。

【注意事项】①慎用于妊娠期、哺乳期妇女，严重肝功能不全及肾衰竭患者，服药期间避免驾车及从事机械操作。②不宜突然停药，因可能引起癫痫反弹发作，应在两周内逐渐减少剂量，但服药时如出现皮疹等过敏反应，应立即停药。③一般不影响其他抗癫痫药的药动学特点，但合用时最好监测这些药物的血药浓度。④本品可导致严重皮疹（包括史－约综合征、毒性表皮坏死），若出现皮疹，应立即停药（经确诊与本品无关除外）。⑤以下情况可能增加发生严重皮疹的风险：与丙戊酸钠合用；超出本品推荐的起始剂量或推荐的增量幅度用药。

【制剂规格】片剂：每片 25mg；50mg；100mg。分散片：每片 5mg；25mg；50mg；100mg；200mg。

扑米酮［药典（二）；医保（乙）］

Primidone

【药理作用】本品在体内可代谢为苯巴比妥和苯乙基丙二酰胺（PEMA），母体药物及其两个代谢产物均有抗惊厥效应。本品降低谷氨酸的兴奋作用，加强γ－氨基丁酸（GABA）的作用，抑制单突触或多突触传递，导致整个神经细胞兴奋性降低，提高运动皮质电刺激阈值，从而使发作阈值提高。还可以抑制癫痫灶放电的传播。

【适应证】①用于治疗癫痫大发作及部分性发作的治疗。②也可用于特发性震颤和老年性震颤。

【用法用量】口服：开始每次 0.05g，1 周后渐增至每次 0.25g，每日 0.5～0.75g。极量每日 1.5g。儿童每日 10～25mg/kg，分 2～3 次服用，宜从小剂量开始，逐渐增量。

【不良反应】呕吐为常见不良反应。此外还有嗜睡、共济失调，偶见巨细胞性贫血。儿童和老人可见异常兴奋或不安等反常反应。

【禁忌证】严重肝、肾功能不全者禁用。

【注意事项】有卟啉病者、哮喘、肺气肿、脑功能障碍者慎用。妊娠期及哺乳期妇女、老人、儿童慎用。对巴比妥类过敏者，对本品也过敏。用药期间应注意检查血细胞计数，定期测定扑米酮及其代谢产物苯巴比妥的血药浓度。

【制剂规格】片剂：每片 50mg；100mg；250mg。

乙琥胺[药典（二）]

Ethosuximide

【药理作用】本品对癫痫小发作疗效好，不良反应小。作用机制不详，可能是通过提高发作阈值，抑制皮层每秒 3 次的尖慢棘波发放，有效阻断 Ca^{2+} 通道，调节细胞膜兴奋性，从而抑制运动皮层的神经传递。

【适应证】主要用于失神性小发作，为首选药。

【用法用量】口服。3～6 岁，每次 0.25g，每日 1 次；大于 6 岁儿童及成人，每次 0.25g，每日 2 次。以后可酌情渐增剂量。一般是每 4～7 日增加 0.25g，直至满意控制症状而不良反应最小为止。最大剂量：6 岁以下每日 1g，6 岁以上可增加为每日 1.5g。

【不良反应】常见不良反应是恶心、呕吐、上腹部不适、食欲减退。

【禁忌证】对本品过敏者禁用。

【注意事项】碱性药物（如碳酸氢钠、氨茶碱、乳酸钠等）可减慢乙琥胺的排出，使其作用增强；酸性药物（如阿司匹林、吲哚美辛、青霉素、头孢菌素等）可加速乙琥胺的排泄，降低疗效。对大、小发作混合型癫痫的治疗应合并用苯巴比妥或苯妥英钠。妊娠期及哺乳期妇女应慎用。

【制剂规格】胶囊剂：每粒 0.25g。糖浆剂：每瓶 5g（100ml）。

左乙拉西坦[医保（乙）]

Levetiracetam

【药理作用】本品为吡咯烷酮衍生物，抗癫痫作用的确切机制尚不清楚。体内、体外试验显示，本品抑制海马癫痫样突发放电，而对正常神经元兴奋性无影响，提示本品可能选择性地抑制癫痫样突发放电的超同步性和癫痫发作的传播。

【适应证】用于成人及 4 岁以上儿童癫痫患者部分性发作的治疗。

【用法用量】（1）口服：①片剂、口服溶液：成人和青少年体重≥50kg，起始剂量为每次 0.5g，每日 2 次，最多可增至每次 1.5g，每日 2 次，增量和减量时均需逐渐进行，每 2～4 周每次增加和减少 0.5g，每日 2 次。4～11 岁儿童和青少年体重＜50kg，起始剂量为每次 10mg/kg，每日 2 次，最多可增至 30mg/kg，每 2～4 周每次增加或减少 10mg/kg，每日 2 次。②缓释片：每日 1 次。应整粒吞服，不可咀嚼、破坏或者压碎药物。起始治疗剂量为 1g，每日 1 次。日剂量每两周增加 1g，直至达到最大推荐剂量每日 3g。（2）静脉注射：剂量参照口服给药。给药时需先将推荐剂量的注射液稀释在 100ml 稀释溶剂中，再进行 15 分钟的静脉注射。根据临床效果及耐受性调整剂量，最高剂量为每次 1.5g，每日 2 次。

【不良反应】①常见不良反应有嗜睡、乏力和头晕，常发生在治疗的开始阶段。②其他不良反应还有行为异常、攻击性、易怒、焦虑、错乱、幻觉、易激动、精神异常、自杀、自杀性意念、自杀企图、脱发、白细胞减少、中性粒细胞减少、全血细胞减少、血小板减少等。

【禁忌证】妊娠期及哺乳期妇女禁用。

【注意事项】①肾功能不全患者，需根据肌酐清除率调整剂量。②肝功能不全患者慎用。③服药后不宜驾驶汽车及操作机器等。

【制剂规格】片剂：每片 0.25g；0.5g；1.0g。缓释片：每片 0.5g。注射剂：每支 0.5g（5ml）。口服溶液：每瓶 15g（150ml）。

第 6 节　镇静药、催眠药和抗惊厥药

苯巴比妥［药典（二）；基；医保（甲）］

Phenobarbital

【药理作用】本品为镇静、催眠、抗惊厥药，是长效巴比妥类的典型代表。对中枢的抑制作用随着剂量而异，并可抗癫痫。大剂量对心血管系统、呼吸系统有明显的抑制。本品还有增强解热镇痛药的作用，并能诱导肝脏微粒体葡萄糖醛酸转移酶活性，降低血浆胆红素浓度。

【适应证】①镇静：如焦虑不安、烦躁、甲状腺功能亢进、高血压、功能性恶心、小儿幽门痉挛等症。②催眠：偶用于顽固性失眠症，但醒后往往有疲倦、嗜睡等后遗效应。③抗惊厥：常用其对抗中枢兴奋药中毒或高热、破伤风、脑炎、脑出血等疾病引起的惊厥。④抗癫痫：用于癫痫大发作的防治，作用出现快，也可用于癫痫持续状态。⑤麻醉前给药。⑥与解热镇痛药配伍应用，以增强其作用。⑦治疗新生儿高胆红素血症。

【用法用量】①镇静、抗癫痫：每次 0.015～0.03g，每日 3 次。②催眠：每次 0.03～0.09g，睡前服 1 次。③抗惊厥：钠盐肌内注射，每次 0.1～0.2g，必要时 4～6 小时后重复 1 次。④麻醉前给药：术前 0.5～1 小时肌内注射 0.1～0.2g。⑤癫痫持续状态：肌内注射每次 0.1～0.2g。

【不良反应】用药后可出现头晕、困倦等后遗效应，久用后可产生耐受性及依赖性。多次连用应警惕蓄积中毒。

【禁忌证】禁用于对本品过敏、严重肝肾功能不全、支气管哮喘、呼吸抑制、贫血、卟啉病及未控制的糖尿病患者。

【注意事项】长期用药停药时，需逐渐减量。一般应用 5～10 倍催眠量时可引起中度中毒，10～15 倍则重毒中毒，血药浓度高于 6～8mg/100ml，有生命危险。慎用于严重贫血、心脏病、糖尿病、高血压、甲状腺功能亢进、老年人、妊娠期和哺乳期妇女。静脉注射速度不应超过每分钟 60mg，过快可引起呼吸抑制。

【制剂规格】片剂：每片 15mg；30mg；100mg。注射液：每支 100mg；200mg。注射剂：每支 50mg；100mg；200mg。

咪达唑仑 [药典（二）；基；医保（甲、乙）]

Midazolam

【药理作用】本品为短效苯二氮䓬类，可产生抗焦虑、镇静、催眠、抗惊厥及肌松作用。本品作用特点为起效快而持续时间短。无耐药性和戒断症状或反跳。

【适应证】用于治疗失眠症，亦可用于外科手术或诊断检查时作诱导睡眠用。

【用法用量】①口服：治疗失眠症，每次 7.5～15mg，睡前服。老年患者 7.5mg，治疗期限一般不超过 2 周。②肌内注射：术前 20～60 分钟注射，成人一般为 5～10mg。③静脉注射：术前 5～10 分钟注射 2.5～5mg，可单用或与抗胆碱药合用。诱导麻醉，成人 10～15mg。

【不良反应】常见的不良反应有低血压、谵妄、幻觉、心悸、皮疹、过度换气。

【禁忌证】妊娠初期 3 个月内的妇女、对苯二氮䓬类过敏者及重症肌无力、精神分裂症、严重抑郁状态患者禁用。

【注意事项】肌内注射后可导致局部硬结、疼痛；静脉注射后有静脉触痛。长期用作镇静后，患者可发生精神运动障碍，亦可出现肌肉颤动，躯体不能控制的运动或跳动。故不适用于精神分裂症或者严重抑郁症患者的失眠。服用 12 小时以内不能驾车或操作机器。心肺功能及肝、肾功能异常者慎用。

【制剂规格】片剂：每片 15mg。注射液：每支 2mg；5mg；10mg。

水合氯醛 [药典（二）；医保（乙）]

Chloral Hydrate

【药理作用】本品为催眠药、抗惊厥药。催眠剂量 30 分钟内即可诱导入睡，催眠作用温和，不缩短 REM 睡眠时间，持续时间为 4～8 小时，无明显后遗作用。

【适应证】①治疗失眠，适用于入睡困难的患者。②用于麻醉前、手术前和睡眠脑电图检查前，可镇静和解除焦虑。③抗惊厥，用于癫痫持续状态的治疗，也可用于小儿高热、破伤风及子痫引起的惊厥。

【用法用量】（1）成人：①催眠，口服或灌肠 0.5～1.0g，睡前 1 次。②镇静，口服一次 0.25g，每天 3 次，饭后服用。

（2）儿童：①催眠，口服，一次按体重 50mg/kg 或按体表面积 1.5g/m^2，睡前服用，一次最大限量为 1g；也可按体重 16.7mg/kg 或按体表面积 500mg/m^2，一日 3 次。②镇静，口服，一次按体重 8mg/kg 或按体表面积 250mg/m^2，一日 3 次，餐后服用，一次最大限量 500mg；灌肠，一次按体重 25mg/kg，极量为一次 1g。

【不良反应】对胃黏膜有刺激，易引起恶心、呕吐。大剂量能抑制心肌收缩力，缩短心肌不应期，并抑制延髓的呼吸及血管运动中枢。对肝、肾功能有损害。

【禁忌证】肝、肾、心脏功能严重障碍者禁用。间歇性血卟啉病患者禁用。

【注意事项】本品刺激性强，应用时必须稀释用之。胃炎及溃疡患者不宜口服，直肠炎和结肠炎的患者不宜灌肠给药。因对它的敏感性个体差异较大，剂量上应注意个体化。在妊娠期经常服用，新生儿产生撤药综合征。致死量在 10g 左右。

【制剂规格】合剂：每瓶 1000ml，含水合氯醛 65g，溴化钠 65g，淀粉 20g，枸橼酸 0.25g，薄荷水 0.5ml，琼脂糖浆 500ml。

司可巴比妥[药典（二）；医保（乙）]

Secobarbital

【药理作用】本品为短效巴比妥类催眠药，催眠作用与异戊巴比妥相同，作用出现快，服药后 15～20 分钟即入睡，持续时间亦短，约 3 小时。

【适应证】主要用于不易入睡的患者。也可用于抗惊厥。

【用法用量】口服：成人常用量，催眠 0.1～0.2g，临睡前 1 次顿服；镇静每次 30～50mg，每日 3～4 次。成人极量每次 0.3g。尚可肌内或静脉注射（每次量 0.1g）。

【不良反应】①对巴比妥类过敏的患者可出现皮疹以及哮喘，严重者发生剥脱性皮炎和史－约综合征，可致死。②长时间使用可发生药物依赖，或心因性依赖、戒断综合征；停药后易发生停药综合征。③较少发生的不良反应有：过敏而出现意识糊涂，抑郁或逆向反应（兴奋），以老年、儿童患者及糖尿病患者为多。④偶有粒细胞减少，皮疹、环型红斑，眼睑、口唇、面部水肿；幻觉、低血压；血小板减少；肝功能损害、黄疸；骨头疼痛、肌肉无力。

【禁忌证】对本品过敏者、贫血患者、有哮喘史者、糖尿病未控制者、严重肝功能不全者、严重肺功能不全者、卟啉病患者禁用。

【注意事项】①本品可致依赖性。②中毒解救同苯巴比妥。

【制剂规格】胶囊剂：每粒 0.1g。注射剂：每支 0.05g。

异戊巴比妥[药典（二）；医保（乙）]

Amobarbital

【药理作用】本品作用与苯巴比妥相

似，但作用快而持续时间较短，约 3～6 小时，为中效类催眠药。口服或钠盐肌内注射均易自给药部位吸收。

【适应证】用于镇静、催眠、抗惊厥以及麻醉前给药。

【用法用量】①口服。成人催眠常用量：每次 0.1～0.2g，于睡前顿服，适用于难入睡者；镇静，每次 0.02～0.04g，每日 2～3 次。②深部肌内（不能用于浅表）或静脉注射。成人常用量：催眠，100～200mg；镇静，一次 30～50mg，每日 2～3 次；抗惊厥（常用于治疗癫痫持续状态），缓慢静脉注射 300～500mg。成人极量一次 250mg，一日 500mg。小儿常用量：催眠或抗惊厥，肌内注射，每次按体重 3～5mg/kg，或按体表面积 125mg/m^2；镇静，每日 6mg/kg，分 4 次给予。极量：每次 0.2g，每日 0.6g。

【不良反应】偶有过敏。严重者可见皮肤或黏膜红斑、皮疹、坏死性结膜炎、知觉异常、精神活动功能低下、发音困难、运动失调、昏迷。

【禁忌证】对本品过敏者、严重肝、肾功能不全者、贫血患者、有哮喘史者、糖尿病未控制者、严重肺功能不全者、卟啉病患者禁用。

【注意事项】①不宜在肌肉浅表部位或皮下注射，因可引起疼痛并可产生无菌性坏死或脓肿。②用量过大或静脉注射过快易出现呼吸抑制及血压下降，成人静脉注射速度每分钟应不超过 100mg。

【制剂规格】片剂：每片 0.1g。注射剂：每支 0.1g；0.25g。

右佐匹克隆 [药典（二）；医保（乙）]

Eszopiclone

【药理作用】本品是一种非苯二氮䓬类催眠药，是佐匹克隆的右旋异构体，其催眠作用的确切机制尚不清楚，但认为是作用于与苯二氮䓬受体偶联的 GABA 受体复合物引起的。

【适应证】用于治疗失眠。

【用法用量】①成年人推荐起始剂量为睡前口服 2mg，可逐渐增量至 3mg。②对于入睡困难的老年患者起始剂量推荐为睡前 1mg，可逐渐增量至 2mg。③对于易醒的老年患者起始剂量可为入睡前 2mg。④同时服用抑制 CYP3A4 酶的药物时，起始剂量应减量，推荐以不超过 1mg 开始，逐渐增量至 2mg。⑤肝功能严重受损者起始剂量应减为 1mg。

【不良反应】发生率大于 2%的不良反应可见味觉异常、口干、疼痛、眩晕、幻觉、感染、皮疹。

【禁忌证】对本品及其成分过敏者、失代偿的呼吸功能不全者、重症肌无力者、重症睡眠呼吸暂停综合征患者禁用。

【注意事项】①妊娠期及哺乳期妇女慎用；不推荐 18 岁以下儿童使用。②由于快速起效，右佐匹克隆应仅在准备睡觉前服用或睡眠困难时服用；在服用本品后及第 2 天，患者应小心从事包括需要完全警觉或行为协调等危险性的工作（例如操作仪器或驾车）。

【制剂规格】片剂：每片 1mg；2mg；3mg。

扎来普隆[药典（二）；医保（乙）]

Zaleplon

【药理作用】本品化学结构不同于苯二氮䓬类、巴比妥类及其他已知的催眠药，可能通过作用于γ-氨基丁酸-苯二氮䓬（GABA-BZ）受体复合物而发挥其药理作用。

【适应证】用于入睡困难的失眠症的短期治疗。

【用法用量】口服，一次 5～10mg，睡前服用或入睡困难时服用。体重较轻的患者、老年患者、糖尿病患者和轻、中度肝功能不全的患者，推荐剂量为一次 5mg，每晚只服用一次。持续用药时间在 7～10 日。

【不良反应】可见较轻的头痛、嗜睡、眩晕、口干、出汗及厌食、腹痛、恶心、呕吐、乏力、记忆困难、多梦、情绪低落、震颤、站立不稳、复视、精神错乱等。

【禁忌证】禁用于对本品过敏、严重肝肾功能不全、睡眠呼吸暂停综合征、重症肌无力、严重呼吸困难或胸部疾病的患者。

【注意事项】慎用于有药物滥用史的患者，因长期服用可能会产生依赖性。起效快，应在上床前即刻或上床后难以入睡时服用。与所有的镇静催眠药一样，当清醒时，服用扎来普隆会导致记忆损伤、幻觉、协调障碍、头晕。为了更好发挥药效，不要在用完高脂肪饮食后立即服用。用药期间禁止饮酒或含酒精的饮料。

【制剂规格】胶囊剂：每粒 5mg；10mg。片剂（分散片）：每片 5mg；10mg。

佐匹克隆[药典（二）；基；医保（乙）]

Zopiclone

【药理作用】本品为抑制性神经递质γ-氨基丁酸（GABA）受体激动剂，结构与苯二氮䓬类不同，与苯二氮䓬类有相同的受体结合部位，但作用于不同区域。本品作用迅速，与苯二氮䓬类相比作用更强。

【适应证】用于各种原因引起的失眠症，尤其适用于不能耐受次晨残余作用的患者。

【用法用量】口服。睡前服 7.5mg。老年人、肝功能不全者，睡前服 3.75mg，必要时可增加至 7.5mg。

【不良反应】可见困倦、口苦、口干、肌无力、头痛。长期服药后突然停药可出现反跳性失眠、噩梦、恶心、呕吐、焦虑、肌痛、震颤。

【禁忌证】①禁用于对本品过敏者、呼吸代偿功能不全者、重症肌无力、重症睡眠呼吸暂停综合征患者及严重肝功能不全者。②妊娠期、哺乳期妇女及 15 岁以下儿童不宜使用。

【注意事项】过量服用可致深睡甚至昏迷。用药时间不宜过长，一般不超过 4 周，可间断使用。停药时须逐渐减量。用药期间禁止饮酒。

【制剂规格】片剂：每片 3.75mg；7.5mg。胶囊剂：每粒 3.75mg；7.5mg。

唑吡坦[药典（二）；基；医保（乙）]

Zolpidem

【药理作用】本品为咪唑吡啶类催眠

药，作用类似苯二氮䓬，但可选择性地与苯二氮䓬Ⅰ型受体β_2或ω_1受体结合，调节氯离子通道，具有较强的镇静、催眠作用，抗惊厥、抗焦虑和肌肉松弛作用较弱。可缩短入睡时间，减少夜间觉醒次数，延长总睡眠时间，改善睡眠质量，无明显镇静作用和精神运动障碍。

【适应证】用于治疗短暂性、偶发性失眠症或慢性失眠的短期治疗。

【用法用量】口服。常用量为 10mg，睡前服。偶发性失眠，一般用药 2～5 日。长期用药应不超过 4 周。老年人及肝功能不全者剂量减半，必要时可增至 10mg。

【不良反应】①不良反应较少，可见恶心、呕吐、腹痛、腹泻、头晕、停药后失眠、皮疹、瘙痒等，半夜起床可能出现反应迟钝、摔倒。②有些患者用药后 1 小时内未能及时入睡，可能出现记忆减退、眩晕、步履不稳、幻觉、意识障碍等。③滥用本品可能导致药物依赖。④老年人常见不良反应为共济失调及精神紊乱。

【禁忌证】①禁用于对本品过敏者、严重呼吸功能不全、睡眠呼吸暂停综合征、严重肝功能不全、肌无力、有强烈自杀倾向和过度酗酒的患者。②18 岁以下儿童、妊娠期及哺乳期妇女禁止使用。

【注意事项】①服药期间禁止饮酒。②慎用于呼吸功能不全、肝功能不全者。慎与其他中枢神经系统抑制药合用。服药期间避免驾车和操纵机器。③本品不排除发生药物依赖性的可能。④合用时乙醇、中枢抑制药可增加唑吡坦的镇静作用。⑤合用时可延长氯丙嗪的清除时间。⑥与丙米嗪合用，增加嗜睡反应和逆行遗忘的发生，并降低丙米嗪的峰浓度。⑦氟伏沙明、环丙沙星可能增加唑吡坦的血浆浓度，不建议合用。

【制剂规格】片剂：每片 5mg；10mg。

第7节 抗帕金森病药

苯海索[药典（二）；基；医保（甲）]

Trihexyphenidyl

【药理作用】本品为中枢抗胆碱药，主要抑制突触间隙中多巴胺的再摄取，对中枢纹状体 M 胆碱受体有拮抗作用，外周抗胆碱作用较弱，对平滑肌有直接抗痉挛作用，小剂量时可有抑制中枢神经系统作用，大剂量时则可引起脑兴奋。

【适应证】①临床用于帕金森病、帕金森综合征，脑炎后或动脉硬化引起的震颤麻痹，对改善流涎有效，对缓解僵直、运动迟缓疗效较差，改善震颤明显，但总的疗效不及左旋多巴、金刚烷胺。主要用于轻症及不能耐受左旋多巴的患者。常与左旋多巴合用。②药物利血平和吩噻嗪类引起的锥体外系反应（迟发运动失调除外）。③肝豆状核变性。④畸形性肌张力障碍、癫痫、慢性精神分裂症、抗精神病药物所致的静坐不能。

【用法用量】常用量：口服，开始时每日 1～2mg，可分 2 次服用；逐日递增至每日 5～10mg，分次服用。对药物引起的锥体外系反应：口服开始第一日 1mg，并渐增剂量直至每日 5～10mg，分 2 次服用。口服，每日最多不超过 10mg。

【不良反应】①常见的不良反应有心动过速、口干、便秘、尿潴留、瞳孔散大、视力模糊等抗胆碱反应。②长期应用可有中枢神经系统症状，如嗜睡、抑郁、记忆力下降、幻觉、谵妄、精神病样表现等。

【禁忌证】青光眼、尿潴留、前列腺肥大者禁用。

【注意事项】①老年人长期应用容易促发青光眼。老年人对药物较敏感，注意控制剂量，高龄老年患者慎用。②心血管功能不全者、高血压患者、肠梗阻或有此病史者、重症肌无力患者、肾功能障碍患者、有锥体外系反应的精神病患者慎用。③本品可抑制乳汁的分泌，妊娠期及哺乳期妇女慎用。④因过量而中毒时，可用拟胆碱药等解救。

【制剂规格】片剂：每片 2mg。胶囊剂：每粒 5mg。

苄丝肼[药典（二）]

Benserazide

【药理作用】本品为外周多巴脱羧酶抑制剂，作用类似卡比多巴。口服吸收快，吸收率约 58%，在肠内代谢，由尿排泄，12 小时排泄率约 85%。

【适应证】用于帕金森病和帕金森综合征。对药物引起的帕金森病无效。

【用法用量】口服。多与左旋多巴合用，开始时一次苄丝肼 25mg 及左旋多巴 100mg，每日 2 次；然后每隔一周将苄丝肼增加每日 25mg 及左旋多巴每日 100mg，至每日剂量苄丝肼达 250mg 及左旋多巴达 1000mg 为止。分 3～4 次服用。

【不良反应】尚不明确。

【禁忌证】25 岁以下患者、妊娠期妇女及缺乏必要避孕措施的育龄妇女禁用。

【注意事项】必要时可加服维生素 B_6。骨质疏松患者慎服。

【制剂规格】胶囊剂：每粒 125mg（含苄丝肼 25mg 及左旋多巴 100mg）；250mg（含苄丝肼 50mg 及左旋多巴 200mg）。

多巴丝肼[药典（二）；基；医保（甲）]

Levodopa and Benserazide

【药理作用】本品为苄丝肼与左旋多巴的复方制剂，其作用同左旋多巴，但由于苄丝肼为多巴脱羧酶抑制剂，能抑制左旋多巴在脑外脱羧而使脑中的左旋多巴量增加，故可减少左旋多巴的用量，从而减少其引起的不良反应，增强患者的耐受性。

【适应证】用于原发性震颤麻痹、脑炎后或合并有脑动脉硬化的症状性帕金森综合征。

【用法用量】口服。成人第 1 周每次 125mg，每日 2 次。以后每隔 1 周每日增加 125mg。一般日剂量不得超过 1g，分 3～4 次服用。

【不良反应】较常见的有恶心，呕吐，直立性低血压，头、面部、舌、上肢和身体上部的异常不随意运动，精神抑郁，排尿困难。

【禁忌证】严重心血管疾病和内分泌疾病，肝肾功能障碍，心力衰竭，青光眼，有惊厥史，精神病患者禁用。妊娠期、哺乳期妇女及25岁以下的患者不宜应用本品。有尚未诊断明确的皮损、黑色素瘤或有黑色素瘤史的患者禁用。

【注意事项】胃与十二指肠溃疡患者，糖尿病患者，支气管哮喘，肺气肿及其他严重影响肺部疾病的患者，尿潴留患者，严重骨髓疾病患者，严重甲状腺功能亢进症患者，心动过速或嗜铬细胞瘤患者，骨质软化症患者，抑郁症等精神疾病患者慎用。

【制剂规格】片剂：每片250mg（左旋多巴200mg和苄丝肼50mg）。胶囊剂：每粒125mg（左旋多巴100mg和苄丝肼25mg）；250mg（左旋多巴200mg和苄丝肼50mg）。

卡比多巴 [药典（二）；医保（乙）]

Carbidopa

【药理作用】本品为外周多巴脱羧酶抑制剂，不易进入中枢，故仅抑制外周的左旋多巴转化为多巴胺，使循环中左旋多巴含量增加5～10倍，因而它进入中枢的量也增多。

【适应证】主要与左旋多巴合用：①治疗各种原因引起的帕金森病。②治疗单眼弱视。

【用法用量】口服。首次剂量，卡比多巴10mg，左旋多巴100mg，每日4次；以后每隔3～7日每日增加卡比多巴40mg，左旋多巴400mg，直至每日量卡比多巴达200mg，左旋多巴达2g为限。

【不良反应】极少单独使用。与左旋多巴合用时，可出现恶心、呕吐等。

【禁忌证】儿童、妊娠期及哺乳期妇女禁用。青光眼、精神疾病、严重心律失常、心衰、消化性溃疡、有惊厥史者禁用。

【注意事项】用药期间需检查血常规以及肝、肾功能及心电图。

【制剂规格】片剂：每片25mg。

罗替高汀

Rotigotine

【药理作用】本品为非麦角类四氢萘胺多巴胺D_3、D_2、D_1受体激动药，通过对所有多巴胺受体激活发挥作用而起效。体外研究显示，本品对D_3受体有高亲和力。此外，本品还作为α_1、5－HT受体激动药及α_2、M_2受体拮抗剂而发挥作用。

【适应证】用于治疗：①帕金森病。②中至重度下肢不宁综合征。

【用法用量】①轻至中度帕金森病（早期）：使用$10cm^2$贴片，每次贴1处，于上下腹部轮流至少贴14处，24小时后去掉。②中至重度帕金森病（晚期）：每日贴1次，推荐起始剂量为每24小时4mg，以24小时2mg增量，每周增加1次，最大剂量24小时16mg。如需停药，应以24小时2mg逐渐减量，宜隔日1次。

【不良反应】①较常见：恶心、呕吐、

便秘。②可见睡眠发作，常突然发生，无任何警示。较多见嗜睡、头晕、头痛、失眠。③可见直立性低血压、晕厥，尤其是用药初期。还可见 Q–T 间期延长。④可见用药部位皮肤反应，皮疹。⑤可见强迫行为，视觉异常等。

【禁忌证】对本品过敏者禁用。

【注意事项】妊娠期及哺乳期妇女慎用。

【制剂规格】缓释透皮贴片：每片 $10cm^2$（24 小时释放至皮肤的罗替高汀 2mg）；$20cm^2$（24 小时释放至皮肤的罗替高汀 4mg）；$30cm^2$（24 小时释放至皮肤的罗替高汀 6mg）；$40cm^2$（24 小时释放至皮肤的罗替高汀 8mg）。

普拉克索 [基；医保（乙）]

Pramipexole

【药理作用】本品为合成的非麦角类药物，是一种选择性作用于多巴胺 D_3 受体的多巴胺激动剂。对神经元有抗氧化保护作用。

【适应证】①单独或与左旋多巴合用于治疗帕金森病，可明显减少静息时的震颤。②晚期帕金森病用本品与左旋多巴共同治疗时，可使患者对左旋多巴的需要量减少 27%～30%，并可延长症状最佳控制时间为平均每天 2 小时。

【用法用量】口服。按病情程度每次 1.5～4.5mg，一日 3 次。在开始第 1 周中，口服每次 0.125mg，每天 3 次；第 2 周，口服每次 0.25mg，每天 3 次；以后每周增加 0.75mg，达最高每天 4.5mg。

【不良反应】①与其他多胺激动剂类似，包括恶心、头晕、嗜睡和失眠；有幻觉、运动障碍及口干、便秘等。②用本品治疗初期，常见直立性低血压。③常见外周水肿，可能出现性欲异常。④用本品单独治疗早期帕金森病患者中，约有 20%因不良反应而在治疗第 1 年内停药；而用麦角类药物的停药率为 40%。

【禁忌证】对本品过敏者、妊娠期及哺乳期妇女禁用。

【注意事项】①肾功能不全者慎用。②可引起“睡眠发作”，因此驾驶车和机械操作者应特别注意。

【制剂规格】片剂：每片 0.125mg；0.25mg；0.5mg；1mg；1.5mg。缓释片：每片 0.375mg；0.75mg。

司来吉兰 [药典（二）；医保（乙）]

Selegiline

【药理作用】本品为抗帕金森病药，是一种选择性 B 型单胺氧化酶不可逆性抑制剂，可阻断多巴胺代谢，抑制多巴胺降解，也可抑制突触处多巴胺的再摄取而延长多巴胺作用时间。

【适应证】①本品适用于左旋多巴治疗帕金森病的辅助用药治疗。②本品可与抗氧化剂维生素 E 联合治疗帕金森病。③用于控制痴呆、抑郁、嗜睡综合征。

【用法用量】作为左旋多巴治疗的辅助用药，口服每天总量 10mg，早饭和午饭时各服 5mg，2～3 天后，可试着减少卡比多巴/左旋多巴的剂量。司来吉兰剂量不应超过每天 10mg，以维持对 MAO 抑制作用的特异选择性。

【不良反应】单独服用盐酸司来吉兰耐受性好。有报道服用盐酸司来吉兰后患者口干，短暂血清转氨酶值升高及睡眠障碍（例如失眠）的发生率比用安慰剂患者增加。加入盐酸司来吉兰给已服用最大耐受剂量左旋多巴患者，可能出现不随意运动、恶心、激越、错乱、幻觉、头痛、体位性低血压及眩晕。排尿困难及皮疹也曾有报道。应监测潜在的不良反应。

【禁忌证】对盐酸司来吉兰过敏者、严重的精神病、严重的痴呆、迟发性异动症、有消化性溃疡以及病史者禁用；与左旋多巴合用时，对甲状腺功能亢进、肾上腺髓质的肿瘤（嗜铬细胞瘤）、青光眼（闭角型青光眼）患者禁用。

【注意事项】胃溃疡、未控制的高血压、心律失常、心绞痛或精神病患者慎用。肝功能不全者慎用。与左旋多巴合用时注意减少左旋多巴用量 30%，并注意口腔卫生。

【制剂规格】片剂：每片 5mg。胶囊剂：每粒 5mg。

溴隐亭[基；医保（乙）]

Bromocriptine

【药理作用】本品为多肽类麦角生物碱，选择性地激动多巴胺（DA）受体。一般剂量时激动 D_2 受体，发挥抗震颤麻痹作用；小剂量时激动突触前膜 D_3 受体，使多巴胺释放减少。它可激动垂体细胞的多巴胺受体，使垂体催乳激素及生长激素释放减少。

【适应证】①抗帕金森病，疗效优于金刚烷胺及苯海索，对僵直、少动亦效果好，对重症患者亦效果好，常用于左旋多巴疗效不好或不能耐受患者，症状波动者，对左旋多巴复方制剂无效者。本品特点是显效快，持续时间长。②治疗慢性精神分裂症和躁狂症，特别是因多巴胺功能降低所致的精神分裂症的阴性症状。治疗抑郁症，通过增强多巴胺能神经元的活性而对抑郁症有效。治疗抗精神病药恶性综合征。③治疗闭经或乳溢，用于各种原因所致催乳激素过高引起的闭经或乳溢，对于垂体瘤诱发者，可作为手术或放射治疗的辅助治疗。④抑制生理性泌乳。⑤用于催乳激素过高引起的经前期综合征，对周期性乳房痛和乳房结节，可使症状改善，但对非周期性乳房痛和月经正常者几乎无效。⑥用于肢端肥大症，无功能性垂体肿瘤，垂体性甲状腺功能亢进患者。治疗库欣综合征：大多数库欣综合征由促皮质素瘤引起，少数为下丘脑分泌促性腺激素释放激素异常。溴隐亭可降低促皮质素，故可用于治疗库欣综合征。⑦用于女性不育症。⑧治疗男性性功能减退，对男性乳腺发育、阳痿、精液不足等有一定疗效。⑨治疗可卡因戒断综合征，可有效减轻可卡因的成瘾和戒断的焦虑症状。⑩可用于亨廷顿舞蹈症。

【用法用量】口服。①抗帕金森病：开始一次 1.25mg，一日 2 次，2 周内逐渐增加剂量，必要时每 2～4 周每日增加 2.5mg，以找到最佳疗效的最小剂量，一日剂量 20mg 为宜。②产后回乳：如为预防性用药，分娩后 4 小时开始服用 2.5mg，以后改为一日 2 次，一次 2.5mg，连用 14 日；如已有乳汁分泌，则一日 2.5mg，2～3 天后改为一日 2 次，一次 2.5mg，连用 14 日。③高泌乳素血症引起的闭经溢乳、不孕症：常用起始量为一次 1.25mg，一日 2～3 次；若症状未得到控制，可逐渐增量至一次 2.5mg，一日 2～3 次，餐后服用，直至月经恢复正常，再继续用药几个星期，完全停止则需 12～13 周，以防复发。④产后乳房充血：轻者可口服，一次 2.5mg，如果需要，则 6～12 小时后可重复 1 次。短时间用药不会抑制泌乳。⑤男性高泌乳素血症起的性功能低下：一次 1.25mg，一日 2～3 次，逐渐增加至一日 5～10mg，分 3 次服用。⑥肢端肥大症：开始一日 2.5mg，经 7～14 日后根据临床反应可逐渐增至一日 10～20mg，分 4 次与食物同服。⑦垂体泌乳素瘤：起始量为一日 1.25mg，维持量为一日 5～7.5mg，最大量为一日 15mg。

【不良反应】①主要有口干、恶心、呕吐、食欲丧失、便秘、腹泻、腹痛、头痛、眩晕、疲倦、精神抑郁、雷诺现象、夜间小腿痉挛等。②也可出现低血压、多动症、运动障碍及精神症状。不良反应发生率约 68%，连续用药后可减轻，与食物同服也可减轻。约有 3%需中止用药。

【禁忌证】①对麦角生物碱过敏者、心脏病、周围血管性疾病及妇女妊娠期禁用。②严重精神病史和患心肌梗死者禁用。

【注意事项】①用于治疗闭经或乳溢，可产生短期疗效，但不宜久用；治疗期间可以妊娠，如需计划生育，应使用不含雌激素的避孕药或其他措施。②消化道溃疡患者慎用。

【制剂规格】片剂：每片 2.5mg。

左旋多巴 [药典（二）；医保（甲）]

Levodopa

【药理作用】本品为多巴胺（DA）的前体药物，本身无药理活性，通过血脑屏障进入中枢，经多巴脱羧酶作用转化成 DA 而发挥药理作用

【适应证】用于帕金森病，肝性脑病。

【用法用量】①治疗帕金森病：口服，开始一日 0.25～0.5g，分 2～3 次。每服 2～4 日后每日量增加 0.125～0.5g。维持量一日 3～6g，分 4～6 次，连续用药 2～3 周后见效。静脉滴注，一日 0.2～0.3g。用 5%～10%葡萄糖注射液稀释后应用。②治疗肝性脑病：口服，一日 0.3～0.4g，待完全清醒后减量至一日 0.2g，继续 1～2 日后停药。

【不良反应】①胃肠道反应：恶心，呕吐，食欲缺乏，见于治疗初期，约 80%患者产生。②“开关”现象（突然多动不安为开，而后出现肌强直运动不能为关）。③日内波动现象。④排尿困难。

【禁忌证】高血压、精神病、糖尿病、心律失常、闭角型青光眼、妊娠期及哺乳期妇女禁用。

【注意事项】①支气管哮喘、肺气肿、严重心血管疾病及肝、肾功能障碍等

患者慎用。②长期使用对肝脏有损害，可引起嗅、味觉改变或消失，唾液、尿液及阴道分泌物变成棕色。

【制剂规格】片剂：每片 50mg；125mg；250mg。胶囊剂：每粒 100mg；125mg；250mg。注射液：每瓶 5mg（20ml）。

第 8 节　抗精神病药

阿立哌唑 [药典（二）；基；医保（甲）]

Aripiprazole

【药理作用】本品为非典型抗精神病药物，对多巴胺能神经系统具有双向调节作用，是多巴胺递质的稳定剂。与 D_2、D_3、$5-HT_{1A}$、$5-HT_{2A}$ 受体具有高亲和力，与 D_4、$5-HT_{2C}$、$5-HT_7$、α_1、H_1 受体以及 5-HT 重吸收位点具有中度亲和力。本品是 D_2 受体和 $5-HT_{1A}$ 受体的部分激动剂，也是 $5-HT_{2A}$ 受体的拮抗剂。与其他受体的作用可能产生本品临床上某些其他的作用，如对 α_1 受体的拮抗作用可阐释其体位性低血压现象。

【适应证】用于治疗各类型精神分裂症。

【用法用量】口服，每日 1 次。起始剂量为每日 10mg 或 15mg，不受进食影响。临床有效剂量范围为每日 10～30mg。用药 2 周内（药物达稳态所需时间）不应增加剂量，2 周后，可根据个体的疗效和耐受情况适当调整，但加药速度不宜过快。

【不良反应】不良反应比较轻，体重增加、锥体外系反应等发生率低，耐受性较好。主要不良反应有头痛、焦虑、失眠、嗜睡、小便失禁、静坐不能。

【禁忌证】对本品过敏者禁用。

【注意事项】①不能用于痴呆相关精神病的治疗。②慎用于心血管疾病患者、脑血管疾病患者或者诱发低血压的情况。③慎用于癫痫病史或癫痫阈值较低情况的患者。④慎用于有吸入性肺炎风险的患者。⑤服药期间避免从事驾驶或机械操作。

【制剂规格】片剂：每片 5mg；10mg；15mg。口腔崩解片：每片 5mg；10mg；15mg。胶囊剂：每粒 5mg。

氨磺必利 [基；医保（乙）]

Amisulpride

【药理作用】本品为苯甲酰胺的衍生物，多巴胺 D_2 受体拮抗剂，可选择性地与边缘系统 D_2、D_3 受体结合。小剂量有振奋、激活作用，用于精神分裂症阴性症状；大剂量有镇静作用，可治疗急性精神障碍。对抑郁症状也有效。

【适应证】用于治疗精神疾病，尤其是伴有阳性症状和（或）阴性症状的急、慢性精神分裂症。

【用法用量】口服。①精神分裂症急性期：通常情况下，若一日剂量不超过 400mg，应顿服；若一日用量超过 400mg，应分 2 次服用。②精神分裂症阴性症状占优势阶段：推荐剂量每日 50～300mg，1 次服完，剂量应根据个人情况进行调整，最佳剂量约为每日 100mg。③精神分裂症阳性及阴性症状混合阶段：治疗初期应主要控制阳性症状，剂量为每日 400～800mg，分 2 次服用；然后根据患者的反应调整剂量至最小有效剂量。

【不良反应】①常见的不良反应有锥体外系反应、睡眠障碍、血中催乳素水平升高、体重增加。②其他可有嗜睡、头晕、乏力、过度兴奋、烦躁不安、便秘、恶心、呕吐、口干、吞咽困难、视力模糊等。

【禁忌证】对本品过敏者、嗜铬细胞瘤、催乳素瘤、乳腺癌、帕金森病、严重肾功能不全患者，妊娠期、哺乳期妇女及 15 岁以下儿童禁用。

【注意事项】①对其他苯甲酰胺衍生物有过敏史者、轻至中度肾功能不全者、癫痫患者、老年人慎用。②本品可延长 Q－T 间期，与剂量相关，治疗前及过程中应进行心电图检查。③用药期间不要从事驾驶、机械操作等有危险的活动。④可与食物、水和牛奶同服，以避免胃部刺激。⑤不要突然停药，应逐渐减量。

【制剂规格】片剂：每片 50mg；200mg。

奥氮平 [药典（二）；基；医保（乙）]

Olanzapine

【药理作用】本品是一种新型二苯并氮䓬类非典型抗精神病药，能与多巴胺受体、5－HT 受体和胆碱受体结合，并具有拮抗作用。拮抗多巴胺 D_2 受体与治疗精神分裂症的阳性症状有关，拮抗 $5-HT_{2A}$ 受体与治疗精神分裂症的阴性症状有关。不同于氯氮平，本品不会发生粒细胞缺乏症，没有迟发性运动障碍和严重的精神抑制症状产生。

【适应证】①用于有严重阳性症状或阴性症状的精神分裂症和其他精神病的急性期及维持期。②亦可用于缓解精神分裂症及相关疾病常见的继发性情感症状。

【用法用量】口服：每日 10～15mg。可根据患者情况调整剂量每日 5～20mg。老年人、女性、非吸烟者、有低血压倾向者、严重肾功能损害或中度肝功能损害者，起始剂量为每日 5mg，如需加量，剂量递增为每次 5mg，递增 1 次间隔至少 1 周。

【不良反应】①常见的不良反应有嗜睡和体重增加。②可引起泌乳素增加，以及与泌乳素相关的月经和性功能方面的不良事件。③可引起血脂升高。

【禁忌证】①禁用于对本品过敏的患者、闭角型青光眼。②不推荐用于治疗帕金森病及多巴胺激动剂相关的神经病。③妊娠期及哺乳期妇女不宜使用，用药时应权衡利弊。

【注意事项】①慎用于有低血压倾向的心血管及脑血管患者、癫痫病患者、有惊厥发作史和有惊厥阈值降低因素的患者、肝功能损害者、前列腺肥大者、麻痹性肠梗阻患者、各种原因引起的血细胞及中性粒细胞降低及骨髓抑制的患者。②建议对糖尿病患者和存在糖尿病高危因素的人进行适当的临床监察。③建议用药过程中对血脂水平进行检查。驾驶车辆及从事机械操作者慎用。

【制剂规格】片剂：每片2.5mg；5mg；10mg。

奋乃静 [药典（二）；基；医保（甲）]

Perphenazine

【药理作用】本品为吩噻嗪类的哌嗪衍生物。药理作用与氯丙嗪相似，但其抗精神病作用、镇吐作用较强，而镇静作用较弱。毒性较低。对幻觉、妄想、焦虑、紧张、激动等症状有效。对多巴胺受体的作用与氯丙嗪相同，其锥体外系不良反应较明显；对去甲肾上腺素受体影响较小，故对血压影响不大。

【适应证】①用于治疗偏执性精神病、反应性精神病、症状性精神疾病，单纯型及慢性精神分裂症。②也用于治疗恶心、呕吐、呃逆等症，神经症具有焦虑紧张症状者，亦可用小剂量配合其他药物治疗。

【用法用量】口服：用于呕吐和焦虑，每次2～4mg，每日2～3次；用于精神病，开始每日6～12mg，逐渐增量至每日30～60mg，分3次服。肌内注射：用于精神病，每次5～10mg，隔6小时一次或酌情调整；用于呕吐，每次5mg。

【不良反应】①常见锥体外系不良反应，一般服用苯海索可缓解。长期服用也可发生迟发性运动障碍。②少数患者有心悸、心动过速、口干、恶心、呕吐、便秘、尿频、食欲改变和体重增加等症状。

【禁忌证】对吩噻嗪类药物过敏者，肝功能不全者，有血液病、骨髓抑制者，青光眼患者，帕金森及帕金森综合征患者禁用。

【注意事项】妊娠期、哺乳期妇女慎用。

【制剂规格】片剂：每片2mg；4mg。注射液：每支5mg（1ml）；5mg（2ml）。

氟奋乃静 [药典（二）；医保（乙）]

Fluphenazine

【药理作用】本品为吩噻嗪类的哌嗪衍生物，是多巴胺D_1、D_2受体的拮抗剂，与5－HT受体有高度亲和力。抗精神病作用比奋乃静强，且作用较持久。镇静，降低血压作用弱。

【适应证】用于各型精神分裂症，有振奋和激活作用，适用于单纯型、紧张型及慢性精神分裂症，缓解情感淡漠及行为退缩等症状。亦可用于控制恶心、呕吐。

【用法用量】①口服：成人常用剂量每次2mg，每日1～2次；逐渐递增，日服总量可达20mg，最大量不超过每日30mg。②肌内注射：每次2～5mg，每日1～2次。

【不良反应】用药后容易出现锥体外系反应，如两眼斜视或向外上方固定、肢体扭转、角弓反张、颈部强直、斜颈、静坐不能、抽搐、舌根发硬等运动障碍，可同时用抗震颤麻痹药。

【禁忌证】对本品过敏者、帕金森病患者及严重抑郁症患者禁用。昏迷患者、皮层下脑组织受损患者、有基底神经节病变者、恶病质患者、骨髓抑制患者、青光眼患者禁用。6 岁以下儿童禁用本品，12 岁以下儿童禁用本品注射剂。

【注意事项】既往有抽搐史者慎用。嗜铬细胞瘤患者、白细胞过低、血压过低、肝肾功能不全、心脑血管疾病及癫痫患者慎用。妊娠期妇女慎用，哺乳期妇女服用本品期间应停止哺乳。

【制剂规格】片剂：每片 2mg；5mg。注射液：每支 2mg（1ml）；5mg（1ml）；10mg（2ml）。

氟哌啶醇 [药典（二）；基；医保（甲）]

Haloperidol

【药理作用】本品为丁酰苯类抗精神病药的主要代表，作用与氯丙嗪相似，有较强的多巴胺受体拮抗作用。在等同剂量时，其拮抗多巴胺受体的作用为氯丙嗪的 20～40 倍，因此属于强效低剂量的抗精神病药。

【适应证】①各种急、慢性各型精神分裂症。特别适合于急性青春型和伴有敌对情绪及攻击行动的偏执型精神分裂症，亦可用于对吩噻嗪类治疗无效的其他类型或慢性精神分裂症。②焦虑性神经症。③儿童抽动－秽语综合征，又称 Tourette 综合征（TS），小剂量本品治疗有效，能消除不自主的运动，又能减轻和消除伴存的精神症状。④呕吐及顽固性呃逆。

【用法用量】①口服：用于精神病：成人，开始剂量每次 2～4mg，每日 2～3 次；逐渐增至 8～12mg，每日 2～3 次。一般剂量每日 20～30mg。维持治疗每次 2～4mg，每日 2～3 次。儿童及老年人，剂量减半。用于呕吐和焦虑：每日 0.5～1.5mg。用于抽动－秽语综合征：一般剂量每次 1～2mg，每日 3 次。②肌内注射：每次 5～10mg，每日 2～3 次。③静脉注射：10～30mg 加入 25%葡萄糖液注射液在 1～2 分钟内缓慢注入，每 8 小时 1 次。好转后可改口服。

【不良反应】①多见锥体外系反应，降低剂量可减轻或消失，长期应用可引起迟发性运动障碍。尚可引起失眠、头痛、口干及消化道症状。②大剂量长期使用可引起心律失常、心肌损伤。

【禁忌证】①帕金森病或严重中毒性中枢神经抑制患者不宜使用。②对本品过敏者、心功能不全、骨髓抑制、重症肌无力患者禁用。③妊娠期妇女禁用。哺乳期妇女不宜服用。

【注意事项】①有报道肌内注射后引起呼吸肌运动障碍，肺功能不全者慎用。②可影响肝功能，但停药后可逐渐恢复。肝功能不全者慎用。③癫痫、心脏疾病、青光眼、肾功能不全及尿潴留者、甲状腺功能亢进或中毒性甲状腺肿大患者慎用。④儿童用药后可引起严重的肌张力障碍，应特别谨慎。

【制剂规格】片剂：每片 2mg；4mg；5mg。注射液：每支 5mg（1ml）。

氟哌利多 [药典（二）；医保（乙）]

Droperidol

【药理作用】本品药理作用与氟哌啶醇基本相同。抗精神病作用主要与其拮抗多巴胺受体，并可促进脑内多巴胺的转化有关。具有较强的抗精神病运动性兴奋及抗休克和止吐作用。

【适应证】①用于治疗精神分裂症的急性精神运动性兴奋躁狂状态。②神经安定镇痛术。③麻醉前给药，具有较好的抗精神紧张、镇吐、抗休克作用。

【用法用量】①精神分裂症：每日 10～30mg，分 1～2 次肌内注射。②神经安定镇痛术：每 5mg 加芬太尼 0.1mg，在 2～3 分钟内缓慢静脉注射。③麻醉前给药：术前 0.5 小时肌内注射 2.5～5mg。

【不良反应】锥体外系反应较重且常见，急性肌张力障碍在儿童和青少年更易发生，出现明显的扭转痉挛，吞咽困难，静坐不能及类帕金森病。

【禁忌证】有帕金森病史者禁用。对本品过敏者、严重神经抑制、抑郁症、嗜铬细胞瘤、重症肌无力、基底神经节病变者禁用。

【注意事项】药物引起的急性中枢神经抑制、癫痫患者慎用。肝功能不全、肾功能不全及尿潴留、高血压、心功能不全、休克、肺功能不全、甲状腺功能亢进或毒性甲状腺肿、青光眼患者慎用。

【制剂规格】注射液：每支 5mg。

氟哌噻吨美利曲辛[医保（乙）]

Flupentixol and Melitracen

【药理作用】本品含氟哌噻吨和美利曲辛两种成分，是由两种常见且已被证明有效的化合物组成的复方制剂。氟哌噻吨通过拮抗脑内多巴胺 D_2 受体而起抗精神病作用。美利曲辛是一种三环类抗抑郁药，包括对利血平的拮抗作用、抗强制性木僵、增强肾上腺素及去甲肾上腺素（NA）的作用，还有微弱的镇静作用。由于美利曲辛具有抑制神经递质再吸收的作用，故可使突触间隙的 5 – HT 和 NA 浓度增加。氟哌噻吨和美利曲辛合用可提高脑内突触间隙 DA、NA 及 5 – HT 等多种神经递质的含量，从而调节中枢神经系统的功能。另一方面，美利曲辛可以对抗大剂量用氟哌噻吨时可能产生的锥体外系反应。氟哌噻吨与美利曲辛相互拮抗，使本品的抗胆碱作用较单用美利曲辛弱。此外，本品对组胺受体也有一定的拮抗作用，并且还具有镇静、抗惊厥作用。

【适应证】①用于治疗轻、中度抑郁和焦虑。②用于治疗神经衰弱、心因性抑郁，抑郁性神经官能症，隐匿性抑郁，心身疾病伴焦虑和情感淡漠，更年期抑郁，嗜酒及药瘾者的焦躁不安及抑郁。③也用于治疗神经性头痛、偏头痛、紧张性头痛，某些顽固性疼痛及慢性疼痛。

【用法用量】口服：每日 2 片，早晨单次顿服，或早晨、中午各服 1 片。严重者每日 3 片，早晨 2 片，中午 1 片。维持剂量为每日 1 片，早晨服。

【不良反应】①可引起直立性低血压，有增加房室传导阻滞的危险。②中枢神经系统主要为锥体外系反应，但美利曲辛可以对抗氟哌噻吨的锥体外系反应。氟哌噻吨有引起神经阻滞剂恶性综合征的报道，美利曲辛可引起多汗症。③还可引起接触性皮炎、光敏感度增加等。

【禁忌证】严重心脏疾病、闭角型青光眼、精神高度兴奋、造血功能紊乱、前列腺腺瘤患者禁用。

【注意事项】①癫痫患者，肝、肾功能损害者，心脏疾病患者慎用。②不推荐儿童使用本品，妊娠期、哺乳期妇女慎用。

【制剂规格】片剂：每片含氟哌噻吨 0.5mg，美利曲辛 10mg。

喹硫平 [药典（二）；基；医保（甲、乙）]

Quetiapine

【药理作用】本品为一种新型二苯并氮䓬类非典型抗精神病药物，是脑内多种神经递质受体拮抗剂。其抗精神病作用机制可能主要是通过阻断中枢多巴胺 D_2 受体和 $5-HT_2$ 受体。对组胺 H_1 和肾上腺素 α_1 受体也有阻断作用，对毒蕈碱和苯二氮䓬类受体无亲和力。

【适应证】各型精神分裂症。本品不仅对精神分裂症阳性症状有效，对阴性症状也有一定效果。也可以减轻与精神分裂症有关的情感症状如抑郁、焦虑及认知缺陷症状。

【用法用量】口服：①成人：治疗第 1 周为剂量递增期，第 1、2 日每日 3 次，每次 25mg；第 3、4 日，每日 3 次，每次 50mg；第 5、6 日，每日 3 次，每次 75mg；第 7 日，每日 3 次，每次 100mg。治疗第 2 周为剂量调整期，根据患者的临床反应和耐受性调整剂量，剂量调整的范围在每日 150～750mg。②老年人，或肾脏和肝脏损害患者：用本品应慎重，推荐起始剂量应为每日 25mg，每日增加剂量幅度为 25～50mg，直至有效剂量，有效剂量可能需较一般成人低。③儿童：用于 12～18 岁儿童少年精神分裂症，起始剂量每次 25mg，每日 2 次，根据病情和耐受情况逐渐增加量，每次增加 25～50mg 至有效或最大耐受剂量，最大剂量每日 750mg。

【不良反应】①少见不良反应有过敏性皮炎、肝功能异常，血清转氨酶或 γ-GT 水平增高、食欲不振、便秘、非空腹状态下血清甘油三酯和总胆固醇水平轻微升高。②罕见皮疹、皮肤干燥、外周性水肿、肝损害、腹痛、消化不良、糖尿病、高甘油三酯血症伴发急性胰腺炎、急性肾衰竭、白细胞减少、血小板减少症等。

【禁忌证】对本品过敏者、严重肝、肾功能损害者、严重心血管疾病和脑血管疾病患者、昏迷、白细胞减少、甲状腺疾病及癫痫患者、妊娠期及哺乳期妇女禁用。

【注意事项】①用药期间需检测肝功能、白细胞数。②心血管疾病、脑血管疾病或其他有低血压倾向的患者、有抽搐病史的患者、老年人慎用。

【制剂规格】片剂：每片 25mg；50mg；100mg；200mg。

癸氟奋乃静 [药典（二）；基；医保（乙）]

Fluphenazine Decanoate

【药理作用】本品为氟奋乃静的长效酯类化合物，抗精神病作用主要与其阻断脑内多巴胺受体（D_2）有关，抑制网状结构上行激活系统而有镇静作用，止吐和降低血压作用较弱。

【适应证】①用于治疗急、慢性精神分裂症。②对单纯型和慢性精神分裂症的情感淡漠和行为退缩症状有振奋作用。③也适用于拒绝服药者及需长期用药维持治疗的患者。

【用法用量】肌内注射：首次剂量12.5～25mg，每2～4周注射一次。以后逐渐增加至25～75mg，2～4周注射一次。

【不良反应】①主要有锥体外系反应如：震颤、僵直、流涎、运动迟缓、静坐不能、急性肌张力障碍等。长期大量用药可引起迟发性运动障碍。②可引起血浆中泌乳素浓度增加，可能有关的症状为：溢乳、男子女性化乳房、月经失调、闭经。可出现口干、视物模糊、乏力、头晕、心动过速、便秘、出汗等。③少见的不良反应有体位性低血压，粒细胞减少症与中毒性肝损害。④偶见过敏性皮疹及恶性综合征。⑤可引起注射局部红肿、疼痛、硬结。

【禁忌证】①对氟奋乃静过敏者禁用。②严重抑郁症者禁用。③存在恶病质或肝损害时不能使用。④不推荐用于12岁以下的儿童。

【注意事项】①特别注意可能发生锥体外系综合征，常见反应为失张力反应和静坐不能，如果与典型帕金森症不相似，可能难以辨认。②运动不能可能成为不可逆的，偶见溢乳、癫痫加重、上腹疼痛或黄疸。③氟奋乃静可能使储存的儿茶酚胺释放，因而患嗜铬细胞瘤的患者使用时会有危险。④患有心血管疾病（如心衰、心肌梗死、传导异常）、癫痫患者及妊娠期妇女应慎用。哺乳期妇女使用本品期间应停止哺乳。肝、肾功能不全者应减量。⑤应定期检查肝功能与白细胞计数。

【制剂规格】注射液：每支25mg（1ml）。

利培酮[药典（二）；基；医保（乙）]

Risperidone

【药理作用】本品为苯丙异噁唑衍生物，是新一代的抗精神病药。与5－HT_2受体和多巴胺 D_2 受体有很高的亲和力。本品也能与α_1受体结合，与H_1受体和α_2受体亲和力较低，不与胆碱能受体结合。本品是强有力的D_2受体拮抗剂，可以改善精神分裂症的阳性症状；但它引起的运动功能抑制，以及强直性昏厥都要比经典的抗精神病药少。对中枢系统的5－HT和多巴胺拮抗作用的平衡可以减少发生锥体外系副作用的可能，并将其治疗作用扩展到精神分裂症的阴性症状和情感症状。

【适应证】用于治疗急性和慢性精神分裂症。特别是对阳性及阴性症状及其伴发的情感症状（如焦虑、抑郁等）有较好的疗效，也可减轻与精神分裂症有关的情感症状。对于急性期治疗有效的患者，在维持期治疗中，本品可继续发挥其临床疗效。

【用法用量】口服，宜从小剂量开始。

初始剂量每次 1mg，每日 2 次，在 1 周左右将剂量渐增至每日 2～4mg，第 2 周内可逐渐加量到每日 4～6mg。

【不良反应】①与经典抗精神病药相比，引起锥体外系副作用少而轻，引发迟发性运动障碍的风险较低。主要不良反应为因泌乳素升高引发的闭经、溢乳和性功能障碍。②可见焦虑、嗜睡、头晕、恶心、便秘、消化不良、鼻炎、皮疹等。

【禁忌证】①禁用于对本品过敏者及 15 岁以下儿童。②妊娠期及哺乳期妇女不宜使用。

【注意事项】①帕金森病患者、癫痫患者慎用。②老年人及心、肝、肾疾病患者剂量应减少。③用药期间避免驾车或进行机械操作。④老年痴呆患者应用本品应谨慎评估风险与获益。

【制剂规格】片剂：每片 1mg；2mg。分散片：每片 1mg；2mg。口腔崩解片：每片 0.5mg；1mg；2mg。口服液：每瓶 30mg（30ml）；100mg（100ml）。

硫必利 [药典（二）；医保（乙）]

Tiapride

【药理作用】本品属于苯酰胺类化合物，为新型镇痛及神经精神安定药物。特点是对感觉运动方面神经系统疾病及精神运动行为障碍具有良效。治疗舞蹈病及抽动秽语综合征的疗效较好。此外还有镇痛、镇吐和轻微降压作用，无镇静、抗惊厥作用。

【适应证】①舞蹈病：能改善症状，使异常运动明显减少，对舞蹈样运动疗效好。②抽动秽语综合征：对氟哌啶醇无效或因氟哌啶醇不良反应大不能耐受者，改用本品多可取得满意疗效。③老年性精神病：对老年人精神运动不稳定（激动、震颤、过敏、多言）并伴有精神错乱、失眠、幻觉或谵妄等症状，可使其减轻或完全消失。④疼痛：对顽固性头痛、痛性痉挛、关节疼痛及肩关节周围炎的疼痛均有明显疗效。⑤急、慢性酒精中毒。

【用法用量】①舞蹈病及抽动秽语综合征：口服，开始每日 150～300mg，分 3 次服。维持量每日 150～300mg。肌内注射或静脉注射，每日 200～400mg，分次注射。②老年性精神运动障碍：肌内注射或静脉注射，24 小时内用量为 200～400mg。③各种疼痛：开始每日 200～400mg，连服 3～8 日，严重病例每日肌内注射 200～400mg。④急、慢性酒精中毒：急性酒精中毒开始 24 小时肌内注射或静脉注射 600～1200mg，每 4～8 小时 1 次，3～4 日后减量；慢性酒精中毒一般每日口服 150mg。

【不良反应】较常见的不良反应为嗜睡、溢乳、闭经、消化道反应及头晕、乏力等。个别患者可出现木僵、肌强直、心率加快、血压波动、出汗等综合征。减量或停药后均可消失。

【禁忌证】严重循环障碍、嗜铬细胞瘤、不稳定性癫痫、肾功能障碍者禁用。

【注意事项】癫痫发作者、严重肝功能损害、白细胞减少或造血功能不良患者慎用。不推荐妊娠期及哺乳期妇女使用。

【制剂规格】片剂：每片 100mg。注射液：每支 100mg（2ml）。

硫利达嗪[药典（二）；医保（乙）]

Thiordazine

【药理作用】本品为吩噻嗪类含哌啶侧链的化合物，其左旋体选择性地对 D_2 受体起拮抗作用，其右旋体选择性的对 D_1 受体起拮抗作用。抗精神病作用与氯丙嗪相似，镇静、嗜睡作用也较少发生，无明显镇吐和降压作用。

【适应证】①主要用于治疗急、慢性精神分裂症，适用于伴有激动、焦虑、紧张的精神分裂症。②用于躁狂症、更年期精神病。③用于儿童多动症和行为障碍。

【用法用量】成人精神病：开始口服每次 25～100mg，每日 3 次。然后根据病情及耐受情况逐渐递增至充分治疗剂量每次 100～200mg，每日 3 次。最多可达每日 800mg。

【不良反应】可见口干、嗜睡、眩晕、视力调节障碍、直立性低血压、鼻塞、过敏性皮疹、尿失禁、射精障碍、乳漏等。

【禁忌证】严重的中枢神经系统功能降低、对吩噻嗪类有过敏史者、严重心血管疾病、白细胞减少、昏迷患者禁用。

【注意事项】必要时应定期检查心电图。肝肾功能不全、癫痫、脑炎及脑外伤后遗症者慎用。

【制剂规格】片剂：每片 10mg；25mg；50mg；100mg；200mg。

鲁拉西酮[医保（乙）]

Lurasidone

【药理作用】本品的作用机制尚未完全明确，但本品对精神分裂症的有效性是通过对中枢多巴胺（D_2）和 5－羟色胺（5－HT_{2A}）受体的联合拮抗作用而介导的。

【适应证】治疗精神分裂症。

【用法用量】口服。推荐起始剂量为 40mg，每日 1 次。根据症状可增加至每次 80mg，每日 1 次。本品应与食物同服。

【不良反应】嗜睡，静坐不能，恶心，帕金森症和焦虑，锥体外系症状，荨麻疹，咽喉肿痛，舌肿，呼吸困难，皮疹，高血压、肌酸磷酸酶升高，便秘，腹泻，腹痛，视物模糊，心动过速。

【禁忌证】①对盐酸鲁拉西酮或制剂中任何组分过敏的患者禁忌。②鲁拉西酮禁忌与强 CYP3A4 抑制剂（如，酮康唑、克拉霉素、利托那韦、伏立康唑等）和强 CYP3A4 诱导剂（如，利福平、圣约翰草、苯妥英、卡马西平等）联用。

【注意事项】①痴呆相关精神病老年患者使用抗精神病药死亡率增加，未批准鲁拉西酮用于痴呆相关精神病患者的治疗。②脑血管不良反应，包括痴呆相关精神病老年患者使用抗精神病药物，导致的脑血管意外或短暂性脑缺血发生率增加。③如出现疑似神经阻滞恶性综合征，立即停用鲁拉西酮并强化对症治疗和监测。④接受本品治疗的患者如出现迟发型运动障碍，应当考虑停止药物治疗。⑤代谢变化，注意监测血糖、血脂、体重。⑥可见催乳素升高。⑦既往有白细胞低或有药物导致的白细胞减少/中性粒细胞减少症病史的患者，在开始治疗的前几个月，应经常监测全血细胞计数，在没有其他诱因的情况下，一旦发现白细胞降低，则应停用本品。重度中性粒细胞减少症的患者应停用本品并对白细胞随访，直至恢复正常。⑧鲁拉西酮可能引起嗜睡、体位性低血压、运动和感觉不稳定，这些可能导致跌倒，进而导致骨折或其他损伤，用药前应完成跌倒风险评估。⑨本品应慎用于癫痫发作病史或癫痫发作阈值降低的患者。⑩本品可能会损害判断、思维或运动功能，提醒操作危险机器（包括汽车）的患者谨慎使用。⑪抗精神病药物被认为具有破坏身体降低核心体温的能力，建议患者服用本品给予适当的护理。⑫有吸入性肺炎风险的患者中，应慎用鲁拉西酮和其他抗精神病药物。⑬已有报道，患有帕金森病或路易体痴呆的患者对抗精神病药物的敏感性增加，临床症状与神经阻滞剂恶性综合征一致。⑭使用本品时，处方应从小剂量开始，并配合良好的患者管理，以降低用药过量的风险。

【制剂规格】片剂：每片 40mg；80mg。

氯丙嗪[药典（二）；基；医保（甲）]

Chlorpromazine

【药理作用】本品系吩噻嗪类代表药物，为中枢多巴胺受体的拮抗剂，具有多种药理活性。①抗精神病作用：拮抗与情绪思维相关的边缘系统的多巴胺受体。②镇吐作用：小剂量可抑制延脑催吐化学敏感区的多巴胺受体，大剂量时又可直接抑制呕吐中枢，产生强大的镇吐作用。但对刺激前庭所致的呕吐无效。③降温作用：抑制体温调节中枢，使体温降低，体温可随外环境变化而变化。用较大剂量时，置患者于冷环境中（如冰袋或用冰水浴），可出现“人工冬眠”状态。④增强催眠、麻醉、镇静药的作用。

【适应证】①治疗精神病：用于控制精神分裂症或其他精神病的兴奋躁动、幻觉、妄想等症状，对忧郁症状及木僵症状的疗效较差。对Ⅱ型精神分裂症患者无效，甚至可加重病情。②镇吐：几乎对各种原因引起的呕吐，如尿毒症、胃肠炎、癌症、妊娠及药物引起的呕吐均有效。也可治疗顽固性呃逆。但对晕动病呕吐无效。③低温麻醉及人工冬眠：用于低温麻醉时可防止休克发生。人工冬眠时，与哌替啶、异丙嗪配成冬眠合剂用于创伤性休克、中毒性休克、烧伤、高烧及甲状腺危象的辅助治疗。④与镇痛药合用，治疗癌症晚期患者的剧痛。

【用法用量】（1）口服：①用于呕吐，一次 12.5～25mg，一日 2～3 次。②用于精神病，一日 50～600mg。开始一日 25～50mg，分 2～3 次服，逐渐增至一日 300～450mg，症状减轻后再减至一日 100～150mg。极量一次 150mg，一日 600mg。（2）肌内或静脉注射：①用于呕吐，一次 25～50mg。②用于精神病，一次 25～100mg。目前多数采用静脉滴注。极量一次 100mg，一日 400mg。

【不良反应】①主要不良反应有口干，视物不清，上腹部不适，乏力，嗜睡，便秘，心悸。②注射或口服大剂量时可引起直立性低血压，用药后应静卧1～2 小时，血压过低时可静脉滴注去甲肾上腺素或麻黄碱升压，但不可用肾上腺素，以防血压降得更低。③对肝功能有一定影响。④长期大量应用时，可引起锥体外系反应。⑤可发生过敏反应。⑥可引起眼部并发症。

【禁忌证】对吩噻嗪类药物过敏者、骨髓抑制者、青光眼患者、肝功能严重减退者、有癫痫病史者及昏迷患者（特别是用中枢神经抑制药后）禁用。

【注意事项】①肝功能不全、尿毒症及高血压、冠心病患者慎用，长期用药时应定期检查肝功能。②本品刺激性大静脉注射时可引起血栓性静脉炎，肌内注射局部疼痛较重，可加 1%普鲁卡因做深部肌内注射。③本品有时可引起抑郁状态。④6 个月以下婴儿不推荐使用。⑤老年人对本类药物的耐受性降低，且易产生低血压、过度镇静及不易消除的迟发性运动障碍。

【制剂规格】片剂：每片 5mg；12.5mg；25mg；50mg。注射剂：每支 10mg（1ml）；25mg（1ml）；50mg（2ml）。复方氯丙嗪注射剂：每支 2ml（含氯丙嗪和异丙嗪各 25mg）；5ml（含氯丙嗪和异丙嗪各 50mg）。冬眠合剂（冬眠合剂一号）：含氯丙嗪、异丙嗪各 50mg，哌替啶 100mg 及 5%葡萄糖注射液 250ml 配成。

氯氮平 [药典（二）；基；医保（甲、乙）]

Clozapine

【药理作用】本品是二苯并氮䓬类广谱抗精神病药，对 $5-HT_{2A}$ 受体和多巴胺 D_1 受体的拮抗作用较强。对黑质纹状体的多巴胺受体影响较少，故有较强的抗精神病作用而锥体外系反应少见，也不引起僵直反应。能直接抑制中脑网状结构上行激活系统，具有强大的镇静催眠作用。

【适应证】对精神分裂症的阳性或阴性症状有较好的疗效，适用于急性和慢性精神分裂症的各个亚型，对偏执型、青春型效果好。也可以减轻与精神分裂症有关的情感症状（如抑郁、负罪感、焦虑）。本品也用于治疗躁狂症或其他精神病性障碍的兴奋躁动和幻觉、妄想，适用于难治性精神分裂症。因导致粒细胞减少症，一般不宜作为首选药物。

【用法用量】口服：开始一次 25mg，一日 2～3 次；然后逐渐缓慢增加至常用治疗量一日 200～400mg，高量达一日 600mg。

【不良反应】①镇静作用强和抗胆碱能不良反应较多，常见有头痛、头晕、无力、嗜睡、多汗、流涎、恶心、呕吐、口干、便秘、直立性低血压、心动过速。②常见食欲增加和体重增加。③可引起脑电图改变或癫痫发作。④可引起尿失禁或中枢系统紊乱。⑤粒细胞减少症或缺乏症可引起继发性感染。

【禁忌证】①对本品过敏者、中枢神经处于明显抑制状态、昏迷、谵妄、癫痫，严重心、肝、肾疾病，低血压、青光眼、骨髓抑制或白细胞减少患者禁用。②妊娠期妇女禁用。12 岁以下儿童不宜使用。

【注意事项】①开始治疗之前和治疗前三个月内应坚持每 1～2 周进行白细胞分类和计数检查。②前列腺增生、痉挛性疾病或病史、心血管疾病患者、中枢神经抑制状态者、尿潴留患者慎用。③定期检查血糖、心电图。④用药期间不宜从事驾驶、机械操作或高空作业。⑤老年患者慎用或使用低剂量。⑥哺乳期妇女使用本品期间应停止哺乳。

【制剂规格】片剂：每片 25mg；50mg。

氯普噻吨[药典（二）；医保（乙）]

Chlorprothixene

【药理作用】本品可通过拮抗脑内神经突触后多巴胺 D_1 和 D_2 受体而改善精神症状，也可抑制脑干网状结构上行激活系统，抗焦虑与抗抑郁作用，抗幻觉、妄想作用，还可抑制延髓化学感受区而发挥止吐作用。

【适应证】①用于治疗抑郁，焦虑症状为主要表现的精神分裂症、躁狂症、反应性精神病、更年期精神病、情感精神病性抑郁症以及伴有兴奋或情感障碍的其他精神失常。②用于焦虑性神经官能症，改善焦虑、紧张、睡眠障碍。

【用法用量】①治疗精神病：一日口服 75～200mg，分 2～3 次服。②治疗神经官能症：一次口服 12.5～25mg，一日 3 次。③对兴奋躁动不合作的患者：可肌内注射，一次 30mg，一日 2～3 次。

【不良反应】可引起直立性低血压，但锥体外系反应较少见，长期大量使用也可引起迟发性运动障碍。大剂量时可引起癫痫大发作。

【禁忌证】禁用于对本品过敏者、帕金森病及帕金森综合征、基底神经节病变、昏迷、骨髓抑制、青光眼、尿潴留患者。6 岁以下儿童禁用。

【注意事项】避免本品与皮肤接触，以防产生接触性皮炎。肝功能受损、癫痫、心血管疾病、前列腺增生、溃疡病患者慎用。妊娠期妇女慎用，哺乳期妇女用药期间应停止哺乳。

【制剂规格】片剂：每片 12.5mg；15mg；25mg；50mg。注射剂：每支 10mg（1ml）；30mg（1ml）；30mg（2ml）。

帕利哌酮[基；医保（乙）]

Paliperidone

【药理作用】本品为利培酮的主要活性代谢物。对精神分裂症的治疗活性是由对中枢 D_2 受体和 $5-HT_{2A}$ 受体拮抗的联合作用介导的。本品也是 α_1 和 α_2 肾上腺素能受体和 H_1 组胺受体的拮抗剂，对 M 胆碱受体和肾上腺素 β_1 和 β_1 受体无亲和力。

【适应证】①用于精神分裂症急性期治疗。不但可以显著改进精神分裂症的症状，而且可以改善个人及社会行为水平。②用于精神分裂症、双向情感障碍的躁狂期及孤独症的治疗。

【用法用量】①口服：一次 3～6mg，一日 1 次，早晨服药。需进行剂量增加时，推荐增量为一日增加 3mg。一日最大推荐剂量为 12mg。②注射给药：建议使用注射剂的患者先通过口服帕利哌酮缓释片或口服帕利哌酮确定患者对帕利哌酮的耐受性。患者起始剂量首日注射本品 150mg，一周后再次注射 100mg，建议维持治疗剂量为每月 75mg，根据患者的耐受情况和疗效，可在 25～150mg 的范围内增加或降低每月的注射剂量。

【不良反应】①最常见的不良反应为神经系统障碍，可见坐立不安、锥体外系症状（运动失调）、嗜睡、头晕、头痛、肌肉痉挛、眼球震颤、痫性发作、迟发型运动障碍。②心动过速、直立性低血压，Q－T 间期延长，心悸和局部缺血，心律失常。③高血糖症或糖尿病，体重增加，高催乳素血症。④过敏性反应和血管性水肿、血小板减少性紫癜。⑤上腹痛、口干、舌肿、唾液分泌增多。⑥罕见胃肠道阻塞。

【禁忌证】禁用于对本品或利培酮过敏者，有严重胃肠道梗阻或狭窄的患者，心电图示及病史中有 Q－T 间期延长者，有心律失常病史的患者。

【注意事项】①本品慎用于心、脑血管疾病患者，有易发生低血压情况（如血容量减少等）的患者，有癫痫病史者，有发生吸入性肺炎风险的患者。②帕金森病或路易体痴呆患者对于抗精神病药物的敏感性增加，使用本品时应慎重。③糖尿病患者和有糖尿病危险因素的患者，应在治疗开始前和治疗期间定期接受血糖监测。④服用本品期间应避免高空作业、驾车或进行机械操作。⑤老年人应谨慎选择剂量，必要时对肾功能进行监测。妊娠期及哺乳期妇女、18 岁以下患者慎用。⑥本品会增加老年痴呆性精神病患者的死亡风险，因此不建议用于治疗痴呆相关的精神病。

【制剂规格】缓释片：每片 3mg；6mg；9mg。注射剂：每支 75mg（0.75ml）；100mg（1.0ml）；150mg（1.5ml）：（按帕利哌酮计）

齐拉西酮 [药典（二）；医保（乙）]

Ziprasidone

【药理作用】本品是一种非典型抗精神病药，对 D_2、5－HT_{2A}、$5HT_{1D}$ 受体具有拮抗作用，对 5－HT_{1A} 受体具有激动作用。齐拉西酮能抑制突触对 5－羟色胺和去甲肾上腺素的再摄取。

【适应证】本品适用于治疗精神分裂症。

【用法用量】①口服：初始治疗：一次 20mg，每日 2 次，餐时口服。视病情可逐渐增加到一次 80mg，每日 2 次。②肌内注射：推荐剂量为每日 10～20mg，最大剂量为每日 40mg；如果每次注射 10mg，可每隔 2 小时注射一次；如果每次注射 20mg，可每隔 4 小时注射一次。

【不良反应】①最常见的不良反应恶心、镇静、头晕、注射部位疼痛、头痛、嗜睡。②其他包括锥体外系症状、上呼吸道感染、便秘、失眠、心电图异常、呕吐等。

【禁忌证】①本品禁与在药效学方面能够延长 Q－T 间期的药物、在处方信息中用于 Q－Tc 间期延长患者的药物以及有黑框警告慎重用于 Q－Tc 间期延长患者的药物合用。②对本品过敏的患者禁用。

【注意事项】①与痴呆有关的老年精神病患者死亡率增加。②注意 Q－T 间期延长和猝死的风险。③精神疾病或双相障碍患者均具有潜在的自杀意图，药物治疗期间应密切监测高风险患者。④服药期间患者应谨慎从事精神警觉性相关的活动，如驾驶机动运输工具或驾驶具有危险性的机械。

【制剂规格】片剂：每片 20mg；60mg。胶囊剂：每粒 20mg；40mg；60mg；80mg。注射剂：每支 10mg（1ml）；20mg（1ml）。

三氟拉嗪[药典（二）；医保（甲）]

Trifluoperazine

【药理作用】本品为具有哌嗪侧链的吩噻嗪类药。常用其盐酸盐。作用与氯丙嗪相似，为强 D_2 与弱 D_1 受体拮抗剂。抗精神病作用与镇吐作用均比氯丙嗪强，作用出现快而持久。锥体外系反应比较多见。催眠及镇静作用较弱。对消除幻觉、妄想、改善呆滞、木僵、淡漠、退缩等症状有较好效果，对兴奋、躁狂症状疗效差。对非精神病的情感障碍，如焦虑、紧张有疗效。还可控制恶心、呕吐。

【适应证】①主要用于治疗精神病，对急、慢性精神分裂症，尤其对妄想型与紧张型的治疗较好。②用于非精神病的情感性心境障碍，通常只用于对苯二氮䓬类产生耐受性的患者，且应短期应用低剂量。③用于镇吐。

【用法用量】①治疗精神病：开始口服，一次 5mg，每日 2 次，此后逐渐增加到常用剂量每日 15～20mg，分 2～3 次服。重症患者可用每日 45mg。深部肌内注射可缓解急性精神病症状，每日 1～3mg，分次肌内注射。②镇吐：口服，一次 1～2mg，每日 2 次，直至每日 6mg，分次服。

【不良反应】锥体外系反应发生率约 60%。其他不良反应有心动过速、失眠、口干、烦躁。偶见肝损害、白细胞减少或再生障碍性贫血。

【禁忌证】①对吩噻嗪类过敏者、帕金森病及帕金森综合征、基底神经节病变、血液疾病、骨髓抑制、青光眼、昏迷者禁用。②6 岁以下儿童禁用。

【注意事项】①肝功能不全、冠心病、癫痫、有惊厥史者慎用。②妊娠期妇女慎用，哺乳期妇女用药期间应停止哺乳。③老年患者宜减量。

【制剂规格】片剂：每片 1mg；5mg。注射剂：每支 1mg。

舒必利[药典（二）；基；医保（甲）]

Sulpiride

【药理作用】本品属苯甲酸胺类抗精神病药，作用特点是选择性阻断中脑边缘系统的多巴胺 D_2 受体，对 D_3、D_4 受体也有一定拮抗作用。具有较强的抗精神病作用和止吐作用，还有精神振奋作用。

【适应证】对淡漠、退缩、木僵、抑郁、幻觉和妄想症状的效果较好。对抑郁症状有一定疗效。其他用途有止呕。

【用法用量】治疗精神分裂症：①口服。开始剂量为每日 200mg，2～3 次分服，逐渐增至一日 300～800mg，最高每天 1600mg。②肌内注射：一次 100mg，一日 2 次。③静脉滴注：对木僵、违拗患者可用本品 100～200mg 稀释于 250～500ml 葡萄糖氯化钠注射液中缓慢静脉滴注，一日 1 次，可逐渐增量至一日 300～600mg，一日量不超过 800mg。滴注时间不少于 4 小时。止呕，一日 100～600mg，分 2～3 次，口服。

【不良反应】①有时可见轻度锥体外系反应。②尚可有月经异常、泌乳、射精不能、体重增加、失眠、焦躁不安、兴奋困倦、口渴、头痛、发热、出汗、排尿困难、运动失调、胃肠道反应等。③如出现皮疹、瘙痒等过敏反应，应停药。

【禁忌证】①对本品过敏者、嗜铬细胞瘤、高血压、严重心血管疾病、严重肝病患者禁用。②幼儿、妊娠期及哺乳期妇女禁用。

【注意事项】①躁狂症患者慎用，因可能使症状加重。②增加剂量不宜过快，否则可能发生心电图变化、血压不稳、脉频等症状。③患有躁狂症、癫痫、基底神经节病变、帕金森综合征、严重中枢神经抑制状态者、心血管疾病、低血压、肝功能不全者慎用。④用药期间不可从事伴有机械运转的危险性操作。

【制剂规格】片剂：每片 10mg；50mg；100mg；200mg。注射剂：每支 50mg（2ml）；100mg（2ml）。

五氟利多 [药典（二）；基；医保（甲）]

Penfluridol

【药理作用】本品为口服长效抗精神病药。抗精神病作用与其阻断脑内多巴胺受体有关，还可阻断神经系统 α 肾上腺素能受体，抗精神病作用强而持久，口服一次可维持数天至一周，亦有镇吐作用，但镇静作用较弱，对心血管功能影响较轻。

【适应证】对幻觉妄想、孤僻、淡漠、退缩等症状有效。适用于急、慢性各型精神分裂症，尤其适用于病情缓解者的维持治疗，防止复发。

【用法用量】口服：治疗剂量范围 20～120mg，一周一次。宜从每周 10～20mg 开始，逐渐增量，每一周或两周增加 10～20mg，以减少锥体外系反应。通常治疗量为一周 30～60mg，待症状消失用原剂量继续巩固 3 个月，维持剂量一周 10～20mg。

【不良反应】主要不良反应为锥体外系反应。长期大量使用，可发生迟发性运动障碍，亦可发生嗜睡、口干、便秘、乏力、月经失调、溢乳、焦虑或抑郁反应等。

【禁忌证】帕金森病或帕金森综合征、基底神经疾病、骨髓抑制患者及对本品过敏者禁用。

【注意事项】①肝、肾功能不全者慎用。②应定期检查肝功能与白细胞计数。③用药期间不宜驾驶车辆、操作机械或高空作业。④妊娠期妇女应慎用。哺乳期妇女使用本品期间应停止哺乳。⑤儿童、老人容易发生锥体外系反应，视病情酌减用量。

【制剂规格】片剂：每片 10mg；20mg。

托莫西汀[医保（乙）]

Atomoxetine

【药理作用】本品为苯氧苯丙胺衍生物，是选择性 NARIs。确切的作用机制尚不明确。本品对 NA 转运体具有高亲和性与高选择性，可选择性抑制前额叶皮质突触前膜 NA 的再摄取，增高突触间隙 NA 的浓度，增强 NA 的功能，从而改善儿童多动症的症状。本品仅作用于 NA 能神经元高度集中的区域（如前额叶皮质），但是不改变其他区域 NA 与 DA，以此本品可以达到改善注意力与多动的临床症状的作用，但产生药物成瘾的作用极低。本品对其他神经递质受体（如胆碱能、组胺、多巴胺、5－羟色胺以及α肾上腺素受体）几乎无亲和力。

【适应证】主要用于治疗注意缺陷多动障碍（ADHD）。

【用法用量】口服，可单服或与食物同服。①成人及体重超过 70kg 的儿童和青少年：起始剂量为每日 40mg，最少经过 3 天方可增加至约每日 80mg 的目标剂量，每日 1 次晨服或在早晨和下午/傍晚分 2 次服用。在连续服用目标剂量 2～4 周后，如果疗效不明显，可增加至最大日剂量 100mg。②体重 70kg 以下的儿童和青少年：起始剂量为每日 0.5mg/kg，最少需经过 3 天方可增加至约每日 1.2mg/kg 的目标剂量，每日 1 次晨服或在早晨和下午/傍晚分 2 次服用。最大日剂量不超过 1.4mg/kg 或 100mg。③中度肝功能不全者：起始剂量和目标剂量降至正常推荐剂量的 50%。重度肝功能不全者：起始剂量和目标剂量降至正常推荐剂量的 25%。

【不良反应】①成人：心悸；口干、恶心、呕吐、便秘、腹痛、消化不良；疲倦、紧张感、食欲减退、眩晕、镇静、嗜睡、震颤、失眠、睡眠失调；排尿困难、尿潴留、尿急、勃起功能障碍、月经失调、射精障碍；多汗、皮疹、血管神经性水肿、潮热、荨麻疹。②儿童及青少年：易激惹、易怒、感觉异常或减退、头痛、镇静、疲倦、嗜睡、头晕；恶心、呕吐、腹痛、便秘；食欲减退、体重减轻；皮疹。③可增加肝毒性风险。

【禁忌证】①对本品过敏者、闭角型青光眼、先天性心脏病、严重心脏病、急性肝衰竭患者禁用。②妊娠期妇女禁用。

【注意事项】①本品使 ADHD 儿童及青少年出现自杀观念及自杀倾向的风险增高。对于正在服用本品的患儿，在初始治疗期、剂量调整期均需要严格监视其行为改变（如易激惹、情绪不稳、冲动增加、焦虑、静坐不能、躁狂、敌意等）、自杀观念及倾向形成、临床症状加剧等情况。②肝、肾功能不全患者慎用。建议服用本品者定期监测肝功能。出现肝功能损伤的患者停用本品。③由于 CYP2D6 酶代谢活性的差异，服用本品前需区别患者是否是 CYP2D6 的低代谢者（PM）。④哺乳期妇女慎用。⑤本品可使血压升高和心率加快，故高血压、心动过速、心血管或脑血管疾病患者慎用。本品可引起直立性低血压，因此有低血压或低血压倾向的患者慎用。⑥本品可引起尿潴留，故尿潴留或肾功能异常者慎用。⑦在用药初期驾驶机动车或操作高风险器械时需要小心。

【制剂规格】胶囊剂：每粒 5mg；10mg；18mg；25mg；40mg；60mg。

第 9 节　抗焦虑药

阿普唑仑［药典（二）；基；医保（甲）］

Alprazolam

【药理作用】本品为新的 BDZ 类药物，具有同地西泮相似的药理作用，有抗焦虑、抗抑郁、镇静、催眠、抗惊厥及肌肉松弛等作用。其抗焦虑作用比地西泮强 10 倍，作用机制可能与加强或促进γ－氨基丁酸（GABA）的抑制性神经递质作用有关。

【适应证】①用于治疗焦虑症、抑郁症、失眠。可作为抗惊恐药。②能缓解急性酒精戒断症状。③对药源性顽固性呃逆有较好的治疗作用。

【用法用量】口服。①抗焦虑：一次 0.4mg，每日 3 次，以后酌情增减，最大剂量每日 4mg。②抗抑郁：一般为一次 0.8mg，一日 3 次，个别患者可增至每日 10mg。③镇静、催眠：0.4～0.8mg，睡前顿服。④抗惊恐：每次 0.4mg，每日 3 次，必要时可酌增用量。老年人：初始剂量每次 0.2mg，一日 3 次，根据病情和对药物反应情况酌情增加。

【不良反应】与地西泮相似，但较轻微。少数患者有疲乏、头晕、口干、恶心、便秘、视力模糊、精神不集中等。久用后停药有戒断症状，应避免长期使用。

【禁忌证】①对苯二氮䓬类药物过敏者、青光眼、睡眠呼吸暂停综合征、严重呼吸功能不全、严重肝功能不全者禁用。②妊娠期及哺乳期妇女禁用。

【注意事项】18 岁以下儿童应慎用。服用本品者不宜驾驶车辆或操作机器。

【制剂规格】片剂：每片 0.4mg。胶囊剂：每粒 0.3mg。

艾司唑仑［药典（二）；基；医保（甲）］

Estazolam

【药理作用】本品为短效 BDZ 类镇静、催眠和抗焦虑药，其镇静催眠作用比硝西泮强 2.4～4 倍。本品作用于 BDZ 受体，加强中枢神经内 GABA 受体作用，影响边缘系统功能而抗焦虑。可明显缩短或取消 NREM 睡眠第四期，阻滞对网状结构的激活，有镇静催眠作用。

【适应证】①用于各种类型的失眠。催眠作用强，口服后 20～60 分钟可入睡，维持 5 小时。②用于焦虑、紧张、恐惧及癫痫大、小发作，亦可用于术前镇静。

【用法用量】（1）口服。①镇静、抗焦虑：一次 1～2mg，一日 3 次。②催眠：一次 1～2mg，睡前服。③抗癫痫：一次 2～4mg，一日 3 次。④麻醉前给药：一次 2～4mg，手术前 1 小时服。（2）肌内注射。①抗惊厥，一次 2～4mg，2 小时后可重复 1 次。②麻醉前给药：术前 1 小时肌内注射 2mg。

【不良反应】本品不良反应较少，个别患者有乏力、口干、头胀和嗜睡等反应，1～2 小时后可自行消失。有依赖性，但较轻。出现呼吸抑制或低血压常提示超量。

【禁忌证】对本品或其他苯二氮䓬类药物过敏者、重症肌无力、急性闭角型青光眼患者禁用。妊娠期妇女禁用。严重慢性阻塞性肺病患者禁用本品注射液。

【注意事项】中枢神经系统处于抑制状态的急性酒精中毒、肝肾功能损害、严重慢性阻塞性肺部病变者慎用。老、幼、体弱者可酌减量。老年高血压患者慎用。老年人对本品较敏感，抗焦虑时开始用小剂量，注意调整剂量。

【制剂规格】片剂：每片 1mg；2mg。注射剂：每支 2mg（1ml）。

奥沙西泮 [药典（二）；医保（乙）]

Oxazepam

【药理作用】本品为地西泮、氯氮䓬的主要活性代谢产物，是中、短效的 BDZ 类药物。其药理作用与地西泮、氯氮䓬相似但较弱，嗜睡、共济失调等不良反应较少。对焦虑、紧张、失眠、头晕以及部分神经症均有效。对控制癫痫大、小发作也有一定作用。

【适应证】用于短期缓解焦虑、紧张、激动，也可用于催眠、焦虑伴抑郁的辅助治疗，并能缓解急性酒精戒断症状。

【用法用量】口服。焦虑和戒酒症状：一次 15～30mg，一日 3～4 次；老年人应适当减量。失眠：一次 15mg，睡前服用。

【不良反应】反复用药易产生依赖性。偶见恶心、头晕等反应，减量或停药后可自行消失。其他不良反应见地西泮。

【禁忌证】①对本品或其他苯二氮䓬类药物过敏者禁用。②6 岁以下儿童、妊娠期及哺乳期妇女禁用。

【注意事项】参见地西泮。肝、肾功能不全者慎用。

【制剂规格】片剂：每片 15mg。

地西泮 [药典（二）；基；医保（甲）]

Diazepam

【药理作用】本品为苯二氮䓬类抗焦虑药，随用药量增大而具有抗焦虑、镇静、催眠、抗惊厥、抗癫痫及中枢性肌肉松弛作用。①抗焦虑作用选择性很强，是氯氮䓬的 5 倍，这可能与其选择性地作用于大脑边缘系统，与中枢 BDZ 受体结合而促进γ-氨基丁酸（GABA）的释放或促进突触传递功能有关。BDZ 类还作用在 GABA 依赖性受体，通过刺激上行性网状激活系统内的 GABA 受体，提高 GABA 在中枢神经系统的抑制，增强脑干网状结构受刺激后的皮层和边缘性觉醒反应的抑制和阻断。②较大剂量时可诱导入睡，与巴比妥类催眠药比较，它具有治疗指数高、对呼吸影响小、对快波睡眠几无影响，对肝药酶无影响，以及大剂量时亦不引起麻醉等特点，是目前临床上最常用的催眠药。③还具有较好的抗癫痫作用，对癫痫持续状态极有效，静脉注射时可使 70%～80%的得到控制，但对癫痫小发作及小儿阵挛性发作不如硝西泮。④中枢性肌肉松弛作用比氯氮䓬强，为其 5 倍，抗惊厥作用很强，为氯氮䓬的 10 倍。

【适应证】①焦虑症及各种功能性神经症。②失眠，尤对焦虑性失眠疗效极佳。③癫痫，可与其他抗癫痫药合用，治疗癫痫大发作或小发作，控制癫痫持续状态时应静脉注射。④各种原因引起的惊厥，如子痫、破伤风、小儿高烧惊厥等。⑤脑血管意外或脊髓损伤性中枢性肌强直或腰肌劳损、内镜检查等所致肌肉痉挛。⑥其他如偏头痛、肌紧张性头痛、呃逆、炎症引起的反射性肌肉痉挛、惊恐症、酒精戒断综合征，还可治疗家族性、老年性和特发性震颤，可用于麻醉前给药。

【用法用量】（1）口服。①抗焦虑：每次 2.5～5mg，每日 3 次。②催眠：每次 5～10mg，睡前服用。③麻醉前给药：每次 10mg。④抗惊厥：成人每次 2.5～10mg，每日 2～4 次。6 个月以上儿童，每次 0.1mg/kg，每日 3 次。⑤缓解肌肉痉挛：每次 2.5～5mg，每日 3～4 次。（2）静脉注射。①成人基础麻醉：10～30mg。②癫痫持续状态：开始 5～10mg，每 5～10 分钟按需要重复，达 30mg 后必要时每 2～4 小时重复治疗。静脉注射要缓慢。

【不良反应】本品可致嗜睡、轻微头痛、乏力、运动失调，与剂量有关。长期应用可致耐受与依赖性，突然停药有戒断症状出现，宜从小剂量用起。

【禁忌证】对本品或其他苯二氮䓬类药物过敏者、严重肝功能不全、重度呼吸功能不全、睡眠呼吸暂停综合征患者禁用。新生儿、妊娠期（尤其是妊娠的前三个月与末三个月）及哺乳期妇女禁用。

【注意事项】青光眼、重症肌无力、粒细胞减少、肝肾功能不全、严重急性酒精中毒或有急性酒精中毒史、有药物滥用或成瘾史、多动症、低蛋白血症、严重慢性阻塞性肺病患者慎用。驾驶机动车和高空作业人员、老年人、婴儿及体弱患者慎用。老年人剂量减半。

【制剂规格】片剂：每片 2.5mg；5mg。注射液：每支 10mg（2ml）。

丁螺环酮 [药典（二）；基；医保（甲）]

Buspirone

【药理作用】本品为氮杂螺环癸烷二酮类化合物。具有激动 5 – HT_{1A} 受体作用，其抗焦虑作用可能与此有关。由于本品能减少体内 5 – HT 受体敏感性而具有抗抑郁作用。对 D_2 受体具有中度亲和力，可能通过 D_2 受体间接影响其他神经递质在中枢神经系统的传递。无镇静、催眠、中枢性肌肉松弛和抗惊厥作用，目前尚未发现其依赖性。

【适应证】主要用于治疗广泛性焦虑，短时间应用效果类似 BDZ 类，而且不会引起镇静、损害精神运动和认知功能。作用出现较慢，2～4 周起效。对惊恐发作无效。

【用法用量】口服：开始剂量为每次 5mg，一日 3 次。以后每 2～3 日增加 5mg。一般有效剂量为每日 20～30mg。如果每日用至 60mg 仍无效时，可能再加量亦无效，不应再用。本品无依赖性，停药时无须小心减量。

【不良反应】不良反应比苯二氮䓬类药物低。常见的不良反应有恶心、头晕、目眩、耳鸣、头痛、神经过敏、兴奋、咽喉痛、鼻塞等。

【禁忌证】对本品过敏、严重肝肾功能不全、重症肌无力、青光眼、癫痫患者禁用。儿童、妊娠期及分娩期妇女禁用。

【注意事项】用药期间应定期检查肝功能与白细胞计数。轻中度肝肾功能不全、心功能不全、肺功能不全者慎用。用药期间不宜驾驶车辆、操作机械或高空作业。

【制剂规格】片剂：每片 5mg。

氟西泮 [药典（二）]

Flurazepam

【药理作用】本品为长效 BDZ 类药物。具有较好的催眠作用，可缩短入睡时间，延长总睡眠时间，减少觉醒次数。

【适应证】用于难以入睡、夜间屡醒及早醒的各型失眠。

【用法用量】口服：15～30mg，睡前 1 次服。年老体弱者开始时每次服用 15mg，根据反应适当加量。

【不良反应】最常见的是醒后有嗜睡的后遗症状。长期服用有依赖性。

【禁忌证】对本品或其他 BDZ 类药物过敏、青光眼、白细胞减少者禁用。

【注意事项】反复应用者定期检查肝肾功能。肝肾功能不全者慎用。严重抑郁症者慎用。服药期间忌酒。妊娠期及哺乳期妇女、儿童不宜使用。

【制剂规格】胶囊剂：每粒 15mg。

劳拉西泮 [药典（二）；基；医保（甲）]

Lorazepam

【药理作用】本品为中效 BDZ 类药物，可刺激杏仁核、下丘脑和皮质运动区、引起海马神经元抑制性放电活动，激活 BDZ 受体而加强 GABA 能神经传递。其作用与地西泮相似。具有中枢镇静、抗惊厥和肌肉松弛作用，并有显著的催眠作用，其抗焦虑作用较地西泮强 5 倍。

【适应证】①主要用于严重焦虑症、焦虑状态以及惊恐焦虑的急性期控制，适宜短期使用。也可用于伴有精神抑郁的焦虑，但不推荐用于原发性抑郁症的患者。②失眠。③癫痫。还可用于癌症化疗时止吐（限注射剂），治疗紧张性头痛，麻醉前及内镜检查前的辅助用药。

【用法用量】①焦虑症：口服，每次1～2mg，一日2～3次。②失眠：睡前1小时每次服1～4mg。③麻醉前给药：术前1～2小时，口服4mg或肌内注射2～4mg。④癫痫持续状态：肌内或静脉注射，每次1～4mg。⑤化疗止吐：在化疗前30分钟注射1～2mg，预防呕吐发生。

【不良反应】与地西泮相似。静脉注射可发生静脉炎或静脉血栓形成，可能引起肝损害、尿素氮升高、药物热、幻视。

【禁忌证】①对本品或其他苯二氮䓬类药物过敏者、严重呼吸困难者、重症肌无力者、闭角青光眼者禁用。②妊娠期及哺乳期妇女禁用。

【注意事项】参见地西泮。

【制剂规格】片剂：每片0.5mg；1mg；2mg。注射剂：每支2mg（1ml）；4mg（1ml）；2mg（2ml）；4mg（2ml）。

氯氮䓬［药典（二）］

Chlordiazepoxide

【药理作用】本品作用机制与地西泮相似，但作用较弱。它具有抗焦虑、镇静、催眠、中枢性肌肉松弛及较弱的抗惊厥作用。本品的中枢镇静作用主要是由于降低大脑情感反应部位（脑边缘系统、丘脑和下丘脑）的兴奋，阻抑这些部位与大脑皮层之间的相互作用。小剂量时有抗焦虑作用，随着剂量增加，可显示镇静、催眠、记忆障碍，大剂量时也可致昏迷，但少有呼吸和心血管严重抑制。

【适应证】用于焦虑症、神经症和失眠，控制戒酒后出现的症状，麻醉前给药。因疗效不如地西泮，现已少用。还可用于治疗肌张力过高或肌肉僵直性疾病。与抗癫痫药合用，用于控制癫痫发作。

【用法用量】口服。①抗焦虑：成人每次5～10mg，一日3次。儿童和老年人每次5mg，一日2～4次。②催眠：睡前1次，服用10～20mg。③缓解肌肉痉挛：每次10mg，一日3次。

【不良反应】①本品有嗜睡、便秘等不良反应，大剂量时可发生共济失调（走路不稳）、皮疹、乏力、头痛、粒细胞减少及尿闭等症状，偶见中毒性肝炎及粒细胞减少症。②本品以小剂量多次服用为佳，长期大量服用可产生耐受性并成瘾，男性患者可导致阳痿。久服骤停可引起惊厥。③老年人用药后易引起精神失常甚至昏厥，故应慎用。

【禁忌证】①对本品或其他苯二氮䓬类药物过敏、白细胞减少者禁用。②妊娠期及哺乳期妇女禁用，尤其是妊娠开始3个月及分娩前3个月。

【注意事项】①肝、肾功能不全者慎用。②用药期间不宜驾驶车辆、操作机械或高空作业。

【制剂规格】片剂：每片5mg；10mg。

氯硝西泮［药典（二）；基；医保（甲、乙）］

Clonazepam

【药理作用】本品作用类似地西泮及硝西泮。但抗惊厥作用比前二者强5

倍，且作用迅速。与其他 BDZ 类药物的中枢抑制作用类似，由于加速神经细胞的氯离子内流，使细胞超极化，使神经细胞兴奋性降低。同时它还对谷氨酸脱羧酶有一定作用，因而具有广谱抗癫痫作用。本品尚具有抗焦虑、催眠及中枢性肌肉松弛作用。

【适应证】对各型癫痫均有效，尤适用于失神发作、婴儿痉挛症、肌阵挛性发作、运动不能性发作及伦诺克斯–加斯托综合征。

【用法用量】①口服：成人初始剂量一次 0.5mg，一日 3 次，每 3 日增加 0.5～1mg，直至发作被控制或出现不良反应。②静脉注射：癫痫持续状态，成人一次 1～4mg；儿童一次 0.01～0.1mg/kg，注射速度要缓慢。或将 4mg 溶于 500ml 0.9%氯化钠注射液，以能够控制惊厥发作的速度缓慢滴注。最大日剂量为 20mg。

【不良反应】常见嗜睡、头晕、头痛、兴奋、乏力、言语不清、行为障碍等。长期用药有耐受性和依赖性。长期服药可致体重增加、抑郁状态、性功能异常等。

【禁忌证】①对本品或其他苯二氮䓬类药物过敏、青光眼患者禁用。②妊娠期妇女禁用。

【注意事项】①用药剂量需逐渐递增至最大耐受量，停药时必须逐渐减量。②肝、肾功能不全者慎用。③静脉注射时其呼吸、心脏抑制作用较地西泮强，需注意。④影响幼儿的中枢神经系统和身体发育，故对于癫痫患儿本品不适于长期使用。⑤老年人使用应慎重。

【制剂规格】片剂：每片 0.5mg；2mg。注射剂：每支 1mg（1ml）；2mg（2ml）。

三唑仑 [药典（二）]

Triazolam

【药理作用】本品为短效 BDZ 类药物。具有抗惊厥、抗癫痫、抗焦虑、镇静催眠、中枢性骨骼肌松弛和暂时性记忆缺失作用。

【适应证】①广泛用于各型的失眠，特别对入睡困难更佳。②也可用于焦虑及神经紧张等。

【用法用量】口服。催眠：成人睡前一次 0.125～0.25mg，总量不超过 0.5mg。年老体弱者减半量。仅适用于短期治疗，使用时间不超过 2 周。

【不良反应】主要是嗜睡、头晕、疲倦、头痛、共济失调和遗忘。久用产生耐药性、依赖性和成瘾性。

【禁忌证】对本品过敏、急性闭角型青光眼、重症肌无力、精神分裂症患者禁用。妊娠期妇女禁用。

【注意事项】呼吸功能不全，肝、肾功能不全、急性脑血管病、抑郁症患者、中枢神经系统处于抑制状态的急性酒精中毒者慎用。哺乳期妇女、儿童慎用。

【制剂规格】片剂：每片 0.125mg；0.25mg。

坦度螺酮 [药典（二）；基；医保（乙）]

Tandospirone

【药理作用】本品属于氮杂螺酮类药

物，与丁螺环酮相似。本品可选择性激动脑内 5-HT_{1A} 受体，从而发挥抗焦虑作用。

【适应证】用于各种神经症所致的焦虑状态，如广泛性焦虑症、原发性高血压、消化性溃疡等躯体疾病伴发的焦虑状态。

【用法用量】口服：成人，一次 10mg，一日 3 次。根据患者年龄、症状等适当增减剂量，但不得超过一日 60mg。老年人起始用量推荐一次 5mg，一日 3 次，再酌情调整至最适剂量。

【不良反应】不良反应较少。主要有嗜睡、步态蹒跚、恶心、倦怠感、情绪不佳、食欲下降、转氨酶升高。其他不良反应有心悸、血尿素氮升高、视物模糊、皮疹、瘙痒、荨麻疹、多汗、面色潮红等。严重不良反应有肝功能异常、黄疸，应定期做肝功能检查。

【禁忌证】①对本品中任何成分过敏者禁用。②妊娠期及哺乳期妇女禁用。

【注意事项】①严重心脏、肝脏、肾脏病患者慎用。②焦虑性神经症病程 3 年以上，长期应用苯二氮䓬类已经出现耐受者效果差，如果用至每日 60mg 仍无效者应停药。③与苯二氮䓬类药物之间没有交叉依赖性，用本品替代苯二氮䓬类时，苯二氮䓬类要逐渐减量，以免出现停药反应。④服用本品期间不得从事伴有危险的机械性操作。

【制剂规格】片剂：每片 5mg；10mg。胶囊剂：每粒 5mg；10mg。

硝西泮[药典（二）；医保（乙）]

Nitrazepam

【药理作用】本品为中效BDZ类药物，作用类似地西泮。具有抗焦虑、催眠及较强的抗惊厥作用。催眠作用类似短效或中效巴比妥类，优点是醒后无明显后遗效应。本品除与 BDZ 受体相关外，还因为可作用于电压门控的钠离子通道，使开放的钠离子通道失活，从而抑制中枢神经系统的持续重复电刺激活动，故抗癫痫作用强。

【适应证】①用于各种失眠的短期治疗，口服后 30 分钟左右起作用，维持睡眠 6 小时。②可用于治疗多种癫痫，尤其对阵挛性发作效果较好。

【用法用量】口服。①催眠：成人 5～10mg，儿童 2.5～5mg，睡前服用一次。②抗焦虑：一次 5mg，一日 2～3 次。③抗癫痫：一次 5～30mg，一日 3 次，可酌情增加。老年、体弱者减半。

【不良反应】常见嗜睡，可见无力、头痛、头晕、恶心、便秘等。偶见皮疹、肝损害、骨髓抑制。长期使用可产生耐受性和依赖性。

【禁忌证】①对本品或其他苯二氮䓬类药物过敏、重症肌无力、白细胞减少者禁用。②妊娠期妇女禁用。

【注意事项】①肝、肾功能不全，有低血压病史、甲状腺功能减退者慎用。②使用时应定期检查肝功能与白细胞计数。③老年人、儿童、哺乳期妇女慎用。④服药期间避免饮酒。

【制剂规格】片剂：每片 5mg。

第 10 节　抗躁狂药

碳酸锂[药典（二）；基；医保（甲、乙）]

Lithium Carbonate

【药理作用】本品有明显抑制躁狂症作用，还可改善精神分裂症的情感障碍。以锂离子形式发挥作用，其抗躁狂发作的机制是通过：①对神经递质的影响：锂能抑制神经末梢 Ca^{2+}依赖性的 NA 和 DA 释放，促进神经细胞对突触间隙中 NA 的再摄取，增加其转化和灭活，从而使 NA 浓度降低。锂还可促进 5－HT 合成，使其含量增加，亦有助于情绪稳定。此外，锂通过增加神经末梢对胆碱的重吸收，促进乙酰胆碱（ACh）的生物合成，提高中枢 ACh 的功能，缓解躁狂症状。②对第二信使的影响：锂通过抑制磷酸肌醇磷酸酶，减少肌醇三磷酸和二酰甘油的合成，降低躁狂症患者肌醇脂质信使系统的高功能状态，达到治疗目的。此外，锂盐可抑制腺苷酸环化酶，而降低环磷酸腺苷含量，从而降低多巴胺受体的敏感性，产生药效。

【适应证】①主要用于治疗躁狂症，对躁狂和抑郁交替发作的双相情感性精神障碍有很好的治疗和预防复发作用，对反复发作的抑郁症也有预防发作作用。一般于用药后 6～7 日症状开始好转。因锂盐无镇静作用，一般主张对严重急性躁狂患者先与氯丙嗪或氟哌啶醇合用，急性症状控制后再单用碳酸锂维持。②还可用于治疗分裂－情感性精神病、粒细胞减少、再生障碍性贫血、月经过多症、急性细菌性痢疾。

【用法用量】口服。①躁狂症：一般以小剂量开始，每次 0.125～0.25g，每日 3 次。可逐渐加到每日 0.25～0.5g，一般不超过每日 1.5～2.0g。症状控制后维持量一般不超过每日 1g，分 3～4 次服。预防复发时，需持续用药 2～3 年。②粒细胞减少、再生障碍性贫血：口服 10 日，每次 0.3g，每日 3 次。③月经过多症：月经第 1 日服 0.6g，以后每日服 0.3g，均分为 3 次服，共服 3 天，总量 1.2g 为 1 疗程。每一月经周期服 1 疗程。④急性细菌性痢疾：每次 0.1g，每日 3 次，首剂加倍。少数症状较重者，前 1～3 日每次剂量均可加倍，至症状及粪便明显好转后，以原剂量维持 2～3 日，再递减剂量，约 3～4 日停药。

【不良反应】①锂盐的不良反应呈剂量相关性，其治疗剂量与中毒剂量之间范围窄。②治疗初期的不良反应有多尿、烦渴、口干、手部细颤、肌肉无力、胃肠反应等。用药 1～2 周后上述症状多减轻或消失，绝大部分患者可耐受。③长期使用可能出现粒细胞增多、心电图非特异性 T 波改变、体重增加、甲状腺肿以及黏液性水肿等，减量或停药后可恢复。

【禁忌证】①严重心血管系统疾病、肾功能不全、脑创伤、脱水、钠耗竭、使用利尿剂、尿崩症、甲状腺功能低下、恶病质、营养不良、严重感染者禁用。②妊娠期妇女、12 岁以下儿童禁用。

【注意事项】①当血清锂的浓度达到或超过 2.0mmol/L 时，易引起锂中毒，可出现脑病综合征（如意识模糊、震颤、反射亢进、癫痫发作等）乃至昏迷、休克、肾功能损害，故用药时需随时严密观察，及时减量。脑病综合征一旦出现应立即停药，适当补充 0.9%氯化钠注射液，静脉注射氨茶碱以促进锂排泄。②用药期间应定期测定血锂浓度。治疗躁狂症时锂浓度应为 0.9～1.2mmol/L，此时不良反应较轻，超过 1.5mmol/L 时则不良反应增多。③钠盐能促进锂盐经肾排出，故用药期间应保持正常食盐摄入量，每周应停药一日。④老年人锂盐排泄慢，易产生蓄积中毒，注意调整剂量。

【制剂规格】片剂：每片 0.1g；0.25g。缓释片剂：每片 0.3g。

第 11 节　抗抑郁药

阿米替林［药典（二）；基；医保（甲）］

Amitriptyline

【药理作用】本品为临床常用的三环类抗抑郁药（TCAs），其抗抑郁作用与丙米嗪极为相似，与后者相比，本品对 5-HT 再摄取的抑制作用强于对 NA 再摄取的抑制，其镇静作用与抗胆碱作用也较明显。可使抑郁症患者情绪提高，对思考缓慢、行为迟缓及食欲缺乏等症状能有所改善。本品还可以通过作用于中枢阿片类受体，缓解慢性疼痛。

【适应证】①治疗各型抑郁症和抑郁状态。②缓解慢性疼痛。③小儿遗尿症、注意缺陷障碍。

【用法用量】口服。①抑郁症、慢性疼痛：成人，起始剂量每次 25mg，每日 2～3 次，维持剂量每日 50～150mg，日极量不超过 300mg。老年患者及青少年，每日 50mg，分次或夜间一次服。②治疗遗尿症：睡前一次口服 12.5～25mg。③注意缺陷障碍：7 岁以上儿童每次 12.5～25mg，每日 2～3 次。

【不良反应】常见口干、便秘、视物模糊、排尿困难、嗜睡、心悸。偶见心律失常、直立性低血压、眩晕、运动失调、迟发性运动障碍、癫痫样发作、肝损伤及骨髓抑制；偶有报道加重糖尿病症状。

【禁忌证】①严重心脏病、近期有心肌梗死发作史、青光眼、前列腺增生伴有排尿困难、麻痹性肠梗阻、重症肌无力、甲状腺功能亢进、有癫痫史者、对三环类药物过敏者禁用。②6 岁以下儿童禁用。

【注意事项】①严重肝、肾功能不全、支气管哮喘、前列腺肥大、心血管疾病患者慎用。②服药期间定期监测心电图和肝功能。③患者有转向躁狂倾向时应立即停药。④用药期间不宜驾驶车辆、操纵机械或高空作业。⑤妊娠期妇女慎用，哺乳期妇女用药期间停止哺乳。

【制剂规格】片剂：每片 25mg。

艾司西酞普兰［药典（二）基；医保（甲）］

Escitalopram

【药理作用】本品是一种选择性 5-羟

色胺再摄取抑制剂（SSRIs），是西酞普兰（外消旋体）的左旋对映体，在体内对 5－羟色胺（5－HT）再摄取的抑制作用是外消旋体的 5～7 倍。本品抗抑郁作用的机制与抑制中枢神经系统神经元对 5－HT 的再摄取，从而增强中枢 5－HT 能神经的功能有关。

【适应证】①重症抑郁症。②伴有或不伴有广场恐惧症的惊恐障碍。③广泛性焦虑。

【用法用量】口服。①治疗抑郁症：起始剂量每日 10mg，每日 1 次，最大剂量每日 20mg。通常 2～4 周可控制抑郁症状，症状缓解后需巩固维持治疗至少 6 个月。②伴或不伴恐惧症的患者：起始剂量每日 5mg，持续一周后可增至 10mg，最大可增加至 20mg。老年患者：起始剂量每日 5mg，最大剂量不应超过每日 10mg。肝功能不全者或 CYP2C19 慢代谢者：起始剂量每日 5mg，持续 2 周后按需增加剂量至每日 10mg。

【不良反应】①约 5%的患者有口干、恶心、便秘、多汗、疲劳、嗜睡、失眠、阳痿。②约 2%的患者有头痛、焦虑、背痛、上呼吸道感染、咽炎等。③偶见躁狂或低钠血症。

【禁忌证】①对本品或西酞普兰过敏的患者禁用。②本品不适用于儿童和 18 岁以下的青少年。

【注意事项】①肝、肾功能不全者，有惊厥史、癫痫、心脏病、甲状腺疾病、电解质紊乱、有其他精神疾病或自杀念头者慎用。②妊娠期及哺乳期妇女慎用。③服药期间不宜操作机器和驾驶车辆。

【制剂规格】片剂：每片 5mg；10mg。

安非他酮[药典（二）]

Bupropion

【药理作用】本品是5－HT与NA再摄取抑制剂（SNRIs）。能抑制中枢神经元对 5－HT、NA 和 DA 的再摄取，其作用较弱。用药 4 周后可产生抗抑郁作用。

【适应证】治疗抑郁症，但对强迫性障碍和恐怖性焦虑障碍无效。适用于迟钝型抑郁症和对其他抗抑郁药疗效不明显或不能耐受的抑郁患者的治疗。

【用法用量】口服。起始剂量为每次 75mg，一日 2 次；服用至少 3 天后，根据临床疗效和耐受情况，可逐渐增大剂量至每次 75mg，一日 3 次；以后可酌情继续逐渐增加至每日 300mg。

【不良反应】常见有激动、焦虑和失眠。其他包括口干、头痛或偏头痛、体重减轻、恶心、呕吐、便秘和震颤；皮疹、过敏样反应；精神病发作。

【禁忌证】对本品过敏者、有癫痫病史者、神经性贪食症或畏食症患者、突然戒酒或者停用镇静剂的患者禁用。妊娠期、哺乳期妇女禁用。18 岁以下儿童不宜使用。

【注意事项】患有双相（躁狂－抑郁）障碍者或精神病患者应慎用。服药期间应严密监护患者，谨防自杀。肝损害患者、肾功能障碍患者慎用。使用本品期间，应避免饮酒。

【制剂规格】片剂：每片 75mg。

丙米嗪[药典（二）；医保（甲）]

Imipramine

【药理作用】本品为三环类抗抑郁药，具有较强抗抑郁作用，但兴奋作用不明显，镇静作用和抗胆碱作用均属中等。因对中枢突触前膜 5－HT 与 NA 再摄取的拮抗作用，增加突触间 NA 和 5－HT 的含量而起到抗抑郁的作用。此外，本品还能够拮抗 M 胆碱受体，导致阿托品样作用的出现。本品亦可拮抗肾上腺素能 α 受体，与其 M 受体的拮抗作用一起，对心脏产生直接的抑制作用。但对多巴胺受体影响甚小。

【适应证】①用于各种类型的抑郁症治疗，对内源性抑郁症、反应性抑郁症及更年期抑郁症均有效，但疗效出现较慢。对精神分裂症伴发的抑郁状态则几乎无效或疗效差。②可用于惊恐发作的治疗。③可用于小儿遗尿症。④可用于缓解多种慢性神经痛（如糖尿病性神经病变、肌肉骨骼痛、偏头痛和紧张型头痛）。

【用法用量】口服。①抑郁症、惊恐发作：起始剂量一日 25～50mg，一日 2 次，早晨与中午服用，晚上服药易引起失眠，不宜晚上使用，后逐渐增加至一日总量 100～250mg，最高量：一日不超过 300mg。维持剂量一日 50～150mg。年老体弱者，可从 12.5mg 开始，逐渐增加剂量，日极量 200～300mg。②小儿遗尿：6 岁以上，每晚睡前 1 小时服用 12.5～25mg，如 1 周内未获得满意效果，12 岁以下每日可增加至 50mg，12 岁以上可增加至 75mg。

【不良反应】①常见有口干、心动过速、出汗、视力模糊、眩晕、便秘、尿潴留、失眠、精神紊乱、皮疹、震颤、心肌损害等。②大剂量可引起癫痫样发作，诱发躁狂状态、心律失常、房室传导阻滞、心力衰竭。③其他有过敏性皮疹、直立性低血压。④偶见粒细胞减少、黄疸。

【禁忌证】①对本品过敏者、高血压、嗜铬细胞瘤、严重心脏病、肝功能损害、青光眼、甲状腺功能亢进、尿潴留、慢性便秘、粒细胞减少、支气管哮喘者禁用。②有癫痫病史者、谵妄者禁用。③妊娠期妇女禁用。

【注意事项】①有癫痫发作倾向、排尿困难、心血管疾病、严重抑郁症、精神分裂症者慎用。②6 岁以下患者慎用、哺乳期妇女使用本品应停止哺乳。③长期、大剂量应用时需定期检查白细胞计数及肝、肾功能。④用药期间不宜驾驶车辆、操纵机械或高空作业。⑤宜饭后服用，减少胃部刺激，维持治疗期间，可每晚 1 次顿服。⑥停药应逐渐减量，避免撤药综合征。

【制剂规格】片剂：每片 12.5mg；25mg；50mg。

度洛西汀[药典（二）；医保（乙）]

Duloxetine

【药理作用】本品是一种选择性的 5－羟色胺与去甲肾上腺素再摄取抑

制剂（SNRI）。其抗抑郁与中枢镇痛作用的确切机制尚未明确，但认为与其增强中枢神经系统 5-羟色胺能和去甲肾上腺素能功能有关。对多巴胺再摄取的抑制作用相对较弱。对多巴胺能受体、肾上腺素能受体、胆碱能受体、组胺能受体、阿片受体、谷氨酸受体、GABA 受体无明显亲和力。不抑制单胺氧化酶。

【适应证】①用于治疗重型抑郁症。②还可用于糖尿病周围神经性疼痛。③用于女性中至重度应激性尿失禁。

【用法用量】口服。①抑郁症：每次 20～30mg，一日 2 次。或每日 60mg，顿服。②糖尿病神经痛：每日 60mg，顿服。对可能出现耐受的患者可降低起始剂量。③女性中至重度应激性尿失禁：起始剂量每次 40mg，一日 2 次，如不能耐受，则 4 周后减量至每次 20mg，一日 2 次。

【不良反应】可见血压轻度上升及心率下降，甚至血压持续上升；失眠、头痛、嗜睡、晕眩、震颤、易激惹；体重下降；排尿困难、男性性功能障碍；恶心、腹泻、便秘、口干、纳差、味觉改变；视物模糊；盗汗、出汗增多，瘙痒及皮疹。较少见贫血、白细胞减少、白细胞计数升高等。

【禁忌证】对本品过敏者、闭角型青光眼患者禁用。对肝功能不全者、严重肾功能不全者、嗜酒者、妊娠期及哺乳期妇女、25 岁以下患者一般不推荐使用本品。

【注意事项】①对严重抑郁状态患者，应在用药前权衡利弊，在用药初期严密监控，及时发现行为心境异常及可能发生的自杀倾向与行为。②慎用于胃肠道排空慢、肾功能不全、有直立性低血压或晕厥病史者、躁狂或有躁狂病史者、癫痫或癫痫病史者、有自杀观念的成人。③可能产生镇静效果，故从事注意力高度集中的机械操作、高空作业及驾驶者应慎用。④停药应逐渐减量，突然撤药可出现撤药综合征。

【制剂规格】胶囊剂：每粒 20mg；30mg；40mg；60mg。肠溶胶囊：每粒 20mg；30mg；60mg。肠溶片：每片 20mg。

多塞平 [药典（二）；基；医保（甲、乙）]

Doxepin

【药理作用】本品为二苯并氧氮䓬类化合物，是三环类抗抑郁药（TCAs）中镇静功能较强的抗抑郁药之一，作用机制同阿米替林、丙米嗪。具有抑制 5-HT 及 NA 再摄取的作用，而抗抑郁作用较丙米嗪为弱，有一定的抗焦虑作用，抗胆碱作用较弱。本品还具有一定的抗组胺 H_1、H_2 受体的作用，可用于治疗过敏性皮肤病。

【适应证】①用于治疗抑郁症和各种焦虑抑郁为主的神经症，更年期精神病，也可用于镇静及催眠。②外用膏剂用于治疗慢性单纯性苔藓、湿疹、过敏性皮炎、特应性皮炎等。

【用法用量】（1）口服。①成人：起始剂量每次 25mg，每日 2～3 次，然后逐渐增至每日总量 100～250mg，日极量不超过 300mg，宜餐后服用，以减少胃部刺激。②12～18 岁儿童：起始剂量每日 25～75mg，分次或睡前一次服用，通常每日 30～300mg。剂量超过每日 100mg 时，分 3 次服用。（2）外用。治疗过敏性皮肤病于患处涂布一薄层，每日 3 次，每次涂布面积不超过总体表面积 5%，两次使用间隔 4 小时。建议短期敷用，不超过 7～8 日。

【不良反应】①少数患者有嗜睡、震颤、眩晕、口干、多汗、视物模糊、排尿困难、便秘等，某些症状可在继续用药中自行消失，其他有皮疹、直立性低血压，偶见癫痫发作、骨髓抑制或中毒性肝损害。②局部外用常见烧灼感与针刺感，也可出现困倦和其他系统反应。

【禁忌证】对 TCAs 过敏者、严重心脏病、近期有心肌梗死发作史、严重肝功能不全、青光眼、尿潴留、甲状腺功能亢进、谵妄、躁狂、粒细胞减少的患者禁用。

【注意事项】①前列腺肥大、眼压高、心脏疾病、癫痫及轻、中度肝功能不全、肾功能不全者慎用。②用药期间应定期检查血常规及心、肝、肾功能。③患者有转向躁狂倾向时应立即停药。④用药期间不宜驾驶车辆、操纵机械或高空作业。⑤妊娠期妇女、12 岁以下儿童慎用，老年患者从小剂量开始，视病情酌减用量。⑥局部敷用仅能用于未破损皮肤，不能用于眼部及黏膜。

【制剂规格】片剂：每片 25mg。乳膏剂：每支 10g。

氟伏沙明[药典（二）；医保（乙）]

Fluvoxamine

【药理作用】本品为 SSRIs 类抗抑郁药，可选择性抑制 5－HT 转运体，阻断脑神经细胞突触前膜对 5－HT 的再摄取，但不影响 NA 的再摄取。本品对 α 肾上腺素、β肾上腺素、组胺、毒蕈碱、多巴胺受体几乎不具亲和性。其优点在于既无兴奋、镇静作用，又无抗胆碱、抗组胺作用，亦不影响 MAO 活性，对心血管系统无影响，不引起直立性低血压。

【适应证】①用于治疗各类抑郁症，特别是持久性抑郁症状及自杀风险大的患者。②强迫症。

【用法用量】口服，宜用温开水吞服，不应咀嚼。①抗抑郁：初始剂量每日 50～100mg，晚上一次服用。逐渐增量至有效。常用有效剂量为每日 100mg，且可根据个人反应调整剂量。个别病例可增至每日 300mg。剂量超过每日 150mg 时应分次服用，餐时或餐后服用。维持期用药以每日 50～100mg 为宜。②强迫症：初始剂量每日 50mg，睡前服，连服 3～4 日，再逐渐增加。通常有效剂量在每日 100～300mg 之间。最大剂量成人为每日 300mg，8 岁以上儿童和青少年为 200mg。若每日剂量超过 150mg，可分 2～3 次服用。

【不良反应】本品耐受良好。①常见不良反应有嗜睡、眩晕、头痛、失眠、紧张、焦虑、震颤，便秘、畏食、消化不良、腹泻、恶心、呕吐、口干，多汗、无力、心悸、心动过速等，连续使用 2～

3 周后可逐渐消失。②少见不良反应有直立性低血压、心动过缓、血清转氨酶升高、性功能障碍。

【禁忌证】对本品过敏者禁用。

【注意事项】①癫痫患者、躁狂症或处于轻度躁狂状态的患者慎用；肝、肾功能不全者应减量，并定期监测肝、肾功能。②妊娠期及哺乳期妇女慎用。服药期间应停止哺乳。老年人应酌情减小起始剂量。不推荐 8 岁以下儿童使用。③如本品不能控制焦虑、失眠时，可加用苯二氮䓬类药物。④用于自杀倾向的抑郁症患者，应特别注意护理。⑤本品、5－HT 及 NA 双重再摄取抑制剂（SNRIs）在突然停药可能产生严重不良反应，其表现为：烦躁、激越、易怒、头晕、感觉异常、焦虑、注意力下降、头痛、嗜睡、情绪不稳、失眠和轻躁狂等。因此应缓慢减量，逐渐停药，并应在此过程中密切注意患者的病情变化。如果不能忍受撤药后的低剂量，可以再增加至原剂量。⑥服药期间不宜驾驶车辆或操作器械。

【制剂规格】片剂：每片 50mg；100mg。

氟西汀［药典（二）；基；医保（甲）］

Fluoxetine

【药理作用】本品为选择性 5－HT 再摄取抑制剂（SSRIs），可选择性抑制 5－HT 转运体，阻断突触前膜对 5－HT 的再摄取，延长和增加 5－HT 的作用，从而产生抗抑郁作用。对肾上腺素能、组胺能、胆碱能受体的亲和力低，作用较弱，因而产生的不良反应少。

【适应证】①用于治疗抑郁症及其伴随之焦虑，尤宜用于老年抑郁症。②用于治疗惊恐状态、对广泛性焦虑障碍有一定疗效。③可用于治疗强迫症，但药物剂量应相应加大。④适用于神经性贪食症（暴食症）。

【用法用量】口服。①抑郁症：最初治疗建议每日 20mg，可单次或分次给药，可与食物同服，亦可餐间服用。一般 4 周后才能显效。若未能控制症状，可考虑增加剂量，每日可增加 20mg。最大推荐剂量每日 80mg。维持治疗可以每日使用 20mg。②强迫症：建议初始剂量为每日晨服 20mg，维持治疗可以每日 20～60mg。③神经性贪食症：建议每日 60mg。④惊恐状态：初始剂量每日 10mg，一周后可逐渐增加至每日 20mg，如果症状未有效控制，可适当增加剂量至每日 60mg。⑤老年人：日剂量一般不超过 40mg，最高推荐每日剂量为 60mg。

【不良反应】不良反应较轻，大剂量时耐受性较好。①常见不良反应有失眠、恶心、腹泻、易激动、头痛、运动性焦虑、精神紧张、震颤、嗜睡、倦怠虚弱、流汗等，多发生于用药初期。有时出现皮疹（约 4%）。②大剂量用药（每日 40～80mg）时，可出现精神症状，约 1%患者发生躁狂或轻躁症。长期用药常发生食欲减退或性功能下降。③撤药反应：头晕、感觉异常、失眠和多梦、乏力、焦躁或焦虑、恶心、呕吐、震颤和头痛。必须避免突然停止用药，为降低撤药反应的危险性，必须在 1～2 周的时间内逐渐减少用药剂量。

【禁忌证】对本品过敏者禁用。

【注意事项】①应注意密切观察在药物使用过程中，特别是初期和剂量变动时期，患者的行为异常与精神情绪异常，及时发现并制止恶性事件发生。有自杀意图的高危险性患者，应予严密监视。②有癫痫病史、双相情感障碍病史、急性心脏病、有出血倾向者慎用。③肝、肾功能损害的患者，剂量应适当减少。④儿童、妊娠期及哺乳期妇女慎用。⑤服药期间不宜驾驶车辆和操作器械。

【制剂规格】片剂：每片 10mg；20mg。肠溶片：每片 90mg。胶囊剂：每粒 5mg；10mg；20mg；40mg；60mg。

瑞波西汀 [药典（二）；医保（乙）]

Reboxetine

【药理作用】本品为二环吗啉衍生物，是选择性强的去甲肾上腺素（NA）再摄取抑制剂（NARIs），化学结构与其他抗抑郁药（如氟西汀）相似。通过选择性抑制突触前膜对 NA 的再摄取，增强中枢 NA 能神经的功能而发挥抗抑郁作用。对 5 – HT、DA 重吸收位点无亲和力，对毒蕈碱、组胺或肾上腺素受体几乎无亲和力作用。

【适应证】用于治疗成人抑郁症。

【用法用量】口服。①成人：开始每次 4mg，一日 2 次，2～3 周逐渐起效；3～4 周后可根据需要增至每次 4mg，一日 3 次，最大日剂量为 12mg。②肝、肾功能不全者：推荐初始剂量为每次 2mg，一日 2 次。

【不良反应】多数不良反应较轻微，并且通常在前几周治疗后消失。①十分常见的不良反应：入睡困难（失眠）、口干、便秘、多汗。②常见的不良反应：头痛、眩晕、心率加快、心悸、血管扩张、直立性低血压、视物模糊、畏食或食欲缺乏、恶心、排尿困难或尿潴留、尿路感染、勃起功能障碍、射精痛或睾丸痛、射精延迟、寒战。

【禁忌证】①对本品过敏或有过敏史者、有惊厥史者（如癫痫患者）、有躁狂发作史者、青光眼患者、低血压者、心脏病患者、正在服用降压药者，严重肝、肾功能不全者、前列腺增生引起排尿困难的患者禁用。②18 岁以下儿童和青少年及妊娠期、分娩期、哺乳期妇女禁用。

【注意事项】①通常服药数周后才会出现症状的改善，因此即使服药后没有立即出现病情好转也不应停药，直到服药几个月后医生建议停药为止。②少量患者停用本品后出现戒断症状，包括头痛、头晕、紧张和恶心（感觉不适）。③服用本品可能出现自残或自杀的想法；小于 25 岁的成年人出现自杀行为的风险更高；建议患者家属和看护者必须密切观察所有年龄患者进行抗抑郁药物治疗后的临床症状变化、自杀倾向、行为的异常变化，并与医生进行沟通。④目前暂不推荐用于老年患者。⑤服用本品时不应驾车或操作机械。

【制剂规格】片剂：每片 4mg。胶囊剂：每粒 4mg。

氯米帕明 [药典（二）；基；医保（甲）]

Clomipramine

【药理作用】本品为三环类抗抑郁药，主要作用是通过抑制神经元突触前膜对 NA 和 5-HT 的再摄取，其中对 5-HT 的再摄取阻断作用更强，从而发挥抗抑郁及抗焦虑作用。本品的特点是抑制 5-HT 再摄取作用强于其他 TCAs；另一特点是具有广谱的药理作用，包括拮抗 α_1 肾上腺素、抗胆碱能、抗组胺和抗 5-HT 能等作用。其抗胆碱作用中等度，镇静作用弱。

【适应证】①用于治疗各种抑郁状态。②对强迫性神经症具有较好疗效。③对恐惧症、惊恐发作、慢性疼痛、神经性厌食、伴有发作性睡病的猝倒症均有一定疗效。

【用法用量】口服。①治疗抑郁症、强迫症：成人初始剂量每次 25mg，一日 3 次，1～2 周内缓慢增加至治疗量一日 150～250mg，极量一日不超过 300mg。症状好转后，改为维持量，每日 50～100mg。老年患者：开始每日 10mg，逐渐增加至每日 30～50mg（约 10 天），然后改维持量，以每日不超过 75mg 为宜。②治疗恐怖性神经症：每日 75～150mg，分 2～3 次口服。③治疗慢性疼痛性疾病：剂量应个体化（每日 10～150mg），因考虑患者可能合并用止痛药（或可能减少止痛药的用量）。④伴有发作性睡病的猝倒症：每日 25～75mg。

【不良反应】①很常见：嗜睡、疲劳、食欲增加；晕眩、震颤、头痛、肌阵挛；口干、出汗、便秘、恶心、视物模糊、排尿障碍；体重增加、性欲和性功能失调。②常见：意识模糊、睡眠障碍、定向力障碍、幻觉、焦虑状态、激越、躁狂、攻击行为、记忆力受损、注意力受损；谵妄、言语障碍、感觉异常、肌肉无力、肌张力增高；热潮红、瞳孔放大；窦性心动过速、心悸、直立性低血压；呕吐、腹泻、食欲减退；转氨酶升高；溢乳、乳房增大；味觉异常、耳鸣；过敏性皮肤反应。③偶见癫痫发作、骨髓抑制、黄疸。④突然停药会产生恶心、呕吐、腹痛、腹泻、失眠、头痛、神经质及焦虑。

【禁忌证】①严重心脏病、新近发生急性心肌梗死、先天性 Q-T 延长综合征、传导阻滞、低血压、癫痫、青光眼、排尿困难、白细胞过低患者禁用。②对本品及其他三环类药物过敏者禁用。③6 岁以下儿童禁用。

【注意事项】①严重肝、肾功能不全，心血管疾病、肾上腺髓质肿瘤、严重抑郁障碍且有自杀倾向者、癫痫患者慎用。②妊娠期妇女慎用，哺乳期妇女使用本品应停止哺乳，6 岁以上儿童酌情减量。③用药期间不宜从事驾驶、高空作业等活动。④患者有转向躁狂倾向时应立即停药。⑤患有甲状腺功能亢进的患者或正在接受甲状腺素制剂治疗的患者使用本品应谨慎，因为可能会出现心脏毒性。⑥患有慢性便秘者使用本品应小心。三环类药物可能会导致麻痹性肠梗阻，特别是对于老年患者和卧床患者。⑦定期监测心电图、血细胞计数、转氨酶水平。

【制剂规格】片剂：每片 10mg；25mg；50mg。

马普替林[药典（二）；医保（乙）]

Maprotiline

【药理作用】本品为选择性 NA 再摄取抑制剂。虽然属于三环结构，但是中央杂环结构与 TCAs 有明显不同。能够选择性抑制中枢神经突触前膜对 NA 的再摄取，而对 5-HT 的再摄取无影响。本品兼有抗焦虑作用，而镇静、抗胆碱、降低血压作用较轻。

【适应证】①主要用于治疗内因性、反应性及更年期抑郁症。亦可用于疾病或精神因素引起的抑郁状态。②可用于伴有抑郁、激越行为障碍的儿童及夜尿者。

【用法用量】口服。成人：起始剂量每次 25mg，每日 2～3 次，可根据病情需要隔日增加 25～50mg；有效治疗量一日 75～200mg，需用药至少 2 周。最高量不超过一日 225mg，需注意不良反应的发生。维持剂量一日 50～150mg，分 1～2 次口服。

【不良反应】与 TCAs 相似，但少而轻。以口干、便秘、排尿困难、视力模糊、眩晕、心动过速等抗胆碱能症状为常见，程度较轻，多发生于服药的早期。

【禁忌证】对本品过敏者、癫痫、伴有排尿困难的前列腺肥大、闭角型青光眼、近期有心肌梗死史者禁用。6 岁以下儿童、妊娠期及哺乳期妇女禁用。

【注意事项】严重肝、肾功能不全，前列腺肥大，心血管疾病者慎用。使用期间应监测心电图和肝功能。18 岁以下青少年及儿童慎用。使用本品初期，对有自杀倾向患者应密切监护。患者有转向躁狂倾向时应立即停药。

【制剂规格】片剂：每片 25mg。

吗氯贝胺[药典（二）]

Moclobemide

【药理作用】本品属于苯酰胺类衍生物，是一种选择性好、强效的单胺氧化酶抑制剂（MAOIs），通过可逆性抑制 MAO-A，从而提高脑内 NA、DA 和 5-HT 的水平，产生抗抑郁作用。

【适应证】①用于治疗单相和双相内源性抑郁症、神经功能性抑郁症、精神性和反应性抑郁症。②适用于老年抑郁症，对精神运动和识别功能无影响。③对睡眠障碍也有一定效果。

【用法用量】口服：常用治疗量每日 300～400mg，分 2～3 次餐后口服。可根据病情增减，最大剂量为每日 600mg。

【不良反应】①常见的不良反应有：轻度恶心、口干、头痛、头晕、出汗、心悸、失眠、体位性低血压等。②少见过敏性皮疹。③偶见意识障碍、肝功能损害、血压升高。

【禁忌证】①对本品过敏者、急性意识障碍、急性精神紊乱、精神分裂症、躁狂症、嗜铬细胞瘤、肝功能严重受损患者禁用。②儿童不宜应用。

【注意事项】①肝肾功能不全、甲状腺功能亢进、高血压患者、妊娠期妇女慎用。哺乳期妇女如使用本品时应停止哺乳。②老年患者用药酌情减少用量。③应检查或定期监测肝、肾功能及心电图。④用药期间不宜驾驶、高空作业、机械操作等。⑤患者有转向躁狂发作倾向时应立即停药。

【制剂规格】片剂：每片 100mg。胶囊剂：每粒 100mg。

米氮平［药典（二）；基；医保（甲）］

Mirtazapine

【药理作用】本品左旋对映体主要抑制突触前膜的α_2肾上腺素受体，导致肾上腺素和 5－HT 能神经系统活性增加；右旋对映体主要通过拮抗 5－HT_{2c}受体，从而发挥抗焦虑和抗抑郁作用。对 5－HT_3受体的拮抗作用，使其具有强大的止吐功效。

【适应证】用于抑郁症的治疗。

【用法用量】口服。成人：有效剂量通常为一日 15～45mg。建议临睡前服用，也可分次服用。应连续服药，最好在病症完全消失 4～6 月后再逐渐停药。当剂量合适时，2～4 周内应有疗效，仍无作用，应停止使用。

【不良反应】①嗜睡、口干、体重增加、食欲增加、头晕和便秘。②偶见直立性低血压、躁狂症、惊厥发作、震颤、肌阵挛、水肿、急性骨髓抑制、血清转氨酶水平增加、药疹。

【禁忌证】①对本品过敏者，精神分裂症、处于抑郁期的躁狂抑郁症患者禁用。②儿童、妊娠期及哺乳期妇女禁用。

【注意事项】①肝肾功能不全、有心率减慢性心律失常、有缺血性心脏疾病病史者、低血压、癫痫、粒细胞缺乏、高胆固醇血症、前列腺肥大、青光眼、眼内压增高、糖尿病患者慎用。②具有自杀倾向的患者，在治疗早期应控制本品的剂量并严密监视。③为避免出现撤药反应，于症状控制 4～6 个月后逐渐停止用药。④能引起镇静安眠作用，故从事精神高度集中的活动或工作的人慎用。推荐晚上睡前服用。

【制剂规格】片剂：每片 15mg；30mg；45mg。

帕罗西汀［药典（二）；基；医保（甲、乙）］

Paroxetine

【药理作用】本品是一种强效、高选择性 SSRIs，可选择性地抑制 5－HT 转运体，阻断突触前膜对 5－HT 的再摄取，延长和增加 5－HT 的作用，从而产生抗抑郁作用。仅微弱抑制 NA 和 DA 的再摄取，对其他递质无明显影响，对单胺氧化酶无抑制作用。

【适应证】①治疗抑郁症，尤其伴焦虑症的抑郁症患者。②惊恐障碍、社交恐惧症和强迫症的治疗。

【用法用量】口服，建议每日早餐时顿服，完整吞服勿咀嚼。①成人，起始剂量每次 20mg，用药 2～3 周后，根据患者情况以每周 10mg 递增，日极量不超过 50mg（治疗强迫症可 60mg）。②老年人及肝、肾功能不全者，起始剂量为每日 10mg，最大剂量不超过 40mg，对于肌酐清除率＜30ml/min，推荐剂量为每日 20mg。

【不良反应】①常见轻度口干、恶心、呕吐、畏食、便秘、腹泻；头痛、震颤、眩晕、嗜睡、失眠和兴奋；性功能障碍；胆固醇水平升高、体重增加；视力模糊；高血压、心动过速；出汗、瘙痒；肝功能指标升高。②偶见神经性水肿、荨麻疹、直立性低血压、锥体外系反应。

【禁忌证】①对本品过敏者禁用。②妊娠期、哺乳期妇女及 18 岁以下儿童或青少年不宜使用。

【注意事项】①服用本品两周内禁用 MAOIs。②有癫痫或躁狂病史、闭角型青光眼、有出血倾向、有自杀倾向或严重抑郁状态病史者慎用。③肝肾功能不全者需降低剂量。④儿童、青少年和青年（≤24 岁）患者服用应权衡利弊，谨慎服用。⑤服用 1～3 周可显疗效。⑥停药应逐渐减量，避免停药反应。

【制剂规格】片剂：每片 20mg。

哌甲酯[药典（二）；医保（乙）]

Methylphenidate

【药理作用】本品为哌啶衍生物，是中枢神经兴奋药。通过拮抗中枢神经系统内 DA 和 NA 转运体，起到抑制 DA 和 NA 的再摄取的作用，并增加这些单胺物质释放至神经元间隙。能提高精神活动，促使思路敏捷，解除疲劳，精神振作，可对抗抑郁症。本品亦为呼吸兴奋剂，小剂量时通过颈动脉体化学感受器反身性兴奋呼吸中枢，大剂量时直接兴奋延髓呼吸中枢，作用较温和。

【适应证】①用于治疗注意缺陷多动障碍（儿童多动综合征，轻度脑功能失调）。②治疗发作性睡病，以及巴比妥类、水合氯醛等中枢抑制药过量引起的昏迷。消除催眠药引起的嗜睡，倦怠及呼吸抑制。③国外报道，尚可用于治疗抑郁症。④可用于呼吸衰竭和各种原因引起的呼吸抑制。

【用法用量】（1）口服。①成人：一次 10mg，一日 2～3 次。饭前 45 分钟服用。②6 岁以上儿童：开始每次口服 5mg，一日 2 次，早饭及午饭前服用。以后根据疗效调整剂量，每周递增 5～10mg，一日不超过 40mg。控释片：每日 1 次。作用可持续 1 小时，应在早晨服药，可于餐前或餐后服用。整片用水送下，不能嚼服、掰开或压碎。推荐起始剂量为每日 1 次 18mg。以后根据疗效调整剂量，每周可增加剂量 18mg，最高剂量不应超过 54mg。（2）皮下、肌内注射或缓慢静脉注射。每次 10～20mg。

【不良反应】不良反应与剂量有关。一般每日 30mg 以内不良反应很少。①最常见不良反应为食欲减退。其他不良反应有口干、头晕、头痛、失眠、嗜睡、运动障碍、恶心、神经质、皮疹、心律失常、心悸等。②本品可致依赖性。

【禁忌证】①对本品过敏者、严重焦虑、紧张、激动、过度兴奋、青光眼、有抽动秽语综合征病史者、患结构性心脏病者禁用。②6 岁以下儿童、妊娠期和哺乳期妇女禁用。

【注意事项】①有药物依赖史或酒精依赖史的患者慎用，长期滥用会导致明显的耐受性和精神依赖，并伴随不同程度的行为失常。②兴奋剂治疗伴有双相情感障碍的注意缺陷障碍患者时应特别谨慎。③严重抑郁者慎用，以及防止或治疗生理性疲劳。④癫痫、高血压、精神病患者（处于兴奋性症状期间）慎用。⑤如果出现神经精神兴奋性症状增多，或者其他严重不良反应，可逐渐减量，直到不良反应消失。⑥为延缓耐药性产生或减少不良反应，患儿节假日期间可停药，但如病情严重，影响学习与日常活动者，则应每日服药。⑦餐前给药能减少畏食的发生。避免傍晚后服药，防止失眠。⑧用药前及用药期间应当检查或监测血压、心电图、血常规、记录患儿生长发育情况，包括身高、体重等，如患儿未按预期生长或增加体重，应中断治疗。⑨运动员慎用。

【制剂规格】片剂：每片 5mg；10mg；20mg。控释片：每片 18mg；36mg。注射剂：每支 20mg（1ml）。

舍曲林［药典（二）；医保（乙）］

Sertraline

【药理作用】本品为一种强效 SSRIs，可选择性地抑制 5－HT 转运体，阻断中枢神经元突触前膜对 5－HT 的再摄取，延长和增加 5－HT 的作用，从而产生抗抑郁作用。对 NA 及 DA 仅有微弱的影响。

【适应证】①抑郁症，包括伴随焦虑、有或无躁狂史的抑郁症。②强迫症。

【用法用量】口服。①成人：每日 1 次。起始剂量每日 50mg，维持剂量可根据疗效调整，剂量调整间隔不短于 1 周，通常 1 周可见疗效，每日最大剂量为 200mg。②儿童和青少年强迫症患者：每日 1 次。儿童（6～12 岁）起始剂量为每日 25mg，青少年（13～17 岁）起始剂量为每日 50mg，后期根据疗效逐渐增加剂量。

【不良反应】①常见恶心、呕吐、腹泻、口干、消化不良、畏食、震颤、眩晕、嗜睡、失眠、多汗、性功能障碍。②本品上市后收到的不良反应事件报道有中性粒细胞缺乏症、异常出血、心悸及行动过速、高血压、高泌乳素血症、溢乳、男子乳腺过度发育、阴茎异常勃起、月经失调、性欲减退、甲状腺功能低下、体重减轻及体重增加、食欲增强、严重肝病及无症状性血清转氨酶升高、血清胆固醇增高、过敏反应等。

【禁忌证】对本品过敏者、肝功能不全者禁用。

【注意事项】①有癫痫病史、闭角型青光眼、严重心血管疾病、血容量不足或脱水者、双相情感障碍、有出血倾向者慎用。②伴发肝脏疾病的患者应慎用，肝功能损伤患者减低服药剂量或给药频率。③儿童慎用。④用药期间注意观察患者症状变化，尤其注意自杀倾向、行为异常。⑤用药期间不宜驾驶车辆、操纵机械或高空作业。⑥定期监测血糖水平和症状。⑦停药应逐渐减量，避免撤药综合征。⑧妊娠期、哺乳期妇女不宜使用。

【制剂规格】片剂：每片 50mg。胶囊剂：每粒 50mg。

文拉法辛[药典（二）；基；医保（甲）]

Venlafaxin

【药理作用】本品为苯乙胺衍生物，是 5－HT 及 NA 再摄取抑制剂（SNRIs），本品及其活性代谢物 O－去甲基文法拉辛（ODV）能有效拮抗中枢神经元突触前膜对 5－HT 和 NA 的再摄取，对 DA 的再摄取也有一定的抑制作用，具有抗抑郁作用，镇静作用较弱。

【适应证】用于治疗各种类型抑郁症和广泛性焦虑症。

【用法用量】口服。起始剂量每日 75mg，分 2～3 次服，需要时一日量可逐渐增加至 75～225mg，分 2～3 次服用，增加剂量的间隔时间不少于 4 日，每次每日增加 75mg。轻、中度肾功能损伤患者，每天给药总量降低 25%～50%；轻、中度肝功能损伤者，每日总剂量为常规给药剂量的一半或不足一半，具体需根据患者实际情况个体化用药。缓释片应在早晨或晚间一个相对固定时间与食物同服，每日 1 次，用温开水送服。应该整体服下，避免掰开、压碎、咀嚼或泡于水中。

【不良反应】①常见食欲减退、恶心、呕吐、便秘、口干、出汗、体重减轻、虚弱、疲倦、血清胆固醇增高。②嗜睡、眩晕、头昏、梦境异常、失眠、紧张不安、震颤、肌肉痉挛、感觉异常。③性欲下降、心功能障碍、排尿困难。④高血压、血管扩张（多为潮红）。⑤眼调节异常、瞳孔扩大、视觉失调等。

【禁忌证】对本品过敏者禁用。

【注意事项】①肝、肾功能不全、心脏病、高血压、血液病、青光眼、甲状腺功能亢进或低下、低钠血症、双相情感障碍、有癫痫病史、惊厥病史者慎用。②儿童、老年人及妊娠期、哺乳期妇女慎用。③日剂量超过 200mg 时，可引起高血压，服药时需定期检查血压。④在患有抑郁症和其他精神障碍的儿童、少年和青年（18～24 岁）中，与安慰剂相比，抗抑郁药物增加产生自杀想法和实施自杀行为的风险。⑤用药期间谨慎驾驶机动车或操纵机械。⑥停药应逐渐减量，避免撤药综合征。

【制剂规格】片剂：每片 37.5mg；75mg。胶囊剂：每粒 37.5mg；75mg。缓释片：每片 37.5mg；75mg。缓释胶囊：每粒 75mg；150mg。

西酞普兰[药典（二）；医保（乙）]

Citalopram

【药理作用】本品是一种 SSRIs，可选择性抑制 5－HT 转运体，阻断突触前膜对 5－HT 再摄取，延长和增加 5－HT 的作用，从而产生抗抑郁作用。

【适应证】治疗抑郁症。

【用法用量】口服。①成人：一次 20mg，每日 1 次。根据患者个体的应答，可增加剂量，最大剂量为每日 60mg。②肝功能不全或年龄超过 65 岁的老年患者：推荐常规剂量的一半，即每日 10～30mg。

【不良反应】①常见的不良反应有食欲减退、恶心、口干、多汗、腹泻、便秘、头晕、头痛、震颤、嗜睡、睡眠时间缩短或失眠、性欲减低、性快感缺失、疲乏、发热。②可发生激素分泌紊乱、心动过速、味觉异常。

【禁忌证】①对本品过敏者禁用。②在已知患有 Q－T 间期延长或先天性 Q－T综合征的患者中，禁止使用本品。

【注意事项】①对其他 SSRIs 过敏者、心血管疾病、肝功能不全、严重肾功能不全、有躁狂病史、出血性疾病史、有自杀倾向患者慎用。②本品应避免突然停药。③青少年及妊娠期、哺乳期妇女慎用。④用药期间需从事精神高度紧张、集中的工作或活动者慎用。

【制剂规格】片剂：每片 20mg。

异卡波肼 [药典（二）]

Isocarboxazid

【药理作用】本品为非选择性 MAOls，与 MAO－A 和 B 产生不可逆性结合作用。MAO 受抑制后，可增加中枢神经部位单胺（主要是 NA 和 5－HT）含量，起到抗抑郁作用。

【适应证】用于对 TCAs 或电休克治疗无效的抑郁症患者，或对 TCAs 治疗有所禁忌者。对伴有焦虑、疑病性神经症的抑郁症效果较好。

【用法用量】口服。成人开始剂量每日 10～30mg，分 2～3 次服用。以后可加至每天 30～60mg。达到充分疗效后，应改为维持量，每日 10～20mg。

【不良反应】可有直立性低血压、头晕、便秘、畏食、坐立不安、失眠、口干、视物模糊、水肿、月经过多等。

【禁忌证】对本品过敏者，心血管疾病、脑血管病、高血压、嗜铬细胞瘤、尿潴留、粒细胞减少症、肝功能不全、严重肾功能损伤患者禁用。

【注意事项】肾功能不全、癫痫、青光眼患者慎用。妊娠期及哺乳期妇女、高龄患者慎用。接受抗抑郁药治疗初期、剂量调整期、逐渐停药期，均需注意抑郁症患者是否出现精神行为异常，防止自杀倾向的出现或自杀行为的发生。本品有蓄积作用，不宜长期服用。15 岁以下患者不宜使用。

【制剂规格】片剂：每片 10mg。

第 12 节　抗脑血管病药

奥扎格雷 [药典（二）；医保（乙）]

Ozagrel

【药理作用】能选择性地抑制血栓烷合成酶，从而抑制血栓烷 A_2（TXA_2）的产生和促进前列环素（PGI_2）的产生，改善两者间的平衡，最终抑制血小板聚集和减轻血管痉挛，改善大脑局部缺血时的微循环和能量代谢障碍，抑制脑血栓形成和脑血管痉挛。

【适应证】①用于治疗急性血栓性脑梗死及伴发的运动障碍。②改善蛛网膜下腔出血手术后血管痉挛及其并发的脑缺血症状。

【用法用量】常用制剂为奥扎格雷钠注射液，每支 20mg。以 0.9%氯化钠注射液或葡萄糖注射液稀释后静脉滴注，一日 80mg。如与其他抗血小板药合用时，本品剂量宜酌减。①改善脑血栓症（急性期）：每次 40～80mg，每次滴注持续 2 小时，每日 2 次；连用 1～2 周，必要时可酌情减量。②改善蛛网膜下腔出血手术后的脑血管痉挛状态及伴随产生的脑缺血症状：一日 80mg，24 小时连续滴注，连用 2 周。可根据年龄及症状酌情调整剂量。

【不良反应】①可见过敏性皮疹、肝功能异常、发热等。②偶见室上性心律失常、血压下降、贫血、恶心、呕吐、腹泻、食欲缺乏、血尿素氮升高等。③严重不良反应可有出血性脑梗死、硬膜外血肿、消化道出血、皮下出血等。

【禁忌证】禁用于：①出血性脑梗死或大面积脑梗死深昏迷者。②有严重的心、肺、肝、肾功能不全，如严重心律不齐、心肌梗死者。③有血液病或有出血倾向者。④严重高血压，收缩压超过 26.6kPa 以上（即 200mmHg 以上）者。⑤对本品过敏者。

【注意事项】①慎用于肝、肾功能不全者，同时使用抗凝或抗血小板聚集药物者。②儿童、老年患者、妊娠期及哺乳期妇女慎用。③若出现皮疹、室上性心律失常、血压下降时，应立即停药。

【制剂规格】注射剂：每支 20mg；40mg；80mg。注射液：每支 40mg（2ml）；80mg（4ml）；80mg（5ml）；80mg（10ml）。奥扎格雷钠氯化钠（或葡萄糖）注射液：每瓶 80mg（100ml）；80mg（250ml）。

棓丙酯 [药典（二）]

Propyl Gallate

【药理作用】本品为抗脑血栓药，具有抑制 TXA_2 引起的血小板聚集作用；可降低全血黏度和血浆比黏度，加快红细胞电泳速度，也可松弛血管平滑肌，增加冠状动脉的血流量；对心肌缺血有明显的保护作用。

【适应证】本品适用于预防与治疗脑血栓、冠心病及外科手术的并发症－血栓性深静脉炎等。

【用法用量】静脉滴注，一日 1 次，每次 120～180mg。使用时在瓶中加入 0.9%氯化钠注射液 5ml，振摇使完全溶解后，加至 250～500ml 0.9%氯化钠注射液或 5%葡萄糖注射液中混匀，缓缓静脉滴注；10～15 天为一疗程。当室温低于 15℃时，每瓶可用 2ml 丙二醇注射液，振摇使完全溶解后使用。

【不良反应】少数患者静脉滴注后有一过性心率减慢或 ALT 轻度增高，停药 1～2 周内可自行恢复正常。

【禁忌证】对本品任何成分过敏者禁用。

【注意事项】本品用药期间应检查肝、肾功能，如有异常，应停药，待恢复正常后继续用药；静脉滴注时速度不应过快，可防止出现心慌、头昏、困乏等不适应症状。

【制剂规格】注射剂：每支 60mg；120mg；180mg。

倍他司汀 [药典（二）；基；医保（甲、乙）]

Batahistine

【药理作用】本品为组胺类药物，具有扩张毛细血管的作用，作用较组胺持久，能增加脑血流量及内耳血流量，消除内耳眩晕、耳鸣和耳闭感。又能抑制组胺的释放，产生抗过敏作用。

【适应证】用于梅尼埃病、眩晕症伴发的眩晕、头晕感。对脑动脉硬化、缺血性脑血管病、头部外伤或高血压所致体位性眩晕、耳鸣等亦可用。

【用法用量】①口服：通常成人一次1～2 片（甲磺酸倍他司汀片一次 6～12mg，盐酸倍他司汀片一次 4～8mg），一日 3 次，饭后服用，可视年龄、症状酌情增减。②肌内注射：一次 10mg，一日 2 次。③静脉滴注：一次 10～30mg，一日 1 次。

【不良反应】偶有口干、恶心、心悸、皮肤瘙痒。

【注意事项】消化性溃疡、支气管哮喘及嗜铬细胞瘤患者慎用。

【制剂规格】盐酸倍他司汀片剂：每片 4mg；5mg。甲磺酸倍他司汀片：每片 6mg。注射剂：每支 10mg（2ml）；30mg（5ml）。口服液：每支 10mg（5ml）；20mg（10ml）。

川芎嗪 [药典（二）；医保（乙）]

Ligustrazine

【药理作用】本品具有扩张小动脉、改善微循环、增加脑血流量和活血化瘀的作用。对腺苷二磷酸（ADP）、花生四烯酸及血小板活化因子（PAF）诱导的人血小板聚集有抑制作用，并对已聚集的血小板有解聚作用。抑制脑缺血时血小板的激活，纠正 TXA_2 – PGI 平衡失调，调理脑微循环障碍。

【适应证】用于治疗缺血性脑血管病（如脑供血不足，脑血栓形成脑栓塞）及其他缺血性血管病（如冠心病、脉管炎）。

【用法用量】①口服：一次 50～100mg，一日 3 次，30 天为一疗程。②肌内注射：磷酸川芎嗪，一次 50～100mg，一日 1～2 次，15 日为一疗程。盐酸川芎嗪，一次 40～80mg，一日 1～2 次，15 日为一疗程。③静脉滴注：磷酸川芎嗪，一次 50～100mg，一日 1 次，宜于 3～4 小时滴完，10～15 日为一疗程。盐酸川芎嗪，一次 80～120mg，一日 1 次，10～15 日为疗程。

【不良反应】偶见胃部不适、口干、嗜睡、转氨酶升高、药疹、药物热等不良反应。

【禁忌证】对本品过敏者、有出血或出血倾向者禁用。

【注意事项】①注射液酸性强，不宜大量肌内注射。不应与碱性药物混合注射。②在脑出血急性期度过 2 周以上，可谨慎考虑通过本品改善微循环、保护神经元，小剂量使用，以促进病灶区坏死物质清除及神经元修复。③脑水肿患者和血压偏低者慎用。

【制剂规格】片剂：每片 50mg。滴丸剂：每丸 5mg；12.5mg。胶囊剂：每粒 50mg。注射用川芎嗪（盐酸盐）：每支 40mg（2ml）；40mg（10ml）。注射用川芎嗪（磷酸盐）：每支 50mg（2ml）；100mg（5ml）。

地芬尼多［药典（二）；基；医保（甲）］

Difenidol

【药理作用】本品可改善椎基底动脉供血不足，也可通过作用于前庭器官，特异性地调节前庭功能，抑制呕吐、眩晕，改善眼球震颤等，有较弱的抗胆碱作用。

【适应证】用于治疗各种原因引起的眩晕症（如椎基底动脉供血不足、梅尼埃病等）、恶心呕吐、自主神经功能紊乱、晕车晕船、运动病及外科麻醉手术后的呕吐等。

【用法用量】口服：成人每次 25～50mg，每日 3 次。

【不良反应】可见口干、胃部不适、头痛、头晕、耳鸣、视力模糊、皮疹等。

【禁忌证】对本品过敏者、青光眼患者、无尿或严重肾功能不全者、6 个月以内婴儿禁用。

【注意事项】胃溃疡、心动过缓、泌尿道及胃肠道严重梗阻性疾病患者慎用。妊娠期及哺乳期妇女慎用。一般预防晕车晕船时，应在出发前 30 分钟服用。

【制剂规格】片剂：每片 25mg。

氟桂利嗪［药典（二）；基；医保（甲）］

Flunarizine

【药理作用】为二氟化衍生物，选择性钙通道阻滞剂，阻止过量钙进入血管平滑肌细胞，引起血管扩张，对脑血管的选择性较好，对心肌血管作用较差，对血压、心率影响小。对血管收缩物质引起的血管收缩有持久的抑制作用，对基底动脉和颈内动脉作用更明显。可抑制脑组织缺血缺氧引起的钙超载，保护脑组织，能透过血脑脊液屏障，减轻脑细胞缺血缺氧性损伤。对血管内皮细胞因缺氧引起的钙超载有防治作用，保护血管内皮细胞的完整性。可增加耳蜗内辐射小动脉血流量，改善前庭器官微循环，对眼球震颤和眩晕起到抑制作用。本品通过阻断钙超载而防止阵发性去极化改变和细胞癫痫放电。本品还可抑制缺血和酸中毒后红细胞摄钙过多产生的锯齿状改变，降低细胞脆性，增加红细胞的变形能力，从而改善缺血缺氧区红细胞淤滞状态而改善微循环。本品尚有抗癫痫作用。与桂利嗪一样，本品也具有抗组胺和镇静作用。

【适应证】用于治疗：①脑动脉缺血性疾病，如脑动脉硬化、短暂性脑缺血发作、脑血栓形成、脑栓塞和脑血管痉挛。②由前庭刺激或脑缺血引起的头晕、耳鸣、眩晕。③血管性偏头痛的防治。④癫痫辅助治疗。⑤周围血管病：间歇性跛行、下肢静脉曲张及微循环障碍、足踝水肿等。

【用法用量】口服。（1）成人：①偏头痛的预防性治疗：起始剂量：每晚 10mg，65 岁以上患者每晚 5mg。维持治疗：如果疗效满意，应减至每 7 天连续给药 5 天（剂量同上），停药 2 天。在治疗 6 个月后停药观察。②眩晕：每日剂量与偏头痛治疗相同，但应在控制症状后及时停药，初次疗程通常少于 2 个月。③脑动脉硬化、脑梗死恢复期：每日 1 次 5～10mg，睡前服用。④中枢性和外周性眩晕者、椎动脉供血不足者：每日 10～30mg，2～8 周为一疗程。⑤特发性耳鸣者：每次 10mg，每晚一次，10 天为一疗程。⑥间歇性跛行：每日 10～20mg。（2）儿童：一次 0.2mg/kg（最大量不超过 10mg），一日 1～2 次。40kg 以下，推荐起始剂量一日 2.5～5mg，单次服用。

【不良反应】①嗜睡和疲惫感为最常见。②长期服用者可以出现抑郁症，女性患者较常见。③锥体外系症状，表现为不自主运动、下颌运动障碍、强直等。多数用药 3 周后出现，停药后消失。老年人中容易发生。④少数患者可出现失眠、焦虑等症状。⑤消化道症状为胃部烧灼感，胃纳亢进，进食量增加，体重增加。⑥少数患者可出现皮疹，口干，溢乳，肌肉酸痛等症状。但多为短暂性，停药可以缓解。

【禁忌证】①禁用于对本品或桂利嗪过敏者、脑出血急性期、有抑郁症病史、帕金森病或其他锥体外系疾病症状的患者。②妊娠期、哺乳期妇女禁用。

【注意事项】①肝功能不全、血卟啉病慎用。②老年人、儿童慎用。③治疗眩晕应在症状控制后立即停药，初次疗程在 2 个月内。④驾驶员及机械操作者慎用。

【制剂规格】片剂：每片 5mg。分散片：每片 5mg。胶囊剂：每粒 5mg；10mg。滴丸剂：每丸 1.25mg。口服溶液：每瓶 10mg（10ml）。

葛根素[药典（二）；医保（乙）]

Puerarin

【药理作用】本品为由豆科植物野葛或甘葛藤根中提出的一种黄酮苷，是一种血管扩张药，可使正常和痉挛状态的冠状动脉扩张，并通过扩张颅内动脉血管，提高脑血流。可调节局部微血管的血流和增加运动幅度，改善微循环。可抑制凝血酶诱导的血小板中 5－HT 释放，抗血小板聚集。并有一定的降血压作用。本品因有广泛的β肾上腺素受体拮抗作用，故能降低眼压，可长时间维持眼压在低水平上。

【适应证】①可用于辅助治疗缺血性脑血管病：冠心病、心绞痛、心肌梗死；视网膜动、静脉阻塞；突发性耳聋。②滴眼剂可用于治疗原发性开角型青光眼、高眼压症、原发性闭角型青光眼、继发性青光眼。

【用法用量】①静脉滴注：每次 200～400mg，加入 5%葡萄糖注射液或 0.9%氯化钠注射液 500ml 中静脉滴注，每日一次，10～20 天为一疗程，可连续使用 2～3 个疗程。超过 65 岁的老年患者连续使用总剂量不超过 5g。②滴眼：一次 1～2 滴，滴入眼睑内，闭目 3～5 分钟。首日 3 次，以后为每日 2 次，早晚各一次。

【不良反应】①个别患者在用药开始时出现暂时性腹胀、恶心等消化道反应，继续用药可自行消失。②少数患者可出现皮疹、过敏性哮喘、过敏性休克、发热等过敏反应，极少数患者出现溶血反应。一旦出现上述不良反应，应立即停药并对症治疗。③偶见急性血管内溶血、寒战、发热、黄疸、腰痛、尿色加深等。

【禁忌证】禁用于对本品过敏者，严重肝、肾功能不全，心力衰竭及其他严重器质性疾病患者。

【注意事项】①出血或有出血倾向者慎用。②妊娠期及哺乳期妇女的安全性资料尚不充分，故目前不推荐使用。本品虽然具有体内吸收快、分布快、消除快的特点，但考虑到儿童的生理特点，在剂量减少的情况下，慎用。③需定期监测胆红素、网织红细胞、血常规及尿常规。④血容量不足者应在短期内补足血容量后使用本品。⑤合并糖尿病患者，应用 0.9% 氯化钠注射液稀释本品后静脉滴注。⑥出现寒战、发热、黄疸、腰痛、尿色加深等症状者，应立即停药，及时治疗。⑦本品长期低温（10℃以下）存放可能析出结晶，此时可将安瓿置温水中，待结晶溶解后仍可使用。

【制剂规格】注射液：每支 50mg（2ml）；100mg（2ml）；25mg（5ml）；200mg（5ml）；400mg（5ml）；400mg（8ml）；400mg（10ml）。注射剂：每支 200mg。葛根素氯化钠注射液：每瓶 100ml（葛根素 200mg）；250ml（葛根素 400mg）。滴眼液：每支 50mg（5ml）。

桂利嗪[药典（二）]

Cinnarizine

【药理作用】为哌嗪类钙通道阻滞剂。对血管平滑肌有扩张作用，能显著地改善脑循环及冠脉循环。

【适应证】用于脑血栓形成、脑栓塞、脑动脉硬化、脑出血恢复期、蛛网膜下腔出血恢复期、脑外伤后遗症、内耳眩晕症、冠状动脉粥样硬化及由于末梢循环不良引起的疾病等。

【用法用量】口服：每次 25～50mg，一日 3 次，餐后服。

【不良反应】嗜睡、疲乏、一过性体重增加。长期用药可见锥体外系反应（如运动迟缓、强直、静坐不能、口干、肌肉疼痛）、抑郁、皮疹等。

【禁忌证】禁用于：①对本品过敏者。②有抑郁症病史者。

【注意事项】用药期间驾驶、操作机械时应谨慎。

【制剂规格】片（胶囊）剂：每片（粒）25mg。

环扁桃酯[药典（二）]

Cyclandelate

【药理作用】本品为钙离子拮抗类血管扩张剂，能直接作用于血管平滑肌使血管扩张，对脑、肾、四肢血管及冠状动脉有选择性持续扩张作用，使血流量增加，还能促进侧支循环。

【适应证】用于缺血性脑血管疾病、脑动脉硬化症和脑外伤后遗症。亦用于四肢末梢循环障碍、静脉栓塞、内耳眩晕、视网膜中心动静脉栓塞、冻疮等。对脑血管障碍及冠状动脉功能不全都有效。

【用法用量】口服：初始剂量每次

100～200mg，每日 4～5 次，维持剂量每日 300～400mg。对脑血管疾病一般每次服 200～400mg，每日 3 次。症状改善后，可减至每日 300～400mg。

【不良反应】①可见恶心、呕吐、食欲缺乏、上腹部不适。偶有潮红、眩晕、头痛、心悸、皮疹。用药后可引起血小板抑制。上述不良反应大都出现在用药初期，持续用药后，大多会减轻至消失。②大剂量可出现低血压。

【禁忌证】①对本品过敏者、脑血管意外的急性期患者禁用。②妊娠期、围生期及哺乳期妇女禁用。

【注意事项】严重闭塞性冠状动脉痉挛，青光眼、出血或有出血倾向的患者慎用。

【制剂规格】胶囊剂：每粒 100mg。

乙酮可可碱 [药典（二）；医保（乙）]

Pentoxifylline

【药理作用】本品为黄嘌呤类衍生物，其代谢产物可改善微循环，增强外周血管微循环，同时能恢复和增强红细胞的变形能力，增加纤溶酶的活性，降低血液黏滞度，抑制血小板聚集，从而增加动脉和毛细血管血流量，改善脑和四肢的血液循环。

【适应证】①用于脑部血液循环障碍，如短暂性脑缺血发作、脑卒中后遗症、脑缺血引起的脑功能障碍。②也可用于外周血液循环障碍性疾病等。

【用法用量】①口服：成人：肠溶片，一次 200～400mg，一日 2～3 次。缓释片，一次 400mg，一日 1～2 次。缓释胶囊，一次 400mg，一日 3 次。②静脉滴注：初始剂量为 100mg，2～3 小时内滴入，最大滴速不可超过 100mg。根据患者耐受可一次增加 50mg，但一次用药量不可超过 200mg，一日 1～2 次。一日最大剂量不应超过 400mg。

【不良反应】常见的不良反应有头晕、头痛、厌食、腹胀、呕吐等，其发生率均在 5%以上，最多达 30%左右。

【禁忌证】对本品或其他甲基黄嘌呤类药物过敏者、严重心肌梗死、冠状动脉硬化伴高血压、有出血倾向或近期有活动性出血性疾病、严重心律失常者禁用。妊娠期及哺乳期妇女禁用。

【注意事项】低血压或血压不稳、心律失常、新近手术者，正在服用香豆素类抗凝药患者慎用。肝、肾功能不全者慎用。

【制剂规格】片剂（肠溶片）：每片 100mg。肠溶胶囊：每粒 100mg。缓释片：每片 400mg。缓释胶囊：每粒 400mg。注射液：每支 100mg（2ml）；100mg（5ml）。

尼莫地平 [药典（二）；基；医保（甲、乙）]

Nimodipine

【药理作用】本品为 1，4－二氢吡啶类钙通道阻滞剂，对脑组织受体有高度选择性，容易透过血脑屏障。通过有效地阻止钙离子进入细胞内、抑制平滑肌收缩，达到解除血管痉挛的目的，从而保护脑神经元，稳定其功能及增加脑血灌流，改善脑供血，提高对缺氧的耐受力，且研究表明这种作用不会引起盗血现象。本品能有效地预防和治疗因蛛网膜下腔出血引起的脑血管痉挛所造成的脑组织缺血性损伤。能降低红细胞脆性及血液黏稠度，抑制血小板聚集，抗血栓形成。在适宜剂量下选择性扩张脑血管和改善脑供血，几乎不影响外周血管。本品还可以改善老年性脑损伤患者的记忆障碍。最新循证医学结果证明本品能有效改善卒中后认知功能。

【适应证】①用于急性脑血管病恢复期的血液循环改善。各种原因的蛛网膜下腔出血后的脑血管痉挛，及其所致缺血性神经障碍高血压、偏头痛等。②也被用作缺血性神经元保护和血管性痴呆的治疗。③对突发性耳聋也有一定疗效。

【用法用量】（1）口服：①治疗缺血性脑血管病：片剂，一日 30～120mg，分 3 次服用；缓释剂，一次 60～120mg，一日 2 次。连用 1 个月。②治疗突发性耳聋：片剂，一日 40～60mg，分 3 次服用，5 日一疗程，可用 3～4 个疗程；缓释剂，一次 60～120mg，一日 2 次。③治疗轻、中度高血压：片剂，每次 40mg，一天 3 次，最大日剂量为 240mg；缓释剂，一次 60～120mg，一日 2 次。④治疗偏头痛：片剂，每次 40mg，一日 3 次；缓释剂，每次 60～120mg，一日 2 次，12 周为一疗程。⑤老年性认知功能减退或血管性痴呆：片剂，30mg，一日 3 次，连服 2 个月。⑥蛛网膜下腔出血所致脑血管痉挛：片剂，每次 60mg，一日 3～4 次，连用 7 日。给药间隔时间至少为 4 小时；缓释剂，每次 60～120mg，一日 2 次；分散片，一次 40～60mg，一日 3～4 次，连用 3～4 周一疗程。如需手术，术前停药，术后可继续服用。

（2）静脉滴注：治疗蛛网膜下腔出血，治疗开始的 2 小时可按每小时 1mg 给药，若耐受良好，尤其血压无大幅下降，2 小时后可增至每小时 2mg。体重明显低于 70kg 或血压不稳的患者，宜从每小时 0.5mg 开始给药。

【不良反应】①最常见的不良反应有血压下降（下降的程度与药物剂量有关）、肝炎、皮肤刺痛、胃肠道出血、血小板减少。②偶见一过性头晕、头痛、面部潮红、呕吐、胃肠不适等。个别患者发生碱性磷酸酶、乳酸脱氢酶升高，血糖升高。

【禁忌证】对本品过敏者、严重肝功能损害、心源性休克、心肌梗死急性期患者，妊娠期及哺乳期妇女禁用。

【注意事项】脑水肿及颅内压增高、严重心血管功能损害者、严重低血压者、肝功能不全者慎用。

【制剂规格】片剂：每片 20mg；30mg。分散片：每片 20mg。胶囊剂：每粒 20mg。控释片：每片 60mg。缓释片：每片 60mg。缓释胶囊：每粒 60mg。注射剂：每支 2mg（10ml）；4mg（20ml）；8mg（40ml）；10mg（50ml）；20mg（100ml）。

曲克芦丁[药典（二）；医保（乙）]

Troxerutin

【药理作用】本品是芦丁经羟乙基化

制成的半合成水溶性黄酮类化合物。具有抑制红细胞和血小板聚集的作用，防止血栓形成，同时能增加血中氧含量，改善微循环，促进新血管生成以增进侧支循环；它对血管内皮细胞有保护作用，能对抗 5-HT 和缓激肽引起的血管损伤，增加毛细血管的抵抗力，降低毛细血管的通透性，有防止因血管通透性升高引起的水肿的作用。并有抗放射线损伤、抗炎症、抗过敏、抗溃疡等作用。

【适应证】 适用于脑血栓形成和脑栓塞引起的偏瘫、失语；动脉硬化，冠心病梗死前综合征；血栓性静脉炎、静脉曲张、雷诺综合征，中心视网膜炎、糖尿病性视网膜炎、血管通透性升高引起的水肿等。

【用法用量】 ①口服：片剂、胶囊，一次 120～180mg，一日 3 次。颗粒剂，一次 3.5g，一日 1 次。口服溶液，一次 300mg，一日 1～2 次。②肌内注射：一次 60～150mg，一日 2 次，20 日为一疗程，可用 1～3 个疗程，每疗程间隔 3～7 日。③静脉滴注：每次 240～480mg，每日 1 次，20 天为一疗程，可用 1～3 个疗程，每疗程间隔 3～7 日。

【不良反应】 偶见有过敏反应、胃肠道障碍等。个别患者静脉滴注本品可引起心血管系统及肝脏毒性反应、急性脑水肿和心律失常等，严重者可产生暂时性精神失常，停药后可自愈。

【禁忌证】 对本品过敏或有严重不良反应史者禁用。

【注意事项】 ①慎用于有药物过敏史者，有出血或出血倾向者，胃肠道溃疡病患者，与抗血小板聚集药物，抗凝药物合用者。②儿童、妊娠期及哺乳期妇女的用药安全性尚不明确，不推荐使用。③静脉滴注时注意避光。

【制剂规格】 片剂：每片 60mg；100mg；120mg；180mg。胶囊剂：每粒 120mg。颗粒剂：每袋 3.5g（7g）。口服溶液：每瓶 300mg（10ml）；180mg（10ml）。注射液：每支 60mg（2ml）；100mg（2ml）；150mg（5ml）；300mg（10ml）；480mg（10ml）。注射用曲克芦丁：每支 60mg；120mg；240mg；480mg。曲克芦丁葡萄糖注射液：每瓶 400mg（100ml）；400mg（250ml）。曲克芦丁氯化钠注射液：每瓶 400mg（100ml）；400mg（250ml）。

烟酸占替诺 [药典（二）]

Xantinol Nicotinate

【药理作用】 本品是羟丙茶碱的烟酸盐，同时具备黄嘌呤类衍生物和烟酸的药理作用。①直接作用于小动脉平滑肌及毛细血管，使血管扩张，阻力降低心排血量增加，改善血液循环，促进组织代谢，从而改善脑、脾组织及冠状动脉的循环。②促进脂肪代谢，减少胆固醇及三酰甘油的含量。③降低红细胞的聚集，促进纤维蛋白溶解，预防血栓和栓塞的发生发展。④促进葡萄糖透过血脑脊液屏障，提高脑细胞对葡萄糖和氧的利用，改善大脑糖代谢和大脑功能。

【适应证】 ①用于缺血性脑血管疾病及其后遗症。②用于周围血管循环障碍，如血栓闭塞性脉管炎、静脉炎等。

【用法用量】①口服：起始剂量每次 150mg，一日 3 次，餐后服用。可根据病情需要可增加至每次 300mg，一日 3 次。维持剂量每次 150mg，一日 2～3 次。②静脉滴注：起始剂量每日 300mg，可逐渐增加剂量至每日 600～900mg，加入 10%葡萄糖溶液 500ml 中静脉滴注。老年人推荐起始剂量每日 300mg，可根据病情变化逐渐加量。

【不良反应】不良反应较少。主要有胃肠道不适、低血压反应。偶见腹痛、口干、皮肤及面部潮红、四肢红斑或风团、胸闷、口唇发麻等。有发生脑出血和脑疝的个别病例报道。

【禁忌证】①对本品过敏者、脑出血急性期、心肌梗死急性期、二尖瓣狭窄、心功能不全Ⅲ级及以上、急性出血者及脱水者禁用。②妊娠期和哺乳期妇女禁用。

【注意事项】①有消化性溃疡病史、血压不稳定、肝功能不全者慎用。②应密切注意患者颅压变化情况。③静脉滴速应控制在 0.5～0.7ml/min，在滴注过程中监测血压、心率及自觉症状。④对儿童、妊娠期及哺乳期妇女用药的安全性资料尚不明确，故不推荐使用。⑤与神经节阻滞剂（如美卡拉明、酒石酸喷托铵、樟磺咪芬、潘必啶等合用）以及抗交感神经药物（如 β 受体拮抗剂拉贝洛尔、美托洛尔等；α受体拮抗剂哌唑嗪、酚苄明等）合用、可能发生严重低血压事件。⑥与乙醇、咖啡、茶类合用，会使皮肤面部潮红加重。

【制剂规格】片剂：每片 100mg；150mg。注射液：每支 300mg（2ml）。

依达拉奉 [药典（二）；医保（乙）]

Edaravone

【药理作用】本品为自由基清除剂，能抑制黄嘌呤氧化酶和次黄嘌呤氧化酶的活性。本品还能刺激前列环素的生成，减少炎症介质白三烯的生成，降低脑动脉栓塞和羟基自由基的浓度。

【适应证】用于改善急性脑梗死所致的神经症状、日常生活活动能力和功能障碍。

【用法用量】静脉滴注：每次 30mg，加入适量 0.9%氯化钠注射液中稀释后静脉滴注，30 分钟内滴完，每日 2 次，14 天为一个疗程。尽可能在发病后 24 小时内开始给药。

【不良反应】常见肝功能异常、皮疹、恶心、呕吐、腹泻、头痛、失眠。严重不良反应有急性肾功能障碍、血小板异常、弥散性血管内凝血。

【禁忌证】①既往对本品有过敏史、重度肾衰竭患者禁用。②妊娠期及哺乳期妇女禁用。

【注意事项】①本品在使用前、使用期间应监测肾功能，轻、中度肾功能损害、肝功能不全者、心脏病患者慎用。②80 岁以上患者慎用。③脑梗死患者最好在发病 48 小时内使用。④静脉滴注时避免漏于血管外。⑤儿童不推荐使用。

【制剂规格】注射液：每支 10mg（5ml）；15mg（10ml）；30mg（20ml）。

罂粟碱[药典（二）；医保（乙）]

Papaverine

【药理作用】本品为阿片中异喹啉类生物碱之一，是经典的非特异性血管松弛剂。对磷酸二酯酶有强大的抑制作用，使组织内环磷酸腺苷（cAMP）含量增加，导致平滑肌松池；抑制腺苷的摄取，轻度阻止血管平滑肌细胞膜的 Ca^{2+}内流。本品对脑血管、冠状血管和外周血管都具有松弛作用，降低血管阻力；对支气管、胃肠道、泌尿道等平滑肌也有松弛作用。

【适应证】①用于治疗脑血管、心血管及外周血管痉挛所致的缺血。②用于肾、胆或胃肠道等内脏痉挛。

【用法用量】成人：①口服：每次 30～60mg，一日 3 次，极量为每次 200mg，一日 600mg。②肌内注射：每次 30mg，一日 90～120mg。③静脉注射：每次 30～120mg。3 小时 1 次，应缓慢注射，不少于 1～2 分钟，以免发生心律失常以及足以致命的窒息等。用于心脏停搏时，2 次给药要相隔 10 分钟，一日总量不宜超过 300mg。儿童：肌内或静脉注射，一次按体重 1.5mg/kg，一日 4 次。

【不良反应】①可见胃肠道不适、头痛、嗜睡、潮红、出汗、皮疹、直立性低血压等。有时可见过敏引起肝脏受损所致黄疸，应立即停用。②胃肠道外给药可引起注射部位发红、肿胀或疼痛。快速胃肠道外给药可使呼吸加深、心率加快、面部潮红，甚至低血压、眩晕。③可出现嗜酸性粒细胞、血清转氨酶、碱性磷酸酶及胆红素增高。④有阴茎异常勃起的报道。

【禁忌证】对本品过敏者、出血或有出血倾向、完全性房室传导阻滞、帕金森病、脑梗死发病后 24 小时至 2 周内有脑水肿及颅内高压、血压下降或血压有下降趋势患者禁用。

【注意事项】①心绞痛、新近心肌梗死或脑卒中、胃肠道蠕动缓慢或麻痹性肠梗阻、肝肾功能不全、青光眼、镰状细胞贫血患者，妊娠期和哺乳期妇女慎用。②使用本品应注意检查肝功能。青光眼患者应定期检查眼压。③静脉注射过快、过量可导致房室传导阻滞、心室颤动甚至死亡，应充分稀释后缓慢滴注或注射。

【制剂规格】片剂：每片 30mg。注射剂：每支 30mg（1ml）。

第13节　抗老年痴呆药和脑代谢改善药

阿米三嗪/萝巴新[药典（二）]

Almitrine raubasine

【药理作用】本品阿米三嗪能升高动脉血氧分压，萝巴新具有与突触后α受体拮抗剂作用有关的α抗肾上腺素活性。

【适应证】治疗老年人认知和慢性感觉神经损害的有关症状；血管源性视觉和视野障碍的辅助治疗。

【用法用量】口服。成人：一次 1 片，一日 2 次，每天不超过 2 片。维持量一次 1 片，一日 1 次，餐后服。

【不良反应】体重减轻、周围神经病

变、恶心、上腹部沉闷或灼烧感、消化不良、排空障碍，失眠、嗜睡、激动、焦虑、头晕、心悸等。

【禁忌证】对本品过敏者、严重肝功能损害者禁用。

【注意事项】长期治疗中，曾报道周围神经病变的发生。由于可能发生嗜睡和头晕，对驾驶车辆和机械操作能力会产生影响。

【制剂规格】片剂：每片含二甲磺酸阿米三嗪 30mg、萝巴新 10mg。

胞磷胆碱钠 [药典（二）；基；医保（乙）]

Citicoline Sodium

【药理作用】本品为胆碱和胞嘧啶的衍生物。在体内参与卵磷脂的生物合成，使胆碱与甘油二酯结合，促进卵磷脂的合成。本品有改善脑组织代谢、促进大脑功能恢复的作用。还能改变脑血管阻力，增加脑血流量而促进脑物质代谢，改善脑循环。另外，可增强脑干网状结构上行激活系统的功能，增强锥体系统的功能，改善运动麻痹，故对促进大脑功能的恢复和促进苏醒有一定作用。对大脑和中枢神经系统受到外伤所产生的脑组织代谢障碍和意识障碍，有调节和激活作用。

【适应证】①急性颅脑外伤和脑手术所引起的意识障碍，脑卒中而致偏瘫，其他中枢神经系统急性损伤引起的功能和意识障碍。②帕金森病、神经性耳聋、耳鸣、催眠药中毒。

【用法用量】①静脉滴注：一日 0.25～0.5g，用 5%或 10%葡萄糖注射液稀释后缓缓滴注，5～10 日为一疗程。严重脑干损伤及颅内出血时，小剂量应用，每次 0.1～0.2g，一日 2～3 次。脑出血急性期不宜大剂量应用。②静脉注射：每次 0.1～0.2g。③肌内注射：一日 0.1～0.3g，分 1～2 次注射。一般不采用肌内注射，若用时应经常更换注射部位。④口服：每次 0.2g，一日 3 次。用于维持期治疗可为每次 0.1g，一日 3 次口服。

【不良反应】偶见失眠、头痛、头晕、恶心、呕吐、厌食、面潮红、兴奋、暂时性低血压等，停药后可消失。

【禁忌证】对本品过敏者禁用。

【注意事项】①儿童、妊娠期及哺乳期妇女慎用。②对伴有脑出血、脑水肿和颅内压增高的严重急性颅脑损伤患者慎用。在脑内出血急性期和严重脑干损伤时，不宜用大剂量，并应与止血药、降颅压药合用。③在脑梗死急性期有意识障碍的患者，最好在卒中发作后 2 周内开始给药。④癫痫及低血压患者应慎用。⑤若出现血压下降、胸闷、呼吸困难等立即停药。⑥只有在静脉滴注或静脉注射困难时才做肌内注射，并在小剂量范围内使用。

【制剂规格】片剂：每片 0.1g；0.2g。胶囊剂：每粒 0.1g。注射剂：每支 0.1g（2ml）；0.2g（2ml）；0.25g（2ml）；0.5g（5ml）。注射液：每瓶 0.25g（100ml）；0.5g（100ml）；0.5g（200ml）。

吡拉西坦 [药典（二）；医保（乙）]

Piracetam

【药理作用】本品属吡咯烷酮类药物，

为中枢递质γ-氨基丁酸的环化衍生物。为脑代谢改善药，具有激活、保护和修复大脑神经细胞的作用。本品可通过激活腺苷酸激酶，促进脑内 ADP 转化为 ATP，改善脑内能量代谢和葡萄糖利用率。它能促进乙酰胆碱合成，影响胆碱能神经元兴奋传递。可以抵抗物理因素和化学因素所致的脑功能损伤，改善学习记忆能力。可以改善由缺氧所造成的逆行性遗忘。

【适应证】用于急、慢性脑血管病，脑外伤，各种中毒性脑病等多种原因所致的记忆减退及轻、中度脑功能障碍。亦可用于儿童智能发育迟缓。

【用法用量】①口服：成人，每次 0.8～1.6g，一日 3 次，4～8 周为一个疗程。儿童、老年人，剂量酌减。②肌内注射：每次 1g，一日 2～3 次。③静脉注射：每次 4～6g，一日 2 次。④静脉滴注：用于改善脑代谢，每次 4～8g，用 250ml 滴注液稀释后静脉滴注，一日 1 次。

【不良反应】①消化道不良反应常见有恶心、腹部不适、纳差、腹胀、腹痛等，症状的轻重与用药剂量直接相关。②中枢神经系统不良反应包括兴奋、易激动、头晕、头痛和失眠等，但症状轻微，且与使用剂量大小无关，停药后以上症状消失。③偶见轻度肝功能损害，表现为轻度氨基转移酶升高，但与药物剂量无关。

【禁忌证】①对本品过敏者、锥体外系疾病、亨廷顿舞蹈症患者禁用。②妊娠期妇女、新生儿禁用。

【注意事项】①肝、肾功能障碍者慎用，并应适当减少剂量。合并多种疾病的老年患者、甲状腺功能低下患者慎用。②不推荐哺乳期妇女使用。③本品引起的头痛可以通过服用胆碱能活性药物缓解。

【制剂规格】片剂：每片 0.4g。分散片：每片 0.8g。胶囊剂：每粒 0.2g；0.4g。注射剂：每支 1g（5ml）；2g（10ml）；4g（20ml）。氯化钠注射液：每支 10g（50ml）；20g（100ml）；4g（125ml）；8g（250ml）。葡萄糖注射液：每支 4g（100ml）；8g（100ml）；8g（250ml）。

吡硫醇[药典（二）]

Pyritinol

【药理作用】本品系吡多醇的类似物。为脑代谢改善药，在多个环节参与脑代谢。可促进脑细胞对葡萄糖、氨基酸的摄取和代谢，提高脑细胞的能量代谢，增加颈动脉和脑血流量，改善脑代谢，增强脑功能。

【适应证】用于脑震荡综合征、脑外伤后遗症、脑炎及脑膜炎后遗症等引起的头痛、头晕、失眠、记忆力减退、注意力不集中、情绪变化等症状的改善。也可用于脑动脉硬化、老年性痴呆等精神症状。

【用法用量】①口服：成人每次 100～200mg，一日 3 次。②静脉滴注：每次 200～400mg，一日 1 次。

【不良反应】不良反应较轻。少数患者可出现皮疹、口干、食欲减退、恶心、呕吐、眩晕、头痛，停药后可恢复。

【禁忌证】对吡硫醇过敏者、妊娠期及哺乳期妇女禁用。

【注意事项】肝、肾功能不全者慎用。滴速不宜过快。宜单独使用。

【制剂规格】片剂：每片 100mg。胶囊剂：每粒 100mg。注射剂：每支 100mg（2ml）；200mg（2ml）；100mg（5ml）；200mg（5ml）。氯化钠注射液：每瓶 100ml（盐酸吡硫醇 200mg，氯化钠 0.9g）。

多奈哌齐[药典（二）；医保（乙）]

Donepezil

【药理作用】本品属六氧吡啶类氧化物，是第二代特异的可逆性中枢乙酰胆碱酯酶（AChE）抑制剂，对外周 AChE 作用很小。对丁酰胆碱酯酶无作用。目前认为阿尔茨海默病（AD）痴呆症状的发病机制部分与胆碱能神经传递功能的低下有关。本品通过抑制 AChE 活性，使突触间隙乙酰胆碱（ACh）的分解减慢，从而提高 ACh 的含量，因此可改善 AD 患者的认知功能。但是随着病程的进展，功能完整的胆碱能神经元逐渐减少，本品的作用可能会减弱。目前尚无证据表明本品可以改变痴呆的基础病程。本品抑制乙酰胆碱酯酶活性的强度是抑制丁酰胆碱酯酶的 570 倍，具有较高的选择性。

【适应证】用于轻度或中度阿尔茨海默病认知障碍症状的治疗。

【用法用量】口服：初始每次 5mg，每日 1 次，睡前服。一个月后根据临床需要可增加剂量至 10mg（一日 1 次），推荐最大剂量为 10mg。3～6 个月为一个疗程。

【不良反应】①常见恶心、呕吐、腹泻、厌食、疲乏和肌肉痉挛等，症状常为一过性、轻度的反应，继续用药可缓解。②较少见头晕、头痛、精神错乱（幻觉、易激动、攻击行为）、抑郁、多梦、嗜睡、失眠、出汗、震颤、晕厥、视力减退、胸痛、关节痛、胃痛、胃肠功能紊乱、皮疹、尿频或无规律。③罕见如心绞痛、窦房或房室传导阻滞、心动过缓、心肌酸激酶轻度增高，消化道溃疡、胃肠出血、锥体外系症状、痫性发作或黑便。

【禁忌证】①对本品过敏者或有哌啶类衍生物过敏史者禁用。②妊娠期妇女禁用。

【注意事项】①病窦综合征、室上性心脏传导疾病、胃肠道疾病活动期或溃疡病者、哮喘病史或阻塞性肺疾病病史者、癫痫病史者慎用。②哺乳期妇女慎用。③轻、中度肝、肾功能不全者无须调整用药。用药后出现无法解释的肝功能损害、精神系统症状，应考虑减量或停药。④过量可能引起胆碱能危象，可给予阿托品解救。⑤中止治疗无反跳现象。

【制剂规格】片剂：每片 5mg；10mg。胶囊剂：每粒 5mg。口腔崩解片：每片 5mg。分散片：每片 5mg。

茴拉西坦[药典（二）]

Aniracetam

【药理作用】本品属吡咯烷酮类药物，是新一代γ-内酰胺类脑功能改善药，为脑代谢增强剂。能透过血脑屏障作用于中枢神经系统，对脑细胞代谢具有激活、保护神经细胞作用。

【适应证】用于治疗脑血管疾病后的记忆功能减退和血管性痴呆，中老年记忆减退（健忘症）；用于脑梗死后遗症的情绪不稳定和抑郁状态。

【用法用量】口服：每次 0.2g，每日 3 次。70 岁以上老人，每次 0.1g，每日 3 次。可根据病情调整用量和疗程。本品的安全剂量范围为一日 0.3～1.8g。

【不良反应】不良反应发生率低且不严重，常见的有激动、失眠、头痛、眩晕、腹泻、皮疹等，一般不需停药。

【禁忌证】对本品过敏者或对其他吡咯烷酮类药物过敏者禁用。

【注意事项】严重肝、肾功能障碍者慎用。妊娠期及哺乳期妇女慎用。本品可加重亨廷顿舞蹈症患者的症状。

【制剂规格】胶囊剂：每粒 0.1g；0.2g。片剂：每片 0.4g。分散片：每片 0.1g。颗粒剂：每袋 0.1g。

赖氨酸 [药典（二）]

Lysine

【药理作用】本品属碱性氨基酸，为人体必需氨基酸之一。由于赖氨酸在谷物食物中含量低，且易在加工过程中流失，故又称为第一限制氨基酸。本品能够促进人体生长发育；促进脑组织代谢、改善脑缺氧，提高中枢神经功能，促进神经组织修复；改善失眠，提高记忆力；能提高超氧化物歧化酶（SOD）和过氧化氢酶（CAT）的活性，减少氧自由基，保护脑组织；可增加血红蛋白，改善贫血；增强机体免疫功能。

【适应证】①颅脑损伤综合征、脑血管病、记忆力减退等。②赖氨酸缺乏引起的小儿食欲缺乏、营养不良及脑发育不全等。

【用法用量】①口服：每次 0.3g，每日 1 次，10～15 天为一疗程。②静脉滴注：每日 1 次，每次 3g，稀释于 250ml 静脉滴注液中缓慢滴注，20 日为一疗程。

【不良反应】偶见轻度恶心、呕吐及过敏反应。

【禁忌证】对本品过敏者及严重肝、肾功能不全者禁用。

【注意事项】①急性缺血性脑血管病、高血氧、酸中毒、肾功能不全者慎用。②过量使用可能出现严重的新陈代谢中毒危险。③本品不耐高温。④长期使用会抑制精氨酸的利用。

【制剂规格】片剂：每片 0.15g；0.2g。散剂：每袋 3g。注射剂：每支 3g（10ml）。注射液：每瓶 3g（100ml）；3g（250ml）。

利鲁唑 [药典（二）；医保（乙）]

Riluzole

【药理作用】本品为苯并噻唑类抗谷氨酸药物。作用机制包括：抑制谷氨酸释放；抑制并稳定电压依赖性钠离子通道；干预兴奋性氨基酸所引起的胞内信号传导，抑制钙离子内流；抑制 NMDA 受体功能；提高神经营养因子表达量。

【适应证】本品用于影响肌肉力量的神经系统疾病：肌萎缩侧索硬化。

【用法用量】口服：每次 50mg，每日 2 次。

【不良反应】本品常见的不良反应为疲劳、胃部不适及血浆转氨酶水平升高。其他不良反应较少见：胃疼、头疼、呕吐、心跳增加、头晕、嗜睡、过敏反应或胰腺炎症（胰腺炎）。偶见嗜中性粒白细胞减少症。

【禁忌证】禁用于：①对本品及其任何成分过敏者。②肝脏疾病或基线转氨酶高于正常上限 3 倍者。③妊娠期及哺乳期妇女。

【注意事项】①本品慎用于有肝功能异常史的患者，或血清转氨酶（ALT；AST）升至正常上限 3 倍、胆红素和（或）γ－GT 水平轻度增高的患者。肝功能检测的基线增高（特别是胆红素升高）须禁止本品的使用。②须警告患者向其医生报道所有的发热疾病。发热疾病的报道须提醒医生检查白细胞计数，在中性粒细胞减少情况下停止本品的使用。③不推荐用于肾功能损害的患者。④须警告患者有头晕或眩晕的可能，并建议其当发生这些症状时不要驾车或操作机器。

【制剂规格】片剂：每片 50mg。胶囊剂：每粒 50mg。

石杉碱甲 [药典（二）；基；医保（甲）]

Huperzine A

【药理作用】本品为从中药蛇足石杉中提取的生物碱，为一种可逆性胆碱酯酶抑制剂，对真性胆碱酯酶具有选择性抑制作用。生物活性高，有较高的脂溶性，分子小，易透过血脑屏障，进入中枢后较多地分布于大脑的额叶、颞叶、海马等与学习和记忆有密切联系的脑区，在低剂量下对乙酰胆碱酯酶（AChE）有强大的抑制作用，使分布区内神经突触间隙的乙酰胆碱（ACh）含量明显升高，从而增强神经元兴奋传导，强化学习与记忆脑区的兴奋作用，起到提高认知功能、增强记忆保持和促进记忆再现的作用。

【适应证】①适用于良性记忆障碍，提高患者指向记忆、联想学习、图像回忆、无意义图形再认及人像回忆等能力。对痴呆性患者和脑器质性病变引起的记忆障碍亦有改善作用。②亦用于重症肌无力的治疗。

【用法用量】①口服：记忆功能减退：一次 0.1～0.2mg，一日 2 次。因有个体差异，一般应从小剂量开始。每日最多不超过 0.45mg。对良性记忆障碍的疗程为 1～2 个月。②肌内注射：取本品，每瓶用 2ml 灭菌注射用水溶解后肌内注射。

【不良反应】一般不明显，剂量过大时可引起恶心、胃肠道不适、腹痛、头晕、出汗、乏力、视力模糊等。个别患者出现瞳孔缩小、呕吐、心率改变、流涎和嗜睡等。

【禁忌证】对本品过敏、癫痫、肾功能不全、机械性肠梗阻、低血压、心绞痛以及哮喘患者禁用。

【注意事项】①心动过缓、支气管哮喘

者慎用。②药物用量存在个体差异，一般应从小剂量开始给药。③如果出现不良反应，减少剂量后症状可缓解或消失，严重者需先停药，再用阿托品对抗其症状。

【制剂规格】片剂：每片 0.05mg。胶囊剂：每粒 0.05mg。注射剂：每支 0.2mg（1ml）。

第 14 节　麻醉药及其辅助用药

阿库氯铵

Alcuronium Chloride

【药理作用】本品为非去极化型肌松药，能与递质乙酰胆碱竞争神经－肌肉接头的 N_2 胆碱受体，从而产生骨骼肌的松弛。

【适应证】用于需要肌松的各种手术或气管插管。

【用法用量】静脉注射：首次剂量为 150μg/kg，随后为 300μg/kg，间隔 15～25 分钟注射 1 次。

【不良反应】①与氯筒箭毒碱相比，其组胺释放作用虽较弱，但仍有过敏反应的报道。②偶有增加心率和产生低血压。③重症肌无力患者慎用或用小剂量。④氨基糖苷类抗生素或多黏菌素有加强作用，用药时应注意。

【禁忌证】对阿库氯铵过敏者、重症肌无力者禁用。支气管哮喘患者应避免使用。

【注意事项】①肾功能不全者慎用，有过敏史者慎用。②应静脉缓慢注射。

【制剂规格】注射剂：每支 10mg（2ml）。

阿曲库铵 [药典（二）；医保（甲、乙）]

Atracurium

【药理作用】本品为高度选择性、短效非去极化的神经－肌肉接头阻滞剂。主要通过竞争胆碱能受体，阻断乙酰胆碱的传递而起作用，且可被新斯的明等抗胆碱酯酶药所逆转。神经肌肉阻滞作用时程为等效量泮库溴铵的 1/3。大剂量，尤其是快速给药，可诱发组胺释放而引起低血压、皮肤潮红、支气管痉挛。

【适应证】适用于各种外科手术中全身麻醉期间的骨骼肌松弛，也适用于气管插管时所需的肌肉松弛。

【用法用量】静脉给药，使用前用 5ml 注射用水溶解，立即使用。成人静脉注射 0.3～0.6mg/kg，可维持肌肉松弛 15～25 分钟。需要时可追加剂量 0.1～0.2mg/kg，延长肌松时间，一岁以上儿童剂量与成人相同。老人与呼吸、肝、肾功能差的患者亦可用标准剂量或酌情减量。

【不良反应】可有皮肤潮红、轻度暂时性低血压或支气管痉挛、通气不足。其他有低血压、窦速、窦缓、阻滞不全、延长阻滞、皮疹、荨麻疹、注射部位反应。

【禁忌证】支气管哮喘、有过敏史的患者，妊娠期及哺乳期妇女，重症肌无力与其他神经肌肉疾病的患者和电解质失衡的患者禁用。对本品或溴离子过敏者禁用。

【注意事项】①本品在高 pH 下失效，故不能与硫喷妥钠或任何碱性药物混合在同一注射器内使用。如选择在小静脉注射本品，注射后应使用 0.9%氯化钠注射液把本品冲进该静脉。②本品用于烧伤患者时会产生抗药性。剂量调整取决于烧伤后多长时间以及烧伤的范围。③对眼压无直接影响，因此可用于眼科手术。④本品只能静脉注射，肌内注射可引起肌肉组织坏死。

【制剂规格】注射剂：每支 25mg（2.5ml）；50mg（5ml）。

奥布卡因[药典（二）；医保（乙）]

Oxybuprocaine

【药理作用】本品为酯类局部麻醉药，用于表面麻醉。其结构与普鲁卡因相似，能阻断感觉、运动和自主神经冲动的传导，抑制伤害感受器的兴奋，使局部疼痛暂时消失。其麻醉强度为丁卡因的 2 倍、可卡因的 10 倍。

【适应证】主要用于眼科小手术的表面麻醉，也可用于耳鼻喉科的表面麻醉。

【用法用量】（1）成人：①眼科小手术表面麻醉：常用本品 0.4%溶液。进行眼压测定时，可滴入 1～2 滴；佩戴角膜接触镜时滴入 2 滴；角膜上皮异物清除或小手术时可滴入 3～4 滴。每两滴之间应间隔 30～90 秒先后滴入结膜囊内，可根据年龄、体质适当增减。②耳鼻喉科表面麻醉：使用本品 1%溶液，最大用量为 1.5mg/kg。时间较长的支气管镜检查，可将本品 1%的溶液通过气管导管送入左、右主支气管内进行表面麻醉，用药总量为 10ml，分三次送入。（2）儿童：儿童使用本品 0.4%溶液滴眼 2 滴，用于斜视手术的表面麻醉，获得了良好的麻醉效果。

【不良反应】本品的全身毒性与丁卡因相似，可引起过敏反应和休克，但相同浓度时对结膜的刺激性比丁卡因小。反复多次使用可导致角膜炎和严重角膜损害，未观察到对瞳孔的影响。国外尚有以下不良反应报道。①心血管系统：有使用 0.4%溶液滴眼时出现窦性心动过缓的个案报道。②中枢神经系统：本品经静脉给药时对中枢神经系统有抑制作用。③消化系统：偶见恶心、呕吐和吞咽困难，尤其是用于黏膜表面麻醉时。④呼吸系统：在时间较长的支气管镜检查时使用本品 1%溶液进行局部麻醉，对循环系统没有影响，但可降低动脉氧分压，并持续 30 分钟以上。⑤眼：本品溶液滴眼时可出现眼部烧灼感，随时间推移可逐渐缓解。本品 0.4%或 1%溶液误入眼球前房可引起纤维蛋白性虹膜炎和中度的角膜肿胀。⑥其他：罕见过敏反应（包括肺水肿）。反复或长期用药可导致耐药。

【禁忌证】对本品或安息香酸酯类局麻药（可卡因除外）过敏者禁用。

【注意事项】①本品 1%的溶液不能与硝酸银、汞盐或任何碱性物质混合。②仅限于在医疗监护下短期使用，不可交付患者自行使用，也不可长期或频繁使用。③本品不能用于感染部位。④不可单独作为镇痛药使用。⑤使用本品溶液滴眼的同时应按压泪囊，防止药物经鼻泪管进入鼻腔，以减少药物的全身吸收。这一点对儿童尤其重要。⑥用药期间如出现恶心、面色苍白等休克先兆，应立即停止使用并采取适当的救治措施。⑦本品可引起短暂的视物模糊。在视力恢复正常以前，不要驾驶车辆或操纵机器。⑧本品滥用或者过量（尤其是用于黏膜表面麻醉时），可引起嗜睡、头晕、兴奋、意识错乱、焦虑、欣快、抑郁、定向障碍、听力障碍、视力障碍、言语不清、感觉异常、肌肉震颤或打哈欠。重者可出现癫痫发作、呼吸抑制和昏迷。

【制剂规格】 溶液剂：每支 4mg:1ml；20mg:5ml；80mg:20ml。凝胶剂：每支 30mg:10ml；60mg:20ml。

巴氯芬 [药典（二）；医保（乙）]

Baclofen

【药理作用】 本品为骨骼肌松弛药。作用机制尚不明确，可能干扰兴奋性神经递质释放，抑制脊髓突触间的传导。

【适应证】 ①用于改善锥体束损害造成的肌张力增高的痉挛症状、不同原因造成的痉挛性偏瘫和截瘫，如多发性硬化、脑血管病、脊髓损伤和脊髓炎后遗症、儿童脑性瘫痪、破伤风、难治性呃逆。②改善迪谢内肌营养不良症患者中十二指肠梗阻出现的反复呕吐。③缓解三叉神经痛、带状疱疹后神经痛，改善锥体外系损害后造成的肌强直如帕金森病、迟发性运动障碍以及亨廷顿舞蹈症的轻度改善。④静脉注射后减少截瘫患者的残余尿。

【用法用量】 口服：初次剂量 5mg，每日 1 次，以后逐渐增加到 5mg，每日 3～4 次。剂量可个体化，日剂量不超过 80mg。10 岁以下儿童为每日 0.75～1mg/kg。10 岁以上儿童每日 2mg/kg，逐渐加量。

【不良反应】 长期使用突然停药可引起：停药综合征、幻觉、癫痫、恶心、便秘、皮疹、食欲减退、蓄积中毒。可有头昏、乏力、低血压、恶心、呕吐、欣快、幻觉、精神忧郁、头痛、失眠、耳鸣、麻木、说话含糊、腹泻、皮疹、肝功能损害、震颤。过量时或鞘内注射时可有呼吸抑制、昏迷、抽搐，突然停药有戒断综合征。

【禁忌证】 对本品过敏者禁用。

【注意事项】 可引起急性尿潴留。服药期间禁饮酒和禁止与中枢神经系统抑制药物合用。三环抗抑郁药可加强此药的松弛作用，而导致严重的张力降低性虚弱。

【制剂规格】 片剂：每片 10mg。

苯甲醇 [药典（二）]

Benzyl alcohol

【药理作用】 本品具有局部止痛作用，具有防腐作用。

【适应证】 消毒防腐药，用于局部镇痛。

【用法用量】 皮下注射或肌内注射：1%～4%水溶液 1～5ml 可起局部止痛的作用。

【不良反应】 本品具有溶血作用，易形成难以吸收的硬结，反复肌内注射本品可引起臀肌挛缩症。

【禁忌证】 肌内注射禁用于儿童。

【注意事项】本品不做青霉素的溶剂应用。

【制剂规格】注射剂：每支 0.1g（5ml）。

苯佐卡因[药典（二）]

Benzocaine

【药理作用】本品局部使用作用于皮肤、黏膜的神经组织，阻断神经冲动的传导，使各种感觉暂时丧失，麻痹感觉神经末梢而产生止痛、止痒作用。本品局部麻醉作用较普鲁卡因弱，外用可缓慢吸收，作用持久，有止痛、止痒作用。本品毒性仅为可卡因的 1/20～1/160。

【适应证】用于创面、溃疡面、烧伤、皮肤擦裂及痔的镇痛、止痒。

【用法用量】外用：涂敷患处，每日 2～3 次。

【不良反应】偶见皮肤刺激如烧灼感，或过敏反应如皮疹、瘙痒等。

【禁忌证】对本品过敏者及 6 个月以下婴儿禁用。

【注意事项】本品不能大面积外用，连续用药不得超过一周。

【制剂规格】凝胶剂：每支 5g（苯佐卡因 1g:氧化锌 0.005g）。

丙泊酚[药典（二）；基；医保（甲、乙）]

Propofol

【药理作用】本品为烷基酚类的短效静脉麻醉药。丙泊酚被认为是通过配基门控氨基丁酸（GABA）受体对神经递质 GABA 的抑制功能产生正向调制作用来产生其镇静或麻醉效应。

【适应证】用于全身麻醉的诱导与维持。常与硬膜外或脊髓麻醉同时应用，也常与镇痛药、肌松药及吸入性麻醉药同用。

【用法用量】静脉注射。①诱导麻醉：每 10 秒钟注射 40mg，直至产生麻醉。大多数成人用量约 2～2.5mg/kg。②维持麻醉：常用量为每分钟 0.1～0.2mg/kg。

【不良反应】①多见诱导期局部疼痛。②常见低血压、面部潮红和心动过缓。③少见血栓形成及静脉炎。④罕见在麻醉诱导、维持及复苏期，包括惊厥和角弓反射的癫痫样运动。

【禁忌证】①禁用于颅内压升高和脑循环障碍的患者。②禁用于产科麻醉。

【注意事项】①诱导麻醉时有时可出现轻度兴奋现象。②如产生低血压或暂时性呼吸停止时，需加用静脉输液或减慢给药速度。③静脉注射局部可产生疼痛，但罕见血栓形成或静脉炎。④心脏病、呼吸系统疾病、肝肾疾病及衰弱患者应慎用，大于 55 岁的患者用量宜减少 20%。⑤由于本品的注射液为脂肪乳剂，脂肪代谢紊乱者慎用。

【制剂规格】注射剂：每支 200mg（20ml）；400mg（20ml）；500mg（50ml）；1g（100ml）。

布比卡因[药典（二）；基；医保（甲）]

Bupivacaine

【药理作用】本品的麻醉作用强于利

多卡因（约强 4 倍），其 0.25%～0.5%溶液引起局麻的时间一般为 4～10 分钟，0.75%溶液起效较之略快。用其 0.5%溶液加肾上腺素作硬膜外阻滞麻醉，作用可维持 5 小时。由于本品在血液内浓度低，体内蓄积少，作用持续时间长，故为较安全的长效麻醉药。

【适应证】用于局部浸润麻醉、周围神经阻滞和椎管内阻滞。

【用法用量】浸润麻醉用 0.1%～0.25%溶液；神经传导阻滞用 0.5%～0.75%溶液。一次极量 200mg，一日极量 400mg。12 岁以下儿童慎用。

【不良反应】①少数患者可出现头痛、恶心、呕吐、尿潴留及心率减慢等。如果出现严重副作用，可静脉注射麻黄碱或阿托品。②过量或误入血管可产生严重的毒性反应，一旦发生心肌毒性几无复苏希望。

【禁忌证】对本品过敏者禁用。

【注意事项】①本品毒性较利多卡因大 4 倍，心脏毒性尤应注意，其引起循环衰竭和惊厥比值较小（CC/CNS=3.7±0.5），心脏毒性症状出现较早，往往循环衰竭与惊厥同时发生，一旦心脏停搏，复苏甚为困难。②局部浸润麻醉儿童用 0.1%浓度。

【制剂规格】注射剂：每支 12.5mg（5ml）；25mg（5ml）；37.5mg（5ml）。

丁卡因 [药典（二）；医保（甲、乙）]

Tetracaine

【药理作用】本品的局麻作用比普鲁卡因强，毒性亦较大，能透过黏膜，故可用于黏膜麻醉。

【适应证】用于黏膜表面麻醉、神经阻滞麻醉、硬膜外麻醉和蛛网膜下隙麻醉。

【用法用量】①黏膜麻醉：眼科用 0.5%～1%溶液，鼻喉科用 1%～2%溶液，总量不得超过 20ml。应用时应于每 3ml 中加入 0.1%盐酸肾上腺素溶液 1 滴。②神经阻滞：用 0.1%～0.3%溶液。③蛛网膜下隙麻醉：用 10～15mg 与脑脊液混合后注入。④硬膜外麻醉：用 0.15%～0.3%溶液。极量：浸润麻醉、神经传导阻滞，一次 0.1g。

【不良反应】①注射剂常见胃肠道不良反应：恶心、呕吐。②眼科用药：灼烧感。

【禁忌证】禁用于对制剂的任何成分过敏者，对盐酸丁卡因、酯类局部麻醉药或氨基苯甲酸或其衍生物存在超敏反应者。

【注意事项】大剂量可致心脏传导系统和中枢神经系统抑制。

【制剂规格】注射剂：每支 50mg（5ml）。注射用盐酸丁卡因：每支 25mg；50mg。凝胶剂：每支 1.5g:70mg。

恩氟烷 [药典（二）；医保（甲）]

Enflurane

【药理作用】本品是吸入麻醉药，为异氟烷的异构体，对黏膜无刺激性。麻醉强度稍低于氟烷，但麻醉深度易于调整，诱导和苏醒较迅速。

【适应证】用于全身麻醉的诱导及维持。可用于剖宫产。可与多种静脉全身麻醉药和全身麻醉辅助用药联用或合用。

【用法用量】用量根据患者的具体情况而定。全身诱导：通过吸入恩氟烷和纯氧，或恩氟烷与氧气/笑气混合物进行诱导。建议诱导的初始剂量为 0.5%，在呼吸抑制后逐渐增加 0.5%，直至达到手术所需的麻醉深度。

【不良反应】术后有恶心症状。

【禁忌证】对本品或其他氟烷类麻醉药过敏者、使用氟烷类麻醉药后出现不明原因发热者、有惊厥史者、妊娠期及哺乳期妇女禁用。

【注意事项】糖尿病患者慎用；对皮层刺激敏感者慎用。

【制剂规格】液体剂：每瓶 100ml；150ml；250ml。

氟烷[药典（二）]

Halothane

【药理作用】本品麻醉作用比乙醚强，对黏膜无刺激性，麻醉诱导时间短，不易引起分泌物过多、咳嗽、喉痉挛等。

【适应证】用于全身麻醉及麻醉诱导。

【用法用量】吸入量视手术需要而定，常用浓度为 0.5%～3%。可采用关闭式、半关闭式或滴入法。可单用或与乙醚等合并使用。

【禁忌证】肝功能不全及胆道疾病患者禁用。

【注意事项】①麻醉作用较强，极易引起麻醉过深，出现呼吸抑制、心搏缓慢、心律失常等。如呼吸运动趋弱和肺通气量减少，应立即给氧和人工呼吸，并迅速减浅麻醉。②不宜用于产科。③使用时避免与铜器接触，因可被腐蚀。

【制剂规格】液体剂：每瓶 20ml；100ml。

琥珀胆碱[药典（二）；基；医保（甲）]

Suxamethonium

【药理作用】本品为去极化型肌松剂，肌肉松弛作用快，持续时间短，故易于控制，适用于外科手术，可使气管插管更容易进行。

【适应证】为速效肌肉松弛药；也用于需快速气管内插管。

【用法用量】成人静脉注射一次 1～2mg/kg。多用其 2%～5%溶液。注射后 1 分钟即出现肌肉松弛，持续 2 分钟。如需继续维持其作用，可用其 0.1%～0.2%溶液，以每分钟 2.5mg 的速度静脉注射；亦可静脉滴注，静脉滴注液可用 0.9%氯化钠注射液或 5%葡萄糖注射液稀释至 0.1%浓度。极量为一次 250mg。

【不良反应】皮疹、流涎、心动过缓、心律失常、高血压、低血压、恶性高热、心动过速、高钾血症、过敏反应、横纹肌溶解症、眼压升高、呼吸抑制等。

【禁忌证】脑出血、青光眼、视网膜脱离、白内障摘除术及高钾血症患者禁用。

【注意事项】①大剂量时可引起呼吸麻痹，故使用以前需先备好人工呼吸设备及其他抢救器材。②禁与硫喷妥钠配伍。③呼吸麻痹时不能应用新斯的明对抗。④妊娠期妇女及使用抗胆碱酯酶药患者慎用。

【制剂规格】注射剂：每支 50mg（1ml）；100mg（2ml）。

利多卡因[药典（二）；基；医保（甲、乙）]

Lidocaine

【药理作用】本品属于Ⅰb 类抗心律失常药。主要作用于浦肯野纤维和心室肌，抑制 Na^+内流，促进 K^+外流；降低 4 相除极斜率，从而降低自律性；明显缩短动作电位时程，相对延长有效不应期及相对不应期；降低心肌兴奋性；减慢传导速度；提高室颤阈。

【适应证】适用于心肌梗死、洋地黄中毒、锑剂中毒、外科手术等所致的室性期前收缩、室性心动过速和心室颤动。

【用法用量】①局部麻醉：阻滞麻醉用 1%～2%溶液，每次用量不宜超过 0.4g。②表面麻醉：用 2%～4%溶液，喷雾或蘸药贴敷，一次不超过 100mg，也可以 2%胶浆剂抹于食管、咽喉气管或导尿管的外壁；妇女作阴道检查时可用棉花签蘸 5～7ml 于局部。尿道扩张术或膀胱镜检查时用量 200～400mg。气雾剂或喷雾剂 2%～4%，供作内镜检查用，每次 2% 10～30ml，4% 5～15ml。③浸润麻醉：用 0.25%～5%溶液，每小时用量不超过 0.4g。④硬膜外麻醉：用 1%～2%溶液，每次用量不超过 0.5g。

【不良反应】常见的不良反应有头晕、嗜睡、欣快、恶心、呕吐、吞咽苦难、烦躁不安等。剂量过大时可引起惊厥及心搏骤停。

【禁忌证】禁用于二、三度房室传导阻滞、对本品过敏者、有癫痫大发作史着、肝功能严重不全者以及休克患者。

【注意事项】①静脉注射时可有麻醉样感觉，头晕、眼发黑，若将药静脉滴注，可使此症状减轻。②心、肝功能不全者，应适当减量。③本品的外用制剂应用时注意是否为无菌制剂，应严格按说明书使用。

【制剂规格】注射剂：每支 0.1g（5ml）；0.4g（20ml）。胶浆剂：每瓶含 2%。利多卡因气雾剂：每瓶含 2%；4%。凝胶剂：每支含 2%。

硫喷妥钠[药典（二）]

Thiopental Sodium

【药理作用】本品具有高度亲脂性，为超短效巴比妥类药物。

【适应证】常用于静脉麻醉、诱导麻醉、基础麻醉、抗惊厥以及复合麻醉等。

【用法用量】①静脉麻醉：一般多用 5%或 2.5%溶液，缓慢注入。成人，每次 4～8mg/kg，经 30 秒钟左右即进入麻醉，神智完全消失，但肌肉松弛不完全，也不能随意调节麻醉深度，故多用于小手术。如患者有呼吸快、发声、移动等现象，即为苏醒的表现，可再注射少量以持续麻醉。剂量：每次 1g（即 5%溶液 20ml）。②基础麻醉：用于小儿、甲状腺功能亢进症及精神紧张患者。每次灌肠 30mg/kg（多用于小儿）；或肌内注射，每次成人 0.5g，小儿 15～20mg/kg，以 2.5%溶液，作深部肌内注射。③诱导麻醉：一般用 2.5%溶液缓慢静脉注射，每次 0.3g（每次不超过 0.5g），继以乙醚吸入。④抗惊厥：静脉注射每次 0.05～0.1g。

【不良反应】①最常见的不良反应有血压下降（下降的程度与药物剂量有关）、肝炎、皮肤刺痛、胃肠道出血、血小板减少。②偶见一过性头晕、头痛、面部潮红、呕吐、胃肠不适等。个别患者发生碱性磷酸酶、乳酸脱氢酶升高，血糖升高。

【禁忌证】休克未纠正前及心力衰竭者禁用。对巴比妥类过敏者禁用。

【注意事项】①潮解后或配成溶液后，易变质而增加毒性，故如安瓿已破裂，或其中粉末不易溶解而有沉淀，或溶液带颜色，即表示已变质，不宜再用。②容易引起呼吸抑制及喉痉挛，故注射宜缓慢。如出现呼吸微弱，乃至呼吸停止，应即停止注射。使用时必须备以气管插管、人工呼吸机及氧气。③用后无呕吐、头痛等副作用，但常引起喉痉挛、支气管收缩，故麻醉前最好给予阿托品预防。如血压降低，立即注射肾上腺素或麻黄碱。④药液不可漏出血管外或皮下。⑤休克未纠正前及心力衰竭者禁用。肝功能不全、低血压、支气管哮喘患者、新生儿、肾上腺皮质、甲状腺功能不全者慎用。⑥对巴比妥类过敏者禁用。⑦过量解救药为：戊四氮。

【制剂规格】注射剂：每支 0.5g；1g（含无水碳酸钠 6%）。

罗库溴铵[药典（二）；基；医保（乙）]

Rocuronium Bromide

【药理作用】本品为一个非去极化神经肌肉阻滞剂，结构上与维库溴铵相似。与其他非去极化药物一样，它竞争性地与运动神经末梢突触上的胆碱能受体结合，以拮抗乙酰胆碱的作用。

【适应证】用于常规诱导麻醉期间气管插管及维持术中肌松。

【用法用量】插管：静脉注射，0.6mg/kg。维持量：静脉注射，0.15mg/kg；静脉滴注，每分钟 5～10μg/kg。

【不良反应】注射部位疼痛反应，生命体征的改变和神经肌肉阻滞作用的延长。

【禁忌证】对罗库溴铵或溴离子或本品中任何辅料成分有过敏反应者。

【注意事项】可与其他肌松药有交叉过敏反应，宜慎用。大剂量时偶可引起轻微的心率增快及低血压。老年人、肝肾功能不全者慎用。

【制剂规格】注射剂：每支 50mg（5ml）；100mg（10ml）。

罗哌卡因[药典（二）；基；医保（乙）]

Ropivacaine

【药理作用】本品为单一对映体结构（S）长效酰胺类局麻药，其作用机制与普鲁卡因类的其他药物相同。0.2%浓度时对感觉神经阻滞作用较好，几无阻滞运动神经的作用；0.75%浓度时则可阻滞运动神经。

【适应证】用于区域阻滞麻醉和硬膜

外麻醉；也可用于区域阻滞镇痛，如硬膜外术后或分娩镇痛。

【用法用量】①区域阻滞麻醉和硬膜外麻醉：0.5%～1%溶液。一次最大剂量为 200mg。②区域阻滞镇痛：0.2%溶液。

【不良反应】①过敏反应很少见。②临床报道常见的不良反应有低血压、恶心、呕吐、心动过缓、感觉异常、体温升高、头痛、头晕、尿潴留、高血压、寒战、心动过速、焦虑、感觉减退。

【禁忌证】对本品或酰胺类局麻药过敏者禁用。

【注意事项】①硬膜外麻醉时可出现低血压、心动过缓、恶心和焦虑。②本品血浓度过高时，对中枢神经系统有抑制和兴奋双相作用。③对心血管系统有抑制心传导和心肌收缩力作用。④严重肝病患者慎用。

【制剂规格】注射剂：每支 20mg（10ml）；50mg（10ml）；75mg（10ml）；100mg（10ml）。

氯胺酮[药典（二）；基；医保（甲）]

Ketamine

【药理作用】本品为非巴比妥类静脉麻醉剂，可先阻断大脑联络径路和丘脑向新皮层的投射，故意识还部分存在，痛觉缺失则明显而完全；随血药浓度升高而抑制整个中枢神经系统。作用快速但短暂，能选择地抑制大脑及丘脑，静脉注射后约 30 秒钟（肌内注射后约 3～4 分钟）即产生麻醉，但自主神经反射并不受抑制。麻醉作用持续约 5～10 分钟（肌内注射者约 12～25 分钟）。一般并不抑制呼吸，但可能发生短暂的呼吸频率减缓和潮气量降低，尤以静脉注射较快时容易发生。注入后可引起一定程度的血压上升和脉率加决，并可能引起喉痉挛。

【适应证】①各种小手术或诊断操作时，可单独使用本品进行麻醉。对于需要肌肉松弛的手术，应加用肌肉松弛剂；对于内脏牵引较重的手术，应配合其他药物以减少牵引反应。②作为其他全身麻醉的诱导剂使用。③辅助麻醉性能较弱的麻醉剂进行麻醉，或与其他全身或局部麻醉复合使用。

【用法用量】①全麻诱导：成人按体重静脉注射 1～2mg/kg，维持可采用静脉滴注，每分钟不超过 1～2mg，即按体重 10～30μg/kg，加用苯二氮䓬类药，可减少其用量。②镇痛：成人先按体重静脉注射 0.2～0.75mg/kg，2～3 分钟注完，而后静脉滴注，每分钟按体重 5～20μg/kg。③基础麻醉：临床个体间差异大，小儿肌内注射按体重 4～5mg/kg，必要时追加 1/3～1/2 量。④极量：静脉注射每分钟 4mg/kg；肌内注射，一次 13mg/kg。

【不良反应】麻醉恢复期中少数患者出现恶心或呕吐，个别患者可呈现幻梦、错觉甚至幻觉，有时并伴有谵妄、躁动现象，为减少此种不良反应，需避免外界刺激（包括语言等）。

【禁忌证】高血压并有脑出血病史者，

高血压患者收缩压高于 21.3kPa（160mmHg）或舒张压高于 13.3kPa（100mmHg）者，青光眼以及严重心功能代偿不全者禁用。

【注意事项】本品过量时可产生呼吸抑制，此时应施行辅助（或人工）呼吸，不宜使用呼吸兴奋药。对咽喉或支气管的手术或操作，不应单用本品，必须加用肌肉松弛药。本品虽属静脉全麻药，但因有一定精神依赖性，近年在歌厅、舞厅等娱乐场所出现了滥用问题为防止流入非法渠道，氯胺酮原料药按第二类精神药品管理。

【制剂规格】注射剂：每瓶 100mg（2ml）；100mg（10ml）；200mg（20ml）。

哌库溴铵[药典（二）；医保（乙）]

Pipecuronium Bromide

【药理作用】本品为长效非去极化肌肉松弛药，作用机制同泮库溴铵，可竞争性作用于运动终板胆碱受体，对横纹肌具有高度选择性。通过与递质乙酰胆碱竞争性结合横纹肌运动终版区的烟碱样受体，阻断运动神经和横纹肌间的信号传递过程。

【适应证】用于骨骼肌松弛、各种手术、气管插管和人工呼吸时的肌肉松弛。

【用法用量】静脉注射：一般剂量 0.04～0.05mg/kg，给药 2～3 分钟后，行插管法，需重复给药而持续肌肉松弛效果的剂量应为首次剂量的 1/4，不要超过 1/3～1/2，以免引起蓄积。肾功能不全者用量不能超过 0.04mg/kg。儿童初始剂量为 0.03～0.04mg/kg，补充剂量为 0.01～0.02mg/kg。

【不良反应】偶见过敏反应。使用氟烷、芬太尼作诱导麻醉的患者偶见心动过速、血压降低等反应。

【禁忌证】重症肌无力者禁用。对本品或溴离子过敏者禁用。

【注意事项】当患者处于电解质紊乱或酸碱平衡失调时，应予纠正后方可使用。本品剂量增至 0.1mg/kg 时，也不产生神经节阻滞及迷走神经作用。本品 80%～85%的阻断作用能被 1～3mg 新斯的明配合阿托品所拮抗。患有神经肌肉疾病者、过度肥胖、脊髓灰质炎后遗症者慎用。妊娠期妇女慎用。

【制剂规格】注射剂：每支 4mg，另附加 2 支溶剂。

普鲁卡因[药典（二）]

Procaine

【药理作用】本品具有良好的局部麻醉作用，但因对皮肤、黏膜穿透力弱，不适于表面麻醉。

【适应证】主要用于浸润麻醉、蛛网膜下腔阻滞麻醉、神经传导阻滞麻醉和用于治疗某些损伤和炎症，可使发炎损伤部位的症状得到一定的缓解（封闭疗法）。还可用于纠正四肢血管舒缩功能障碍。

【用法用量】局部麻醉：①浸润麻醉用 0.25%～0.5%溶液，每小时用量不得超过 1.5g。②阻滞麻醉用 1%～2%溶液，每小时用量不得超过 1.0g。③硬膜外麻醉用 2%溶液，每小时用量不得超过

0.75g。

【不良反应】可引起超敏反应、头晕、嗜睡、兴奋、恶心。

【禁忌证】肾功能不全者、重症肌无力患者、妊娠期及哺乳期妇女禁用。

【注意事项】①高浓度误注入血管时，可引起不安、飘浮感、头晕、意识不清、口周感觉异常、耳鸣，以及面部及远端肢体震颤；随后可出现紧张性阵挛性抽搐。血浆浓度很高时，可抑制呼吸而出现呼吸停止和昏迷。②用量过大，可能引起恶心、出汗、脉速、呼吸困难、颜面潮红、谵妄、兴奋、惊厥，对惊厥可静脉注射异戊巴比妥解救。③腰麻时，常出现血压下降，可在麻醉前肌内注射麻黄碱 15～20mg 予以预防。④有时出现过敏性休克，故用药前应询问患者过敏史，对有过敏性体质的患者应作皮内试验（0.25%溶液 0.1ml 皮内注射）。⑤不宜与葡萄糖注射液配伍，因可使其局麻作用降低。

【制剂规格】片剂：每片 0.1g；0.25g。注射剂：每支 40mg（2ml）；100mg（10ml）；50mg（20ml）；100mg（20ml）；注射用盐酸普鲁卡因：每支 0.15g；1g。

七氟烷 [药典（二）；基；医保（乙）]

Sevoflurane

【药理作用】本品为含氟的吸入麻醉药，诱导时间比氟烷短，苏醒时间无差异。麻醉期间的镇痛、肌松效应与氟烷相同。本品的呼吸抑制作用较氟烷小，对心血管系统的影小，对脑血流量、颅内压的影响与异氟烷相似，本品不引起过敏反应，对眼黏膜刺激轻微。

【适应证】本品适用于全身麻醉的诱导和维持。

【用法用量】麻醉诱导时，以 50%～70%氧化亚氮与本品 2.5%～4%吸入。使用睡眠量的静脉麻醉时，本品的诱导量通常为 0.5%～5%。麻醉维持，应以最低有效浓度维持外科麻醉状态，常为 4%以下。

【不良反应】主要为血压下降、心律失常、恶心及呕吐，发生率为 13%；可产生重症恶性高热，可能与其损伤体温调节中枢有关。

【禁忌证】对卤化麻醉药过敏者禁用。

【注意事项】①产生重症恶性高热须立即停药，采用肌内注射肌松药、全身冷却及吸氧等措施。②肝胆疾病及肾功能低下者慎用。③本品可引起子宫肌松弛，产科麻醉时慎用。④本品可增强肌松药的作用，合用需减少肌松药的用量。

【制剂规格】吸入溶液剂：每瓶 100ml；120ml；250ml。

羟丁酸钠 [药典（二）；医保（乙）]

Sodium Hydroxybutyrate

【药理作用】本品为静脉麻醉药。静脉注射 10 分钟后即可进入麻醉，呼吸减慢。一次注射可维持 1～3 小时，对循环系统影响小，适用于较长时间手术。

【适应证】常用于全身麻醉或诱导麻

醉，以及局麻、腰麻的辅助用药，适用于老人、儿童及脑、神经外科手术，外伤、烧伤患者的麻醉。

【用法用量】①诱导麻醉：一次静脉注射，成人 60mg/kg；注射速度 1g/min。②维持麻醉：静脉注射，一次 12～80mg/kg。极量：一次总量 300mg/kg。

【不良反应】麻醉诱导与苏醒过程中可引起锥体外系症状。用药后呼吸分泌物增加。本品能抑制呼吸，出现呼吸频率减慢。

【禁忌证】严重高血压、酸血症、心脏房室传导阻滞以及癫痫患者禁用。

【注意事项】单用或注射过快可出现运动性兴奋、谵妄、肌肉抽动等，甚至呼吸停止。

【制剂规格】注射剂：每支 2.5g（10ml）。

筒箭毒碱[药典（二）]

Tubocurarine

【药理作用】本品属于非去极化型肌松药。作用于骨骼肌的神经－肌肉接头，拮抗乙酰胆碱去极化的作用，因而肌张力下降而表现为骨骼肌松弛。

【适应证】①用于麻醉中维持较长时间（>30 分钟）的肌松。②用于电休克的对症处理。③小剂量用于确诊重症肌无力。

【用法用量】静脉注射：成人一次 6～9mg，必要时可增加 3～4.5mg（在用乙醚麻醉时，其用量需酌减至 1/3）。作用维持时间 20～40 分钟。根据手术时间的长短及肌肉松弛的需要，可重复注射，剂量为第 1 次的 1/2。用于电休克，一次 0.165mg/kg，30～90 秒内给药。诊断重症肌无力，一次 0.004～0.033mg/kg。

【不良反应】①过快静脉注射本品，或超剂量，或多剂量，均可继组胺释放和神经节阻断之后出现低血压，组胺释放可导致过多流涎，注射部位出现风团并发热。②还可引起支气管痉挛或其他过敏症状。③神经节被阻断则可导致胃肠活动和张力减弱。④长时间的呼吸暂停是超剂量的严重后果。⑤可能发生过敏反应。在采取头低脚高位进行手术中，可能使胃内容物流入气道。偶可引起恶性高热症。

【禁忌证】重症肌无力患者禁用。

【注意事项】有麻痹呼吸肌的危险，应用前预先备好急救药品器材。如呼吸停止，可给氧、气管插管、并作人工呼吸，或同时注射新斯的明（或依酚氯铵）以对抗之。

【制剂规格】注射剂：每支 10mg（1ml）。

维库溴铵[药典（二）；基；医保（甲）]

Vecuronium Bromide

【药理作用】本品系单季铵类固醇，为泮库溴铵的衍生物，中效非去极化型肌肉松弛剂。其作用与泮库溴铵、筒箭毒碱相似。本品能竞争胆碱能受体，阻断乙酰胆碱的作用，其作用可被新斯的明等抗胆碱酯酶药所逆转。其肌肉松弛作用比泮库溴铵强 1/3，但产生肌肉松弛作用的潜伏期短，初期相同剂量所产生的肌肉松弛持续时间比泮库溴铵短，恢复快。

【适应证】与全麻药合用，用于全麻时气管插管及手术中松弛肌肉。

【用法用量】静脉注射或静脉滴注，不可肌内注射。成年人用于气管插管剂量为0.08～0.1mg/kg；手术中维持用量为0.01～0.015mg/kg，（或静脉注射补充0.03～0.05mg/kg）根据需要可重复给药。

【不良反应】本品对心血管的作用极小，偶见支气管痉挛、皮肤潮红、皮疹、过敏反应。肝硬化、胆汁淤积或严重肾功能障碍者使用本品时，肌肉松弛持续时间及恢复时间延长。

【禁忌证】妊娠期妇女禁用。对维库溴铵或溴化物过敏者禁用。

【注意事项】①本品可使呼吸肌松弛，使用时应给予机械通气，直至自主呼吸恢复。②使用本品完全恢复后的24小时内，不应驾驶或操作有潜在危险的机械。③吸烟者使用本品可能需更大剂量。④在低温下手术时，本品的神经肌肉阻滞作用时间延长

【制剂规格】注射剂：每支4mg。

氧化亚氮[药典（二）；医保（乙）]

Nitrous Oxide

【药理作用】本品在血中溶解度较低，诱导、苏醒均较迅速。全身麻醉效能低，但镇痛作用强，40%浓度产生镇静与中度镇痛作用。

【适应证】用于吸入全身麻醉。

【用法用量】与氧气混合后吸入，吸气浓度不超过80%。通常以65%的本品与35%氧组成混合气体后置封闭管路或麻醉机吸入。

【不良反应】浓度＞80%吸入易引起缺氧。长时间、反复吸入对骨髓有不同程度抑制作用。

【禁忌证】肠梗阻、肠胀气患者、癫痫、精神病患者、高血压、心肺功能不全者禁用。

【注意事项】使用时须配备准确可靠的本品与氧的流量表。

【制剂规格】液体剂：每瓶4L；8L；10L；40L。

依托咪酯[药典（二）；医保（乙）]

Etomidate

【药理作用】本品为非巴比妥类静脉麻醉药。静脉注射后20秒即产生麻醉，持续时间约5分钟。增加剂量作用持续时间也相应延长。对呼吸和循环系统的影响较小，有短暂的呼吸抑制，使收缩压略下降，心率稍增快。

【适应证】用于静脉全麻诱导药或麻醉辅助药。

【用法用量】成人：0.3mg/kg，于15～60秒内静脉注射完毕。

【不良反应】常见注射部位疼痛、恶心、呕吐、肌阵挛等。

【禁忌证】对依托咪酯过敏者。

【注意事项】约有15%～30%的患者注射后发生疼痛，虽迅速注射（15秒内注完）也难避免。应用本品后可有阵挛性肌肉收缩，发生率为10%～65%，部分由于注射疼痛所致，但更主要的是中枢性作用所引起。

【制剂规格】注射剂：每支20mg（10ml）。

异氟烷[药典(二)]

Isoflurane

【药理作用】本品为恩氟烷的异构体，具有良好的麻醉作用，诱导麻醉及苏醒均较快。

【适应证】用于全身麻醉的诱导及维持。

【用法用量】成人诱导麻醉时吸入气体内浓度一般为 1.5%～3%；维持麻醉时气体内浓度为 1%～1.5%。麻醉较深时对循环及呼吸系统均有抑制作用。骨骼肌松弛作用亦较好。

【不良反应】术后恶心、呕吐的发生率较低。

【禁忌证】对本品或其他卤化麻醉药过敏者。使用本品后发生恶性高碳血症者。已知或疑似恶性高热易感者。妊娠期妇女。

【注意事项】颅内压升高者慎用。哺乳期妇女慎用。

【制剂规格】液体剂：每瓶 100ml；250ml。

第 3 章　主要作用于自主神经系统的药物

第 1 节　拟胆碱药和抗胆碱药

一、拟胆碱药

加兰他敏 [药典（二）；医保（乙）]

Galantamine

【药理作用】本品为第二代乙酰胆碱酯酶（AChE）抑制剂，可抑制中枢突触间隙的 AChE 活性，阻止乙酰胆碱（ACh）的分解，增加 ACh 的浓度；还可增强 ACh 的刺激作用及去极化作用，调节 ACh 受体的表达；并且能够激动脑内的烟碱乙酰胆碱受体（nAChR），通过增强 α_7 烟碱乙酰胆碱受体起到神经保护作用，从而达到改善记忆及认知功能的目的。

【适应证】①适用于治疗轻、中度阿尔茨海默病（AD）。②用于重症肌无力、脊髓灰质炎后遗症、儿童脑体麻痹、多发性神经炎、脊神经根炎及拮抗氯筒箭毒碱。

【用法用量】（1）用于阿尔茨海默病：①普通口服制剂：起始剂量为一次 4mg，一日 2 次（早晚各 1 次），连用 4 周。维持剂量为一次 8mg，一日 2 次，至少连用 4 周。最大维持剂量为一次 12mg，一日 2 次。②缓释片：起始剂量为一次 10mg，一日 1 次（晨服），连用 4 周。维持剂量为一次 20mg，一日 1 次，至少连用 4 周。最大维持剂量为一次 30mg，一日 1 次。（2）用于重症肌无力、脊髓灰质炎后遗症等：①肌内注射，一次 2.5～10mg，一日 1 次，必要时可增至一日 2 次。极量为一日 20mg。②皮下注射，同“肌内注射”项。（3）拮抗氯筒箭毒碱：肌内注射，起始剂量为 5～10mg，5～10 分钟后按需要可逐渐增至 10～20mg。

【不良反应】①主要表现为治疗早期（2～3 周）患者可有恶心、呕吐及腹泻等胃肠道反应，稍后即消失。②治疗剂量偶可致过敏反应。

【禁忌证】癫痫、运动功能亢进、机械性肠梗阻、支气管哮喘、心绞痛和心动过缓者禁用。

【注意事项】青光眼患者，消化性溃疡病史者，中度肝、肾功能损害者不宜使用。

【制剂规格】片剂：每片 5mg。口崩片：每片 4mg；5mg。分散片：每片 4mg；5mg。缓释片：每片 10mg。胶囊剂：每粒 5mg。口服液：每支 10mg（10ml）。注射剂：每支 1mg（1ml）；2.5mg（1ml）；5mg（1ml）。

卡巴胆碱 [药典（二）]

Carbachol

【药理作用】本品为季铵类化合物。能直接激动 M 和 N 受体，也可促进胆碱能神经末梢释放乙酰胆碱而发挥间接作用。因不易被胆碱酯酶水解，故其作用时间较乙酰胆碱为长。局部滴眼后，可激动瞳孔括约肌的M胆碱受体，引起瞳孔缩小和眼压下降。

【适应证】用于治疗青光眼以及白内障摘除、人工晶状体植入或角膜移植等需要缩瞳的眼科手术。

【用法用量】①滴眼：局部用药，0.75%～3%溶液滴眼，用于对毛果芸香碱无反应或不能耐受者。成人两眼分别滴入1～2滴，4～8小时一次。给药后需用手指压迫内眦1～2分钟，以减少吸收，减少全身不良反应。可与其他缩瞳药（如毛果芸香碱）合用。在白内障手术时起缩瞳作用并减少术后眼压上升，可用0.01%溶液0.5ml滴眼。注射剂用于人工晶状体植入、白内障摘除、角膜移植等需要缩瞳的眼科手术。②口服：2mg/kg，一日3次，曾为治疗尿潴留的选择方法之一。③皮下注射：250μg，以缓解术后急性尿潴留，必要时可在30分钟后重复给药1次。

【不良反应】①眼部：视力模糊、眼部灼烧感和头痛等症状。②全身：面部潮红、胸闷、出汗、流涎、恶心、胃肠不适、腹痛、腹泻、肌肉震颤等反应。严重者可致呼吸困难、尿失禁、心律失常等。

【禁忌证】禁用于视网膜脱离、心律失常、心动过缓、低血压、癫痫、甲状腺功能亢进症、帕金森病、支气管哮喘和胃溃疡等患者。

【注意事项】①对本品及其制剂所含成分过敏者慎用。②本品引起睫状肌痉挛作用较毛果芸香碱明显。若持续头痛或疼痛严重，需减量或改用其他药物。③滴药后瞳孔缩小，在暗光下视力下降，应注意夜晚开车或暗光操作机器危险。④不可作肌内或静脉注射给药，因易引起严重的胆碱样反应。⑤妊娠期、哺乳期妇女慎用。儿童用量须减少。⑥使用本品滴眼时，不要戴软接触镜。

【制剂规格】滴眼液：每支含0.75%～3%。注射剂：每支0.1mg（1ml）。片剂：每片2mg。

毛果芸香碱[药典（二）；基；医保（甲、乙）]

Pilocarpine

【药理作用】本品选择性直接作用于M胆碱受体。对眼和腺体的作用最为明显。①引起缩瞳，眼压下降，并有调节痉挛等作用。通过激动瞳孔括约肌的M胆碱受体，使瞳孔括约肌收缩。缩瞳引起前房角间隙扩大，房水易回流，使眼压下降。由于睫状肌收缩，悬韧带松弛，使晶状体屈光度增加，故视近物清楚，看远物模糊，称为调节痉挛。②增加外分泌腺分泌。对汗腺和唾液腺作用最为明显，尚可增加泪液、胃液、胰液、肠液及呼吸道黏液细胞分泌。③引起肠道平滑肌兴奋、肌张力增加，支气管平滑肌、尿道、膀胱及胆道肌张力也增加。

【适应证】①用于治疗原发性青光眼，包括开角型与闭角型青光眼，可缓解或消除青光眼症状。②用于激光虹膜造孔术前，使虹膜伸展便于激光打孔，以及防止激光手术后的反应性眼压升高。③用于眼科手术后或应用扩瞳剂后，以抵消睫状肌麻痹剂或散瞳药的作用。④注射液可用于阿托品类药物中毒治疗，白内障人工晶状体植入手术中缩瞳。⑤用于唾液腺功能减退，口服片剂可缓解口腔干燥症。

【用法用量】滴眼液配成 0.5%～4%毛果芸香碱溶液（常用 1%及 2%，增加浓度可增加药效，但超过 4%时，药效无明显增加），每日滴眼 3～4 次。头颈部肿瘤患者放疗后引起的口干症、涎腺疾病性口症：口服一次 4mg，一日 3 次或遵医嘱。皮下注射或肌内注射，一次 0.5mg 或遵医嘱。注射液适用于开角型青光眼和急、慢性闭角型青光眼以及继发性闭角型青光眼，白内障人工晶体植入手术中缩瞳，阿托品类药物的中毒对症治疗。皮下注射。一次 2～10mg，术中稀释后注入前房或遵医嘱。

【不良反应】①用药后可出现瞳孔缩小及调节痉挛，可使视力下降，产生暂时性近视，并可出现眼痛、眉弓部疼痛等症状。②长期用可引起强直性瞳孔缩小、虹膜后粘连、虹膜囊肿、白内障及近视程度加深等疾病。③频繁点眼可因过量吸收引起全身毒性反应，如出汗、流涎、恶心、呕吐、支气管痉挛和肺水肿等。眼部反应通常发生在治疗初期，并在治疗过程中消失。老年人和晶状体混浊的患者在照明不足的情况下会有视力减退的情况。有使用缩瞳剂后视网膜脱离的罕见报道。

【禁忌证】禁用于老年白内障、视网膜脱离、急性结膜炎与角膜炎、急性虹膜炎、支气管哮喘、胃溃疡等患者。

【注意事项】①瞳孔缩小常引起暗适应困难，应告知需在夜间开车或从事照明不好的危险职业的患者特别小心。②定期检查眼压。如出现视力改变，需查视力、视野、眼压描记及房角等，根据病情变化改变用药及治疗方案。③为避免吸收过多引起全身不良反应，滴眼后需用手指压迫泪囊部 1～2 分钟。④如意外服用，需给予催吐或洗胃；如过多吸收出现全身中毒反应，应使用阿托品类抗胆碱药进行对抗治疗。

【制剂规格】滴眼液：每支 25mg（5ml）；100mg（5ml）；50mg（10ml）；100mg（10ml）；200mg（10ml）。片剂：每片 2mg；4mg。注射液：每支 2mg（1ml）。

新斯的明 [药典（二）；基；医保（甲）]

Neostigmine

【药理作用】本品为可逆性胆碱酯酶抑制药，能直接激动骨骼肌运动终板上的 N_2 胆碱受体，故对骨骼肌的作用较强，而对腺体、眼、心血管及支气管平滑肌作用较弱，缩瞳作用较弱，对胃肠道平滑肌，可促进胃收缩和增加胃酸分泌，在食管明显弛缓和扩张的患者，本品能有效地提高食管张力。本品可促进小肠、大肠，尤其是结肠的蠕动，促进内容物向下推进；对中枢神经系统的毒性较毒扁豆碱弱。

【适应证】①多用于重症肌无力及腹部手术后的肠胀气、肠麻痹或尿潴留。②可用于外伤及炎症引起的运动障碍。③用于阵发性室上性心动过速。④用于阿托品过量中毒。⑤用于青光眼。

【用法用量】①口服：常用量，一次15mg，一日 3 次，重症肌无力的患者用量视病情而定；极量，一次 30mg，一日 100mg。②皮下或肌内注射：常用量，一次 0.25～1mg（1ml:0.5mg 规格，1/2 支～2 支；2ml:1mg 规格，1/4 支～1 支），一日 1～3 次。极量，一次 1mg，一日 5mg。

【不良反应】本品可致药疹。大剂量时，可引起恶心、呕吐、腹泻、流泪、流涎等症状。严重时，可出现共济失调、惊厥、昏迷、语言不清、恐惧和焦虑不安，甚至出现心搏骤停。

【禁忌证】癫痫、心绞痛、室性心动过速、心律失常、窦性心动过缓、血压下降、迷走神经张力升高、机械性肠梗阻、尿路梗阻及支气管哮喘患者禁用。

【注意事项】大剂量引起的恶心、呕吐、腹泻、流泪和流涎等症状，可用阿托品对抗。甲状腺功能亢进症和帕金森病等患者慎用。

【制剂规格】片剂：每片 15mg。注射液：每支 0.5mg（1ml）；1mg（2ml）。

溴吡斯的明［药典（二）；基；医保（甲）］

Pyridostigmine Bromide

【药理作用】本品作用类似新斯的明，但较弱，特点是起效慢、维持时间久。

【适应证】用于：①重症肌无力。②术后腹气胀或尿潴留。③对抗非去极化型肌松药的肌松作用。

【用法用量】口服：一般成人为一次 60mg，一日 3 次。

【不良反应】不良反应同新斯的明，但发生率较低。严重不良反应可导致缓慢型心律失常、胆碱能危象。

【禁忌证】对本品过敏者、机械性肠梗阻、尿路梗阻等患者禁用。

【注意事项】心律失常、房室传导阻滞、术后肺不张或肺炎患者及妊娠期妇女慎用。本品吸收、代谢、排泄存在明显的个体差异，其药量和用药时间应根据服药后效应而定。

【制剂规格】片剂：每片 60mg。

二、抗胆碱药

阿托品［药典（二）；基；医保（甲、乙）］

Atropine

【药理作用】本品为拮抗 M 胆碱受体的抗胆碱药，能解除平滑肌的痉挛（包括解除血管痉挛，改善微血管循环）；抑制腺体分泌；解除迷走神经对心脏的抑制，使心率加快；散大瞳孔及升高眼压，调节功能麻痹；兴奋呼吸中枢。

【适应证】①缓解内脏绞痛，包括胃肠痉挛引起的疼痛、肾绞痛、胆绞痛、胃及十二指肠溃疡，但对肾绞痛、胆绞痛效果不稳定。②急性微循环障碍，治疗严重心动过缓、晕厥合并颈动脉窦反射亢进以及一度房室传导阻滞。③用于麻醉前给药，可减少麻醉过程中支气管黏液分泌，预防术后引起肺炎，并可消除吗啡对呼吸的抑制。④治疗帕金森病患者的强直及震颤症状，可控制流涎和出汗过多。⑤眼科用药，散瞳、角膜炎、虹膜睫状体炎。

【用法用量】①缓解内脏绞痛：成人每次皮下注射0.5mg。麻醉前给药：皮下注射0.5mg。儿童解痉口服或皮下注射一次0.01mg/kg，每4～6小时一次，极量0.3mg。静脉注射儿童耐受性差，0.2～10mg可中毒致死。②感染中毒性休克、改善微循环：成人一次1～2mg，小儿一次0.03～0.05mg/kg，用0.9%的氯化钠注射液或5%葡萄糖注射液10～20ml稀释后静脉注射，每15～30分钟一次，2～3次后情况不见好转可逐渐增加用量，至情况好转后即减量或停药。③用于眼科：用1%～3%眼药水滴眼或眼膏涂眼。

【不良反应】本品具有多种药理作用，临床应用其中一种作用时，其他作用则成为不良反应。常有口干、出汗减少、便秘、排尿困难、视物模糊、晕眩等症状。严重时，出现瞳孔散大、皮肤潮红、心率加快、兴奋、烦躁、谵语、惊厥等症状。

【禁忌证】心动过速、胃食管反流病、青光眼及前列腺增生等患者禁用。

【注意事项】①一般情况下，口服极量一次1mg，一日3mg；皮下或静脉注射极量一次2mg。用于有机磷中毒及阿–斯综合征时，可根据病情决定用量。②用量超过5mg时，即产生中毒，但死亡者不多，因中毒量（5～10mg）与致死量（80～130mg）相距甚远。急救口服阿托品中毒者可洗胃、导泻，以清除未吸收的阿托品。兴奋过于强烈时，可用短效巴比妥类或水合氯醛。呼吸抑制时，用尼可刹米。另外可皮下注射新斯的明0.5～1mg，每15分钟1次，直至瞳孔缩小、症状缓解为止。

【制剂规格】片剂：每片0.3mg。注射剂：每支0.5mg（1ml）；1mg（1ml）；2mg（1ml）；5mg（1ml）；10mg（1ml）；1mg（2ml）；5mg（2ml）；10mg（2ml）；25mg（5ml）。眼膏剂：每支20mg（2g）。滴眼剂：取硫酸阿托品1g，氯化钠0.29g，无水磷酸二氢钠0.4g，无水磷酸氢二钠0.47g，羟胺乙酯0.03g，加蒸馏水至100ml配成。

东莨菪碱[药典（二）；医保（乙）]

Scopolamine

【药理作用】本品为外周抗胆碱药，其外周作用与阿托品相似，对肠道平滑肌的解痉作用较强，其散瞳及抑制腺体分泌作用比阿托品强，对呼吸中枢具兴奋作用，但对大脑皮质有明显的抑制作用，此外还有扩张毛细血管、改善微循环以及抗晕船、晕车等作用。

【适应证】①用于麻醉前给药、晕动病、帕金森病。②用于缓解平滑肌痉挛（尤指胃肠道）和扩瞳。③用于解救有机磷农药中毒。④主要用于对阿托品过敏的患者，也用于轻度虹膜睫状体炎，支气管哮喘和哮喘型支气管炎。

【用法用量】①口服：每次 0.3～0.6mg，每日 0.6～1.2mg；极量时每次 0.6mg，每日 1.8mg。②皮下注射：每次 0.2～0.5mg；极量时每次 0.5mg，每日 1.5mg。③静脉滴注或静脉注射：抢救乙型脑炎呼吸衰竭，以 1ml 含药 0.3mg 的注射液直接静脉注射或稀释于 10%葡萄糖注射液 30ml 内做静脉滴注，常用量为 0.02～0.04mg/kg，用药间歇时间一般为 20～30 分钟，用药总量最高达 6.3mg。

【不良反应】①心动过速是常见的不良反应，尤其用量较大时。还有引起低血压的报道。②中枢神经系统：大剂量使用时，可引起眩晕、坐立不安、震颤、疲乏和运动困难。经皮肤给药也可引起嗜睡、坐立不安、记忆障碍、幻觉和混乱。儿童出现定向力障碍、易激惹、混乱、幻觉和震颤的概率比成人高。有引起昏迷、高热、惊厥的报道。③消化系统：口干、便秘。④泌尿（生殖）系统：可引起排尿困难和尿潴留，老年患者尤应注意。⑤眼睛：长时间用眼部制剂可引起局部刺激，即结膜炎、血管充血、水肿和湿疹性皮炎。此外，也可发生幻视。有散瞳作用，可引起视力模糊和畏光。较大剂量时，还可发生睫状体麻痹。经皮肤给药可发生眼睛干涩、发红或瘙痒，还可导致急性闭角型青光眼。偶见引起瞳孔大小不等及内斜视。⑥皮肤：皮肤粘贴剂可引起皮疹、红斑、接触性皮炎等。⑦戒断症状：某些患者停用东莨菪碱皮肤粘贴剂后出现戒断症状，包括眩晕、恶心、呕吐、头痛和平衡障碍。用药超过 3 天者，这些戒断症状较常见。偶见经皮肤给药后导致精神病。

【禁忌证】禁用于青光眼、前列腺肥大、重症肌无力、严重心脏病、器质性幽门狭窄、胃肠道梗阻性疾病、反流性食管炎、溃疡性结肠炎或中毒性巨结肠患者。中毒者可用拟胆碱药解救及对症处理。

【注意事项】一般情况下，口服极量一次 0.6mg，一日 1.8mg；皮下或静脉注射极量一次 0.5mg。用于有机磷中毒及阿－斯综合征时，可根据病情决定用量。

【制剂规格】片剂：每片 0.3mg。丁溴东莨菪碱注射剂：每支 20mg（1ml）。氢溴酸东莨菪碱注射液：0.3mg（1ml）；0.5mg（1ml）。贴片剂：每贴 0.75mg。

格隆溴铵[药典（二）；医保（乙）]

Glycopyrrolate

【药理作用】本品为一种类似阿托品的季铵类抗胆碱药，其具有较强的抑制胃液分泌作用和轻微的胃肠道解痉作用。格隆溴铵可调节胃肠蠕动，降低胃液分泌量和游离酸的浓度；并可抑制气管和支气管的过度分泌。其还具有比阿托品更强的抗唾液分泌作用，且作用维持时间更长。

【适应证】①用于胃肠痉挛，胃溃疡及十二指肠溃疡、慢性胃炎、胃液分泌过多等。②静脉注射或肌内注射可用于麻醉前给药以抑制腺体分泌。③可用于减少神经肌肉阻滞剂引起的不良反应。④治疗多汗症和支气管痉挛。

【用法用量】①口服：一次 1～2mg，一日 3～4 次，饭后及睡前服。维持量为一次 1mg，一日 2 次。单次极量 4mg，一日极量 12mg。②肌内注射：用于麻醉前给药，肌内注射 0.2～0.4mg。③静脉注射：用于麻醉前给药，静脉注射 0.2～0.4mg。用于术前给药，为了抵消手术期间药物所致或迷走牵引反射伴随的心律失常（如心动过缓）可静脉注射 0.1mg。

【不良反应】心律失常。头痛、头晕、嗜睡、失眠、精神错乱，本品不易透过血脑屏障，中枢神经系统不良反应少。泌乳减少。胃食管反流。口干。味觉丧失。勃起功能障碍。大剂量引起瞳孔散大，睫状肌麻痹。出汗减少，在环境温度高时，可能导致发热和热衰竭、荨麻疹、肌无力等。

【禁忌证】幽门梗阻、青光眼、前列腺肥大、重症肌无力、麻痹性肠梗阻或肠弛缓、反流性食管炎、溃疡性肠炎、梗阻性尿路病变、对本品及其他抗胆碱药过敏者禁用。

【注意事项】①下列疾病使用本品时应注意：自主神经功能障碍、心动过速、充血性心力衰竭、冠心病、高血压、甲状腺功能亢进、回肠造口术或结肠造瘘术。儿童和老年患者使用本品时应注意。②对妊娠和哺乳的影响：本品 0.004mg/kg 剂量即可加快妊娠期妇女心率，对胎儿的心率影响不大。本品对妊娠期妇女（妊娠头 3 个月）的胃排空影响较大。本品引起泌乳减少。③用药期间应避免驾驶或从事具有潜在危险的工作。④本品不能与碱性药物混合。

【制剂规格】片剂：每片 0.25mg；0.5mg；1mg；2mg。胶囊剂：每粒 0.5mg。注射液：每支 0.2mg（1ml）。

后马托品[药典（二）]

Homatropine

【药理作用】本品为抗胆碱药，作用与阿托品相似，麻痹瞳孔括约肌和睫状肌，散大瞳孔和解除睫状肌痉挛。其特点是散瞳和麻痹睫状肌的时间较短，一般只要半日至一日即可恢复，并且无制止分泌的不良反应。

【适应证】①用于眼科散瞳验光及眼底检查。②也可用于弱视和斜视的压抑疗法。

【用法用量】①散瞳验光：验光前一天下午，双眼用药，每 1 小时 1 次连用 5 次；或者每天两次，连用 2～3 天，如果是 2%～3%溶液，可以在验光当天用药，每 5～10 分钟 1 次，连用 5 或 6 次，停药后 20 分钟开始验光。药物作用时间 3～4 天，最多持续 1 周。1 周之后患者的远近视力便可以恢复正常。②治疗虹膜睫状体炎：1%～5%溶液点眼，每天 1～3 次。

【不良反应】①眼部：可引起视力模糊、畏光和对光调节能力下降。有时会引起眼部烧灼感和刺痛、眼睑肿胀。②全身反应：有过敏引起的呼吸困难、咽喉闭锁、眼睑或面部胀或皮疹；心跳加快或不规则；口腔和皮肤干燥；头痛；脸红；嗜睡；出现幻觉和反常行为（尤其是儿童）。胃部扩张（婴儿）。

【禁忌证】青光眼患者和对本品过敏者禁用。

【注意事项】滴时按住内眦泪囊部，以免流入鼻腔，吸收中毒。本品比较容易引起婴儿和儿童的不良反应，使用时要特别注意。妊娠期和哺乳期妇女慎用。老年患者使用前应首先排除青光眼。

【制剂规格】滴眼剂：1%～5%，每支50mg（5ml）；100mg（5ml）。眼膏剂：2%，每支40mg（2g）。

山莨菪碱[药典（二）；基；医保（甲）]

Anisodamine

【药理作用】本品为拮抗M胆碱受体的抗胆碱药，作用与阿托品相似或稍弱。可使平滑肌明显松弛，并能解除血管痉挛（尤其是微血管），同时有解痉镇痛的作用，但扩瞳和抑制腺体（如唾液腺）分泌的作用较弱，且极少引起中枢兴奋症状。

【适应证】①胃肠道、胆管、胰管、输尿管痉挛引起的绞痛，如暴发型流行性脑脊髓膜炎、中毒型痢疾等（需与抗菌药物合用）。②血管痉挛和栓塞引起的循环障碍：脑血栓形成、脑梗死、瘫痪、脑血管痉挛、血管神经性头痛、闭塞性血栓性脉管炎等。③平滑肌痉挛：胃溃疡、十二指肠溃疡及胆管、胰管、输尿管痉挛引起的绞痛。④各种神经痛：如三叉神经痛、坐骨神经痛等。⑤眩晕。⑥眼底疾病：中心性视网膜炎、原发性视网膜色素变性、视网膜动脉血栓等。⑦突发性耳聋。配合新针疗法可治疗其他耳聋（小剂量穴位注射）。⑧也用于有机磷农药中毒，但效果不如阿托品好。⑨配制成滴眼液可用于因睫状肌痉挛所造成的假性近视。⑩用丁迷走神经兴奋性增高所致的缓慢型心律失常。

【用法用量】（1）口服：每次5～10mg，每天3次。（2）肌内注射：①一般慢性疾病：每次5～10mg，每天1～2次，可连用1个月以上。②治疗严重的三叉神经痛：必要时可加大剂量至每次5～20mg。③治疗腹痛：每次5～10mg。④严重神经痛：肌内注射5～20mg。（3）静脉注射：①抢救感染中毒性休克：根据病情决定剂量。每次10～40mg静脉注射。需要时每隔10～30分钟重复给药，情况不见好转可加量。病情好转应逐渐延长间隔时间，直至停药。②治疗血栓闭塞性脉管炎：每次静脉注射10～15mg，每天1次。（4）静脉滴注：治疗脑血栓形成。用山莨菪碱30～40mg加入5%葡萄糖注射剂500ml中静脉滴注，每天1次。（5）经眼给药：因睫状肌痉挛所引起的假性近视：遵医嘱滴眼。

【不良反应】一般不良反应有口干、面红、轻度扩瞳、视近物模糊等。个别患者有心率加快及排尿困难等，多在1～3小时内消失。对肝、肾等实质性脏器损害小。长期使用产生蓄积中毒的情况较少。

【禁忌证】 颅内压增高、脑出血急性期、眼底出血、前列腺增生及青光眼患者禁用。

【注意事项】 ①若口干明显时，可口服酸梅或维生素C，使症状得以缓解。②静脉滴注过程中，若排尿困难，可肌内注射新斯的明0.5～1mg或氢溴酸加兰他敏2.5～5mg以解除症状。③应用本品治疗感染性休克的同时，其他治疗措施不能减少（如抗菌药物的使用等）。

【制剂规格】 片剂：每片5mg。注射剂：每支10mg（1ml）；20mg（1ml）。滴眼液：每支4mg（8ml）。

托吡卡胺 [药典（二）；基；医保（甲、乙）]

Tropicamide

【药理作用】 本品为合成的M胆碱受体拮抗剂，能松弛瞳孔括约肌及睫状肌，出现瞳孔扩大和调节麻痹，滴眼后20～35分钟作用最强，随即降低，6小时后恢复至用药前水平。

【适应证】 用于散瞳检查眼底和散瞳验光。

【用法用量】 眼部用药。①散瞳检查：本品滴入结膜囊，一次1滴，间隔5分钟再滴第2次。本品滴眼后5～10分钟开始散瞳，15～20分钟瞳孔散得最大。约维持一个半小时后开始恢复，5～10小时瞳孔恢复至滴药前水平。②屈光检查：应用本品每5分钟滴眼一次，连续滴4次，20分钟后可作屈光检查。

【不良反应】 ①本品0.5%溶液滴眼，一日1～2次，每次1滴时不良反应罕见，1%溶液可能产生暂时的刺激症状。②婴幼儿对本品极为敏感，用0.25%的滴眼液，滴眼液吸收后可引起眼局部皮肤潮红、口干等。③老年人易产生类阿托品样毒性反应，可使闭角型青光眼眼压急剧升高，也有可能诱发未经诊断的闭角型青光眼。

【禁忌证】 对本品过敏者和闭角型青光眼患者禁用。婴幼儿有脑损伤、痉挛性麻痹及先天愚型综合征者对本品反应强烈，应禁用。

【注意事项】 ①有眼压升高因素的前房角狭窄、浅前房者慎用，必要时测量眼压或用缩瞳药。②高血压、动脉硬化、冠状动脉供血不足、糖尿病、甲状腺功能亢进者慎用。③出现过敏症状或眼压升高应停用。④本品滴眼有作用强、起效快、持续时间短的特点，但瞳孔散大后约有5～10小时的畏光及近距离阅读困难的现象。⑤滴眼后应压迫泪囊部2～3分钟，以防经鼻黏膜吸收过多引发全身不良反应。⑥溶液变色或有沉淀时勿再使用。⑦不适于12岁以下的少年儿童散瞳验光。

【制剂规格】 滴眼液：每支12.5mg（5ml）；25mg（5ml）；15mg（6ml）；30mg（6ml）。复方托吡卡胺滴眼液：每支5ml（内含托吡卡胺25mg和盐酸去氧肾上腺素25mg）；10ml（内含托吡卡胺 50mg 和盐酸去氧肾上腺素 50mg）。

戊乙奎醚[基；医保（乙）]

Penehyclidine

【药理作用】本品为一种新型抗胆碱药，其药理作用类似于阿托品，能阻断乙酰胆碱对脑内M受体和N受体的激动作用，因此有较强的中枢抗M受体和抗N受体作用。

【适应证】①用丁麻醉前给药以抑制唾液腺和呼吸道腺体分泌。②用于有机磷毒物（农药）中毒急救治疗和中毒后期或胆碱酯酶老化后维持阿托品化。

【用法用量】肌内注射：根据中毒程度选用首次用量。轻度中毒 1～2mg，中度中毒 2～4mg，重度中毒 4～6mg，并分别伍用氯解磷定 500～750mg、750～1500mg、1500～2500mg。首次用药45分钟后，如仅有恶心、呕吐、出汗、流涎等毒蕈碱样症状时，只应用盐酸戊乙奎醚1～2mg；仅有肌颤、肌无力等烟碱样症状或ChE活力低于50%时，只应用氯解磷定1000mg，无氯解磷定时，可用解磷定代替。如上述症状均有时，重复应用盐酸戊乙奎醚和氯解磷定的首次半量 1～2 次。中毒后期或 ChE 老化后可用盐酸戊乙奎醚 1～2mg 维持阿托品化，每次间隔 8～12 小时。

【不良反应】用量适当时，常常伴有口干、面红和皮肤干燥等。如用量过大，可出现头晕、尿潴留、谵妄和体温升高等。一般不须特殊处理，停药后可自行缓解。

【禁忌证】青光眼患者禁用。

【注意事项】本品对心脏（M_2 受体）无明显作用，故对心率无明显影响。当用本品治疗有机磷毒物(农药)中毒时，不能以心跳加快来判断是否“阿托品化”，而应以口干和出汗消失或皮肤干燥等症状判断“阿托品化”。心跳不低于正常值时，一般不需伍用阿托品。

【制剂规格】注射剂：每支0.5mg(1ml)；1mg（1ml)；2mg（2ml)。

第2节 拟肾上腺素药和抗肾上腺素药

一、拟肾上腺素药

米多君[药典（二）；医保（乙）]

Midodrine

【药理作用】本品为一种前体药物，口服给药后转化为其活性代谢产物脱甘氨酸米多君。脱甘氨酸米多君是一种选择性 α_1 肾上腺素受体激动剂，使膀胱颈、尿道括约肌张力增高。其对心肌β肾上腺素受体无活性，主要通过收缩动脉和静脉而升高血压。

【适应证】①用于各种原因引起的低血压，尤其是由于血液循环失调引起的直立性低血压，也用于疾病恢复期和用精神药物后出现的低血压以及气候敏感性低血压。②可用于压力型尿失禁和射精功能障碍的辅助治疗。

【用法用量】口服：初剂量为一次 2.5mg，一日 2～3 次。必要时可逐渐增加到一次 10mg，一日 3 次的维持剂量。

【不良反应】可见瘙痒、仰卧位高血压（收缩期血压可升高到 200mmHg）、感觉异常、尿频、排尿困难、尿潴留、寒战、竖毛肌痉挛、皮疹等。心率可低于每分钟 60 次。罕见心律失常。

【禁忌证】患有严重性心脏疾病、急性肾病、尿潴留、嗜铬细胞瘤或甲状腺毒症者禁用。

【注意事项】（1）本品治疗开始前应对患者可能的卧位和坐位高血压情况进行评估。通常禁止患者完全平躺，即可预防卧位高血压的发生，即睡觉时采用头高位。患者应警惕并及时报告卧位高血压症状。（2）药物可能对妊娠有不利影响。（3）体位性低血压患者用药前后及用药时，应当监测卧位和立位的收缩压、舒张压以及心率。（4）用药期间，应定期检测血压、血清电解质和肾脏功能。（5）药物过量时的症状包括高血压、毛发竖立、寒冷感和尿潴留。药物过量时的治疗：①可诱吐和使用α受体拮抗剂（如酚妥拉明）。②心动过缓和缓慢心律不齐可用阿托品治疗。③脱苷氨酸米多君可以通过血液透析清除。（6）用药期间如卧位血压极度升高，需停药。（7）如患者使用下肢压力绷带，应多监测血压，如血压极度升高，则需停药。（8）对初始治疗有反应的患者才能继续治疗；若治疗中出现严重的间歇性血压波动，应停止服用米多君。（9）65 岁或年龄更长者与小于 65 岁的患者比较，男性和女性患者比较，米多君和脱甘氨酸米多君的血药浓度均相似，所以无需调整推荐剂量。（10）哺乳期妇女：尚不清楚本品是否可分泌到母乳中，哺乳期妇女应谨慎使用本品。

【制剂规格】片剂：每片 2.5mg。

萘甲唑林［药典（二）］

Naphazoline

【药理作用】本品为拟肾上腺素药，直接作用于α肾上腺素受体，产生收缩血管作用，减轻黏膜充血。

【适应证】用于过敏性及炎症性鼻充血，急、慢性鼻炎，眼充血等，对细菌性、过敏性角膜炎和结膜炎亦有效，并能减轻眼睑痉挛和眼干等症状。对麻黄碱有耐受者，可选用本品。

【用法用量】①治疗鼻充血，用其 0.05%～0.1%溶液，每侧鼻孔滴 2～3 滴。②治疗眼充血，用其滴眼液，每次 1～2 滴。本品滴眼后在 10 分钟内起效，20～30 分钟即达到峰值浓度，持续作用 2～6 小时。

【不良反应】局部用药不良反应较轻。过量和长期使用可引起眼部和全身副作用。①眼部：结膜反应性充血和刺激症状。尤其是高浓度用于老年人时，可引起瞳孔散大和视力模糊。②全身反应：头晕、头痛、出汗、恶心、精神过敏、体温下降、心跳减慢、困倦、虚弱等，本品可引起血糖轻微升高。

【禁忌证】萎缩性鼻炎、闭角型青光眼、心律失常和高血压、甲状腺功能亢进的患者及对本品过敏者禁用。

【注意事项】①药液过浓，滴药过多，或误吞药液，均可引起中毒反应，对小儿尤须小心（以 0.1%本品溶液给新生儿滴鼻，曾引起中毒），宜用 0.05%或更稀的溶液。滴药的间隔时间，最好不少于 4～6 小时。②不宜长期使用，否则可能引起萎缩性鼻炎。③溶液须避光贮存。

【制剂规格】滴鼻剂：每支 10ml:5mg（0.05%）；10ml:10mg（0.1%）。滴眼液：每支 1ml:0.12mg（0.012%）；8ml:0.96mg（0.012%）。

替扎尼定 [药典（二）；医保（乙）]

Tizanidine

【药理作用】本品为中枢性α_2肾上腺素受体激动剂，可能是通过增强运动神经元的突触前抑制作用而降低强直性痉挛状态。动物实验显示，替扎尼定对骨骼肌纤维和神经－肌肉接头没有直接作用，对单突触脊髓反射的作用弱。替扎尼定对多突触通路的作用最强，这些作用被认为与脊髓运动神经元的易化性降低有关。

【适应证】中枢骨骼肌松弛药，用于降低脑和脊髓外伤、脑出血、脑炎以及多发性硬化病等所致的骨骼肌张力增高、肌痉挛和肌强直。

【用法用量】患者初次使用宜有 2～4 周的剂量调整期。开始剂量每次 2～4mg，6～8 小时一次。单剂用量一般不宜超过 8mg，而一日用量一般不宜超过 24mg。最大用量为每日 36mg。因本品口服有较强的首过效应，使用时应注意剂量个体化。

【不良反应】①全身常见的：发热；少见的：变态反应，念珠菌病，不适，脓肿，颈痛，败血症，死亡；罕见的：癌症，先天性畸形，自杀倾向。②心血管系统：少见的：血管扩张，体位性低血压，晕厥，偏头痛，心律失常；罕见的：心绞痛，冠状动脉疾病，心衰，心肌梗死，静脉炎，肺栓塞，室性期前收缩和室性心动过速。③消化系统：常见的：腹痛，腹泻，消化不良；少见的：吞咽困难，胆结石，粪便嵌塞，胃肠胀气，黑便，肝炎；罕见的：呕血，胃肠炎，肝癌，小肠梗阻，肝损害。④血液淋巴系统：少见的：瘀斑，高胆固醇血症，贫血，高脂血症，白细胞减少症，白细胞增多症，败血症；罕见的：瘀点，紫癜，血小板减少症，血小板增多症。

【禁忌证】对本品及其组分过敏的患者禁用。

【注意事项】为中枢性α_2肾上腺素受体激动剂，可能引起低血压。偶尔可导致肝损害，建议定期检测患者转氨酶，肝损害患者应谨慎使用。镇静作用可能干扰患者的日常活动，应告知患者。

【制剂规格】片剂：每片 1mg；2mg；4mg。

伪麻黄碱[药典（二）]

Pseudoephedrine

【药理作用】本品主要通过促进去甲肾上腺素的释放，间接发挥拟交感神经作用；具有选择性的收缩上呼吸道毛细血管，消除鼻咽部黏膜充血、肿胀、减轻鼻塞症状，对全身其他脏器的血管无明显收缩作用，对心率、心律、血压和中枢神经无明显影响。

【适应证】本品用于缓解感冒、过敏性鼻炎引起的鼻塞、流涕、发热、头痛、咽喉痛、周身关节及四肢肌肉酸痛等症状。

【用法用量】口服。成人一次 30～60mg，一日 3 次。

【不良反应】有较轻的兴奋作用、失眠、头痛。

【禁忌证】对盐酸伪麻黄碱敏感或不能耐受的患者和严重的高血压、冠心病、脑血管病、服用单胺氧化酶抑制剂者禁用。

【注意事项】①甲状腺功能亢进症、糖尿病、缺血性心脏病、眼压高、高血压、前列腺肥大及对拟交感神经药敏感的患者慎用。②当服用其他的拟交感神经药、减轻鼻黏膜充血剂时，应慎用。③妊娠期及哺乳期妇女、老年人慎用。

【制剂规格】片剂：每片 30mg；60mg。缓释片：每片 120mg。伪麻滴剂：每毫升含盐酸伪麻黄碱 9.375mg。

二、抗肾上腺素药

酚苄明[药典（二）；医保（乙）]

Phenoxybenzamine

【药理作用】本品为α_1、α_2受体拮抗剂。拮抗α肾上腺素受体，使周围血管扩张，血流量增加，卧位时血压稍有下降，直立时可显著下降，由于血压下降可反射性引起心率过快。也可选择性地松弛前列腺和膀胱平滑肌而缓解梗阻，使排尿顺畅。其可拮抗α受体，使与射精相关的副交感神经刺激延迟，而抑制输精管、精囊及射精管的蠕动，延长性交时间，可用于治疗早泄。作用较持久，用药 1 次其作用可持续 3～4 日。

【适应证】用于周围血管痉挛型疾病，也可用于休克及嗜铬细胞瘤引起的高血压。用于治疗早泄。用于前列腺增生引起的尿潴留。

【用法用量】（1）成人：①口服：用于血管痉挛性疾患，开始时一次 10mg，一日 2 次，隔日增加 10mg；维持量一次 20mg，一日 2 次。用于早泄，一次 10mg，一日 3 次。②静脉注射：一日 0.5～1mg/kg。③静脉滴注（抗休克）：0.5～1mg/kg，加入 5%葡萄糖注射液 250～500ml 中静脉滴注(2 小时滴完)，一日总量不超过 2mg/kg。（2）儿童：《中国国家处方集 化学药品与生物制品卷 儿童版》推荐：口服，开始按体重 0.2mg/kg，一日 2 次；或按体表面积 6～10mg/m^2，一日 1 次，以后每隔 4 日增量一次，直至取得疗效；维持量一日 0.4～1.4mg/kg 或 12～36mg/m^2，分 3～4 次。

【不良反应】可有直立性低血压、心动过速、瞳孔缩小、鼻塞、口干、胃肠刺激。

【禁忌证】对本品过敏者、低血压、心绞痛、心肌梗死患者禁用。

【注意事项】①服药后应稍事休息，以防体位性低血压。②近期有严重心血管和脑血管疾病者禁用。③不宜与胍乙啶、拟交感胺类药合用。

【制剂规格】片剂：每片 5mg；10mg。注射剂：每支 10mg（1ml）。

酚妥拉明[药典（二）；基；医保（甲）]

Phentolamine

【药理作用】本品为α_1、α_2受体拮抗剂，具有血管舒张作用而降低外周血管阻力。作用温和，维持时间短暂。

【适应证】①用于血管痉挛性疾病，如肢端动脉痉挛症（即雷诺病）、手足发绀症、感染中毒性休克。②防治因静脉注射去甲肾上腺素等静脉给药外溢而引起的皮肤软组织坏死。③防治嗜铬细胞瘤所致的高血压发作，包括手术切除时出现的阵发性高血压，嗜铬细胞瘤的诊断试验。④也可用于室性期前收缩或左心衰竭时减轻心脏负荷。

【用法用量】成人：①治疗血管痉挛性疾病：肌内注射或静脉注射，一次 5～10mg，20～30 分钟后可按需要重复给药。②抗休克：以 0.3mg/min 的剂量进行静脉滴注。③室性期前收缩：开始两日，一次口服 50mg，一日 4 次；如无效，则以后两日将剂量增加至一次 75mg，一日 4 次；如仍无效，可增至一日 400mg；如再无效，即应停用。不论何种剂量，一旦有效，就按该剂量继续服用 7 日。④诊断嗜铬细胞瘤：静脉注射 5mg。注后每 30 秒钟测血压一次，可连续测 10 分钟，如在 2～4 分钟内血压降低 4.67/3.33kPa（35/25mmHg）以上时为阳性结果。⑤作阴茎海绵体内注射：可使阴茎海绵窦平滑肌松弛、扩张而勃起，可用于治疗勃起功能障碍，一次注射 1mg。

【不良反应】主要是动脉血压过低、反射性心动过速、心律不齐、全身静脉容量增大和可能出现休克，这些症状可能伴随头痛、过度兴奋、视觉障碍、出汗、呕吐、腹泻和低血糖。

【禁忌证】低血压、严重动脉硬化、心脏器质性损害、肾功能不全等患者禁用。

【注意事项】①应用期间应监护患者的血压、心率。发现心动过速或血压低于 10.7kPa 时应及时停药。②冠心病、脑血管病患者应慎用，因酚妥拉明引起的低血压可导致心肌梗死和脑血栓形成。③血容量不足者必须纠正后方可应用。④有血压过低、心肌梗死、心绞痛或其他显著的冠状动脉疾病者、胃炎或胃溃疡患者及妊娠期妇女慎用。

【制剂规格】片剂：每片 40mg；50mg。胶囊剂：每粒 40mg。注射剂：每支 5mg（1ml）；10mg（1ml）。

萘哌地尔[药典（二）；医保（乙）]

Naftopidil

【药理作用】本品为选择性的 α_1 受体拮抗剂，能够抑制 α_1 受体引起的血压上升，而对突触前膜的 α_2 受体无影响。其还能缓解分布于前列腺及尿道中的交感神经的紧张程度，降低尿道内压，改善前列腺肥大症引起的排尿困难。

【适应证】用于原发性高血压的降压治疗。也可缓解良性前列腺增生引起的尿路梗阻症状。

【用法用量】口服。通常成人初始用量为一次 25mg，一日 1 次。于睡前服用，剂量可随临床疗效做适当调整（间隔1～2 周），每日最大剂量不得超过75mg，高龄患者应从低剂量（一日12.5mg）开始用药，同时注意监护。

【不良反应】主要有头晕、起立性眩晕、头痛、头重、耳鸣、便秘、胃部不适、水肿、寒战、转氨酶升高等症状。

【禁忌证】对本品过敏或低血压患者禁用。

【注意事项】①肝功能损害者慎用，重症心脑血管疾病患者初次使用本品时应慎重。②服用初期及用量剧增时，可引起直立性低血压，导致头昏、起立性眩晕，故高空作业及机动车驾驶员应慎用。服药期间注意血压变化，发现血压降低时，应酌情减量或停止使用。血压偏低者或同时使用其他降压药的患者慎用。建议睡前服用本品。

【制剂规格】片剂：每片 12.5mg；25mg。胶囊剂：每粒 25mg。

妥拉唑林[药典（二）]

Tolazoline

【药理作用】本品对 α_1 和 α_2 受体都具有阻滞作用，其作用较酚妥拉明弱，持续时间也较短。还具有拟胆碱作用、组胺释放作用和 5-羟色胺受体拮抗作用。对周围血管具有直接扩张作用；对胃肠道平滑肌具有兴奋作用，增加胃肠道分泌；可产生扩瞳作用；还对心脏具有兴奋作用。

【适应证】①降低新生儿持续性肺动脉高压。②治疗周围血管病和某些眼病。③减轻嗜铬细胞瘤患者的症状。④皮下浸润治疗滴注药液外溢。

【用法用量】①新生儿肺动脉高压：常用量为 1～2mg/kg，于 10 分钟内给予静脉滴注，继后每小时给予 1～2mg。尿量减少的婴儿可能需要较低的维持剂量。②治疗周围血管病：常口服 25～50mg，一日 4 次，剂量达到 50mg 时，可采用皮下、肌内、静脉或缓慢动脉内注射。

【不良反应】①可发生头痛、面红、心动过速、心律失常、耳鸣、寒战、出汗、恶心、呕吐、腹泻和上腹痛。②直立性低血压或明显高血压也会出现。③可刺激胃酸分泌，使溃疡病恶化。④少尿、血尿、心肌梗死、胃肠道出血、血小板减少和其他血液病也有报道。

【禁忌证】①对本品过敏者、已知或疑有冠心病、低血压或脑血管意外后的患者均禁用。②消化性溃疡患者禁用。

【注意事项】①提前给婴儿使用抗酸

药可防止胃肠道出血。②过量用药所致低血压，最好的治疗是采取头低足高的斜卧位。必要时，可静脉滴注合适的电解质溶液维持血液循环。不可使用肾上腺素升压。③二尖瓣狭窄、酸中毒患者慎用。④哺乳期妇女应权衡本品对其的重要性，选择停药或停止哺乳。⑤使用本品期间需随访全血细胞计数、动脉血气、血压、心电图、血电解质、胃抽吸物的潜血试验、肾功能（包括尿量）。

【制剂规格】片剂：每片 25mg。注射液：每支 25mg（1ml）。

阿替洛尔 [药典（二）；基；医保（甲）]

Atenolol

【药理作用】本品为选择性的 β_1 受体拮抗剂，无膜稳定作用，无内在拟交感活性，无心肌抑制作用。其对 β_1 受体的拮抗作用强度与普萘洛尔相似，但并不抑制异丙肾上腺素的支气管扩张作用。其对心脏有较大的选择性作用，而对血管及支气管的影响较小。

【适应证】高血压、心绞痛、心肌梗死，也可用于心律失常、甲状腺功能亢进症、嗜铬细胞瘤。

【用法用量】①用于心绞痛：口服，一日 1 次 100mg，或每次 25～50mg，一日 2 次。②用于高血压：每次 50～100mg：一日 1～2 次。③用于偏头痛预防：一日 50～100mg。④用于急性心肌梗死：静脉注射，开始 5 分钟内缓慢注射 5mg，10 分钟后再重复给予 5mg，严密监测患者的血压、心律和心电图。

【不良反应】头晕、乏力、抑郁、皮疹等。个别患者用后出现心动过缓。

【禁忌证】严重窦性心动过缓、房室传导阻滞、心力衰竭患者及妊娠期妇女禁用。

【注意事项】①肾功能损害时剂量需减少。②本品可改变因血糖降低而引起的心动过速。③患有慢性阻塞性肺部疾病的高血压患者慎用。

【制剂规格】片剂：每片 12.5mg；25mg；50mg；100mg。注射剂：每支 5mg（10ml）。

艾司洛尔 [药典（二）；基；医保（乙）]

Esmolol

【药理作用】本品可选择性拮抗 β_1 受体，其内在拟交感活性较弱。作用仅为普萘洛尔的 1/30，但作用迅速而短暂。其大剂量时，对气管和血管平滑肌的 β_2 受体也有拮抗作用。它可降低正常人运动及静息时的心率，对抗异丙肾上腺素引起的心率增快。其降血压作用与 β 受体拮抗程度呈相关性。静脉注射停止后 10～20 分钟 β 受体拮抗作用即基本消失。

【适应证】可用于治疗室上性快速型心律失常。也可用于迅速控制术后高血压。

【用法用量】（1）控制心房颤动、心房扑动时心室率：成人先静脉注射负荷量 0.5mg/（kg • min），约 1 分钟。随后静脉滴注维持量，并且自 0.05mg/（kg • min）开始，4 分钟后若疗效理想则继续维持，若疗效不佳可重复给予负荷量并将维持量以0.05mg/（kg·min）的幅度递增。维持量最大可加至0.3mg/（kg·min），但0.2mg/（kg·min）以上的剂量未显示能带来明显的好处。（2）围手术期高血压或心动过速：①即刻控制剂量为1mg/kg于30秒内静脉注射，继续予0.15mg/（kg·min）静脉滴注，最大维持量为0.3mg/（kg·min）。②逐渐控制剂量同室上性心动过速治疗。（3）治疗高血压的用量通常较治疗心律失常用量大。

【不良反应】类似于普萘洛尔。本品以低血压多见。

【禁忌证】禁用于支气管哮喘或有支气管哮喘病史，严重慢性阻塞性肺病，窦性心动过缓，二、三度房室传导阻滞，难治性心功能不全，心源性休克，对本品过敏者。

【注意事项】①高浓度给药（＞10mg/ml）会造成严重的静脉反应，包括血栓性静脉炎，20mg/ml的浓度在血管外可造成严重的局部反应，甚至坏死，故应尽量经大静脉给药。②本品酸性代谢产物经肾消除，半衰期（$t_{1/2\beta}$）约3.7小时，肾病患者则约为正常的10倍，故肾衰患者使用本品需注意监测。③糖尿病患者应用时应小心，因本品可掩盖低血糖反应。④支气管哮喘患者应慎用。⑤用药期间需监测血压、心率、心功能变化。⑥运动员慎用。

【制剂规格】注射剂：每支100mg（1ml）；200mg（2ml）。

比索洛尔 [药典（二）；基；医保（甲）]

Bisoprolol

【药理作用】本品为选择性β_1受体拮抗剂，无内在拟交感活性及膜稳定性。对心脏的选择性作用强，为普萘洛尔的4倍，为美托洛尔的5～10倍。

【适应证】用于治疗高血压、心绞痛、慢性稳定型心力衰竭。

【用法用量】一日5～20mg，一次口服。大多数患者一日口服10mg即可。

【不良反应】①类似其他β_1受体拮抗剂的不良反应，不良反应与比索洛尔剂量相关。②可有疲倦、头晕、头痛、出汗、睡眠欠佳。偶见胃肠道反应，心动过缓，血压下降明显，传导阻滞，皮疹，红斑，肌痛，下肢肿。

【禁忌证】对本品过敏者、心源性休克、低血压、明显的心功能衰竭、二或三度房室传导阻滞、病态窦房结综合征、明显的窦性心动过缓和支气管哮喘者禁用。

【注意事项】①定期监测心功能（心率、血压、心电图、胸片）及肝、肾功能，糖尿病患者应定期查血糖。②在高血压的治疗中，用量必须个体化，剂量应逐渐增加直至达到最佳的降压效果。但达到最佳降压效果需1～2周时间不等，故应观察一段时间才能判断疗效。③停药时，剂量应递减，突然撤药可引起心绞痛加重，甚至心肌梗死，也可引起高血压反跳。同时应尽可能限制体力活动。④药物过量发生心动过缓或传导阻滞时，可用阿托品、异丙肾上腺素，也可采取心脏起搏治疗；发生心力衰竭或低血压时，给予强心药、升压药以及补液治疗，发生支气管痉挛时，给予β_2受体激动药。

【制剂规格】片剂：每片2.5mg；5mg。胶囊剂：每粒2.5mg；5mg；10mg。

卡替洛尔［药典（二）；医保（乙）］

Carteolol

【药理作用】本品为非选择性β受体拮抗剂，具有内在拟交感活性和膜稳定作用。其β受体拮抗作用为普萘洛尔的20～30倍。对血浆肾素无影响。本品溶液滴入结膜囊后，通过抑制房水的生成而降低眼压，对高眼压和正常眼压具有降低作用。

【适应证】用于青光眼和高眼压症。

【用法用量】用1%～2%盐酸卡替洛尔滴眼，一次1滴，每日1～2次。滴于结膜囊内，滴眼后用手指压迫内眦泪囊部3～5分钟，效果不明显时，改用2%制剂，一次1滴，每日2次。其2%浓度的效果相当于0.5%噻吗洛尔。

【不良反应】①偶见下列局部不良反应：视物模糊、畏光、角膜着色，出现暂时性眼烧灼、眼刺痛及流泪、结膜充血。②长期连续用于无晶体眼或眼底病变者时，偶可发生黄斑部水肿、浑浊，故需定期测定视力，进行眼底检查。③偶见下列全身不良反应：心率减慢、呼吸困难、无力、头痛、头晕。④罕见不良反应：恶心。

【禁忌证】以下患者禁用：①支气管哮喘者或有支气管哮喘史者，严重慢性阻塞性肺部疾病。②窦性心动过缓，二或三度房室传导阻滞，明显心衰，心源性休克。③对本品过敏者。

【注意事项】①本品慎用于已知是全身β受体拮抗剂禁忌证的患者，包括异常心动过缓，一度以上房室传导阻滞。②对有明显心脏疾病患者应用本品应监测心率。③本品慎用于对其他β受体拮抗剂过敏者。④已有肺功能低下的患者慎用。⑤本品慎用于自发性低血糖患者及接受胰岛素或降糖药治疗的患者，因β受体拮抗剂可掩盖低血糖症状。⑥本品不宜单独用于治疗闭角型青光眼。

【制剂规格】滴眼液：每支50mg（5ml）；100mg（5ml）。

美托洛尔［药典（二）；基；医保（甲、乙）］

Metoprolol

【药理作用】本品为选择性β_1受体拮抗剂，有较弱的膜稳定作用，无内在拟交感活性。对心脏有较大的选择性作用。本品可减慢心率，减少心排出血量，降低收缩压；立位及卧位均可降低血压；可减慢房室传导，使窦性心律减少。

【适应证】用于治疗各型高血压（可与利尿药和血管扩张剂合用）、心绞痛、心律失常、心肌梗死和心力衰竭、肥厚型心肌病。静脉注射对心律失常、特别是室上性心律失常也有效。也可用于治疗甲状腺功能亢进症和预防偏头痛。

【用法用量】①口服：因个体差异较大，故剂量需个体化。一般情况下，用于高血压，开始时每日 1 次 100mg，维持量为每日 1 次 100～200mg，必要时增至每日 400mg，早晚分服。用于心绞痛，每日 100～150mg，分 2～3 次服，必要时可增至每日 150～300mg。②静脉注射：用于心律失常，开始时 5mg（每分钟 1～2mg），隔 5 分钟重复注射，直至生效，一般总量为 10～15mg。

【不良反应】可见恶心、腹泻、胃部不适、皮肤瘙痒、晕眩、头痛、疲倦、失眠、噩梦、抑郁、气短、心动过缓、哮喘等。

【禁忌证】二、三度房室传导阻滞、严重窦性心动过缓、低血压、妊娠期妇女及对洋地黄无效的心衰患者禁用。

【注意事项】①严重支气管痉挛患者，肝、肾功能不全者，糖尿病及甲状腺功能亢进症患者慎用。②哮喘患者不宜应用大剂量，应用一般剂量时，也分为 3～4 次服用。

【制剂规格】片剂：每片 25mg；50mg；100mg；150mg。胶囊剂：每粒 25mg；50mg。注射剂：每支 2mg（2ml）；5mg（5ml）。琥珀酸美托洛尔缓释片：每片 23.75mg；47.5mg；95mg；190mg。酒石酸美托洛尔缓释片：每片 25mg；50mg；100mg；150mg。

普萘洛尔[药典（二）；基；医保（甲、乙）]

Propranolol

【药理作用】本品为非选择性的β受体拮抗剂。其拮抗心肌β受体，减慢心率，抑制心脏收缩力与房室传导，循环血流量减少，心肌氧耗量降低。它可抑制肾素释放，使血浆肾素的浓度下降。

【适应证】用于治疗多种原因所致的心律失常，如房性及室性期前收缩（效果较好）、窦性及室上性心动过速、心房颤动等，但室性心动过速宜慎用。锑剂中毒引起的心律失常，当其他药物无效时，可试用本品。此外，也可用于心绞痛、高血压、嗜铬细胞瘤（手术前准备）等。治心绞痛时，常与硝酸酯类合用，可提高疗效，并互相抵消其不良反应。对高血压有一定疗效，不易引起直立性低血压为其特点。甲状腺功能亢进症（用于控制交感神经过度亢进的症状），也可用于治疗甲状腺危象。预防偏头痛。

【用法用量】（1）口服：①各种心律失常：每日 10～30mg，分 3 次服用，用量根据心律、心率及血压变化而及时调整。②嗜铬细胞瘤：手术前 3 日服药，每日 60mg，分 3 次服用。③心绞痛：每日 40～80mg，分 3～4 次服用，先从小剂量开始，逐渐加量至每日 80mg 以上。剂量过小常无效。④高血压：每次 5mg，一日 4 次，1～2 周后增加 1/4 量，在严密观察下可逐渐增加至每日 100mg。⑤甲状腺功能亢进症：每次 10～40mg，一日 3～4 次。

⑥偏头痛和慢性头痛：常用剂量每日30～100mg，从小剂量开始，逐渐加量。（2）静脉滴注：宜慎用。对麻醉过程中出现的心律失常，以每分钟1mg的速度静脉滴注，一次量2.5～5mg，稀释于5%～10%葡萄糖注射液100ml内静脉滴注。静脉滴注过程中必须严密观察血压、心律和心率变化，随时调节静脉滴注速度。如心率转慢，应立即停药。

【不良反应】可见乏力嗜睡、头晕、失眠、视觉障碍、幻觉、恶心、腹胀、腹痛、腹泻、皮疹、粒细胞减少、晕厥、低血压、心动过缓、充血性心力衰竭、房室传导阻滞加重、血糖升高、血脂升高等，须注意。

【禁忌证】①可引起支气管痉挛及鼻黏膜微细血管收缩，故禁用于哮喘及过敏性鼻炎患者。②禁用于窦性心动过缓、重度房室传导阻滞、急性心力衰竭、心源性休克、低血压症患者等。③本品有增加洋地黄毒性的作用，对已洋地黄化而心脏高度扩大、心率又较不平稳的患者禁用。

【注意事项】①剂量的个体差异较大，宜从小到大试用，以选择适宜的剂量。长期用药时，不可突然停药。②充血性心力衰竭患者（继发于心动过速者除外），须等心衰得到控制后始可用本品。

【制剂规格】片剂：每片10mg。缓释片剂：每片40mg；80mg。缓释胶囊剂：每粒40mg。注射剂：每支5mg（5ml）。

噻吗洛尔 [药典（二）；基；医保（甲）]

Timolol

【药理作用】本品为非选择性β受体拮抗剂，作用强度约为普萘洛尔的8倍，无膜稳定作用和内在拟交感活性，无直接抑制心脏作用。无局部麻醉作用，本品尚有明显的降低眼压的作用，作用主要是使房水生成减少。

【适应证】用于治疗高血压、心绞痛、心动过速及青光眼。①对轻、中度高血压疗效较好，无明显不良反应，可与利尿剂合用。②心肌梗死患者长期服用本品后能降低再梗死发生率和死亡率。③对青光眼，特别是原发性、开角型青光眼有良好效果，优于传统的降眼压药，其特点为起效快、不良反应小、耐受性好。滴眼后20分钟眼压即开始下降，经1～2小时达最大效应，作用可持续24小时。对瞳孔大小、对光反应及视力无影响。在某些患者，本品与一些抗青光眼药物有相加作用。此外，对无晶状体性青光眼、某些继发性青光眼、高眼压症以及其他对药物和手术无效的青光眼也有一定的疗效。

【用法用量】①口服：每次5～10mg，一日2～3次。②滴眼：0.25%滴眼剂。每次1滴，一日2次。如疗效不佳，可改用0.5%滴眼剂，每次1滴，一日1～2次。

【不良反应】可产生心动过缓、支气管痉挛、恶心、消化不良、乏力、头晕等症状。

【禁忌证】①心功能不全、窦性心动过缓、房室传导阻滞、哮喘患者禁用。②用于滴眼时，对过敏者及心动过缓者禁用。

【注意事项】哮喘和心力衰竭者慎用。滴眼时可被吸收而产生全身作用，故不宜与其他β受体拮抗剂合用。本品可经乳汁分泌，故哺乳期妇女慎用。

【制剂规格】片剂：每片 2.5mg；5mg。滴眼液：每瓶 12.5mg（5ml）；25mg（5ml）（按噻吗洛尔计）。

索他洛尔 [药典（二）；基；医保（乙）]

Sotalol

【药理作用】本品为消旋体，但仅左旋体有β受体拮抗作用，其作用是非心脏选择性的，无内在拟交感作用。本品兼有Ⅱ类及Ⅲ类抗心律失常药作用，可延长动作电位平台期，减慢窦性心律，延缓房室传导，使心房、心室及传导系统（包括旁路）不应期延长。还有轻度减低心排出血量和降低血压的作用。其消旋体拮抗β_1和β_2受体的作用同普萘洛尔，但强度仅为其1/3。

【适应证】用于治疗高血压，也可用于心绞痛、心房扑动、心房颤动、各种室性心律失常，包括室性期前收缩、持续性和非持续性室性心动过速。

【用法用量】成人：①高血压：开始剂量一日 80mg，分 2 次服，需要时可渐增至一日 160～600mg。②心绞痛和心律失常：口服，一日 160mg，一日 1 次（清晨）服用。

【不良反应】与普萘洛尔类似。

【禁忌证】禁用于：①对本品过敏者。②支气管哮喘患者。③心动过缓患者。④心率小于每分钟 60 次的病态窦房结综合征患者。⑤二、三度房室传导阻滞（除植有起搏器外）患者。⑥室内传导阻滞患者。⑦先天性或获得性长 Q－T 间期综合征患者。⑧休克患者。⑨未控制的心力衰竭患者。⑩低血压患者。⑪血清钾低于 4mEq/L 者。⑫肌酐清除率小于 40ml/min 者禁止用于预防心房扑动或心房颤动复发（国外资料）。

【注意事项】与普萘洛尔类似。

【制剂规格】片剂：每片 40mg；80mg。注射剂：每支 40mg。

氧烯洛尔 [药典（二）]

Oxprenolol

【药理作用】本品为非选择性的β受体拮抗剂，具有内在拟交感活性及膜稳定性。其拮抗β受体作用与普萘洛尔相似。另外，它还可降低血浆肾素活性、减少肾血流量及肾小球滤过率。

【适应证】用于高血压、心绞痛和心律失常患者的治疗。

【用法用量】①高血压：口服，开始时一次 80mg，一日 2 次，如疗效不满意，可于 1～2 周逐渐增量，如与利尿药合用时，较适宜的剂量为一日 80～320mg，如单独使用时，一日剂量不宜超过 480mg。②心绞痛：口服，一次 40～160mg，一日 3 次。③心律失常：

口服，一次 20～40mg，一日 3 次；必要时可按患者情况增加剂量。于紧急情况下，可以 10～20 分钟间隔缓慢静脉注射，一次 1～2mg，一日 1～2 次。

【不良反应】可见乏力、嗜睡、头晕、失眠、恶心、腹泻、皮疹、晕厥、低血压、心动过缓等，须注意。但偶见血小板减少。

【禁忌证】①可引起支气管痉挛及鼻黏膜微细血管收缩，故禁用于哮喘及过敏性鼻炎患者。②禁用于窦性心动过缓、重度房室传导阻滞、心源性休克、低血压症患者。③本品有增加洋地黄毒性的作用，对已洋地黄化而心脏高度扩大、心率又较不平稳的患者禁用。

【注意事项】个别患者有心力衰竭等出现。

【制剂规格】片剂：每片 20mg。注射剂：每支 1mg（1ml）；5mg（1ml）。

吲哚洛尔[药典（二）]

Pindolol

【药理作用】本品作用类似于普萘洛尔，其对 β_1、β_2 受体的拮抗作用无选择性，但作用比普萘洛尔强 6～15 倍，且有较强的内在拟交感活性。故对减少心率及心排出血量的作用较弱。其降低血浆肾素活性的作用比普萘洛尔弱。

【适应证】用于高血压、心绞痛、心律失常、心肌梗死、甲状腺功能亢进症等。

【用法用量】用于高血压，口服，一次 5～10mg，一日 15～30mg。用于心绞痛，口服，一次 15～60mg。

【不良反应】可见乏力、嗜睡、头晕、失眠、恶心、腹胀、皮疹、晕厥、低血压、心动过缓等，个别患者有心力衰竭等出现。

【禁忌证】心脏功能不全、循环衰竭者忌用，支气管哮喘者慎用。

【注意事项】①除对心脏的 β 受体（β_1 受体）有阻断作用外，对支气管及血管平滑肌的 β 受体（β_2 受体）亦有阻断作用，可引起支气管痉挛及鼻黏膜微细血管收缩，故忌用于哮喘及过敏性鼻炎患者。②忌用于窦性心动过缓、重度房室传导阻滞、心源性休克、低血压患者。充血性心力衰竭患者（继发于心动过速者除外），须等心衰得到控制后始可用本品。不宜与抑制心脏的麻醉药（如乙醚）合用。③有增加洋地黄毒性的作用，对已洋地黄化而心脏高度扩大、心率又较不平稳的患者忌用。④不宜与单胺氧化酶抑制剂（如帕吉林）合用。⑤本品剂量的个体差异较大，宜从小到大试用，以选择适宜的剂量。长期用药时不可突然停药。

【制剂规格】片剂：每片 5mg。

卡维地洛[药典（二）；医保（乙）]

Carvedilol

【药理作用】本品为血管舒张药。可拮抗 α 及 β 受体，无内在活性，具有膜稳定性。在高浓度时，尚具有钙拮抗作用。其拮抗 β 受体的作用较强，为拉贝洛尔的 33 倍，普萘洛尔的 3 倍。本品通过拮抗突触后膜α受体而扩张血管、减少外周阻力；拮抗β受体而抑制肾素分泌，拮抗肾素－血管紧张素系统，产生降压作用。其对心排血量及心率影响不大，很少产生水钠潴留。

【适应证】用于原发性高血压，单独使用或与其他降压药如利尿药合用；也用于慢性心力衰竭。

【用法用量】口服。成人：初次剂量为一日 25ml，1 次服下；可根据需要渐增剂量至一日 50mg，分 1～2 次服下；最大日剂量不超过 100mg。

【不良反应】常见有头晕、头痛、乏力，易出现在治疗开始时。个别患者可出现抑郁和失眠现象。可发生心动过缓。偶有恶心、呕吐、腹痛、腹泻等症状。

【禁忌证】支气管哮喘或痉挛，慢性梗阻性肺疾病者，糖尿病患者，肝功能低下者，心源性休克，妊娠期及哺乳期妇女，以及对本品过敏者禁用。NYHA Ⅳ级的失代偿心力衰竭、哮喘、伴有支气管痉挛的 COPD、肝肾功能异常，二、三度房室传导阻滞、心率小于每分钟 50 次、病窦综合征等患者禁用。

【注意事项】一般需长期应用，治疗不能骤停，需逐渐减量。

【制剂规格】片剂：每片 6.25mg；10mg；12.5mg；20mg。胶囊剂：每粒 10mg。

拉贝洛尔[基；医保（乙）]

Labetalol

【药理作用】本品具有 α_1 受体和非选择性β受体拮抗作用，两种作用均有降压效应；口服时两种作用之比约为 1:3，大剂量时具有膜稳定作用，内源性拟交感活性甚微。本品降压强度与剂量有关，不伴反射性心动过速和心动过缓，立位血压下降较卧位明显。

【适应证】用于治疗轻度至重度高血压和心绞痛；采用静脉注射能治疗高血压危象。

【用法用量】①口服：开始一次 100mg，每日 2～3 次；如疗效不佳，可增至一次 200mg，每日 3～4 次；通常对轻、中、重度高血压患者的每日剂量相应为 300～800mg、600～1200mg、1200～2400mg，加用利尿剂时可适当减量。②静脉注射：一次 100～200mg；用于高血压危象时，25～100mg，用 10%葡萄糖注射液稀释至 20～40ml，于 10 分钟内缓慢静脉注射；如无效时，可于 15 分钟后重复注射 1 次，或以每分钟 1～2mg 的速度静脉滴注，总量可到 300mg。

【不良反应】①常见有眩晕、乏力、幻觉、恶心、胃肠道障碍等。②直立性低血压可见于服用大剂量或治疗开始时。

【禁忌证】脑溢血、心动过缓、重度或急性心力衰竭、心源性休克、传导阻滞及支气管哮喘患者禁用。

【注意事项】①注射液不能加入葡萄糖氯化钠注射液中作静脉注射或静脉滴注。②本品可安全有效地用于妊娠高血压，不影响胎儿生长发育。

③乳汁中的浓度为母体血液的 22%～45%，乳母慎用。④有下列情况的患者应慎用：过敏史、充血性心力衰竭、糖尿病、肺气肿或非过敏性支气管炎、肝功能不全、甲状腺功能减退、雷诺综合征或其他周围血管疾病、肾功能不全。

【制剂规格】片剂：每片 50mg；100mg；200mg。注射剂：每支 50mg（5ml）；50mg（10ml）。

第 4 章　主要作用于心血管系统的药物

第 1 节　钙通道阻滞剂

氨氯地平[药典（二）；基；医保（甲）]

Amlodipine

【药理作用】本品为二氢吡啶类钙通道阻滞剂，作用与硝苯地平相似，但对血管的选择性更强，可舒张冠状血管和全身血管，增加冠脉血流量，降低血压，作用缓慢且持久。

【适应证】用于治疗高血压，单独应用或与其他抗高血压药合用均可；用于慢性稳定型心绞痛和血管痉挛性心绞痛患者。

【用法用量】口服。①成人：开始时一次 5mg，每日 1 次，以后可根据情况增加剂量，每日剂量为每日 10mg。与其他药物合用时，或者老年人、肝功能不全、瘦小虚弱的患者，起始剂量为 2.5mg，每日 1 次。②儿童：《中国国家处方集 化学药品与生物制品卷 儿童版》推荐：1 个月～12 岁，初始剂量一次 0.1～0.2mg/kg，每日 1 次，如有必要，间隔 1～2 周逐渐增加剂量至 0.4mg/kg，最大日剂量 10mg，每日 1 次；12 岁以上，一次 5mg，每日 1 次，如有必要，间隔 1～2 周逐渐增加剂量至一次 10mg，每日 1 次。

【不良反应】①心血管系统：心律失常（包括室性心动过速以及房颤）、心动过缓、胸痛、外周局部缺血、晕厥、心动过速、血管炎。②中枢及外周神经系统：感觉减退、周围神经病变、感觉异常、震颤、眩晕。③胃肠系统：食欲减退、便秘、吞咽困难、腹泻、肠胃胀气、胰腺炎、呕吐、牙龈增生。④全身：过敏性反应、乏力、背痛、潮热、全身不适、疼痛、僵直、体重增加、体重下降。⑤肌肉骨骼系统：关节痛、关节病、肌肉痛性痉挛、肌痛。⑥精神病学：性功能障碍（男性和女性）、失眠、神经质、抑郁、梦境异常、焦虑、人格障碍。⑦呼吸系统：呼吸困难、鼻衄。⑧皮肤及附属物：血管性水肿、多形性红斑、瘙痒、皮疹、红斑疹、斑丘疹。⑨特殊感觉：视觉异常、结膜炎、复视、眼痛、耳鸣。⑩泌尿系统：尿频、排尿异常、夜尿。⑪自主神经系统：口干、多汗。⑫营养代谢：高血糖、口渴。⑬造血系统：白细胞减少、紫癜、血小板减少。

【禁忌证】对本品过敏者禁用。

【注意事项】①低血压：症状性低血压可能发生，特别是在严重的主动脉狭窄患者中。因本品的扩血管作用是逐渐产生的，服用本品后发生急性低血压的情况罕有报道。②心绞痛加重或心肌梗死：极少数患者，特别是伴有严重冠状动脉阻塞性疾病的患者，在开始使用苯磺酸氨氯地平治疗或增加剂量时，可出现心绞痛恶化或发生急性心肌梗死。③肝功能不全：因本品通过肝脏大量代谢，并且肝功能不全患者的血浆清除半衰期（$t_{1/2}$）为 56 小时，因此本品用于重度肝功能不全患者时应缓慢增量。

【制剂规格】片剂：每片 2.5mg；5mg；10mg。

地尔硫䓬[药典（二）；基；医保（甲、乙）]

Diltiazem

【药理作用】本品为苯噻氮类钙通道阻滞剂。它对心脏的电生理效应与维拉帕米类似，能阻断去极化的蒲氏纤维放电，并消除电去极的心室肌的自动节律性，抑制房室结传导及延长其不应期。其直接减慢心率的作用较强。可扩张冠状动脉及外周血管，使冠脉流量增加和血压下降。可减轻心脏工作负荷及减少心肌耗氧量，解除冠脉痉挛。

【适应证】用于室上性心律失常、心绞痛、轻中度高血压等。

【用法用量】①口服：常用量，一次 30～60mg，每日 90～180mg；缓释胶囊一次 90mg，每日 1～2 次。用于心绞痛：每 6～8 小时 30～60mg。用于高血压：每日剂量 120～240mg，分 3～4 次服。用于心律失常：一次 30～60mg，每日 4 次。②静脉注射：起始剂量为 250μg/kg，于 2 分钟静脉注射；必要时 15 分钟后再给 350μg/kg。以后的剂量应根据患者的情况个体化制定。在心房颤动或心房扑动患者，最初输注速率为 5～10mg/h，必要时可增至最大 15mg/h（增幅 5mg/h）。静脉输注最多可维持 24 小时。

【不良反应】如出现头痛、头晕、疲劳感、心动过缓等症状时，应减少剂量或停用。有时还会出现胃部不适、食欲缺乏、便秘或腹泻等。

【禁忌证】病窦综合征未安装起搏器者，二或三度房室传导阻滞未安装起搏器者，收缩压低于 90mmHg、心率低于每分钟 50 次者，充血性心力衰竭患者，以及对本品过敏者禁用。

【注意事项】缓释片或缓释胶囊不能嚼碎。心动过缓和低血压者慎用。

【制剂规格】片剂：每片 30mg；60mg；90mg。缓释片：每片 30mg；60mg；90mg。缓释胶囊：每粒 90mg。注射剂：每支 10mg；50mg。

非洛地平[药典（二）；基；医保（甲、乙）]

Felodipine

【药理作用】本品为二氢吡啶类钙通道阻滞剂，作用与硝苯地平相似，对冠脉及外周血管均有扩张作用；高浓度是兼有抑制钙调素从而干扰细胞内钙的利用。可增加冠状窦流量，降低全身及冠脉血管阻力，使血压下降。

【适应证】用于高血压的治疗。

【用法用量】缓释片一日 1 次给药，宜在早晨空腹或在不富含脂肪和糖的餐后用水吞服，不能压碎或嚼碎。作用持续 24 小时。给药剂量应个体化。起始剂量应为每次 2.5mg，一日 2 次；常用剂量为每日 5mg，一日 1 次，必要时剂量可进一步增加至每日 10mg，或加用其他降压药。剂量调整间隔一般不少于 2 周。对某些患者，如老年患者和肝功能损害的患者，起始剂量 2.5mg，一日 1 次。

【不良反应】最常见的不良反应为轻到中度的踝部水肿（呈剂量依赖性，与前毛细血管舒张有关）。根据临床经验有 2%的患者因踝部水肿而中断治疗。在治疗开始和增加剂量时，尚可见面部潮红、头痛、心悸、头昏和疲乏。有牙龈炎或牙周炎的患者可见牙龈增生的报道。注意牙齿卫生可避免或逆转增生。

【禁忌证】对非洛地平或本品中任何成分过敏的患者禁用。急性心肌梗死患者禁用。不稳定型心绞痛患者禁用。非代偿性心衰患者禁用。

【注意事项】主动脉狭窄患者、肝功能损害患者、严重肾功能损害（GFR＜30ml/min）患者、急性心肌梗死后心衰患者慎用。服用非洛地平可引起头昏和疲乏，驾驶车辆和操作机械者应慎用。

【制剂规格】片剂：每片 5mg；10mg。缓释片：每片 5mg。

拉西地平[药典（二）；医保（乙）]

Lacidipine

【药理作用】本品为特异性高效的钙通道阻滞剂，对于血管平滑肌具有高度选择性，可以扩张外周小动脉，减少外周血管阻力和降低血压。

【适应证】用于治疗高血压，单独使用或与其他抗高血压药物（β受体拮抗剂、利尿药、ACEI 等）合用。

【用法用量】口服。初始剂量为 2mg，每日 1 次，建议早上服用。根据患者的个体反应情况，可以调整剂量至 4～6mg，每日 1 次。剂量调整时间间隔不少于 3～4 周。

【不良反应】常见头痛、头晕、心悸、心动过速、皮肤潮红、胃肠道不适、皮疹等。

【禁忌证】①对本品中任何成分过敏的患者禁用。②禁用于严重主动脉狭窄的患者。

【注意事项】Q－T 间期延长的患者，新近发生心肌梗死的患者，肝功能损伤的患者应慎用。

【制剂规格】片剂：每片 4mg。

尼卡地平[药典（二）；医保（乙）]

Nicardipine

【药理作用】本品作用与硝苯地平相似，能松弛血管平滑肌，产生明显的血管扩张作用。其降压作用迅速。对脑血管也有扩张作用。

【适应证】用于治疗原发性高血压、劳力型心绞痛。

【用法用量】①口服：成人，普通片每次 20mg，每日 60mg；缓释胶囊每次 40mg，每日 2 次；缓释片每次 20～40mg，每日 2 次。②静脉滴注：高血压急症时，以每分钟 0.5μg/kg 速度开始，根据血压监测调节滴速。

【不良反应】①较常见者有脚肿、头晕、头痛、脸红，均为血管扩张的结果。②较少见者有心悸、心动过速、心绞痛加重，常为反射性心动过速的结果，减小剂量或加用β受体拮抗剂可以纠正。③少见者有恶心、口干、便秘、乏力、皮疹等。

【禁忌证】颅内出血、颅内压增高的患者及妊娠期、哺乳期妇女禁用。

【注意事项】低血压、青光眼和肝、肾功能不全患者慎用。

【制剂规格】片剂：每片 10mg；20mg；40mg。缓释片：每片 10mg。缓释胶囊：每粒 40mg。注射剂：每支 5mg（5ml）（以尼卡地平计算）。

尼群地平[药典（二）；基；医保（甲）]

Nitrendipine

【药理作用】本品为二氢吡啶类钙通道阻滞剂，能抑制血管平滑肌和心肌的跨膜钙离子内流，但以血管作用为主，故其血管选择性较强，可扩张冠状动脉、肾小动脉等全身血管，产生降压作用。

【适应证】用于治疗高血压。

【用法用量】口服：成人首次 10mg，每日 1 次，以后可根据情况调整为每次 20mg，每日 2 次。

【不良反应】用药后可能出现头痛、面部潮红。少见的有头晕、恶心、低血压、足踝部水肿、心绞痛发作、一过性低血压。对本品过敏者可出现过敏性肝炎、皮疹，甚至剥脱性皮炎等。

【禁忌证】对本品过敏者及严重主动脉瓣狭窄的患者禁用。

【注意事项】①少数病例可能出现血碱性磷酸酶增高。②肝功能不全时血药浓度可增高，肾功能不全时对药动学影响小，以上情况慎用本品。③绝大多数患者服用此药后，仅有可以耐受的轻度低血压反应，但个别患者可出现严重的体循环低血压症状。这种反应常发生在初期调整药量期间，或者增加药物用量的时候，特别是合用β受体拮抗剂时。故服用本品期间须定期测量血压。④已经证明极少数的患者，特别是严重冠状动脉狭窄的患者，在服用此药或者增加剂量期间，心绞痛或心肌梗死的发生率增加，机制不明。故服用本品期间须定期做心电图。⑤少数接受β受体拮抗剂的患者在开始服用此药后可发生心力衰竭，有主动脉狭窄的患者这种危险性更大。

【制剂规格】片剂：每片 10mg。

尼索地平[药典（二）]

Nisoldipine

【药理作用】本品为当前最强的钙通道阻滞剂，具有选择性地扩张冠状动脉作用，比硝苯地平强 4～10 倍。对心率及心肌收缩力的影响较小。能降低心肌耗氧量及总外周阻力，也可增加冠脉侧支循环，使冠脉流量增加。

【适应证】用于缺血性心脏病、充血性心力衰竭及高血压病患者，对冠心病合并高血压的患者尤为适宜。

【用法用量】口服，一日剂量 10～30mg。

【不良反应】常见的不良反应有脸红、

头痛、心悸、倦怠等，但较硝苯地平为低。与地高辛合用时，也可增高后者的血药浓度。

【禁忌证】禁用于妊娠期、哺乳期妇女及心源性休克者及对本品过敏者。

【注意事项】①个别患者在治疗开始或合并饮酒时，可能影响驾驶车辆或操纵机器的能力。②可与食物同服以减轻胃肠道不良反应，但在服用糖衣片时应避免高脂饮食。因葡萄柚汁中的黄酮类物质可干扰尼索地平代谢，高血压或稳定性心绞痛患者服普通片前 2 小时到服后 3 小时内不要服用葡萄柚汁，服缓释片前 2 小时到服后 5 小时内不要服用。③冠状动脉疾病患者，停药应逐渐进行，以避免发生心肌缺血。④钙通道阻滞剂对β受体拮抗剂的撤药反应无保护作用。⑤一旦皮肤反应持续或发展为多形性红斑或剥脱性皮炎，应立即停药。

【制剂规格】片剂：每片 5mg；10mg。

维拉帕米 [药典（二）；基；医保（甲、乙）]

Verapamil

【药理作用】本品为钙通道阻滞剂。抑制钙离子内流而降低心脏舒张期自动去极化速率，使窦房结的电脉冲减慢，也可减慢动作电位的传导。主要减慢前向传导，因而可以消除房室结折返。对外周血管有扩张作用，使血压下降，但较弱。一般情况下引起心率减慢，但也可因血压下降而反射性使心率加快。对冠状动脉有舒张作用，可增加冠脉流量，改善心肌供氧。此外，它尚有抑制血小板聚集作用。

【适应证】用于抗心律失常及抗心绞痛。对于阵发性室上性心动过速最有效；对房室交界区心动过速疗效也很好；也可用于心房颤动、心房扑动、房性期前收缩。

【用法用量】①口服：成人，一次 40～120mg，一日 3～4 次。维持剂量为一次 40mg，一日 3 次。②静脉注射：必须在持续心电监测和血压监测下使用。一般起始剂量为 10mg（或按体重 0.07～0.15mg/kg），稀释后缓慢静脉注射，注射时间至少 2 分钟。如果初反应不满意，在首次给药 15～30 分钟后可以再次给予 5～10mg（或按体重 0.15mg/kg）。③静脉滴注：每小时 5～10mg，加入到氯化钠注射液或 5%葡萄糖注射液中静脉滴注，一日总量不超过 50～100mg。症状控制后改用片剂口服维持。

【不良反应】可有眩晕、恶心、呕吐、便秘、心悸等不良反应。

【禁忌证】心源性休克，急性心肌梗死并发心动过缓、低血压、左心衰，严重心脏传导阻滞（二或三度窦房或房室传导阻滞），病窦综合征，充血性心力衰竭，心房颤动或心房扑动与预激综合征并存，对维拉帕米或本品的其他任何成分过敏者禁用。禁与葡萄柚汁同服。

【注意事项】支气管哮喘患者慎用。心力衰竭者慎用或禁用。

【制剂规格】片剂：每片 40mg。注射液：每支 5mg（2ml）。

西尼地平[药典（二）；医保（乙）]

Cilnidipine

【药理作用】本品能与血管平滑肌细胞膜上 L 型钙通道的二氢吡啶位点结合，抑制钙离子通过 L 型钙通道的跨膜内流，从而松弛、扩张血管平滑肌，起到降压作用。它还可抑制钙离子通过交感神经细胞膜上 N 型钙通道的跨膜内流而抑制交感神经末梢去甲肾上腺素的释放和交感神经活动。

【适应证】用于治疗高血压，可单独应用或与其他降压药合用。

【用法用量】口服。成年人初始剂量为一次 5mg，一日 1 次，早饭后服用。根据患者的临床反应，可将剂量增至一次 10mg，一日 1 次，早饭后服用。

【不良反应】不良反应有浮肿、药疹，AST、ALT 上升等肝功能异常，呕吐、腹痛、口渴、尿频，尿酸、肌酸、尿酸氮上升，尿蛋白阳性、面部潮红、心悸、燥热、低血压、白细胞数异常、头痛、头晕、疲倦、肩肌肉僵硬、血清胆固醇上升、血清钾和血清磷的异常等。

【禁忌证】妊娠期妇女禁用。由于会引起血压过低等症状，故高空作业、驾驶机动车及操作机器工作时应禁用。

【注意事项】①肝功能不全、慢性肾功能不全、充血性心力衰竭患者慎用。②育龄妇女治疗期间应采取避孕措施。③对下述情况时不推荐使用本品：不稳定型心绞痛、1 个月内曾发生过心肌梗死、左室流出道梗阻。

【制剂规格】片剂：每片 5mg；10mg。

硝苯地平[药典（二）；基；医保（甲）]

Nifedipine

【药理作用】本品具有抑制钙离子内流作用，能松弛血管平滑肌，扩张冠状动脉，增加冠脉血流量，提高心肌对缺血的耐受性，同时能扩张周围小动脉，降低外周血管阻力，从而使血压下降。小剂量扩张冠状动脉时，并不影响血压，为较好的抗心绞痛药。用作抗高血压药，没有一般血管扩张剂常有的水钠潴留和水肿等不良反应。

【适应证】用于预防和治疗冠心病慢性稳定型心绞痛。适用于伴呼吸道阻塞性疾病的心绞痛各型高血压。长期治疗高血压不主张采用硝苯地平普通制剂，宜选择缓释或控释制剂。

【用法用量】口服。成人，根据血压调整剂量。缓释片一般每次 20mg，一日 1～2 次；控释片一般每次 30～60mg，一日 1 次。治疗高血压急症时，可舌下含服普通片。

【不良反应】不良反应一般较轻，初服者常见面部红，其次有心悸、窦性心动过速。个别有舌根麻木、口干、发汗、头痛、恶心、食欲缺乏等。

【禁忌证】①妊娠 20 周内的妇女禁用。②心源性休克患者禁用。

【注意事项】低血压患者慎用。

【制剂规格】片剂：每片 5mg；10mg。缓释片：每片 10mg；20mg。控释片：

每片 30mg；60mg。胶丸剂：每丸 5mg。胶囊剂：每粒 5mg；10mg。

左氨氯地平[药典（二）；医保（乙）]

Levamlodipine

【药理作用】本品为氨氯地平的左旋光学异构体。作用和适应证同氨氯地平。

【适应证】用于高血压、心绞痛。

【用法用量】口服。初始剂量为 2.5mg，一日 1 次。根据患者的临床反应，可将剂量增加，最大可增至 5mg，一日 1 次。

【不良反应】不良反应轻微、较少见的副作用是头痛、水肿、疲劳、失眠、恶心、腹痛、心悸和头晕。

【禁忌证】对本品过敏者禁用。

【注意事项】肝功能受损患者应该慎用。

【制剂规格】片剂：每片 2.5mg。

第 2 节　治疗慢性心功能不全药物

氨力农[药典（二）]

Amrinone

【药理作用】本品为一种新型非苷、非儿茶酚胺类强心药，口服和静脉注射均有效，兼有正性肌力作用和血管扩张作用，能增加心肌收缩力，增加心排出血量，降低心脏前、后负荷，降低左心室充盈压，改善左心室功能，增加心脏指数，但对平均动脉压和心率无明显影响，一般不引起心律失常。尚可使房室结传导功能增强，故对伴有室内传导阻滞的患者较安全。其作用机制不同于洋地黄类和儿茶酚胺类，主要是通过抑制磷酸二酯酶Ⅲ和增加环磷酸腺苷（cAMP）的浓度，使细胞内钙浓度增高，从而增强心肌的收缩力；血管舒张作用可能是直接松弛血管平滑肌的结果。

【适应证】用于对洋地黄、利尿药、血管舒张药治疗无效或效果欠佳的各种原因引起的急、慢性顽固性充血性心力衰竭的短期治疗。

【用法用量】静脉注射负荷量0.75mg/kg，2～3 分钟缓慢静脉注射，继之以每分钟 5～10μg/kg 维持静脉滴注，单次剂量最大不超过 2.5mg/kg。每日最大量＜10mg/kg。疗程不超过 2 周。应用期间不增加洋地黄的毒性，不增加心肌耗氧量，未见对缺血性心脏病增加心肌缺血的征象，故不必停用洋地黄、利尿药及血管舒张药。

【不良反应】少数有轻微胃肠道反应，如食欲减退、恶心、呕吐等。亦可有心律失常、低血压等心血管反应。大剂量长期应用时，可有血小板减少，常于用药后 2～4 周出现，但减量或停药后即好转。亦可有肝损害等。其他不良反应包括头痛、发热、胸痛、过敏反应等。长期口服由于副作用大，甚至可导致死亡率增加，已不再应用。现只限用于对其他治疗无效的心力衰竭短期静脉注射制剂。

【禁忌证】严重低血压、室性心律失常及室上性心动过速严重肾功能不全者禁用。

【注意事项】①严重的主动脉瓣或肺动脉瓣狭窄患者、急性心肌梗死或其他急性缺血性心脏病者及妊娠期、哺乳期妇女慎用。②用药期间应监测血压、心率、心律、血小板计数和肝肾功能。保持水、电解质平衡。③本品不能用含右旋糖酐或葡萄糖的溶液稀释；静脉注射液用 0.9%氯化钠注射液稀释成 1～3mg/ml；不能与呋塞米合并输注。

【制剂规格】注射剂：每支 50mg（2ml）；100mg（2ml）。

地高辛[药典（二）；基；医保（甲）]

Digoxin

【药理作用】本品为由毛花洋地黄中提纯制得的中效强心苷，作用可参阅洋地黄毒苷，其特点是排泄较快而蓄积性较小，临床使用比洋地黄毒苷安全。

【适应证】用于各种急、慢性心功能不全以及室上性心动过速、心房颤动和心房扑动等。通常口服，对严重心力衰竭患者则采用静脉注射。

【用法用量】（1）全效量：①成人口服 1～1.5mg；于 24 小时内分次服用。小儿 2 岁以下 0.06～0.08mg/kg，2 岁以上 0.04～0.06mg/kg。②不宜口服者亦可静脉注射，常用量静脉注射一次 0.25～0.5mg；极量，一次 1mg。（2）维持量：成人每日 0.125～0.5mg，分 1～2 次服用；小儿为成人全效量的 1/4。

【不良反应】①常见的不良反应包括：出现新的心律失常、食欲不佳或恶心、呕吐（刺激延髓中枢）、下腹痛、异常的无力软弱（电解质失调）。②少见的不良反应包括：视物模糊或“黄视”（中毒症状）、腹泻（电解质平衡失调）、中枢神经系统反应如精神抑郁或错乱。③罕见的不良反应包括：嗜睡、头痛、皮疹、荨麻疹（过敏反应）。

洋地黄中毒表现中促心律失常最重要，最常见者为室性期前收缩，约占心脏反应的 33%；其次为房室传导阻滞，阵发性或非阵发性交界性心动过速，阵发性房性心动过速伴房室传导阻滞，室性心动过速，窦性停搏、心室颤动等。

【禁忌证】禁用于：①对任何强心苷制剂中毒者。②室性心动过速、心室颤动患者。③梗阻型肥厚型心肌病（若伴收缩功能不全或心房颤动仍可考虑）患者。④预激综合征伴心房颤动或扑动者。

【注意事项】①洋地黄苷类排泄缓慢，易于蓄积中毒，故用药前应详细询问服药史，原则上两周内未用过慢效洋地黄苷者，才能按常规给予，否则应按具体情况调整用量。②强心苷治疗量和中毒量之间相差很小，每个患者对其耐受性和消除速度又有很大差异，而所列各种剂量大都是平均剂量，故需根据病情、制剂、疗效及其他因素来摸索不同患者的最佳剂量。③强心苷中毒，一般有恶心、呕吐、畏食、头痛、眩晕等，首先应鉴别是由于心功能不全加重，还是强心苷过量所致，因前者则需加量，后者则宜停药。

【制剂规格】片剂：每片 0.25mg。注射剂：每支 0.5mg（2ml）。

甲地高辛[药典（二）]

Metildigoxin

【药理作用】本品强心作用比地高辛强，其 0.3mg 的效应与 0.5mg 地高辛者同，并具有口服吸收好、起效迅速和安全性高等优点。

【适应证】治疗急、慢性心力衰竭。

【用法用量】口服或静脉注射：一次 0.1～0.2mg，一日 2～3 次，2～3 日后如症状改善、心率稳定，可改用维持量。维持量：口服，一次 0.05～0.1mg，一日 2 次；静脉注射，一日 0.2～0.3mg。

【不良反应】个别病例有恶心、呕吐、头昏等。偶见食欲不振、恶心、呕吐、腹泻。少数患者有头晕、头痛、心前区不适等副反应，这可能与本品脂溶性高，脑组织中分布较多有关，但不影响治疗。偶见男子乳房发育。极少数出现黄视或精神错乱，必须立即停药。

【禁忌证】本品对低钾血症、高钙血症、心动过缓、房室传导阻滞、室性心动过速、原发性肥厚型心肌病者禁用。

【注意事项】肝、肾功能不全者慎用。肾功能衰竭者应减少用量。慢性肺源性心脏病患者对本品较敏感，静脉给药应慎重。

【制剂规格】片剂：每片 0.1mg。注射剂：每支 0.2mg（2ml）。

米力农[药典（二）；医保（乙）]

Milrinone

【药理作用】本品为氨力农的同系物，兼有正性肌力作用和血管扩张作用，但其作用较强，为氨力农的 10～30 倍，且无减少血小板的不良反应，耐受性较好。静脉滴注对急、慢性充血性心力衰竭疗效满意，其增加心脏指数优于氨力农，对动脉压和心率无明显影响。

【适应证】同氨力农。

【用法用量】静脉滴注。成人：每分钟 12.5～75μg/kg。一般开始 10 分钟以每分钟 50μg/kg 维持，然后以每分钟 0.375～0.75μg/kg 维持。每天最大剂量不超过 1.13mg/kg。儿童：《中国国家处方集 化学药品与生物制品卷 儿童版》推荐：负荷量 25～75μg/kg，缓慢静脉注射。以后按每分钟 0.25～0.5μg/kg 速度维持 2～3 天，疗程应小于 2 周。

【不良反应】【禁忌证】【注意事项】参见氨力农。

【制剂规格】注射剂：每支 10mg（10ml）。

去乙酰毛花苷[药典（二）；基；医保（甲）]

Deslanoside

【药理作用】本品为毛花苷 C 的脱乙酰基衍生物，其药理性质与毛花苷 C 相同，但比较稳定，作用迅速，常以注射给药用于快速饱和，继后用其他慢速、中速类强心苷作维持治疗。

【适应证】用于急性心力衰竭及心房

颤动、心房扑动等。

【用法用量】静脉注射。每次 0.4～0.8mg，用葡萄糖注射液稀释后缓慢注射。全效量 1～1.6mg，于 24 小时内分次注射。

【不良反应】可有恶心、呕吐、食欲缺乏、头痛、心动过缓等。

【禁忌证】①禁与钙注射剂合用。②严重心肌损害及肾功能不全者慎用。

【注意事项】①本品静脉注射获得满意疗效后，可改用地高辛常用维持剂量以保持疗效。②本品用于终止室上性心动过速时，起效慢，现已少用。③严重或完全性房室传导阻滞且伴正常血钾的洋地黄化患者不应同时使用钾盐，但噻嗪类利尿药与本品合用时常须给予钾盐，以防出现低钾血症。④给予负荷剂量前，需明确患者是否在 2～3 周前使用过任何洋地黄制剂。若有洋地黄残余作用，需减少本品剂量，以免中毒。⑤用量须个体化，推荐剂量为平均剂量，须根据患者具体情况调整单次用量。计算强心苷剂量应按标准体重，因脂肪组织不摄取强心苷。⑥由其他强心苷注射液改用本品时，为补偿药物间药动学差异，需调整剂量。⑦洋地黄化患者常对电复律极为敏感，应注意。

【制剂规格】注射剂：每支 0.2mg（1ml）；0.4mg（2ml）。

伊伐布雷定[基；医保（乙）]

Ivabradine

【药理作用】本品为一种单纯降低心率的药物，选择性、特异性抑制心脏起搏 I_f 电流而降低心率。伊伐布雷定只对窦房结起作用，对心房、房室或者心室传导时间未见明显影响，对心肌的收缩性或者心室复极化未见明显影响。伊伐布雷定还与视网膜 I_h 电流发生相互作用。通过减少视网膜对亮光刺激的反应参与视觉系统的瞬时分辨力的调节。在诱发条件下（例如光亮度快速改变），伊伐布雷定对 I_h 电流的部分抑制导致了患者偶尔出现的光幻视，表现为视野的局部区域内出现短暂的光亮度增强。

【适应证】适用于窦性心律且心率大于等于每分钟 75 次、伴有心脏收缩功能障碍的 NYHA Ⅱ～Ⅳ级慢性心力衰竭患者，可与心衰标准治疗（包括β受体拮抗剂）联合用药，或者用于β受体拮抗剂禁忌或不能耐受治疗的患者。

【用法用量】口服。通常推荐的起始剂量为 5mg，一日 2 次，早、晚进餐时服用。治疗 2 周后，如果患者的静息心率持续高于每分钟 60 次，可将剂量增加至 7.5mg，一日 2 次；如果患者的静息心率持续低于每分钟 50 次或出现与心动过缓有关的症状，例如头晕、疲劳或低血压，应将剂量下调至 2～5mg，一日 2 次。治疗目标是维持患者静息心率在每分钟 50～60 次之间。如果患者的心率持续低于每分钟 50 次或者心动过缓症状持续存在，则必须停药。

【不良反应】最常见的不良反应为：①闪光现象（光幻视）。②心动过缓，为剂量依赖性，与伊伐布雷定的药理作用有关。③心房颤动。

【禁忌证】禁用于：①对本品活性成分或者任何一种辅料过敏者。②治疗前静息心率低于每分钟 70 次；病窦综合征，窦房传导阻滞，三度房室传导阻滞。③心源性休克。④急性心肌梗死，不稳定型心绞痛。⑤重度低血压（低于 90/50mmHg）。⑥重度肝功能不全。⑦不稳定或急性心力衰竭。⑧依赖起搏器起搏者（心率完全由起搏器控制）。⑨与 CYP3A4 强抑制剂合用；与具有降低心率作用的中效 CYP3A4 抑制剂合用。⑩妊娠期、哺乳期妇女及未采取适当避孕措施的育龄妇女。

【注意事项】①在开始使用伊伐布雷定进行治疗前，或者调整剂量时，都应考虑连续心率测定、心电图或 24 小时动态心电监测的结果，以明确静息心率。②心律失常：伊伐布雷定对心律失常没有预防或治疗作用，对快速性心律失常（例如室性或者室上性心动过速）无效。不推荐本品用于心房颤动患者或其他窦房结功能受影响的心律失常患者。③接受伊伐布雷定治疗的患者发生心房颤动的风险增加，建议对接受本品治疗的患者进行心房颤动（持续性或者突发性）的常规临床监测，如果有临床指征，还应进行心电图监测。④二度房室传导阻滞的患者不推荐应用。治疗期间，如果患者的静息心率持续低于每分钟 50 次，或者患者出现了与心动过缓有关的症状应下调剂量。如果降低剂量后心率仍然持续低于每分钟 50 次或者心动过缓的症状持续存在，则必须停药。⑤禁止与具有降低心率作用的钙通道阻滞剂联合使用。⑥慢性心力衰竭：在治疗之前，心力衰竭必须稳定。⑦脑卒中：不推荐脑卒中后立刻使用本品。⑧视觉功能：伊伐布雷定影响视网膜功能。对驾驶车辆和操作机器能力没有影响，但是有因视觉症状影响驾驶能力的病例报道，出现暂时的闪光现象，主要为光幻视。⑨先天性 Q-T 间期延长综合征或者使用延长 Q-T 间期药物的患者应避免使用本品。伊伐布雷定导致的心率减慢可引发严重心律失常，特别是尖端扭转型室性心动过速。⑩本品辅料中含乳糖，患有罕见的遗传性半乳糖不耐受症、原发性肠乳糖酶缺乏或葡萄糖-乳糖吸收不良的患者不应使用本品。

【制剂规格】片剂：每片 5mg；7.5mg。

第 3 节 抗心律失常药

阿普林定[药典（二）]

Aprindine

【药理作用】本品为 Ⅰb 类抗心律失常药物，抑制细胞膜对 Na^+的通透性，但不促进 K^+外流，能减慢心脏传导系统各部分的传导，降低膜反应性，提高兴奋阈值，延长心房、房室结、希氏-浦肯野系统（Purkinje's fibers）和心室的有效适应期，阻滞旁路的前向和逆向传导。

【适应证】本品用于频发的室性和房

性期前收缩，阵发性室性和房性心动过速，预激综合征合并心动过速等。

【用法用量】 口服。①成人：首次一般为 100mg（4 片），其后 6～8 小时服用 50～100mg（2～4 片），当日不超过 300mg（12 片），2～3 日内每日 100～150mg（4～6 片），分 2～3 次服，此后逐渐减至维持量，维持量为每日 50～100mg（2～4 片）。②儿童及老弱者：用量酌减，或遵医嘱。

【不良反应】 尚不明确。

【禁忌证】 ①中、重度房室传导阻滞及重度室内传导阻滞患者禁用。②有癫痫样发作史患者禁用。③黄疸或血常规异常患者禁用。④严重心功能不全患者禁用。⑤对本品过敏者禁用。

【注意事项】 妊娠期及哺乳期妇女、老年患者慎用。

【制剂规格】 盐酸阿普林定片：每片 25mg。

安他唑林 [药典（二）]

Antazoline

【药理作用】 本品能竞争性地阻断效应细胞上 H_1 受体，减少因组织释放组胺引起的作用，如毛细血管通透性、毛细血管扩张的增加，以及一定程度的平滑肌收缩。此外，与多数 H_1 受体拮抗剂一样，安他唑啉能影响中枢神经系统的活动；并有轻度局部麻醉及抗胆碱能作用。对中枢神经系统的作用随剂量而异并在个体间有非常显著的差异。在给予治疗剂量时，可引起镇静作用，然而在活性物质的浓度较高时转变为兴奋作用。安他唑啉属 Ia 类抗心律失常药。能干扰细胞膜 Na^+、K^+的渗透，抑制心肌收缩力，减慢传导速度。还具有抗组胺、抗胆碱、轻度阻滞交感神经及局麻作用。

【适应证】 主要用于房性、室性期前收缩，室性心动过速，心房颤动等心律失常及过敏性疾病。

【用法用量】 口服。①每次 0.1～0.2g，每天 3～4 次，饭后服用。②静脉给药：用于紧急复律可每次给药 100mg，必要时每 5 分钟重复 1 次，总量不超过 10mg/kg。心律转复后以安他唑啉 200～400mg 静脉滴注或口服维持。

【不良反应】 ①最常见的不良反应有血压下降（下降的程度与药物剂量有关）、肝炎、皮肤刺痛、胃肠道出血、血小板减少。②偶见一过性头晕、头痛、面部潮红、呕吐、胃肠不适等。个别患者发生碱性磷酸酶、乳酸脱氢酶升高，血糖升高。

【禁忌证】 ①对安他唑啉以及对化学上有关类别的物质过敏者禁用。②5 岁以下儿童禁用。③高度房室传导阻滞、病态窦房结综合征、严重心力衰竭者禁用。

【注意事项】 ①老年患者、哮喘和青光眼的患者慎用。②安他唑啉中枢镇静作用带来不利于患者的反应，如可能发生嗜睡、迟钝和头昏等，催眠剂、麻醉剂、巴比妥类、弱安定剂、酚噻嗪类及乙醇与安他唑啉并用时，镇静作用得到加强。③与三环抗抑郁及单胺氧化酶抑制剂并用时，使抑制胆碱作用得到加强。④与降压药合用时，应定期测量患者血压。用安他唑啉治疗的患者不得驾车，不得操纵机器或高空作业，治疗期不能饮酒。⑤妊娠期和哺乳期，特别是妊娠头 3 个月内，除非有不得已的理由，尽量不用为好。⑥因为少量活性物质会进入乳汁，妇女在哺乳情况下婴儿必须断奶或停药。⑦安他唑啉能减弱或抑制用其他方法应出现阳性的反应，从而影响变应原的试验结果。

【制剂规格】片剂：每片 100mg。注射剂：每支 100mg（2ml）。

胺碘酮 [药典（二）；基；医保（甲）]

Amiodarone

【药理作用】本品原为抗心绞痛药，具有选择性冠脉扩张作用，能增加冠脉血流量，降低心肌耗氧量。后发现其具有抗心律失常作用，属Ⅲ类药物，能延长房室结、心房和心室肌纤维的动作电位时程和有效不应期，并减慢传导。

【适应证】用于室性和室上性心动过速和期前收缩、阵发性心房扑动和心房颤动、预激综合征等。也可用于伴有充血性心力衰竭和急性心肌梗死的心律失常患者。对其他抗心律失常药如丙吡胺、维拉帕米、奎尼丁、β受体拮抗剂无效的顽固性阵发性心动过速常能奏效。还用于慢性冠脉功能不全和心绞痛。

【用法用量】①口服：每次 0.1～0.2g，一日 1～4 次，或开始每次 0.2g，一日 3 次，餐后服，3 天后改用维持量，每次 0.2g，一日 1～2 次。②静脉注射：初始剂量为 300mg（或 5mg/kg）于 20ml 5%葡萄糖溶液中并快速注射。若心室颤动持续存在，需考虑静脉途径追加 150mg（或 2.5mg/kg）。注射器内不得添加其他任何药品。

【不良反应】主要有胃肠道反应（食欲缺乏、恶心、腹胀、便秘等）及角膜色素沉着，偶见皮疹及皮肤色素沉着，停药后可自行消失。

【禁忌证】房室传导阻滞、心动过缓、甲状腺功能障碍及对碘过敏者禁用。

【注意事项】一度房室阻滞和室内阻滞、肝或肾功能不全、严重心衰患者慎用。

【制剂规格】片剂：每片 0.2g。胶囊剂：每粒 0.1g；0.2g。注射剂：每支 150mg（3ml）。

丙吡胺 [药典（二）；医保（乙）]

Disopyramide

【药理作用】本品为Ⅰa 类抗心律失常药。可延长不应期、抑制心脏兴奋的传导，作用比奎尼丁强。静脉注射后 5～10 分钟见效，口服吸收较好，经 2 小时血药浓度达高峰。$t_{1/2}$ 为 6～7 小时。

【适应证】用于房性期前收缩、阵发性房性心动过速、心房颤动、室性期前收缩等，对室上性心律失常的疗效较好。

【用法用量】①口服：每次 100～150mg，一日 400～800mg。最大剂量

不超过一日 800mg。②静脉注射，每次 1～2mg/kg，最大剂量每次不超过 150mg，用葡萄糖注射液 20ml 稀释后在 5～10 分钟内注射完。必要时，可在 20 分钟后重复 1 次。③静脉滴注：每次 100～200mg，以 5%葡萄糖注射液 500ml 稀释，一般滴注量为每小时 20～30mg。

【不良反应】可有口干、恶心、胃部不适等，偶见轻度房室传导阻滞。

【禁忌证】病态窦房结综合征、重度房室传导阻滞及青光眼患者禁用。

【注意事项】前列腺肥大和轻度心力衰竭患者慎用。

【制剂规格】片剂：每片 100mg。注射液：每支 50mg（2ml）；100mg（2ml）。

奎尼丁[药典（二）；医保（甲）]

Quinidine

【药理作用】本品为 Ⅰa 类抗心律失常药。可延长心肌的不应期，降低自律性、传导性和心肌收缩力，减少异位节律点冲动的形成。

【适应证】主要用于阵发性心动过速、心房颤动和期前收缩等。

【用法用量】①口服：第 1 天，每次 0.2g，每两小时 1 次，连续 5 次；如无效而又无明显毒性反应，第 2 天增至每次 0.3g，第 3 天每次 0.4g，每两小时 1 次，连续 5 次。每日总量一般不宜超过 2g。恢复正常心律后，改给维持量，每日 0.2～0.4g。若连服 3～4 日无效或有毒性反应者，应停药。②静脉注射：在十分必要时采用静脉注射，并须在心电图观察下进行。每次 0.25g，以 5%葡萄糖注射液稀释至 50ml 缓慢静脉注射。

【不良反应】服后有恶心、呕吐、腹泻、头痛、耳鸣、视觉障碍等，特异体质者服药后可有呼吸困难、发绀、心室颤动和心室停搏。

【禁忌证】严重心肌损害的患者和妊娠期妇女禁用。

【注意事项】①对于可能发生完全性房室传导阻滞（如地高辛中毒、二度房室传导阻滞、严重室内传导障碍等）而无起搏器保护的患者，要慎用。②每次给药前应仔细观察心率和血压，并避免夜间给药。在白天给药量较大时，夜间也应注意心率及血压。③心房颤动的患者，用药过程中，当心律转至正常时，可能诱发心房内血栓脱落，产生栓塞性病变，如脑栓塞、肠系膜动脉栓塞等，应严密观察。④对于有应用奎尼丁的指征，但血压偏低或处于休克状态的患者，应先升高血压、纠正休克，然后再用。如血压偏低是由于心动过速、心排出血量小所造成，则应一边升高血压，一边使用奎尼丁。⑤静脉注射常引起严重的低血压，有较大的危险性，须注意。

【制剂规格】片剂：每片 0.2g。注射液：每支 0.5g（10ml）。

美西律[药典（二）；基；医保（甲）]

Mexiletine

【药理作用】本品为 Ⅰb 类抗心律失

常药。具有抗心律失常、抗惊厥及局部麻醉作用。对心肌的抑制作用较小。

【适应证】用于急、慢性室性心律失常，如室性期前收缩、室性心动过速、心室颤动及洋地黄中毒引起的心律失常。

【用法用量】①口服：每次 50～200mg，一日 150～600mg，或每 6～8 小时 1 次。以后可酌情减量维持。②静脉注射、静脉滴注：开始量 100mg，加入 5%葡萄糖注射液 20ml 中，缓慢静脉注射（3～5 分钟）。如无效，可在 5～10 分钟后再给 50～100mg 一次。然后以 1.5～2mg/min 的速度静脉滴注，3～4 小时后滴速减至 0.75～1mg/min，并维持 24～48 小时。

【不良反应】可有恶心、呕吐、嗜睡、心动过缓、低血压、震颤、头痛、眩晕等。大剂量可引起低血压、心动过缓、传导阻滞等。

【禁忌证】①二或三度房室传导阻滞及双束支阻滞（除非已安装起搏器）。②心源性休克。

【注意事项】①本品在危及生命的心律失常患者中有使病情恶化的可能。在程序刺激试验中，此种情况见于10%的患者，但不比其他抗心律失常药高。②本品可通过胎盘屏障，也可从乳汁分泌，妊娠期及哺乳期妇女使用时应权衡利弊。③对诊断的干扰：过量时，心电图可产生 P－R 间期延长及 QRS 波增宽，门冬氨酸氨基转移酶增高，偶有抗核抗体假阳性。④下列情况应慎用：室内传导阻滞、严重窦性心动过缓、严重心衰或低血压、严重肝或肾功能障碍、肝血流量减低、癫痫。

【制剂规格】片剂：每片 50mg；100mg；250mg。胶囊剂：每粒 50mg；100mg；400mg。注射剂：每支 100mg（2ml）。

门冬氨酸钾镁[医保（乙）]

Potassium Aspartate and Magnesium Aspartate

【药理作用】本品为门冬氨酸钾盐和镁盐的混合物。门冬氨酸是体内草酰乙酸的前体，在三羧酸循环中起重要作用。门冬氨酸钾镁还参与鸟氨酸循环，促进氨与二氧化碳的代谢，使之生成尿素，降低血中氨和二氧化碳的含量。门冬氨酸与细胞有很强的亲和力，可作为钾离子的载体，使钾离子进入细胞内，促进细胞除极化和细胞代谢，维持其正常功能。镁离子是生成糖原及高能膦酸酯不可缺少的物质，可增强门冬氨酸钾盐的疗效。镁离子和钾离子是细胞内重要的阳离子，它们对许多酶的功能起着重要的作用，能结合大分子到亚细胞结构上，并与肌肉收缩的机制有关。心肌细胞的收缩性受细胞内、外钾、钙、钠浓度比的影响。门冬氨酸钾镁可维持心肌收缩力，改善心肌收缩功能，降低耗氧量，促进纤维蛋白溶解，降低血液黏稠度。

【适应证】主要用于病毒性肝炎、高胆红素血症、血氨升高引起的肝性脑病及其他急、慢性肝炎；也用于低钾血症、洋地黄中毒引起的心律失常、心肌炎后遗症、慢性心功能不全等。用于预防和治疗镁不足、电解质平衡紊乱；也用于冠状粥样硬化性心脏病、心绞痛、心肌梗死、心律失常、高血压的辅助治疗；还可增加神经肌肉激动性。

【用法用量】①口服：每次2～4片，每日3次。预防用药，每次1～2片，每日3次。口服液，每次1瓶，一日3次。②静脉滴注：每日20～60ml，稀释于5%～10%的葡萄糖注射液100～250ml中静脉滴注，糖尿病患者可加入胰岛素静脉滴注。

【不良反应】静脉滴注过快可能引起高钾血症和高镁血症，还可出现恶心、呕吐、颜面潮红、胸闷、血压下降，偶见血管刺激性疼痛。大剂量可能引致腹泻。

【禁忌证】禁用于高钾血症，急、慢性肾功能衰竭，Addison病，三度房室传导阻滞，心源性休克（血压低于90mmHg）。

【注意事项】不能肌内注射和静脉注射，需经稀释后缓慢静脉滴注。肾功能损害、房室传导阻滞患者慎用。有电解质紊乱的患者应常规性检查血钾、镁离子浓度。

【制剂规格】片剂：每片含L－门冬氨酸钾158mg，L－门冬氨酸镁140mg；每片含L－门冬氨酸钾79mg，L－门冬氨酸镁70mg。口服液：每瓶5ml；10ml［每瓶含无水L－门冬氨酸钾451mg（含钾103mg）、无水L－门冬氨酸镁403.6mg（含镁34mg），按L－门冬氨酸计（$C_4H_7NO_4$）为723mg］。注射液：每支10ml（1ml中含门冬氨酸79～91mg，钾10.6～12.2mg，镁3.9～4.5mg）。

莫雷西嗪［药典（二）；基；医保（甲）］

Moracizine

【药理作用】本品为Ⅰ类抗心律失常药，作用与奎尼丁相似，具有显著的抗心律失常作用。但其毒性小，不良反应轻微，耐受性好。治疗指数远比奎尼丁、普鲁卡因胺高，宜于长期使用。主要作用是加速复极的第2、3相，从而缩短动作电位时间和延长有效不应期。也有与剂量有关而减低相最大去极速率的作用，大剂量可减慢传导速度。

【适应证】用于治疗房性和室性期前收缩、阵发性心动过速、心房颤动或心房扑动。对冠心病、心绞痛、高血压等患者的心律失常疗效较好。

【用法用量】口服。首次剂量300mg，维持量每日600mg，一般每次150～300mg，每日3次，极量为每日900mg。

【不良反应】个别有恶心、瘙痒、头晕、头痛等。肌内注射有局部疼痛；静脉注射有短暂眩晕和血压下降。

【禁忌证】禁用于：①二或三度房室传导阻滞及双束支阻滞（除非已安装起搏器）。②心源性休克。

【注意事项】一度房室阻滞和室内阻滞、肝或肾功能不全、严重心衰患者慎用。

【制剂规格】片剂：每片50mg。

普鲁卡因胺[药典（二）]

Procainamide

【药理作用】本品为Ⅰa 类抗心律失常药。能延长心房的不应期，降低房室的传导性及心肌的自律性。但对心肌收缩力的抑制较奎尼丁弱。

【适应证】用于阵发性心动过速、频发期前收缩（对室性期前收缩疗效较好）、心房颤动和心房扑动，常与奎尼丁交替使用。

【用法用量】①口服：成人常用量：治疗心律失常，每次 0.25～0.5g，每 4 小时 1 次。治疗肌强直，每次 0.25g，每日 2 次。②静脉滴注：每次 0.5～1g，溶于 5%～10%葡萄糖溶液 100ml 内，开始 10～30 分钟内静脉滴注速度可适当加快，于 1 小时内滴完。无效者，1 小时后再给 1 次，24 小时内总量不超过 2g。静脉滴注仅限于病情紧急情况，如室性阵发性心动过速，尤其在并发有急性心肌梗死或其他严重心脏病者，应经常注意血压、心率改变，心律恢复后，即可停止静脉滴注。③静脉注射：每次 0.1g，静脉注射 5 分钟，必要时每隔 5～10 分钟重复一次，总量不得超过 10～15mg/kg。

【不良反应】有畏食、呕吐、恶心及腹泻等不良反应，特异体质患者可有发冷、发热、关节痛、肌痛、皮疹及粒细胞减少症等；偶有幻视、幻听、精神抑郁等症状出现。

【禁忌证】严重心力衰竭、完全性房室传导阻滞、束支传导阻滞或肝、肾功能严重损害者禁用。

【注意事项】①静脉滴注可使血压下降，发生虚脱，应严密观察血压、心率和心律变化。②心房颤动及心房扑动的病例，如心室率较快，宜先用洋地黄类强心药，控制心室率在每分钟 70～80 次以后，再用本品或奎尼丁。③用药 3 天后，如仍未恢复窦性心律或心动过速不停止，则应考虑换药。④有用普鲁卡因胺的指征但血压偏低者，可先用升压药（如间羟胺），提高血压后再用。

【制剂规格】片剂：每片 0.25g。注射液：每支 0.1g（1ml）；0.2g（2ml）；0.5g（5ml）；1g（10ml）。

普罗帕酮[药典（二）；基；医保（甲）]

Propafenone

【药理作用】本品为具有新型结构的Ⅰc 类抗心律失常药。在离体动物心肌的实验结果显示，0.5～1μg/ml 时可降低收缩期的去极化作用，因而延长传导，动作电位的持续时间及有效不应期也稍有延长，并可提高心肌细胞阈电位，明显减少心肌的自发兴奋性。本品既作用于心房、心室（主要影响浦肯野纤维，对心肌的影响较小），又作用于兴奋的形成及传导。临床资料表明，治疗剂量（口服 300mg 及静脉注射 30mg）时可降低心肌的应激性，作用持久，P－R 间期及 QRS 时间均增加，延长心房及房室结的有效不应期。对各种类型的实验性心律失常均有拮抗作用。抗心律失常作用与其膜稳定作用及竞争性β受体拮抗作用有关。

本品尚有微弱的钙拮抗作用（比维拉帕米弱 100 倍），并能干扰钠快通道。有轻度的抑制心肌作用，增加末期舒张压，减少搏出量，其作用均与用药的剂量成正比，还有轻度降压和减慢心率的作用。离体实验表明本品能松弛冠状动脉及支气管平滑肌。本品还具有与普鲁卡因相似的局部麻醉作用。

【适应证】 用于预防或治疗室性或室上性异位搏动，室性或室上性心动过速，预激综合征，电转复律后室颤发作等。经临床试用，疗效确切，起效迅速，作用时间持久，对冠心病、高血压所引起的心律失常有较好的疗效。

【用法用量】 ①口服：每次 100～200mg，一日 3～4 次。治疗量，一日 300～900mg，分 4～6 次服用。维持量，一日 300～600mg，分 2～4 次服用。由于其局部麻醉作用，宜在餐后与饮料或食物同时吞服，不得嚼碎。②静脉注射或静脉滴注：必要时可在严密监护下缓慢静脉注射或静脉滴注，一次 70mg，每 8 小时 1 次。一日总量不超过 350mg。

【不良反应】 ①不良反应较少，主要为口干、舌唇麻木，可能是由于其局部麻醉作用所致。此外，早期的不良反应还有头痛、头晕、闪耀；其后可出现胃肠道障碍，如恶心、呕吐、便秘等。②老年患者用药后可能出现血压下降。③也有出现房室阻断症状。有报道个别患者出现房室传导阻滞，Q－T 间期延长，P－R 间期轻度延长，QRS 时间延长等。

【禁忌证】 ①窦房结功能障碍、二或三度房室传导阻滞、双束支传导阻滞（除非已有起搏器）肝或肾功能障碍患者禁用。②心源性休克患者禁用。

【注意事项】 ①心肌严重损害者慎用。②严重的心动过缓，肝、肾功能不全，明显低血压患者慎用。③如出现窦房性或房室性传导高度阻滞时，可静脉注射乳酸钠、阿托品、异丙肾上腺素或间羟肾上腺素等解救。

【制剂规格】 片剂：每片 50mg；100mg；150mg。注射液：每支 17.5mg（5ml）；35mg（10ml）。

腺苷 [药典（二）；医保（乙）]

Adenosine

【药理作用】 本品能产生短暂的负性肌力、传导和心率作用。因产生一过性房室传导阻滞，因而能成功地终止房室结参与折返的阵发性室上性心动过速。对诊断心房扑动、结内折返、心房颤动或多旁道传导有一定价值，另外，使用本品后正常冠状动脉的血流量增加，而狭窄冠状动脉的血流轻度增加或不增加，从而可增大正常动脉供血组织和狭窄动脉供血组织之间放射性核素分布的差异，故本品用于核素心肌血流灌注显像。

【适应证】 ①阵发性室上性心动过速。室上性心动过速的鉴别诊断用药。②核素心肌血流灌注显像的药物负荷试验用药。

【用法用量】 成人：静脉注射。①室上性心动过速：首剂为 6mg，在 2 秒内直接静脉快速注射，然后以氯化钠注射液快速冲洗。如心动过速未终止，可在1～2分钟后给第二剂和第三剂各12mg；也可以先给初始剂量3mg，如心动过速仍然存在，可间隔1～2分钟给第二剂6mg，第三剂12mg每次给药不超过12mg。②核素心肌血流显像：按每分钟0.14mg/kg静脉给药，总量为0.84mg/kg，在6分钟内输注完。

【不良反应】快速注射后不良反应十分常见，但一般持续时间很短暂。主要有：一过性心律失常；可有心悸、高血压、低血压以及心绞痛样胸痛；头痛、晕眩、头晕、头昏、头部压迫感；胃肠不适、腹痛、恶心、呕吐；胸部紧缩感、呼吸困难；明显颜面发红，烧灼感等。

【禁忌证】严重房室传导阻滞者或病态窦房结综合征（未置心脏起搏器者）、心房颤动或心房扑动伴异常旁路、哮喘患者禁用。

【注意事项】高血压、低血压、心肌梗死、不稳定型心绞痛患者慎用。

【制剂规格】注射剂：每支6mg（2ml）。

伊布利特 [基；医保（乙）]

Ibutilide

【药理作用】本品为Ⅲ类抗心律失常药，具有延长复极作用，可阻滞钾离子外流，并有独特的加速钠离子内流作用。可轻度减慢窦性节律，对房室传导和 QRS 期作用轻微，但可延长Q－T间期。静脉注射后，与蛋白结合率为40%，表观分布容积较大，主要由肾排泄，$t_{1/2}$为6小时。

【适应证】用于中止心房扑动、心房颤动的发作。不宜用于预防反复发作或阵发性心房颤动。

【用法用量】以1mg于10分钟内快速静脉注射，必要时重复使用1mg。注射时及注射后 6～8 小时需连续心电图监护。

【不良反应】可出现低血压、心力衰竭、肾衰竭、胃肠道症状、恶心、头痛和尖端扭转型心动过速。

【禁忌证】禁用于：①低钾、心动过缓的患者。②多形性室性心动过速者（如尖端扭转型室性心动过速）。

【注意事项】以下情况慎用：①心功能不全者。②有电解质紊乱者。③使用了其他延长Q－T间期的药物者。

【制剂规格】注射液（富马酸盐）：每支1mg（10ml）。

第 4 节 防治心绞痛药

单硝酸异山梨酯 [药典（二）；基；医保（甲、乙）]

Isosorbide Mononitrate

【药理作用】本品为二硝酸异山梨酯的主要活性代谢产物5－硝酸山梨酯，仍保持硝酸异山梨酯的松弛血管平滑肌作用，但无肝首过效应。

【适应证】用于冠心病的长期治疗和预防心绞痛发作，也用于心肌梗死后的治疗。

【用法用量】（1）口服：①片剂：一次10～20mg，一日2～3次，严重病例可用40mg，一日2～3次。②缓释片：每日清晨服1片；病情严重者，可每日清晨服 2 片；若出现头痛，最初剂量可减至每日半片。整片或半片服用时应保持完整，用半杯水吞服，不可咀嚼或碾碎服用。（2）静脉滴注：临用前加 0.9%氯化钠注射液或 5%葡萄糖注射液溶解并稀释后静脉滴注。药物剂量可根据病的反应调整，一般有效剂量为每小时 2～7mg。开始给药速度为 60μg/min，一般速度 60～120μg/min，一日一次，10 天为一疗程。

【不良反应】可有头痛反应，应由小剂量开始，以后逐渐增量。此外，尚可见面部潮红、灼热感、恶心、眩晕、出汗甚至虚脱等反应。偶发生皮疹，甚至剥脱性皮炎。

【禁忌证】青光眼患者禁用。

【注意事项】长期应用可发生耐受性；与其他硝酸酯类有交叉耐药性。

【制剂规格】片剂：每片 10mg；20mg；40mg。缓释片：每片 40mg；60mg。注射剂：每支 10mg（1ml）；20mg（5ml）。

环磷腺苷 [药典（二）；医保（乙）]

Adenosine Cyclophosphate

【药理作用】本品为蛋白激酶致活剂，系核苷酸的衍生物。它是在人体内广泛存在的一种具有生理活性的重要物质，由三磷酸腺苷在腺苷环化酶催化下生成，能调节细胞的多种功能活动。作为激素的第二信使，在细胞内发挥激素调节生理功能和物质代谢作用，能改变细胞膜的功能，促使网织肌浆质内的钙离子进入肌纤维，从而增强心肌收缩，并可促进呼吸链氧化酶的活性，改善心肌缺氧，缓解冠心病症状及改善心电图。此外，对糖、脂肪代谢及核酸、蛋白质的合成调节等起着重要的作用。

【适应证】①用于心绞痛、急性心肌梗死、心肌炎及心源性休克。②用于急性白血病的诱导缓解。③用于老年慢性支气管炎、肝炎和银屑病。

【用法用量】①肌内注射，一次 20mg，一日 2 次。②静脉注射，一次 20mg，一日 2 次。③静脉滴注，一次 40mg，一日 1 次。冠心病以 15 日为一疗程，可连续应用 2～3 个疗程；白血病以一个月为一疗程；银屑病以 2～3 周为一疗程，可延长使用到 4～7 周，每日用量可增加至 60～80mg。

【不良反应】偶见发热、皮疹等。大剂量静脉注射（按体重每分钟达 0.5mg/kg）时，可引起腹痛、头痛、肌痛、睾丸痛、背痛、四肢无力、恶心、手脚麻木、高热等。

【禁忌证】病窦综合征、支气管哮喘、心绞痛禁用。

【注意事项】在治疗过程中可用氨茶碱、咖啡因等药物抑制磷酸二酯酶的作用，提高疗效。

【制剂规格】注射剂：每支 20mg（2ml）；40mg（5ml）。

尼可地尔 [基；医保（甲）]

Nicorandil

【药理作用】本品通过使冠状血管平滑肌的鸟苷酸环化酶活化导致环鸟苷

酸的产生量增加，从而引起冠状血管扩张，与其他亚硝酸盐作用结果相似。另外，冠脉血流增加和冠状血管痉挛抑制的作用机制可通过细胞膜的超级化研究而得以阐明。

【适应证】心绞痛。

【用法用量】①片剂：成人每次 5mg，每日 3 次。根据症状轻重可适当增减。②注射剂：将本品溶于 0.9%氯化钠或 5%葡萄糖注射液中制成 0.01%～0.03%的溶液，静脉滴注。成人静脉滴注，以每小时 2mg 为起始剂量，可根据症状适当增减剂量，最大剂量不超过每小时 6mg。

【不良反应】（1）严重副作用：①肝功能障碍、黄疸（频度不明）：由于可能出现伴随 AST、ALT、γ-GTP 值上升的肝功能障碍、黄疸，应充分注意观察，如确认出现异常，应终止给药，采取适当的处置。②血小板减少（频度不明）：由于可能出现血小板减少，如确认出现异常，应终止给药，采取适当的处置。③口腔溃疡、舌溃疡、肛门溃疡、消化道溃疡（频度不明）：由于可能出现口腔溃疡、舌溃疡、肛门溃疡、消化道溃疡，如出现上述症状时，应终止给药，采取适当的处置。

（2）其他副作用：①循环系统：心悸、颜面潮红、全身倦怠、不适感、胸痛、下肢浮肿、眩晕感等。②神经系统：头痛、头晕、耳鸣、失眠、困倦、舌头麻木、肩部酸痛等。③皮肤：发疹等。④消化系统：口腔炎、恶心、呕吐、食欲不振、腹泻、便秘、胃积食、胃部不适、胃痛、腹痛、腹部胀满、口角炎、口渴等。⑤肝脏：胆红素上升、AST 上升、ALT 上升、Al-P 上升等。⑥血液：血小板减少。⑦其他：颈部痛、复视。

【禁忌证】①对本品、烟酸过敏者禁用。②正在服用具有 5 型磷酸二酯酶阻断作用的勃起障碍治疗剂（枸橼酸西地那非、盐酸伐地那非水合物、他达拉非）的患者禁用。

【注意事项】①在服用本制剂初期，与服用硝酸、亚硝酸酯类药物相似可能会由于血管扩张作用而引起搏动性头痛，当出现这种情况时，要采取减量或中止给药等适当的处置。②因本制剂同具有 5 型磷酸二酯酶阻断作用的勃起障碍治疗剂（枸橼酸西地那非、盐酸伐地那非水合物、他达拉非）并用能使降压作用增强，而导致血压过度下降，所以在服用本品前，应充分确认没有服用该类药物。此外，在服用本品期间及服用本品后，还应充分注意不要服用该类药物。

【制剂规格】片剂：每片 5mg。注射剂：每支 12mg；48mg。

曲美他嗪[药典（二）；医保（乙）]

Trimetazidine

【药理作用】本品为其他类抗心绞痛药物。通过保护细胞在缺氧或缺血情况下的能量代谢，阻止细胞内 ATP 水平的下降，从而保证了离子泵的正常功能和透膜钠-钾流的正常运转，维持细胞内环境的稳定。在缺血性心脏病患者中，本品作为一种代谢剂，可保持心肌细胞内高能磷酸盐水平。实现抗心肌缺血作用的同时未影响血流动力学。

【适应证】①心绞痛发作的预防性治疗。②眩晕和耳鸣的辅助性对症治疗。

【用法用量】口服。①片剂：一次 20mg，一日 3 次，三餐时服用，3 个月后评价治疗效果，若无治疗作用可停药。②缓释片：一次 1 片（35mg），一日 2 次，早晚餐时服用，或遵医嘱。

【不良反应】可见胃肠道不适（恶心、呕吐）。由于辅料中有日落黄 FCFS（E110）及胭脂红 A（E124）成分，可能会发生过敏反应。

【禁忌证】①对药品任一组分过敏者禁用。②帕金森病、帕金森综合征、不宁腿综合征以及其他相关的运动障碍者禁用。③严重肾功能损害者（肌酐清除率＜30ml/min）禁用。

【注意事项】不作为心绞痛发作时的对症治疗用药，也不适用于对不稳定型心绞痛或心肌梗死的初始治疗。此药不应用于入院前或入院后最初几天的治疗。心绞痛发作时，对冠状动脉病况应重新评估，并考虑调整治疗方式（药物治疗和可能的血运重建）。哺乳期通常不推荐使用。

【制剂规格】片剂：每片 20mg。缓释片：每片 35mg。

戊四硝酯[药典（二）]

Pentaerythrityl Tetranitrate

【药理作用】本品作用与硝酸甘油相似，但缓慢而持久，一般在服用 40 分钟后开始起作用，可维持 4～6 小时。

【适应证】用于预防心绞痛的发作。

【用法用量】口服。每次 10～30mg，一日 3～4 次。

【不良反应】服后有时出现头痛、视力紊乱、昏睡、恶心。

【禁忌证】青光眼患者禁用。

【注意事项】低血压者慎用。

【制剂规格】片剂：每片 10mg。

硝酸甘油[药典（二）；基；医保（甲，乙）]

Nitfoglycerin

【药理作用】本品可直接松弛血管平滑肌特别是小血管平滑肌，使周围血管舒张，外周阻力减小，回心血量减少，心排出血量降低，心脏负荷减轻，心肌氧耗量减少，因而心绞痛得到缓解。此外尚能促进侧支循环的形成。对其他平滑肌也有松弛作用，尚可用于解除胆绞痛、幽门痉挛、肾绞痛等，但作用短暂，临床意义不大。

【适应证】用于防治心绞痛。

【用法用量】根据不同的临床需求，硝酸甘油可以通过舌下含服给药、黏膜给药、口服给药、透皮给药，或静脉途径给药。①用于治疗急性心绞痛：可给予硝酸甘油片舌下含服，舌下喷雾给药，或黏膜给药。片剂（每片 0.3～0.6mg）置于舌下。必要时可重复含服。喷雾给药，可每次将 0.4～0.8mg（1～2 揿）喷至舌下，然后闭嘴，必要时可喷 3 次。硝酸甘油贴膜片应置于上唇和齿龈之间，每次 1～2mg。②用于稳定型心绞痛的长期治疗：通常以透皮剂的形式给予。将膜敷贴于皮肤上，药物以恒速进入皮肤。作用时间长，几乎可达 24 小时。③用于控制性降压或治疗心力衰竭：静脉滴注，开始剂量按每分钟 5μg，可每 3～5 分钟增加 5μg 以达到满意效果。如在 20μg/min 时无效可以 10μg/min 递增，以后可 20μg/min，一旦有效则逐渐减小剂量和延长给药间期。

【不良反应】①常见的有：由直立性低血压引起的眩晕、头晕、昏厥、面颊和颈部潮红；严重时可出现持续的头痛、恶心、呕吐、心动过速、烦躁。皮疹、视力模糊、口干则少见。②过量时的临床表现，按发生率的高低，依次为：口唇指甲青紫、眩晕欲倒、头胀、气短、高度乏力、心跳快而弱、发热，甚至抽搐。

【禁忌证】低血压、青光眼、梗阻性心肌病患者禁用。

【注意事项】①初次用药可先含半片，以避免和减轻不良反应。②心绞痛发作频繁的患者，在大便前含服，可预防发作。③本品不可吞服。④长期连续服用可产生耐受性。

【制剂规格】片剂：每片 0.5mg。注射液：每支 1mg（1ml）；2mg（1ml）；5mg（1ml）；10mg（1ml）。缓释片：每片 2.5mg。喷雾剂：每揿剂量 48mg 含有 0.4mg 硝酸甘油。贴膜片：每贴 32mg。透皮贴膜剂：每贴 32mg。

硝酸异山梨酯 [药典（二）；基；医保（甲、乙）]

Isosorbide Dinitrate

【药理作用】本品作用与硝酸甘油相似，但较持久（能维持 4 小时以上），口服后 0.5 小时见效，含服 2～3 分钟见效。

【适应证】急性心绞痛发作的防治。

【用法用量】（1）口服：①片剂：急性心绞痛发作时缓解心绞痛，舌下给药，一次 5mg；预防心绞痛发作，一日 2～3 次，一次 5～10mg，一日 10～30mg；治疗心力衰竭，口服，6～8 小时一次，一次 5～20mg。②缓释片：一日 2 次，一次 1 片（20mg）。（2）静脉滴注：每小时 2mg，剂量须根据患者反应而调节，且必须密切监测患者脉搏、心率及血压。（3）喷雾吸入：一次 1.25～3.75mg。（4）外用：乳膏剂，宜自小剂量开始，逐渐增量。将乳膏按刻度挤出所需长度，均匀涂布于所给印有刻度的纸上，每格相当硝酸异山梨酯 0.2g，将纸面涂药区全部涂满，贴在左胸前区，一日一次（必要时 8 小时一次），可睡前贴用。

【不良反应】可有头痛反应，应由小剂量开始，以后逐渐增量。此外，尚可见面部潮红、灼热感、恶心、眩晕、出汗甚至虚脱等反应。偶发生皮疹，甚至剥脱性皮炎。

【禁忌证】青光眼患者禁用。

【注意事项】长期应用可发生耐受性；与其他硝酸酯类有交叉耐药性。

【制剂规格】片剂：每片 5mg；10mg。缓释片：每片 20mg；40mg。注射剂：每支 10mg（10ml）。喷雾剂：每瓶 250mg（200 次）。乳膏：每支 1.5g（10g）。

第 5 节　周围血管舒张药

法舒地尔 [药典（二）；医保（乙）]

Fasudil

【药理作用】本品为一种蛋白激酶抑制剂即细胞内钙通道阻滞剂。血管平滑肌的收缩是由于平滑肌细胞内钙离子浓度显著增高激活了关键酶的缘故。当钙离子达到一定浓度时，与钙离子结合蛋白钙调素结合，激活肌球蛋白轻链磷酸化酶，将肌球蛋白轻链磷酸化，引起肌肉收缩。蛛网膜下腔出血时，血管中释放出的各种血管收缩物质参与血管痉挛，最终通过肌球蛋白轻链磷酸化造成血管收缩。

【适应证】本品用于蛛网膜下腔出血后脑血管痉挛等引起的缺血性脑血管疾病症状的改善。

【用法用量】静脉滴注：成人每次 30mg 或 35mg，每日 2～3 次，用 50～100ml 的 0.9%氯化钠注射液或葡萄糖注射液稀释后静脉滴注，每次需 30 分钟。本品给药应在蛛网膜下腔出血术后早期开始，连用 2 周。

【不良反应】①由于本品使血管扩张，可引起低血压、颜面潮红、反射性心动过速及出血。②应用本品有时发生 ALT、AST 升高，有时出现皮疹、排尿困难或多尿、嗳气、呕吐，并可出现头痛、发热、意识水平下降和呼吸抑制等不良反应。

【禁忌证】正在出血的患者尤其是颅内出血的患者和低血压患者禁用。

【注意事项】①本品使用时，应密切注意临床症状及 CT 改变，若发现颅内出血，应立即停药并进行适当处理。②本品可引起低血压，应注意血压变化及给药剂量和速度。③下列情况使用本品应慎重：严重意识障碍患者，蛛网膜下腔出血合并重症脑血管损害者，如脑底异常血管网或巨大脑动脉瘤等患者。④老年患者应注意减量。⑤本品只可静脉滴注使用，不可脊髓腔内注入。

【制剂规格】盐酸法舒地尔注射液：每支 30mg（2ml）。注射用甲磺酸法舒地尔：每支 35mg。

西地那非

Sildenafil

【药理作用】本品作用机制在于选择性地抑制能特异降解环磷酸鸟苷（cGMP）的 5 型磷酸二酯酶（PDE5），因而可使 cGMP 水平增高，以致阴茎海绵体内平滑肌松弛，血液充盈，有利于勃起。

【适应证】用于治疗勃起功能障碍（ED）。

【用法用量】口服。一般剂量为 50mg，在性活动前约 1 小时（或 0.5～4 小时）服用。基于药效和耐受性，剂量可增至 100mg（最大推荐剂量）或降至 25mg。每日最多服用 1 次。

【不良反应】可出现头痛、面部潮红、消化不良、鼻塞及视觉异常等。视觉异常为轻度和一过性的，主要表现为视物色淡、光感增强或视物模糊。

【禁忌证】①对本品过敏者禁用。②服

用任何剂型硝酸酯类药物的患者，无论是规律或间断服用，均为禁忌证。

【注意事项】①在已有心血管危险因素存在时，用药后性活动有发生非致命性或致命性心脏事件的危险。在性活动开始时如出现心绞痛、头晕、恶心等症状，须终止性活动。②阴茎解剖畸形（如阴茎偏曲、海绵体纤维化、纤维新海绵体炎病），易引起阴茎异常勃起的疾病（如镰状细胞性贫血、多发性骨髓瘤、白血病）患者慎用。③有少量勃起时间延长（超过 4 小时）和异常勃起（痛性勃起超过 6 小时）的报道。如持续勃起超过 4 小时，应立即就诊。如异常勃起未得到即刻处理，阴茎组织可能受到损害并可能导致永久性勃起功能丧失。④年龄 65 岁以上、肝功能损害、重度肾功能损害者的起始剂量以 25mg 为宜。

【制剂规格】片剂：每片 25mg；50mg；100mg。

烟酸 [药典（二）；医保（乙）]

Nicotinic Acid

【药理作用】本品为 B 族维生素之一，与烟酰胺统称为“维生素 PP”，存在于肝脏、肉类、米糠、麦麸、酵母、番茄、鱼等，现多使用其人工合成品。烟酸在体内变为烟酰胺，后者是辅酶Ⅰ和辅酶Ⅱ的组成部分，参与体内生物氧化过程，缺乏时产生糙皮病，其症状包括皮炎、舌炎、食欲缺乏、烦躁失眠、感觉异常等。

【适应证】（1）片剂：用于预防和治疗烟酸缺乏症，如糙皮病。（2）注射剂：用于①预防和治疗维生素 PP 缺乏症。②扩张小血管。烟酸可缓解血管痉挛症状，改善局部供血。③缺血性心脏病。采用烟酸治疗心肌梗死和心绞痛，多数患者的心绞痛症状得到缓解。④降血脂。应用大剂量烟酸可降低血脂。

【用法用量】（1）口服：①成人，一次 50～100mg，一日 5 次，日剂量不超过 500mg。②儿童，一次 25～50mg，一日 2～3 次。用于降血脂，一日 3～6g，分 3～4 次于餐后服。（2）静脉注射或肌内注射：①成人肌内注射，一次 50～100mg，一日 5 次；静脉缓慢注射，一次 25～100mg，一日 2 次或多次。②小儿静脉缓慢注射，一次 25～100mg，一日 2 次。

【不良反应】有皮肤潮红、热感、痛痒，有时可引起荨麻疹、恶心、呕吐、心悸、轻度肝功能减退、视觉障碍。

【禁忌证】对本品过敏者及溃疡病患者禁用。

【注意事项】糖尿病、青光眼、痛风、高尿酸血症、肝病、溃疡病、低血压等患者慎用。症状消失后应停药。

【制剂规格】片剂：每片 50mg；100mg。注射剂：每支 50mg（1ml）；20mg（2ml）；100mg（2ml）；50mg（5ml）。

第 6 节　抗高血压药

阿利沙坦酯 [药典（二）；医保（乙）]

Allisartan Isoproxil

【药理作用】血管紧张素Ⅱ（AngⅡ）

是由血管紧张素Ⅰ（AngⅠ）经过血管紧张素转化酶（ACE，激肽酶Ⅱ）催化转化而成的，是肾素–血管紧张素系统（RAS）的关键性产物，在高血压的病理生理过程中起主要作用。阿利沙坦酯经酯酶代谢产生与氯沙坦钾经肝脏代谢产生相同的活性代谢产物E3174。E3174 能与 AT_1 受体选择性结合，阻断任何来源或任何途径合成的血管紧张素Ⅱ所产生的相应的生理作用。

【适应证】用于轻、中度原发性高血压的治疗。

【用法用量】对大多数患者，通常起始和维持剂量为一日一次 240mg，继续增加剂量不能进一步提高疗效。治疗 4 周可达到最大降压效果。食物会降低本品的吸收，建议不与食物同时服用。

【不良反应】主要不良反应为头痛、头晕、血脂升高、转氨酶升高、高胆固醇血症等，一般轻微且短暂，多数可自行缓解或对症处理后缓解。

【禁忌证】①对本品任何成分过敏者禁用。②妊娠中、末期及哺乳期妇女禁用。

【注意事项】①低钠和（或）血容量不足、肾动脉狭窄及肝、肾功能不全患者慎用。②不宜与食物同服以免影响吸收。③与其他抗高血压药一样，服用本品的患者在驾驶、操纵机器时应小心。④锂剂与本品合用，可引起可逆性的血锂水平升高，如需合用，则合用期间应监测血锂水平。⑤本品与引起血钾水平升高的药物（血管紧张素转化酶抑制剂、保钾利尿药、钾离子补充剂、含钾的盐替代品、环孢素 A 或其他药物如肝素钠）合用，可致血钾升高，建议监测血钾水平。⑥麻黄含有麻黄碱和伪麻黄碱，可降低抗高血压药的疗效，使用本品治疗的高血压患者应避免使用含麻黄的制剂。

【制剂规格】片剂：每片 80mg；240mg。

奥美沙坦酯 [医保（乙）]

Olmesartan Medoxomil

【药理作用】本品为前体药，在体内代谢成奥美沙坦，奥美沙坦为血管紧张素Ⅱ的 1 型受体（AT_1）的拮抗剂，选择性与 AT_1 受体结合后阻断血管紧张素Ⅱ的收缩血管作用。不影响缓激肽的作用。

【适应证】用于治疗高血压。

【用法用量】起始剂量 20mg，每日 1 次，2 周后如需进一步降低血压者，可增至 40mg，每日 1 次。可与其他利尿剂和抗高血压药合用。

【不良反应】较轻微且短暂，少见：头晕、背痛、腹泻。极少见：乏力、外周性水肿、消化不良、心动过速、关节及肌肉疼痛、皮疹。

【禁忌证】禁用于：①对本品任何成分过敏者。②妊娠中、末期和哺乳期妇女。

【注意事项】①不可将本品与阿利吉仑合用于糖尿病患者。②ACE 抑制剂可能使单侧或者双侧肾动脉狭窄患者的血肌酐或者血尿素氮（BUN）升高，还没有在此类患者中长期使用奥美沙坦酯的经验，但可能出现类似结果。

③在妊娠中、晚期，使用直接作用于 RAS 的药物，可降低胎儿肾功能，增加胎儿和新生儿的发病率和死亡率。一旦发现妊娠，应当尽快停止使用本品。④患者的低血压、血容量不足或者低钠患者（例如那些使用大剂量利尿剂治疗的患者），在首次服用奥美沙坦酯后可能会发生症状性低血压，必须在周密的医疗监护下使用本品治疗。如果发生低血压，患者应仰卧。⑤在肾功能依赖于肾素–血管紧张素–醛固酮系统活性的患者中（如严重的充血性心力衰竭患者），使用 ACE 抑制剂和 AT_1 受体拮抗剂，可能出现少尿和（或）进行性氮质血症、急性肾功能衰竭和（或）死亡（罕见）。在此类患者中使用奥美沙坦治疗预期也可能有类似的结果。

【制剂规格】片剂：每片 20mg；40mg。胶囊剂：每粒 20mg。奥美沙坦酯氢氯噻嗪片：奥美沙坦酯 20mg，氢氯噻嗪 12.5mg。奥美沙坦酯氨氯地平片：奥美沙坦酯 20mg，苯磺酸氨氯地平 5mg。

贝那普利 [医保（乙）]

Benazepril

【药理作用】本品为不含巯基的强效、长效血管紧张素转换酶抑制剂，在体内水解成有效活性的代谢产物贝那普利拉而起作用。其降压效果与卡托普利、依那普利相似。

【适应证】用于各型高血压和充血性心力衰竭患者。对正在服用地高辛和利尿药的充血性心力衰竭患者可使心排出血量增加，全身和肺血管阻力、平均动脉压、肺动脉压及右房压下降。

【用法用量】口服：用于降压，开始剂量一天 1 次 10mg，然后可根据病情渐增至一天 40mg，一次或分两次服用；严重肾功能不全者或心衰患者或服用利尿药的患者，初始剂量为一天 5mg；充血性心力衰竭患者，一天剂量为 2.5～20mg。

【不良反应】不良反应较少，少数患者可出现干咳、头痛、头晕、乏力、腹泻、皮疹、味觉消失、蛋白尿、白细胞减少、血管神经性水肿等。

【禁忌证】①已知对贝那普利、相关化合物或本品的任何辅料过敏者禁用。②由血管紧张素转换酶抑制剂引起或非血管紧张素转换酶抑制剂引起的血管性水肿病史者禁用。③妊娠期妇女不宜应用本品。④本品不得在开始沙库巴曲缬沙坦钠片（一种含有脑啡肽酶抑制作用的药物）治疗前 36 小时以及停止沙库巴曲缬沙坦钠片治疗之后 36 小时内服用。

【注意事项】肾动脉狭窄者、心衰、冠状动脉或脑动脉硬化者慎用。

【制剂规格】片剂：每片 5mg；10mg；20mg。

波生坦 [基]

Bosentan

【药理作用】本品为双重内皮素受体拮抗剂，对 ETA（内皮素受体 A）和 ETB（内皮素受体 B）均有亲和力。波生坦可降低肺血管和全身血管阻力，并且在不增加心率的情况下增加心脏输出量。波生坦与内皮素竞争性地结合ETA和ETB受体，它与ETA受体的亲和力稍高于与ETB受体的亲和力。

【适应证】本品适用于治疗WHO功能分级Ⅱ～Ⅳ级的肺动脉高压（PAH）的患者，以改善患者的运动能力和减少临床恶化。支持本品有效性的研究主要包括WHO功能分级Ⅱ～Ⅳ级的特发性或遗传性PAH（60%）、与结缔组织病相关的PAH（21%）及与左向右分流先天性心脏病相关的PAH（18%）。

【用法用量】本品的初始剂量为一天2次，一次62.5mg，持续4周，随后增加至推荐的维持剂量，一天2次，一次125mg。高于一天2次，一次125mg的剂量不会带来足以抵消肝毒性风险增加的额外益处。本品应在早、晚进食前或后服用。

【不良反应】①血液及淋巴系统疾病：贫血、血红蛋白降低、血小板减少、中性粒细胞减少、白细胞减少。②免疫系统疾病：过敏反应（皮炎、瘙痒、皮疹等）、血管性水肿。③神经系统疾病：头痛、晕厥。④心脏疾病：心悸。⑤血管疾病：面部潮红、低血压。⑥胃肠道疾病：胃食管反流疾病、腹泻。⑦肝胆疾病：肝功能异常、肝硬化、肝功能衰竭。⑧皮肤及皮下组织红斑。⑨全身性疾病及用药部位状况：水肿、体液潴留。

【禁忌证】以下患者禁用本品：①对波生坦及本品所含任何组分过敏者。②妊娠期妇女或者未采取充分避孕措施（至少采用2种可靠的避孕措施）的育龄期妇女。在动物中曾有胎仔畸形的报道。③中度或重度肝功能损伤患者和（或）肝脏转氨酶即天冬氨酸转氨酶（AST）和（或）丙氨酸转氨酶（ALT）的基线值高于正常值上限（ULN）3倍，尤其是总胆红素增加超过正常值上限2倍的患者。④合并使用环孢素A者。⑤合并使用格列本脲者。

【注意事项】肝功能：波生坦伴随可逆性、剂量相关的天冬氨酸转氨酶（AST）和丙氨酸转氨酶（ALT）增加，在某些病例中还伴随胆红素升高。肝酶升高通常在开始治疗前16周内出现，然后在数天至9周内恢复到治疗前水平，或者减少剂量或者停药后自动恢复。在治疗前需检测肝脏转氨酶水平，随后初12个月内每个月检测1次，以后4个月1次。

【制剂规格】普通片：每片62.5mg；125mg。分散片：每片32mg。

多沙唑嗪[药典（二）；医保（乙）]

Doxazosin

【药理作用】本品为选择性突触后α_1受体拮抗剂，其降压作用与哌唑嗪相似，但持续时间较长。还可降低血浆总胆固醇、低密度脂蛋白、极低密度脂蛋白及提高高密度脂蛋白。此外，实验表明，它能抑制去羟肾上腺素所致的前列腺组织痉挛，从而可以改善前列腺肥大患者的尿流动力学及临床症状。

【适应证】用于治疗高血压。

【用法用量】口服开始时，一日 1 次 0.5mg，根据情况可 1～2 周逐渐增加剂量至一日 2mg，然后再增量至一日 4～8mg。

【不良反应】与哌唑嗪同，但首剂效应较少。常见的不良反应为头痛、头晕、乏力、鼻塞等。

【禁忌证】严重肝、肾功能不全患者禁用。12 岁以下儿童及妊娠期、哺乳期妇女禁用。

【注意事项】可有嗜睡、眩晕、口干、腹胀，偶见粒细胞减少。不宜与利血平、帕吉林同用。

【制剂规格】片剂：每片 0.5mg；1mg；2mg；4mg；8mg。

厄贝沙坦 [药典（二）；医保（乙）]

Irbesartan

【药理作用】本品为血管紧张素Ⅱ受体拮抗剂，对 AT_1 受体产生不可逆的或非竞争性的抑制，因而减轻血管紧张素Ⅱ的缩血管和促增生作用，降压时对心率影响很小。

【适应证】用于治疗原发性高血压。

【用法用量】口服。（1）成人：每次 150mg，每日 1 次，对血压控制不佳者可增加至 300mg 或合用小剂量噻嗪类利尿药。（2）儿童：①6～12 岁：初始剂量 75mg，每日 1 次，必要时可增至 150mg，每日 1 次。②＞12 岁：初始剂量 150mg，每日 1 次，必要时可增至 300mg，每日 1 次。

【不良反应】头痛、头晕和疲倦，很少发生干咳，血红蛋白和血细胞比容轻度下降。

【禁忌证】糖尿病患者禁止同时服用本品与阿利吉仑；对厄贝沙坦或药品中其他任意组分存在超敏反应者禁用。

【注意事项】肾功能损害和心力衰竭患者可出现高钾血症。对进行血液透析和年龄超过 75 岁的患者，起始量可用 75mg。合用 ACEI 和保钾利尿药时，可使血钾升高。

【制剂规格】片剂：每片 75mg；150mg；300mg。分散片：每片 75mg；0.15g。胶囊剂：每粒 75mg；150mg。

厄贝沙坦氢氯噻嗪 [医保（乙）]

Irbesartan and Hydrochlorothiazide

【药理作用】本品为一种血管紧张素Ⅱ受体拮抗剂即厄贝沙坦和噻嗪类利尿剂氢氯噻嗪组成的复方药。该复方具有降血压协同作用，比其中任何单一药物成分的降压作用都更有效。厄贝沙坦是为血管紧张素Ⅱ受体拮抗剂，对 AT_1 受体产生不可逆的或非竞争性的抑制，因而减轻血管紧张素Ⅱ的缩血管和促增生作用，降压时对心率影响很小。氢氯噻嗪是一种噻嗪类利尿剂。噻嗪类利尿剂降压机制还没有完全明确。它能影响肾小管对电解质的重吸收机制，直接增加钠和氯的排泄（大致等量）。氢氯噻嗪减少血液容量，增加血浆肾素活性，增加醛固酮的分泌从而增加尿液中钾和碳酸氢盐的排泄和减低血清中钾的水平。联合使用厄贝沙坦能通过阻断肾素－血管紧张素－醛固酮系统，逆转与利尿剂有关的钾的丢失。

【适应证】用于治疗原发性高血压。该固定剂量复方用于治疗单用厄贝沙坦或氢氯噻嗪不能有效控制血压的患者。

【用法用量】口服。空腹或进餐时服用，每次 1～2 片，每日 1 次。用于治疗单用厄贝沙坦或氢氯噻嗪不能有效控制血压的患者。推荐患者对单一成分（即厄贝沙坦或氢氯噻嗪）进行调整后，用复方进行替代。不推荐使用每日 1 次剂量大于厄贝沙坦 300mg 或氢氯噻嗪 25mg。必要时，本品可以合用其他降血压药物。

【不良反应】①常见眩晕、恶心、呕吐、排尿异常、疲劳；实验室参数 BUN（尿素氮）、肌酐和肌酸激酶增加。②偶见体位性眩晕、高血压、水肿、晕厥、心动过速、脸红、腹泻、口干、四肢远端水肿、肌肉或骨骼疼痛、皮疹、性欲改变、性功能障碍、虚弱；实验室参数血清钾、钠水平降低。③罕见皮疹、荨麻疹、血管神经性水肿等高敏感性反应。

【禁忌证】①禁用于妊娠第 4 至第 9 个月的妇女。如果被诊断为妊娠，尽早停用本品，如果由于疏忽治疗了较长时间，应超声检查胎儿头颅和肾功能。②由于对婴儿的潜在不良反应，禁用于哺乳期妇女。③已知对本品活性成分或其中的任何赋形剂成分过敏或对其他磺胺衍生物过敏者（氢氯噻嗪是一种磺胺衍生物）。④下列禁忌证和氢氯噻嗪有关：严重的肾功能损害（肌酐清除率＜30ml/min）；顽固性低钾血症，高钙血症；严重肝功能损害，胆汁性肝硬化和胆汁淤积。

【注意事项】①一般注意事项：对于那些血管张力和肾功能主要依赖肾素－血管紧张素－醛固酮系统活性的患者（如严重充血性心力衰竭患者或者肾脏疾病患者包括肾动脉狭窄），使用血管紧张素转换酶抑制剂或血管紧张素Ⅱ受体拮抗剂治疗时，可能出现急性低血压、氮质血症、少尿、或少见的急性肾功能衰竭和（或）死亡。②胎儿或新生儿发病和死亡：如果在治疗期间发现妊娠，必须尽快停止本品治疗。氢氯噻嗪可通过胎盘屏障，并出现在脐带血中。孕期使用氢氯噻嗪增高胎儿或新生儿黄疸、血小板减少的风险，并且可能与其他发生在成人中的不良反应相关。③低血压－血容量不足：本复方在没有其他诱发低血压危险因素的高血压患者使用，很少和症状性低血压相关。对由于使用强效利尿剂而使血容量和钠不足、饮食中严格限制盐，以及腹泻呕吐的患者可能会发生症状性低血压。在用本复方治疗之前应纠正这些情况。噻嗪类可能增强其他降压药的作用。④肾动脉狭窄－肾血管性高血压：存在双侧肾动脉狭窄或单个功能肾的动脉发生狭窄的患者，使用影响肾素－血管紧张素－醛固酮系统的药物时，有过血肌酐和或尿素氮水平增高的报道。⑤肾功能损害和肾脏移植：严重肾功能不全（肌酐清除率<30ml/min）的患者不应使用本品。轻、中度肾功能损害的患者（肌酐清除率≥30ml/min但<60ml/min），不需要调整药物剂量。但应该谨慎使用本复方。在肾功能损害的患者中可能发生与噻嗪类利尿剂有关的氮质血症。当肾功能损害的患者使用本品时，要对血清钾、肌酐和尿酸定期监测。使用肾素－血管紧张素－醛固酮系统抑制剂的治疗之后，敏感患者的肾功能会出现改变。在肾功能主要依赖于肾素－血管紧张素－醛固酮系统活性的患者中（例如有严重充血性心力衰竭或肾功能障碍的患者），使用血管紧张素转化酶（ACE）抑制剂会导致少尿和（或）进行性氮质血症，罕见情况下会出现急性肾衰竭和（或）死亡。⑥肝功能损害：在肝功能损害的患者由于较小的体液和电解质平衡改变可能促发肝昏迷，因此这类患者使用噻嗪类利尿剂时应慎重。没有肝功能损害的患者使用本复方的经验。⑦主动脉和二尖瓣狭窄，肥厚梗阻性心肌病：就如使用其他的血管扩张剂，主动脉和二尖瓣狭窄及肥厚梗阻性心肌病患者使用本品时应慎重。⑧原发性醛固酮增多症；患者通常对抑制肾素－血管紧张素系统的抗高血压药物没有反应，因此不推荐这些患者使用本品。⑨代谢和内分泌效应：噻嗪类利尿剂治疗可能降低葡萄糖耐量。糖尿病患者可能需要调整胰岛素和口服降糖药的剂量。在噻嗪类利尿剂治疗时，隐性糖尿病可能出现症状。胆固醇和甘油三酯水平的升高与噻嗪类利尿剂治疗有关。然而在复方中所含的剂量12.5mg，该作用很小或不存在。在某些接受噻嗪类利尿剂治疗的患者中可能发生高尿酸血症，甚至促发痛风。⑩电解质紊乱：如同任何接受利尿剂治疗的患者那样，应定期进行血清电解质的测定。噻嗪类利尿剂包括氢氯噻嗪，能引起体液或电解质的紊乱（低钾血症，低钠血症和低氯性碱中毒）。体液或电解质紊乱的体征为口干、渴感、虚弱、昏睡、嗜睡、烦躁、肌肉痉挛和疼痛、肌肉疲乏、低血压、少尿、心动过速和胃肠功能紊乱（如恶心或呕吐）。

【制剂规格】片剂、分散片、胶囊剂：每片（粒）含厄贝沙坦150mg，氢氯噻嗪12.5mg。

胍乙啶[药典（二）]

Guanethidine

【药理作用】本品选择性作用于交感神经节后肾上腺素能神经末梢，促使在神经末梢储藏的去甲肾上腺素缓慢地被其所取代而释出，从而使神经末梢和组织中应有的去甲肾上腺素耗竭缺失。本品还能阻止神经刺激时去甲肾上腺素的正常释放，最终使血管收缩作用减弱，尤其在体位改变时交感神经反应迟钝，应有的兴奋减弱，从而降低血压。另外，本品还可抑制房水生成，增加流出的通畅性，从而降低眼内压。

【适应证】用于治疗高血压，不用做一线用药。常在其他降压药疗效不满意时采用，或与其他药物合用。

【用法用量】口服。开始一日 10mg，以后视病情每隔 5～7 日递增 10mg，分次服用，一般一日不超过 100mg。

【不良反应】直立性低血压、乏力、倦怠、呕吐、腹泻、心动过缓、呼吸困难、鼻塞、口干、阳痿、小便失禁、皮炎等。

【禁忌证】充血性心力衰竭、高血压危象及嗜铬细胞瘤患者禁用。

【注意事项】①患者对本品的反应个体差异较大，剂量应视具体情况而定。②本品的降压作用在立位时更显著，故宜在仰卧位、起立后 10 分钟及运动后测血压各 1 次。③由于本品半衰期较长，长期应用有蓄积作用，故初始剂量宜小，随后逐渐增加。门诊患者递增剂量至少隔 5～7 日 1 次，剂量逐渐增至立位时舒张压不再降低为止。④长期应用本品，因体液潴留、血容量增加而发生耐药性，降压作用减弱，此时宜加用利尿药。⑤停用本品 48～72 小时后方可进行手术。

【制剂规格】片剂：每片 10mg；25mg。

甲基多巴 [药典（二）；医保（乙）]

Methyldopa

【药理作用】本品激动血管运动中枢的α受体而抑制外周交感神经而降压。

【适应证】用于治疗中、重度恶性高血压。

【用法用量】成人：一次 250mg，一日 3 次。儿童：①1 个月～12 岁：初始剂量一次 2.5mg/kg，一日 3 次，最大剂量一日 65mg/kg（一日不超过 3g）。②13～18 岁：初始剂量 250mg，一日 2～3 次，最大剂量一日 3g。

【不良反应】（1）常见不良反应：①神经系统：衰弱、头晕（15%）、头痛（9%）、镇静。②生殖系统：射精障碍（7%～19%）、勃起功能障碍（14%～36%），性欲降低（7%～14%）。③其他：药物引起的高热。（2）严重不良反应：①心血管系统：充血性心力衰竭、心脏传导阻滞。②胃肠道：结肠炎、胰腺炎。③血液系统：再生障碍性贫血、骨髓抑制、溶血性贫血（低于 1%～5%）、白细胞减少症、恶性淋巴瘤、中性粒细胞减少症、血小板减少症。④肝脏：肝脏毒性、黄疸、肝功能检查异常。⑤免疫系统：系统性红斑狼疮。⑥神经系统：帕金森病。

【禁忌证】过敏体质者禁用。

【注意事项】可有嗜睡、眩晕、口干、腹胀，偶见粒细胞减少。不宜与利血平、帕吉林同用。

【制剂规格】片剂：每片 250mg。

肼屈嗪 [药典（二）；医保（乙）]

Hydralazine

【药理作用】本品具有中等强度的降血压作用，其特点为：舒张压下降较显著，并能增加肾血流量。其降压作用于用药后 30～40 分钟开始出现。降压作用主要是使小动脉扩张，外周总阻力降低，以致血压下降。

【适应证】现多用于肾性高血压及舒张压较高的患者。单独使用效果不甚好，且易引起不良反应，故多与利血平、氢氯噻嗪、胍乙啶或普萘洛尔合用以增加疗效。

【用法用量】（1）成人：口服或静脉注射、肌内注射。一般开始时用小量，一次 10mg，一日 3～4 次，用药 2～4 日。以后用量逐渐增加。维持量，一次 50mg，一日 4 次。（2）儿童：《中国国家处方集　化学药品与生物制品卷　儿童版》推荐：口服。①新生儿一次 0.25～0.5mg/kg，每 8～12 小时给药一次，如有必要最大剂量可增加至一次 2～3mg/kg，每 8 小时给药一次。②1 个月～12 岁：一次 0.25～0.5mg/kg，每 8～12 小时给药一次，如有必要最大剂量可增加至一日 7.5mg/kg（一日不超过 200mg）。③＞12 岁：一次 25mg，一日 2 次，通常增加至一次 50～100mg，一日 2 次。

【不良反应】服后可出现耐药性及头痛、心悸、恶心等不良反应。本品长期大剂量使用，可引起类风湿关节炎和系统性红斑狼疮样反应。

【禁忌证】有主动脉瘤、脑中风、严重肾功能障碍患者应视为禁忌证。

【注意事项】冠心病、脑动脉硬化、心动过速及心功能不全患者慎用。

【制剂规格】片剂：每片 10mg；25mg；50mg。缓释片：每片 50mg。注射液：每支 20mg（1ml）。

卡托普利 [药典（二）；基；医保（甲）]

Captopril

【药理作用】本品为血管紧张素转换酶（ACE）抑制剂，对多种类型高血压均有明显降压作用，并能改善充血性心力衰竭患者的心脏功能。对不同肾素分型高血压患者的降压作用以高肾素和正常肾素两型最为显著；对低肾素型在加用利尿剂后降压作用亦明显。其降压机制为抑制血管紧张素转换酶活性、降低血管紧张素Ⅱ水平、舒张小动脉等。

【适应证】用于治疗各种类型高血压，特别是常规疗法无效的严重高血压。由于本品通过降低血浆血管紧张素Ⅱ和醛固酮水平而使心脏前、后负荷减轻，故可用于顽固性慢性心力衰竭，对洋地黄、利尿剂和血管扩张剂无效的心力衰竭患者也有效。

【用法用量】口服。（1）成人：一次 25～50mg，一日 75～150mg。开始时一次 25mg，一日 3 次（饭前服用）；渐增至一次 50mg，一日 3 次。一日最大剂量为 450mg。（2）儿童：①1 个月～12 岁，0.1～0.3mg/kg，一日 2～3 次，最大剂量 6mg/kg，分 3 次服。②＞12 岁，试验剂量为 0.1mg/kg 或 6.25mg，如果耐受，一次 12.5～25mg，一日 2～3 次，最大剂量一日 150mg，分次口服。

【不良反应】常见有皮疹、瘙痒、味觉障碍。个别有蛋白尿、粒细胞缺乏症、中性粒细胞减少，但减量或停药后可消失或避免。约 20%患者发生持续性干咳。

【禁忌证】过敏体质者禁用。

【注意事项】肾功能不全患者慎用。

【制剂规格】片剂：每片 12.5mg；25mg；50mg；100mg。胶囊剂：每粒 25mg。滴丸剂：每粒 6.25mg。

坎地沙坦[药典（二）；医保（乙）]

Candesartan

【药理作用】本品常用其酯（candesartan cilexetil），口服后吸收过程中分解为有活性的坎地沙坦。为长效 AT_1 受体拮抗剂，具有选择性高、强效的特点，作用可维持 24 小时以上，除降压外，长期应用还可逆转左心室肥厚，对肾脏也有保护功能。

【适应证】用于治疗高血压。

【用法用量】口服。一次 8～16mg，一日 1 次。也可与氨氯地平、氢氯噻嗪合用。中、重度肝、肾功能不全患者应适当调整剂量。

【不良反应】不良反应较少，有头疼、眩晕、疲乏等。

【禁忌证】在糖尿病患者中与阿利吉仑同时用药，对坎地沙坦过敏者。

【注意事项】钠和血容量不足、肾动脉狭窄和肝、肾功能不全患者慎用。

【制剂规格】片剂：每片 2mg；4mg；8mg；12mg；16mg。胶囊剂：每粒 4mg；8mg；12mg。

可乐定[药典（二）；医保（乙）]

Clonidine

【药理作用】本品为激动延髓腹外侧核吻侧端的 I_1 咪唑啉受体，使外周交感神经的功能降低，从而引起降压。对多数高血压有效，对原发性高血压疗效较好。在降压明显时不出现直立性低血压。与利尿剂（如氢氯噻嗪）或其他抗高血压药（如利血平）合用，比单服本品疗效有明显提高。

【适应证】用于高血压的治疗。

【用法用量】（1）成人：①口服：常用量，一次服 0.075～0.15mg，一日 3 次。可逐渐增加剂量，通常维持剂量为一日 0.2～0.8mg。极量，一次 0.6mg。②缓慢静脉注射：一次 0.15～0.3mg，加于 5%葡萄糖注射液 20～40ml 中（多用于三期高血压及其他危重高血压）注射。（2）儿童（2～18 岁严重高血压儿童）：①口服：初始剂量 0.5～1μg/kg，一日 3 次，最大剂量一日 25μg/kg，分次服用。一日最大不超过 1.2mg。②缓慢静脉注射：2～6μg/kg（最大剂量 300μg），以氯化钠注射液或者 5%葡萄糖注射液稀释后静脉注射至少 10～15 分钟。③外用：贴于上胸部无毛完好皮肤上。轻度首次应贴 1 片，中重度首次贴 2 片。用药后四周内为剂量调整期，每周进行一次调整，疗效不佳时可增加 1 片，最大剂量为同时贴用 3 片。

【不良反应】①多为口干、便秘、嗜睡、乏力、心动徐缓，少数患者出现头晕、头痛、恶心、便秘、食欲缺乏等，男性偶有阳痿主诉，停药后很快消失，多不影响治疗。②有水钠潴留现象，长期使用须同时并用利尿剂。

【禁忌证】对可乐定过敏反应者禁用。

【注意事项】不可突然停药（尤其是一日大于 1.2mg 时），以免引起交感神经亢进的撤药症状。

【制剂规格】片剂：每片 0.075mg；0.1mg。贴片剂：每片 2mg。注射液：每支 0.15mg（1ml）。

喹那普利[药典（二）]

Quinapril

【药理作用】本品为长效 ACE 抑制药。口服后，在肝脏水解为活性代谢产物喹那普利拉。后者通过抑制 ACE，阻止血管紧张素转换为血管紧张素Ⅱ，从而使血管紧张素Ⅱ介导的血管收缩作用减弱，降低动脉血管阻力；同时抑制醛固酮的合成，减少醛固酮所产生的水钠潴留，使血压下降。此外，由于本品具有降低周围血管阻力的作用，故对充血性心力衰竭有效，是治疗心力衰竭的主要辅助药（除洋地黄及利尿药外）。

【适应证】①用于治疗高血压。②用于充血性心力衰竭。

【用法用量】①高血压，口服：推荐起始剂量为一次 10mg，一日 1 次，如未达到理想的降压效果，可增至一日 20～30mg，最大剂量为一日 40mg，单次或分 2 次给药。维持剂量为一日 10mg。本品增量时通常需间隔 1～2 周。②充血性心力衰竭，口服：在使用利尿药、强心苷治疗基础上，推荐本品起始剂量为一日 5mg，可逐渐增量至一次 10～20mg，一日 2 次。

【不良反应】①常见不良反应为：干咳、头痛、眩晕、疲劳和感觉异常。②其他不良反应有：恶心、呕吐、消化不良、腹泻、低血压、皮疹、水肿和瘙痒。偶有血肌酐及血 BUN 升高。

【禁忌证】禁用于：①对本品或相关成分过敏者。②既往应用某种 ACEI 治疗时曾出现血管神经性水肿者。③妊娠期妇女。

【注意事项】①首剂低血压反应。对服用利尿剂、长期限盐、有腹泻或呕吐症状，而使血容量不足的患者，有可能发生有症状的低血压。②主动脉瓣狭窄及肥厚型心肌病患者应慎用本品。③肾功能不全的患者要减少剂量或用药次数，并且要注意尿素氮、血肌酐和血钾的变化。④对血管紧张素转换酶抑制剂过敏者发生过敏及血管神经性水肿，应停药，一般不需特殊治疗，如发生在咽喉部，因可引起气道阻塞，除应立即停药外，应立即给予必要的治疗。

【制剂规格】片剂：每片 5mg；10mg；20mg。

赖诺普利[药典（二）；基；医保（乙）]

Lisinopril

【药理作用】本品具强力血管紧张素转换酶抑制作用，为竞争性的血管紧张素转换酶抑制剂，使血管紧张素Ⅰ不能转换为血管紧张素Ⅱ，减少醛固酮分泌，升高血浆肾素活性，同时还抑制缓激肽的降解，降低血管阻力。

赖诺普利主要通过抑制肾素–血管紧张素–醛固酮系统降低血压，同时赖诺普利亦对低肾素性高血压有降压作用。

【适应证】①用于治疗原发性高血压及肾血管性高血压。可单独服用或与其他降压药合用。②可与洋地黄或利尿剂相配合作为充血性心力衰竭的辅助治疗。③用于治疗急性心肌梗死后24小时内血流动力学稳定的患者，能预防左心室功能不全或心力衰竭的发展并提高生存率。患者在合适的条件下应接受常规推荐的治疗如抗栓剂、阿司匹林以及β受体拮抗剂。

【用法用量】口服：①原发性高血压：初始剂量每日10mg，维持剂量每日20mg，每日1次，后视血压情况调整。最大剂量每日80mg。②肾血管性高血压：初始剂量为2.5mg或5mg，根据血压情况再调整。③充血性心力衰竭：配合洋地黄和利尿剂治疗的辅助方法，起始剂量为每日2.5mg，每日1次。一般有效剂量范围是每日5～20mg，每日1次。④急性心肌梗死：可24小时内应用。首剂5mg口服，24小时后及48小时后再分别给予5mg、10mg口服，随后每日10mg。⑤低收缩压的患者（收缩压为120mmHg或以下）或梗死后三天内的患者应给予较低剂量，2.5mg口服。如果发生低血压（收缩压低于或等于100mmHg），每日5mg维持量可在必要时临时降至2.5mg。如果低血压持续存在（收缩压低于90mmHg持续一小时以上），应停止使用。

【不良反应】①少见的不良反应有咳嗽、恶心、疲乏、嗜睡、头痛、眩晕。②罕见皮疹、瘙痒、出汗、支气管痉挛、腹泻、腹痛、口干、肝炎、黄疸、胰腺炎、尿毒症、急性肾衰竭、精神紊乱、感觉异常、血管性水肿、心悸、心动过速、胸闷、低血压、血管炎、肌痛等。

【禁忌证】对本品过敏者或曾使用ACE抑制剂治疗而引起血管神经性水肿的患者、高钾血症患者禁用。

【注意事项】①妊娠期间不推荐使用赖诺普利，如发现妊娠应尽快停用。哺乳期妇女慎用。②对充血性心力衰竭患者，用ACE抑制剂后产生的低血压可导致肾功能损害进一步加重。

【制剂规格】片剂：每片5mg；10mg；20mg。胶囊剂：每粒5mg；10mg。

雷米普利[药典（二），医保（乙）]

Ramipril

【药理作用】本品为含羧基类ACEI，有强效、长效、前体药特点，抗ACE活性比依那普利强10倍；其有效代谢产物为雷米普利拉。

【适应证】①用于原发性高血压。②急性心肌梗死（2～9天）后出现的轻到中度心力衰竭（NYHA Ⅱ和Ⅲ）。③非糖尿病肾病患者[肌酐清除率＜70ml/(min·1.73m^2)，尿蛋白＞每日1g]，尤其是伴有动脉高血压的患者。

【用法用量】口服。①高血压：开始时每次2.5mg，每日1次，根据患者的反应，酌情间隔2～3周后药量加倍。一般维持量为每日 2.5～5mg，最大剂量为每日 10mg。肾功能不全时，初始剂量通常减半，每次 1.25mg，每日 1 次，每日最大剂量为 5mg。②充血性心力衰竭：初始剂量每次 1.25mg，每日 1 次。酌情 1～2 周后加倍。如每日需服 2.5mg 或更大剂量，可以一次服用或分两次服用。最大剂量为每日 10mg。肾功能不全者，剂量减半。③心肌梗死：最初剂量为每次 2.5mg，每日 2 次。如患者不能耐受，可以减半服用 2 天，再酌情增加。肾功能不全患者初始剂量为 1.25mg，每日剂量不得超过 2.5～5mg；慢性充血性心力衰竭、肝功能损伤患者用药剂量参照初始剂量使用。

【不良反应】①皮肤系统：偶见皮疹、瘙痒。②消化系统：偶尔出现恶心、味觉障碍。③血液系统：偶尔出现血管神经性水肿。④神经系统：偶尔出现头晕头痛。⑤其他：可能出现乏力、咳嗽。

【禁忌证】严重过敏样反应、血管神经性水肿病史、肾动脉狭窄、原发性醛固酮增多症、妊娠期或哺乳期妇女、持续的低血压、直立性低血压、严重心衰、不稳定型心绞痛致命的室性心律失常、肺源性心脏病患者禁用。

【注意事项】①妊娠期间及低血压特殊风险的患者应尽量减少使用血管紧张素转换酶抑制剂。②手术患者建议在术前一天停用血管紧张素转换酶抑制剂。③治疗前及治疗期间应对肾功能及血清钾、钠进行监测，根据肾功能调整药物剂量。④首次给药或剂量增加后的数小时内，建议不要驾驶或操纵机器，一些头晕等血压降低的症状可能损害患者注意力和反应能力。

【制剂规格】片剂：每片 1.25mg；2.5mg；5mg。

利血平[药典（二）；医保（甲）]

Reserpine

【药理作用】本品兼有降血压作用及安定作用、能降低血压、减慢心率，对精神病性躁狂症状有安定之效。一方面能使交感神经末梢囊泡内的神经递质（去甲肾上腺素）释放增加，另一方面阻止它再摄入囊泡。因此，囊泡内的神经递质逐渐减少或耗竭，使交感神经冲动的传导受阻，因而表现出降压作用。其降压作用的特点为缓慢、温和而持久。服药后 2～3 日至 1 周，血压缓缓下降，数周后达到最低点。停药后血压在 2～6 周内回升。

【适应证】对于轻度至中度的早期高血压，疗效显著（精神紧张病例疗效尤好），长期应用小量，可将多数患者的血压稳定于正常范围内，但对严重和晚期病例，单用本品疗效较差，常与肼屈嗪、氢氯噻嗪等合用，以增加疗效。

【用法用量】作为抗高血压药，每日口服 0.25～0.5mg，一次顿服或分 3 次服。如长期应用，须酌减剂量只求维持药效即可。作为安定药，每日量 0.5～5mg。亦可肌内注射或静脉注射。儿童：①口服：每日 0.005～0.02mg/kg，分 1～

2次口服，最大每日0.25mg。②肌内注射：每次0.07mg/kg，最大量1.25mg，每日1～2次。

【不良反应】大剂量可引起震颤麻痹。长期应用则能引起精神抑郁症。胃及十二指肠患者用本品后可能引起出血，妊娠期应用可增加胎儿呼吸系统合并症。

【禁忌证】哮喘、胆结石病史、消化性溃疡病史、溃疡性结肠炎病史者禁用。

【注意事项】如用药久不见效，则宜与其他抗高血压药如氢氯噻嗪、肼屈嗪等合用，而不可增加本品剂量，因增加剂量并不能增加疗效，且每日量超过0.5mg时，可增强不良反应，如鼻塞、嗜睡、腹泻等。

【制剂规格】片剂：每片0.25mg。注射液：每支1mg（1ml）。

复方利血平氨苯蝶啶[药典（二）；医保（甲）]

Compound Reserpine and Triamterene

【药理作用】氢氯噻嗪和氨苯蝶啶为利尿药，可减少水钠潴留，使血容量降低，循环血量减少，起到降压作用。同时由于排钠能使血管壁钠离子浓度降低，使血管对儿茶酚胺类药及血管紧张素的反应性减弱，因此能增加基础降压药的降压效果，起到协同作用。氢氯噻嗪与氨苯蝶啶合用能增强利尿作用，各自剂量减少，并互相拮抗副作用。氢氯噻嗪作用于远曲小管及髓袢升支皮质部，抑制钠离子的重吸收，使大量钠离子到达远曲肾小管和集合管，而起利尿作用。氨苯蝶啶为保钾型利尿药，有较弱的利尿作用，并可缓解氢氯噻嗪引起的低钾血症。硫酸双肼屈嗪和利血平是降压药，扩张细小动脉而使血压下降。利血平能使交感神经节后纤维末梢贮存的传导介质去甲肾上腺素减少乃至耗竭，产生抑制去甲肾上腺素能神经作用，血压下降。这两种药物合用，降压效果有协同作用。

【适应证】用于治疗轻、中度高血压，对重度高血压需与其他降压药合用。

【用法用量】口服。常用量：一次1片，一日1次。维持量：一次1片，二至三日1次。

【不良反应】偶引起恶心、头胀、乏力、鼻塞、嗜睡等，减少用量或停药后即可消失。

【禁忌证】对本品过敏者禁用。活动性溃疡、溃疡性结肠炎、抑郁症、严重肾功能障碍者禁用。妊娠期及哺乳期妇女禁用。

【注意事项】下列情况慎用：胃与十二指肠溃疡患者；高尿酸血症或有痛风病史者；心律失常和有心肌梗死病史患者；运动员慎用。

【制剂规格】片剂：每片含氢氯噻嗪12.5mg、氨苯蝶啶12.5mg、硫酸双肼屈嗪12.5mg、利血平0.1mg。

氯沙坦[药典（二），医保（乙）]

Losartan

【药理作用】本品能特异性的拮抗血管紧张素Ⅱ（AngⅡ）受体 AT_1，阻断了循环和局部组织中 AngⅡ所致的动脉血管收缩、交感神经兴奋和压力感受器敏感性增加等效应，强力和持续性降低血压，使收缩压和舒张压下降。尚可减轻左心室肥厚，抑制心肌细胞增生，延迟或逆转心肌重构，改善左心室功能。对血糖、血脂代谢无不利影响。

【适应证】①治疗原发性高血压。②能改善心力衰竭，防治高血压并发的血管壁增厚和心肌肥厚。③具有肾脏保护作用，增加肾血流量、肾小球滤过率，增加尿液和尿钠、尿酸的排出。④可减少肾上腺醛固酮和肾上腺素的分泌。

【用法用量】口服。①脑血管意外伴左心室肥大的高血压患者，预防糖尿病肾病：起始剂量每日 50mg，维持剂量每日 100mg。②心功能不全：起始剂量每日 50mg，维持剂量每日 100mg。③高血压：成人，起始剂量每日 50mg，维持剂量每日 25～100mg 或每日 2 次；6 岁及以上儿童，每日 0.7mg/kg，最大剂量每日 50mg。

【不良反应】①过敏反应：血管性水肿。②胃肠道反应：肝功能异常。③血液系统：贫血。④肌肉骨骼系统：肌痛。⑤神经/精神系统：偏头痛。⑥呼吸系统：咳嗽。⑦皮肤：荨麻疹，瘙痒。

【禁忌证】对本品过敏者禁用，妊娠期妇女禁用。

【注意事项】①对于血容量耗竭患者在开始应用本品之后可能出现低血压症状，应考虑减少剂量或在应用本品前改善症状。②药代动力学资料表明，肝硬化患者氯沙坦的血浆浓度明显增加，故对有肝功能损害病史的患者应该考虑使用较低剂量，由于抑制了肾素–血管紧张素系统，已有关于敏感个体出现包括肾衰在内的肾功能的变化的报道；停止治疗后，这些肾功能的变化可以恢复。

【制剂规格】片剂：每片 50mg；100mg。胶囊剂：每粒 50mg；100mg。

氯沙坦钾氢氯噻嗪 [医保（乙）]

Losartan Potassium and Hydrochlorothiazide

【药理作用】本品为第一个血管紧张素Ⅱ受体（AT_1）拮抗剂和利尿剂的复方制剂。本品的成分对降低血压有相加作用，与单独使用其中任一成分相比，本品降低血压的幅度更大。这两种成分具有协同作用。而且，作为利尿作用的结果，氢氯噻嗪增加血浆肾素活性、增加醛固酮分泌、降低血钾、增加血管紧张素Ⅱ水平。服用氯沙坦可阻断所有与血管紧张素Ⅱ有关的生理作用，并通过抑制醛固酮而减少与利尿剂相关的钾丢失。氯沙坦有轻微和短暂的促尿酸作用。氢氯噻嗪可引起尿酸中度升高，联合使用氯沙坦和氢氯噻嗪可减轻利尿剂所致的高尿酸血症。氯沙坦和氢氯噻嗪合用时抗高血压作用相加。

【适应证】用于治疗高血压，适用于联合用药治疗的患者。

【用法用量】口服：常用的本品起始剂

量和维持剂量是每日一次，每次一片氯沙坦钾氢氯噻嗪片（50mg+12.5mg）。对反应不足的患者，剂量可增加至每日一次，每次两片氯沙坦钾氢氯噻嗪片（50mg+12.5mg）或一片氯沙坦钾氢氯噻嗪片（100mg+25mg），且此剂量为每日最大服用剂量。通常，在开始治疗 3 周内获得抗高血压效果。老年高血压患者，不需要调整起始剂量，但氯沙坦钾氢氯噻嗪片（100mg+25mg）不应作为老年患者的起始治疗。本品可和其他抗高血压药物联合使用。可与食物同服或单独服用。

【不良反应】①本品耐受性良好，绝大多数不良反应轻微和短暂，不需要中断治疗。②最常见头晕、虚弱或疲劳和眩晕。③其他：血小板减少、贫血、再生障碍性贫血、溶血性贫血、白细胞减少、粒细胞缺乏症、血管性水肿、厌食、高血糖、高尿酸血症、电解质失调、失眠、不安、味觉障碍、头痛、偏头痛、黄视症、心悸、剂量有关的体位性低血压、坏死性血管炎、消化不良、腹痛、消化道刺激、咳嗽、鼻充血、上呼吸道感染、肝炎、黄疸、皮疹、瘙痒、紫癜、荨麻疹、肌肉痛性痉挛、肌痛、关节痛、肾功能障碍、间质性肾炎、肾衰竭、勃起障碍、胸痛、肝功能异常。

【禁忌证】①对本产品任何成分过敏的患者。②无尿患者。③对其他磺胺类药物过敏的患者。④糖尿病患者不应联合使用本品与阿利吉仑。

【注意事项】①过敏反应：血管性水肿。②肝功能不全或严重肾功能不全（肌酐清除率≤30ml/min）的患者不建议使用本品。③氯沙坦：肾功能不全。抑制肾素–血管紧张素系统可导致肾功能的变化。双侧或单侧肾动脉狭窄或独肾的肾动脉狭窄的患者，使用影响肾素–血管紧张素系统的其他药物可以引起血浆中尿素和肌酐升高。④氢氯噻嗪：低血压和电解质失衡；对代谢和内分泌的影响；胆固醇和甘油三酯升高可能与噻嗪类利尿剂治疗有关。噻嗪类药物治疗可能促发某些患者的高尿酸血症和（或）痛风。因为氯沙坦能降低尿酸，氯沙坦钾和氢氯噻嗪联合使用可以减轻利尿剂所致的高尿酸血症。无论患者有无过敏或支气管哮喘的病史，服用噻嗪类药物都可能发生过敏反应。使用噻嗪类药物加重或激发系统性红斑狼疮的病例已有报道。

【制剂规格】片剂：每片含 50mg 氯沙坦钾、12.5mg 氢氯噻嗪；100mg 氯沙坦钾、12.5mg 氢氯噻嗪；100mg 氯沙坦钾、25mg 氢氯噻嗪。

米诺地尔[药典（二）]

Minoxidil

【药理作用】本品直接作用于血管平滑肌，开放 ATP 敏感性钾通道而降低血压，起效快，作用持久，一次用药可维持作用 24 小时以上。

【适应证】可用于顽固性高血压及肾性高血压，其降压作用比肼屈嗪强。不引起直立性低血压，长期用药未见药效降低。配制溶液外用尚有促进毛发生长作用，曾用于治疗秃发。

【用法用量】（1）成人：开始口服一次 2.5mg，一日 2 次，以后逐增至一次 5～10mg，一日 2～3 次。（2）儿童：①1 个月～12 岁：初始剂量一日 0.2mg/kg，分 1～2 次口服，最大剂量一日 1mg/kg。②＞12 岁：初始剂量一日 5mg 分 1～2 次口服，最大剂量一日 100mg。

【不良反应】可有心动过速、钠潴留、多毛症。肾功能不全者需加用利尿剂。

【禁忌证】嗜铬细胞瘤患者禁用。

【注意事项】肺源性心脏病、心绞痛、慢性充血性心力衰竭及严重肝功能不全患者慎用。

【制剂规格】片剂：每片 2.5mg；5mg；10mg。

哌唑嗪[药典（二）；基；医保（甲）]

Prazosin

【药理作用】本品为选择性突触后α_1受体拮抗剂，能松弛血管平滑肌，产生降压效应。它不影响α_2受体，不会引起明显的反射性心动过速，也不增加肾素的分泌。

【适应证】用于治疗轻、中度高血压，常与β受体拮抗剂或利尿剂合用，降压效果更好。由于本品既能扩张容量血管，降低前负荷，又能扩张阻力血管，降低后负荷，可用于治疗中、重度慢性充血性心力衰竭及心肌梗死后心力衰竭。对常规疗法（洋地黄类、利尿剂）无效或效果不显著的心力衰竭患者也有效。

【用法用量】口服。（1）成人：开始一次 0.5～1mg，一日 1.5～3mg，以后逐渐增至一日 6～15mg，分 2～3 次服用。（2）儿童：①1 个月～12 岁，一次 0.01～0.015mg/kg（首次给药需卧床），一日 2～4 次，最大剂量一日 0.5mg/kg（不超过一日 20mg），分次口服。②＞12 岁，一次 0.5mg，一日 2～3 次，最大剂量一日 20mg，分次口服。

【不良反应】首次服用可有恶心、眩晕、头痛、嗜睡、心悸、直立性低血压（称为“首剂效应”），可于睡前服用或自 0.5mg 开始服用以避免之。偶有口干、皮疹、发热性多关节炎等。

【禁忌证】对本品过敏者禁用。

【注意事项】严重心脏病，精神病患者慎用。

【制剂规格】片剂：每片 0.5mg；1mg；2mg；5mg。

培哚普利氨氯地平[医保（乙）]

Perindopril Arginine and Amlodipine Besylate

【药理作用】本品为培哚普利和氨氯地平组成的复方制剂，其药理作用来自单药和二者联合的协同。培哚普利是一种血管紧张素转换酶抑制剂。血管紧张素转换酶能使血管紧张素转化成有收缩血管作用的血管紧张素。此外，该酶能刺激肾皮质分泌醛固酮，还能使具有舒张血管功能的缓激肽降解为无活性的七肽。培哚普利通过它的活性代谢物培哚普利拉发挥作用。氨氯地平是二氢吡啶类钙离子内流抑制剂（慢通道阻滞剂或钙通道阻滞剂），可抑制钙离子向心肌和血管平滑肌细胞的跨膜内流。氨氯地平抗血压作用的机制为直接松弛血管平滑肌。

【适应证】①用于单药治疗不能充分控制高血压的成人患者。②作为替代疗法适用于在相同剂量水平的培哚普利和氨氯地平联合治疗下病情得以控制的原发性高血压。

【用法用量】口服。一次1片，一日1次，建议早餐前服药。①添加治疗：用于治疗单用培哚普利或氨氯地平不能有效控制血压的患者。本品10mg/5mg复方可用于单独使用培哚普利 10mg或氨氯地平5mg不能有效控制血压的患者。剂量调整应根据患者个体反应以及血压目标进行。对反应不足的患者，剂量可逐步增加。剂量可以1～2周的间隔期作调整。一日最大剂量为一日1次，一次1片精氨酸培哚普利/氨氯地平片（10mg/10mg）。②替代治疗：可以在使用复方制剂之前，对2种成分培哚普利和氨氯地平分别进行剂量滴定。本品可用于2个单药相应剂量联合使用的替代治疗。该复方片剂不适用于高血压的初始治疗。肾功能损害患者和老年患者：在老年患者和肾功能衰竭患者中，培哚普利拉的清除率下降。因此必须监测肌酐水平和血钾水平。本品适用于肌酐清除率（Ccr）≥60ml/min 的患者，但不适用于Ccr＜60ml/min的患者。老年或年轻患者使用相似剂量的氨氯地平，均可良好耐受。建议老年人采用正常剂量方案，但增加用药量时应慎重。肝功能损害患者：尚未在轻度至中度肝功能损害患者中确立推荐剂量。因此，应谨慎选择剂量并从小剂量开始。应采用氨氯地平和培哚普利的单方自由组合对患者进行个体化剂量调整，以便探明肝功能受损患者的最佳起始剂量和维持剂量。重度肝功能受损的患者应从最低剂量开始氨氯地平用药并缓慢调整剂量。

【不良反应】最常报道的培哚普利和氨氯地平不良反应分别为：水肿、嗜睡、头晕、头痛（特别是在治疗开始时）、味觉障碍、感觉异常、视觉损害（包括复视）、耳鸣、眩晕、心悸、面部潮红、低血压以及低血压相关的不良反应、呼吸困难、咳嗽、腹痛、恶心、呕吐、消化不良、排便习惯改变、腹泻、便秘、瘙痒、皮疹、出疹、关节肿胀（踝关节肿胀）、肌肉痉挛、疲劳、无力。

【禁忌证】①与培哚普利相关：对活性成分或其他任何血管紧张素转换酶抑制剂过敏，有血管紧张素转换酶抑制剂导致血管性水肿的既往病史，遗传性或特发性血管性水肿，妊娠中、晚期妇女，糖尿病或肾功能损伤［GFR＜60ml/（min・1.73m^2）］患者中同时使用本品和含阿利吉仑的产品，体外治疗导致血液与带负电的表面接触，显著的双侧肾动脉狭窄或单功能肾的动脉狭窄。②与氨氯地平相关：重度低血压，对活性成分或其他任何二氢吡啶类衍生物过敏，休克，包括心源性休克，左心室流出道梗阻（例如重度主动脉瓣狭窄），急性心肌梗死后的血流动力学不稳定性心力衰竭。③与本品相关：如上所列，每种单药成分相关的所有禁忌证同样适用于本复方制剂，对任何辅料过敏。

【注意事项】①培哚普利相关：低血压。主动脉瓣或二尖瓣狭窄/肥厚型心肌病谨慎使用培哚普利。肾功能损害：在肾功能损害的情况下（Ccr＜60ml/min），建议使用单方自由组合的个体化递增剂量调整方案。肝脏衰竭：极少见情况下，ACEI 与胆汁淤积性黄疸有关，并可进展为爆发性肝坏死和（有时是）死亡。接受 ACEI 治疗的患者如出现黄疸或明显的肝酶升高，应停用 ACEI 并接受适当的医疗随访。咳嗽：持续性干咳，停止治疗后可缓解。手术/麻醉：经历大手术或使用可导致低血压的药物麻醉时，培哚普利氨氯地平片可以阻断患者继发于肾素释放的血管紧张素Ⅱ形成。应在手术前一天停用本品。高钾血症：推荐定期监测血清钾。糖尿病患者：口服降糖药物或胰岛素治疗的糖尿病患者，用血管紧张素转化酶抑制剂治疗的第 1 个月应密切监测血糖的控制。②氨氯地平相关：心力衰竭患者：心力衰竭患者必须慎用氨氯地平。肝功能受损患者：在肝功能受损患者中，氨氯地平的半衰期延长，AUC 值较高。因此，无论是初始治疗时还是增加剂量时，均应从剂量范围的低端开始用药，并谨慎使用。在重度肝功能受损患者中需缓慢调整剂量并仔细监测。老年患者：老年人增加用药量时应慎重。肾功能衰竭患者：此类患者可以使用正常剂量的氨氯地平。氨氯地平血浆浓度的变化与肾功能受损的程度无关。氨氯地平不可透析去除。③培哚普利氨氯地平片相关：如上列出的与各单剂相关的注意事项，同样适用于本固定复方制剂。

【制剂规格】片剂：每片含精氨酸培哚普利 10mg 和苯磺酸氨氯地平（以氨氯地平计）10mg；每片含精氨酸培哚普利 5mg 和苯磺酸氨氯地平（以氨氯地平计）10mg；每片含精氨酸培哚普利 10mg 和苯磺酸氨氯地平（以氨氯地平计）5mg。

双肼屈嗪[药典（二）]

Dihydralazine

【药理作用】本品为烟酸类衍生物，主要通过扩张小动脉（对静脉作用小）、降低周围血管阻力而使血压降低。同时，可增快心率，增加心每搏量和心排出血量。长期使用可致肾素分泌增加、醛固酮增加、水钠潴留而降低效果。其增加心排出血量、降低血管阻力与后负荷的作用可用于心力衰竭。本品作用与肼屈嗪相似，但较缓慢、持久。

【适应证】现多用于肾性高血压及舒张压较高的患者。单独使用效果不甚好，且易引起不良反应，故多与利血平、氢氯噻嗪、胍乙啶或普萘洛尔合用以增加疗效。

【用法用量】口服。一次 12.5～25mg，

一日25～50mg。发生耐受性后，可加大到一次50mg，一日3次。

【不良反应】①服用后可出现耐药性及头痛、心悸、恶心等不良反应。②长期大剂量使用，可引起类风湿关节炎和系统性红斑狼疮样反应。

【禁忌证】禁用于：①对本品或卡屈嗪、肼屈嗪过敏者。②主动脉瘤患者。③严重肾功能障碍者。④冠心病、脑卒中患者。⑤脑动脉硬化患者。⑥心动过速患者。

【注意事项】①本品不宜单独使用；若与利血平或噻嗪类药合用，既可降低后者的用量，亦可避免引起对本品的耐受性；对中度原发性高血压，与利尿药和β受体拮抗剂合用疗效较佳。②缓慢增加剂量或合用β受体拮抗剂可减少不良反应。③停药时应缓慢减量以免血压突然升高。

【制剂规格】片剂：每片 12.5mg；25mg。

替米沙坦[药典（二）；医保（乙）]

Telmisartan

【药理作用】本品为一种口服起效的、特异性血管紧张素Ⅱ受体（AT_1 型）拮抗剂，与血管紧张素Ⅱ受体 AT_1 亚型呈高亲和性结合，结合作用持久，且无任何部分激动剂效应。首剂后3小时内降压效应逐渐明显，在治疗开始后4周可获得最大降压效果，并可在长期治疗中维持。对于高血压患者，可降低收缩压及舒张压而不影响心率。

【适应证】用于治疗原发性高血压。

【用法用量】口服：应个体化给药。常用初始剂量为一次40mg，一日1次。在20～80mg的剂量范围内，替米沙坦的降压疗效与剂量有关。若用药后未达到理想血压可加大剂量，最大剂量为80mg，一日1次。

【不良反应】①不良反应少见腹痛、腹泻、消化不良、呕吐。②临床报道的不良反应有多汗症、瘙痒、皮疹、红斑、湿疹、口干、肾功能损伤、贫血、血小板减少症、抑郁、失眠、晕厥、心动过缓、低血压、关节炎、背痛、胸痛、肌肉痉挛等。

【禁忌证】对本品活性成分及任一种赋形剂成分过敏者，妊娠中、末期及哺乳妇女、胆道阻塞性疾病患者、严重肝功能不全患者、严重肾功能不全患者（肌酐清除率＜30ml/min）禁用。

【注意事项】肝功能不全、肾血管性高血压、血容量不足患者、原发性醛固酮增多、主动脉瓣或二尖瓣狭窄、阻塞性肥厚型心肌病、电解质不平衡、高钾血症患者慎用。

【制剂规格】片剂：每片40mg；80mg。胶囊剂：每粒40mg。

硝普钠[药典（二）；医保（甲）]

Sodium Nitroprusside

【药理作用】本品为一种速效和短时作用的血管扩张药。通过血管内皮细胞产生NO，对动脉和静脉平滑肌均有直接扩张作用，但不影响子宫、十二指肠或心肌的收缩。血管扩张使周围血管阻力减低，因而有降压作用。血管扩张使心脏前、后负荷均减低，心排血量改善，故对心力衰竭有益。后负荷减低可减少瓣膜关闭不全时主动脉和左心室的阻抗而减轻反流。

【适应证】①用于高血压急症，如高血压危象、高血压脑病、恶性高血压、嗜铬细胞瘤手术前后阵发性高血压等的紧急降压，也可用于外科麻醉期间进行控制性降压。②用于急性心力衰竭，包括急性肺水肿。③亦用于急性心肌梗死或瓣膜（二尖瓣或主动脉瓣）关闭不全时的急性心力衰竭。

【用法用量】将本品 50mg（1 支）溶解于 5ml 5%葡萄糖注射液中，再稀释于 250～1000ml 5%葡萄糖注射液中，在避光输液瓶中静脉滴注。①成人常用量：静脉滴注，开始每分钟按体重 0.5μg/kg。根据治疗反应以每分钟 0.5μg/kg 递增，逐渐调整剂量，常用剂量为每分钟按体重 3μg/kg，极量为每分钟按体重 10μg/kg。总量为按体重 3.5mg/kg。②小儿常用量：静脉滴注，每分钟按体重 1.4μg/kg，按效应逐渐调整用量。

【不良反应】麻醉中控制降压时突然停用本品，尤其血药浓度较高而突然停药时，可能发生反跳性血压升高。

【禁忌证】代偿性高血压如动静脉分流或主动脉缩窄者，禁用本品。

【注意事项】①脑血管或冠状动脉供血不足时，对低血压的耐受性降低。麻醉中控制性降压时，如有贫血或低血容量应先予纠正再给药。脑病或其他颅内压增高时，扩张脑血管可进一步增高颅内压。②肝、肾功能损害时，本品可能加重肝、肾损害。③甲状腺功能过低时，本品的代谢产物硫氰酸盐可抑制碘的摄取和结合，因而可能加重病情。④肺功能不全时，本品可能加重低氧血症。⑤维生素 B_{12} 缺乏时使用本品，可能使病情加重。⑥应用本品过程中，应经常测血压，最好在监护室内进行。⑦药液有局部刺激性，谨防外渗，推荐自中心静脉给药。

【制剂规格】注射剂：每支 50mg。

乌拉地尔 [药典（二）；基；医保（乙）]

Urapidil

【药理作用】本品化学结构与哌唑嗪不同，具有拮抗突触后 α_1 受体和外周 α_2 受体的作用，但以前者为主。此外，尚有激活中枢 5-HT_{1A} 受体的作用，可降低延脑心血管调节中枢的交感反馈而降低血压。对静脉的舒张作用大于对动脉的作用，在降压时并不影响颅内血压。尚可降低心脏前后负荷和平均肺动脉压，改善心搏出量和心排出血量，降低肾血管阻力，对心率无明显影响。

【适应证】用于各类型的高血压（口服）。可与利尿抗高血压药、β受体拮抗剂合用。也用于高血压危象及手术前、中、后对血压升高的控制性降压（静脉注射）。

【用法用量】①口服：开始时一次

60mg，早晚各服1次，如血压逐渐下降，可减量为每次30mg。维持量一日30～180mg。②静脉注射：一般剂量为25～50mg，如用50mg，应分2次给药，其间隔为5分钟。③静脉滴注：将250mg溶于输液500ml中，开始滴速为6mg/min，维持剂量滴速平均为120mg/h。

【不良反应】偶见头痛、头晕、恶心、疲乏、心悸、心律失常、瘙痒、失眠等。直立性低血压较哌唑嗪少，无首剂效应。

【禁忌证】妊娠期、哺乳期妇女禁用。主动脉峡部狭窄或动静脉分流的患者禁用静脉注射。

【注意事项】①机械功能障碍引起的心力衰竭，例如大动脉或者二尖瓣狭窄、肺栓塞或者因为心包疾病引起的心功能损害。②肝功能障碍患者。③中度到重度肾功能不全患者。④老年患者。⑤合用西咪替丁的患者。如果本品不是最先使用的降压药，那么在使用本品之前应间隔充分的时间，使先服用的其他降压药显示效应，必要时应适当减少本品的剂量。血压骤然下降可能引起心动过缓甚至心脏停搏。使用本品疗程一般不超过7天。已经证实，配制好的溶液化学和物理稳定性为15～25℃时50小时。从微生物学角度来看，配制好的溶液应马上使用。如果不能立即使用，使用者应对贮存的时间和条件负责。

【制剂规格】缓释胶囊剂：每粒30mg；60mg。注射液：每支25mg（5ml）；50mg（10ml）。

缬沙坦[药典（二）；基；医保（甲）]

Valsartan

【药理作用】本品为血管紧张素Ⅱ受体拮抗剂抗高血压类药物，通过扩张血管而达到降低血压的目的。

【适应证】轻、中度原发性高血压，尤其适用于肾脏损害所致继发性高血压。

【用法用量】推荐剂量为80mg，一日1次。2周内出现抗高血压作用，4周后作用达最大。未能允分控制血压的患者，日剂量可增至160mg或加用利尿剂。本品可与其他抗高血压制剂合用。

【不良反应】①头痛、头晕、咳嗽、腹泻、恶心、腹痛、乏力等。②也可发生中性粒细胞减少症。③偶有肝功能指标升高。

【禁忌证】①对缬沙坦或者本品中其他任何赋形剂过敏者。②同时服用阿利吉仑的糖尿病患者。

【注意事项】①服药患者在驾驶车辆和操纵机器时应注意。②给药剂量须遵循个体化原则，按疗效调整剂量。③严重缺钠和（或）血容量不足的患者，如服用大剂量利尿药的患者，用缬沙坦治疗偶可出现症状性低血压。因此在治疗前应先纠正患者的低血钠和低血容量状况。④如果出现喉喘鸣或面部、舌或声门的血管性水肿，则应停药。⑤缬沙坦药物过量可能出现的症状主要是明显低血压，可采取催吐治疗，必要时可静脉滴注0.9%氯化钠注射液。

【制剂规格】胶囊剂：每粒 40mg；80mg；160mg。片剂：每片 40mg；80mg；160mg。分散片：每片 40mg；80mg。

缬沙坦氨氯地平 [基；医保（乙）]

Valsartan and Amlodipine

【药理作用】本品包括缬沙坦和氨氯地平两种降压活性成分。这两种成分在控制血压方面作用机制互补，氨氯地平属于钙通道阻滞剂类药物，缬沙坦属于血管紧张素Ⅱ受体拮抗剂类药物，两种成分合用的降压效果优于其中任一成分单药治疗。

【适应证】治疗原发性高血压，用于单药治疗不能充分控制血压的患者。

【用法用量】口服。每日一次 2.5～10mg 对于治疗高血压有效，而缬沙坦有效剂量为 80～320mg。在每日一次缬沙坦氨氯地平片治疗的临床试验中，使用 5～10mg 的氨氯地平和 80～320mg 的缬沙坦，降压疗效随着剂量升高而增加。

【不良反应】①血液和淋巴系统疾病：淋巴结病。②心脏疾病：心悸、心动过速。③耳部和内耳迷路疾病：耳痛。④胃肠道疾病：腹泻、恶心、便秘、消化不良、腹痛、上腹部疼痛、胃炎、呕吐、腹部不适、腹胀、口干、大肠炎。⑤全身性疾病和给药部位情况：疲劳、胸痛、衰弱、指压性水肿、发热、水肿、面部水肿。⑥免疫系统疾病：季节性变态反应。⑦感染和传染：鼻咽炎、鼻窦炎、支气管炎、咽炎、胃肠炎、咽扁桃体炎、急性支气管炎、扁桃体炎、流感受伤和中毒、上髁炎、关节扭伤、肢体伤。⑧代谢和营养疾病：痛风、非胰岛素依赖型糖尿病、高胆固醇血症等。

【禁忌证】①对本品活性成分或者任何一种赋形剂过敏者禁用。②妊娠期和哺乳期妇女禁用。③遗传性血管水肿患者及服用 ACE 抑制剂或血管紧张素Ⅱ受体拮抗剂治疗早期即发展成血管性水肿的患者应禁用。

【注意事项】①可能出现低血压，建议在服用本品前纠正血容量不足的状况，或在开始治疗时进行密切的临床监测；如果服用本品时发生过度低血压，应该让患者平卧，必要时静脉滴注 0.9%氯化钠注射液；暂时性的低血压并不是服用本品的禁忌，血压稳定后通常可以继续服用本品。②心力衰竭或最近发生心肌梗死患者和接受手术或透析的患者开始治疗时需谨慎。③会增加心肌梗死或心绞痛风险。④同时服用钾补充剂、保钾利尿剂、含钾的盐替代品或其他能增加钾浓度的药物（肝素等）时，应慎用本品，且密切监测钾浓度。

【制剂规格】片剂：每片含缬沙坦 80mg，氨氯地平 5mg。

缬沙坦氢氯噻嗪 [医保（乙）]

Valsartan and Hydrochlorothiazide

【药理作用】缬沙坦是一种口服有效的特异性的血管紧张素（Ang）Ⅱ受体拮抗剂，它选择性地作用于 AT_1 受体亚型，与 AT_1 受体的亲和力比 AT_2 受体的亲和力强 20000 倍。AT_1 受体亚型介导血管紧张素Ⅱ的生理反应，AT_2 受体亚型与心血管作用无关，缬沙坦对 AT_1 受体没有部分激动剂的活性。缬沙坦不抑制 ACE（又名激肽酶Ⅱ），此酶使血管紧张素Ⅰ转化为血管紧张素Ⅱ且降解缓激肽。缬沙坦对 ACE 没有抑制作用，不引起缓激肽和 P 物质的潴留，故不易引起咳嗽。

氢氯噻嗪：噻嗪类利尿剂的主要作用部位是在远曲小管近端。研究表明，在肾皮质存在着高亲和力的受体，其为噻嗪类利尿剂的主要结合部位和作用部位，抑制远曲小管近端的氯化钠转运。噻嗪类的作用方式为抑制钠和氯离子的共转运。竞争氯离子作用部位能影响电解质的重吸收，这将直接增加钠和氯的排泄，并间接减少血浆容积，继而增加血浆肾素活性，醛固酮分泌和钾排泄，使血清钾降低。因为肾素 – 醛固酮系统是 AngⅡ依赖性的，联合使用 AngⅡ受体拮抗剂可减少与噻嗪类相关的钾丢失。

【适应证】用于治疗单一药物不能充分控制血压的轻 – 中度原发性高血压。本品不适用于高血压的初始治疗。

【用法用量】口服：当用缬沙坦单一治疗不能满意控制血压时，用氢氯噻嗪 25mg 每日一次不能满意控制血压或发生低血钾时，可改用本品（含缬沙坦 80mg，氢氯噻嗪 12.5mg）每次一片，每日一次，在服药 2～4 周内可达到最大的抗高血压疗效。

【不良反应】常见头痛、眩晕；偶见乏力、抑郁、咳嗽、鼻炎、鼻窦炎、咽炎、上呼吸道感染、鼻出血，恶心、腹泻、消化不良、腹痛，尿频、尿道感染、手臂或腿疼痛、关节炎、肌痛、扭伤和拉伤、肌肉痉挛、无力、胸痛、虚弱、病毒感染、视觉障碍、结膜炎、罕见血管性水肿、皮疹瘙痒及其他过敏反应如血清病、血管炎等。

【禁忌证】禁用于：①对本品中的任一成分或磺胺衍生物过敏。②妊娠、严重的肝脏衰竭、胆汁性肝硬化或胆汁淤积。③严重的肾脏衰竭（肌酐清除率＜30ml/min）。

【注意事项】①血清电解质变化，与保钾利尿剂、补钾制剂、含钾的盐替代物或其他可以增加血钾水平（如肝素）的药物合用，定期监测血钾水平。②噻嗪类利尿剂与低钠血症和低氯性碱中毒有关。③噻嗪类药物可通过增加肾脏镁的排泄而引起低镁血症。④极少数情况下，在严重缺钠和（或）血容量不足患者中（如：大剂量应用利尿剂），开始给予本品治疗时，可能出现症状性低血压。⑤在单侧或双侧肾动脉狭窄或孤立肾狭窄的患者中，没有使用本品的经验。⑥对于肌酐清除率≥30ml/min 的患者不需要调整剂量。⑦对于非胆汁淤积的轻度至中度肝功能不全的患者应小心使用本品。⑧噻嗪类利尿剂能引起或加重系统性红斑狼疮。⑨噻嗪类利尿剂可影响葡萄糖耐量和增加血清胆固醇、甘油三酯和尿酸水平。⑩与其他抗高血压药一样，服药患者在驾驶车辆和操纵机器时应小心。⑪运动员慎用。

【制剂规格】片剂：每片含缬沙坦

80mg，氢氯噻嗪 12.5mg。胶囊剂：每粒含缬沙坦 80mg，氢氯噻嗪 12.5mg。

依那普利[药典（二）；基；医保（甲）]

Enalapril

【药理作用】本品为不含巯基的强效血管紧张素转换酶抑制剂，它在体内水解为依那普利拉（苯丁羧脯酸，enalaprilat）而发挥降压作用，比卡托普利强 10 倍且更持久。其降压作用慢而持久。其血流动力学作用与卡托普利相似，能降低总外周阻力和肾血管阻力，能增加肾血流量。

【适应证】用于高血压及充血性心力衰竭的治疗。

【用法用量】口服。①降压：一次 5mg，一日 1 次。可根据患者情况增加至日剂量 10～40mg，分 1～2 次服用。②治疗心力衰竭：起始剂量一次 2.5mg，一日 1～2 次，注意防止低血压。一般日剂量 5～20mg，分 2 次服用。

【不良反应】不良反应较少，少数患者可出现干咳、头痛、头晕、乏力、腹泻、皮疹、味觉消失、蛋白尿、白细胞减少、血管神经性水肿等。

【禁忌证】①严重双侧肾动脉狭窄及妊娠期妇女禁用。②以前曾用某一血管紧张素转换酶抑制剂治疗，而有血管神经性水肿史的患者禁用。③服用沙库巴曲缬沙坦的 36 小时内，禁止服用本品。

【注意事项】①血管神经性水肿。②心血管系统：出现极度低血压的风险增加，部分患者甚至出现少尿、进行性氮质血症、急性肾功能衰竭甚至死亡。进行血液透析、接受高剂量利尿剂，或合并主动脉瓣狭窄、脑血管疾病、心力衰竭、肥厚型心肌病、低钠血症、缺血性心脏病或严重容量或盐耗竭的患者风险增加，推荐对患者进行监测。③联合用药：应避免将 ACE 抑制剂与血管紧张素受体抑制剂或阿利吉仑合用。与单药治疗相比，联合使用两种肾素–血管紧张素系统抑制剂并不会使患者获益增加。④内分泌系统和代谢：可能出现高钾血症，尤其是合并肾功能损害或糖尿病的患者，或者与保钾利尿剂、补钾制剂或含钾的盐替代品合用的患者，推荐对患者进行监测。⑤血液系统：粒细胞缺乏症或骨髓抑制的患者，合并肾功能损害，尤其是合并胶原血管病（如系统性红斑狼疮、硬皮病）时风险增加，推荐对患者进行监测。⑥肝脏：使用 ACE 抑制剂时曾出现肝脏综合征，包括胆汁淤积性黄疸进展为爆发性肝炎和死亡。如果出现黄疸或肝酶显著升高时，应停止用药。⑦免疫系统：使用葡萄糖硫酸酯吸收来置换血浆中低密度脂蛋白时，出现过敏症样反应。使用 ACE 抑制剂时出现血浆 BUN 和肌酐升高，包括以前没有肾血管疾病的病例。与利尿剂合用或已有肾功能损害时风险增加。可能需要降低剂量甚至停止治疗。⑧不推荐有肾功能损害［GFR＜30ml/（min·1.73m^2）］的儿童患者使用。需要靠血管紧张素系统激活来维持肾功能的患者（如肾动脉狭窄、慢性肾脏病、严重充血性心力衰竭、心肌梗死后、容量耗竭）风险增加，推荐对患者进行监测。⑨中、重度肾功能损害的患者，可能需要调整剂量。

【制剂规格】片剂：每片 2.5mg；5mg；10mg；20mg。胶囊剂：每粒 5mg；10mg。

第7节　抗休克的血管活性药

去甲肾上腺素［药典（二）；基；医保（甲）］

Norepinephrine

【药理作用】本品是强烈的α受体激动药，对β_1受体作用较弱，对β_2受体几乎无作用。通过α受体的激动作用，可引起小动脉和小静脉血管收缩，血管收缩的程度与血管上的α受体有关，皮肤黏膜血管收缩最明显，其次是肾血管，对冠状动脉作用不明显。

【适应证】①用于治疗急性心肌梗死、体外循环、嗜铬细胞瘤切除等引起的低血压。②用于血容量不足所致的休克或低血压。③也可用于治疗椎管内阻滞时的低血压及心搏骤停复苏后血压维持。

【用法用量】用 5%葡萄糖注射液或葡萄糖氯化钠注射液稀释后静滴。①成人常用量：开始以每分钟 8～12μg 速度滴注，调整滴速以使血压升到理想水平；维持量为每分钟 2～4μg。在必要时可按医嘱超越上述剂量，但需注意保持或补足血容量。②小儿常用量：开始按体重以每分钟 0.02～0.1μg/kg 速度滴注，按需要调节滴速。

【不良反应】①药液外漏可引起局部组织坏死。②个别患者因过敏而有皮疹、面部水肿。③偶可出现焦虑不安、眩晕、头痛、皮肤苍白、心悸、失眠，如上述反应持续出现应注意。④逾量时可出现严重头痛及高血压、心率缓慢、呕吐、抽搐。

【禁忌证】①禁止与含卤素的麻醉剂及其他儿茶酚胺类药合并使用。②可卡因中毒及心动过速患者禁用。

【注意事项】①缺氧、高血压、动脉硬化、甲状腺功能亢进症、糖尿病、闭塞性血管炎、血栓病患者慎用。②用药过程中必须监测动脉压、中心静脉压、尿量、心电图。

【制剂规格】注射剂：每支 2mg（1ml）；10mg（2ml）。

多巴胺［药典（二）；基；医保（甲）］

Dopamine

【药理作用】本品为体内合成肾上腺素的前体，具有β受体激动作用，也有一定的α受体激动作用。能增强心肌收缩力，增加心排出血量，加快心率作用较轻微（不如异丙肾上腺素明显），对周围血管有轻度收缩作用，升高动脉压，对内脏血管（肾、肠系膜、冠状动脉）则使之扩张，增加血流量；使肾小球滤过率均增加，从而促使尿量及钠排泄量增多。能改善末梢循环。对心率则无显著影响，为其优越之处。

【适应证】用于各种类型休克，包括中

毒性休克、心源性休克、出血性休克、中枢性休克，特别对伴有肾功能不全、心排出血量降低、周围血管阻力增高而需补足血容量的患者更有意义。

【用法用量】成人：静脉注射，开始时每分钟按体重 1～5μg/kg，10 分钟内以每分钟 1～4μg/kg 速度递增，以达到最大疗效。①慢性顽固性心力衰竭：静脉滴注开始时，每分钟按体重 0.5～2μg/kg 逐渐递增。多数患者按 1～3μg/（kg·min）给予即可生效。②闭塞性血管病变：静脉滴注开始时按 1μg/（kg·min），逐增至 5～10μg/（kg·min），直到 20μg/（kg·min），以达到最满意效应。③危重病例：先按 5μg/（kg·min）滴注，然后以 5～10μg/（kg·min）递增至 20～50μg/（kg·min），以达到满意效应。或本品 20mg 加入 5%葡萄糖注射液 200～300ml 中静脉滴注，开始时按 75～100μg/min 滴入，以后根据血压情况，可加快速度和加大浓度，但最大剂量不超过 500μg/min。

【不良反应】常见的有胸痛、呼吸困难、心悸、心律失常、全身软弱无力感；心跳缓慢、头痛、恶心呕吐者少见。长期应用大剂量或小剂量用于外周血管病患者，出现手足疼痛或手足发凉；外周血管长时期收缩，可能导致局部坏死或坏疽；过量时可出现血压升高，此时应停药，必要时给予 α 受体拮抗剂。

【禁忌证】嗜铬细胞瘤患者、环丙烷麻醉者、心动过速或心室颤动患者禁用。

【注意事项】①应用多巴胺治疗前必须先补充低血容量及纠正酸中毒。②突然停药可产生严重低血压，故停用时应逐渐递减。

【制剂规格】注射剂：每支 20mg（2ml）。

多巴酚丁胺 [药典（二）；基；医保（甲）]

Dobutamine

【药理作用】本品对心肌产生正性肌力作用；能直接激动心脏 β_1 受体以增强心肌收缩和增加搏出量；可降低外周血管阻力（后负荷减少）；能降低心室充盈压，促进房室结传导；心肌收缩力有所增强，冠状动脉血流及心肌耗氧量常增加；由于心排血量增加，肾血流量及尿量常增加；直接作用于心脏。

【适应证】临床用于治疗器质性心脏病心肌收缩力下降引起的心力衰竭、心肌梗死所致的心源性休克及术后低血压。包括心脏直视手术后所致的低排血量综合征，作为短期支持治疗。

【用法用量】成人常用量：将多巴酚丁胺加于 5%葡萄糖液或 0.9%氯化钠注射液中稀释后，以滴速每分钟 2.5～10μg/kg 给药，在每分钟 15μg/kg 以下的剂量时，心率和外周血管阻力基本无变化；偶用每分钟＞15μg/kg，但需注意过大剂量仍然有可能加速心率并产生心律失常。

【不良反应】可有心悸、恶心、头痛、胸痛、气短等。如出现收缩压增加，心率增快者，与剂量有关，应减量或暂停用药。

【禁忌证】①对玉米或玉米制品（预混

剂）有超敏反应者禁用。②对多巴酚丁胺有超敏反应者禁用。③特发性肥厚型主动脉瓣狭窄者禁用。

【注意事项】①交叉过敏反应，对其他拟交感药过敏，可能对本品也敏感。②梗阻性肥厚型心肌病不宜使用，以免加重梗阻。

【制剂规格】注射剂：每支 20mg（2ml）。

去氧肾上腺素[药典（二）、医保（乙）]

Phenylephrine

【药理作用】本品为主要激动α受体，有明显的血管收缩作者用，作用与去甲肾上腺素相似，但较弱而持久，毒性较小。可反射地兴奋迷走神经，使心率减慢，并有短暂的散瞳作用。对心肌无兴奋作用。

【适应证】①用于感染中毒性和过敏性治疗休克以及麻醉时维持血压。②也用于控制阵发性室上性心动过速。

【用法用量】①肌内注射：每次 2～5mg，每 1～2 小时一次；极量：每次 10mg，每日 50mg。②静脉注射：每次 0.25～0.5mg，稀释成 0.02%浓度缓注；极量：每次 0.5mg，每日 2.5mg。③静脉滴注：用 10～20mg 稀释于 5%葡萄糖注射液 500ml 中缓滴；极量：每分钟 0.1mg。④滴眼：用于散瞳检查，2%～5%溶液滴眼。

【不良反应】胸部疼痛、眩晕、易激怒、震颤、呼吸困难、虚弱等，一般少见，但持续存在时需注意。

【禁忌证】高血压、动脉硬化、主动脉瘤、心动过速或心动过缓、甲状腺功能亢进症、糖尿病、心肌梗死者禁用。近两周内用过单胺氧化酶抑制剂者禁用。妊娠 C 类，妊娠后期禁用。滴眼剂禁用于闭角型青光眼，婴儿也不宜应用。

【注意事项】①可能引起用药部位刺激和不适，静脉注射外漏可引起局部组织坏死。②老年患者、糖尿病患者慎用。③接受胍乙啶和类似肾上腺素能神经阻滞剂的患者，对本品的升压及扩瞳作用特别敏感。④本品能逆转利血平和甲基多巴的降压效应。

【制剂规格】注射剂：每支 10mg（1ml）。滴眼剂：每瓶为 2%～5%溶液。

间羟胺[药典（二）；基；医保（甲）]

Metaraminol

【药理作用】本品为主要激动α受体，升压效果比去甲肾上腺素稍弱，但较持久，有中等度加强心脏收缩的作用，无局部刺激，可供各种注射。可增加脑及冠状动脉的血流量，肌内注射后，5 分钟内血压升高，可维持 1.5～4 小时之久。静脉滴注 1～2 分钟内即可显效。

【适应证】用于各种休克及手术时低血压。在一般用量下，不致引起心律失常，因此也可用于心肌梗死性休克。

【用法用量】（1）肌内注射或静脉滴注：①常用量：肌内注射，一次 2～10mg；静脉滴注，一次 10～40mg，稀释后缓慢滴注，如以 15～100mg

加入 0.9%氯化钠注射液或 5%葡萄糖注射液 500ml 中静脉滴注，每分钟 20～30 滴，用量及滴速随血压情况而定。②极量：静脉滴注，一次 100mg（每分钟 0.3～0.4mg）。（2）滴鼻：局部鼻充血可用 0.25%～0.5%的等渗缓冲液（pH=6）每小时喷入或滴入 2～3 滴，每天不超过 4 次，7 天为一疗程。

【不良反应】①心律失常，发生率随用量及患者的敏感性而异。②升压反应过快过猛可致急性肺水肿、心律失常、心搏骤停。③过量的表现为抽搐、严重高血压、严重心率失常，此时应立即停药观察，血压过高者可用 5～10mg 酚妥拉明静脉注射，必要时可重复。④静脉注射时药液外溢，可引起局部血管严重收缩，导致组织坏死糜烂或红肿硬结形成脓肿。⑤长期使用骤然停药时可能发生低血压。

【禁忌证】禁用于：①对间羟胺过敏（包括亚硫酸盐）者。②联用环丙烷或氟烷麻醉者。③两周内曾用过单胺氧化酶抑制剂者。

【注意事项】①甲状腺功能亢进症、高血压、冠心病、充血性心力衰竭、糖尿病患者慎用。②血容量不足者应先纠正后再用本品。③本品有蓄积作用，如用药后血压上升不明显，须观察 10 分钟以上再决定是否增加剂量，以免贸然增量致使血压上升过高。④给药时应选用较粗大静脉注射，并避免药液外溢。⑤短期内连续应用，出现快速耐受性，作用会逐渐减弱。

【制剂规格】注射剂：每支 10mg（1ml）。

肾上腺素［药典（二）；基；医保（甲）］

Epinephrine

【药理作用】本品直接兴奋肾上腺素 α 和 β 受体，通过兴奋支气管平滑肌 β_2 受体能缓解支气管痉挛，舒张支气管，改善通气功能，并抑制过敏介质的释放，产生平喘效应，还能抑制血管内皮通透性增高，促进黏液分泌和纤毛运动，促进肺泡Ⅱ型细胞合成和分泌表面活性物质。兴奋心脏血管 β_1 受体，可使心肌收缩力加强，心率加快，心排血量增加。此外，尚有增加基础代谢，升高血糖及散大瞳孔等作用。其舒张支气管作用强而迅速，但较短暂。因其不良反应较多，目前临床上已很少用作平喘治疗，仅在严重支气管哮喘，尤其是过敏性哮喘急性发作时应用。以定量气雾剂方式吸入，对支气管舒张作用微弱而短暂。

【适应证】①用于因支气管痉挛所致严重呼吸困难，可迅速缓解药物等引起的过敏性休克。②用于延长浸润麻醉用药的作用时间。③各种原因引起的心脏骤停。

【用法用量】常用量：皮下注射，一次 0.25～1mg；心室内注射，一次 0.25～1mg。极量：皮下注射，一次 1mg。①抢救过敏性休克：皮下注射或肌内注射 0.5～1mg，也可用 0.1～0.5mg 缓慢静脉注射（以 0.9%氯化钠注射液稀释到10ml)。如疗效不好，可改用4～8mg静脉滴注(溶于5%葡萄糖注射液500～1000ml)。②抢救心脏骤停：可用于由麻醉和手术中的意外、药物中毒或心脏传导阻滞等原因引起的心脏骤停，以0.25～0.5mg心内注射，同时作心脏按压、人工呼吸和纠正酸血症。③治疗支气管哮喘：皮下注射0.25～0.5mg，3～5分钟即见效，但仅能维持1小时。必要时可重复注射1次。与局麻药合用：加少量［约1:(200000～500000)］于局麻药(如普鲁卡因)内，可减少局麻药的吸收而延长其药效，并减少其毒副作用，亦可减少手术部位的出血。④制止鼻黏膜和齿龈出血：将浸有(1:20000～1:1000)溶液的纱布填塞出血处。⑤治荨麻疹、花粉症、血清反应等：皮下注射1:1000溶液0.2～0.5ml，必要时再以上述剂量注射一次。

【不良反应】常见不良反应为心悸、头痛、血压升高、震颤、无力、眩晕、呕吐、四肢发凉。有时可引起心律失常，严重者可由于心室颤动而致死。

【禁忌证】高血压、器质性心脏病、冠状动脉疾病、糖尿病、甲状腺功能亢进症、洋地黄中毒、外伤性及出血性休克、心源性哮喘等患者禁用。

【注意事项】①下列情况慎用：器质性脑病、心血管疾病、青光眼、帕金森、噻嗪类引起的循环虚脱及低血压、精神神经疾病。②用量过大或皮下注射时误入血管后，可引起血压突然上升而导致脑溢血。③与其他拟交感药有交叉过敏反应。④可透过胎盘。⑤在吩噻嗪类药物引起的循环容量不足或低血压中，肾上腺素的使用可导致血压进一步下降，应慎用。⑥用于过敏性休克时，由于其血管的通透性增加，有效血容量不足，必须同时补充血容量。⑦用药前后及用药时应当检查或监测：血压、心率和心律变化，多次应用时还须测血糖变化。⑧长期或过量使用可产生耐药性，停药数天后再用药，效应可恢复。⑨反复在同一部位给药可导致组织坏死，注射部位必须轮换。⑩肾上腺素遇氧化物、碱类、光线及热均可分解变色，其水溶液露置于空气及光线中即分解变为红色，不宜使用。

【制剂规格】注射剂：每支1mg(1ml)。

异丙肾上腺素［药典(二)；基；医保(甲)］

Isoprenaline

【药理作用】本品为β受体激动剂，对β_1和β_2受体均有强大的激动作用。

【适应证】①治疗支气管哮喘。②治疗心源性或感染性休克。③治疗完全性房室传导阻滞、心搏骤停。

【用法用量】①支气管哮喘：舌下含服，成人：一次10～15mg，一日3次；极量：一次20mg，日最大量60mg；5岁以上儿童：一次10mg，一日3次；气雾吸入：0.25%气雾剂吸入，一次0.1～0.4mg；极量：一次0.4mg，一日2.4mg，重复使用需隔2小时以上。②抗休克：用0.5～1mg溶于5%葡萄糖注射液 200ml 中，以 0.5～2μg/min 速度静滴，根据心率调整滴速。③心脏骤停：心腔内注射 0.5～1mg。④三度房室传导阻滞：心率每分钟不及 40 次时，可用本品 0.5～1mg 加在 5%葡萄糖注射液 200～300ml 内缓慢静滴。

【不良反应】常见的不良反应有口咽发干、心悸不安；少见的不良反应有头晕、目眩、面部潮红、恶心、心率增速、震颤、多汗、乏力等。

【禁忌证】冠心病、心绞痛、心肌梗死、甲状腺功能亢进症及嗜铬细胞瘤患者禁用。

【注意事项】①心律失常并伴有心动过速；心血管疾病，包括心绞痛、冠状动脉供血不足；糖尿病；高血压；甲状腺功能亢进症；洋地黄中毒所致的心动过速慎用。②遇有胸痛及心律失常应及早重视。③交叉过敏，患者对其他肾上腺能激动药过敏者，对本品也常过敏。

【制剂规格】片剂：每片 10mg。注射剂：每支 1mg（2ml）。气雾剂：每瓶（14g）含异丙肾上腺素 35mg。

盐酸甲氧明 [药典（二）]

Methoxamine Hydrochloride

【药理作用】本品为α受体激动药，具有收缩周围血管的作用，作用较去甲肾上腺素弱而持久。对心脏无直接作用。注射后，由于血压升高，可反射地引起心率减慢。

【适应证】①升高血压，用于治疗在全身麻醉时发生的低血压，并可防止心律失常的出现，也可用于椎管内阻滞所诱发的低血压，但有减低心排血量之可能。②用于终止阵发性室上性心动过速的发作。③用于心肌梗死所致休克。

【用法用量】肌内注射、静脉注射或静脉滴注：①常用量：肌内注射，一次 10～20mg；静脉注射，一次 5～10mg；静脉滴注，一次 20～60mg，稀释后缓慢滴注。②极量：肌内注射，一次 20mg，一日 60mg；静脉注射，一次 10mg。对急症病例或收缩压降至 60mmHg 甚至更低的病例，缓慢静脉注射 5～10mg，一次量不超过 10mg，并严密观察血压变动。静脉注射后，继续肌内注射 15mg，以维持较长药效。室上性心动过速病例，用 10～20mg，静脉滴注。心肌梗死休克病例，开始肌内注射 15mg，接着静脉滴注 60mg。

【不良反应】可引起肾血管痉挛、大剂量时偶可产生持续血压过高，伴有头痛、心动过速、毛发竖立、恶心、呕吐等。

【禁忌证】动脉硬化、器质性心脏病、甲状腺功能亢进及严重高血压患者禁用。

【注意事项】①酸中毒或缺氧患者：此类患者使用本品可使疗效减弱，应慎用。如需使用，须先纠正酸中毒或缺氧状态。②嗜铬细胞瘤患者：此类患者使用本品可出现高血压危象，应慎用。③近 2 周内曾使用过单胺氧化酶抑制剂的患者禁用本品。

【制剂规格】注射剂：每支 10mg（1ml）；20mg（1ml）。

第 8 节　调节血脂药及抗动脉粥样硬化药

辛伐他汀[药典（二）；基；医保（甲）]

Simvastatin

【药理作用】本品为羟甲基戊二酰辅酶 A（HMG－CoA）还原酶抑制剂，抑制内源性胆固醇的合成，为血脂调节剂。

【适应证】本品用于高脂血症，冠心病和脑卒中的防治。

【用法用量】推荐的起始剂量为每天 5～40mg，晚间 1 次服用。对于因存在冠心病、糖尿病、周围血管疾病、中风或其他脑血管疾病史而属于 CHD 事件高危人群的患者，推荐的起始剂量为每天 10mg 或 20mg。对于只需中度降低低密度脂蛋白胆固醇的患者，起始剂量为 10mg。对于同时服用环孢素、达那唑、贝特类（非诺贝特除外）或烟酸类药物、胺碘酮、维拉帕米以及严重肾功能不全的患者，其推荐剂量如下：推荐剂量范围为每天 5～80mg，晚间 1 次服用，所用剂量应根据基础低密度脂蛋白胆固醇水平、推荐的治疗目标和患者反应进行个体化调整。调整剂量应间隔 4 周或以上。

【不良反应】偶尔能引起肌病，表现为肌肉痛，触痛或乏力，并伴随肌酸激酶（CK）升高，超过正常上限的 10 倍。肌病有时形成横纹肌溶解，伴或不伴继发于肌红蛋白尿的急性肾衰，由此发生的致命性事件极少。

【禁忌证】①对本品任何成分过敏者。②活动性肝脏疾病或无法解释的血清转氨酶持续升高者。③妊娠期妇女和哺乳期妇女。

【注意事项】①患者接受辛伐他汀治疗以前应接受标准胆固醇饮食并在治疗过程中继续使用。②肝脏反应：本品应慎用在大量饮酒和（或）有肝病史的患者。③肌肉反应：应用辛伐他汀治疗的患者普遍有肌酸激酶轻微的一过性升高，但这些并无任何临床意义。对于有弥漫性的肌痛、肌软弱或（和）显著的肌酸激酶升高的情况应考虑为肌病，因此应要求患者若发现有不可解释的上述肌病征象应立即告诉医生。

【制剂规格】片剂：每片 5mg；10mg；20mg；40mg。分散片：每片 10mg；20mg。咀嚼片：每片 10mg。胶囊剂：每粒 5mg；10mg；20mg；40mg。干混悬剂：每袋 10mg。滴丸：每粒 5mg；10mg。

阿托伐他汀[药典（二）；基；医保（乙）]

Atorvastatin

【药理作用】本品为 HMG－CoA 还原酶选择性抑制剂，通过抑制 HMG－CoA 还原酶和胆固醇在肝脏的生物合成而降低血浆胆固醇和脂蛋白水平，并能通过增加肝细胞表面低密度脂蛋白（LDL）受体数目而增加 LDL 的摄取和分解代谢。本品也能减少 LDL 的生成和其颗粒数。本品还能降低某些纯合子型家族性高胆固醇血症（FH）的低密度脂蛋白胆固醇（LDL－C）水平，这一类型的人群对其他类型的降脂药物治疗很少有应答。本品能降低纯合子和杂合子家族性高胆固醇血症、非家族性高胆固醇血症以及混合性脂类代谢障碍患者的血浆总胆固醇（TC）、LDL－C 和载脂蛋白 B（ApoB），还能降低极低密度脂蛋白胆固醇（VLDL－C）和三酰甘油（TG）的水平，并能不同程度地提高血浆高密度脂蛋白胆固醇（HDL－C）和载脂蛋白 A1（ApoA1）的水平。

【适应证】 用于原发性高胆固醇血症、混合型高脂血症或饮食控制无效杂合于家族型高胆固醇血症患者。

【用法用量】 常用的起始剂量为 10mg，每日 1 次，口服。剂量调整时间间隔应为 4 周或更长。本品最大剂量为 80mg，每日 1 次。①原发性高胆固醇血症和混合性高脂血症的治疗：大多数患者服用阿托伐他汀钙 10mg，每日 1 次，其血脂水平可得到控制。治疗 2 周内可见明显疗效，治疗 4 周内可见最大疗效。长期治疗可维持疗效。②杂合子型家族性高胆固醇血症的治疗：患者初始剂量应为一日 10mg。应遵循剂量的个体化原则并每 4 周为间隔逐步调整剂量至一日 40mg。如果仍然未达到满意疗效，可选择将剂量调整至最大剂量一日 80mg 或以 40mg 每日 1 次本品配用胆酸螯合剂治疗。③纯合子型家族性高胆固醇血症的治疗：推荐剂量一日 10～80mg。

【不良反应】 严重不良反应为横纹肌溶解与肌病，肝酶异常。其他不良反应如皮疹、瘙痒；便秘、胃肠胀气、消化不良、恶心、腹泻；失眠、头晕、头痛；外周水肿；过敏反应；内分泌紊乱等。

【禁忌证】 禁用于：①活动性肝病患者。②对阿托伐他汀或其所含的任一成分过敏者。③哺乳期妇女。④不明原因的血清转氨酶持续升高者。⑤妊娠期妇女或可能妊娠妇女。

【注意事项】 ①合并疾病：任何患者如有危险因素易诱发横纹肌溶解及继发性肾功能衰竭，应暂时停药或终止服药。②合并用药：避免使用环孢素、吉非罗齐、特拉匹韦、替拉那韦、利托那韦。③老年患者：65 岁及以上患者慎用，因其可增加肌病及横纹肌溶解的风险。④肝、肾功能损害的患者慎用。

【制剂规格】 片剂：每片 10mg；20mg；40mg。胶囊剂：每粒 10mg；20mg。

非诺贝特 [药典（二）；基；医保（乙）]

Fenofibrate

【药理作用】 本品显著降低血清甘油三酯和极低密度脂蛋白胆固醇、低密度脂蛋白和载脂蛋白－B 的浓度，并使高密脂蛋白、载脂蛋白－A_1 及载脂蛋白－A 与载脂蛋白－B 的比值升高。

【适应证】 适用于治疗高三酰甘油血症及以 TG 增高为主的混合型高脂血症；成人饮食控制疗法不理想的高胆

固醇血症和（或）高甘油三酯血症。

【用法用量】每次0.1g，一日3次，饭后服用。微粒化非诺贝特吸收好，服用方便，常用剂量200mg，每晚1次。

【不良反应】①常见不良反应：胃肠道：腹痛；肝：ALT/sALT水平升高；AST/sAST水平升高；肝功能检测异常；肌肉：背痛；神经系统：头痛。②严重不良反应：胃肠道：胰腺炎；血液系统：深静脉血栓；肝：胆汁淤积性肝炎；肾：血肌酐升高；肌肉骨骼系统：横纹肌溶解；呼吸系统：肺栓塞。

【禁忌证】禁用于：①活动性肝病患者，包括原发性胆汁性肝硬化和原因不明的持续性肝功能异常患者。②胆囊疾病。③对非诺贝特酸、非诺贝特胆碱或非诺贝特过敏者。④妊娠期及哺乳期妇女。⑤重度肾功能损害，包括接受透析、肌酐清除率（Ccr）≤30ml/min的患者。

【注意事项】长期服用者应定期进行肝、肾功能检查，若有明显异常，应及时减量或停药。肝、肾功能不全者慎用。

【制剂规格】片剂：每片0.1g。片剂（微粒型）：每片0.16g。咀嚼片：每片0.1g；0.2g。分散片：每片0.1g。胶囊剂：每粒0.1g；0.16g。胶囊剂（微粒型）：每粒0.2g。缓释片（胶囊）：每片（粒）0.25g。颗粒剂（微粉型）：每袋67mg；200mg。

洛伐他汀[药典（二）；医保（乙）]

Lovastatin

【药理作用】本品为第一个新型的调血脂药——羟甲基戊二酸辅酶A（β-hydmaxyl-β-methyl-glutaryl-CoA，HMG－CoA）还原酶抑制剂类药物。可使内源性胆固醇合成减少，触发肝脏代偿性地增加LDL受体的合成，因而增加LDL受体，增加肝脏对LDL的摄取，使血脂下降，从而降低血浆TC、LDL及VLDL的水平，也能降低TG的水平，增加HDL，使TG/HDL－C及LDL－C/HDL－C比值下降。

【适应证】①用于原发性高胆固醇血症（Ⅱa及Ⅱb型）。②也用于合并有高胆固醇血症和高甘油三酯血症，而以高胆固醇血症为主的患者。

【用法用量】口服，开始剂量一日1次20mg，晚餐时服用。必要时于4周内调整剂量，最大剂量一日80mg，1次或分2次服。

【不良反应】①本品最常见的不良反应为胃肠道不适、腹泻、胀气，其他还有头痛、皮疹、头晕、视觉模糊和味觉障碍。②偶可引起血氨基转移酶可逆性升高，因此需要监测肝功能。③少见的不良反应有阳痿、失眠。

【禁忌证】①对洛伐他汀过敏的患者禁用。②妊娠期及哺乳期妇女禁用。③有活动性肝病或不明原因血氨基转移酶持续升高的患者禁用。

【注意事项】①可见到转氨酶一过性轻度增高。②当肌肉疼痛，乏力及（或）CK活性增高，考虑肌病时，则及时停药。③服药期间不宜饮酒。④对其他HMG－CoA还原酶抑制剂过敏者慎用。

【制剂规格】片剂：每片10mg；20mg。分散片：每片20mg。胶囊剂：每粒

20mg。颗粒剂：每袋 20mg。

普伐他汀[药典（二）；医保（乙）]

Pravastatin

【药理作用】本品作用机制同洛伐他汀。但作用较强，对降低胆固醇的作用较明显，对甘油三酯几乎无降低作用。

【适应证】适用于饮食限制仍不能控制的原发性高胆固醇血症（Ⅱa 型和Ⅱb 型）或合并有高甘油三酯血症患者。

【用法用量】口服，成人开始剂量为 10～20mg，一日 1 次，临睡前服用，一日最高剂量 40 mg。

【不良反应】①常见不良反应：皮肤：皮疹；胃肠道：腹泻，恶心呕吐；肌肉骨骼系统：肌肉骨骼痛；神经系统：头痛；呼吸系统：咳嗽，鼻炎，上呼吸道感染。②严重不良反应：胃肠道：胰腺炎；肝脏：肝酶升高；肌肉骨骼系统：肌肉功能障碍，横纹肌溶解，肌腱断裂。

【禁忌证】对本品过敏者，活动性肝炎或肝功能试验持续升高者，以及妊娠期及哺乳期的妇女禁用。

【注意事项】①与其他 HMG－CoA 还原酶抑制剂类似，本品可能升高碱性磷酸酶及转氨酶的水平。②普伐他汀和其他同类药物偶有因横纹肌溶解引起肌红蛋白尿引发急性肾功能衰竭的病例报道。③纯合子家族性高胆固醇血症患者：本品的效果尚未确定。有报道认为该类患者由于缺乏 LDL 受体，故疗效较差。④肾功能不良的患者每日口服本品 20mg，虽未见明显药代动力学变化，但 AUC 及半衰期有轻微升高。

【制剂规格】片剂：每片 5mg；10mg；20mg；40mg。胶囊剂：每粒 5mg；10mg。

阿昔莫司[药典（二）；医保（乙）]

Acipimox

【药理作用】本品为烟酸衍生物，能抑制脂肪组织的分解，减少游离脂肪酸自脂肪组织释放，从而降低甘油三酯在肝脏中合成，抑制血中极低密度（VLDL）和低密度（LDL）脂蛋白的合成，减少它们在血浆中的浓度。还可抑制肝脏脂肪酶的活性，减少 HDL 的分解。

【适应证】用于治疗Ⅱ～Ⅳ型高脂血症。

【用法用量】口服。一日 2～3 次，一次 0.25g，进餐时或餐后服用。对于特殊重症患者可根据医嘱增加剂量，一日总量不超过 1200mg。

【不良反应】①本品在治疗初期可引起皮肤血管扩张，提高对热的敏感性，如面部潮热或肢体瘙痒，这些症状通常在治疗后几天内消失，不需停药。②偶有中度胃肠道反应（胃灼热感、上腹隐痛、恶心、腹泻、眼干和荨麻疹）及头痛。③极少数患者有局部或全身过敏反应（如皮疹、荨麻疹、斑丘疹、唇水肿、哮喘样呼吸困难、低血压等）应立即停药并对症处理。

【禁忌证】对本品过敏及消化道溃疡者、妊娠期及哺乳期妇女、儿童禁用。

【注意事项】①在使用本品治疗前，应先采取低胆固醇饮食、低脂肪饮食和停止酗酒的治疗措施。②肾功能不全患者根据肌酐清除率数据减低剂量：肌酐清除率（Ccr）30～60ml/min 每日 2 次，每次 150mg；Ccr 10～30ml/min 每日一次，每次 150mg；Ccr＜10ml/min 隔日一次，每次 150mg。③对需长期服用本品者，应定期做血脂及肝、肾功能检查。

【制剂规格】胶囊剂：每粒 0.25g。

苯扎贝特［药典（二）；医保（乙）］

Bezafibrate

【药理作用】本品为氯贝丁酸衍生物类血脂调节药，可增加脂蛋白脂肪酶和肝脏脂肪酶活性，促进极低密度脂蛋白分解代谢，使血甘油三酯水平降低；可减少极低密度脂蛋白的分泌；可能通过加强对受体结合的低密度脂蛋白的清除而降低血低密度脂蛋白和胆固醇；可升高高密度脂蛋白；还可降低血纤维蛋白原。本品降低血甘油三酯的作用较降低血胆固醇的作用强。

【适应证】用于治疗高甘油三酯血症、高胆固醇血症、混合型高脂血症。

【用法用量】口服：一次 200～400mg，一日 3 次，用餐时或餐后服用。疗效佳者维持剂量可为一次 400mg，一日 2 次。

【不良反应】①最常见的不良反应为胃肠道不适，如消化不良、厌食、恶心、呕吐、饱胀感、胃部不适等，其他较少见的不良反应还有头痛、头晕、乏力、皮疹、瘙痒、阳痿、贫血及白细胞计数减少等。②偶有胆石症或肌炎（肌痛、乏力）。③偶有血氨基转移酶增高。

【禁忌证】①对苯扎贝特过敏者禁用。②患胆囊疾病、胆石症者禁用，本品有可能使胆囊疾病症状加剧。③肝功能不全或原发性胆汁性肝硬化的患者禁用。④严重肾功能不全患者禁用。

【注意事项】（1）本品对诊断有干扰：①血红蛋白、白细胞计数可能减低。②血氨基转移酶可能增高。③血肌酐升高。（2）用药期间应定期检查：①全血象及血小板计数。②肝、肾功能试验。③血脂。④血肌酸磷酸激酶。（3）如用药后出现胆石症、肝功能显著异常、可疑的肌病的症状（如肌痛、触痛、乏力等）或血肌酸磷酸激酶显著升高，则应停药。

【制剂规格】片剂：每片 200mg。分散片：每片 200mg。胶囊剂：每粒 200mg。

多烯酸乙酯［药典（二）］

Ethyl Polyenoate

【药理作用】本品主要成分为二十碳五烯酸乙酯和二十二碳六烯酸乙酯，二者含不饱和键较多，有较强的调整血脂作用，另尚有扩张血管及抗血栓形成作用。作用机制为促进中性或酸性胆固醇自粪便排出，抑制肝内脂质及脂蛋白合成，能降低血浆中胆固醇、甘油三酯、LDL、VLDL，增加 HDL。

【适应证】调血脂药，具有降低血清甘

油三酯和总胆固醇的作用，用于高脂血症。

【用法用量】口服：一次1～2粒，一日3次。

【不良反应】不良反应较少，大剂量时可有消化道不适等。

【禁忌证】①对本品过敏者禁用。②有出血性疾病患者禁用。

【注意事项】性状改变，颜色显褐色不可应用。

【制剂规格】软胶囊：每粒0.25g。胶丸：每粒0.25g；1g。

吉非罗齐［药典（二）；医保（乙）］

Gemfibrozil

【药理作用】本品为非卤化的氯贝丁酯类药物，能降低VLDL的合成，增加肝外脂蛋白酶活性，促进VLDL分解而使甘油三酯减少，尚可抑制肝脏的甘油三酯脂肪酶，使HDL含量增加，其作用比氯贝丁酯强而持久。

【适应证】用于Ⅱa、Ⅱb、Ⅲ、Ⅳ及Ⅴ型高脂血症的治疗。

【用法用量】口服。一日300～600mg，分2次于早、晚餐前30分钟服，可根据情况增减剂量。

【不良反应】较轻，主要为胃肠道反应和乏力，少数人可出现一过性的氨基转移酶升高，停药后可恢复。

【禁忌证】原发性胆汁性肝硬化时禁用。

【注意事项】妊娠期妇女慎用。

【制剂规格】片剂：每片150mg；300mg。胶囊剂：每粒150mg；300mg；600mg。

硫酸软骨素钠［药典（二）］

Chondroitin Sulfate Sodium

【药理作用】本品具有降低血脂、抗动脉粥样硬化和抗粥样斑块形成的作用，并有抗凝血作用，对心肌细胞有抗炎、修复作用。

【适应证】用于动脉粥样硬化、冠心病、心绞痛，有一定疗效，但见效较缓慢，在较大剂量下，对供血不足的心电图有明显改善，血脂亦有所下降。

【用法用量】①口服：一次600mg，一日3次。②肌内注射：一次40mg，一日2次。疗程均为3个月。

【不良反应】恶心、牙龈少量出血、胸闷等。

【禁忌证】对本品过敏者。

【制剂规格】片剂：每片120mg；300mg。注射液：每支40mg（2ml）；80mg（2ml）。

氯贝丁酯［药典（二）］

Clofibrate

【药理作用】本品能降低血小板的黏附作用，能降低血小板对ADP和肾上腺素导致聚集的敏感性，并可抑制ADP诱导的血小板聚集；还可延长血小板寿命；可单独应用或与抗凝剂合用于缺血性心脏病患者。本品还能抑制胆固醇和甘油三酯的合成，增加固醇类的排泄。对病情较轻的中枢性尿崩症患者具有抗利尿作用，单用本品如疗效较差，可与小剂量氯磺丙脲联用，以增加疗效，对完全性的中枢性尿崩症及肾源性尿崩患者均无效。

【适应证】①用于动脉粥样硬化及其继发症，如冠状动脉病、脑血管疾病、周围血管病及糖尿病所致动脉疾病等。②用于治疗病情较轻的中枢性尿崩症。

【用法用量】口服。一次 0.25～0.5g，一日 3 次，饭后服用。治疗轻度中枢性尿崩症，成人一次 0.75～1.0g，一日 2 次。

【不良反应】个别患者有恶心、呕吐、食欲缺乏等症状。治疗 8 周后，转氨酶偶见轻度上升。

【禁忌证】严重肝、肾功能不全患者，妊娠期妇女禁用。

【注意事项】（1）本品对诊断有干扰：①血红蛋白、白细胞计数可能减低。②血氨基转移酶可能增高。③血肌酐升高。（2）用药期间应定期检查：①全血象及血小板计数。②肝、肾功能试验。③血脂。④血肌酸磷酸激酶。（3）如用药后出现胆石症、肝功能显著异常、可疑的肌病的症状（如肌痛、触痛、乏力等）或血肌酸磷酸激酶显著升高，则应停药。

【制剂规格】胶囊剂：每粒 0.25g；0.5g。

匹伐他汀[医保（乙）]

Pitavastatin

【药理作用】本品在体内竞争性抑制胆固醇合成的限速酶羟甲戊二酰辅酶A 还原酶，从而减少内源性胆固醇的合成。

【适应证】高胆固醇血症，家族性高胆固醇血症。

【用法用量】口服。一次 1～2mg，一日 1 次，睡前服用，一日最大量 4mg。

【不良反应】常见腹痛、便秘等不适，偶见血清肝酶及肌酸激酶升高。因很少通过细胞色素 P450 代谢，所以不易受可影响细胞色素 P450 活性的药物的影响。严重不良反应为横纹肌溶解症和肝功能损害、黄疸，偶见血小板减少。

【禁忌证】①妊娠期及哺乳期妇女禁用。②对本品过敏者及持续肝功能异常者禁用。

【注意事项】本品不与苯氧酸类、烟酸、红霉素、环孢素合用，避免发生横纹肌溶解。

【制剂规格】片剂：每片 1mg；2mg。分散片：每片 1mg；2mg。

普罗布考[药典（二）；医保（乙）]

Probucol

【药理作用】本品可降低血浆 LDL－C 和 HDL－C，对 TG 和 VLDL 基本无影响，同时具有强大的抗氧化作用，抑制 LDL 在体内的氧化修饰，抑制泡沫细胞形成，可促进实验动物和人体动脉粥样硬化病变的减轻和消退。

【适应证】用于Ⅱa 型高脂血症，与其他降脂药物合用可用于Ⅱb 和Ⅲ、Ⅳ型高脂血症。

【用法用量】口服。一次 500mg，一日 2 次，早、晚餐时服用。

【不良反应】①常见不良反应有胃肠道不适、腹泻、胀气、腹痛、恶心和呕吐。②少见：头痛、头晕、感觉异常、失眠、耳鸣、皮疹、皮肤瘙痒等。

【禁忌证】 对本品过敏者、近期心肌梗死者、严重室性心律失常如心动过缓者、心源性晕厥或有不明原因晕厥者、Q－T 间期延长者、血钾或血镁过低者禁用。

【注意事项】 ①服用本品可使血氨基转移酶、胆红素、肌酸磷酸激酶、尿酸、尿素氮短暂升高。②服用本品期间应定期检查心电图 Q－T 间期。③服用三环类抗抑郁药、Ⅰ类及Ⅲ类抗心律失常药和吩噻嗪类药物的患者服用本品发生心律失常的危险性大。

【制剂规格】 片剂：每片 0.125g；0.5g。

瑞舒伐他汀 [基；医保（乙）]

Rosuvastatin

【药理作用】 本品为氨基嘧啶衍生物类 HMG－CoA 还原酶的抑制剂，可降低 LDL－C，升高 HDL－C。降低 LDL－C 起效快，用药 2 周后，即可下降 10%。

【适应证】 用于高脂血症和高胆固醇血症。

【用法用量】 口服。一日 5～40mg。开始治疗时应从 10mg 开始，需要时增至 20～40mg，不宜开始时直接用 40mg。

【不良反应】 与其他他汀类相似。但应特别注意肌痛的不良反应，因国外有关于华裔发生肌肉不良反应比白种人多的报道。为了避免严重不良反应的发生，开始治疗时应根据病情，从 5～10mg 开始，需要时，可在治疗 4 周后调整剂量至高一级的剂量水平，逐渐增至 20～40mg，不宜开始时直接用 40mg。

【禁忌证】 ①妊娠期及哺乳期妇女禁用。②对本品过敏者及持续肝功能异常者禁用。

【注意事项】 ①肌酸激酶检测：不应在剧烈运动后或存在引起肌酸激酶升高的似是而非的因素时检测肌酸激酶，这样会混淆对结果的解释。若肌酸激酶基础值明显升高（＞5×ULN），应在 5～7 天内再进行检测确认。若重复检测确认患者肌酸激酶基础值＞5×ULN，则不可以开始治疗。②对肝脏的影响：同其他 HMG－CoA 还原酶抑制剂一样，过量饮酒和（或）有肝病史者应慎用本品。建议在开始治疗前及开始后第 3 个月进行肝功能检测。若血清转氨酶升高超过正常值上限 3 倍，应停用本品或降低剂量。

【制剂规格】 片剂：每片 5mg；10mg；20mg。胶囊剂：每粒 5mg；10mg；20mg。分散片：每片 20mg。

第 9 节　其他用药

阿魏酸钠 [药典（二）；医保（乙）]

Sodium Ferulate

【药理作用】 本品为非肽类内皮素受体拮抗剂，可拮抗内皮素引起的血管收缩、升压及血管平滑肌细胞增殖，减轻血管内皮损伤；增加 NO 的合成，松弛血管平滑肌；抑制血小板聚集、抗凝血、改善血液流变学特征。本品亦可抑制胆固醇的合成，降低血脂，清除自由基，防治脂质过氧化损伤；影响补体，增强免疫机能，并具有一定的镇痛、解痉作用。

【适应证】用于脑血管病、动脉粥样硬化、冠心病、肾小球疾病、肺动脉高压、糖尿病性血管病变、脉管炎等血管性病症以及白细胞和血小板减少，亦可用于偏头痛、血管性头痛。

【用法用量】口服，一次0.1g，一日3次；静脉滴注，一次100～300mg，一日1次缓慢滴注；一次100mg，一日1次，加入10%葡萄糖注射液20～40ml缓慢注射；一次50～100mg，一日1～2次。

【不良反应】偶有一过性皮疹反应，停药后即消失。

【禁忌证】对本品过敏者禁用。

【注意事项】妊娠期妇女不宜使用，哺乳期妇女慎用。

【制剂规格】片剂：每片50mg；100mg。注射剂：每支50mg（2ml）；0.1g（5ml）；0.2g（10ml）；0.1g（100ml）；0.3g（100ml）；0.3g（250ml）。

磷酸肌酸钠[药典（二）]

Creatine Phosphate Sodium

【药理作用】磷酸肌酸在肌肉收缩的能量代谢中发挥重要作用，它是心肌和骨骼肌的化学能量储备，并用于ATP的再合成，ATP的水解为肌动球蛋白收缩过程提供能量。

【适应证】本品适用于心脏手术时加入心脏停搏液中保护心肌，缺血状态下的心肌代谢异常。

【用法用量】静脉滴注，一次1g，以注射用水、0.9%氯化钠注射液、5%葡萄糖注射液溶解后在30～45分钟内静脉滴注，一日1～2次。心脏手术时加入心脏停搏液中保护心肌，心脏停搏液中的浓度为10mmol/L。

【不良反应】尚不明确，用药过程中如有任何不适，请立即通知医生。

【禁忌证】对本品组分过敏者禁用；慢性肾功能不全患者禁止大剂量（一日5～10g）使用本品。

【注意事项】①快速静脉注射1g以上的磷酸肌酸钠可能会引起血压下降。②大剂量（一日5～10g）给药引起大量磷酸盐摄入，可能会影响钙代谢和调节稳态的激素的分泌，影响肾功能和嘌呤代谢，上述大剂量需慎用且仅可短期使用。③老年通常无需调整用药剂量，但肾功能不全者应适当减少用药剂量。

【制剂规格】注射用磷酸肌酸钠粉末：每支0.5g；1.0g（按$C_4H_8N_3O_5PNa_2 \cdot 4H_2O$计）。

羟苯磺酸钙[药典（二）；医保（乙）]

Calcium Dobesilate

【药理作用】本品为新型血管保护剂。可降低血浆黏度，阻碍血小板聚集，防止血栓形成，降低毛细血管的通透性，增强血管壁的韧性。纠正血浆中白蛋白与球蛋白的比值，改善淋巴回流，减少和消除水肿。此外，羟苯磺酸钙还可抑制多种血管活性物质（如组胺、5－HT、缓激肽、玻璃酸酶、前列腺素）对周围血管所致的高通透性作用，减少血管内壁损伤，改善基底膜胶原的合成。

【适应证】①微血管病的治疗：糖尿病性微血管病变——视网膜病变、肾小球病变；非糖尿病性微血管病变——慢性器质性疾病如高血压、动脉硬化和肝硬化等微循环障碍。②静脉曲张综合征的治疗：原发性静脉曲张——手足发绀，紫癜性皮炎，肌肉痛性痉挛、疼痛、下肢沉重感；静脉曲张状态——血栓综合征，静脉炎及表浅性血栓性静脉炎，静脉曲张性溃疡，妊娠性静脉曲张，慢性静脉功能不全。③微循环障碍伴发静脉功能不全的治疗：痔疮综合征；静脉曲张性。④静脉剥离和静脉硬化法的辅助治疗：预防术后综合征，水肿及组织浸润。

【用法用量】口服。①糖尿病性视网膜病变：每次 0.5g，一日 3 次（早、中、晚各服一次）。②其他适应证：每次 0.5g，一日 2 次（早、晚各一次），如临床症状有所改善，则略去晚上服药一次（大约服药一个月后）。

【不良反应】临床报道的不良反应有皮疹、胃部不适、恶心、胃灼热、食欲下降、血肌酐检测结果假性偏低。

【禁忌证】对本品过敏者、妊娠期及哺乳期妇女禁用。

【注意事项】有血小板减少史或出血史者慎用；严重肾功能不全需透析的患者应减量。

【制剂规格】片剂：每片 0.5g。胶囊剂：每粒 0.25g；0.5g。分散片：每片 0.25g。

鱼肝油酸钠[药典（二）]

Sodium Morrhuate

【药理作用】本品属硬化剂，为鱼肝油的脂肪酸钠盐。局部注射具有较强的刺激作用，导致血管内皮损伤，成纤维化增生，而使血管闭塞。

【适应证】本品局部注射后，刺激血管内膜，促进其增生，逐渐闭塞血管，使之硬化，作为血管硬化剂，用于血管瘤、静脉曲张、内痔、颞合关节病（脱位或半脱位者），也用于妇科、外科等创面渗血和出血。

【用法用量】①静脉曲张：第一次注射 5%溶液（内含 2%苯甲醇作为局部止痛剂）0.5～1ml 于静脉曲张腔内。如无不良反应，24 小时以后可继续注射，一次 0.5～2ml（一般为 1ml），一日不超过 5ml，每隔 3～5 日在不同部位注射。②内痔：以 5%的溶液 0.5ml 注射于痔核上部，一周 1 次。常用量：局部注射一次 0.5～5ml；极量：局部注射一次 5ml。

【不良反应】注射区疼痛、肿胀不适。

【禁忌证】本品含苯甲醇，禁止用于儿童肌内注射。

【注意事项】本品遇冷有固体析出，微热即溶解。

【制剂规格】注射液：每支 1ml（0.05g）；2ml（0.1g）。

第 5 章　主要作用于呼吸系统的药物

第 1 节　祛痰药

桉柠蒎 [基；医保（乙）]

Eucalyptol

【药理作用】试验结果表明，本品能使小鼠气管段分泌量增加，改善气管黏膜纤毛运动，促进呼吸道腺体的分泌作用，并使黏液移动速度增加，有助痰液排出。并能使豚鼠咳嗽潜伏期延长。文献显示本品具有抗炎作用，能通过减轻支气管黏膜肿胀面起到舒张支气管作用。

【适应证】本品为黏液溶解性祛痰药。适用于急、慢性鼻窦炎，急、慢性支气管炎，肺炎、支气管扩张、肺脓肿、慢性阻塞性肺部疾病、肺部真菌感染、肺结核和矽肺等呼吸道疾病。亦可用于支气管造影术后，促进造影剂的排出。

【用法用量】口服。成人：急性患者一日 3～4 次，一次 0.3g；慢性患者一日 2 次，一次 0.3g。本品宜于餐前半小时，凉开水送服，禁用热开水；不可打开或嚼破后服用。

【不良反应】不良反应轻微，偶有胃肠道不适及过敏反应，如皮疹、面部浮肿、呼吸困难和循环障碍。

【禁忌证】对本品过敏者禁用。

【注意事项】尚不明确。

【制剂规格】肠溶软胶囊：每粒 0.12g；0.3g。

氨溴索 [药典（二）；基；医保（甲、乙）]

Ambroxol

【药理作用】本品为溴己新在体内的活性代谢物，具有促进黏痰排出及溶解分泌物的特性，它可促进呼吸道内黏稠分泌物的排出及减少黏液的滞留，因而显著促进排痰，改善呼吸状况。

【适应证】适用于：①伴有痰液分泌不正常及排痰功能不良的急、慢性肺部疾病。②手术后肺部并发症的预防性治疗。③早产儿及新生儿的婴儿呼吸窘迫综合征的治疗。

【用法用量】①祛痰治疗和预防治疗：成人及 12 岁以上儿童：一日 2～3 次，一次 15mg；严重病例可以增至一次 30mg。6～12 岁儿童：一日 2～3 次，一次 15mg。2～6 岁儿童：一日 3 次，一次 7.5mg。2 岁以下儿童：一日 2 次，一次 7.5mg。②婴儿呼吸窘迫综合征（IRDS）的治疗：一日 4 次，一次 7.5mg/kg，应使用注射泵给药，静脉注射时间至少 5 分钟。

【不良反应】少数患者出现轻微的胃肠道反应如胃部不适、胃痛、腹泻等。偶见皮疹等过敏反应，出现过敏症状应该立即停药。

【禁忌证】已知对氨溴索或其他配方成分过敏者不宜使用。

【注意事项】①妊娠头 3 个月慎用。②本品（pH5.0）不能与 pH 大于 6.3 的其他溶液混合，因为 pH 值增加会导致产生本品游离碱沉淀。

【制剂规格】片剂：每片 15mg；30mg；60mg。口腔崩解片：每片 30mg。分散片：每片 30mg。缓释片：每片 75mg。泡腾片：每片 30mg。胶囊剂：每粒 30mg。缓释胶囊：每粒 75mg。颗粒剂：每袋 15mg；30mg。口服溶液剂：每瓶 15mg（5ml）；30mg（10ml）；180mg（60ml）；300mg（100ml）；600mg（100ml）。注射剂：每支 15mg（2ml）；30mg（4ml）；15mg（50ml）；30mg（100ml）。

福多司坦 [医保（乙）]

Fudosteine

【药理作用】本品为黏液溶解剂，对气管中分泌黏痰液的杯状细胞的过度形成有抑制作用，对高黏度的岩藻黏蛋白的产生有抑制作用，因而使痰液的黏滞性降低，易于咳出。本品还能增加浆液性气管分泌作用，对气管炎症有抑制作用。

【适应证】用于支气管哮喘、慢性喘息性支气管炎、支气管扩张、肺结核、尘肺、慢性阻塞性肺气肿、非典型分枝杆菌病、肺炎、弥漫性支气管炎等呼吸道疾病的祛痰治疗。

【用法用量】口服。成人每次 0.4g，一日 3 次，餐后服用。

【不良反应】①消化系统：食欲不振，恶心，呕吐，腹痛，胃痛，胃部不适，胃部烧灼感，腹胀，口干，腹泻，便秘等。②感觉器官：耳鸣，味觉异常。③精神神经系统：头痛，麻木，眩晕。④泌尿系统：BUN 升高，蛋白尿。⑤皮肤黏膜：皮疹，红斑，瘙痒（0.1%～5%），荨麻疹。⑥史-约综合征、毒性表皮坏死：据报道本品同类药可引起上述症状。故给予本品时，如出现类似症状，应停止给药，并采取适当处理措施。⑦肝功能损害：可出现伴有 AST、ALT、ALP 升高的肝功能损害。⑧其他反应：发热、面色潮红、乏力、胸闷、尿频、惊悸、水肿。

【禁忌证】对本品过敏者禁用。

【注意事项】①肝功能损害患者服用本品可能导致患者的肝功能进一步恶化。②心功能障碍患者据报道，本品的同类药可能对心功能不全患者产生不良影响。

【制剂规格】片剂：每片 0.2g。胶囊剂：每粒 0.2g。颗粒剂：每袋 0.4g。

复方甘草口服溶液 [药典（二）；医保（甲）]

Compound Glycyrrhiza Oral Solution

【药理作用】本品中甘草流浸膏为保护性祛痰剂；复方樟脑酊为镇咳药；愈创木酚甘油醚为祛痰止咳剂，并有一定的防腐作用。甘油、浓氨溶液为辅料，可保持制剂稳定，防止沉淀生成及析出。

【适应证】用于上呼吸道感染、支气管炎和感冒时所产生的咳嗽及咳痰不爽。

【用法用量】口服。一次 5～10ml，一日 3 次，服时振摇。

【不良反应】①胃肠系统：口干、恶心、呕吐、腹胀、腹痛、腹泻等。②皮肤及其附件：多汗、瘙痒、皮疹等。③心血管系统：潮红、心悸、血压升高等。④呼吸系统：胸闷、气促、呼吸困难等。⑤中枢及外周神经系统：头晕、头痛、嗜睡、抽搐、颤抖、失眠、精神异常等。⑥泌尿系统：尿潴留、面部水肿等。⑦全身性损害：过敏性反应、过敏性休克、潮热等。

【禁忌证】妊娠期及哺乳期妇女禁用。对本品过敏者禁用。对乙醇过敏者禁用。

【注意事项】①支气管哮喘、慢性阻塞肺疾病（COPD）者、呼吸抑制者慎用。②胃炎及消化性溃疡患者慎用。③如服用过量或发生严重不良反应时，应立即就医。④运动员慎用。⑤因本品含有乙醇，服用本品后不得操作机械及驾驶车辆，并应避免同时应用头孢类或易产生双硫仑反应的药物。⑥高血压患者服用本品期间应注意监测血压。⑦服用本品一周，若症状无缓解，请咨询医师。

【制剂规格】口服溶液剂：每瓶 10ml；100ml；120ml；180ml；500ml；2000ml；2500ml。

可待因桔梗片[药典（二）]

Codeine Phosphate and Platycodon Tablets

【药理作用】本品为可待因和桔梗组成的中西药复方制剂，具有祛痰和镇咳作用。

【适应证】用于感冒及流行性感冒引起的急、慢性支气管炎，咽喉炎所致的咳痰或干咳。

【用法用量】口服。成人一次 2 片，一日 3 次。24 小时内服用不超过 7 片。

【不良反应】偶有头晕、困倦、胃部不适、恶心、呕吐、便秘等症状。还可降低血压。

【禁忌证】18 岁以下青少年儿童禁用本品。

【注意事项】①禁用于已知为 CYP2D6 超快代谢者。可待因超快代谢患者存在遗传变异，与其他人相比，这类患者能够更快、更完全地将可待因转化为吗啡。血液中高于正常浓度的吗啡可能产生危及生命或致死性呼吸抑制，有的患者会出现药物过量的体征，如极度嗜睡、意识混乱或呼吸变浅，目前有与可待因超快代谢为吗啡相关的死亡不良事件报道。在扁桃体切除和（或）腺样体切除后接受可待因治疗，存在使用可待因在 CYP2D6 超快代谢的儿童中发生过呼吸抑制和死亡的证据。②请将本品放在儿童不能接触到的地方。③服药期间不得驾驶机、车、船，从事高空作业、机械作业及操作精密仪器。④对于严重抑郁症，能引起呼吸抑制的中枢或呼吸道病变、急性酒精中毒、急腹症、癫痫、阿迪森病、溃疡性肠炎、前列腺增生、肝、肾功能不良者，使用此药时要特别注意。

【制剂规格】复方片剂：每片含磷酸可待因 12mg，桔梗流浸膏 50mg。

氯化铵[药典（二）]

Ammonium Chloride

【药理作用】本品口服后刺激胃黏膜的迷走神经末梢，引起轻度的恶心，反射性地引起气管、支气管腺体分泌增加。部分氯化铵吸收入血后，经呼吸道排出，由于盐类的渗透压作用而带出水分，使痰液稀释，易于咳出。能增加肾小管氯离子浓度，因而增加钠和水的排出，具利尿作用。

【适应证】①用于急性呼吸道炎症时，痰黏稠不易咳出的患者。常与其他止咳祛痰药配成复方制剂应用。②纠正代谢性碱中毒（碱血症）。

【用法用量】①祛痰：口服，成人每次0.3～0.6g，每日3次，溶于水中，餐后服用。②治疗代谢性碱中毒或酸化尿液：静脉滴注，每小时不超过5g，每日2～20g。

【不良反应】①吞服片剂或剂量过大可引起恶心、呕吐、胃痛等胃刺激症状。②本品可增加血氨浓度，于肝功能不全者可能诱发肝性脑病。

【禁忌证】①肝、肾功能不全患者禁用。②应用过量或长期服用易致高氯性酸中毒，代谢性酸血症患者禁用。

【注意事项】①静脉滴注速度过快，可致惊厥或呼吸停止。②溃疡患者慎用。

【制剂规格】片剂：每片0.3g。注射剂：每支5g（500ml）。

羧甲司坦[药典（二）；基；医保（甲、乙）]

Carbocysteine

【药理作用】本品为黏液调节剂，主要作用于支气管腺体的分泌，使低黏度的唾液黏蛋白分泌增加，高黏度的岩藻糖黏蛋白产生减少，因而使痰液的黏稠性降低而易于咳出。

【适应证】用于慢性支气管炎、哮喘、支气管扩张、硅沉着病等有白色黏痰又不易咳出的患者。脓性痰患者需加用抗生素控制感染。亦可用于防止手术后咳痰困难和肺炎合并症。用于小儿非化脓性中耳炎，有预防耳聋效果。

【用法用量】（1）口服。①成人：每次0.25～0.5g，每日3次。②儿童：2～5岁，每次62.5～125mg，每日4次。5～12岁，每次250mg，每日3次。12～18岁，起始剂量为每日2.25g，分次服用；病情好转后每日1.5g，分次服用。（2）泡腾片：用温开水溶冲后缓慢服用。儿童一日30mg/kg，分3～4次服用。

【不良反应】偶有恶心、胃部不适，减量或停药后即可消失。严重不良反应为遗尿、皮疹。

【禁忌证】对本品过敏者禁用。消化性溃疡活动期患者禁用。

【注意事项】①用药7日后，如症状未缓解，应立即就医。②有消化道溃疡史者慎用。③2岁以下儿童用量请咨询医师或药师。④妊娠期、哺乳期妇女慎用。⑤过敏体质者慎用。⑥本品性状发生改变时禁止使用。⑦请将本品放在儿童不能接触到的地方。⑧儿童必须在成人监护下使用。⑨如正在使用其他药品，使用本品前请咨询医师或药师。⑩与强效镇咳药合用，会导致稀化的痰液堵塞气道。⑪有慢性肝脏疾病的老年患者应减量。

【制剂规格】片剂：每片 0.1g；0.25g。泡腾片：每片 0.5g。口含片：每片 0.1g。颗粒剂：每袋 200mg；500mg。口服液体剂：每支 200mg（10ml）；500mg（10ml）。

溴己新 [药典（二）；基；医保（甲、乙）]

Bromhexine

【药理作用】本品具有较强的黏痰溶解作用。主要作用于气管、支气管黏膜的黏液产生细胞，抑制痰液中酸性黏多糖蛋白的合成，并可使痰中的黏蛋白纤维断裂，因此使气管、支气管分泌的流变学特性恢复正常，黏痰减少，痰液稀释易于咳出。

【适应证】用于慢性支气管炎、哮喘、支气管扩张、矽肺等有白色黏痰又不易咳出的患者。脓性痰患者需加用抗生素控制感染。

【用法用量】①口服：一日 2～3 次，每次 8～16mg。②皮下注射、肌内注射、静脉注射或静脉滴注：一日 1～2 次，每次 4～8mg。静脉注射用 25%葡萄糖注射液 20～40ml 稀释后缓慢注射；静脉滴注用 5%葡萄糖氯化钠注射液或林格液 250～500ml 稀释后缓慢滴注。③雾化吸入：0.2%溶液，一日 1～3 次，每次 2ml。

【不良反应】偶有恶心、胃部不适及血清氨基转移酶升高，减量或停药后即可消失。

【禁忌证】对本品过敏者禁用。

【注意事项】胃溃疡患者、妊娠期及哺乳期妇女慎用。

【制剂规格】片剂：每片 4mg；8mg。注射剂：每支 2mg（1ml）；4mg（2ml）。气雾剂：0.2%溶液。

乙酰半胱氨酸 [药典（二）；基；医保（乙）]

Acetylcysteine

【药理作用】本品具有较强的黏痰溶解作用，其分子中所含—SH 能使白色黏痰中的一多糖蛋白多肽链中的二硫键（—S—S—）断裂，还可通过分解核糖核酸酶，使脓性痰中的 DNA 纤维断裂，故不仅能溶解白色黏痰还能溶解脓性痰，从而降低痰的黏滞性，并使之液化，易于咳出。此外，本品为乙酰氨基酚的特异解毒剂，进入细胞后，可脱去乙酰基形成 L－半胱氨酸，参与谷胱甘肽（GCH）的合成，有助于保护细胞免受氧自由基等毒性物质的损害。

【适应证】①用于手术后、急性和慢性支气管炎、支气管扩张、肺结核、肺炎、肺气肿等引起的黏稠分泌物过多所致的咳痰困难。②可用于对乙酰氨基酚中毒的解毒以及环磷酰胺引起的出血性膀胱炎的治疗。

【用法用量】（1）祛痰：①喷雾吸入：仅用于非应急情况。临用前用氯化钠溶液使其溶解成 10%溶液，每次 1～3ml，一日 2～3 次。②气管滴入：急救时以 5%溶液经气管插管或气管套管直接滴入气管内，每次 0.5～2ml，一日 2～4 次。③气管注入：急救时以 5%溶液用 1ml 注射器自气管的甲状软骨环骨膜处注入气管腔内，每次 0.5～2ml（婴儿每次 0.5ml，儿童每次 1ml，成人每次 2ml）。④口服：成人每次 200mg，一日 2～3 次。儿童 2～5 岁，每次 0.1g，一日 2～3 次；6～14 岁，每次 0.1g，一日 3～4 次；14 岁以上，每次 0.2g，一日 2～3 次。（2）解毒：静脉滴注。①成人，第 1 阶段，140mg/kg 加入 5%葡萄糖注射液 200ml 中，静脉滴注 15～120 分钟。第 2 阶段，70mg/kg 加入 5%葡萄糖注射液 500ml 静脉滴注。每 4 小时 1 次，共给 17 次。②儿童，根据患儿的年龄和体重调整用量，解毒剂量同成人，但需按体重折算（将成人剂量按 50～69kg 折算成每千克的剂量）。

【不良反应】可引起咳呛、支气管痉挛、恶心、呕吐、胃炎等不良反应，减量即可缓解，如遇恶心、呕吐，可暂停给药。支气管痉挛可用异丙肾上腺素缓解。静脉注射和过量，可引起血管扩张、皮肤潮红、恶心呕吐、支气管痉挛和水肿、心动过速和血压降低。

【禁忌证】支气管哮喘者禁用。

【注意事项】①本品直接滴入呼吸道可产生大量痰液，需用吸痰器吸引排痰。②不宜与金属、橡皮、氧化剂、氧气接触，故喷雾器须用玻璃或塑料制作。③本品应临用前配制，用剩的溶液应严封贮于冰箱中，48 小时内用完。④每日测定转氨酶，血胆红素和凝血时间，以监测肝损伤。⑤中毒后 8～12 小时使用，效果最好，超过 15 小时疗效降低，24 小时后可能无效。

【制剂规格】片剂：每片 200mg；500mg。喷雾剂：每瓶 0.5g；1g。颗粒剂：每袋 100mg；200mg。泡腾片：每片 600mg。注射剂：每支 3ml（0.3g）；20ml（4g）。

第2节　镇咳药

苯丙哌林[药典（二）]

Benproperine

【药理作用】本品为非麻醉性镇咳剂，具有较强镇咳作用。药理研究结果证明，狗口服或静脉注射本品 2mg/kg 可完全抑制多种刺激引起的咳嗽，其作用较可待因强 2～4 倍。本品除抑制咳嗽中枢外，尚可阻断肺－胸膜的牵张感受器产生的肺迷走神经反射，并具有罂粟碱样平滑肌解痉作用，故其兼具中枢性和末梢性镇咳作用。

【适应证】用于治疗急性支气管炎及各种原因如感染、吸烟、刺激物、过敏等引起的咳嗽，对刺激性干咳效佳。

【用法用量】口服：每日 3 次，每次 20～40mg；缓释片，每日 2 次，每次 40mg。儿童用量酌减。

【不良反应】偶见口干、胃部烧灼感、食欲缺乏、乏力、头晕和药疹等不良反应。

【禁忌证】对本品过敏者禁用。

【注意事项】①服用时，需整片吞服，切勿嚼碎，以免引起口腔麻木。②痰多的咳嗽不宜使用。③妊娠期妇女应在医师指导下应用。

【制剂规格】片（胶囊）剂：每片（粒）20mg。泡腾片：每片 20mg。缓释片：每片 40mg。口服液：每瓶 10mg（10ml）；20mg（10ml）；80mg（80ml）；100mg（100ml）。颗粒剂：每袋 20mg。

二氧丙嗪［药典（二）；医保（乙）］

Dioxopromethazine

【药理作用】本品具有较强的镇咳作用，并具有抗组胺、解除平滑肌痉挛、抗炎和局部麻醉作用。

【适应证】用于治疗咳嗽、哮喘、荨麻疹、皮肤瘙痒等。

【用法用量】口服。一次 5mg，一日 2～3 次；极量为一次 10mg，一日 30mg。

【不良反应】嗜睡、乏力。

【禁忌证】①对本品过敏者禁用。②驾驶车辆、从事高空作业或操纵机械者禁用本品。

【注意事项】①本品治疗量与中毒量接近，不得超过极量使用。②癫痫、肝功能不全者慎用。

【制剂规格】片剂：每片 5mg。颗粒剂：每袋 3g（含 1.5mg 二氧丙嗪）。

福尔可定［药典（二）］

Pholcodine

【药理作用】本品为中枢性镇咳药，与磷酸可待因相似，具有中枢性镇咳作用，也有镇静和镇痛作用，但成瘾性较磷酸可待因弱。

【适应证】用于剧烈干咳和中等度疼痛。

【用法用量】口服。常用量，一次 5～10mg，一日 3～4 次；极量，一日 60mg。

【不良反应】偶见恶心、嗜睡等症状。可致依赖性。

【禁忌证】禁用于痰多者。

【注意事项】新生儿和儿童易于耐受此药，不致引起便秘和消化紊乱。

【制剂规格】片剂：每片 5mg；10mg；15mg；30mg。

那可丁［药典（二）］

Noscapine

【药理作用】本品通过抑制肺牵张反射、解除支气管平滑肌痉挛，而产生外周镇咳作用。尚具有呼吸中枢兴奋作用。无成瘾性。镇咳作用一般维持 4 小时。

【适应证】用于阵发性咳嗽。

【用法用量】口服。一次 15～30mg，一日 2～3 次，剧咳可用至每次 60mg。

【不良反应】偶有恶心、头痛、嗜睡等反应。

【禁忌证】对本品过敏者禁用。

【注意事项】①大剂量可引起支气管痉挛。②不宜用于多痰患者。

【制剂规格】片剂：每片 10mg；15mg。糖浆剂：每瓶 10ml。

左羟丙哌嗪［药典（二）］

Levodropropizine

【药理作用】本品为外周性镇咳药，通过对气管、支气管 C－纤维外周选择性抑制作用而发挥镇咳作用。其作用部位为外周结后与感觉性神经肽相关的位点。镇咳作用强，维持时间长。本品对β肾上腺素受体、M 胆碱受体和阿片受体均无作用，故其中枢抑制的不良反应较少。

【适应证】用于急性上呼吸道感染和急性支气管炎引起的干咳、持续性咳嗽。

【用法用量】口服。一次 60mg，一日 3 次。

【不良反应】眩晕、嗜睡、头痛、恶心、上腹部疼痛、消化不良、呕吐、腹泻、口干、心悸、呼吸困难、皮疹、视觉障碍、疲乏等。

【禁忌证】禁用于：①对本品过敏者。②痰多者或黏膜纤毛清除功能减退者。③妊娠期妇女。④哺乳期妇女。

【注意事项】①本品可引起嗜睡，导致注意力和警惕性降低或丧失，驾驶车辆、从事高空作业或操纵机械者应慎用。②特别敏感的患者，合用抑制性药物时应谨慎。

【制剂规格】普通片剂：每片 30mg；60mg。含片：每片 30mg；60mg。分散片：每片 60mg。颗粒剂：每袋 2g（60mg）。胶囊剂：每粒 30mg；60mg。口服溶液：每支 10ml（60mg）。

第 3 节 平喘药

一、β肾上腺素受体激动剂

班布特罗 [药典（二）；医保（甲、乙）]

Bambuterol

【药理作用】本品为选择性长效 β_2 受体激动剂，是特布他林的前体药物，吸收后在体内经肝脏代谢成为有活性的特布他林。亲脂性强，与肺组织有很高的亲和力，产生扩张支气管、抑制内源性过敏反应介质释放、减轻水肿及腺体分泌，从而降低气道高反应性，改善肺及支气管通气功能。

【适应证】用于支气管哮喘、慢性喘息性支气管炎、阻塞性肺气肿及其他伴有支气管痉挛的肺部疾病。

【用法用量】口服。每晚睡前口服 1 次，成人一次 10mg。

【不良反应】可致震颤、头痛、强直性肌肉痉挛及心悸。

【禁忌证】禁用于：①对本品、特布他林及β肾上腺素受体激动剂药过敏者。②特发性肥厚型主动脉瓣下狭窄患者。③快速型心律失常患者。④肝硬化或肝功能不全患者。

【注意事项】①高血压病、缺血性心脏病、快速型心律失常、严重心力衰竭、甲状腺功能亢进症等患者慎用。②肝功能不全患者不宜应用。

【制剂规格】片（胶囊）剂：每片（粒）10mg；20mg。口服液：每支 10mg（10ml）。

丙卡特罗 [药典（二）；医保（乙）]

Procaterol

【药理作用】本品为选择性 β_2 受体激动剂，对支气管的 β_2 受体具有较高选择性，其支气管扩张作用强而持久。尚具有较强抗过敏作用，不仅可抑制速发型的气道阻力增加，而且可抑制迟发型的气道反应性增高。尚可促进呼吸道纤毛运动。

【适应证】用于防治支气管哮喘、喘息性支气管炎和慢性阻塞性肺部疾病所致的喘息症状。

【用法用量】口服。成人，每晚睡前口服1次，一次50μg，或早晚（睡前）各服1次，一次25～50μg；6岁以上儿童，睡前服1次，一次25μg，6岁以下儿童，可依据年龄、症状和体重用量酌情递减。

【不良反应】偶见心悸、心律失常、面部潮红、失眠、头痛、眩晕、耳鸣、肌肉颤动、恶心或胃不适、口渴、鼻塞、疲倦和皮疹。

【禁忌证】对本品或其他肾上腺素受体激动药过敏者禁用。

【注意事项】①甲状腺功能亢进症、高血压病、心脏病和糖尿病患者慎用。②由于本品对妊娠期妇女和婴幼儿的安全性尚未确定，故亦慎用。③本品有抗过敏作用，故评估其他药皮试反应时，应考虑本品对皮试的影响。

【制剂规格】片（胶囊）剂：每片（粒）25μg；50μg。口服液：每瓶0.15mg（30ml）。气雾剂：每瓶2mg，每揿含10μg。

福莫特罗[药典（二）；医保（乙）]

Formoterol

【药理作用】本品为长效选择性β_2受体激动剂，对支气管的松弛作用较沙丁胺醇强且较持久。作用机制可能是刺激肾上腺素能β_2受体而使气管平滑肌中的cAMP上升。本品尚具有明显的抗炎作用，可明显抑制抗原诱发的嗜酸性粒细胞聚集与浸润、血管通透性增高以及速发性与迟发性哮喘反应，对血小板激活因子（PAF）诱发的嗜酸性粒细胞聚集亦能抑制，这是其他选择性β_2受体激动剂所没有的。还能抑制人嗜碱性粒细胞与肺肥大细胞由过敏或非过敏因子介导的组胺释放。对吸入组胺引起的微血管渗漏与肺水肿也有明显保护作用。

【适应证】用于慢性哮喘与慢性阻塞性肺病的维持治疗与预防发作，因其为长效制剂，特别适用于哮喘夜间发作患者，疗效尤佳。能有效地预防运动性哮喘的发作。

【用法用量】①口服：成人，每次40～80μg，一日2次。②气雾吸入：成人，每次4.5～9μg，一日2次。③干粉吸入：成人，常规剂量为每次4.5～9μg，一日1次或2次。

【不良反应】偶见心动过速、室性期前收缩、面部潮红、胸部压迫感、头痛、头晕、发热、嗜睡、盗汗、震颤、腹痛、皮疹等。

【禁忌证】对本品过敏者禁用。

【注意事项】心血管功能紊乱者、糖尿病患者、使用洋地黄者、肝功能不全者、低钾血症患者、嗜铬细胞瘤患者、肾功能不全者、甲状腺功能亢进症患者和高血压患者慎用。本品不宜用于治疗急性支气管痉挛。本品与肾上腺素及异丙肾上腺素等儿茶酚胺类药物合用时，可能引起心律不齐，甚至可能导致心搏停止。

【制剂规格】片剂：每片 20μg；40μg。干糖浆：每瓶 20μg（0.5g）。气雾剂：每瓶 60 喷（每喷含本品 9μg）。干粉吸入剂：每瓶 60 吸（每吸含本品 4.5μg）；60 吸（每吸含本品 9μg）。

克仑特罗 [药典（二）；医保（乙）]

Clenbuterol

【药理作用】本品为强效选择性 β_2 受体激动剂，其松弛支气管平滑肌作用强而持久，对心血管系统影响较少。其支气管扩张作用约为沙丁胺醇的 100 倍。故用药量极小。其平喘疗效与间羟叔丁肾上腺素相近。本品尚能增强纤毛运动和促进痰液排出，有助于提高平喘疗效。

【适应证】用于防治支气管哮喘以及喘息型慢性支气管炎、肺气肿等呼吸系统疾病所致的支气管痉挛。

【用法用量】①口服：每次 20～40μg，一日 3 次。舌下含服：每次 60～120μg；先舌下含服，待哮喘缓解后，将所余部分用温开水送下。②气雾吸入：每次 10～20μg，一日 3～4 次。③直肠给药：每次 60μg，一日 2 次，也可用于睡前给药 1 次。

【不良反应】少数患者可见轻度心悸、手指震颤、头晕等不良反应，一般于用药过程中自行消失。

【禁忌证】对本品过敏者禁用。

【注意事项】心律失常、心动过速、高血压病和甲状腺功能亢进症者慎用。前列腺肥大者慎用。

【制剂规格】片剂：每片 20μg；40μg。膜剂：每片 60μg；120μg（其中 1/3 为速效膜，2/3 为缓释长效膜）。气雾剂：每瓶 2mg。栓剂：每粒 60μg。

氯丙那林 [药典（二）]

Clorprenaline

【药理作用】本品为选择性 β_2 受体激动剂。但其对 β_2 受体的选择性低于沙丁胺醇。有明显的支气管扩张作用，对心脏的兴奋作用较弱，仅为异丙肾上腺素的 1/3。

【适应证】用于支气管哮喘、哮喘型支气管炎、慢性支气管炎合并肺气肿，可止喘并改善肺功能。

【用法用量】口服。每次 5～10mg，一日 3 次。预防夜间发作可于睡前服 5～10mg。

【不良反应】用药初 1～3 日，个别患者可见心悸、手指震颤、头痛及胃肠道反应。继续服药，多能自行消失。

【禁忌证】对本品过敏者禁用。

【注意事项】心律失常、高血压、肾功能不全、甲状腺功能亢进症及老年患者慎用。

【制剂规格】片剂：每片 5mg；10mg。

麻黄碱 [药典（二）；基；医保（甲）]

Ephedrine

【药理作用】本品可直接激动肾上腺素受体，也可通过促进肾上腺素能神经末梢释放去甲肾上腺素而间接激动肾上腺素受体，对 α 和 β 受体均有激动作用。①心血管系统：使皮肤、黏膜和内脏血管收缩，血流量减少；冠状动脉和脑血管扩张，血流量增加。用药后血压升高，脉压加大，使心肌收缩力增强，心输出量增加。由于血压升高反射性地兴奋迷走神经，故心率不变或稍慢。②支气管：松弛支气管平滑肌；其α–效应使支气管黏膜血管收缩，减轻充血水肿，有利于改善小气道阻塞。但长期应用反致黏膜过度收缩，毛细血管压增加，充血水肿反加重。此外，α–效应尚可加重支气管平滑肌痉挛。③中枢神经系统：兴奋大脑皮层和皮层下中枢，产生精神兴奋、失眠、不安和震颤等。

【适应证】①预防和缓解支气管哮喘发作，对急性重度哮喘发作效不佳。②用于蛛网膜下腔麻醉或硬膜外麻醉引起的低血压及慢性低血压症。③治疗各种原因引起的鼻黏膜充血、肿胀引起的鼻塞。

【用法用量】①支气管哮喘：口服：成人，常用量一次 15～30mg，一日 45～90mg；极量一次 60mg，一日 150mg。皮下或肌内注射：成人，常用量一次 15～30mg，一日 45～60mg；极量一次 60mg，一日 150mg。②蛛网膜下隙麻醉或硬膜外麻醉时维持血压：麻醉前皮下或肌内注射 20～50mg。慢性低血压症，一次口服 20～50mg，一日 2 次或 3 次。③解除鼻黏膜充血、水肿：以 0.5%～1%溶液滴鼻。

【不良反应】大量长期使用可引起震颤、焦虑、失眠、头痛、心悸、发热感、出汗等不良反应。晚间服用时，常加服镇静催眠药如苯巴比妥以防失眠。

【禁忌证】甲状腺功能亢进症、高血压、动脉硬化、心绞痛等患者禁用。

【注意事项】短期反复使用可致快速耐受现象，作用减弱，停药数小时可恢复。

【制剂规格】片剂：每片 15mg；25mg；30mg。注射液：每支 30mg（1ml）；50mg（1ml）。滴鼻剂：0.5%；1%；2%。

特布他林 [药典（二）；医保（甲、乙）]

Terbutaline

【药理作用】本品为选择性β_2受体激动剂，其支气管扩张作用与沙丁胺醇相近。于哮喘患者，本品 2.5mg 的平喘作用与 25mg 麻黄碱相当。

【适应证】①用于支气管哮喘、哮喘型支气管炎和慢性阻塞性肺部疾患时的支气管痉挛。②连续静脉滴注本品可激动子宫平滑肌β_2受体，抑制自发性子宫收缩和催产素引起的子宫收缩，预防早产。同样原理亦可用于胎儿窒息。

【用法用量】（1）成人：①口服：一次 2.5～5mg，一日 3 次，一日总量不超过 15mg。②静脉注射：一次 0.25mg，如 15～30 分钟无明显临床改善，可重复注射一次，但 4 小时中总量不超过 0.5mg。③气雾吸入：一次 0.25～0.5mg，一日 3～4 次。（2）儿童：①口服：按体重一次 0.065mg/kg（一次总量不超过 1.25mg），一日 3 次。②吸入：气雾剂，一次 0.25～0.5mg（1～2 揿），一日3～4 次，24 小时总量不超过 6mg；

雾化液，20kg 以上儿童，一次 5ml，一日 3 次。20kg 以下儿童，一次 2.5mg，一日 3 次，不应超过 4 次；粉雾剂，一次 0.25～0.5mg，每 4～6 小时一次。严重时可增至一次 1mg，一日最大量不超过 4mg，需要多次吸入时，每吸间隔时间 2～3 分钟。

【不良反应】少数病例可见手指震颤、头痛、头晕、失眠、心悸及胃肠障碍，偶见血糖及血乳酸升高。

【禁忌证】对本品及其他肾上腺素受体激动剂过敏者，严重心功能损害者禁用。

【注意事项】高血压病、冠心病、糖尿病、甲状腺功能亢进症、癫痫患者及妊娠妇女慎用。

【制剂规格】片剂：每片 1.25mg；2.5mg；5mg。胶囊剂：每粒 1.25mg；2.5mg。注射剂：每支 0.25mg（1ml）。气雾剂：每瓶 50mg（200 喷）；100mg（400 喷）（每喷 0.25mg）。粉雾剂：每吸 0.5mg。

沙丁胺醇 [药典（二）；基；医保（甲，乙）]

Salbutamol

【药理作用】本品为选择性β_2 受体激动剂，能选择性激动支气管平滑肌的β_2 受体，有较强的支气管扩张作用。用于哮喘患者，其支气管扩张作用比异丙肾上腺素强约 10 倍。激活腺苷酸环化酶，增加细胞内环磷腺苷的合成以及抑制肥大细胞等致敏细胞释放过敏反应介质亦与其支气管平滑肌解痉作用有关。对心脏的β_1 受体的激动作用较弱，故其增加心率作用仅及异丙肾上腺素的 1/10。

【适应证】缓解哮喘或慢性阻塞性肺病患者的支气管痉挛，及预防运动诱发的哮喘，或其他过敏原诱发的支气管痉挛。制止发作多用于气雾吸入，预防发作则可口服。

【用法用量】（1）成人：①口服：一次 2～4mg，一日 3 次。②气雾吸入：一次 0.1～0.2mg（即喷吸 1～2 次），必要时每 4 小时重复 1 次，但 24 小时内不宜超过 8 次。③粉雾吸入：成人一次吸入 0.4mg，一日 3～4 次。④静脉注射：一次 0.4mg，用 5%葡萄糖注射液 20ml 或氯化钠注射液 2ml 稀释后缓慢注射。⑤静脉滴注：一次 0.4mg，用 5%葡萄糖注射液 100ml 稀释后滴注。⑥肌内注射：一次 0.4mg，必要时 4 小时可重复注射。

（2）儿童：《中国国家处方集 化学药品与生物制品 儿童版》推荐：①口服：1 个月～2 岁，一次 0.1mg/kg，一日 3～4 次，一次最大剂量不超过 2mg；2～6 岁，一次 1～2mg，一日 3～4 次；6～12 岁，一次 2mg，一日 3～4 次；12～18 岁，一次 2～4mg，一日 3～4 次。②吸入：气雾剂，儿童缓解症状或运动及接触过敏原之前 10～15 分钟给药，一次 0.1～0.2mg，在急性发作时第一小时内可每 20 分钟给药一次，共连续 3 次，此后按需每 2～4 小时给药。12 岁以下儿童的最小起始量为每次 2.5mg，用氯化钠注射液 1.5～2ml 稀释后，由驱动式喷雾器吸入；在急性发作时第一小时内可每 20 分钟给药一次，共连续 3 次。此后按需 2～4 小时给药。

【不良反应】恶心、头疼、头晕、心悸、手指震颤等不良反应，剂量过大时，可见心动过速和血压波动。一般减量即可恢复，严重时应停药。罕见肌肉痉挛，过敏反应。

【禁忌证】①对本品及其他肾上腺素受体激动剂过敏者禁用。②对氟利昂过敏者禁用。

【注意事项】①心血管功能不全、高血压、糖尿病、甲状腺功能亢进患者忌妊娠期妇女慎用。②长期用药亦可形成耐受性。③缓释片不能咀嚼，应整片吞服。

【制剂规格】片（胶囊）剂：每片（粒）0.5mg；2mg。缓释片：每片 4mg；8mg。气雾剂：溶液型，药液浓度 0.2%（g/g），每瓶 28mg，每揿 0.14mg；混悬型，药液浓度 0.2%（g/g），每瓶 20mg（200 揿），每揿 0.1mg（240 揿）。粉雾剂胶囊：每粒 0.2mg；0.4mg。注射液：每支 0.4mg（2ml）。糖浆剂：4mg（1ml）。

二、M 胆碱受体拮抗剂

噻托溴铵[基；医保（乙）]

Tiotropium Bromide

【药理作用】本品为季胺类抗胆碱药，对 M_1～M_5 受体具有相同的亲和力，可与支气管平滑肌上的 M_3 受体结合产生支气管扩张作用，作用维持时间较异丙托溴铵长。用于慢性阻塞性肺部疾病（COPD）及其相关呼吸困难的维持治疗，改善 COPD 患者的生活质量，能够减少 COPD 的急性加重。

【适应证】适用于 COPD 的维持治疗，包括慢性支气管炎和肺气肿，伴随性呼吸困难的维持治疗及急性发作的预防。

【用法用量】①吸入剂：临用前，取胶囊 1 粒放入专用吸入器的刺孔槽内，用手指揿压按钮，胶囊两端分别被细针刺孔，然后将口吸器放入口腔深部，用力吸气，胶囊随着气流产生快速旋转，胶囊中的药粉即喷出囊壳，并随气流进入呼吸道。成人：一次 1 粒，一日 1 次。②喷雾剂：每天同一时间吸入 1 次，每次吸入 2 揿。

【不良反应】①循环系统：偶见心动过速、室性期前收缩、面部潮红、胸部压迫感等。②神经系统：偶见头痛、震颤、兴奋、发热、嗜睡、盗汗等，罕见耳鸣、麻木感、不安感、头昏、眩晕等。③消化系统：偶见嗳气、腹痛、胃酸过多等。④过敏反应：偶见瘙痒，罕见皮疹，出现时应停药。⑤其他：偶见口渴、疲劳、倦怠感等。⑥耐受性：常规使用本品可产生与其他长效肾上腺素 β_2 受体激动药及短效 β_2 受体激动药类似的影响，如支气管扩张的失敏。

【禁忌证】对异丙托溴铵、噻托溴铵或制剂的任何成分过敏者禁用。

【注意事项】①本品不用于支气管痉

挛急性发作的初期治疗，亦不用于急性症状的缓解治疗。②本品可引起头晕、视物模糊，可能影响驾驶车辆或操作机械的能力。③如出现闭角型青光眼的征象，应停用本品。④如出现过敏反应，应立即停用本品并考虑替代治疗。⑤如出现支气管痉挛，应立即给予吸入型短效 β_2 肾上腺素受体激动药（如沙丁胺醇），并停用本品，考虑其他治疗。⑥用药期间应监测第一秒用力呼吸量（FEV1）、最大呼气量或其他肺功能。

【制剂规格】吸入（胶囊）剂：每瓶（粒）18μg。喷雾剂：每揿含噻托溴铵 2.5μg。

异丙托溴铵 [基；医保（甲、乙）]

Ipratropium Bromide

【药理作用】本品为对支气管平滑肌 M 受体有较高选择性的强效抗胆碱药，松弛支气管平滑肌作用较强，对呼吸道腺体和心血管系统的作用较弱。其扩张支气管的剂量仅为抑制腺体分泌和加快心率剂量的 1/20～1/10。

【适应证】①用于需要多种支气管扩张剂联合应用的患者。②用于治疗气道阻塞性疾病有关的可逆性支气管痉挛。

【用法用量】（1）成人：①气雾吸入，一次 40～80μg，一日 3～4 次。②雾化吸入，一次 100～500μg，用 0.9%氯化钠注射液稀释到 3～4ml，置雾化器中吸入。（2）儿童：①雾化吸入，1 个月～6 岁，一次 20μg，一日 3 次；6～12 岁，一次 20～40μg，一日 3 次；12～18 岁，一次 20～40μg，一日 3～4 次；急性发作的患者病情稳定前可重复给药；单剂量小瓶中每 1ml 雾化吸入液可用氯化钠注射液稀释至终体积 2～4ml；剂量应按患者个体需要做适量调节，在治疗过程中患者应该在医疗监护之下。②粉剂吸入，12～18 岁，一次 40μg，一日 3～4 次。③气雾吸入，6 岁以上，一次 20～40μg，一日 3 次。

【不良反应】①常见口干、头痛、鼻黏膜干燥、咳嗽、震颤。②偶见心悸、支气管痉挛、眼干、眼调节障碍、尿潴留。③极少见过敏反应。

【禁忌证】禁用于：①对本品及阿托品类药物过敏者。②幽门梗阻者。

【注意事项】①青光眼、前列腺增生患者慎用。②雾化吸入时，避免药物进入眼内。③本品与β受体激动剂合用可增加青光眼急性发作的危险性。④使用与β受体激动剂组成的复方制剂时，须同时注意两者的禁忌证。

【制剂规格】气雾剂：每喷 20μg；40μg；每瓶 200 喷（10ml）。吸入溶液剂：每瓶 500μg（2ml）。雾化溶液剂：每瓶 50μg（2ml）；250μg（2ml）；500μg（2ml）；500μg（20ml）。

三、黄嘌呤类药物

氨茶碱 [药典（二）；基；医保（甲）]

Aminophylline

【药理作用】本品为茶碱和乙二胺的复合物，约含茶碱 77%～83%。乙二胺可增加茶碱的水溶性，并增强其作用。主要作用：①松弛支气管平滑肌，抑制过敏介质释放。在解痉的同时还可减轻支气管黏膜的充血和水肿。②增强呼吸肌的收缩力，减少呼吸肌疲劳。③增强心肌收缩力，增加心排出血量，低剂量一般不加快心率。④舒张冠状动脉，外周血管和胆管平滑肌。⑤增加肾血流量，提高肾小球滤过率，减少肾小管对钠和水的重吸收，具有利尿作用。⑥中枢神经兴奋作用。

【适应证】①用于支气管哮喘和喘息性支气管炎，与β受体激动剂合用可提高疗效。在哮喘持续状态，常选用本品与肾上腺皮质激素配伍进行治疗。②治疗急性心功能不全和心源性哮喘。③用于胆绞痛。

【用法用量】（1）成人：①口服，常用量，一次0.1～0.2g，一日0.3～0.6g；极量，一次0.5g，一日1g。②肌内注射或静脉注射：常用量，一次0.25～0.5g，一日0.5～1g；极量，一次0.5g。以50%葡萄糖注射液20～40ml稀释后缓慢静脉注射（不得少于10分钟）。③静脉滴注：以5%葡萄糖注射液500ml稀释后滴注。④直肠给药：栓剂或保留灌肠，一次0.25～0.5g，一日1～2次。（2）儿童：①口服，按体重一日3～5mg/kg，分2～3次服。②静脉注射，按体重一次2～4mg/kg。③静脉滴注，一般用量，一次2～3mg/kg，以5%葡萄糖注射液500ml稀释后静脉滴注。

【不良反应】常见恶心、呕吐、胃部不适、食欲减退、头痛、烦躁、易激动、失眠等。少数患者出现皮肤过敏反应。

【禁忌证】禁用于：①对本品、乙二胺或茶碱过敏者。②急性心肌梗死伴有血压显著降低者。③严重心律失常者。④活动性消化溃疡者。

【注意事项】本品呈较强碱性，局部刺激作用强。①口服可致恶心、呕吐。一次口服最大耐受量0.5g。餐后服药，与氢氧化铝同服，或服用肠衣片均可减轻其局部刺激作用。②肌内注射可引起局部红肿、疼痛。③静脉滴注过快或浓度过高可强烈兴奋心脏，引起头晕、心悸、心律失常，血压剧降，严重者可致惊厥。故必须稀释后缓慢注射。④肝、肾功能不全，甲状腺功能亢进患者慎用。⑤可进入胎盘及乳汁，故妊娠期及哺乳期妇女慎用。⑥不可暴露在空气中，以免变黄失效。

【制剂规格】片剂：每片0.05g；0.1g；0.2g。肠溶片：每片0.05g；0.1g。注射液：肌内注射用每支0.125g（2ml）；0.25g（2ml）；0.5g（2ml）；静脉注射用每支0.25g（10ml）。栓剂：每粒0.25g。缓释片：每片0.1g；0.2g。

茶碱[药典（二）；基；医保（甲）]

Theophylline

【药理作用】本品为甲基嘌呤类药物。可松弛支气管平滑肌，抑制过敏介质释放。在解痉的同时还可减轻支气管黏膜的充血和水肿。增强呼吸肌如膈肌、肋间肌的收缩力，减少呼吸肌疲劳。增强心肌收缩力，增加心输出量，低剂量一般不加快心率。舒张冠状动脉、外周血管和胆管平滑肌。增加肾血流量，提高肾小球滤过率，减少肾小管对钠和水的重吸收，具有利尿作用。中枢神经兴奋作用。

【适应证】①支气管哮喘和喘息性支气管炎，与β受体激动剂合用可提高疗效。在哮喘持续状态，常选用本品与肾上腺皮质激素配伍进行治疗。②治疗急性心功能不全和心源性哮喘。③用于胆绞痛。

【用法用量】口服。①茶碱片：常用量，一次0.1～0.2g，每12小时服1次，餐后服，勿嚼碎。②茶碱控释片：早晚各服1次，成人一日200～400mg。③茶碱缓释片：早晚各服1次，成人一日100～200mg。④复方茶碱片：一次1片，一日2次。

【禁忌证】①对本品过敏的患者，活动性消化溃疡和未经控制的惊厥性疾病患者禁用。②急性心肌梗死伴血压下降者，未治愈的癫痫患者禁用。

【不良反应】茶碱的毒性常出现在血清浓度为15～20μg/ml，特别是在治疗开始，早期多见的有恶心、呕吐、易激动、失眠等，当血清浓度超过20μg/ml，可出现心动过速、心律失常，血清中茶碱超过40μg/ml，可发生发热、失水、惊厥等症状，严重的甚至呼吸、心跳停止致死。

【注意事项】本品不适用于哮喘持续状态或急性支气管痉挛发作的患者。应定期监测血清茶碱浓度，以保证最大的疗效而不发生血药浓度过高的危险。肾功能或肝功能不全的患者，年龄超过55岁特别是男性和伴发慢性肺部疾病的患者，任何原因引起的心力衰竭患者，持续发热患者。使用某些药物的患者及茶碱清除率减低者，在停用合用药物后，血清茶碱浓度的维持时间往往显著延长。应酌情调整用药剂量或延长用药间隔时间。茶碱制剂可致心律失常和（或）使原有的心律失常恶化；患者心率和（或）节律的任何改变均应进行监测和研究。低氧血症、高血压或者消化道溃疡病史的患者慎用本品。

【制剂规格】片剂：每片0.1g。控释片：每片0.1g。缓释片：每片0.1g；0.4g（按无水茶碱计算）。控释胶囊：每粒0.1g；0.3g。

多索茶碱[药典（二）；医保（乙）]

Doxofylline

【药理作用】本品对磷酸二酯酶有显著抑制作用。其支气管平滑肌松弛作用较氨茶碱强10～15倍，并有镇咳作用，且作用时间长，无依赖性。本品为非腺苷受体拮抗剂，因此无类似茶碱所致的中枢和胃肠道等肺外系统的不良反应，也不影响心功能。但大剂量给药后可引起血压下降。

【适应证】用于支气管哮喘、喘息性支气管炎及其他伴支气管痉挛的肺部疾病。

【用法用量】口服。每日2片或每12小时1～2粒胶囊，或每日1～3包散剂冲服。急症可先注射100mg，然后每6小时静脉注射1次，也可每日静脉滴注 300mg。

【不良反应】少数人用药后可见头痛、失眠、易怒、心悸、心动过速、期前收缩、食欲缺乏、恶心、呕吐、上腹不适或疼痛、高血糖及尿蛋白。

【禁忌证】对多索茶碱或黄嘌呤衍生物类药物过敏者禁用，急性心肌梗死患者、哺乳期妇女禁用。

【注意事项】心脏病、高血压患者，老年人，严重血氧供应不足的患者须慎用。胃溃疡，肝、肾功能不全患者，妊娠期妇女须慎用。不得与其他黄嘌呤类药物同时服用，与麻黄素或其他腺素类药同服时须慎重。

【制剂规格】片剂：每片 200mg；300mg；400mg。胶囊剂：每粒 200mg；300mg。散剂：每包 200mg。注射剂：每支 100mg（10ml）。葡萄糖注射液：每瓶含多索茶碱 0.3g 与葡萄糖 5g（100ml）。

二羟丙茶碱[药典（二）；医保（乙）]

Diprophylline

【药理作用】本品的平喘作用与氨茶碱相似。本品 pH 近中性，对胃肠刺激性小，口服易耐受。肌内注射疼痛反应轻，心脏兴奋作用仅为氨茶碱的 1/20～1/10。

【适应证】用于支气管哮喘、喘息性支气管炎、慢性支气管炎合并肺气肿，可止喘并改善肺功能。

【用法用量】①口服：每次 0.1～0.2g，一日 3 次。极量，每次 0.5g，一日 1.5g。②肌内注射：每次 0.25～0.5g。③静脉滴注：用于严重哮喘发作，一日 0.5～1g 加于 5%葡萄糖注射液 1500～2000ml 中静脉滴注。④直肠给药：每次 0.25～0.5g。

【不良反应】偶有口干、恶心、头痛、烦躁、失眠、易激动、心悸、心动过速、期前收缩、食欲减退、呕吐、上腹不适或疼痛、高血糖及尿蛋白。

【禁忌证】禁用于：①对本品过敏者。②活动性消化性溃疡患者。③未控制的惊厥性疾病患者。

【注意事项】①哮喘急性发作的患者不宜首选本品。②静脉滴注速度过快可致一过性低血压和周围循环衰竭。③大剂量可致中枢兴奋，甚至诱发惊厥，预服镇静药可防止。

【制剂规格】片剂：每片 0.1g；0.2g。注射剂：每支 0.25g（2ml）。栓剂：每粒 0.25g。

四、过敏介质阻释剂

曲尼司特[药典（二）；医保（乙）]

Tranilast

【药理作用】本品为抗变态反应药物，可稳定肥大细胞和嗜碱性粒细胞膜，阻止细胞裂解脱颗粒，从而抑制组胺、白三烯及 5-羟色胺等过敏反应介质释放，但对组胺、乙酰胆碱、5-羟色胺无直接对抗作用。本品的中枢抑制作用弱于酮替芬。与色甘酸钠不同的是，色甘酸钠仅抑制反应素抗体介导的过敏反应，本品尚能抑制局部过敏反应。

【适应证】用于支气管哮喘、过敏性鼻炎的预防性治疗。用于荨麻疹、血管神经性水肿及过敏性皮肤瘙痒症的治疗。

【用法用量】口服。成人，每次 0.1g，一日 3 次。儿童，一日 5mg/kg，分 3 次服。

【不良反应】可见食欲缺乏、恶心、呕吐、便秘；偶见头痛、眩晕、嗜睡及尿频、尿痛、血尿等膀胱刺激症状。偶见肝功能异常，如丙氨酸转氨酶（ALT）活性升高、黄疸等。尚有红细胞及血红蛋白减少、过敏反应。

【禁忌证】①对本品过敏者禁用。②妊娠期及哺乳期妇女禁用。

【注意事项】①对已发作的哮喘不能迅速起效，应先合用 β 受体激动剂或肾上腺皮质激素类 1～4 周，然后逐渐减少合用药的剂量，以至撤除而单用本品。②对有肾上腺皮质激素依赖性的哮喘患者，加用本品可减少皮质激素的用量。③肝、肾功能不全者慎用。

【制剂规格】片（胶囊）剂：每片（粒）0.1g。

色甘酸钠[药典（二）；医保（乙）]

Sodium Cromoglicate

【药理作用】本品为过敏介质阻释剂。本品无松弛支气管平滑肌作用和 β 受体激动作用，亦无直接拮抗组胺、白三烯等过敏介质作用和抗炎症作用。但在抗原攻击前给药，可预防速发型和迟发型过敏性哮喘，亦可预防运动和其他刺激诱发的哮喘。目前认为其作用机制可能是：①稳定肥大细胞膜，阻止肥大细胞释放过敏介质：可抑制肺组织肥大细胞中磷酸二酯酶活性，致使肥大细胞中 cAMP 水平增高，减少 Ca^{2+}向细胞内转运，从而稳定肥大细胞膜，抑制肥大细胞裂解、脱颗粒，阻止组胺、白三烯、5－羟色胺、缓激肽及慢反应物质等过敏介质释放，从而预防过敏反应的发生。②直接抑制由于兴奋刺激感受器而引起的神经反射，抑制反射性支气管痉挛。③抑制非特异性支气管高反应性（BHR）。④抑制血小板活化因子（PAF）引起的支气管痉挛。

【适应证】①支气管哮喘：可用于预防各型哮喘发作。对外源性哮喘疗效显著，特别是对已知抗原的年轻患者疗效更佳。对内源性哮喘和慢性哮喘亦有一定疗效，约半数患者的症状改善或完全控制。对依赖肾上腺皮质激素的哮喘患者，经用本品后可减少或完全停用肾上腺皮质激素。运动性哮喘患者预先给药几乎可防止全部病例发作。一般应于接触抗原前一周给药，但运动性哮喘可在运动前 15 分钟给药。与 β 肾上腺素受体激动剂合用可提高疗效。②过敏性鼻炎、季节性花粉症、春季角膜结膜炎、过敏性湿疹及某些皮肤瘙痒症。用于过敏性鼻炎和季节性花粉症，能迅速控制症状，软膏外用于慢性过敏性湿疹及某些皮肤瘙痒症也见显著疗效，2%～4%滴眼液适用于花粉症结膜炎和春季角膜结膜炎。

【用法用量】①支气管哮喘：粉雾吸入，每次 20mg，一日 4 次；症状减轻后，一日 40～60mg；维持量，一日 20mg。

气雾吸入，每次 3.5～7mg，一日 3～4 次，每日最大剂量 32mg。②过敏性鼻炎：干粉吸入或吹入鼻腔，每次 10mg，一日 4 次。③季节性花粉症和春季角膜、结膜炎：滴眼，2%溶液，每次 2 滴，一日数次。④过敏性湿疹、皮肤瘙痒症：外用 5%～10%软膏。

【不良反应】 少数患者因吸入的干粉刺激，出现口干、咽喉干痒、呛咳、胸部紧迫感，甚至诱发哮喘，预先吸入β肾上腺受体激动剂可避免其发生。

【禁忌证】 对本品过敏者禁用。

【注意事项】 ①原来用肾上腺皮质激素或其他平喘药治疗者，用本品后应继续用原药至少 1 周或至症状明显改善后，才能逐渐减量或停用原用药物。②获明显疗效后，可减少给药次数。如需停药，亦应逐步减量后再停。不能突然停药，以防哮喘复发。③用药过程中如遇哮喘急性发作，应立即改用其他常规治疗如吸入β肾上腺素受体激动剂等，并停用本品。④肝功能不全者和妊娠期妇女慎用。

【制剂规格】 粉雾剂胶囊剂：每粒 20mg。气雾剂：每瓶总量 14g，内含色甘酸钠 0.7g，每揿含色甘酸钠 3.5mg；每瓶总量 19.98g，内含色甘酸钠 0.7g，每揿含色甘酸钠 5mg。软膏剂：每支含 5%～10%。滴眼剂：每瓶 0.16g/8ml。滴鼻剂：每瓶 20mg/ml。

酮替芬 [药典（二）；医保（乙）]

Ketotifen

【药理作用】 本品为强效抗组胺和过敏介质阻释剂。本品不仅能抑制抗原诱发的人肺和支气管组织肥大细胞释放组胺和白三烯等炎症介质，还可抑制抗原、血清或钙离子介导的人嗜碱性粒细胞及中性粒细胞释放组胺及白三烯。还有强大的 H_1 受体拮抗作用，其抗组胺作用约为氯苯那敏的 10 倍，且长效。此外，本品还抑制哮喘患者的气管高反应性，但其不改变痰的性质，亦不影响黏液纤毛运动。

【适应证】 ①支气管哮喘，对过敏性、感染性和混合性哮喘均有预防发作效果，对过敏性哮喘疗效尤为显著，混合性次之，感染性约半数以上有效，对过敏性哮喘的预防效果优于色甘酸钠。②喘息性支气管炎、过敏性咳嗽。③过敏性鼻炎、过敏性结膜炎及过敏性皮炎。

【用法用量】（1）口服：①片剂，成人及儿童均为一次 1mg，一日 2 次，早、晚服用。②口服溶液，小儿可服用，一日 1～2 次（一次量：4～6 岁，2ml；6～9 岁，2.5ml；9～14 岁，3ml）。③胶囊剂，一次 1 粒，一日 2 次，早、晚服。（2）滴鼻：一次 1～2 滴，一日 1～3 次。（3）滴眼：滴入结膜囊，一次 1 滴，一日 2 次，或每 8～12 小时滴 1 次。（4）鼻喷：鼻用气雾剂鼻腔喷雾，一次 1～2 喷（0.15～0.30mg），一日 1～3 次。

【不良反应】 口服或滴鼻后可见镇静、嗜睡、疲倦、乏力、头晕、口（鼻）干等不良反应，少数患者出现过敏反应，表现为皮肤瘙痒、皮疹、局部水肿等。

【禁忌证】对本品过敏者禁用。

【注意事项】①妊娠期及哺乳期妇女慎用；3 岁以下儿童不推荐使用。②用药期间不宜驾驶车辆、操作精密机器、高空作业等。③出现严重不良反应时，可暂将本品剂量减半，待不良反应消失后再恢复原剂量。④应用本品滴眼液期间不得佩戴隐形眼镜。⑤避免同时服用其他镇静、催眠药或饮酒。

【制剂规格】片剂：每片 1mg。胶囊剂：每粒 1mg。口服溶液：每支 1mg（5ml）。分散片：每片 1mg。滴眼液：每瓶 2.5mg（5ml）。滴鼻液：每瓶 15mg（10ml）。鼻吸入气雾剂：每瓶 25.5mg（14g）。

五、抗白三烯类药物

孟鲁司特[医保（乙）]

Montelukast

【药理作用】本品为高选择性半胱氨酰白三烯（Cys–LTs）受体拮抗剂，通过抑制 LTC_4、LTE_4 与受体的结合，可缓解白三烯介导的支气管炎症和痉挛状态，减轻白三烯所致的激惹症状，改善肺功能。

【适应证】用于 15 岁及 15 岁以上成人哮喘的预防和长期治疗，包括预防白天和夜间的哮喘症状，治疗对阿司匹林敏感的哮喘患者以及预防运动诱发的支气管收缩。适用于减轻过敏性鼻炎引起的症状。

【用法用量】口服。成人每次 10mg，一日 1 次，每晚睡前服。15 岁以上儿童，每次 10mg，一日 1 次。6～14 岁儿童，每次 5mg，一日 1 次。1～5 岁儿童，每次 4mg，一日 1 次。

【不良反应】有轻度头痛、头晕、嗜睡、兴奋、激惹、烦躁、不安、失眠、感觉异常（触觉障碍）及罕见的癫痫发作、恶心、呕吐、腹痛、转氨酶升高等反应。

【禁忌证】对本品中的任何成分过敏者禁用。

【注意事项】①本品对哮喘急性发作无效，故不可骤然使用本品取代吸入型或口服糖皮质激素。②本品与支气管扩张剂及肾上腺皮质激素合用可减少后者的剂量。③妊娠期、哺乳期妇女及幼儿慎用。

【制剂规格】片剂：每片 4mg；5mg。包衣片：每片 10mg。

六、其他

牛肺表面活性剂[基；医保（乙）]

Calf Pulmonary Surfactant

【药理作用】本品主要作用是降低肺泡气液界面表面张力，保持肺泡稳定，防止肺不张。

【适应证】用于治疗新生儿呼吸窘迫综合征（NRDS），及预防早产儿 NRDS。

【用法用量】儿童，气管内给药：（1）给药时间：治疗性用药应在出现 NRDS 早期征象后尽早给予，通常在患儿出生后 12 小时以内，不宜超过 48 小时。预防性用药适用于胎龄小于 29 周和（或）存在 NRDS 风险的早产儿，应在出生后尽早给予，最好在出生后30分钟内。（2）给药剂量：70mg/kg出生体重，给药剂量应根据患儿具体情况灵活掌握，首次给药范围可在40～100mg/kg出生体重，多数患者早期及时用药，70mg/kg即可；病情较重，胸片病变明显，动脉血氧分压较低，或有并发症的患者，剂量应偏大。（3）给药次数：多数通常只应用1次即可，如患儿呼吸情况无明显好转，需继续应用呼吸机，明确呼吸衰竭是由NRDS引起，必要时在首次用药后12～24小时（至少6小时）可应用第2次，重复给药最多应用3次，剂量与首次给药相同。（4）给药方法：将总剂量分4次，按平卧、右侧卧、左侧卧、半卧位顺序注入。每次注入时间为10～15秒，每次给药间隔加压给氧（频率每分钟40～60次）1～2分钟，注药全过程约15分钟。

【不良反应】临床上给药过程中由于一过性气道阻塞，可有短暂的血氧下降和心率、血压波动。

【禁忌证】本品无特殊禁忌，有气胸患儿应先进行处理，然后再给药，以免影响呼吸机的应用。

【注意事项】①本品仅可用于气管内给药，用药前患儿需进行气管插管。②为使本品的混悬液均匀，加水后有时需振荡较长时间（10分钟左右），但勿用强力，避免产生过多泡沫。③准备用本品治疗的NRDS患儿，给药前应用呼吸机的参数宜偏低，注意压力勿过高。④本品开启后应在24小时内应用。

【制剂规格】注射剂：每支70mg。

第6章　主要作用于消化系统的药物

第1节　治疗消化性溃疡和胃食管反流病药物

一、抗酸药

铝碳酸镁[药典（二）；基；医保（乙）]

Hydrotalcite

【药理作用】体外制酸结果表明本品抗酸作用迅速而温和、作用持久。其酸反应率可达98%～100%，而氢氧化铝的酸反应率仅为72%。本品可吸附胃蛋白酶，因此可抑制胃蛋白酶的活性，这有利于溃疡面的修复。此外，还能结合胆汁酸和吸附溶血磷脂酰胆碱。还可增强胃黏膜的屏障功能。由于含有铝、镁两种金属离子，从而相互抵消了便秘和腹泻的不良反应。对组胺、胆汁酸和盐酸诱导的胃溃疡有抑制作用，其抗溃疡作用强于氢氧化铝。

【适应证】①主要用于胃及十二指肠溃疡、反流性食管炎，急、慢性胃炎和十二指肠球炎等。②也用于胃酸过多引起的胃部不适，如胃灼痛、胃灼热、反酸及腹胀、恶心、呕吐等的对症治疗。

【用法用量】一般每日3次，每次1.0g（儿童每次0.25～0.5g），餐后1小时服用。十二指肠球部溃疡6周为1疗程，胃溃疡8周为1疗程。

【不良反应】仅个别患者可能出现胃肠道不适、消化不良、呕吐、大便次数增多甚至腹泻等。

【禁忌证】低磷酸盐血症、重症肌无力、严重肾功能不全者（肌酐清除率＜30ml/min）禁用。

【注意事项】胃肠道蠕动功能不全和肾功能障碍者（肌酐清除率30～80ml/min）慎用。

【制剂规格】片剂（咀嚼片）：每片0.5g。

氢氧化铝[药典（二）；基；医保（甲）]

Aluminium Hydroxide

【药理作用】本品有抗酸、吸附、局部止血、保护溃疡面等作用，效力较弱，缓慢而持久。可中和或缓冲胃酸，使胃内pH升高，从而使胃酸过多引起的症状得到缓解，但对胃酸分泌无直接影响。对酸的中和能力低于镁制剂和碳酸钙而高于碳酸铝。其中和胃酸后产生的氧化铝有收敛作用，可局部止血，但也可能引起便秘，严重时甚至可引起肠梗阻。氢氧化铝与胃酸混合生成凝胶，覆盖在溃疡表面，形成一层保护膜，产生机械保护作用，有利于溃疡的愈合。

【适应证】①主要用于胃酸过多、胃及十二指肠溃疡、反流性食管炎及上消化道出血等。②由于铝离子在肠内与磷酸盐结合成不溶解的磷酸铝自粪便排出，故尿毒症患者服用大剂量氢氧化铝后可减少磷酸盐的吸收，减轻酸血症（但同时应注意上述不良反应）。

【用法用量】口服。①片剂，一次 0.6～0.9g，一日 1.8～2.7g。②氢氧化铝凝胶治胃酸过多和溃疡病等，一次 4～8ml，一日 12～24ml，饭前 1 小时和睡前服；病情严重时剂量可加倍。

【不良反应】①老年人长期服用，可致骨质疏松。②肾功能不全患者长期应用可能会有铝蓄积中毒，出现精神症状。

【禁忌证】阑尾炎或急腹症时，服用本品可使病情加重，可增加阑尾穿孔的危险，应禁用。

【注意事项】①因能妨碍磷的吸收，导致低磷血症及骨质疏松和骨软化症，故不宜长期大剂量使用；如必须长期大剂量使用时，应在饮食中酌加磷酸盐；铝也可能导致血清胆酸浓度增加，但这种作用具有剂量和时间依赖性，并可伴随胆汁流量降低，可诱发肝、胆功能异常。②对长期便秘者须慎用，为防止便秘可与三硅酸镁或氧化镁交替服用。③治疗胃出血时，宜用凝胶剂。④有极少量可在胃内转变为可溶性的氯化铝被吸收，并从尿中排泄，肾功能不全者可能导致血中铝离子浓度升高，引起痴呆等中枢神经系统病变，故肾功能不全者慎用；肾功能异常者服用本品后，如血清中铝含量超过 150μg/ml，或出现脑病先兆，应立即停药；透析患者透析液中铝含量不得超过 10μg/L。⑤服药期间，对铝比较敏感的患者注射白喉、破伤风类毒素和百日咳菌苗（DTP 三联疫苗）时，注射部位可能会出现瘙痒、湿疹样病变和色素沉着。⑥因婴幼儿极易吸收铝，有铝中毒的危险，故早产儿和婴幼儿不宜服用。⑦由于不溶性磷酸铝复合物的形成导致血清磷酸盐浓度降低，磷自骨内移出，故骨折患者不宜服用。

【制剂规格】片剂：每片 0.3g。凝胶剂：每支 4g（100ml）。

三硅酸镁[药典（二）]

Magnesium Trisilicate

【药理作用】本品能中和胃酸，使胃酸过多的症状得以缓解，但作用较弱。

【适应证】用于缓解胃酸过多引起的胃痛、胃灼热感、反酸。

【用法用量】口服。成人一次 0.3～0.9g，一日 3～4 次。

【不良反应】长期大剂量服用本品，可见肾硅酸盐结石、眩晕、惊厥、精神症状。

【禁忌证】①对本品过敏者禁用。②本品性状发生改变时禁用。

【注意事项】①连续使用不得超过 7 天。②妊娠期头 3 个月慎用，过敏体质者慎用。

【制剂规格】片剂：每片 0.3g。

氧化镁[药典（二）]

Magnesium Oxide

【药理作用】本品抗酸作用较碳酸氢

钠强，缓慢而持久，不产生二氧化碳。与胃酸作用生成氯化镁，放出镁离子，刺激肠道蠕动。有轻泻作用。

【适应证】用于伴有便秘的胃酸过多症、胃及十二指肠溃疡。还可用作缓泻剂。对不伴便秘者，其轻泻作用可同服碳酸钙纠正。

【用法用量】口服。①抗酸：成人口服每次 0.2～1g，一日 3 次。②缓泻：每次 3g，一日 3 次。

【不良反应】可致轻泻，用碳酸钙可以纠正。肾功能不全患者服用本品可引起高镁血症，可静脉注射钙盐对抗。

【禁忌证】严重肾功能不全、阑尾炎、急腹症、肠梗阻、溃疡性结肠炎、消化道或直肠出血诊断不明，慢性腹泻等患者禁用。

【注意事项】肾功能不全患者使用本品时，应注意观察患者是否嗜睡、疲乏、昏迷等现象。长期大量服用可导致血清钾浓度降低，出现呕吐及胃部不适。

【制剂规格】片剂：每片 0.2g。胶囊剂：每粒 0.5g。

二、胃酸分泌抑制剂

（一）H_2 受体拮抗剂

法莫替丁［药典（二）；基；医保（甲）］

Famotidine

【药理作用】本品为 H_2 受体拮抗剂，其作用强度比西咪替丁大。本品不改变胃排空速率，不干扰胰腺功能，对心血管系统和肾脏功能也无不良影响。长程大剂量治疗时，不并发雄激素拮抗的不良影响，如男性乳房发育、阳痿、性欲缺乏及女性乳房胀痛、溢乳等。

【适应证】口服用于胃及十二指肠溃疡、吻合口溃疡，反流性食管炎；口服或静脉注射用于上消化道出血（消化性溃疡、急性应激性溃疡，出血性胃炎所致），卓－艾综合征。

【用法用量】（1）成人：①口服，每次 20mg，一日 2 次（早餐后，晚餐后或临睡前），4～6 周为一疗程，溃疡愈合后维持量减半，睡前服。肾功能不全者应调整剂量。②缓慢静脉注射或静脉滴注，20mg，一日 2 次，疗程 5 天。

（2）儿童：①口服。胃食管反流病：一日 0.6～0.8mg/kg（一日最大剂量 40mg），每 12 小时一次或睡前一次服用，疗程 4～8 周。消化性溃疡：一日 0.9mg/kg（一日最大剂量 40mg），睡前一次服用，疗程 2～4 周。②静脉滴注。一次不能超过 20mg，静脉滴注不少于 30 分钟，每 12 小时一次。

【不良反应】不良反应较少，最常见的有头痛、头晕、便秘和腹泻。偶见皮疹、荨麻疹、白细胞减少、氨基转移酶升高等；罕见腹部胀满感、食欲缺乏及心率增加、血压上升、颜面潮红、月经不调。

【禁忌证】妊娠期和哺乳期妇女禁用。严重肾功能不全者禁用。

【注意事项】应排除肿瘤和食管、胃底静脉曲张后，才能使用。肝、肾功能不全者慎用。婴幼儿慎用。老年用药：本品主要是通过肾脏排泄，因老年患者常有肾功能不全的现象，会出现血中药物浓度蓄积，所以，要减少给药量或延长给药间隔。

【制剂规格】片剂：每片 10mg；20mg。分散片：每片 20mg。胶囊剂：每粒 20mg。散剂：每袋 10%（100mg/g）。注射剂：每支 20mg（2ml）。注射液：每瓶 20mg（100ml）。

枸橼酸铋雷尼替丁［药典（二）］

Ranitidine Bismuth Citrate

【药理作用】本品为枸橼酸铋和雷尼替丁经化学合成的一种新型抗消化性溃疡药，既具有雷尼替丁抗 H_2 受体的抑制胃酸分泌作用，又有胶体铋抗幽门螺杆菌和保护胃黏膜的作用，其生物学特性显著优于枸橼酸铋和雷尼替丁的混合物。

【适应证】①用于治疗良性胃溃疡、活动性十二指肠溃疡。②与抗生素合用可协同根除幽门螺杆菌，预防十二指肠溃疡的复发。

【用法用量】口服。每次 0.4g，一日 2 次，餐前或餐后服用。治疗胃溃疡 6～8 周为一疗程，治疗十二指肠溃疡 4 周为一疗程。

【不良反应】总不良反应发生率约为 1%。主要有过敏反应，罕见皮肤瘙痒、皮疹等；胃肠功能紊乱如恶心、腹泻、腹部不适、便秘等；可能出现短暂的肝功能异常；偶见头痛、关节痛；罕见粒细胞减少。粪便变黑或舌苔发黑属正常现象，停药后即会消失。

【禁忌证】禁用于重度肾功能不全患者（肌酐清除率<25ml/min）。

【注意事项】本品不宜长期使用，连续用药不宜超过 12 周。本品可引起粪色变黑、舌发黑，但停药后可消失。

【制剂规格】片剂：每片 0.2g（雷尼替丁与枸橼酸铋量为 1:1.1）。胶囊剂：每粒 200mg（雷尼替丁与枸橼酸铋量为 1:1.1）；350mg（雷尼替丁与枸橼酸铋量为 1:1）。

雷尼替丁［药典（二）；基；医保（甲）］

Ranitidine

【药理作用】本品为 H_2 受体拮抗剂，能有效地抑制组胺、五肽胃泌素及食物刺激后引起的胃酸分泌，降低胃酸和胃酶的活性，但对胃泌素及性激素的分泌无影响。作用比西咪替丁强 5～12 倍，对胃及十二指肠溃疡的疗效高，具有速效和长效的特点，不良反应小而且安全。

【适应证】用于治疗十二指肠溃疡、良性胃溃疡、术后溃疡、反流性食管炎及卓－艾综合征等。静脉注射可用于上消化道出血。

【用法用量】①用于反流性食管炎的治疗，每日 2 次，每次 150mg，共用 8 周。②卓－艾综合征，开始每日 3 次，每次 150mg，必要时剂量可增加至每日 900mg。③慢性溃疡病有复发病史患者，应在睡前给予维持量。④急性十二指肠溃疡愈合后的患者，应进行 1 年以上的维持治疗。长期（应不少于 1 年）在晚上服用 150mg，可避免溃疡（愈后）复发。

【不良反应】静脉注射后，部分患者出现面热感、头晕、恶心、出汗及胃刺激，持续 10 余分钟可自行消失。有时在静脉注射部位出现瘙痒、发红，1 小时后消失。有时可产生焦虑、兴奋、健忘等。

【禁忌证】妊娠期及哺乳期妇女禁用。

【注意事项】①胃溃疡患者用药前必须排除恶性肿瘤的可能性。对肝有一定毒性，但停药后即可恢复。②肝、肾功能不全患者慎用。③男性乳房女性化少见，发生率随年龄的增加而升高。

【制剂规格】片（胶囊）剂：每片（粒）75mg；100mg；150mg。泡腾颗粒：每袋 0.15g（1.5g）。糖浆剂：每瓶 1.5g（100ml）。注射剂：每支 50mg（2ml）；50mg（5ml）。

西咪替丁 [药典（二）]

Cimetidine

【药理作用】本品主要作用于壁细胞上 H_2 受体，由于结构与组胺相似，竞争性地抑制组胺的作用，从而抑制基础胃酸分泌，也抑制由食物、五肽胃泌素、咖啡因与胰岛素等刺激所诱发的胃酸分泌，使酸分泌量和酸度均降低。对阿司匹林及其他非甾体抗炎药所致的胃黏膜损伤，应激性胃溃疡和上消化道出血也有明显疗效。

【适应证】用于治疗十二指肠溃疡、胃溃疡、上消化道出血等。对胃溃疡疗效不及十二指肠溃疡。

【用法用量】①口服：每次 200～400mg，一日 2～4 次，餐后及睡前各服 1 次，疗程一般为 4～6 周。也可以每次 400mg，一日 2 次。②静脉滴注：每次 200～600mg。③缓慢静脉注射：每次 200mg，4～6 小时 1 次。一日剂量不宜超过 2g。④肌内注射：每次 200mg，在 4～6 小时后可重复给药。

【不良反应】因本品在体内分布广泛，药理作用复杂，故不良反应较多。①消化系统反应：较常见腹泻、腹胀、口干、血清氨基转移酶轻度升高，偶见严重肝炎、肝坏死、肝脂肪性病变等。突然停药，可能导致慢性消化性溃疡穿孔。②泌尿系统反应：有引起急性间质肾炎致衰竭的报道，但此种毒性反应是可逆的。③造血系统反应：对骨髓有一定抑制作用。少数患者发生可逆性中等程度的白细胞或粒细胞减少。④中枢神经系统反应：可通过血脑屏障，具有一定的神经毒性。较常见有头晕、头痛、疲乏、嗜睡等。⑤心血管系统反应：有心动过缓、面部潮红等。静脉注射时偶见血压骤降、房性期前收缩及心跳、呼吸骤停。⑥对内分泌和皮肤的影响：可引起男性乳房发育、女性溢乳、性欲减退、阳痿、精子计数减少等，停药后即可消失。可抑制皮脂分泌，诱发剥脱性皮炎、皮肤干燥、皮脂缺乏性皮炎、脱发、口腔溃疡等。皮疹、巨型荨麻疹、药物热等也有发生。

【禁忌证】由于能通过胎盘屏障，并能进入乳汁，故妊娠期和哺乳期妇女禁用，以避免引起胎儿和婴儿肝功能障碍。

【注意事项】①急性胰腺炎患者不宜

使用。②老年、幼儿或肝、肾功能不全者，严重心脏及呼吸系统疾病、系统性红斑狼疮或器质性脑病慎用。③应避免本品与中枢抗胆碱药同时使用，以防加重中枢神经毒性反应。④用本品时应禁用咖啡因及含咖啡因的饮料。

【制剂规格】片剂：每片 0.1g；0.2g；0.4g；0.8g。胶囊剂：每粒 0.2g。注射液：每支 0.2g（2ml）。

（二）质子泵抑制剂

埃索美拉唑 [药典（二）；医保（乙）]

Esomeprazole

【药理作用】本品为质子泵抑制剂，是奥美拉唑的 S－异构体。埃索美拉唑为弱碱性药物，能在壁细胞泌酸微管的高酸环境中浓集并转化为活性形式，作用和作用机制同奥美拉唑。

【适应证】本品用于胃食管反流性疾病：①治疗糜烂性反流性食管炎。②已经治愈的食管炎患者长期维持治疗，以防止复发。③胃食管反流性疾病的症状控制。本品联合适当的抗菌疗法，用于根除幽门螺杆菌，使幽门螺杆菌感染相关的消化性溃疡愈合，并防止复发。

【用法用量】（1）口服。①糜烂性反流性食管炎的治疗：一次 40mg，每日 1 次，连服 4 周。对于食管炎未治愈或持续有症状的患者建议再服药治疗 4 周。②已经治愈的食管炎患者防止复发的长期维持治疗：一次 20mg，每日 1 次。③胃食管反流性疾病的症状控制：没有食管炎的患者，一次 20mg，每日 1 次。如果用药 4 周症状未获控制，应对患者做进一步的检查。一旦症状消除，随后的症状控制可采用按需疗法，即需要时口服，一次 20mg，每日 1 次。④联合抗菌疗法根除幽门螺杆菌：采用联合用药方案，本品一次 20mg，阿莫西林一次 1g，克拉霉素一次 500mg，均为每日 2 次，共 7 天。（2）注射。①对于不能口服用药的胃食管反流病患者，推荐每日 1 次静脉注射或静脉滴注本品 20～40mg。反流性食管炎患者应使用 40mg，每日 1 次；对于反流疾病的症状治疗应使用 20mg，每日 1 次。通常应短期用药（不超过 7 天），一旦可能，就应转为口服治疗。②对于不能口服用药的 Forrest 分级Ⅱc－Ⅲ的急性胃或十二指肠溃疡出血患者，推荐静脉滴注本品 40mg，每 12 小时一次，用药 5 天。

【不良反应】可出现头痛、腹痛、腹泻、腹胀、恶心、呕吐、便秘、胃胀气等不良反应；少见的不良反应有皮炎、瘙痒、荨麻疹、头昏、口干等，上述不良反应无剂量相关性。

【禁忌证】对奥美拉唑或苯并咪唑类化合物过敏者禁用。

【注意事项】①本品具潜在的肝脏毒性，可致血清氨基酸转移酶水平升高，故肝功能异常的肝脏疾病患者应慎用。严重肾功能不全者，妊娠期妇女用应慎重。哺乳期妇女使用本品应停止哺乳。用药前后及用药期间应当检查或监测肝功能，长期用药应定期进行监测。同时也需进行内镜检查。②因减轻胃癌症状，可延误诊断。③长期使用本品，血清胃泌素水平一般在前 3 个月增加，继而维持平台效应。

【制剂规格】片剂：每片 20mg；40mg。胶囊剂：每粒 20mg；40mg。注射剂：每支 20mg；40mg。

奥美拉唑 [药典（二）；基；医保（甲、乙）]

Omeprazole

【药理作用】本品为质子泵抑制剂，是一种弱碱性药物，易浓集于酸性环境中，特异性地作用于胃黏膜壁细胞顶端构成的分泌性微管和胞质内的管状泡上，及胃壁细胞质子泵（H^+，K^+－ATP 酶）所在部位，并转化为亚磺酰胺的活性形式，通过二硫键与质子泵的巯基发生不可逆性的结合，从而抑制 H^+，K^+－ATP 酶的活性，阻断胃酸分泌的最后步骤，使壁细胞内的 H^+不能转移到胃腔中，使胃液中的酸含量大为减少。对基础胃酸和刺激引起的胃酸分泌都有很强的抑制作用。对组胺、五肽胃泌素及刺激迷走神经引起的胃酸分泌有明显的抑制作用，对 H_2 受体拮抗剂不能抑制的由二丁基环腺苷酸引起的胃酸分泌也有强而持久的抑制作用。用药后随胃酸分泌量的明显下降，胃内 pH 迅速升高，对胃灼热和疼痛的缓解速度较快。对十二指肠溃疡的治愈率易较高，且复发率较低。

【适应证】主要用于十二指肠溃疡和卓－艾综合征，也可用于胃溃疡和反流性食管炎，静脉注射可用于消化性溃疡急性出血的治疗。与阿莫西林和克拉霉素或与甲硝唑和克拉霉素合用，以根除幽门螺杆菌。

【用法用量】口服或静脉给药。①治疗十二指肠溃疡，每日 1 次，每次 20mg，疗程 2～4 周。②治疗卓－艾综合征，初始剂量每日 1 次，每次 60mg。90%以上患者用每日 20～120mg 可控制症状。如剂量大于每日 80mg，则应分 2 次给药。③治疗反流性食管炎剂量为每日 20～60mg。④治疗消化性溃疡出血，静脉注射，每 12 小时一次，每次 40mg，连用 3 天。

【不良反应】耐受性良好，不良反应较少。主要不良反应为头痛、腹泻、恶心、呕吐、便秘、腹痛及腹胀。皮疹、ALT 和胆红素升高也有发生，一般轻微和短暂，大多数不影响治疗。神经系统可有感觉异常、头晕、头昏、头痛、嗜睡、失眠及外周神经炎等。

【禁忌证】严重肾功能不全者禁用。

【注意事项】①严重肝功能不全者慎用，必要时剂量减半。②长期使用过程中，可能引起高胃泌素血症，可能导致维生素 B_{12} 缺乏。

【制剂规格】胶囊剂：每粒 10mg；20mg；40mg。片剂：每片 10mg；20mg。注射剂：每支 20mg；40mg；60mg。

兰索拉唑 [药典（二）；医保（乙）]

Lansoprazole

【药理作用】本品为质子泵抑制剂。本品分布于胃黏膜壁细胞的酸性环境后，转变为有活性的代谢物。这种代谢物与存在于酸生成部位的 H^+，K^+－ATP 酶的巯基结合，通过抑制 H^+，K^+－ATP 酶的活性而抑制酸分泌。兰索拉唑抑制胃酸分泌作用呈剂量依赖性。本品通过升高胃内 pH 值而改善血液凝固与血小板聚集功能，抑制胃蛋白酶的活性而发挥抑制出血的作用。另外，在酸性条件下，胃的损伤黏膜的修复受到抑制，本品通过抑制酸分泌而使胃内 pH 值上升，促进损伤黏膜的修复。

【适应证】本品用于胃溃疡、十二指肠溃疡、吻合口溃疡及反流性食管炎、卓－艾综合征。

【用法用量】①口服：一般每日 1 次，每次 30mg。胃溃疡、吻合口溃疡、反流性食管炎 8 周 1 疗程，十二指肠溃疡 6 周 1 疗程。②静脉滴注：通常成年人每日 2 次，每次 30mg，用 0.9% 氯化钠注射液 100ml 溶解后，推荐静脉滴注 30 分钟，疗程不超过 7 天。

【不良反应】主要有荨麻疹、皮疹、瘙痒、头痛、口苦、困倦、失眠或抑郁、口干、腹泻、胃胀满、便血、便秘、尿频、发热、总胆固醇及尿酸值升高、贫血、白细胞减少，ALT、AST、ALP、LDH 及 γ－GGT 升高等。轻度不良反应不影响继续用药，但如发生过敏性反应，肝功能异常或较为严重不良反应时应及时停药或采取适当措施。

【禁忌证】对本品过敏者禁用。

【注意事项】有药物过敏史、肝功能障碍者及老年患者应慎重用药。妊娠期妇女，除非判定治疗的益处超过可能带来的危险时，一般不宜用。哺乳期妇女不宜用此药，如必须用，应停止哺乳。

【制剂规格】片剂：每片 15mg；30mg。胶囊剂：每粒 15mg；30mg。注射剂：每支 30mg。

雷贝拉唑[药典（二）；医保（乙）]

Rabeprazole

【药理作用】本品在胃壁细胞中酸性条件下转化成为活性形式（亚磺酰基形式），通过修饰质子泵（H^+，K^+－ATP 酶）的巯基，抑制 H^+，K^+－ATP 酶的活性并抑制胃酸分泌。本品经细胞色素 P450 酶系统代谢，其生物利用度不受食物或抗酸剂的影响。

【适应证】活动性十二指肠溃疡、良性活动性胃溃疡、弥散性或溃疡性胃食管反流症。

【用法用量】口服。①活动性十二指肠溃疡：每次 10～20mg，每日 1 次，连服 2～4 周。②活动性良性胃溃疡：每次 20mg，每日 1 次，连服 4～6 周。③胃－食管反流症：每次 20mg，每日 1 次，连服 6～10 周。均早晨服用，片剂必须整片吞服。

【不良反应】①可引起红细胞、淋巴细胞减少，白细胞减少或增多，嗜酸性粒细胞及中性粒细胞增多，应立即停药并采取适当措施。②可见腹泻、恶心、鼻炎、腹痛、乏力、气胀、口干等不良反应，停药后可消失。③神经系统可见头痛、乏力、眩晕、困倦、感觉迟钝、握力低下、口齿不清、步态蹒跚等。④其他偶可发生皮疹、瘙痒、水肿、总胆固醇及尿素氮升高、蛋白尿等。

【禁忌证】妊娠期和哺乳期妇女禁用。

【注意事项】①由于本品对恶性病变引起的症状同样有较高的疗效，故在使用本品前应排除恶性病变的可能。②儿童不推荐使用；重症肝炎患者慎用，必须使用时须从小剂量开始并监测肝功能，老年患者无须调整剂量。

【制剂规格】肠溶片：每片 10mg；20mg。肠溶胶囊：每粒 10mg；20mg。注射剂：每支 20mg。

泮托拉唑[药典（二）；医保（乙）]

Pantoprazole

【药理作用】本品是苯并咪唑类质子泵抑制剂，作用和作用机制同奥美拉唑，但与质子泵的结合选择性更高，而且更为稳定，只有少于 25%的部分被激活，但在强酸性环境下会被很快激活。这种依赖于 pH 的活性特性构成了泮托拉唑体外对抗胃壁 H^+，K^+–ATP 酶高选择性的基础，同时这种酸稳定性也可改善肠道外给药制剂的稳定性。

【适应证】主要用于活动性消化性溃疡（胃、十二指肠溃疡），反流性食管炎和卓–艾综合征。

【用法用量】①口服：一般患者每日服用 1 片（40mg），早餐前或早餐间用少量水送服，不可嚼碎。老年患者及肝功能受损者每日剂量不超过 40mg。十二指肠溃疡疗程 2 周，必要时再服 2 周；胃溃疡及反流性食管炎疗程 4 周，必要时再服 4 周。总疗程不超过 8 周。②静脉滴注：每日 1 次 40mg，疗程依需要而定，但一般不超过 8 周。

【不良反应】偶可引起头痛和腹泻，极少引起恶心、上腹痛、腹胀、皮疹、瘙痒及头晕等。一般为轻度或中度，很少需要停止治疗。个别病例出现水肿、发热和一过性视力障碍。

【禁忌证】妊娠 3 个月内和哺乳期妇女禁用。

【注意事项】①在应用泮托拉唑治疗之前，须排除胃与食管的恶性病变状况，以免因症状缓解而延误诊断。②神经性消化不良等轻微胃肠疾病不建议使用本品。③肝功能不全患者慎用。

【制剂规格】片剂：每片 20mg；40mg。胶囊剂：每粒 20mg；40mg。注射剂：每支 40mg；60mg；80mg。

（三）胃泌素受体拮抗剂

丙谷胺[药典（二）]

Proglumide

【药理作用】本品为胃泌素受体拮抗剂，其化学结构与胃泌素的末端结构相似，能竞争胃壁细胞上的胃泌素受体，从而抑制胃酸和胃蛋白酶的分泌。并能增加胃黏膜的己糖胺含量，促进蛋白质合成，增强胃黏膜的屏障作用。对控制胃酸和抑制胃蛋白酶的分泌效果较好；并对胃黏膜有保护和促进愈合作用。一次用药并无效果，需连续用药，治疗停止后仍可维持疗效数周。本品尚有利胆作用，途径有 3 种：①通过刺激胆汁酸非依赖性胆汁分泌，有利于排石和冲洗、疏通胆道。②改变胆汁中成石因素，使重碳酸盐浓度和排量明显增加，而游离胆红素、胆固醇以及钙离子的浓度降低。③通过拮抗胆囊收缩素（CCK），抑制内生性 CCK 的促胆囊收缩作用而使胆囊容量扩充，使胆囊内胆汁成分稀释，从而可预防成石。

【适应证】胃和十二指肠溃疡、慢性浅表性胃炎、十二指肠球炎。由于本品抑制胃酸分泌的作用较弱，临床已不再单独用于治疗溃疡病，但其利胆作用较受重视。也可与非甾体抗炎药合用，预防后者对胃黏膜的损害。

【用法用量】口服：每次 0.4g，每日 3～4 次，餐前 15 分钟服用，连续服用 30～60 天（可根据胃镜或 X 线检查结果决定用药时间）。

【不良反应】偶有口干、失眠、腹胀、便秘、瘙痒、下肢酸胀等。

【禁忌证】胆囊管及胆道完全梗阻的患者禁用。

【注意事项】①本品抑制胃酸分泌的作用较 H_2 受体拮抗剂弱，临床已不再单独用于治疗溃疡病，但其利胆作用较受重视。②用药期间应避免烟、酒及刺激性食物和精神创伤。

【制剂规格】片剂：每片 0.2g。胶囊剂：每粒 0.2g。

三、胃黏膜保护剂

（一）胶体铋剂

枸橼酸铋钾 [药典（二）；基；医保（甲）]

Bismuth Potassium Citrate

【药理作用】本品既不能中和胃酸，也不能抑制胃酸分泌，而使在胃液 pH 条件下，在溃疡表面或溃疡基底肉芽组织处形成一种坚固的氧化铋胶体沉淀，成为保护性薄膜，从而隔绝胃酸、酶及食物对溃疡黏膜的侵蚀作用。本品能刺激内源性前列腺素的释放，促进溃疡组织的修复和愈合。此外，本品还有改善胃黏膜血流的作用，也能保护胃黏膜防止 NSAIDs 及乙醇导致的损伤。另外，本品能与胃蛋白酶发生螯合作用而使其失活；铋离子能促进黏液的分泌，这些对溃疡愈合也有一定作用。本品具有杀灭幽门螺杆菌的作用，这可能与其抑制细菌细胞壁合成、抑制细胞膜功能和蛋白质的合成以及 ATP 的产生等有关。铋剂与其他抗生素包括四环素、阿莫西林、克拉霉素及呋喃唑酮联合应用可提高幽门螺杆菌的清除率，而且还可降低幽门螺杆菌对抗生素的耐药性。

【适应证】①用于胃及十二指肠溃疡的治疗，也用于复合溃疡、多发溃疡、吻合口溃疡和糜烂性胃炎等。②与抗生素合用，可根除幽门螺杆菌，用于幽门螺杆菌相关的胃、十二指肠溃疡及慢性胃炎、胃 MALT 淋巴瘤、早期胃癌术后、胃食管反流病及功能性消化不良等；也可与抑制胃酸分泌药（质子泵抑制剂和 H_2 受体拮抗剂）组成四联方案，作为根除幽门螺杆菌失败的补救治疗。

【用法用量】①颗粒剂：一次 1 袋，一日 3～4 次，餐前半小时和睡前服用。②片剂或胶囊剂：一次 2 片（粒），一日 2 次，早餐前半小时与睡前用温水送服，忌用含碳酸的饮料（如啤酒等）。疗程 4～8 周，然后停用含铋药物 4～8 周，如有必要可再继续服用 4～8 周。

【不良反应】①服药期内口中可能带有氨味，并可使舌苔及大便呈灰黑色，停药后即自行消失。②偶见恶心、便秘。

【禁忌证】严重肾病患者及妊娠期妇女禁用。

【注意事项】①牛奶和抗酸药可干扰本品的作用，不能同时服用，与四环素同服会影响四环素吸收。②服药期间不得服用其他铋制剂且不宜大剂量长期服用，一般肝、肾功能不全者应减量或慎用。③服药前后半小时不要喝牛奶或服用抗酸剂和其他碱性药物。

【制剂规格】片剂：每片 0.3g（相当于铋 110mg）。胶囊剂：每粒 0.3g（含铋 110mg）。颗粒剂：每袋 1.0g（含铋 110mg）；1.2g（含铋 110mg）。

胶体果胶铋 [药典（二）；基；医保（甲、乙）]

Colloidal Bismuth Pectin

【药理作用】本品为一种胶态铋制剂，是生物大分子果胶酸与金属铋离子及钾离子形成的盐。本品在酸性介质中具有较强的胶体特性，可在胃黏膜上形成一层牢固的保护膜，增强胃黏膜的屏障保护作用，因此对消化性溃疡和慢性胃炎有较好的治疗作用。同时由于胶体铋剂可杀灭幽门螺杆菌，有利于提高消化性溃疡的愈合率和降低复发率。此外，本品与受损伤黏膜的黏附性具有高度选择性，且对消化道出血有止血作用。

【适应证】①用于胃及十二指肠溃疡的治疗，也用于慢性浅表性胃炎、慢性萎缩性胃炎和消化道出血的治疗。②与抗生素合用，可根除幽门螺杆菌，用于治疗幽门螺杆菌相关的胃、十二指肠溃疡及慢性胃炎、胃 MALT 淋巴瘤、早期胃癌术后、胃食管反流病及功能性消化不良等，也可与抑制胃酸分泌药（质子泵抑制剂和 H_2 受体拮抗剂）组成四联方案，作为根除幽门螺杆菌失败的补救治疗。

【用法用量】口服。①治疗消化性溃疡和慢性胃炎：每次 3～4 粒，一日 4 次，三餐前半小时各服 1 次，睡前加服 1 次；疗程一般为 4 周。干混悬剂，每次 150mg，加入 100ml 温水中，摇匀后服用。一日 4 次，分别于三餐前 1 小时及临睡时服用，四周为一个疗程。②治疗消化道出血：将胶囊内药物倒出，用水冲开搅匀服用，日剂量一次服用，儿童用量酌减。

【不良反应】①服药后粪便可呈无光泽的黑褐色，但无其他不适，当属正常反应，停药后 1～2 天内粪便色泽转为正常。②偶可出现恶心、便秘等消化道症状。

【禁忌证】①严重肾功能不全者及妊娠期妇女禁用。②对本品过敏者禁用。

【注意事项】①不得与牛奶同服，与强力制酸药同服可降低本品疗效。②服药期间不得服用其他铋制剂且不宜大剂量长期服用。③服药期间本品可使大便呈黑褐色。④本品连续使用不得超过 7 天，症状若未缓解，请咨询医师或药师。

【制剂规格】胶囊剂：每粒 40mg；50mg（以铋计）。干混悬剂：每袋 150mg。

（二）前列腺素及其衍生物

米索前列醇 [基；医保（甲）]

Misoprostol

【药理作用】本品为 PGE_1 的衍生物，具有抑制胃酸分泌作用和胃黏膜保护作用；本品还具有 E 类前列腺素的药理活性，可软化宫颈、增强子宫张力及宫内压作用；与米非司酮序贯合用可显著增高或诱发早孕子宫自发收缩的频率和幅度，用于终止早孕。

【适应证】①用于胃和十二指肠溃疡。②与米非司酮序贯合并使用，可用于终止停经 49 天内的早期妊娠。

【用法用量】口服。①治疗胃和十二指肠溃疡：每次 200μg，一日 4 次，于餐前和睡前服用；疗程 4～8 周。②终止妊娠：与米非司酮序贯合并使用，在服用米非司酮 36～72 小时后，单次空腹服用 0.6mg。

【不良反应】腹泻，轻度恶心、呕吐、头痛、眩晕、乏力和下腹痛等，极个别妇女可出现面部潮红、发热及手掌瘙痒，甚至过敏性休克。

【禁忌证】对本品过敏者，哺乳期妇女，心、肝、肾疾病患者及肾上腺皮质功能不全者，有使用前列腺素类药物禁忌者（如青光眼、哮喘及过敏体质），带宫内节育器妊娠和怀疑异位妊娠者禁用。

【注意事项】①本品用于终止早孕时，必须与米非司酮配伍，严禁单独使用。②本品配伍米非司酮终止早孕时，必须有医生处方，并在医生监管下有急诊刮宫手术和输液、输血条件的单位使用。③女性患者使用本品可能出现月经过多和阴道出血。④虽然本品在治疗剂量下并不导致低血压，但是脑血管或冠状动脉病变的患者仍应慎用。⑤癫痫患者应慎用。

【制剂规格】片剂：每片 0.2mg。

（三）其他治疗消化性溃疡药

醋氨己酸锌 [药典（二）]

Zinc Acexamate

【药理作用】在多种动物胃溃疡模型中，本品显示抗溃疡活性，本品可保护胃黏膜，并可轻度抑制胃酸分泌。

【适应证】本品为胃黏膜保护药，适用于治疗胃及十二指肠溃疡病。

【用法用量】口服。一次 0.15～0.3g，一日 3 次，饭后服用。十二指肠溃疡治疗 4 周为一个疗程，胃溃疡治疗 6 周为一个疗程。

【不良反应】①少数患者有头晕、恶心、呕吐、便秘等症状，但都不影响治疗。②偶见 ACT 轻度升高，但与本品关系尚不肯定。

【禁忌证】早孕期妇女禁用。

【注意事项】本品与四环素类同时服用时，会抑制后者的吸收，所以不宜二者同时服用。若治疗需要，应间隔一定时间分别服用，长期连续服用本品，应该考虑可能影响血铜。肾功能不全者慎用。

【制剂规格】片剂：每片 0.15g。胶囊剂：每粒 0.15g。

硫糖铝 [药典（二）；医保（乙）]

Sucralfate

【药理作用】本品在酸性条件下可解离为带负电荷的八硫酸蔗糖，并聚合成不溶性胶体，保护胃黏膜。能与胃蛋白酶络合，抑制该酶分解蛋白质；并能与溃疡或炎症处带正电荷的渗出蛋白质（主要为白蛋白及纤维蛋白）络合，形成保护膜，覆盖溃疡面，阻止胃酸、胃蛋白酶和胆汁酸的渗透、侵蚀，从而利于黏膜再生和溃疡愈合。治疗剂量时，胃蛋白酶活性可下降约 30%。本品在溃疡区的沉积能诱导表皮生长因子积聚，促进溃疡愈合。本品还能刺激胃黏膜合成前列腺素，改善黏液质量，加速组织修复。

【适应证】用于胃及十二指肠溃疡，也用于胃炎。

【用法用量】①片剂、胶囊剂：一次 1g，一日 3～4 次，餐前 1 小时及睡前服用。②混悬凝胶剂：一般用量：一次 1 袋（1g），一日 2 次，晨起饭前 1 小时及晚间休息前空腹服用。维持及巩固量：可酌情减半，每次服用量不变，服药次数可减少。如一日服用 1 次，晚间服用，服药后可服饮料一杯。③混悬液：口服，用前摇匀，成人一次 5ml（1g），一日 4 次，餐前 1 小时或睡前服用。

【不良反应】①不良反应发生率约为 4.7%，其中主要有便秘（2.2%）。②个别患者可出现口干、恶心、胃痛等，可与适当抗胆碱能药合用。

【禁忌证】习惯性便秘患者禁用。

【注意事项】①不宜和 H_2 受体拮抗剂合用；连续服用不宜超过 8 周。②肝、肾功能不全者慎用。③甲状腺功能亢进症、营养不良性佝偻病、磷酸盐过少的患者，不宜长期服用。

【制剂规格】咀嚼片：每片 0.25g；0.5g；1.0g。分散片：每片 0.25g。胶囊剂：每粒 0.25g。凝胶剂：每袋 5ml（含硫糖铝 1g）。混悬剂：每瓶 1g（5ml）；1g（10ml）；24g（120ml）；20g（200ml）；40g（200ml）。

伊索拉定 [药典（二）]

Irsogladine

【药理作用】本品为胃黏膜保护药，可强化胃黏膜上皮细胞间的结合，抑制上皮细胞的剥离、脱落和细胞间隙的扩大，增强胃黏膜细胞本身的稳定性，以发挥黏膜防御作用，抑制有害物质透过黏膜。其作用机制与提高胃黏膜细胞内 cAMP、前列腺素、还原型谷胱甘肽及黏液糖蛋白含量有关。

【适应证】用于胃溃疡，也可用于改善急性胃炎、慢性胃炎急性发作期的胃黏膜病变（糜烂、出血、充血、水肿等）。

【用法用量】口服。①成人常规剂量一日 4mg，分 1～2 次服用，随年龄和症状不同，剂量可适当增减。②老年患者应从小剂量（一日 2mg）开始，并酌情适当调整剂量。

【不良反应】①可有恶心、呕吐、腹泻、便秘、食欲减退、上腹部不适等。②有时可有丙氨酸转氨酶、天冬氨酸转氨酶、碱性磷酸酶、乳酸脱氢酶轻度可逆性升高。③偶有皮疹等，出现时应停药。④极少数患者出现胸部压迫感。

【禁忌证】对本品成分有过敏史者禁用。

【注意事项】①尚未确定妊娠期妇女用药的安全性，妊娠期妇女或计划妊娠者使用本品须权衡利弊。②尚未确立儿童用药的安全性（使用经验少），故不推荐儿童使用。③药物对哺乳的影响尚不明确。④肝、肾功能不全者慎用。

【制剂规格】片剂：每片 2mg；4mg。

第 2 节　胃肠解痉药

丁溴东莨菪碱[药典（二）；医保（乙）]

Scopolamine Butylbromide

【药理作用】本品为外周抗胆碱能药，除对平滑肌有解痉作用外，尚有阻断神经节及神经－肌肉接头的作用，但对中枢的作用较弱；抗震颤及槟榔碱引起的中枢作用，约为其外周抗流涎作用的 1/8。其对抗乙酰胆碱引起的离体肠收缩的作用约为阿托品的 1/20～1/10，但对肠道平滑肌的解痉作用则较阿托品强，故能选择性地缓解胃肠道、胆道及泌尿道平滑肌的痉挛和抑制其蠕动，而对心脏、瞳孔以及唾液腺的影响较小，故很少出现类似阿托品引起的中枢神经兴奋、扩瞳、抑制唾液分泌等不良反应。

【适应证】①用于胃、十二指肠、结肠纤维内镜检查的术前准备，内镜逆行胰胆管造影和胃、十二指肠、结肠的气钡低张造影或计算机腹部 CT 扫描的术前准备，可减少或抑制胃肠道蠕动。②用于各种病因引起的胃肠道痉挛、胆绞痛、肾绞痛或胃肠道蠕动亢进等。

【用法用量】①口服：每次 10mg，每日 3 次。②肌内注射、静脉注射或静脉滴注（溶于葡萄糖注射液、0.9%氯化钠注射液中滴注）：每次 20～40mg；或每次 20mg，间隔 20～30 分钟后再用 20mg。

【不良反应】可出现口渴、视力调节障碍、嗜睡、心悸、面部潮红、恶心、呕吐、眩晕、头痛等不良反应。

【禁忌证】青光眼、前列腺肥大所致排尿困难、严重心脏病、器质性幽门狭窄或麻痹性肠梗阻患者禁用。

【注意事项】①静脉注射速度不宜过快，如出现过敏反应，应及时停药。②皮下或肌内注射时，要注意避开神经与血管，如需反复注射，不要在同一部位，应左右交替注射。③不宜用于因胃张力低下、胃轻瘫及胃-食管反流所引起的上腹痛、胃灼热等症状。④婴幼儿、小儿慎用。

【制剂规格】注射液：每支 20mg（1ml）。胶囊剂：每粒 10mg。片剂：每片 10mg。

匹维溴铵[基；医保（甲）]

Pinaverium Bromide

【药理作用】本品为对胃肠道有高度选择性解痉作用的钙通道阻滞剂，可防止肌肉过度收缩而发挥解痉作用。对心血管平滑肌细胞的亲和力很低，不会引起血压的变化。能消除肠平滑肌的高反应性并增加肠道蠕动能力，但不会影响下食管括约肌的压力，也不引起十二指肠反流，而对胆道口括约肌有松弛作用。肠道肌电图证明，可减少峰电位频率并具有强力的和长时间的抗痉挛作用。

【适应证】①用于治疗与肠易激综合征有关的腹痛、排便紊乱、肠道不适，以及与肠道功能性疾病有关的疼痛和钡灌肠前准备等。②由于无明显的抗胆碱能不良反应，故可用于合并前列腺增生、尿潴留和青光眼的肠易激综合征患者。

【用法用量】口服。每次 50mg，每日 3 次，必要时每日可增至 300mg。胃肠检查前用药，每次 100mg，每日 2 次，连服 3 天，以及检查当天早晨服 100mg。切勿嚼碎，于进餐前整片吞服，不宜躺着和在就寝前吞咽药片。

【不良反应】①本品耐受性良好，少数患者可有腹痛、腹泻或便秘。②偶见皮疹、瘙痒、恶心和口干等。

【禁忌证】儿童与妊娠期妇女禁用。

【注意事项】哺乳期妇女慎用。

【制剂规格】片剂：每片 50mg。

曲美布汀[药典（二）；医保（乙）]

Trimebutine

【药理作用】本品为不同于抗胆碱能药物和抗多巴胺类药物的胃肠道运动功能调节剂，具有对胃肠道平滑肌的双向调节作用。主要通过以下机制发挥作用：①抑制 K^+的通透性，引起去极化，从而引起收缩。②作用于肾上腺素受体，抑制去甲肾上腺素释放，从而增加运动节律。③抑制钙离子的通透性，引起舒张。④作用于胆碱能神经 κ 受体，从而改善运动亢进状态。

【适应证】①用于慢性胃炎引起的胃肠道症状，如腹部胀满感、腹痛和嗳气等。②也用于肠道易激综合征。③国外试用于术后肠道功能的恢复和钡剂灌肠检查，可加速检查进程。

【用法用量】①治疗慢性胃炎，通常成人每次 100mg，每日 3 次；可根据年龄、症状适当增减剂量。②治疗肠易激综合征，一般每次 100～200mg，每日 3 次。

【不良反应】①偶有便秘、腹泻、腹鸣、口渴、口内麻木感、心动过速、困倦、眩晕、头痛及血清氨基转移酶上升等。②有时出现皮疹等过敏反应，此时应停药。

【禁忌证】对本品过敏者禁用。

【注意事项】①由于老年人生理功能较弱，用药时需加以注意。②妊娠期、哺乳期妇女和儿童用药的安全性尚不明确，因此上述人群不宜使用本品。

【制剂规格】片剂：每片 100mg；200mg。胶囊剂：每粒 100mg。

溴丙胺太林 [药典（二）]

Propantheline Bromide

【药理作用】本品能选择性地缓解胃肠道平滑肌痉挛，作用较强、较持久。

【适应证】胃肠痉挛性疼痛。

【用法用量】口服。每次 15mg，每日 3 次，餐前 30～60 分钟服，睡前服 30mg；治疗遗尿症，睡前服 15～45mg。

【不良反应】偶见尿潴留、心悸、头痛、便秘、视力模糊、口干、面红。

【禁忌证】对本品过敏者、青光眼患者及哺乳期妇女禁用。

【注意事项】服药后 24 小时，症状未缓解，应立即就医。

【制剂规格】片剂：每片 15mg。

第 3 节　助消化药

胃蛋白酶 [药典（二）]

Pepsin

【药理作用】本品为一种消化酶，能使胃酸作用后凝固的蛋白质分解成胨，但不能进一步使之分解成氨基酸。其消化力以含 0.2%～0.4%盐酸（pH= 1.6～1.8）时为最强，故常与稀盐酸合用。

【适应证】用于因食蛋白性食物过多所致消化不良、病后恢复期消化功能减退以及慢性萎缩性胃炎、胃癌、恶性贫血所致的胃蛋白酶缺乏。

【用法用量】饭时或餐前服 0.3～0.6g，同时服稀盐酸 0.5～2ml。

【不良反应】尚不明确。

【禁忌证】对本品过敏者禁用。

【注意事项】①在碱性环境中活性降低，故不宜与抗酸药同服。②二价金属离子可与本品形成螯合物，降低其生物活性，故不宜与铝制剂同服。

【制剂规格】片剂：每片 120U。颗粒剂：每袋 480U。合剂：每 1000ml 含胃蛋白酶 20g、稀盐酸 20ml、单糖浆 100ml、橙皮酊 20ml 及 5%尼泊金乙酯溶液 10ml（每次饭时或餐前服 10ml）。含糖胃蛋白酶：每 1g 中含蛋白酶活力不得少于 120U 及 1200U。

胰酶 [药典（二）；医保（乙）]

Pancreatin

【药理作用】本品为多种酶的混合物，主要含胰蛋白酶、胰淀粉酶和胰脂肪酶。在中性或弱碱性条件下活性较强，在肠液中可消化淀粉、蛋白质及脂肪，从而起到促进消化和增进食欲的作用。

【适应证】用于各种原因引起的胰腺外分泌功能不足的替代治疗，以缓解消化不良或食欲减退等症状。

【用法用量】口服。成人每次 0.3～0.6g，5 岁以上儿童每次 0.3～1g，一日3次，餐前或进餐时服。

【不良反应】（1）由于胰酶的来源，偶见对制剂中动物蛋白的变应反应。（2）在长期或大剂量接触后，可能会有以下不利或毒性反应：①吸入粉末后，偶有鼻腔刺激和变应性鼻炎的发生。②接触粉末后，有哮喘、支气管过敏和肺部过敏的病例报道。③对胃肠道的作用方面，偶有腹泻、便秘、胃部不适、恶心的报道。④对泌尿生殖系统作用方面，长期大量服用的儿童患者中有高尿酸血症、高尿酸尿和尿石病的报道。⑤对皮肤的作用方面，有过敏引起的皮疹发生。

【禁忌证】急性胰腺炎早期患者禁用。

【注意事项】①在酸性条件下易被破坏，服时不可咀嚼，不宜与酸性药物同服。②与等量碳酸氢钠同时服用可增加疗效。

【制剂规格】肠溶片：每片0.3g；0.5g。胶囊剂：每粒0.15g。

第4节　促胃肠动力药及止吐药和催吐药

一、促胃肠动力药

多潘立酮 [药典（二）；基；医保（甲、乙）]

Domperidone

【药理作用】本品为苯并咪唑衍生物，是作用较强的多巴胺受体拮抗剂，可直接拮抗胃肠道的多巴胺D_2受体而起到促胃肠运动的作用。能协调幽门的收缩，抑制恶心、呕吐，并有效地防止胆汁反流。不透过血脑屏障，对脑内多巴胺受体几乎无拮抗作用，因此不会导致精神和中枢神经系统的不良反应，这点优于甲氧氯普胺。可使血清催乳素水平升高，从而促进产后泌乳，但对患催乳激素分泌瘤的患者无作用。

【适应证】①由胃排空延缓、反流性胃炎、慢性胃炎、反流性食管炎引起的消化不良症状（如上腹部胀闷感、腹胀、上腹疼痛、嗳气、肠胃胀气、恶性、呕吐、口中带有或不带有反流胃内容物的胃烧灼感等）；其他消化系统疾病（胃炎、肝炎、胰腺炎等）引起的呕吐。②胃轻瘫，尤其是糖尿病性胃轻瘫，可缩短胃排空时间，使胃潴留症状消失。③各种原因引起的恶心、呕吐，抗帕金森综合征药物（如苯海索、莨菪碱等）引起的胃肠道症状及多巴胺受体激动药（如左旋多巴、溴隐亭）所致的恶心、呕吐；偏头痛、痛经、颅外伤及颅内病灶、放射治疗以及左旋多巴、非甾体抗炎药等引起的恶心、呕吐；检查（如胃镜检查）和治疗措施（如血液透析和放射治疗）引起的恶心、呕吐；儿童因各种原因（如感染等）引起的急性和持续性呕吐等。对细胞毒性药物引起的呕吐只在不太严重时有效。④可作为消化性溃疡（主要是胃溃疡）的辅助治疗药物，用以消除胃窦部潴留。

【用法用量】（1）成人：①肌内注射：每次10mg，必要时可重复给药。②口服：片剂，每次10～20mg，每日3次，餐前服。混悬液，每次10ml，每日3次，餐前15～30分钟服用。滴剂，每次1～2ml，每日3～4次。③直肠给药：每次60mg，每日2～3次；栓剂最好在直肠空时插入。（2）儿童：口服。滴剂每次每千克体重0.3mg（相当于1滴滴剂），每日3～4次。必要时剂量可加倍，或遵医嘱，在饭前15～30分钟服用。

【不良反应】①不良反应较少，偶见头痛、头晕、嗜睡、倦怠、神经过敏等，常用剂量极少出现惊厥、肌肉震颤、流涎、平衡失调、眩晕等锥体外系症状。②如使用较大剂量可引起非哺乳期泌乳，并在一些更年期后的妇女及男性患者中出现乳房胀痛的现象；维生素B_6可抑制催乳素分泌，减轻本品泌乳反应。③也有致月经失调的报道。

【禁忌证】①嗜铬细胞瘤、乳腺癌、机械性肠梗阻、胃肠道出血者禁用。②妊娠期妇女禁用。

【注意事项】①1岁以下婴幼儿由于其代谢和血脑屏障功能发育尚不完全，使用本品有发生中枢神经系统不良反应的可能，故应慎用。②可少量分泌入乳汁，哺乳期妇女应慎用。③用药期间，血清催乳素水平可升高，但停药后可恢复正常。

【制剂规格】片剂：每片5mg；10mg。栓剂：每粒60mg。注射剂：每支10mg（2ml）。滴剂：每瓶10mg/ml。混悬液：每瓶1mg/ml。

甲氧氯普胺[药典（二）；基；医保（甲）]

Metoclopramide

【药理作用】本品可通过拮抗多巴胺受体而作用于延髓催吐化学感应区，具有强大的中枢性镇吐作用。还可加强胃及上部肠段的运动，抑制胃平滑肌松弛，使胃肠平滑肌对胆碱能的反应增加，促进胃、小肠蠕动和排空，松弛幽门窦和十二指肠，从而提高食物通过率，这些作用也可增强本品的镇吐效应。对中枢神经系统其他部位的抑制作用轻微，故较少引起催眠作用。能刺激催乳素的分泌，故有一定的催乳作用。

【适应证】①因脑部肿瘤手术、肿瘤的放疗及化疗、脑外伤后遗症、急性颅脑损伤以及药物所引起的呕吐。②胃胀气性消化不良、食欲缺乏、嗳气、恶心、呕吐。③海空作业引起的呕吐及晕车。④可增加食管括约肌压力，从而减少全身麻醉时胃肠道反流所致吸入性肺炎的发生率；可减轻钡餐检查时的恶心、呕吐反应，促进钡剂通过；十二指肠插管前服用，有助于顺利插管。⑤糖尿病性胃轻瘫，胃下垂等。⑥可减轻偏头痛引起的恶心，并可能由于提高胃通过率而促进麦角胺的吸收。⑦其催乳作用可试用于乳量严重不足的哺乳期妇女。⑧胆道疾病和慢性胰腺炎的辅助治疗。

【用法用量】①口服：一次5～10mg，一日10～30mg，餐前半小时服用。②肌内注射：一次10～20mg。一日剂量一般不宜超过0.5mg/kg，否则易引起锥体外系反应。

【不良反应】①主要不良反应为镇静作用，可有倦怠、嗜睡、头晕等，较少见便秘、腹泻、皮疹及溢乳、男子乳房发育等。②大剂量或长期应用可能因拮抗多巴胺受体，使胆碱能受体相对亢进而导致锥体外系反应（特别是年轻人），主要表现为帕金森综合征，可出现肌震颤、头向后倾、斜颈、阵发性双眼向上注视、发声障碍、共济失调等，可用苯海索等抗胆碱药治疗。③注射给药可能引起直立性低血压。

【禁忌证】①禁用于嗜铬细胞瘤、癫痫、进行放射治疗或化疗的乳腺癌患者。②禁用于胃肠道活动增强可导致危险的病例，如机械性肠梗阻、胃肠出血等。③对普鲁卡因及普鲁卡因胺过敏者禁用。④对胎儿的影响尚待研究，妊娠期妇女禁用。

【注意事项】①遇光变成黄色或黄棕色后，毒性增高。②肝、肾衰竭患者使用本品锥体外系危险性增加，应慎用。③哺乳期妇女用药期间不宜哺乳。④小儿及老年人长期使用易出现锥体外系症状。

【制剂规格】片剂：每片 5mg；10mg。注射剂：每支 10mg(1ml)；10mg(2ml)。

莫沙必利[基；医保（甲）]

Mosapride

【药理作用】本品为强效选择性 5-HT_4受体激动剂，能激动胃肠道胆碱能中间神经元及肌间神经丛的 5-HT_4受体，促进乙酰胆碱的释放，从而产生胃肠道的促动力作用，改善非溃疡性消化不良患者的胃肠道症状。

【适应证】消化道促动力剂：①主要用于功能性消化不良伴有胃灼热、嗳气、恶心、呕吐、早饱、上腹胀等消化道症状。②也可用于胃食管反流性疾病、糖尿病性胃轻瘫及部分胃切除患者的胃功能障碍。

【用法用量】口服。一次 5mg，一日 3 次，饭前服用。

【不良反应】①主要不良反应表现为腹泻、腹痛、口干、皮疹、倦怠、头晕、不适、心悸等。②可出现检验指标异常变化，表现为嗜酸性粒细胞增多、甘油三酯升高、ALT 升高等。

【禁忌证】胃肠道出血、穿孔及刺激胃肠道可能引起危险疾病的患者禁用。

【注意事项】①服用本品 2 周后，如消化道症状无变化，应停止服用。②妊娠期和哺乳期妇女，儿童及青少年，有肝、肾功能障碍的老年患者慎用。

【制剂规格】片剂：每片 5mg。胶囊剂：每粒 5mg。

伊托必利[药典（二）；医保（乙）]

Itopride

【药理作用】本品为具有双重作用的消化道促动力药。其作用机制一方面表现在拮抗多巴胺 D_2 受体，刺激内源性乙酰胆碱的释放，另一方面通过拮抗胆碱酯酶抑制乙酰胆碱的水解，使释放的乙酰胆碱聚集在胆碱能受体部位，增强了胃的内源性乙酰胆碱，但对循环系统却无明显影响。这种双重作用机制使本品不仅能显著增强胃和十二指肠的运动，而且还具有中等强度的镇吐作用。

【适应证】主要用于治疗功能性消化不良引起的各种症状，如上腹部不适、餐后饱胀、早饱、食欲不振、恶心、呕吐等。

【用法用量】口服。成人每次 50mg，每日 3 次，餐前 15～30 分钟服用。或遵医嘱。

【不良反应】①过敏症状，如皮疹、发热、瘙痒感等。②消化道症状，如腹泻、腹痛、便秘、唾液增加等。③精神神经系统，如头痛、刺痛、睡眠障碍、眩晕等。④血液系统，白细胞减少，当确认异常时应停药。⑤偶尔会出现 BUN、肌酐上升，有 AST、ALT、催乳素上升（在正常范围内）的报道。⑥其他：胸背部疼痛、疲劳、手指发麻、手抖等。

【禁忌证】胃肠道出血、机械梗阻或穿孔时禁用。

【注意事项】①本品可增强乙酰胆碱的作用，故使用时应当注意。②使用本品效果不佳时，应避免长期无目的地使用。③严重肝、肾功能不全者慎用。④用药中如出现心电图 Q－Tc 间期延长者应停药。⑤儿童不宜使用。

【制剂规格】片剂：每片 50mg。分散片：每片 50mg。胶囊剂：每粒 50mg。

二、止吐药和催吐药

阿扑吗啡［药典（二）；医保（甲）］

Apomorphine Hydrochloride

【药理作用】本品由吗啡分子去除一个水分子而得，其结构与多巴胺相近，具有激动多巴胺 D_2 受体作用，国外（据 MARTINDALE）有用于帕金森病的诊断和处理，认为有助于控制“开关”现象。在国内，本品主要用于催吐，它可直接兴奋催吐化学敏感区，前庭中枢亦受到刺激，运动可增加本品的催吐作用。此外，阿扑吗啡尚有镇定作用。

【适应证】中枢性催吐药。主要用于抢救意外中毒及不能洗胃的患者；常用于治疗石油蒸馏液吸入患者，如煤油、汽油、煤焦油、燃料油或清洁液等，以防止严重的吸入性肺炎。

【用法用量】皮下注射。成人每次 2～5mg。小儿按体重 0.07～0.1mg/kg。极量：每次 5mg。不得重复使用。

【不良反应】①中枢抑制的呼吸短促、呼吸困难或心动过缓。②用量过大可引起持续性呕吐。③昏睡、晕厥和直立性低血压等。④快速或不规则的呼吸、疲倦无力、颤抖或心率加快，以及中枢神经刺激反应。

【禁忌证】下列情况宜慎用或禁用：心力衰竭或心衰先兆，腐蚀性中毒，张口反射抑制，醉酒状态明显，已有昏迷或有严重呼吸抑制，阿片、巴比妥类或其他中枢神经抑制药所导致的麻痹状态，癫痫发作先兆，休克前期。

【注意事项】①皮下注射 5～10 分钟后先出现恶心、面色苍白、继而发生呕吐。②交叉过敏，对吗啡及其衍生物过敏的患者，对阿扑吗啡也常过敏。③禁用于士的宁或误吞入强酸或强碱等腐蚀剂的中毒，因其可加重士的宁中毒的程度，以及使受腐蚀的食管损害加剧。④对麻醉药物中毒的患者，由于中枢已被抑制，本品常难奏效，甚至可能加重其抑制作用，故不适用。⑤为提高疗效，注射药物前应先喝水，成人 250ml。⑥给药过程中可出现血清催乳素浓度降低。⑦阿扑吗啡遇光易变质，变为绿色者即不能使用。

【制剂规格】注射剂：每支 5mg（1ml）。

昂丹司琼[药典（二）；基；医保（甲、乙）]

Ondansetron

【药理作用】本品为 5-HT_3 受体拮抗剂，能抑制由化疗和放疗引起的恶心、呕吐。其作用具有高度选择性，对 5-HT_3 受体的作用强度是其他型受体的 1000 倍。体外对抗 5-HT_3 的作用是甲氧氯普胺的 70 倍，但没有显著的抗多巴胺作用，故本品不引起锥体外系反应，也无镇静作用。

【适应证】①用于治疗由化疗和放疗引起的恶心、呕吐。②也可用于预防和治疗手术后引起的恶心呕吐。

【用法用量】（1）治疗由化疗和放疗引起的恶心、呕吐。①成人：给药途径和剂量应视患者情况因人而异，剂量一般为 8～32mg。对可引起中度呕吐的化疗和放疗，应在患者接受治疗前，缓慢静脉注射 8mg，或在治疗前 1～2 小时口服 8mg，之后间隔 12 小时口服 8mg。对可引起严重呕吐的化疗和放疗，可于治疗前缓慢静脉注射 8mg，之后间隔 2～4 小时再缓慢静脉注射 8mg，共 2 次，也可将本品加入至 50～100ml 0.9%氯化钠注射液中于化疗前静脉滴注，滴注时间为 15 分钟。对可能引起严重呕吐的化疗，也可于治疗前将本品与 20mg 地塞米松磷酸钠合用静脉滴注，以增强本品的疗效。对于上述疗法，为避免治疗后 24 小时出现恶心、呕吐，均应让患者持续服药，每次 8mg，每日 2 次，连服 5 天。②儿童：化疗前按体表面积计算，5mg/m^2 静脉注射，12 小时后再口服 4mg，化疗后应持续给予病儿口服 4mg，每日 2 次，连服 5 天。③老年人：可依成年人给药法给药，一般不需调整。（2）预防或治疗手术后呕吐。①成人：一般可于麻醉诱导同时静脉滴注 4mg，或于麻醉前 1 小时口服 8mg，之后每隔 8 小时口服 8mg，共 2 次。已出现术后恶心呕吐时，可缓慢静脉滴注 4mg 进行治疗。②肾衰竭患者：不需调整剂量、用药次数或用药途径。③肝衰竭患者：由于主要自肝脏代谢，对中度或严重肝衰竭患者每日用药剂量不应超过 8mg。

【不良反应】①常见不良反应有头痛、头部和上腹部发热感、静坐不能、腹泻、皮疹、急性张力障碍性反应、便秘等。②部分患者可有短暂性氨基转移酶升高。③罕见不良反应有支气管痉挛、心动过速、胸痛、低钾血症、心电图改变和癫痫大发作。

【禁忌证】①胃肠道梗阻者禁用。②有过敏史或对本品过敏者禁止使用。

【注意事项】①对动物无致畸作用，但对人类无此经验，故应十分谨慎。②由于本品可经乳汁分泌，故哺乳期妇女服用本品时应停止哺乳。③妊娠期间

（尤其前3个月）除非用药的益处大大超过可能引起的危险，否则不宜使用本品。

【制剂规格】注射液：每支2mg（1ml）；4mg（2ml）；8mg（4ml）。片剂：每片4mg；8mg。胶囊剂：每粒8mg。

格拉司琼 [药典（二）；医保（乙）]

Granisetron

【药理作用】本品为强效高选择性外周和中枢神经系统5-HT_3受体拮抗剂，与5-HT_3受体的亲和力比与其他受体（包括5-HT_1、5-HT_2、多巴胺D_2、组胺H_1、苯二氮䓬和阿片受体等）的亲和力显著高。通过对上端小肠腹部向心神经纤维和孤束核或呕吐化学感受区的5-HT_3受体的拮抗作用，抑制抗肿瘤药物和放疗引起的恶心和呕吐。

【适应证】用于预防和治疗化疗、放疗及手术后所致的恶心和呕吐。

【用法用量】①静脉滴注：将本品以0.9%氯化钠注射液20～50ml稀释后，于化疗或放疗前每日1次静脉滴注，成人剂量每次40mg/kg，或给予标准剂量3mg。②口服：成人通常用量为1mg，每日2次。大多数患者只需给药一次，对恶心和呕吐的预防作用便可超过24小时，必要时可增加给药次数1～2次，但每日最高剂量不应超过9mg。如症状未见改善可再增补1次。对老年患者及肝、肾功能不全患者一般不需调整剂量。每一疗程可连续使用5天。

【不良反应】患者对本品耐受性较好，①主要不良反应为头痛，发生率约为10%～15%。②其他少见的不良反应有便秘、嗜睡、腹泻、AST和ALT暂时性升高等。③也曾观察到血压变化，但停药即消失，一般不需处理。④未发现锥体外系反应及其他严重不良反应。

【禁忌证】①小儿用药的安全性尚未确定，故禁用本品。②对本品或有关化合物过敏者禁用。

【注意事项】①妊娠期妇女使用本品的安全性亦未确定，故应权衡利弊，慎重使用。②哺乳期妇女使用本品时应停止哺乳。③由于本品可减慢消化道运动，故消化道运动障碍患者使用本品时应严密观察。④宜临用时配制，稀释后贮存时间在无菌、避光和室温条件下不超过24小时。⑤本品不应与其他药物混合于同一溶液中使用。

【制剂规格】注射液：每支1mg（1ml）；3mg（3ml）。片（胶囊）剂：每片（粒）1mg。

帕洛诺司琼 [医保（乙）]

Palonosetron

【药理作用】本品为亲和力较强的5-HT_3受体选择性拮抗剂，对其他受体无亲和力或亲和力较低。5-HT_3受体位于延髓最后区的催吐化疗感受区中央和外周迷走神经末梢。化疗药物通过刺激小肠嗜铬细胞释放5-HT，5-HT再激活迷走传入神经的5-HT_3受体，产生呕吐反射。

【适应证】预防高度致吐化疗引起的急性恶心、呕吐；预防中度致吐化疗引起的恶心、呕吐。

【用法用量】①静脉注射：推荐剂量为，化疗前约30分钟，单剂量静脉注射帕洛诺司琼0.25mg，注射时间为30秒以上。②口服：成人在每个化疗周期开始前约1小时服用1粒胶囊。目前尚无证据表明，增加剂量或多次重复给药的有效性优于推荐用法。

【不良反应】①心血管系统：发生率1%：间歇性的心动过速、心动过缓、低血压；发生率<1%：高血压、心肌缺血、期外收缩、窦性心动过速、窦性心律失常、室上性期外收缩、Q-T间期延长。②皮肤：发生率<1%：过敏性皮炎、皮疹。③听力和视力：发生率<1%：运动病、耳鸣、眼刺激和弱视。④胃肠系统：发生率1%：腹泻；发生率<1%：消化不良、腹痛、口干、呃逆和（胃肠）胀气。⑤全身：发生率1%：体弱；发生率<1%：疲劳、发热、潮热和流感样症状。⑥肝脏：发生率<1%：一过性、无症状的AST和（或）ALT、胆红素升高。⑦代谢：发生率1%：高钾血症；发生率<1%：电解质紊乱、高血糖、代谢性酸中毒、尿糖、食欲减退和厌食。⑧骨骼肌肉系统：发生率<1%：关节痛。⑨神经系统：发生率1%：头晕；发生率<1%：困倦，失眠，情绪亢进，感觉异常。⑩精神系统：发生率1%：焦虑；发生率<1%：欣快感。⑪泌尿系统：发生率<1%：尿潴留。⑫血管系统：发生率<1%：静脉变色、静脉扩张。

【禁忌证】禁用于已知对本品物或药物中任何组分过敏的患者。

【注意事项】①过敏反应可能发生于对其他选择性5-HT_3受体拮抗剂过敏者。②对于患有或可能发展为心脏传导间期延长的患者，尤其是Q-Tc间期延长的患者应谨慎使用帕洛诺司琼。这些患者包括：低钾血症或低镁血症患者，服用利尿药而导致电解质异常者，先天性Q-T综合征患者，服用抗心律失常或其他药物导致Q-T间期延长的患者，和给予累积高剂量蒽环类药物治疗者。③盐酸帕洛诺司琼注射液不能跟其他药物混合，故使用帕洛诺司琼注射液前、后均需应用0.9%氯化钠注射液冲洗输注管路。④怀孕期间应慎用本品。

【制剂规格】注射剂：每支1.5ml:0.075mg；5ml:0.25mg（以帕洛诺司琼计）。胶囊剂：每粒0.5mg。

托烷司琼[药典（二）；医保（乙）]

Tropisetron

【药理作用】本品为高选择性5-HT_3受体拮抗剂，与昂丹司琼不同的是，本品具有双重作用：除选择性拮抗周围神经元中的5-HT_3受体外，还可直接拮抗中枢5-HT_3受体从而抑制极后区迷走神经刺激，而对其他受体如组胺H_1和H_2受体、多巴胺受体以及α_1、α_2、β_1和β_2肾上腺素受体无亲和力。

【适应证】主要用于预防和治疗癌症化疗引起的恶心、呕吐。

【用法用量】每日5mg，总疗程6天。第1日，静脉给药，在化疗前将本品5mg溶于100ml 0.9%氯化钠注射液、林格液或 5%葡萄糖注射液中静脉滴注或缓慢静脉注射；第 2～6 日，口服给药，每次 1 粒胶囊（5mg），每日 1 次，于进食前至少 1 小时服用或于早上起床后立即用水送服。疗程 2～6 天，轻症者可适当缩短疗程。

【不良反应】①常规剂量下的不良反应多为一过性，常见有头痛、便秘、头晕、疲劳及胃肠功能紊乱，如腹痛和腹泻。偶见皮疹、瘙痒、荨麻疹等。有导致氨基转移酶一过性升高的报道。②本品可能对血压有一定影响，因此高血压未控制的患者每日剂量不宜超过 10mg。

【禁忌证】妊娠期及哺乳期妇女、对本品过敏者禁用。

【注意事项】①儿童暂不推荐使用。②肝、肾功能不全者慎用。③本品与其他 5-HT 受体拮抗剂之间可能存在交叉过敏。④本品可能对血压有一定影响，因此高血压未控制的患者每日剂量不宜超过 10mg。

【制剂规格】无菌冻干品：每支 2mg；5mg。注射剂：每支 5mg（1ml）；2mg（2ml）；5mg（5ml）。胶囊剂：每粒 5mg。

第 5 节 泻药和止泻药

一、泻药

比沙可啶 [药典（二）]

Bisacodyl

【药理作用】本品为刺激性缓泻药，系通过与肠黏膜接触刺激其神经末梢，引起结肠反射性蠕动增强而导致排便。还可刺激局部轴突反射和节段反射，产生广泛的结肠蠕动；同时可抑制结肠内钠离子、氯离子和水分的吸收，增大肠内容积，引起反射性排便。

【适应证】①用于急、慢性便秘。②也可用于腹部 X 线检查、内镜检查和术前肠道清洁。

【用法用量】①片剂：整片吞服，每次 5～10mg，每日 1 次。②栓剂：成人，每次 1 粒，每日 1 次。

【不良反应】少数患者服药后有腹痛感，排便后自行消失，未见其他不良反应。

【禁忌证】急腹症、炎症性肠病及电解质紊乱患者禁用。

【注意事项】①服药时不得咀嚼或压碎。②服药前后 2 小时不得服牛奶或抗酸剂。③进餐 1 小时内不宜服用本品。

【制剂规格】片剂：每片 5mg。栓剂：每粒 10mg。

酚酞 [药典（二）]

Phenolphthalein

【药理作用】口服本品后在肠内遇胆汁及碱性液形成可溶性钠盐，刺激结肠黏膜，促进其蠕动，并阻止肠液被肠壁吸收而起缓泻作用。由于小量吸收后（约 15%）进行肝肠循环的结果，其作用可持续 3～4 日。

【适应证】①用于习惯性顽固性便秘。②也可在各种肠道检查前用作肠道清洁剂。

【用法用量】睡前口服 0.05～0.2g，约经 8～10 小时排便。

【不良反应】①连用偶能引起皮疹。②长期应用可使血糖升高、血钾降低；也可出现过敏反应、肠炎、皮炎及出血倾向等。③过量或长期滥用可造成电解质紊乱、诱发心律失常，也可发生神志不清、肌痉挛以及倦怠无力等症状。

【禁忌证】①阑尾炎、肠梗阻、未明确诊断的肠道出血患者及充血性心力衰竭和高血压患者禁用。②哺乳期妇女及婴儿禁用。

【注意事项】①幼儿及妊娠期妇女慎用。②可干扰酚磺酞排泄试验，使尿液变成品红或橘红色，同时酚磺酞排泄加快。

【制剂规格】片剂：每片 50mg；100mg。

聚乙二醇[基；医保（甲）]

Polyethylene Glycol

【药理作用】本品为高分子聚合物，分子量在 200～700Da 者为液体，1000Da 以上者为固体。高分子量长链聚乙二醇不易吸收，由于其高渗透性，可在粪便中保持大量水分而产生容积性和润湿性导泻作用，临床常用的聚乙二醇分子量为 3350Da 或 4000Da。本品作用机制基本是物理性质的，可通过增加局部渗透压，使水分保留在结肠腔内，增加肠道内液体保有量，软化大便。大便软化和含水量增加可促进其在肠道内的推动和排泄。

【适应证】①用于成人便秘的对症治疗。②用于肠道手术前以及肠镜、钡灌肠和其他检查前的肠道清洁准备。

【用法用量】每日 1～2 袋，将药物溶解在一杯水中服用。

【不良反应】在消化道内不被吸收或极少吸收，故其毒性和不良反应甚少。但过量服用可能导致腹泻，停药后 24～48 小时可恢复正常。如仍需使用，再次服用小剂量即可。

【禁忌证】炎症性肠病、肠梗阻及未明确诊断的腹痛患者禁用。

【注意事项】①聚乙二醇罕有过敏性反应（皮疹，荨麻疹，水肿），特例报道有过敏性休克，故对聚乙二醇敏感的患者不宜使用。②本品既不含糖也不含多元醇，可用于糖尿病或需要无乳糖饮食的患者。③除非医生建议，否则不要长期使用本品。④偶尔便秘可能与近期生活规律改变（如旅游）有关，本品可用作此症状的短期治疗；但任何近期出现的非生活方式改变引起的便秘，以及任何伴有疼痛、发热和胃胀的便秘需遵医嘱。

【制剂规格】聚乙醇 4000 粉剂：每袋 10g。聚乙二醇电解质散：每盒 137.15g，由 A、B、C 各 1 包组成，A 包含氯化钠和无水硫酸钠混合物共 14.3g；B 包含氯化钾和碳酸氢钠混合物共 4.85g；C 包含 118g 聚乙二醇 4000。复方聚乙二醇电解质散：每盒 69.56g，由 A、B、C 各 1 包组成，A 包含 0.74g 氯化钾和 1.68g 碳酸氢钠；

B 包含 1.46g 氯化钠和 5.68g 硫酸钠；C 包含 60g 聚乙二醇 4000。

开塞露[基；医保（甲）]

Glycerine Enema

【药理作用】本品能润滑并刺激肠壁，软化大便，使易于排出。

【适应证】用于便秘。

【用法用量】将容器瓶盖取下，涂以油脂少许，缓慢插入肛门，然后将药液挤入直肠内，成人一次 1 支，儿童一次 0.5 支。

【不良反应】尚不明确。

【禁忌证】尚不明确。

【注意事项】①注药导管的开口应光滑，以免擦伤肛门或直肠。②对本品过敏者禁用，过敏体质者慎用。③本品性状发生改变时禁止使用。④请将本品放在儿童不能接触到的地方。⑤儿童必须在成人监护下使用。⑥如正在使用其他药品，使用本品前请咨询医师或药师。

【制剂规格】灌肠剂：每支 20ml（含甘油 52.8%～58.3%）。

硫酸镁[药典（二）；基；医保（甲）]

Magnesium Sulfate

【药理作用】①导泻作用：内服由于不被吸收，在肠内形成一定的渗透压，使肠内保有大量水分，刺激肠道蠕动而排便。②镁离子能直接抑制子宫平滑肌的动作电位，对子宫平滑肌的收缩产生抑制作用，宫缩频率减少，强度减弱，可治疗早产。③对中枢神经系统亦有抑制作用，同时对血管平滑肌有舒张作用，使痉挛的外周血管扩张，降低血压，因而对子痫有治疗和预防作用。

【适应证】①用于导泻，肠内异常发酵，亦可与驱虫剂并用。②治疗早产、妊娠高血压综合征，治疗先兆子痫和子痫。③与药用炭合用，可治疗食物或药物中毒。

【用法用量】①导泻：一次口服 5～20g，清晨空腹服，同时饮 100～400ml 水，也可用水溶解后服用。②早产和高血压：静脉注射与滴注，首次负荷量 4g，用 25%葡萄糖注射液 20ml 稀释后 5 分钟内缓慢静脉注射，以后用 25%硫酸镁注射液 60ml，加于 5%葡萄糖注射液 1000ml 中静脉注射，速度为每小时 2g，直至宫缩停止后 2 小时，以后口服 β_2 肾上腺受体激动药维持。③中重度妊娠高血压综合征、先兆子痫和子痫：首次剂量 2.5～4g，用 25%葡萄糖注射液 20ml 稀释后 5 分钟内缓慢静脉注射，以后每小时 1～2g 静脉滴注维持，24 小时总量不超过 30g。

【不良反应】①导泻时如浓度过高，可引起脱水；胃肠道有溃疡、破损之处，易造成镁离子大量的吸收而引起中毒。②静脉注射硫酸镁可引起潮热、出汗、口干等症状，快速静脉注射时可引起恶心、呕吐、心慌、头晕，个别出现眼球震颤，减慢注射速度则症状可消失；肾功能不全、用药剂量大，可发生血镁积聚，血镁浓度达 5mmol/L 时，可出现肌肉兴奋性受抑制，感觉反应迟钝，膝跳反射消失，呼吸开始受抑制，血镁浓度达 6mmol/L 时，可发生呼吸停止和心律失常，心脏传导阻滞，浓度进一步升高可使心脏停搏；连续使用硫酸镁，可引起便秘，部分患者可出现麻痹性肠梗阻，停药后好转。

【禁忌证】①肠道出血患者、急腹症患者、妊娠期妇女、经期妇女禁用本品导泻。②心脏传导阻滞、心肌损害、严重肾功能不全（内生肌酐清除率每分钟低于 20ml）的患者及对药过敏者禁用。

【注意事项】①导泻时如服用大量浓度过高的溶液，可能自组织中吸取大量水分而导致脱水。②中枢抑制药（如苯巴比妥）中毒患者不宜使用本品导泻排出毒物，以防加重中枢抑制。③肾脏功能不全、严重心血管疾病、呼吸系统疾病患者慎用或不用。

【制剂规格】注射液：每支 1g（10ml）；2g（20ml）；2.5g（10ml）。白色合剂：每瓶 100ml，由硫酸镁 30g、轻质碳酸镁 5g、薄荷水适量配成。一二三灌肠剂：由 50%硫酸镁溶液 30ml、甘油 60ml、蒸馏水 90ml 配成。

液状石蜡[药典（二）]

Liquid Paraffin

【药理作用】本品可降低吸水率（如阻碍结肠吸收水分）、润滑肠道，以利于粪便排泄。

【适应证】用于暂时缓解偶然性便秘，还可用于缓解粪便嵌塞、清除使用钡剂后残留的硫酸钡。

【用法用量】（1）便秘：①口服：一日 15～45ml（不得超过 45ml），可分次给药或于睡前顿服。②直肠给药：单次给予 118ml。（2）粪便嵌塞、清除硫酸钡：直肠给药，单次给予 118ml。

【不良反应】腹部痛性痉挛、腹泻、恶心、呕吐，大剂量使用本品灌肠剂可引起肛门泄露，进而引起肛门瘙痒、刺激感、痔疮、肛周不适。

【禁忌证】①卧床患者禁用本品口服制剂。②吞咽困难患者禁用本品口服制剂。③2 岁以下儿童禁用本品灌肠剂，6 岁以下儿童禁用本品口服制剂。④老年人禁用本品口服制剂。⑤妊娠期妇女禁用本品口服制剂。

【注意事项】本品误吸可引起脂质性肺炎。

【制剂规格】石蜡油：每瓶 473ml；500ml；1000ml；4000ml。灌肠剂：每瓶 133ml。

二、止泻药

地芬诺酯[药典（二）]

Diphenoxylate

【药理作用】本品为合成的具有止泻作用的吗啡类似物，具较弱的阿片样作用，但无镇痛作用，现已替代阿片制剂成为有效的非特异性止泻药。对肠道作用类似吗啡，可直接作用于肠平滑肌，通过抑制肠黏膜感受器，降低局部黏膜的蠕动反射而减弱肠蠕动，使肠内容物通过延迟，有利于肠内水分的吸收。临床应用的是地芬诺酯和阿托品的复方制剂。

【适应证】用于急、慢性功能性腹泻及慢性肠炎。

【用法用量】口服，每次 2.5～5mg，每日 2～4 次。腹泻被控制时，即应减少剂量。

【不良反应】服药后偶见口干、腹部不适、恶心、呕吐、嗜睡、烦躁、失眠等，减量或停药后即消失。

【禁忌证】严重溃疡性结肠炎患者有发生中毒性巨结肠可能，应禁用。

【注意事项】①肝功能不全患者及正在服用成瘾性药物的患者慎用。②儿童因易产生迟发性地芬诺酯中毒及存在较大变异性，故使用本品须慎重。③妊娠期妇女长期服用可引起新生儿的戒断及呼吸抑制症状；哺乳期妇女慎用。④大剂量（一次 40～60mg）可产生欣快感，长期服用可致依赖性（但常用量与阿托品合用进行短期治疗，则产生依赖性的可能性很小）。⑤虽然本品与阿托品组成复方制剂可减少依赖性倾向，但成瘾的可能性依然存在，故本品不可长期大剂量使用。

【制剂规格】复方地芬诺酯片：每片含盐酸地芬诺酯 2.5mg，硫酸阿托品 0.025mg。

消旋卡多曲 [药典（二）；医保（乙）]

Racecadotril

【药理作用】消旋卡多曲是脑啡肽酶抑制剂，脑啡肽酶可降解脑啡肽。本品可选择性地抑制脑啡肽酶，从而保护内源性脑啡肽免受降解，延长消化道内源性脑啡肽的生理活性。消旋卡多曲是一种纯肠道抗分泌药。它可以减少霍乱毒素或炎症引起的肠道水和电解质的过度分泌，且对肠道基础分泌无任何影响。消旋卡多曲有快速抗腹泻的作用，且对肠道排空时间无任何影响。消旋卡多曲不会造成继发便秘和腹胀。口服消旋卡多曲仅作用于外周脑啡肽酶，对中枢神经系统无影响。

【适应证】成人和儿童急性腹泻的对症治疗。

【用法用量】口服给药。成人：治疗急性腹泻，首次服药可在任何时间开始服用一粒胶囊（100mg），之后每次在 3 次主餐前服用一粒。颗粒剂和片剂，每次按千克体重服用 1.5mg，每日三次。服用消旋卡多曲不排除在必要的情况下进行补水。连续用药不超过 7 天。

【不良反应】偶见嗜睡、皮疹和便秘等。消旋卡多曲不通过血脑屏障，因此对中枢神经系统没有作用。

【禁忌证】以下人群禁用：肝、肾功能不全者；不能摄入果糖，对葡萄糖或半乳糖吸收不良，缺少蔗糖酶、麦芽糖酶的患者；对消旋卡多曲过敏者。

【注意事项】①连续服用本品 5 天后，腹泻症状仍持续者应进一步就诊或采用其他药物治疗方案。②本品可以和食物、水或母乳一起服用，请注意溶解混合均匀。③本品请勿一次服用双倍剂量。④与细胞色素酶 P450－3A4 抑制剂如红霉素、酮康唑（可能减少消旋卡多曲的代谢）同时治疗时慎用。⑤与细胞色素酶 P450－3A4 诱导剂如利福平（可能降低消旋卡多曲的抗腹泻作用）同时治疗时慎用。

【制剂规格】颗粒剂：每袋 10mg；30mg；100mg。片剂：每片 10mg；30mg。胶囊剂：每粒 100mg。

碱式碳酸铋 [药典（二）]

Bismuth Subcarbonate

【药理作用】本品有保护胃肠黏膜及收敛、止泻作用。

【适应证】用于腹泻、慢性胃肠炎、胃及十二指肠溃疡。

【用法用量】一日 3 次，每次 0.3～0.9g，餐前服。

【不良反应】大剂量长期服用可引起便秘。

【禁忌证】①对本品过敏者禁用。②3 岁以下儿童禁用。③伴有发热症状的患者禁用。

【注意事项】①用于腹泻时，一般不超过 2 天。②用于慢性胃炎及胃酸过多时，连续使用不得超过 7 天。③服药期间不得服用其他铋制剂，且不宜大剂量长期服用。

【制剂规格】片剂：每片 0.3g；0.5g。

洛哌丁胺 [药典（二）；基；医保（甲、乙）]

Loperamide

【药理作用】本品化学结构类似氟哌啶醇和哌替啶，但治疗量对中枢神经系统无任何作用。对肠道平滑肌的作用与阿片类及地芬诺酯相似，可抑制肠道平滑肌的收缩，减少肠蠕动。还可减少肠壁神经末梢释放乙酰胆碱，通过胆碱能和非胆碱能神经元局部的相互作用直接抑制蠕动反射。本品可延长食物在小肠的停留时间，促进水、电解质及葡萄糖的吸收，对前列腺素、霍乱毒素和其他肠毒素引起的肠过度分泌有显著抑制作用，但治疗量时不影响胃酸的分泌。

【适应证】①用于急性腹泻以及各种病因引起的慢性腹泻。②对胃、肠部分切除术后和甲状腺功能亢进症引起的腹泻也有效。③尤其适用于临床上应用其他止泻药效果不显著的慢性功能性腹泻。

【用法用量】①成人首次口服 4mg，以后每腹泻一次再服 2mg，直至腹泻停止或用量达每日 16～20mg，连服 5 日，若无效则停服。空腹或餐前半小时服药可提高疗效；慢性腹泻待显效后每日给予 4～8mg，长期维持。②儿童首次服 2mg，以后每腹泻一次服 2mg，至腹泻停止，最大用量为每日 8～12mg。

【不良反应】不良反应轻微：①主要有皮疹、瘙痒、口干及腹胀、恶心、食欲缺乏、偶见呕吐。②也可有头晕、头痛、乏力。

【禁忌证】①禁用于 2 岁以下小儿。②禁用于伴有高热和脓血便的急性细菌性痢疾。③应用广谱抗生素引起的伪膜性肠炎患者禁用。④急性溃疡性结肠炎禁用。

【注意事项】①发生胃肠胀气或严重脱水的小儿不宜使用。②因用抗生素而导致伪膜性大肠炎患者不宜用。

③重症肝损害者、妊娠期和哺乳期妇女慎用。④严重中毒性或感染性腹泻慎用，以免止泻后加重中毒症状。⑤本品不能单独用于伴有发热和便血的细菌性痢疾患者。⑥腹泻患者常发生水和电解质丧失，应适当补充水和电解质。⑦本品治疗腹泻时，可能出现乏力、头晕或困倦的症状，因此在驾驶和操作机器时应予注意。

【制剂规格】胶囊剂：每粒 2mg。颗粒剂：每袋 1mg。

蒙脱石 [药典（二）；基；医保（甲、乙）]

Dioctahedral Smectite

【药理作用】本品具有层级状结构及非均匀性电荷分布，对消化道内的病毒、细菌及其产生的毒素有固定、抑制作用；对消化道黏膜有覆盖能力，并通过与黏液蛋白相互结合，从质和量两方面修复、提高黏膜屏障对攻击因子的防御功能。

【适应证】用于急、慢性腹泻。用于食管、胃、十二指肠疾病相关疼痛症状的辅助治疗。

【用法用量】成人：一次 3g，一日 3 次。治疗急性腹泻首剂量应加倍。将本品溶于 50ml 温水中送服。儿童：1 岁以下，一次 1g；1～2 岁，一次 1～2g；2 岁以上，一次 2～3g，均一日 3 次服用。

【不良反应】偶见便秘，大便干结。

【禁忌证】尚不明确。

【注意事项】治疗急性腹泻，应注意纠正脱水。

【制剂规格】片剂：每片 1g。颗粒剂：每袋 3g。散剂：每袋 1g；3g。混悬液：每瓶 90ml:9g。

药用炭 [药典（二）；医保（甲）]

Medicinal Charcoal

【药理作用】服用本品后可减轻肠内容物对肠壁的刺激，使蠕动减少，从而引起止泻。此外尚有吸附胃肠内有害物质的作用。

【适应证】用于腹泻、胃肠气胀、食物中毒等。

【用法用量】口服。①一次 1.5～4g，一日 2～3 次，餐前服。②亦可于服药用炭后服硫酸镁以排出有毒物质。

【不良反应】①可出现恶心。②长期服用可出现便秘。

【禁忌证】①对本品过敏者禁用。②服用药用炭可影响小儿营养，禁止长期用于 3 岁以下小儿。

【注意事项】能吸附维生素、抗生素、磺胺类、生物碱、乳酶生、激素等，对蛋白酶、胰酶的活性亦有影响，均不宜合用。过敏体质者慎用。

【制剂规格】片剂：每片 0.2g；0.3g。胶囊剂：每粒 0.3g。

第 6 节　微生态药

地衣芽孢杆菌活菌 [基；医保（乙）]

Live Bacillus Licheniformis

【药理作用】我国首次分离的地衣芽

孢杆菌（*Bacillus licheniformis*），可制成活菌制剂应用，它能调整肠道菌群，拮抗致病菌的作用。口服后该菌进入肠道，对葡萄球菌及酵母菌均有抗菌作用，而对双歧杆菌、乳酸杆菌、拟杆菌、粪链球菌的生长，则有促进作用。

【适应证】用于细菌与真菌引起的急、慢性肠炎、腹泻，及各种原因所致的肠道菌群失调的防治。

【用法用量】口服。①成人：一次 0.5g，一日 3 次。②儿童：一次 0.25g，一日 3 次。首剂加倍或遵医嘱。吞咽困难者可打开胶囊，将胶囊内容物用水或牛奶溶解混匀后服用。

【不良反应】未见特殊不良反应，偶见大便干结、腹胀，超剂量服用可见便秘。

【禁忌证】对本品过敏者禁用。

【注意事项】①本品为活菌制剂，溶解时水温不宜超过 40℃。②服用本品时应停用其他抗菌药物和吸附剂，以免降低药效。③抗菌药与本品合用时可减低其疗效，故不应同服，必要时可间隔 3 小时服用。④铋剂、鞣酸、药用炭等能抑制、吸附活菌，不能合用。

【制剂规格】胶囊剂：每粒 0.25g（含 2.5 亿活菌）；0.5g（含 5 亿活菌）。颗粒剂：每袋 0.25g；0.5g（5 亿活菌）。

枯草杆菌二联活菌[基；医保（乙）]

Live Combined Bacillus Subtilis and Enterociccus Faecium

【药理作用】本品含有两种活菌——枯草杆菌和肠球菌，可直接补充正常生理菌丛，抑制致病菌，促进营养物质的消化、吸收，抑制肠源性毒素的产生和吸收，达到调整肠道内菌群失调的目的。

【适应证】适用于因肠道菌群失调引起的腹泻、便秘、胀气、消化不良等。

【用法用量】口服。①胶囊剂：12 岁以上儿童及成人，一次 1～2 粒，一日 2～3 次。②颗粒剂：2 岁以下儿童，一次 1 袋，一日 1～2 次；2 岁以上儿童，一次 1～2 袋，一日 1～2 次，用 41℃以下温开水或牛奶冲服，也可直接服用。

【不良反应】①胶囊剂偶可见恶心、头痛、头晕、心慌。②颗粒剂推荐剂量未见明显不良反应，罕见腹泻次数增加，停药后可恢复。

【禁忌证】对本品过敏或对微生态制剂有过敏史者禁用。

【注意事项】①为保证疗效，应按要求连续服用，治疗一个月，症状仍无改善时，请停止用药，与药师或医生商议。②直接服用时应注意避免呛咳，不满 3 岁的婴幼儿不宜直接服用。③本品为活菌制剂，切勿将本品置于高温处，水温不宜超过 40℃。④过敏体质者慎用。

【制剂规格】颗粒剂：每袋 1g。胶囊剂：每粒 250mg。

乳酶生[药典（二）；基；医保（甲）]

Lactasin

【药理作用】本品能分解糖类生成乳

酸，使肠内酸度增高，抑制肠内病原体的繁殖。

【适应证】用于消化不良、肠发酵、小儿饮食不当引起的腹胀、腹泻等。

【用法用量】口服。①成人：一次 0.3～1.0g，一日 3 次，餐前服。②儿童：1 岁以下，一次 0.1g；1～5 岁，一次 0.2～0.3g；5 岁以上，一次 0.3～0.6g；均一日 3 次，餐前服。

【不良反应】尚不明确。

【禁忌证】对本品过敏者禁用。

【注意事项】①本品为活菌制剂，不应置于高温处。②不宜与抗菌药物（红霉素、氯霉素、土霉素等）或吸着剂合用，或分开服（间隔 2～3 小时）。③过敏体质者慎用。

【制剂规格】片剂：每片 0.15g；0.3g。

双歧杆菌三联活菌［基；医保（乙）］

Live Combined Bifidobacterrium，Lactobacillus and Enterococcus

【药理作用】双歧杆菌、嗜酸乳杆菌、肠球菌为健康人肠道正常菌群，分别定植在肠道的上、中、下部位，组成了一个在不同条件下都能生长、作用快而持久的联合菌群，在整个肠道黏膜表面形成一道生物屏障，阻止致病菌对人体的侵袭，抑制有害菌产生的内毒素和致癌物质，维持人体正常的生理功能。给药后，通过重建宿主肠道菌群间的微生态平衡，抑制肠内有害菌及其产生的各种有毒害物质，清除自由基及过氧化脂质，治疗由内源性或外源性微生物引起的感染，维持正常肠蠕动，缓解便秘。另外，本品可抑制肠内腐败菌对蛋白质的分解，减少肠道中内毒素和氨的产生及吸收，有护肝、保肝，治疗肝性脑病和帮助消化、增进食欲的作用。口服后可完全、迅速地到达肠道，次日即可从服用者的粪便中检出口服的菌种，第 4 日菌量达到高峰，第 8 日恢复正常。

【适应证】①用于肠道菌群失调引起的腹泻、腹胀等。②用于慢性腹泻和轻、中型急性腹泻，以调节肠道功能；对缓解便秘也有较好疗效。③作为肝硬化、急、慢性肝炎及肿瘤化疗等的辅助用药。

【用法用量】口服，一次 420～630mg，一日 2～3 次，餐后服用。小于 1 岁儿童，一次 105mg；1～6 岁，一次 210mg；6～13 岁，一次 210～420mg。婴幼儿可取胶囊内药粉用温开水调服。散剂：1 岁以下，一次半袋；1～6 岁，一次 1 袋；6 岁以上，一次 2 袋。均为每日 2～3 次。

【不良反应】尚不明确。

【禁忌证】对本品过敏者禁用。

【注意事项】①本品为活菌制剂，切勿将本品置于高温处。溶解时水温不宜超过 40℃。②避免与抗菌药同服。③过敏体质者慎用。④本品性状发生改变时禁止使用。⑤请将本品放在儿童不能接触到的地方。⑥儿童必须在成人监护下使用。⑦如正在使用其他药品，使用本品前请咨询医师或药师。⑧开袋后应尽快服用。

【制剂规格】胶囊剂：每粒 210mg。散剂：每包 1g；2g。

第 7 节　肝胆疾病辅助用药

一、降酶保肝药物

联苯双酯 ［药典（二）；基；医保（甲）］

Bifendate

【药理作用】本品能减轻因四氯化碳及硫代乙酰胺引起的血清丙氨酸转氨酶升高；能增强肝脏解毒功能，减轻肝脏的病理损伤，促进肝细胞再生并保护肝细胞，从而改善肝功能。

【适应证】①用于慢性迁延性肝炎伴丙氨酸转氨酶（ALT）升高，及化学毒物、药物引起的 ALT 升高。②对肝炎主要症状如肝区痛、乏力、腹胀等的改善有一定疗效，但对肝脾肿大的改变无影响。

【用法用量】口服。①片剂、胶囊：一次 25～50mg，一日 3 次。儿童，片剂，一次 0.5mg/kg，一次最大量 25～50mg，一日 3 次。②滴丸：一次 7.5mg，一日 3 次；必要时一次 9～15mg，一日 3 次，连用 3 个月，待 ALT 正常后改为一次 7.5mg，一日 3 次，连用 3 个月。

【不良反应】个别病例服用后可出现轻度恶心，偶有皮疹发生。

【禁忌证】对本品过敏者禁用；肝硬化者禁用；妊娠期及哺乳期妇女禁用。

【注意事项】①少数患者用药过程中 ALT 可回升，加大剂量可使之降低；停药后部分患者 ALT 反跳，但继续服药仍有效。②有报道本品治疗过程中出现黄疸及病情恶化，应引起注意。

【制剂规格】片（胶囊）剂：每片（粒）25mg。滴丸：每丸 1.5mg；7.5mg。

双环醇 ［药典（二）；医保（乙）］

Bicyclol

【药理作用】本品为我国创制的抗慢性病毒性肝炎新药，具有显著的保护肝脏作用和一定的抗乙肝病毒活性。动物实验表明它对四氯化碳、D－氨基半乳糖、对乙酰氨基酚引起的小鼠肝损伤以及卡介苗加脂多糖诱导的小鼠免疫性肝炎均有明显降 ALT 和 AST 作用，并能减轻肝组织的病理性损伤。体外试验表明它对人肝癌细胞整合人乙肝病毒株分泌的 HbeAg 和 HbsAg 有抑制作用；对鸭病毒性肝炎血清和肝脏的 HBV－DNA 有显著的抑制作用。其作用机制并非抑制氨基转移酶，而是有自由基清除作用以保护细胞膜，并能保护肝细胞核 DNA 免受损伤和减少细胞凋亡的发生。

【适应证】本品适用于治疗慢性肝炎所致的氨基转移酶升高。

【用法用量】口服，成人常用剂量每次 25mg，必要时可增至每次 50mg，一日 3 次，最少服用 6 个月或遵医嘱，应逐渐减量。

【不良反应】服用本品后，个别患者可

能出现的不良反应均为轻度或中度，一般无须停药、短暂停药，或对症治疗即可缓解。

【禁忌证】对本品和本品中其他成分过敏者禁用。

【注意事项】①在用药期间应密切观察患者临床症状、体征和肝功能变化，疗程结束后也应加强随访。②有肝功能失代偿者如胆红素明显升高、低白蛋白血症、肝硬化腹水、食管静脉曲张出血、肝性脑病及肝肾综合征者应慎用。③尚无本品对妊娠期、哺乳期妇女及70岁以上老年患者用药安全性的研究资料，12岁以下儿童的最适剂量遵医嘱。

【制剂规格】片剂：每片25mg；50mg。

二、利胆保肝类

苯丙醇[药典（二）]

Phenylpropanol

【药理作用】本品有促进胆汁分泌作用。服后可减轻腹胀、腹痛、恶心、厌油等症状。并有促进消化、增加食欲、排出结石、降低血胆固醇等作用。

【适应证】用于胆囊炎、胆道感染、胆石症、胆道手术后综合征和高胆固醇血症。

【用法用量】口服。每次0.1～0.2g，一日3次，餐后服用。如治疗超过3周，每日剂量不宜超过0.1～0.2g。

【不良反应】偶有胃部不适，减量或停药后即消失。

【禁忌证】胆道完全阻塞患者禁用。

【注意事项】①本品为辅助治疗药，第一次使用本品前应咨询医师。②治疗期间应定期到医院检查。③妊娠期头3个月慎用。④儿童用量请咨询医师或药师。

【制剂规格】胶囊剂：每粒0.1g；0.2g。

羟甲香豆素[药典（二）]

Hymecromone

【药理作用】本品为利胆药，对胆道口括约肌有舒张作用，并有较强的解痉、镇痛作用。在治疗过程中，无须加用其他利胆药、解痉镇痛药，炎症明显时，可酌情短期加用抗生素。利胆作用明显，镇痛作用较强（强于阿托品），且具有解除胆道口括约肌痉挛，增加胆汁分泌，加强胆囊收缩和抑菌等作用，有利于结石排出，对胆总管结石有一定排石效果。此外，部分原有丙氨酸转氨酶升高的患者，服药后ALT随炎症的消除而恢复正常。

【适应证】用于胆囊炎、胆石症、胆道感染、胆囊术后综合征。

【用法用量】口服，一次0.4g，一日3次，餐前服用。

【不良反应】个别患者可有头晕、腹胀、胸闷、皮疹、腹泻等不良反应，不需处理，停药后可自行消失。

【禁忌证】肝功能不全及胆道梗阻者慎用。

【注意事项】大剂量可引起胆汁分泌过度和腹泻，对梗阻性或传染性黄疸患者须慎用。

【制剂规格】片剂：每片0.2g。胶囊剂：每粒0.2g；0.4g。

去氢胆酸 [药典（二）]

Dehydrocholic Acid

【药理作用】 本品有利胆作用，可促进胆汁分泌，增加胆汁容量，使胆道畅通，对消化脂肪也有一定的促进作用。

【适应证】 本品用于慢性胆囊炎的辅助治疗。

【用法用量】 口服，成人一次 0.25～0.5g，一日 3 次，饭后服用。

【不良反应】 可有嗳气、打嗝、腹泻、恶心、肌痉挛、直肠区周围皮肤刺激等，如持续存在，应对症处理。长期滥用或一时用量过多，可导致电解质失衡，甚至可出现呼吸困难、心搏骤停、心律失常、肌痉挛、极度疲乏无力。

【禁忌证】 重症肝炎、充血性心力衰竭、原因不明的直肠出血、胆道完全阻塞及严重肝、肾功能不全患者禁用。

【注意事项】 ①本品为辅助治疗药，第一次使用本品前应咨询医师。治疗期间应定期到医院检查。②妊娠期头 3 个月慎用。③儿童不宜使用。④如服用过量或出现严重不良反应，应立即就医。

【制剂规格】 片剂：每片含去氢胆酸 0.25g。

熊去氧胆酸 [药典（二）；基；医保（甲）]

Ursodeoxycholic Acid

【药理作用】 本品为由胆固醇衍生而来的天然亲水性胆汁酸，在人体总胆汁酸中含量较低。口服熊去氧胆酸后，可通过抑制胆固醇在肠道内的重吸收和降低胆固醇向胆汁中的分泌，从而降低胆汁中胆固醇的饱和度，进而使胆固醇结石逐渐溶解（可能由于胆固醇的分散和液体晶体的形成）。口服熊去氧胆酸后，还可剂量依赖性地增加总胆汁酸中熊去氧胆酸的含量，使其成为主要的胆汁酸成分，替代倾向于聚集的、有毒害作用的内源性疏水性胆汁酸。此外，熊去氧胆酸还具有以下作用：保护受损的胆管上皮细胞，使其免受胆汁酸的毒害作用；抑制肝细胞凋亡；免疫调节作用；通过肝细胞和胆管细胞刺激胆汁分泌。

【适应证】 用于胆囊收缩功能正常且 X 射线能穿透的胆囊胆固醇性结石。用于胆汁淤积性肝病（如原发性胆汁性肝硬化）。用于胆汁反流性胃炎。用于胆汁缺乏性脂肪泻。用于治疗回肠切除后脂肪泻。用于预防药物性结石。

【用法用量】 口服。①胆固醇性结石：一日 5～10mg/kg，分 2～3 次服用，按时以少量水送服，疗程通常为 6～24 个月，服用 12 个月后结石未变小者，停止服用。每 6 个月进行一次超声波或 X 射线检查以判断治疗结果。②胆汁淤积性肝病：一日 10mg/kg，分 2～3 次服用，按时以少量水冲服。③胆汁反流性胃炎：一次 250mg，一日 1 次，睡前以水吞服，须定期服用，疗程通常为 10～14 日。④脂肪泻、预防药物性结石：一日 8～10mg/kg，早、晚进餐时服用。

【不良反应】本品偶见的不良反应有便秘、过敏、头痛、头晕、胰腺炎和心动过速等。治疗期可引起胆结石钙化，软便。

【禁忌证】①胆道完全梗阻和严重肝功能减退者禁用。②妊娠期及哺乳期妇女禁用。

【注意事项】①长期使用本品可增加外周血小板的数量。②如治疗胆固醇结石中出现反复胆绞痛发作，症状无改善甚至加重，或出现明显结石钙化时，则宜中止治疗，并进行外科手术。③本品不能溶解胆色素结石、混合结石及不透 X 线的结石。④老年患者慎用。

【制剂规格】片剂：每片 50mg；150mg；250mg。胶囊剂：每粒 250mg；100mg（软胶囊）。

三、基础代谢类

谷氨酸[药典（二）]

Glutamic Acid

【药理作用】本品为氨基酸类药。重症肝炎或肝功能不全时，肝脏对由氨转化为尿素的环节发生障碍，导致血氨增高，出现脑病症状。谷氨酸与精氨酸的摄入有利于降低及消除血氨，从而改善脑病症状。还能参与脑蛋白质代谢及糖代谢，促进氧化过程，改善中枢神经系统的功能。

【适应证】用于肝昏迷和某些精神－神经系统疾病（如精神分裂症和癫痫小发作）治疗和辅助用药。

【用法用量】口服。一次 2～3g，一日 3 次。

【不良反应】服药后约 20 分钟可出现面部潮红等症状。

【禁忌证】尚未明确。

【注意事项】①肾功能不全或无尿患者慎用。②不宜与碱性药物合用。③与抗胆碱药合用有可能减弱后者的药理作用。

【制剂规格】片剂：每片 0.3g；0.5g。

谷氨酸钾[药典（二）]

Potassium Glutamate

【药理作用】肝功能严重损害时，体内氨代谢紊乱，导致肝昏迷。应用本品静脉滴注后，能与血中过多的氨结合成无毒的谷氨酰胺，后者在肾脏经谷氨酰胺酶作用将氨解离，由尿排出，因此可减轻肝昏迷症状。本品还参与脑蛋白和糖代谢，促进氧化过程，改善中枢神经系统的功能。

【适应证】用于血氨过多所致的肝性脑病、肝昏迷及其他精神症状。

【用法用量】静脉滴注：治疗肝昏迷，将谷氨酸钾 18.9g 溶于 5%或 10%葡萄糖注射液 500～1000ml 中缓慢滴注，一日 1～2 次。低血钾患者适用。为维持电解质平衡，谷氨酸钾常与谷氨酸钠合用，以 1:3 或 1:2 混合应用。

【不良反应】①静脉滴注过快可引起流涎、皮肤潮红和呕吐。②静脉滴注期间应注意电解质平衡，可能时，测血二氧化碳结合力及钾、钠、氯含量。③小儿可有震颤。④合并焦虑状态者可有晕厥、心动过速，流泪及恶心等。

【禁忌证】本品过量可致碱血症，故有碱血症者慎用或禁用。

【注意事项】①肾功能不全者或无尿患者慎用谷氨酸。②本品与抗胆碱药合用有可能减弱后者的药理作用。③不与谷氨酸钠合用时，应注意产生高血钾症。

【制剂规格】注射剂：每支 6.3g（20ml）；18.9g（注射用）。

谷氨酸钠[药典（二）]

Sodium Glutamate

【药理作用】本品为氨基酸类药。重症肝炎或肝功能不全时，肝脏对由氨转化为尿素的环节发生障碍，导致血氨增高，出现脑病症状。谷氨酸与精氨酸的摄入有利于降低及消除血氨，从而改善脑病症状。

【适应证】用于血氨过多所致的肝性脑病、肝昏迷及其他精神症状。

【用法用量】静脉滴注：肝性脑病，每次静脉滴注 11.5g，用 5%葡萄糖注射液 750～1000ml 或 10%葡萄糖注射液 250～500ml 稀释，于 1～4 小时内滴完，滴注过快可引起流涎、面部潮红、呕吐等。必要时，可于 8～12 小时后重复给药，一日量不宜超过 23g。儿童，一次 5.75～11.5g，一日不超过 23g，每 20ml 加入 250ml 5%～10%葡萄糖注射液稀释后缓慢滴注。

【不良反应】①大量谷氨酸钠治疗肝性脑病时，可导致严重的碱中毒与低钾血症。②输液太快，可出现流涎、脸红、呕吐等症状。③过敏的先兆可有面部潮红、头痛与胸闷等症状出现。④小儿可有震颤。⑤合并焦虑状态者用后可出现晕厥、心动过速及恶心等反应。

【禁忌证】少尿、尿闭禁用。

【注意事项】①肾功能不全者慎用。②用药期间应注意电解质平衡，可能时，测血二氧化碳结合力及钾、钠、氯含量。③用于肝昏迷时，与谷氨酸钾合用，二者比例一般为 3:1 或 2:1，钾低时为 1:1。

【制剂规格】注射剂：每支 5.75g（20ml）。

甲硫氨酸[药典（二）]

Methionine

【药理作用】本品为氨基酸类药物，是体内胆碱生物合成的甲基供体，能放出活性甲基，促进磷脂酰胆碱合成，磷脂酰胆碱与积存在肝内的脂肪作用，变为易于吸收的卵磷脂，故可防治肝脂肪蓄积；具有保肝、解毒的作用。能阻断自由基的连锁反应，保护抗氧化酶的活性，还可增加谷胱甘肽过氧化物的活性，增加机体抗氧化能力。

【适应证】用于肝硬化及脂肪肝等的辅助治疗，也可用于对乙酰氨基酚中毒以及酒精和磺胺等药物引起的肝损害。

【用法用量】口服，一次 0.25～0.5g（1～2 片），一日 3 次。

【不良反应】可引起恶心、呕吐及精神障碍。

【禁忌证】酸中毒、肝昏迷者禁用。

【注意事项】长期大量应用，可致意识模糊和精神错乱，过量会使肝脏纤维化。当药品性状发生改变时禁止使用。

【制剂规格】片剂：每片 0.25g。

精氨酸 [药典（二）；基；医保（甲）]

Arginine

【药理作用】本品在人体内参与鸟氨酸循环，促进尿素的形成，使人体内产生的氨，经鸟氨酸循环转变成无毒的尿素，由尿中排出，从而降低血氨浓度。

【适应证】用于肝性脑病。适用于忌钠患者。也适用于其他原因引起血氨过高所致的精神病状。

【用法用量】①静脉滴注：一次 15～20g，临用前用 5%葡萄糖注射液 1000ml 稀释后应用。于 4 小时内滴完或遵医嘱。②口服：一次 3～6 片，一日 3 次。

【不良反应】①可引起高氯性酸中毒，以及血中尿素、肌酸、肌酐浓度升高。②静脉滴注速度过快，可引起流涎、面部潮红及呕吐等。

【禁忌证】高氯性酸中毒、肾功能不全及无尿患者禁用。

【注意事项】用药期间应监测血气分析、酸碱平衡和电解质，有酸中毒和高钾血症者不宜使用。

【制剂规格】注射剂：每支 5g（20ml）。片剂：每片 0.25g。

门冬氨酸鸟氨酸 [药典（二）；医保（乙）]

Ornithine Aspartate

【药理作用】本品为可提供尿素和谷氨酰胺合成的底物。谷氨酰胺是氨的解毒产物，同时也是氨的储存及运输形式；在生理和病理条件下，尿素的合成及谷氨酰胺的合成会受到鸟氨酸、门冬氨酸和其他二羧基化合物的影响。鸟氨酸几乎涉及尿素循环的活化和氨的解毒的全过程。在此过程中形成精氨酸，继而分裂出尿素形成鸟氨酸。门冬氨酸参与肝细胞内核酸的合成，以利于修复被损伤的肝细胞。另外，由于门冬氨酸对肝细胞内三羧酸循环代谢过程的间接促进作用，促进了肝细胞内的能量生成，使得被损害的肝细胞的各项功能得以恢复。

【适应证】治疗因急、慢性肝病如肝硬化、脂肪肝、肝炎所致的高血氨症，特别适用于因肝脏疾病引起的中枢神经系统症状的解除及肝昏迷的抢救。

【用法用量】急性肝炎，每天 5～10g 静脉滴注。慢性肝炎或肝硬化，每天 10～20g 静脉滴注。（病情严重者可酌量增加，但根据目前的临床经验，每天不超过 40g 为宜）。肝昏迷治疗可以参考以下方案：第一天的第一个 6 小时内用 20g，第二个 6 小时内分两次给药，每次 10g，静脉注射。使用时，先将本品用适量注射用水充分溶解，再加入到 0.9%的氯化钠注射液或 5%、10%的葡萄糖注射液中，最终门冬氨酸鸟氨酸的浓度不超过 2%，缓慢静脉注射。

【不良反应】大剂量静脉注射（40g/L）时会有轻、中度的消化道反应，可能出现恶心、呕吐或者腹胀等，减少用量（10g/L）或减慢滴速时，以上反应明显减轻。上市后监测数据显示，本品可见以下不良反应（事件）病例报道（发生率未知）：胃肠损害：恶心、呕吐、腹胀、腹痛、腹部不适；全身性损害：胸闷、畏寒、寒战、发热、乏力、疼痛；神经系统损害：头晕、头痛、局部麻木；皮肤及其附件损害：皮疹、瘙痒、多汗；心血管系统损害：心悸、一过性血压升高；呼吸系统损害：呼吸困难、憋气、呼吸急促；免疫功能紊乱和感染：过敏样反应、过敏反应、过敏性休克；血管损害和出凝血障碍：面部潮红、静脉炎。

【禁忌证】①对本品任何成分过敏者禁用。②严重的肾功能衰竭（血肌酐＞3mg/100ml）患者禁用。

【注意事项】在大量使用本品时，注意监测血及尿中的尿素指标。

【制剂规格】注射剂：每支5g（10ml）；每瓶0.5g；2.5g。颗粒剂：每袋1.0g。

牛磺酸[药典（二）]

Taurine

【药理作用】①保肝利胆作用：本品和胆酸结合可增加胆汁通透性，并与胆汁的回流有关。本品还可降低肝脏胆固醇含量，减少胆固醇结石的形成。对肝脏的保护作用，可降低内氨酸转氨酶。②解热与抗炎作用：本品可通过对中枢5－HT系统或儿茶酚胺系统的作用降低体温，据报道给感染性高热患者日服本品3.6～4.8g有一定的解热作用。③降压作用：本品显示有降低血压、减慢心率和调节血管张力等作用。据报道，动物脑内牛磺酸代谢失调与高血压有关。④强心和抗心律失常作用：本品的强心作用可能与Ca^{2+}有关，已经发现本品可调节心肌细胞内Ca^{2+}的结合，并可逆转Ca^{2+}对心肌的不良影响。⑤降血糖作用：其降血糖机制是直接作用于肝和肌细胞膜的胰岛素受体。⑥其他药理作用：本品有松弛骨骼肌和拮抗肌强直的作用，能降低前列腺素引起的眼压升高；尚有营养作用。

【适应证】可用于急慢性肝炎、脂肪肝、胆囊炎等，也可用于支气管炎、扁桃体炎、眼炎等感染性疾病。感冒、乙醇戒断症状、关节炎、肌强直等可试用本品治疗。

【用法用量】①用于缓解感冒初期发热：口服，1～2岁0.4g，3～5岁0.6g，6～8岁0.8g，9～13岁1.0～1.2g，14岁以上儿童及成人1.2～1.6g。一日3次。②治疗急慢性肝炎：儿童一次0.5g，一日2次；成人一次0.5g，一日3次。

【不良反应】尚不明确。

【禁忌证】对本品过敏者禁用。

【注意事项】①本品为对症治疗药，连续应用不得超过3天，症状未缓解，请咨询医师或药师。②仅限于发热初起、热度不高的患者。③请将本品放在儿童不能接触到的地方。④儿童必须在成人监护下使用。⑤如正在使用其他药品，使用本品前请咨询医师或药师。

【制剂规格】片剂：每片 0.4g；0.5g。颗粒剂：每袋 0.4g；0.5g。

四、解毒保肝类

谷胱甘肽［药典（二）；医保（乙）］

Glutathione

【药理作用】本品为含有巯基（—SH）的三肽类化合物，在人体内具有活化氧化还原系统，激活—SH 酶、解毒等重要生理活性。还原型谷胱甘肽参与体内三羧酸循环和糖代谢，促进体内产生高能量，起到辅酶作用；是甘油醛磷酸脱氢酶的辅基，又是乙二醛酶及磷酸丙糖脱氢酶的辅酶；能激活体内的—SH 酶等，促进碳水化合物、脂肪及蛋白质的代谢，以调节细胞膜的代谢过程；参与多种外源性、内源性有毒物质结合生成减毒物质。

【适应证】①用于肝病：包括病毒性、药物毒性、酒精毒性（如酒精性脂肪肝、酒精性肝纤维化、酒精性肝硬化、急性酒精性肝炎）及其他化学物质引起的肝脏损害。②用于放疗、化疗：包括用顺铂、环磷酰胺（CTX)、多柔比星、柔红霉素、博来霉素化疗，尤其是大剂量化疗时的辅助用药。③用于低氧血症：如急性贫血、成人呼吸窘迫综合征、败血症。④用于有机磷、胺基或硝基化合物中毒的辅助治疗。⑤用于解药物毒性：如抗结核药、精神神经科药物、抗抑郁药、对乙酰氨基酚。

【用法用量】（1）肝脏疾病：①口服给药：用于慢性乙肝的保肝治疗，一次 400mg，一日 3 次，12 周为一疗程。②含服给药：用于慢性肝病的辅助治疗，一次 300mg，一日 3 次，30 日为一疗程。③静脉滴注：病毒性肝炎：一次 1.2g，一日 1 次，30 日为一疗程；重症肝炎：一次 1.2～2.4g，一日 1 次，30 日为一疗程；活动性肝硬化：一次 1.2g，一日 1 次，30 日为一疗程；脂肪肝：一次 1.8g，一日 1 次，30 日为一疗程；药物性肝炎：一次 1.2～1.8g，一日 1 次，于 1～2 小时内滴完，14～30 日为一疗程；酒精性肝炎：一次 1.8g，一日 1 次，14～30 日为一疗程。（2）放化疗：给化疗药物前 15 分钟内将 1.5g/m² 本品溶解于 100ml 0.9%氯化钠注射液中，于 15 分钟内静脉滴注，第 2～5 天每天肌内注射本品 0.6g，使用环磷酰胺（CTX）时，为预防泌尿系统损害，建议在 CTX 注射完后立即静脉注射本品，于 15 分钟内给药完毕；用顺氯铵铂化疗时，建议本品的用量不宜超过 35mg/mg 顺氯铂铵，以免影响化疗效果。用于放疗辅助用药，照射后给药，剂量 1.5g/m²，或遵医嘱。（3）其他疾病：如低氧血症，可将 1.5g/m² 本品溶解于 100ml 0.9%氯化钠注射液中静脉输注，病情好转后每天肌内注射 0.3～0.6g 维持。

【不良反应】①皮肤及其附件损害：皮疹、瘙痒、出汗增加、荨麻疹、斑丘疹、面部潮红。②呼吸系统损害：呼吸困难、呼吸急促、咳嗽、哮喘。③全身性损害：胸痛、寒战、发热、高热、过敏反应、过敏性休克。④胃肠损害：恶心、呕吐、腹痛。⑤神经系统损害：头晕、头痛。⑥用药部位损害：注射部位疼痛、注射部位静脉炎。⑦心血管系统损害：心悸。

【禁忌证】对本品成分过敏者应禁用。

【注意事项】①本品可引起过敏性休克，如出现哮喘、胸闷、气促、呼吸困难、心悸、大汗、血压下降等症状和体征，应立即停药并及时治疗。②有哮喘发作史的患者慎用。③注射前必须完全溶解，外观澄清无色。④如在用药过程中出现皮疹，面色苍白、血压下降、脉搏异常等症状，应立即停药。⑤新生儿、早产儿、婴儿和儿童应谨慎用药，尤其是肌内注射。⑥老年患者应适当减少用药剂量，并在用药过程中严密监视。

【制剂规格】片剂：每片 0.1g；0.2g。含片：每片 0.1g；0.3g。注射剂：每支 0.1g；0.3g；0.6g；0.9g；1.0g；1.2g；1.5g；1.8g；2.0g；2.4g。

乳果糖［药典（二）；基；医保（乙）］

Lactulose

【药理作用】本品为一种合成的双糖，作为渗透性泻药用于治疗便秘及肝性脑病。在结肠中被消化道菌丛转化成低分子量有机酸，导致肠道内 pH 下降，并通过保留水分，增加粪便体积。上述作用刺激结肠蠕动，保持大便通畅，缓解便秘，同时恢复结肠的生理节律。口服 48 小时内起效。在肝性脑病中，上述作用促进肠道嗜酸菌（如乳酸杆菌）的生长，抑制蛋白分解菌，使氨转变为离子状态；通过降低接触 pH，发挥渗透效应，并改善细菌氨代谢，从而发挥导泻作用。乳果糖口服后几乎不被吸收，以原型到达结肠，继而被肠道菌群分解代谢。

【适应证】用于治疗血氨增高的肝性脑病和慢性功能性便秘。

【用法用量】①治疗肝性脑病：开始每次 10～20g，每日 2 次，后可改为每次 3～5g，每日 2～3 次；以每日排软便 2～3 次为宜。治疗肝性脑病时，可将本品 200g 加入 700ml 0.9%氯化钠注射液中，保留灌肠 30～60 分钟，每 4～6 小时一次。②治疗便秘：口服，成人起始剂量每日 30ml，维持剂量每日 10～15ml。

【不良反应】乳果糖不被吸收，剂量过大可引起腹部不适、胃肠胀气、厌食、恶心、呕吐及腹痛、腹泻等。治疗初期容易发生。

【禁忌证】禁用于：①半乳糖血症。②肠梗阻，急腹痛及与其他导泻剂同时使用。③对乳果糖及其组分过敏者。④阑尾炎、尿毒症及糖尿病酸中毒患者。

【注意事项】①治疗两三天后，便秘症状无改善或反复出现，请咨询医生。②用于乳果糖缺乏症患者，需注意本品中乳糖的含量。③本品在便秘治疗剂量下，不会对糖尿病患者带来任何问题。④本品在治疗剂量下对驾驶车辆和机械操作无影响。⑤请置于儿童不能触及处。

【制剂规格】粉剂：每袋 5g；100g；500g。口服溶液：每瓶 10g（15ml）；40.02g（60ml）；66.7g（100ml）；133.4g（200ml）。

水飞蓟素[基；医保（乙）]

Silymarin

【药理作用】本品具有如下药理作用：①保肝作用：本品能降低四氯化碳、D－半乳糖致肝损伤小鼠血清谷丙氨酸转氨酶、天冬氨酸转氨酶活性，减轻肝损伤病变程度。②其他作用：本品可提高小鼠单核－吞噬细胞系统的吞噬功能，促进绵羊红细胞所致小鼠溶血素抗体的生成。

【适应证】改善肝功能、保护肝细胞膜。用于急、慢性肝炎。

【用法用量】口服。每次 77mg（以水飞蓟素计），每日 3 次。3 个月为一个疗程。

【不良反应】不良反应较少，偶见头晕、恶心、呃逆、轻度腹泻等。

【禁忌证】对本品过敏者禁用。

【注意事项】①过敏性体质者慎用。②妊娠期妇女慎用。③用药期间慎食辛辣、肥腻之物。④用药期间禁酒。

【制剂规格】片剂：每片 35mg；38.5mg。胶囊剂：每粒 35mg；140mg。片剂（益肝灵）：每片 38.5mg（以水飞蓟素计）；7.0mg（以水飞蓟素计）。分散片（益肝灵）：每片 0.3g（含水飞蓟素 38.5mg）。胶囊剂（益肝灵）：每粒 0.126g（含水飞蓟素 38.5mg）。

五、抗炎保肝类药物

甘草酸二铵[基；医保（乙）]

Diammonium Glycyrrhizinate

【药理作用】本品为从甘草中分离、筛选出的 α 体甘草酸二铵盐。与 β 体相比，由于位阻效应，α 体的亲脂性大于后者，在体内容易与受体蛋白结合，且二铵盐的水溶液溶解度更大，在体内易扩散分布，故本品的抗毒、抗炎作用大于其 β 体以及单铵盐。具有较强的抗炎、保护肝细胞及改善肝功能的作用。药理实验证明，本品能减轻小鼠四氯化碳、硫代乙酰胺和 D－氨基半乳糖引起的血清 ALT 升高。也能明显减轻 D－氨基半乳糖对肝脏的病理性损害并改善免疫因子对肝脏形态的慢性损伤。另外，本品还具有抗过敏、抑制钙离子内流及免疫调节的作用。

【适应证】用于治疗伴有丙氨酸转氨酶（ALT）升高的急、慢性肝炎。

【用法用量】①口服给药，每次 150mg，每日 3 次。②静脉滴注，每次 150mg，每日 1 次。如需增量，日剂量不得超过 300mg。

【不良反应】主要有纳差、恶心、呕吐、腹胀，以及皮肤瘙痒、荨麻疹、口干和浮肿，心脑血管系统有头痛、头晕、胸闷、心悸及血压增高，以上症状一般较轻，不必停药。

【禁忌证】严重低钾血症、高钠血症、高血压、心衰、肾衰竭患者禁用。

【注意事项】①本品注射剂未经稀释不得进行滴注。②本品短期内使用效果显著，但停药后可能出现反跳，与其他保肝降酶药联合治疗效果较好。③治疗期间应定期测血压和血清钾、钠浓度，如出现高血压、钠潴留和低血钾等，应减量或停药。

【制剂规格】肠溶片：每片 50mg。注射用甘草酸二铵：每支 50mg（10ml）；150mg（10ml）。

第8节　治疗炎症性肠病药

巴柳氮钠[药典（二）]

Balsalazide Sodium

【药理作用】本品为肠道抗炎药，是一种前体药物，口服后以原药到达结肠，在结肠细菌的作用下释放出 5-氨基水杨酸(有效成分)和 4-氨基苯甲酰-β-丙氨酸。5-氨基水杨酸可能是通过阻断结肠中花生四烯酸代谢产物的生成而发挥其减轻炎症的作用。

【适应证】本品适用于轻度至中度活动性溃疡性结肠炎。

【用法用量】口服。片剂：一次 1.5g，一日 4 次，餐后及睡前服用；胶囊、颗粒：一次 2.25g，一日 3 次，饭后半小时及睡前服用。

【不良反应】①常见不良反应：腹痛、腹泻。②偶见消化系统：恶心呕吐、食欲不振、便秘、消化不良、腹胀、口干、黄疸。③呼吸系统：咳嗽、咽炎、鼻炎。④其他：头痛、关节痛、肌痛、疲乏、失眠、泌尿系感染。

【禁忌证】①对水杨酸、巴柳氮钠胶囊中任何成分或巴柳氮钠代谢物过敏的患者禁用。②严重心、肝、肾功能损害和支气管哮喘史者禁用。

【注意事项】①开始服用本品后短期（一般 2 周）内，如仅出现排便次数较前增加，属服用本品的自然过程，应坚持服用。本品不宜与抗生素一同服用。②对已知肾功能障碍或有肾病史的患者应注意使用。应定期监测患者的肾功能，特别是在治疗初期，如患者在治疗期间出现肾功能障碍应为本品与 5-氨基酸水杨酸引起的中毒性肾损害，可能出现出血、青肿、咽喉痛和发热、心肌炎以及气短伴随的发热和胸痛，若出现上述不良反应应与医师联系，并停止治疗。③妊娠期及哺乳期患者慎用。

【制剂规格】片剂：每片 0.5g。胶囊剂：每粒 0.45g。颗粒剂：每袋 0.75g；2.5g。

柳氮磺吡啶[药典（二）；基；医保（甲）]

Sulfasalazine

【药理作用】本品为口服不易吸收的磺胺药，吸收部分在肠微生物作用下分解成 5-氨基水杨酸和磺胺吡啶。5-氨基水杨酸与肠壁结缔组织络合后较长时间停留在肠壁组织中起到抗菌消炎和免疫抑制作用，如减少大肠埃希菌和梭状芽孢杆菌，同时抑制前列腺素的合成以及其他炎症介质白三烯的合成。因此，目前认为本品对炎症性肠病产生疗效的主要成分是5-氨基水杨酸。由本品分解产生的磺胺吡啶对肠道菌群显示微弱的抗菌作用。

【适应证】主要用于克罗恩病和溃疡性结肠炎。

【用法用量】（1）口服。①成人常用量：初剂量为一日 2～3g，分 3～4 次口服，无明显不适量，可渐增至一日 4～6g，待肠病症状缓解后逐渐减量至维持量，一日 1.5～2g。②小儿初剂量为一日 40～60mg/kg，分 3～6 次口服，病情缓解后改为维持量一日 30mg/kg，分 3～4 次口服。（2）直肠给药。重症患者每日早、中、晚排便后各用一粒；中或轻症患者早、晚排便后各用一粒，症状明显改善后，改用维持量，每晚或隔日晚用一粒，晚间给药时间最好在睡前。

【不良反应】①过敏反应较为常见，可表现为药疹，严重者可发生渗出性多形红斑、剥脱性皮炎和大疱表皮松解萎缩性皮炎等；也有表现为光敏反应、药物热、关节及肌肉疼痛、发热等血清病样反应。②中性粒细胞减少或缺乏症、血小板减少症及再生障碍性贫血。患者可表现为咽痛、发热、苍白和出血倾向。③溶血性贫血及血红蛋白尿。缺乏葡萄糖－6－磷酸脱氢酶患者使用后易发生，在新生儿和小儿中较成人为多见。④由于可与胆红素竞争蛋白结合部位，新生儿肝功能不完善，故较易发生高胆红素血症和新生儿黄疸。偶可发生胆红素脑病。⑤肝脏损害，可发生黄疸、肝功能减退，严重者可发生急性重型肝炎。⑥肾脏损害，可发生结晶尿、血尿和管型尿。偶有患者发生间质性肾炎或肾管坏死的严重不良反应。⑦恶心、呕吐、胃纳减退、腹泻、头痛、乏力等。一般症状轻微，不影响继续用药。偶有患者发生艰难梭菌肠炎，此时需停药。⑧甲状腺肿大、功能减退及中枢神经系统毒性反应偶有发生。

【禁忌证】对磺胺类药物过敏者、妊娠期妇女、哺乳期妇女、2 岁以下小儿禁用。

【注意事项】①缺乏葡萄糖－6－磷酸脱氢酶、肝功能损害、肾功能损害患者、血卟啉症、血小板、粒细胞减少、血紫质症、肠道或尿路阻塞患者应慎用。②应用磺胺药期间多饮水，保持高尿流量，以防结晶尿的发生，必要时亦可服碱化尿液的药物。如应用本品疗程长，剂量大时宜同服碳酸氢钠并多饮水，以防止此不良反应。治疗中至少每周检查尿常规 2～3 次，如发现结晶尿或血尿时给予碳酸氢钠及饮用大量水，直至结晶尿和血尿消失。失水、休克和老年患者应用本品易致肾损害，应慎用或避免应用本品。③对呋塞米、砜类、噻嗪类利尿药、磺脲类、碳酸酐酶抑制药及其他磺胺类药物呈现过敏的患者，对本品亦会过敏。④治疗中应进行全血象检查、直肠镜与乙状结肠镜检查，定期尿液检查以及肝肾功检查。⑤遇有胃肠道刺激症状，除强调餐后服药外，也可分成小量多次服用，甚至每小时一次，使症状减轻。⑥根据患者的反应与耐药性，随时调整剂量，部分患者可采用间歇治疗（用药二周，停药一周）。⑦腹泻症状无改善时，可加大剂量。⑧夜间停药间隔不得超过8小时。⑨肾功能损害者应减小剂量。

【制剂规格】肠溶片：每片0.25g。栓剂：每粒0.5g。

美沙拉秦[基；医保（乙）]

Mesalazine

【药理作用】本品能直接作用于肠道炎症黏膜，抑制前列腺素及炎性介质白三烯的合成，从而对肠壁发挥显著的抗炎作用，对发炎的肠壁结缔组织效果尤佳。试验表明本品对维持溃疡性结肠炎的缓解与柳氮磺吡啶同样有效，但不发生后者通常引起的不良反应（如骨髓抑制和男性不育）。

【适应证】用于治疗溃疡性结肠炎和克罗恩病。

【用法用量】（1）成人：①口服：溃疡性结肠急性发作，每次1g，一日4次；维持治疗，每次0.5g，一日3次；克罗恩病，每次1g，一日4次；老年人用量应酌减。②直肠给药：溃疡性直肠炎，每次1g，一日1～2次。

（2）儿童：《中国国家处方集 化学药品与生物制品卷 儿童版》推荐：1）口服：①急性发作期，5～12岁，每次15～20mg/kg（最大量1g），一日3次；12～18岁，一日2～4g，分3～4次给药。②缓解期治疗：5～12岁，每次10mg/kg（最大量500mg），一日2～3次；12～18岁，每次0.5～1g，一日2次。2）直肠给药。栓剂：①急性发作直肠受累，12～18岁，每次1g，一日4次，疗程4～6周；维持治疗：12～18岁，每次1g，一日1次。②降结肠受累，12～18岁，每次2g，一日1次，疗程4～6周；维持治疗，每次250～500mg，一日2～3次。灌肠剂：12～18岁，每次4g，一日1次，从肛门灌进大肠。

【不良反应】不良反应与柳氮磺吡啶类似，但发生率和严重程度明显较低。①可出现过敏反应，如皮疹、药物热、支气管痉挛、红斑狼疮样综合征等。②精神神经系统的不良反应很少发生；个别患者可出现头晕、头痛、定向力障碍；可出现瘙痒、关节痛、肌肉痉挛性疼痛等症状。③可发生口干、恶心、呕吐、腹泻、便秘等，个别患者可出现氨基转移酶升高；也有引起胰腺炎的报道。④有报道口服本品后，可出现血小板减少、嗜酸性粒细胞增多、白细胞减少、贫血等；个别患者可出现血尿素氮升高。⑤在动物实验中有肾毒性，使用本品治疗前，应监测肾功能，治疗过程中也应定期复查。⑥本品可能会引起心包炎、心肌炎和血管舒张等。

【禁忌证】①消化性溃疡活动期、2岁以下儿童和严重肾衰竭患者禁用。②对水杨酸过敏者、妊娠期及哺乳期妇女禁用。

【注意事项】①既往有使用柳氮磺吡啶引起不良反应病史者，幽门梗阻者，凝血机制异常者，老年人和肝、肾功能不全者慎用。②如出现以下症状，必须停药：急性胰腺炎、白细胞减少症、心包炎、心肌炎。

【制剂规格】片剂：每片 0.25g；0.4g；0.5g。缓释片：每片 0.5g。缓释颗粒：每袋 0.5g。栓剂：每粒 0.5g；1g。灌肠剂：每支 4g。

第 9 节　其他消化系统用药

醋酸奥曲肽 [药典（二）；医保（乙）]

Octreotide Acetate

【药理作用】本品可抑制生长激素、促甲状腺激素、胃肠道和胰腺内分泌激素的病理性分泌过多；可选择性地减少门静脉及其侧支循环的血流量和压力，降低食管胃底曲张静脉的压力；可抑制胆囊排空，对胰腺病变有治疗作用；能抑制胃酸、胃泌素的分泌，改善胃黏膜血液供应；可抑制胃肠蠕动。

【适应证】①门静脉高压引起的食管胃底静脉曲张破裂出血。②消化性溃疡及应急性溃疡、急性胰腺炎。③预防胰腺术后并发症。④胃肠胰内分泌肿瘤。⑤肢端肥大症。

【用法用量】①食管－胃静脉曲张出血：持续静脉滴注 0.025mg/h。最多治疗 5 天，可用 0.9%氯化钠注射液稀释或葡萄糖注射液稀释。②预防胰腺术后的并发症：0.1mg 皮下注射，每天 3 次，持续治疗 7 天，首次注射应在手术前至少 1 小时进行。③胃肠胰内分泌肿瘤：初始剂量为 0.05mg 皮下注射，每天 1～2 次，然后根据耐受性和疗效可逐渐增加剂量至 0.2mg，每天 3 次。④肢端肥大症：初始剂量为 0.05～0.1mg 皮下注射，每 8 小时 1 次，然后根据对循环生长激素（GH）浓度，临床反应及耐受性的每月评估而调整剂量。

【不良反应】①注射局部反应，包括疼痛，注射部位针刺或烧灼感，伴红肿。这些现象极少超过 15 分钟。注射前使药液达室温，则可减少局部不适。②胃肠道反应，包括食欲不振，恶心、呕吐，痉挛性腹痛，胀气、稀便、腹泻及脂肪痢。在罕见的病例中，胃肠道反应可类似急性肠梗阻伴进行性严重上腹痛，腹部触痛、肌紧张和腹胀。③长期使用可能导致胆结石的形成。④由于本品可抑制 GH，胰高糖素和胰岛素的释放，故本品可能引起血糖调节紊乱。由于可降低患者餐后糖耐量，少数长期给药者可引致持续的高血糖症，曾观察到低血糖的出现。⑤其他：少数报道出现急性胰腺炎，停药后可逐渐消失。

【禁忌证】对本品过敏者禁用。

【注意事项】①由于分泌 GH 的垂体肿瘤有时可能扩散而引起严重的并发症，故应仔细观察患者，若有肿瘤扩散的迹象则应考虑转换其他治疗。②长期使用，应每隔 6～12 个月作胆囊超声波检查。③胰岛素依赖型糖尿病或已患糖尿病患者，应密切监测血糖水平。④对接受胰岛素治疗的糖尿病患者，给予本品后，其胰岛素用量可能减少。⑤避免短期内在同一部位多次注射。⑥在治疗胃肠胰内分泌肿瘤时，偶尔发生症状失控而致严重症状迅速复发。

【制剂规格】注射剂：每支 0.1mg（1ml）；0.15mg（1ml）；0.3mg（1ml）。

地奥司明[药典（二）；医保（乙）]

Diosmin

【药理作用】本品为血管保护和毛细血管稳定剂。药物以下列方式对静脉血管系统发挥其活性作用：在静脉系统，降低静脉扩张性和静脉血瘀滞；在微循环系统，使毛细血管壁渗透能力正常化并增强其抵抗性。

【适应证】①治疗静脉、淋巴功能不全相关的各种症状（如静脉性水肿、软组织肿胀、四肢沉重、麻木、疼痛、晨起酸胀不适感、血栓性静脉炎及深静脉血栓形成综合征等）。②治疗急性痔发作的各种症状（如痔静脉曲张引起的肛门潮湿、瘙痒、便血、疼痛等内外痔的急性发作症状）。

【用法用量】口服。常用剂量为每日 1g，当用于急性痔发作时，前 4 日每日 3g；以后 3 日，每日 2g。将每日剂量平均分为 2 次于午餐和晚餐时服用。

【不良反应】①偶见腹泻、消化不良、恶心、呕吐。②罕见皮疹、瘙痒症、荨麻疹、头晕、头痛等。③临床报道的不良反应有面部、唇、眼睑水肿。

【禁忌证】对本品过敏者禁用。

【注意事项】①哺乳期妇女应避免使用本品。②急性痔发作：用本品治疗不能替代处理其他肛门疾病所需的特殊治疗。本治疗方法必须是短期的。如果症状不能迅速消除，应进行肛肠病学检查并对本治疗方案进行重新审查。

【制剂规格】片剂：每片 500mg。

二甲硅油[药典（二，四）；医保（乙）]

Dimethicone

【药理作用】本品为排气剂，由于表面张力小，能消除胃肠道中的泡沫，使被泡沫潴留的气体得以排出，从而缓解胀气。可用于各种原因引起的胃肠道胀气，有明显效果，多于服药后 1 小时左右见效。但对非气性胃肠道膨胀感（如消化不良等）无效。又能消除急性肺水肿时深呼吸道以至肺泡内的泡沫，改善患者因泡沫形成而产生的缺氧状态，用于各种原因引起的急性肺水肿的抢救。亦用于胃镜检查。

【适应证】用于胃肠道胀气及急性肺气肿。

【用法用量】①消胀气：一次 0.1～0.2g，一日 3 次，嚼碎服。②抢救急性肺水肿：使用气雾剂，用时将瓶倒置，距患者口鼻约 15cm 处，揿压瓶帽，在吸气时（或呼气终末时）连续喷入或与给氧同时进行，直至泡沫减少、症状改善为止。必要时可反复使用。③用于胃镜检查：本品为抗泡沫药，可使胃肠内泡沫破灭，提高胃肠检查和放射检查的清晰度（用于胃镜检查时，在喷用麻醉剂前，口服或管注本品 0.5%～1.0%的水悬液 30～50ml，0.5 小时内完成镜检。胃肠气钡双重对比检查：服用产气粉后，服用含本品 0.2%～0.4%的硫酸钡混悬液，服后 2～5 分钟完成摄片。结肠气钡双对比灌肠：在硫酸钡混悬液中按 0.2%～0.4%加入本品，进行双重造影法灌肠，当气钡充盈全结肠后摄片。注意：本品的水悬液应新鲜配制，3 天内用完）。

【不良反应】尚不明确。

【禁忌证】对本品过敏者禁用。

【注意事项】其气雾剂瓶外防护套为防胀裂用，切勿撕下。温度过低不能喷雾时，应微加温后使用。

【制剂规格】片剂：每片含二甲硅油 25mg 或 50mg，另含氢氧化铝 40mg 或 80mg，为分散剂。二甲硅油气雾剂：每瓶总量 18g，内含二甲硅油 0.15g，此外尚含适量薄荷脑及抛射剂氟里昂（F_{12}）。二甲硅油散：每包含二甲硅油 6%。

谷氨酰胺 [药典（二）；医保（乙）]

Glutamine

【药理作用】本品通过释放出的氨基酸作为营养物质储存在身体的相应部位并随机体的需要进行代谢。

【适应证】胃炎、胃溃疡和十二指肠溃疡。

【用法用量】①颗粒剂：成人一次 1 袋（0.67g），一日 3 次（共 2g），直接口服。可根据年龄、症状在医生指导下酌情增减。②肠溶胶囊：一次 2～3 粒，一日 3 次。③普通胶囊制剂：一次 2 粒（0.5g），一日 3～4 次，或遵医嘱。④注射剂：1 体积的本品应与至少 5 体积的载体溶液混合；混合液中本品的最大浓度不应超过 3.5%。

【不良反应】常见的不良反应为便秘、腹泻、恶心等。

【禁忌证】对本品及成分过敏者禁用。

【注意事项】建议直接吞服，避免用水冲服。

【制剂规格】胶囊剂：每粒 0.25g。颗粒剂：每袋 1g；2.5g。散剂：每袋 2.5g。注射剂：每支 10g（50ml）；20g（100ml）。

甲磺酸加贝酯 [药典（二）；医保（乙）]

Gabexate Mesylate

【药理作用】本品为一种非肽类蛋白酶的抑制剂，可抑制胰蛋白酶、激肽释放酶、纤维蛋白溶酶、凝血酶等蛋白酶的活性，从而制止这些酶所造成的病理生理变化。在动物实验性急性胰腺炎，可抑制活化的胰蛋白酶，减轻胰腺损伤，同时血清淀粉酶、脂肪酶活性和尿素氮升高情况也明显改善。

【适应证】用于急性轻型（水肿型）胰腺炎的治疗，也可用于急性出血坏死型胰腺炎的辅助治疗。

【用法用量】本品仅供静脉滴注使用，每次 100mg，治疗开始 3 天每日用量 300mg，症状减轻后改为每日 100mg。疗程 6～10 天，先以 5ml 注射用水注入盛有本品的冻干粉针瓶内，待溶解后即移注于 5%葡萄糖注射液或林格液 500ml 中，供静脉滴注用。滴注速度不宜过快，应控制 1mg/（kg·h）以内，不宜超过 2.5mg/（kg·h）。

【不良反应】少数病例滴注本品后可能出现注射血管局部疼痛，皮肤发红等刺激症状及轻度浅表静脉炎。偶有皮疹，颜面潮红及过敏症状，极个别病例可能发生胸闷，呼吸困难和血压下降等过敏性休克现象。

【禁忌证】对本品过敏者禁用；对多种药物有过敏史的患者及妊娠期妇女和儿童禁用。

【注意事项】①本品使用过程中，应注意观察，谨防过敏，一旦发现应及时停药或抢救。②勿将药液注入血管外。③多次使用应更换注射部位。④药液应新鲜配制，随配使用。

【制剂规格】注射剂：每支0.1g。

生长抑素[药典（二）；医保（乙）]

Somatostatin

【药理作用】本品为人工合成的环状十四氨基酸肽，其与天然的生长抑素在化学结构和作用方面完全相同。静脉注射本品可抑制生长激素、促甲状腺激素、胰岛素和胰高血糖素的分泌，并抑制胃酸的分泌。它还影响胃肠道的吸收、动力、内脏血流和营养功能。生理方面，生长抑素主要存在于下丘脑和胃肠道。生长抑素可抑制胃泌素和胃酸以及胃蛋白酶的分泌，从而治疗消化道出血。而且，生长抑素可以明显减少内脏器官的血流量，而又不引起体循环动脉血压的显著变化，因而在治疗食管静脉曲张出血方面有临床价值。生长抑素可减少胰腺的内分泌和外分泌，从而可有效预防和治疗胰腺手术后并发症。生长抑素可以抑制胰高血糖素的分泌，因此可有效治疗糖尿病酮症酸中毒。

【适应证】严重急性食管静脉曲张出血。严重急性胃或十二指肠溃疡出血，或并发急性糜烂性胃炎或出血性胃炎。胰、胆和肠瘘的辅助治疗。胰腺术后并发症的预防和治疗。糖尿病酮症酸中毒的辅助治疗。

【用法用量】本品采用静脉给药，通过慢速冲击注射（3～5分钟）250μg或以每小时250μg的速度连续滴注［约相当于3.5μg/（kg·h）］给药。对于连续滴注给药，须用3mg的本品配制足够使用12小时的药液，溶剂为0.9%氯化钠注射液或5%的葡萄糖注射液，输液量调节为每小时250μg，并建议使用输液注射器。

对严重急性上消化道出血（包括食管静脉曲张出血）的治疗：建议首先缓慢静脉注射250μg本品，作为负荷剂量，而后立即进行每小时250μg的静脉滴注给药。当两次输液给药间隔大于3～5分钟时，应重新静脉注射250μg本品，以确保给药的连续性。当大出血被止住后，治疗应继续48～72小时，以防止再次出血。对于上述病例，一般治疗时间为120小时。

对胰瘘、胆瘘、肠瘘的辅助治疗：应采用每小时250μg的速度静脉连续滴注给药，直到瘘管闭合。当瘘管闭合后，使用本品静脉滴注1～3天，而后逐渐停药，以防反跳作用。

对胰腺外科手术后并发症的预防和治疗：手术开始时，作为辅助治疗，以每小时250μg的速度滴注本品；手术后，持续滴注给药5天。

对糖尿病酮症酸中毒的辅助治疗：对酮症酸中毒的患者，以每小时

100～500μg 的速度静脉滴注本品同时配合胰岛素治疗，3 小时内可缓解酮症酸中毒，4 小时内可使血糖恢复正常。

【不良反应】少数病例用药后产生恶心、眩晕、脸红等反应。当滴注本品的速度高于每分钟 50mg 时，患者会出现恶心和呕吐现象。

【禁忌证】对本品过敏者禁用。妊娠期妇女避免使用本品。

【注意事项】由于本品抑制胰岛素及胰高血糖素的分泌，在治疗初期会引起短暂的血糖水平下降。特别是胰岛素依赖型糖尿病患者，使用本品后每隔 3～4 小时应测试一次血糖浓度。同时，给药期间应避免给予胰岛素所要求的葡萄糖。在必要情况下，应同时使用胰岛素。

【制剂规格】注射剂：每支 250μg；750μg；3mg。

乌司他丁[药典（二）；医保（乙）]

Ulinastatin

【药理作用】本品为从人尿提取精制的糖蛋白，属蛋白酶抑制剂，具有抑制胰蛋白酶等各种胰酶活性的作用，常用于胰腺炎的治疗。此外，本品尚有稳定溶酶体膜、抑制溶酶体酶的释放和抑制心肌抑制因子产生等作用，故可用于急性循环衰竭的抢救治疗。

【适应证】急性胰腺炎；慢性复发性胰腺炎的急性恶化期；急性循环衰竭的抢救辅助用药。

【用法用量】静脉滴注。①急性胰腺炎、慢性复发性胰腺炎，初期每次 10 万 U 溶于 500ml 5%葡萄糖注射液或氯化钠注射液中静脉滴注，每次静脉滴注 1～2 小时，每日 1～3 次，以后随症状消退而减量。②急性循环衰竭，每次 10 万 U 溶于 500ml 5%葡萄糖注射液或氯化钠注射液中静脉滴注，每次静脉滴注 1～2 小时，每日 1～3 次，或每次 10 万 U 溶于 5～10ml 氯化钠注射液中，每日缓慢静脉注射 1～3 次。并可根据年龄、症状适当增减。

【不良反应】①血液系统：偶见白细胞减少或嗜酸性粒细胞增多。②肝：偶见 AST、ALT 上升。③消化器官：偶见恶心、呕吐、腹泻。④偶见注射部位血管痛、发红、瘙痒感、皮疹等。

【禁忌证】对本品过敏者禁用。

【注意事项】①有药物过敏史、对食品过敏者或过敏体质患者、妊娠期和哺乳期妇女慎用。②本品用于急性循环衰竭时，应注意不能代替一般的休克疗法（输液法、吸氧、外科处理、抗菌药等），休克症状改善后即终止给药。③使用时需注意：本品溶解后应迅速使用。本品与复方氨基酸注射液混合后出现白色混浊，形成不相容混合物，轻摇不消失，放置 4 小时呈酸奶样絮状物，两者不可配伍使用。

【制剂规格】注射液：每支 5 万 U（1ml）；10 万 U（2ml）。注射剂：每支 2.5 万 U；5 万 U；10 万 U。

第 7 章　主要作用于血液和造血系统的药物

第 1 节　促凝药

甲萘氢醌[药典（二）；基；医保（甲）]

Menadiol

【药理作用】本品作用与维生素 K_3 相同，人工合成的维生素 K 是水溶性的，其吸收不依赖于胆汁。口服吸收后主要暂时存储在肝脏中，极少分布于其他组织中。难以通过胎盘进入胎儿体内，也难以进入乳汁。在体内代谢快，先转成氢醌，再与葡萄糖醛酸或者硫酸结合而经肾及胆道排泄，不易在体内蓄积。

【适应证】主要适用于维生素 K 缺乏所致的凝血障碍性疾病。如阻塞性黄疸、慢性溃疡性结肠炎、慢性胰腺炎和广泛小肠切除后肠道吸收功能减低所致的维生素 K 缺乏；长期应用广谱抗生素或肠道灭菌药引起的维生素 K 缺乏；双香豆素等抗凝药过量，在体内干扰维生素 K 代谢引起的出血

【用法用量】口服，一次 2～4mg（0.5～1 片），一日 3 次，儿童同成人。

【不良反应】可引起恶心、呕吐等胃肠道反应。

【禁忌证】对本品过敏者禁用。

【注意事项】①G－6－PD 缺陷者补给维生素 K 时需特别谨慎。②慎用于严重肝病患者。③对肝素引起的出血倾向及凝血酶原时间（PT）延长无效。④用药期间应定期监测 PT。⑤因维生素 K 依赖因子缺乏而发生严重出血时，由于维生素 K 短时间起效慢，可先静脉滴注凝血酶原复合物、血浆或新鲜血。⑥肠道吸收不良患者宜经注射途径给药。

【制剂规格】片剂：每片 2mg；4mg。

矛头蝮蛇血凝酶[药典（二）；医保（乙）]

Hemocoagulase Bothrops Atrox

【药理作用】本品含两种类酶成分：类凝血酶（巴西矛头蝮蛇巴曲酶）和类凝血激酶（磷脂依赖性凝血因子 X 激活物）。前者能切断纤维蛋白原 α 链 N 端的 A 纤维蛋白肽，形成一种不稳定的纤维蛋白，使血管收缩，促进凝血；后者能促进凝血酶原转变为凝血酶，能使即便是无钙的血浆也能产生不稳定的纤维蛋白；另外，本品可提高血小板聚集功能，使之发生不可逆性的聚集。以上三个方面共同作用，产生本品的止血效应。

【适应证】可用于需减少流血或止血的各种医疗情况，如外科、内科、妇产科、眼科、耳鼻喉科、口腔科等临床科室的出血及出血性疾病；也可用于预防出血，如手术前用药，可避免或减少手术部位及手术后出血。

【用法用量】（1）静脉注射、肌内注

射：①一般出血，成人 1～2KU，儿童 0.3～0.5KU。②紧急出血，立即静脉注射 0.25～0.5KU，同时肌内注射 1KU。③各类外科手术：手术前晚肌内注射 1KU，术前 1h 肌内注射 1KU，术前 15 分钟静脉注射 1KU，术后 3 日每日肌内注射 1KU。④咯血：每 12 小时皮下注射 1KU，必要时，开始时再加静脉注射 1KU，最好加入 0.9%氯化钠注射液 10ml 中混合注射。⑤异常出血，剂量加倍，间隔 6 小时肌内注射 1KU，至出血完全停止。（2）局部外用：蝮蛇血凝酶溶液可直接以注射器喷射于血块清除后的创面局部，并酌情以敷料压迫（如拔牙、鼻出血等）。

【不良反应】不良反应发生率较低，偶见过敏样反应。如出现此类情况，可按一般抗过敏处理方法，给予抗组胺药和（或）糖皮质激素及对症治疗。

【禁忌证】虽无关于血栓的报道，为安全起见有血栓病史者禁用；对本品或同类药品过敏者禁用。

【注意事项】①播散性血管内凝血（DIC）及血液病所致的出血不宜使用本品。②血中缺乏血小板或某些凝血因子（如凝血酶原）时，本品没有代偿作用，宜在补充血小板或缺乏的凝血因子，或滴注新鲜血液的基础上应用本品。③在原发性纤溶系统亢进（如：内分泌腺、癌症手术等）的情况下，宜与血抗纤溶酶的药物联合应用。④应注意防止用药过量，否则其止血作用会降低。⑤使用期间还应注意观察患者的出、凝血时间。

【制剂规格】注射剂（冻干粉针剂）：每支 0.5KU；1KU；2KU。

维生素 K_1 [药典（二）；基；医保（甲、乙）]

Vitamin K_1

【药理作用】本品为维生素类药。维生素 K 是肝脏合成因子Ⅱ、Ⅶ、Ⅸ、Ⅹ所必需的物质。维生素 K 缺乏可引起这些凝血因子合成障碍或异常，临床可见出血倾向和凝血酶原时间延长。

【适应证】用于维生素 K 缺乏引起的出血，如梗阻性黄疸、胆瘘、慢性腹泻等所致出血，香豆素类、水杨酸钠等所致的低凝血酶原血症，新生儿出血以及长期应用广谱抗生素所致的体内维生素 K 缺乏。

【用法用量】①低凝血酶原血症：肌内或深部皮下注射，每次 10mg，每日 1～2 次，24 小时内总量不超过 40mg。片剂，口服，每次 10mg，每日 3 次或遵医嘱。②预防新生儿出血：可于分娩前 12～24 小时给母亲肌内注射或缓慢静脉注射 2～5mg；也可在新生儿出生后肌内或皮下注射 0.5～1mg，8 小时后可重复。

【不良反应】①偶见过敏反应。②静脉注射过快，超过每分钟 5mg，可引起面部潮红、出汗、支气管痉挛、心动过速、低血压等，曾有快速静脉注射致死的报道。③肌内注射可引起局部红肿和疼痛。④新生儿用本品后可能出现高胆红素血症，黄疸和溶血性贫血。

【禁忌证】严重肝脏疾病或肝功能不良者禁用。

【注意事项】①有肝功能损伤的患者，

本品疗效不明显，盲目加量可加重肝损伤。②本品可通过胎盘，故对临产妊娠期妇女应尽量避免使用。③本品对肝素引起的出血倾向无效；外伤出血无必要使用本品。④本品用于静脉注射宜缓慢，给药速度不应超过每分钟 1mg。⑤本品应避免冻结，如有油滴析出或分层则不宜使用，但可在避光条件下加热至 70～80℃，振摇使其自然冷却，如澄明度正常则仍可继续使用。

【制剂规格】片剂：每片 5mg；10mg。注射剂：每支 10mg（1ml）。

亚硫酸氢钠甲萘醌 [药典（二）；医保（甲、乙）]

Menadione Sodium Bisulfite

【药理作用】维生素 K 是肝脏合成因子Ⅱ、Ⅶ、Ⅸ、Ⅹ所必需的物质。维生素 K 缺乏可引起这些凝血因子合成障碍或异常，影响凝血过程而引起出血。此时给予维生素 K 可达到止血作用。本品尚具有镇痛作用，其机制可能与阿片受体和内源性阿片样物质介导有关。临床可见出血倾向和凝血酶原时间延长。

【适应证】①止血：用于阻塞性黄疸、胆瘘、慢性腹泻、广泛肠切除所致肠吸收功能不全患者；早产儿、新生儿低凝血酶原血症，香豆素类或水杨酸类过量以及其他原因所致凝血酶原过低等引起的出血。亦可用于预防长期口服广谱抗生素类药物引起的维生素 K 缺乏症。②镇痛：用于胆石症、胆道蛔虫症引起的胆绞痛。③解救杀鼠药“敌鼠钠”中毒：此时应大剂量。

【用法用量】①止血：成人口服，一次 2～4mg，一日 6～20mg；肌内注射，一次 2～4mg，一日 4～8mg。防治新生儿出血，可在产前 1 周给妊娠期妇女肌内注射，一日 2～4mg。②胆绞痛：肌内注射，一次 8～16mg。

【不良反应】①可致恶心、呕吐等胃肠道反应。②较大剂量可致新生儿、早产儿溶血性贫血、高胆红素血症及黄疸。在红细胞 G－6－PD 缺乏症患者可诱发急性溶血性贫血。③可致肝损害，肝功能不全患者可改用维生素 K_1。肝硬化或晚期肝病患者出血使用本品无效。

【禁忌证】禁用于对本品过敏者及妊娠期妇女。

【注意事项】①严格掌握用法用量，不宜长期大量应用。②新生儿不宜使用本品。③用药期间应定期测定凝血酶原时间（PT）。

【制剂规格】片剂：每片 4mg。注射液：每支 2mg（1ml）；4mg（1ml）。

冻干人凝血酶原复合物 [药典（三）；基；医保（乙）]

Lyophilized Human Prothrombin Complex Concetrate

【药理作用】本品含有维生素 K 依赖的在肝脏合成的四种凝血因子Ⅱ、Ⅶ、Ⅸ、Ⅹ。维生素 K 缺乏或严重肝脏疾病都可能造成上述 4 种因子缺乏而导致凝血功能障碍。静脉滴注本品可以提高血液中凝血因子Ⅱ、Ⅶ、Ⅸ、Ⅹ

浓度。

【适应证】用于治疗先天性和获得性凝血因子Ⅱ、Ⅶ、Ⅸ、Ⅹ缺乏症包括：①乙型血友病。②抗凝剂过量，维生素 K 缺乏症。③因肝病导致的凝血机制紊乱。④各种原因所致的凝血酶原时间延长而拟做外科手术患者。⑤治疗已产生因子Ⅷ抑制物的甲型血友病患者的出血症状。⑥逆转香豆素类抗凝剂诱导的出血。

【用法用量】本品专供静脉滴注，应在临床医师的严格监督下使用。用前应先将本品和灭菌注射用水或 5%葡萄糖注射液预温至 20～25℃，按瓶签标示量注入预温的灭菌注射用水或 5%葡萄糖注射液，轻轻转动直至本品完全溶解。可用氯化钠注射液或 5%葡萄糖注射液稀释成 50～100ml，然后用带有滤网装置的输血器进行静脉滴注。滴注速度开始要缓慢，15 分钟后稍加快滴注速度，一般每瓶 200 血浆当量单位（PE）在 30～60 分钟左右滴完。滴注时，医师要随时注意使用情况，若发现弥散性血管内凝血或血栓的临床症状和体征，要立即终止使用，并用肝素拮抗。使用剂量随因子缺乏程度而异，一般每千克体重输注 10～20 血浆当量单位，以后凝血因子Ⅶ缺乏者每隔 6～8 小时，凝血因子Ⅸ缺乏者每隔 24 小时，凝血因子Ⅱ和凝血因子Ⅹ缺乏者，每隔 24～48 小时，可减少或酌情减少剂量输用，一般历时 2～3 天。在出血量较大或大手术时，可根据病情适当增加剂量。凝血酶原时间延长患者如拟做脾切除者，先于手术前用药，术中和术后根据病情决定。

【不良反应】快速滴注时可引起发热、面部潮红、头疼。减缓或停止滴注，上述症状即可消失。

【禁忌证】对本品过敏者禁用。

【注意事项】①除肝脏疾病出血患者外，在用前应确诊患者是缺乏凝血因子Ⅱ、Ⅶ、Ⅸ、Ⅹ方能对症下药。②本品不得用于静脉外的注射途径。

【制剂规格】注射剂：每瓶 100IU；200IU；300IU；400IU；1000IU。

冻干人凝血因子Ⅷ [基；医保（甲、乙）]

Lyophilized Human Coagulation Factor Ⅷ

【药理作用】在内源性血凝过程中，凝血因子Ⅷ作为一种辅助因子，在 Ca^{2+} 和磷脂存在下，与激活的凝血因子Ⅸ参与凝血因子Ⅹ的激活凝血酶原，形成凝血酶，从而使凝血过程正常进行。

【适应证】主要用于防治甲型血友病（第Ⅷ因子缺乏症）或因患获得性凝血因子Ⅷ抑制物增多症而导致的出血症状及这类患者的手术出血治疗。

【用法用量】静脉滴注。下列公式可用于计算剂量：一次所需因子Ⅷ单位（IU）=0.5×患者体重（kg）×需提升的因子Ⅷ活性水平（正常的%）。①轻至中度出血：一次 10～15IU/kg，一日 1～2 次，连用 1～4 日，使因子Ⅷ水平提高到正常水平的 20%～30%。②较严重的出血或小手术：首次 15～25IU/kg，需要时每隔 8～12 小时给予维持剂量 10～15IU/kg，使因子Ⅷ水平提高到正常水平的 30%～50%。③大出血：首次 40IU/kg，然后每隔 8～12 小时给予维持剂量 20～25IU/kg。④手术出血：术前 30～40IU/kg 给药，术后 4 天内因子Ⅷ最低达正常水平的 60%，接下去的 4 天减至 40%。⑤获得性因子Ⅷ抑制物增多症：用量一般超过治疗血友病患者所需剂量 1 倍以上。

【不良反应】①大量静脉滴注本品可产生溶血反应（制品中含抗 A、抗 B 红细胞凝集素）或超容量性心力衰竭，一日输注超过 20IU/kg 时，可出现肺水肿。此外，尚有高凝血因子Ⅰ血症或血栓形成。②可能出现寒战、发热、荨麻疹、恶心、面红、皮疹、眼睑水肿及呼吸困难等过敏反应，严重者可致血压下降及休克。

【禁忌证】对本品过敏者禁用。

【注意事项】①稀释时，应用塑料注射器，因为玻璃注射器表面可吸附因子Ⅷ。配制好的溶液勿激烈振荡，配制后的溶液不能再置入冰箱中。②输液器应带有滤网装置。③滴注速度一般宜为 60 滴/分左右，药液宜在 1 小时内输完。④大量或多次使用本品时，应监测血细胞比容，以及时发现贫血。⑤对乙型血友病（因子Ⅸ缺乏）及丙型血友病（因子Ⅺ缺乏）无效。⑥对妊娠期妇女及胎儿影响尚不明确，仅在十分必需的情况下才用于妊娠期妇女。

【制剂规格】注射剂：每瓶 100IU；200IU；250IU；300IU；400IU；1000IU。

冻干人纤维蛋白原[药典(三)；基；医保(乙)]

Lyophilized Human Fibrinogen

【药理作用】本品为由健康人血浆，经分离、提纯，并经病毒去除和灭活处理后冻干制成。含适宜稳定剂，不含防腐剂和抗生素。它亦称为凝血因子Ⅰ，是由肝细胞合成的 340k 糖蛋白。它参与血纤维蛋白液凝固的最后阶段，即纤维蛋白生成阶段。

【适应证】①遗传性纤维蛋白原减少症，包括遗传性异常纤维蛋白原血症或遗传性纤维蛋白原缺乏症。②获得性纤维蛋白原减少症，主要见于严重肝脏损害所致的纤维蛋白原合成不足及局部或弥散性血管内凝血导致纤维蛋白原消耗量增加。

【用法用量】静脉滴注：其用量视血浆纤维蛋白原水平及要达到止血所需的纤维蛋白原水平（>1g/L）而定。开始每 1～2 天，以后每 3～4 天，滴注 1 次即可。能够按每 2g 纤维蛋白原可使血浆纤维蛋白原水平升至 0.5g/L 的原则推算所需剂量，一般首次用量 1～2g，必要时可加量。大出血时应立即给予 4～8g。

【不良反应】少数患者使用本品后，出现过敏反应或发热。

【禁忌证】对本品过敏者禁用。

【注意事项】①专供静脉滴注，以注射用水溶解后立即使用。②配制前，应先将本品与溶解液放至室温以免溶解困难及蛋白质变性。③加入溶液后，应将瓶轻轻转动直至完全溶解，切忌剧烈摇动。④静脉滴注本品所用输液器应带有滤网，若发现块状不溶物时则不宜使用。⑤用于弥散性血管内凝血时，在肝素化基础上给予本品更好。⑥使用本品期间应严密监测患者凝血指标和纤维蛋白原水平。⑦妊娠期及哺乳期妇女慎用。

【制剂规格】注射剂：每支0.5g；1.0g。

凝血酶[药典（二）；基；医保（甲）]

Thrombin

【药理作用】本品使纤维蛋白原转化为纤维蛋白，局部应用于创口，使血液凝固而止血。

【适应证】适用于结扎止血困难的小血管、毛细血管以及实质性脏器出血，包括脏器表面的渗血，上消化道出血、各种手术中的小血管出血。

【用法用量】①局部止血：以溶液50～200U/ml喷雾或用本品干粉喷洒于创面。②消化道止血：用0.9%氯化钠注射液或温开水（不超过37℃）溶解成10～100U/ml的溶液，口服或局部灌注，也可根据出血部位及程度增减浓度、次数。

【不良反应】①偶可致过敏反应，应及时停药。②外科止血中可致低热反应。

【禁忌证】对本品有过敏史者禁用。

【注意事项】①本品严禁注射；如误入血管可导致血栓形成、局部坏死危及生命。②本品必须直接与创面接触，才能起止血作用。③本品应新鲜配制使用。④妊娠期妇女只在具有明显特征，病情必需时才能使用。

【制剂规格】注射剂：每支100U；200U；500U；1000U；2000U；5000U；10000U。

氨基己酸[药典（二）；医保（乙）]

Aminocaproic Acid

【药理作用】本品能抑制纤维蛋白溶酶原的激活因子，使纤维蛋白溶酶原不能激活为纤维蛋白溶酶，从而抑制纤维蛋白的溶解，产生止血作用。高浓度（100mg/L）时，直接抑制纤维蛋白溶酶活力，对于纤维蛋白溶酶活性增高所致的出血症有良好疗效。

【适应证】①用于纤溶性出血，如脑、肺、子宫、前列腺、肾上腺、甲状腺等外伤或手术出血；术中早期用药或术前用药可减少手术中渗血，并减少输血量。②亦用于肺出血、肝硬化出血及上消化道出血。

【用法用量】①静脉滴注，初始用量为4～6g，以5%～10%葡萄糖注射液或0.9%氯化钠注射液100ml稀释，15～30分钟内滴完；维持量为每小时1g，维持时间依病情而定，一日量不超过20g，可连用3～4日。②口服，成人每次2g，依病情服用7～10日或更久。

【不良反应】①常见恶心、呕吐、腹泻。②其次为头晕、耳鸣、皮疹、瘙痒、全身不适、鼻塞、射精障碍。③静脉给药过快可见低血压、心律失常。

【禁忌证】①禁用于对本品过敏者、弥散性血管内凝血（DIC）的高凝期患者、有血栓形成倾向或有血栓栓塞性疾病史者。②注射剂禁用于早产儿。

【注意事项】①慎用于心、肝、肾功能

不全者，妊娠期妇女，泌尿道术后出血患者。②排泄较快，须持续给药，否则其血浆有效浓度迅速降低。③因不能阻止小动脉出血，术中如有活动性动脉出血，仍须结扎止血。④不可静脉注射给药。

【制剂规格】片剂：每片 0.5g。注射剂：每支 2g（10ml）；4g（20ml）。

氨甲环酸［药典（二）；基；医保（甲、乙）］

Tranexamic Acid

【药理作用】本品与氨甲苯酸相似，但较强。能与纤溶酶和纤溶酶原上的纤维蛋白亲和部位中的赖氨酸强烈吸附，阻止纤溶酶的形成，阻抑纤溶酶、纤溶酶原与纤维蛋白结合，从而强烈抑制纤维蛋白的分解，达到止血作用。本品尚能直接抑制纤溶酶活力，减少纤溶酶激活补体的作用，从而达到防止遗传性血管神经水肿的发生。

【适应证】①主要用于全身纤亢进所致的出血。②由于能透过血脑屏障，故亦适用于中枢神经系统出血。

【用法用量】①口服，一次 1.0～1.5g，一日 2～6g。②静脉注射或滴注，一次 0.25～0.5g，一日 0.75～2g。静脉注射液以 25%葡萄糖注射液稀释，静脉滴注液以 5%～10%葡萄糖注射液稀释。③为防止手术前后出血，可参考上述剂量。④治疗原发性纤维蛋白溶解所致出血时，剂量可酌情加大。

【不良反应】可见头痛、头晕、胸闷、恶心及呕吐等。偶有药物过量所致颅内血栓形成和出血。

【禁忌证】①对本品中任何成分过敏者禁用。②正在使用凝血酶的患者禁用。③由于有血栓形成趋向，禁用于尿道手术。

【注意事项】①本品对癌症出血以及大量创伤出血无止血作用。②本品与其他凝血因子（如因子Ⅸ）等合用，应警惕血栓形成。③高龄患者因生理机能的减退或慢性肾功能不全者，应注意减少用药量。④必须持续应用本品较久者，应作眼科检查监护（例如视力测验、视觉、视野和眼底）。⑤肾功能不全者、对于有血栓形成倾向者（如急性心肌梗死）慎用。

【制剂规格】片剂：每片 0.125g；0.25g。胶囊剂：每粒 0.25g。注射剂：每瓶 0.1g（2ml）；0.2g（2ml）；0.25g（5ml）；0.5g（5ml）；1.0g（10ml）。注射用氨甲环酸：每支 0.2g；0.25g；0.4g；0.5g；1.0g。

酚磺乙胺［药典（二）；医保（乙）］

Etamsylate

【药理作用】本品能增强毛细血管抵抗力，降低毛细血管通透性，减少血液渗出。能增加血液中血小板数量，增强其聚集性和黏附性，促使血小板释放凝血活性物质，缩短凝血时间，加速血块收缩。

【适应证】①用于防治各种手术前后的出血。②也可用于血小板功能不良、血管脆性增加而引起的出血。③亦可用于呕血、尿血等。

【用法用量】（1）治疗出血：①口服：一次 0.5～1g，一日 3 次。②肌内或静脉注射：一次 0.25～0.5g，一日 2～3 次。③静脉滴注：一次 0.25～0.75g，一日 2～3 次，稀释后滴注。(2) 预防手术出血：术前 15～30 分钟静脉或肌内注射，一次 0.25～0.5g，必要时 2 小时后再注射 0.25g，一日 0.5～1.5g。

【不良反应】①本品毒性低，可有恶心、头痛、皮疹、暂时性低血压、血栓形成等。②偶有静脉注射后发生过敏性休克的报道。

【禁忌证】①对本品过敏者禁用。②急性卟啉症患者禁用。

【注意事项】①本品可与维生素 K 注射液混合使用，但不可与氨基己酸注射液混合使用。②使用前如发现溶液浑浊，瓶身细微破裂者，均不可使用。③有血栓栓塞性疾病或有此病史者、肾功能不全者慎用。

【制剂规格】片剂：每片 0.25g；0.5g。注射剂：每支 0.25g（2ml）；0.5g（2ml）；1.0g（5ml）。

鱼精蛋白 [药典（二）；基；医保（甲）]

Protamine

【药理作用】本品具有强碱性基团，在体内可与强酸性的肝素结合，形成无活性的稳定复合物。这种直接拮抗作用使肝素失去抗凝活性。

【适应证】①用于因注射肝素过量而引起的出血，以及自发性出血如咯血。②心血管手术、体外循环或血液透析过程中应用肝素者，在结束时用硫酸鱼精蛋白中和体内残余的肝素。

【用法用量】①成人：抗肝素过量：静脉注射，用量应与最后一次所用肝素量相当（本品 1mg 可中和肝素 100U），但一次不超过 50mg。静脉滴注，10 分钟内注入量不超过 50mg，2 小时内不宜超过 100mg。②儿童：抗自发性出血：静脉滴注，一日 5～8mg/kg，分 2 次，间隔 6 小时。每次以 0.9%氯化钠注射液 300～500ml 稀释；3 日后改用半量，一次用量不超过 25mg。

【不良反应】①注射后可有恶心、呕吐、面部潮红、疲倦及呼吸困难。②静脉注射过快可导致血压下降、心动过缓及过敏性休克。

【禁忌证】对本品过敏者禁用。

【注意事项】①本品口服无效。②禁与碱性物质接触，注射器具不能带有碱性。③本品过敏反应少，但对鱼类过敏者使用时应注意。④本品已显示与特定抗生素不相容，包括几种头孢菌素类和青霉素类抗生素。⑤妊娠期及哺乳期妇女慎用。

【制剂规格】注射剂：每瓶 50mg（5ml）；100mg（10ml）。

第 2 节　抗凝血药

低分子量肝素 [基；医保（乙）]

Low Molecular Heparin

【药理作用】本品具有明显而持久的抗血栓作用，其抗血栓形成活性强于抗凝血活性。因而在出现抗栓作用的同时出血的危险性较小。其机制在于通过与抗凝血酶Ⅲ（AT－Ⅲ）及其复合物结合，加强对Xa因子和凝血酶的抑制作用。但由于其分子链较短，对抗Xa活性较强而久，对凝血酶抑制作用较弱。此外，还能促进组织型纤维蛋白溶解酶原激活物的释放，发挥纤溶作用，并能保护血管内皮，增强抗栓作用。对血小板的功能影响较小。

【适应证】①预防深部静脉血栓形成和肺栓塞。②治疗已形成的急性深部静脉血栓。③在血液透析或血液滤过时，防止体外循环系统中发生血栓或血液凝固。④治疗不稳定性心绞痛及非ST段抬高心肌梗死。

【用法用量】（1）达肝素钠，用于：①治疗急性深静脉血栓：皮下注射200IU/kg，每日1次，一日用量不超过18000IU；出血危险性较高的患者可给予100IU/kg，每日2次；使用本品同时可立即口服维生素K拮抗剂，联合治疗至少持续5天。②预防术后深静脉血栓的形成：术前1～2小时皮下注射2500IU，术后12小时注射2500IU，继而每日1次，每次注射2500IU，持续5～10天。③不稳定性心绞痛和非ST段抬高心肌梗死：皮下注射120IU/kg，每日2次，最大剂量为每12小时10000IU，用药持续5～10天；推荐同时使用低剂量阿司匹林（每日70～165mg）。④血液透析和血液过滤期间预防凝血：慢性肾衰竭，无已知出血危险可快速静脉注射30～40IU/kg，继以每小时10～15IU/kg，静脉滴注；急性肾衰竭有高度出血危险者，快速静脉注射5～10IU/kg，继以每小时4～5IU/kg静脉滴注。

（2）依诺肝素钠，用于：①治疗深静脉血栓：每日1次，皮下注射150IU/kg；或每日2次，每次100IU/kg；疗程一般为10天，并应在适当时候开始口服抗凝剂治疗。②预防静脉血栓栓塞性疾病：外科患者有中度的血栓形成危险时，皮下注射2000IU或4000IU，每日1次，首次注射于术前2小时给予；有高度血栓形成倾向的外科患者，首次注射可于术前12小时开始给药，每日1次，每次4000IU，皮下注射；内科患者预防应用，每日1次皮下注射4000IU，连用6～14天。③治疗不稳定性心绞痛或非ST段抬高心肌梗死：每日100IU/kg，每12小时给药1次，应同时应用阿司匹林，一般疗程为2～8天。④防止血液透析体外循环的血栓形成：100IU/kg，于透析开始时由动脉血管通路给予。

（3）那曲肝素钙，用于：①治疗血栓栓塞性疾病：皮下注射，每次可根据患者的体重范围按1250IU/10kg的剂量，间隔12小时注射，治疗的时间不应超过10天；除非禁忌，应尽早使用口服抗凝药物。②预防血栓栓塞性疾病：皮下注射。普外手术每日1次，每次3075IU，通常至少持续7日，首剂在术前2小时用药；骨科手术使用剂量应根据患者的体重进行调节，每日一次，至少持续10日，首剂于术前12小时及术后12小时给予。③血液透析时预防凝血：通过血管注射；透析开始时通过动脉端单次给药，体重＜50kg，每次3075IU；体重在51～69kg，每次4100IU；体重≥70kg，每次6150IU。

【不良反应】可能出现的不良反应为皮肤黏膜、牙龈出血，偶见血小板减少、肝脏氨基转移酶升高及皮肤过敏。详见肝素钠。

【禁忌证】①对本品过敏者禁用。②有严重出凝血疾病、组织器官损伤出血、细菌性心内膜炎、急性消化道和脑出血均禁用。

【注意事项】①宜皮下注射，不能肌内注射；皮下注射时，注射部位为前外侧或后外侧腹壁的皮下组织内，左右交替，针头应垂直进入捏起的皮肤皱褶，应用拇指与示指捏住皮肤皱褶至注射完成。②给药过量时，可用鱼精蛋白拮抗，1mg 硫酸鱼精蛋白可中和100IU 本品。③不同的低分子量肝素制剂特性不同，并不等效，切不可在同一疗程中使用两种不同产品。④不同浓度的低分子肝素可能用不同的单位系统（非标准单位或毫克表示），使用前要特别注意，须遵守各自的使用说明书规定。⑤有出血倾向者、妊娠期妇女、产后妇女慎用。

【制剂规格】①达肝素钠：注射剂：每支 2500IU（0.2ml）；5000IU（0.2ml）；7500IU（0.3ml）。②依诺肝素钠：注射剂：每支 2000IU（0.2ml）；4000IU（0.4ml）；6000IU（0.6ml）；8000IU（0.8ml）；10000IU（1.0ml）。③那曲肝素钙：注射剂：每支 3075IU（0.3ml）；4100IU（0.4ml）；6150IU（0.6ml）；8200IU（0.8ml）；10250IU（1.0ml）。注射用那曲肝素钙：每支 3075IU；6150IU。

肝素钙［药典（二）；基；医保（甲、乙）］

Heparin Calcium

【药理作用】本品为抗凝血药，可影响凝血过程的许多环节。本品通过与抗凝血酶Ⅲ（AT－Ⅲ）结合形成复合物，加速 AT－Ⅲ对凝血因子的灭活作用，从而抑制凝血酶原激酶的形成，并能对抗已形成的凝血酶原激酶的作用。本品能阻抑血小板的黏附和聚集，阻止血小板崩解而释放血小板第 3 因子及 5－羟色胺。肝素钙的抗凝作用与其分子中具有强阴电荷的硫酸根有关，如硫酸基团被水解或被带强阳电荷的鱼精蛋白中和后，迅即失去抗凝活性。由于本品是以钙盐的形式在体内发挥作用，经皮下注射后，在血液循环中缓慢扩散，不会减少细胞间毛细血管的钙胶质，也不改变血管通透性，克服了肝素钠皮下注射易导致出血的不良反应。

【适应证】①用于预防和治疗血栓栓塞性疾病以及血栓形成。②本品具有较明显的抗醛固酮活性，故亦适于人工肾、人工肝和体外循环使用。

【用法用量】成人：①深部皮下注射：首次 5000～10000U，以后每 8 小时 5000～10000U 或每 12 小时 10000～20000U，或根据凝血试验监测结果调整。②静脉注射：首次 5000～10000U，以后按体重每 4 小时 50～100U/kg，或根据凝血试验监测结果确定；用前先以 0.9%氯化钠注射液 50～100ml 稀释。③静脉滴注：每日 20000～40000U，加至 0.9%氯化钠注射液 1000ml 中 24 小时持续点滴，之前常先以 5000U 静脉注射作为初始剂量。预防性应用，术前 2 小时深部皮下注射 5000U，之后每 8～12 小时重复上述剂量，持续 7 天。

【不良反应】①局部刺激，可见注射局部小结节和血肿，数日后自行消失。②长期用药可引起出血，血小板减少及骨质疏松等。③过敏反应较少见。

【禁忌证】①对本品过敏者禁用。②有出血倾向及凝血功能障碍、重度血管通透性病变、急性出血、外伤或术后渗血、消化性溃疡、溃疡性结肠炎、严重肝、肾功能不全、重度高血压、颅内出血、先兆流产、内脏肿瘤、胃肠持续导管引流、腰椎留置导管者均禁用。

【注意事项】①应注意在腹、腰部的皮肤上注射时，将皮肤用力捏起，将针头垂直快速扎入皮肤。②长期、大量用药者注意骨质病变。③使用过量可引起出血，应定期监测凝血时间。④勿肌内注射。⑤用药过量可导致自发性严重出血，静脉注射硫酸鱼精蛋白解救。⑥过敏反应少见，一旦出现过敏反应，应立即停药。⑦妊娠期妇女、服用影响凝血功能药物者及老年人慎用。

【制剂规格】注射剂：每支 5000U（1ml）；7500U（1ml）；10000U（1ml）；10000U（2ml）。

肝素钠 [药典（二）；基；医保（甲、乙）]

Heparin Sodium

【药理作用】本品在体内外均有抗凝血作用，可延长凝血时间、凝血酶原时间和凝血酶时间。现认为肝素钠通过激活抗凝血酶Ⅲ而发挥抗凝血作用。AT－Ⅲ是一种血浆 α_2 球蛋白，它作为肝素钠的辅助因子，可与许多凝血因子结合，并抑制这些因子的活性。因此影响凝血过程的许多环节：①灭活凝血因子Ⅻa、Ⅺa、Ⅸa、Ⅹa、Ⅱa、Ⅷa。②络合凝血酶原（Ⅱa）。③中和组织凝血酶原Ⅲ。肝素钠与 AT－Ⅲ结合后，可加速 AT－Ⅲ的抗凝血作用。

【适应证】①预防血栓形成和栓塞，如深部静脉血栓、心肌梗死、肺栓塞、血栓性静脉炎及术后血栓形成等。②治疗各种原因引起的弥散性血管内凝血（DIC），如细菌性脓毒血症、胎盘早期剥离、恶性肿瘤细胞溶解所致的 DIC，但蛇咬伤所致的 DIC 除外。③其他体内外抗凝血，如心导管检查、心脏手术体外循环、血液透析等。④用于早期冻疮、皲裂、溃疡、湿疹及浅表性静脉炎和软组织损伤。

【用法用量】①深部皮下注射：首次 5000～10000U，以后每 8 小时 8000～10000U 或每 12 小时 15000～20000U。②静脉注射：首次 5000～10000U 之后，或按体重每 4 小时 100U/kg，用 0.9%氯化钠注射液稀释后应用。③静脉滴注：每日 20000～40000U，加至 0.9%氯化钠注射液 1000ml 中持续滴注。滴注前可先静脉注射 5000U 作为初始剂量。预防性治疗，多用于腹部手术之后，以防止深部静脉血栓。在外科手术前 2 小时先皮下注射 5000U，但麻醉方式应避免硬膜外麻醉，然后每隔 8～12 小时 5000U，共约 7 日。④外用：乳膏剂，一日 2～3 次，涂于患处。

【不良反应】①最常见出血，可能发生在任何部位。②常见寒战、发热、荨麻疹等过敏反应。③长期用药可致脱发和短暂的可逆性秃头症、骨质疏松和自发性骨折。④注射局部可见局部刺激、红斑、轻微疼痛、血肿、溃疡等。⑤尚见短暂的血小板减少症，可致死。⑥乳膏剂罕见皮肤刺激如烧灼感，或过敏反应如皮疹瘙痒等。

【禁忌证】①对本品过敏者禁用。②有出血倾向及凝血功能障碍、消化性溃疡、严重肝、肾功能不全、严重高血压、颅内出血、细菌性心内膜炎、活动性结核、先兆流产或产后、内脏肿瘤、外伤及手术后患者均禁用。③有出血性疾病或烧伤者禁用乳膏。

【注意事项】①主要不良反应是用药过多可致自发性出血，故每次注射前应测定凝血时间；如发现自发性出血应立即停药；如注射后引起严重出血，可静脉注射硫酸鱼精蛋白进行急救（1mg 硫酸鱼精蛋白可中和 100U 肝素）。②肝功能不良者长期使用可引起抗凝血酶Ⅲ耗竭而血栓形成倾向。③60 岁以上老人对本品更为敏感，应减少用量，并加强监测。④妊娠期妇女仅在有明确适应证时，方可用肝素钠；本品不分泌入乳汁。⑤肌内注射或皮下注射刺激性较大，应选用细针头做深部肌内或皮下脂肪组织内注射。⑥不可长期、大面积使用乳膏，避免接触眼睛和其他黏膜。

【制剂规格】注射剂：每支 1000U（2ml）；5000U（2ml）；12500U（2ml）。乳膏剂：每支 5000U（20g）；7000U（20g）；8750U（25g）。

枸橼酸钠[药典（二）]

Sodium Citrate

【药理作用】枸橼酸根可与血中钙离子形成难解离的可溶性络合物，使血中游离钙离子减少，而阻止血液凝固。

【适应证】仅用于体外抗凝血。

【用法用量】输血时预防凝血，每 100ml 全血加入 2.5%输血用枸橼酸钠注射液 10ml。

【不良反应】在正常输血速度下，本品不会出现不良反应。当输血速度太快或输血量太大（1000ml 以上）时，因枸橼酸盐不能及时被氧化，可致低钙血症，引起抽搐和心肌收缩抑制。

【禁忌证】尚不明确。

【注意事项】①大量输入含有本品的血液时，应注射适量钙剂，以预防低钙血症。②大量快速输入时，肝、肾功能不全者可因蓄积发生中毒，故宜慎用。③肝、肾功能不全者或新生儿酶系统发育不全，不能充分代谢枸橼酸钠，即使缓慢输血也可能出现血钙过低现象，应特别注意。

【制剂规格】输血用枸橼酸钠注射液：为枸橼酸钠的灭菌水溶液，含枸橼酸钠 2.35%～2.65%。每瓶 0.25g（10ml）；6.4g（160ml）；7.2g（180ml）；8g（200ml）。

华法林 [药典（二）；基；医保（甲）]

Warfarin

【药理作用】本品为香豆素类口服抗凝血药，化学结构与维生素K相似。其抗凝血作用的机制是竞争性地拮抗维生素K的作用。对映体S－华法林的抗凝作用约为R－华法林的5倍。通过抑制维生素K依赖的凝血因子Ⅱ、Ⅶ、Ⅸ及Ⅹ的合成发挥作用。此作用只发生在体内，故在体外无效。本品对已合成的上述凝血因子无对抗作用，在体内需待已合成的上述四种凝血因子耗竭后才能发挥作用，故起效缓慢，用药早期可与肝素并用。

【适应证】①防治血栓栓塞性疾病，可防止血栓形成与发展，如治疗血栓栓塞性静脉炎，降低肺栓塞的发病率和死亡率，减少外科大手术、风湿性心脏病、髋关节固定术、人工置换心脏瓣膜手术等的静脉血栓发生率。②心肌梗死的治疗辅助用药。

【用法用量】口服，成人常用量：避免冲击治疗，口服第1至第3天，一日3～4mg（年老体弱及糖尿病患者半量即可），3天后可给维持量一日2.5～5mg（可参考凝血时间调整剂量使INR值达2～3）。因本品起效缓慢，治疗初3天由于血浆抗凝蛋白细胞被抑制，可以存在短暂高凝状态，如需立即产生抗凝作用，可在开始同时应用肝素，待本品充分发挥抗凝效果后再停用肝素。

【不良反应】①主要不良反应是出血，最常见为鼻出血、齿龈出血、皮肤瘀斑、血尿、子宫出血、便血、伤口及溃疡处出血等。②偶有恶心、呕吐、腹泻、白细胞减少、粒细胞增高、肾病、过敏反应等。③出现丙氨酸转氨酶（ALT）、天冬氨酸转氨酶（AST）、碱性磷酸酶、胆红素升高。

【禁忌证】手术后3天内、妊娠期、有出血倾向患者（如血友病、血小板减少性紫癜）、严重肝肾疾病、严重高血压、活动性消化性溃疡、外伤、先兆流产，以及脑、脊髓及眼科手术患者禁用。

【注意事项】①用药期间应定时测定凝血酶原时间，应保持在25～30秒，凝血酶原活性降至正常值的15%以下或出现出血时，应立即停药；严重时可用维生素K，口服（4～20mg）或缓慢静脉注射（10～20mg），用药后6小时凝血酶原时间可恢复至安全水平；必要时也可输新鲜全血、血浆或凝血酶原复合物。②在长期应用最低维持量期间，如需进行手术，可先静脉注射50mg维生素K_1，但进行中枢神经系统及眼科手术前，应先停药；胃肠手术后，应检查大便潜血。③少量本品可分泌入乳汁，但乳汁及婴儿血浆中药物浓度极低，对婴儿影响小；但仍应观察受乳儿有无出血症状。④老年人、月经过多、恶病质、衰弱、发热、慢性酒精中毒、活动性肺结核、充血性心力衰竭、重度高血压、亚急性细菌性心内膜炎等应慎用。

【制剂规格】片剂：每片1mg；2.5mg；5mg。

尿激酶[药典（二）；基；医保（甲）]

Urokinase

【药理作用】本品直接作用于内源性纤维蛋白溶解系统，能催化裂解纤溶酶原成纤溶酶，后者不仅能降解纤维蛋白凝块，亦能降解血循环中的纤维蛋白原、凝血因子Ⅴ和凝血因子Ⅷ等，从而发挥溶栓作用。

【适应证】①用于急性心肌梗死、肺栓塞、脑血栓栓塞、周围动脉或静脉栓塞、视网膜动脉或静脉栓塞等。②也可用于眼部炎症、外伤性组织水肿、血肿等。

【用法用量】临用前以 0.9%氯化钠注射液或 5%葡萄糖注射液配制。①心肌梗死：按 6000U/min 速度冠状动脉内连续滴注 2 小时，滴注前应先行静脉给予肝素 2500～10000U；也可将本品 200 万～300 万 U 配制后静脉滴注，45～90 分钟滴完。②肺栓塞：初次剂量按体重 4400U/kg，以 90ml/h 速度在 10 分钟内滴完，其后以 4400U/h 的给药速度，连续静脉滴注 2 小时或 12 小时；也可按体重 15000U/kg 用 0.9%氯化钠注射液配制后肺动脉内注入；必要时，可根据情况调整剂量，间隔 24 小时重复一次，最多使用 3 次。③外周动脉血栓：制成浓度为 2500U/ml，以 4000U/min 速度经导管注入血凝块；每 2 小时夹闭导管 1 次可调整滴速为 1000U/min，直至血块溶解。④防治心脏瓣膜替换术后的血栓形成：按体重 4400U/kg，配制后 10～15 分钟滴完；然后以每小时按体重 4400U/kg 的速度静脉滴注维持；当瓣膜功能正常后停止用药；如用药 24 小时仍无效或发生严重出血倾向应停药。⑤脓胸或心包积液：可胸腔或心包腔内注入灭菌注射用水配制（5000U/ml）的本品 10000～250000U。⑥眼科应用：前房冲洗液为每 2ml 0.9%氯化钠注射液含 5000U。

【不良反应】①可引起出血。剂量较大时，少数患者可能有出血现象，轻度出血如皮肤、黏膜、肉眼及显微镜下血尿、血痰或小量咯血、呕血等；严重出血可见大量咯血或消化道大出血、腹膜后出血及颅内、脊髓、纵隔内或心包出血等。②可见头痛、恶心、呕吐、食欲缺乏、疲倦、丙氨酸转氨酶升高等。③可见皮疹、支气管痉挛等过敏反应，偶见过敏性休克。

【禁忌证】禁用于近期（14 天内）有活动性出血、手术后、活体组织检查、心肺复苏、不能实施压迫部位的血管穿刺以及外伤史、控制不满意的高血压或不能排除主动脉夹层者、出血性脑卒中史者、对扩容和血管加压药无反应的休克、妊娠期妇女、细菌性心内膜炎、二尖瓣病变并有心房颤动且高度怀疑左心腔内有血栓者、糖尿病合并视网膜病变者、出血性疾病或出血倾向、严重的肝、肾功能障碍及进展性疾病、意识障碍患者、低纤维蛋白原血症及出血性素质者。

【注意事项】①应用本品前，应对患者进行红细胞压积、血小板计数、凝血酶时间（TT）、凝血酶原时间（PT）、激活的部分凝血致活酶时间（APTT）的测定。TT和APTT应小于2倍延长的范围。②用药期间应密切观察患者反应，如脉率、体温、呼吸频率和血压、出血倾向等，至少每4小时记录1次；如发现过敏症状（皮疹、荨麻疹等）应立即停用。③溶解后应立即应用，不得用酸性输液稀释，以免药效下降。④静脉给药时，要求穿刺一次成功，以避免局部出血或血肿。⑤动脉穿刺给药时，给药毕，应在穿刺局部加压至少30分钟，并用无菌绷带和敷料加压包扎，以免出血。

【制剂规格】注射剂：每瓶 5000U；1万U；5万U；10万U；20万U；25万U；50万U；150万U；250万U。

艾多沙班
Edoxaban

【药理作用】本品为凝血因子Ⅹa(FⅩa）的选择性抑制剂，其抗凝作用不需要抗凝血酶Ⅲ的参与。艾多沙班可抑制游离的FⅩa和凝血酶原酶活性，并抑制凝血酶诱导的血小板聚集。对凝血级联反应中凝血因子Ⅹa的抑制可减少凝血酶生成、抑制血栓形成。

【适应证】①用于伴有一个或多个风险因素（如充血性心力衰竭、高血压、年龄≥75岁、糖尿病、既往卒中或短暂性脑缺血发作病史）的非瓣膜性房颤（NVAF）成人患者，预防卒中和体循环栓塞。②用于治疗成人深静脉血栓（DVT）和肺栓塞（PE），以及预防成人深静脉血栓和肺栓塞复发。

【用法用量】口服，本品可与食物同服，也可以单独服用。每次60mg，一日1次。存在1种或1种以上下列临床因素的患者中，艾多沙班的推荐剂量为每次30mg，一日1次：中度或重度肾损害［肌酐清除率（Ccr）15～50ml/min］；低体重（≤60kg）；与以下P－糖蛋白抑制剂联合用药：环孢素、决奈达隆、红霉素或酮康唑。

【不良反应】①最常见的出血相关不良反应包括皮肤软组织出血、鼻衄、阴道出血，出血可能发生在任意部位，可能为重度甚至致死。②其他常见不良反应为贫血、皮疹和肝功能检查异常。

【禁忌证】禁用于：①对本品活性成分或者其他辅料过敏的患者。②有临床明显活动性出血的患者。③伴有凝血障碍和临床相关出血风险的肝病患者。④具有大出血显著风险的病灶或病情，例如，目前或近期患有胃肠道溃疡，存在出血风险较高的恶性肿瘤，近期发生脑部或脊椎损伤，近期接受脑部、脊椎或眼科手术，近期发生颅内出血，已知或疑似的食管静脉曲张，动静脉畸形，血管动脉瘤或重大脊椎内或脑内血管畸形。⑤无法控制的重度高血压。⑥除了转换为口服抗凝剂治疗，或给予维持中心静脉或动脉导管通畅所需剂量普通肝素（UFH）的特殊情况之外，禁用任何其他抗凝剂的伴随治疗，例如UFH、低分子肝素（依诺肝素、达肝素等）、肝素衍生物（磺达肝癸钠等）、口服抗凝剂（华法林、达比加群酯、利伐沙班、阿哌沙班等)。⑦妊娠期及哺乳期妇女。

【注意事项】①本品 15mg 不适用于单独使用，可能导致疗效不足，仅适用于从本品 30mg（存在 1 种或 1 种以上导致暴露量升高的临床因素的患者）转换为 VKA 过程中，与适量的 VKA 联合治疗。②NVAF 患者停用本品将使卒中风险升高。③出血风险：艾多沙班增加出血风险，可导致严重、潜在致死性出血。与其他抗凝剂一样，建议出血风险增加的患者慎用本品。若出现重度出血，应中止本品给药。④老年患者合用本品与阿司匹林（ASA）具有潜在的较高出血风险，应慎用。⑤肾功能损害者进行剂量调整，终末期肾病或透析患者，不推荐使用本品。⑥NVAF 患者的肾功能：与用药管理良好的华法林治疗相比，在肌酐清除率升高的情况下，艾多沙班的疗效有降低的趋势。因此，需谨慎评估患者的血栓栓塞和出血风险后，艾多沙班才可用于高肌酐清除率的 NVAF 患者。⑦肝损害：重度肝损害患者，不推荐使用本品。轻度或中度肝损害患者应慎用本品。开始本品治疗前应检查肝功能。推荐接受本品治疗 1 年以上的患者定期监测肝功能。⑧因手术及其他干预治疗而停药：如果为了降低手术或其他干预过程的出血风险而必须停止抗凝治疗，则必须在干预前的至少 24 小时停止使用本品，以降低出血风险。在决定是否将某个干预过程延迟至艾多沙班最后一次给药 24 小时后时，必须权衡出血风险的升高与干预治疗的紧迫性。考虑到本品的抗凝治疗在 1～2 小时起效，在手术或其他干预过程之后，一旦确定已充分止血，应该立即重新使用本品。如果在手术干预期间或之后无法服用口服药物，考虑给予非口服抗凝剂，之后转换为口服本品，每日 1 次。⑨与其他影响止血的药物的相互作用：合并使用影响止血作用的药物可能增加出血风险。包括阿司匹林（ASA）、P2Y12 血小板抑制剂、其他抗血栓药、溶栓治疗、选择性 5－羟色胺再摄取抑制剂（SSRIs）或 5－羟色胺去甲肾上腺素再摄取抑制剂（SNRIs）和慢性非甾体类抗炎药（NSAIDs 类药物）。⑩不推荐使用人工心脏瓣膜和中、重度二尖瓣狭窄患者使用本品。不推荐艾多沙班作为普通肝素的替代治疗用于血流动力学不稳定的 PE 患者或需溶栓或肺动脉取栓术的患者。

【制剂规格】片剂：每片 15mg；30mg；60mg。

达比加群酯[基；医保（乙）]

Dabigatran Etexilate

【药理作用】本品为一种小分子前体药物，在体内经过代谢后形成活性分子达比加群。后者为强效的、竞争性的、可逆性的凝血酶直接抑制剂。体内体外动物实验表明，静脉滴注达比加群或口服本品均具有抗凝、抗血栓作用。

【适应证】预防存在以下一个或多个危险因素的成人非瓣膜性房颤患者的卒中和全身性栓塞（SEE）：先前曾有

卒中、短暂性脑缺血发作或全身性栓塞；左心室射血分数<40%；伴有症状的心力衰竭、纽约心脏病协会（NYHA）心功能分级≥2 级；年龄≥75 岁；年龄≥65 岁，且伴有糖尿病、冠心病或高血压。

【用法用量】 口服。①成人推荐剂量为一次 150mg，每日 2 次；需终生服药。②80 岁及以上老年患者一次 110mg，每日 2 次。

【不良反应】 ①主要不良反应是出血，常见术后伤口出血、皮肤黏膜出血。②其他不良反应可见血肿、胃肠道反应、血尿、血红蛋白减少、贫血等。

【禁忌证】 ①对本品或本品中任何辅料过敏的患者禁用。②临床有明显活动性出血的患者、具有凝血功能异常和临床相关出血风险的肝病患者、严重肾功能不全患者均禁用。

【注意事项】 ①由于缺乏安全性和疗效方面的数据，不推荐用于 18 岁以下的青少年或儿童。②对老年患者（>75 岁）需调整剂量。③先天性或后天性出血障碍，血小板减少症或血小板功能障碍，活动期胃肠溃疡性疾病，近期手术或创伤，近期颅内或脑内出血，近期接受脑、脊柱或眼科手术，细菌性心内膜炎患者，妊娠期及哺乳期妇女均慎用。

【制剂规格】 胶囊剂：每粒 110mg；150mg。

利伐沙班 [基；医保（乙）]

Rivaroxaban

【药理作用】 本品为一种高选择性、剂量依赖性直接抑制因子 Xa 的口服药物。通过抑制因子 Xa 可以中断凝血瀑布的内源性和外源性途径，抑制凝血酶的产生和血栓形成。利伐沙班并不抑制凝血酶（活化因子Ⅱ），也并未证明其对于血小板有影响。利伐沙班对凝血酶原时间的影响具有量效关系。

【适应证】 ①用于接受髋关节或膝关节置换手术成年患者，以预防静脉血栓栓塞症（VTE）。②用于治疗成人静脉血栓形成（DVT）降低急性 DVT 后 DVT 复发和肺栓塞（PE）的风险。③用于具有一种或多种危险因素（如充血性心力衰竭、高血压、年龄≥75 岁、糖尿病、卒中或短性脑缺血发作病史的非瓣膜性房颤成年患者），以降低卒中和全身性栓塞的风险。

【用法用量】 口服：①预防择期髋关节或膝关节置换手术成年患者的静脉血栓形成：一次 10mg，每日 1 次；如伤口已止血，首次用药时间应于手术后 6～10 小时进行。②治疗 DVT，降低急性 DVT 后 DVT 复发和 PE 的风险：前 3 周一次 15mg，每日 2 次；之后一次 20mg，每日 1 次。③用于非瓣膜性房颤成年患者，降低卒中和全身性栓塞风险：一次 20mg，每日 1 次，对于低体重和高龄（>75 岁）的患者，可酌情给一次 15mg，每日 1 次。

【不良反应】 ①主要不良反应是出血，常见术后伤口出血，少见胃肠道出血、血尿症、生殖道出血、低血压、鼻出血等；出血可能并发贫血，表现为虚弱、无力、苍白、头晕、头痛或原因不明的肿胀。②肝损害，常见 γ-谷氨酰转肽酶、氨基转移酶升高。

【禁忌证】禁用于对本品及其片剂中成分过敏的患者、有临床明显活动性出血的患者，具有凝血功能异常和临床相关出血风险的肝病患者、妊娠期及哺乳期妇女。

【注意事项】①在重度肾损害（肌酐消除率＜30ml/min）和中度肝损害（Child－Pugh B类）的肝硬化患者中，本品的血药浓度可能显著升高，进而导致出血风险升高。②以下情况需慎用：先天性或后天性出血障碍，没有控制的严重动脉高血压，活动期胃肠溃疡性疾病，近期胃肠溃疡，血管源性视网膜病，近期颅内或脑内出血、脊柱内或脑内血管异常，近期接受脑、脊柱或眼科手术，同时使用能增加出血风险药物的患者。③由于缺乏安全性和疗效方面的数据，不推荐用于18岁以下的青少年或儿童。④对老年患者（＞65岁）多数情况下无须调整剂量。

【制剂规格】片剂：每片10mg；15mg；20mg。

阿魏酸哌嗪[药典（二）；医保（乙）]

Piperazine Ferulate

【药理作用】本品具有抗凝、抗血小板聚集、扩张微血管、增加冠脉流量、解除血管痉挛的作用。

【适应证】本品适用于各类伴有镜下血尿和高凝状态的肾小球疾病，如肾炎、慢性肾炎、肾病综合征、早期尿毒症以及冠心病、脑梗死、脉管炎等的辅助治疗。

【用法用量】口服。一次100～200mg，一日3次。

【不良反应】尚不明确。

【禁忌证】对本品过敏者禁用。

【注意事项】本品禁与阿苯达唑类和双羟萘酸噻嘧啶类药物合用。

【制剂规格】片剂：每片50mg；100mg。

第3节 血浆及血浆代用品

明胶[药典（二）；医保（乙）]

Gelatin

【药理作用】本品用于补充由于血或血浆丢失所造成的血管内容量不足。因此平均动脉压、左心室舒张末期压、心搏量、心脏指数、氧供应和尿量均有增加。

【适应证】①低血容量时的胶体性容量代用品。②血液稀释。③体外循环（心肺机、人工肾）。④预防脊髓或硬膜外麻醉后可能出现的低血压。

【用法用量】经静脉滴注，滴注剂量和时间根据患者脉搏、血压、外周灌注及尿量而定。如果血液或血浆丢失不严重，或术前及术中预防性治疗，一般1～3小时滴注500～1000ml。休克时，容量补充和维持时，可在24小时内滴注 10～15L（红细胞压积不应低于25%，年龄大者不低于30%，同时避免血液稀释引起的凝血异常）。

【不良反应】唯一潜在的严重不良反应是类过敏样反应，然而非常罕见。

【禁忌证】禁用于：①对溶液中任何组成成分过敏者。②血容量过多。③水分过多。④严重心功能不全。⑤严重凝血功能障碍。

【注意事项】①血清电解质浓度和液体平衡检查是必要的，特别是对患有高钠血症、低钾血症、脱水或肾功能不全的患者。②特别要注意低钙血症的出现（例如手足抽搐、感觉异常）；一旦出现低钙血症，应该采取相应的纠正措施。③在脱水状态下，首先必须纠正缺失的体液；应根据需要，补充电解质。④在严重失血时输注大剂量本品的过程中，必须随时检测红细胞压积。⑤同样情况下对凝血因子的稀释效应进行观察，特别是对于存在凝血障碍的患者。⑥由于本品不能补充丢失的血浆蛋白，因此最好检查血浆蛋白的浓度。⑦对于如下患者应该谨慎给予本品：老年患者及具有血液循环超负荷风险的患者，例如患有充血性心力衰竭、左右心室功能不全、高血压、肺水肿或者肾功能不全伴少尿或无尿的患者。在这种情况下，给予本品后应该密切监测患者的血流动力学状况。

【制剂规格】注射剂：每袋 20g（500ml）。

羟乙基淀粉 130/0.4 [基；医保（乙）]

Hydroxyethyl Starch 130/0.4

【药理作用】本品为血容量扩充药，其提高胶体渗透压的强度和维持时间除取决于给药剂量和速度外，还取决于药物的浓度、分子量、克分子取代级（葡萄糖单位与羟乙基基团交联数目）和取代方式（羟乙基基团在葡萄糖单位上的位置，C2 与 C6 的比例，C2 位上的羟乙基基团较 C6 位对血清淀粉酶有较强的抵抗力）。作用与中分子羟乙基淀粉 200/0.5 相似，但本品在此基础上作了进一步改良处理，这些改进使其安全性、耐受性、提高胶体渗透压的作用均有所增加。

【适应证】用于治疗和预防血容量不足、急性等容血液稀释（ANH）。

【用法用量】同中分子羟乙基淀粉 200/0.5，静脉滴注，初始的 10～20ml 应缓慢滴注，并密切观察患者（防止过敏样反应）。每日剂量、滴注速度及治疗持续时间，应根据患者失血量、血流动力学参数的维持或恢复及稀释效果确定，每日最大剂量 50ml/kg。在欧洲已批准用于 0～2 岁儿童。

【不良反应】①心血管系统：心动过缓或心动过速。②血液系统：一过性 PT、APTT 及 TT 延长，一过性出血时间延长，大剂量用药可引起血液成分（如凝血因子、血浆蛋白）稀释及血细胞比容下降。③消化系统：多次用药可有间接胆红素升高、呕吐。④呼吸系统：支气管痉挛、非心源性肺水肿。⑤皮肤：长期大剂量用药可引起皮肤瘙痒。⑥其他：过敏反应、类似中度流感的症状、颌下腺及腮腺肿大、下肢水肿。

【禁忌证】液体负荷过重者（包括肺水肿）、少尿或无尿的肾衰竭者、接受透析治疗的患者、颅内出血、严重高钠或高氯血症、对羟乙基淀粉过敏者禁用。

【注意事项】①严重肝脏疾病者、严重凝血功能障碍者、有出血性疾病史者、肾清除率下降者、需预防颅内出血的神经外科手术患者、充血性心力衰竭患者慎用。②相关检查或监测：监测肾功能、血清电解质水平；有肝病史者，注意监测肝功能；血清淀粉酶浓度可能升高，干扰胰腺炎诊断。③无心血管或肺功能危险的患者使用胶体扩容剂时，血细胞比容应不低于30%。④妊娠期妇女、儿童应权衡利弊。哺乳期妇女暂缺乏相关资料。严重肾功能不全者、心功能不全患者需调整剂量。对于非心脏手术的2岁以下的婴幼儿，围术期给予本品的耐受性与5%的白蛋白相当。运动员慎用。

【制剂规格】6%中分子羟乙基淀粉130/0.4氯化钠注射液：每瓶250ml；500ml；每袋250ml；500ml。

右旋糖酐20[药典（二）]

Dextran 20

【药理作用】本品为血容量扩充剂，静注后能提高血浆胶体渗透压，吸收血管外水分进入体循环而增加血容量，升高和维持血压。其扩充血容量作用比右旋糖酐70弱且短暂，但改善微循环的作用比右旋糖酐70强。可使已经聚集的红细胞和血小板解聚，降低血液黏滞性，改善微循环，防止血栓形成。此外，还具有渗透性利尿作用。

【适应证】①休克：用于失血、创伤、烧伤等各种原因引起的休克和中毒性休克。②预防手术后静脉血栓形成：用于肢体再植和血管外科手术等预防术后血栓形成。③血栓栓塞性疾病：用于心绞痛、脑血栓形成、脑供血不足、血栓闭塞性脉管炎等。④体外循环时，代替部分血液，预充人工心肺机，既节省血液又可改善循环。

【用法用量】静脉滴注，用量视病情而定。成人常用量一次250～500ml，24小时内不超过1000～1500ml。婴儿用量为5ml/kg，儿童用量为10ml/kg。①休克：用量可较大，速度可快，滴注速度为20～40ml/min，第一天最大剂量可用至20ml/kg，在使用前必须纠正脱水。②预防术后血栓形成：术中或术后给予500ml，通常术后第一、二日每日500ml，以2～4小时的速度静脉滴注，高危患者，疗程可用至10天。③血栓栓塞性疾病：应缓慢静脉滴注，一般每次250～500ml，每日或隔日一次，7～10次为1疗程。

【不良反应】①少数患者可出现过敏反应，表现为皮肤瘙痒、荨麻疹、恶心、呕吐、哮喘，重者口唇发绀、虚脱、血压剧降、支气管痉挛，个别患者甚至出现过敏性休克，直至死亡，过敏反应的发生率约0.03%～4.7%，过敏体质者用前应做皮试。②偶见发热、寒战、淋巴结肿大、关节炎等。③出血倾向，可引起凝血障碍，使出血时间延长，该反应常与剂量有关。

【禁忌证】①充血性心力衰竭及其他血容量过多的患者禁用。②严重血小板减少、凝血障碍等出血患者禁用。

③心、肝、肾功能不良患者慎用；少尿或无尿者禁用。

【注意事项】①首次输用本品，开始几毫升应缓慢静脉滴注，并在注射开始后严密观察 5～10 分钟，出现所有不正常征象（寒战、皮疹）都应马上停药。②重度休克时，如大量滴注右旋糖酐，应同时给予一定数量的全血，以维持血液携氧功能；如未同时输血，由于血液在短时间内过度稀释，则携氧功能降低，组织供氧不足，而且影响血液凝固，会出现低蛋白血症。③每日用量不宜超过 1500ml，否则易引起出血倾向和低蛋白血症。④不应与维生素 C、维生素 B_{12}、维生素 K、双嘧达莫及促皮质素、氢化可的松、琥珀酸钠在同一溶液中混合给药。⑤本品能吸附于细胞表面，与红细胞形成假凝集，对血型鉴定和血交叉配血试验结果有一定干扰；输血患者的血型检查，交叉配血试验应在使用右旋糖酐前进行，以确保输血安全。⑥活动性肺结核患者、有过敏史者慎用。

【制剂规格】右旋糖酐 20 葡萄糖注射液：每瓶 500ml，含 30g 右旋糖酐 20 与 25g 葡萄糖。右旋糖酐 20 氯化钠注射液：每瓶 500ml，含 30g 右旋糖酐 20 与 4.5g 氯化钠。

右旋糖酐 40[药典（二）]

Dextran 40

【药理作用】本品能提高血浆胶体渗透压，吸收血管外的水分而补充血容量，维持血压；减低血小板黏附性并抑制红细胞凝聚，也能使已经聚集的红细胞和血小板解聚，降低血液黏稠度，改善微循环，防止休克后期的血管内凝血。其扩充血容量作用比右旋糖酐 70 弱且短暂，但改善微循环的作用比右旋糖酐 70 强，抗失血性休克的疗效优于右旋糖酐 70。抑制凝血因子Ⅱ的激活，使凝血因子Ⅰ和Ⅷ活性降低，可防止血栓形成。还可使肾有效滤过压及肾小球滤过率增加，在肾小管内发挥渗透性利尿作用。本品具有强抗原性。鉴于正常肠道中有产生本品的细菌，因此，即使初次注射本品，部分患者也可有过敏反应发生。

【适应证】①各种休克：可用于失血、创伤、烧伤及中毒性休克，还可早期预防因休克引起的弥散性血管内凝血。②体外循环时，还可代替部分血液预充心肺机。③血栓性疾病，如脑血栓形成、心绞痛和心肌梗死、血栓闭塞性脉管炎、视网膜动静脉血栓、皮肤缺血性溃疡等。④器官移植和血管外科手术，可预防术后血栓形成，并可改善血液循环，提高移植成功率。

【用法用量】静脉滴注（10%溶液），每次 250～500ml，成人和儿童每日不超过 20ml/kg。抗休克时，滴注速度为 20～40ml/min，在 15～30 分钟注入 500ml。对冠心病和脑血栓患者，应缓慢静脉滴注。使用前必须纠正脱水，预防术后血栓形成。疗程视病情而定，通常每日或隔日 1 次，7～14 次为 1 疗程。

【不良反应】①少数患者可出现过敏反应，表现为皮肤瘙痒、荨麻疹、恶心、呕吐、哮喘，重者口唇发绀、虚脱、血压剧降、支气管痉挛，个别患者甚至出现过敏性休克，直至死亡。②偶见发热反应，一类为热原反应，可见寒战、高烧；另一类在多次用药维持或长期用药停药后，出现周期性高热或持续性低热，少数尚可见淋巴结肿大，关节痛；也有出现肺水肿、肾衰竭的报道。③可引起凝血障碍，使出血时间延长，出现出血倾向，常与剂量有关；用量过大可致出血，如鼻出血、齿龈出血、皮肤黏膜出血、创面渗血、血尿、经血增多等。

【禁忌证】充血性心力衰竭及其他血容量过多者、严重血小板减少及凝血障碍等出血性疾病患者、伴有急性脉管炎者、少尿或无尿者及对本品过敏者禁用。

【注意事项】①本品过敏反应的发生率约 0.03%～4.7%，过敏体质者用前应做皮试。②初次滴注时，应缓慢静脉滴注，并应严密观察 5～10 分钟，发现不良反应症状立即停药。③能吸附于红细胞表面，与红细胞形成假凝集，干扰血型鉴定。输血患者的血型检查和交叉配血试验应在使用右旋糖酐前进行，以确保输血安全。④避免用量过大，尤其是老年人、动脉粥样硬化、手术创面渗血较多者或补液不足者。⑤重度休克时，如大量滴注本品，应同时给予一定量的全血，以维持血液携氧功能；否则血液过度稀释，携氧功能降低，组织供氧不足。⑥对脱水患者，应同时纠正水电解质紊乱情况。⑦每日用量不宜超过 1500ml，否则易引起出血倾向和低蛋白血症。⑧产妇分娩时不可与止痛药或硬膜外麻醉同时使用；因产妇对右旋糖酐发生过敏或类过敏性反应时，可导致子宫张力过高，使胎儿缺氧，有致死性危险或造成婴儿神经系统严重的后果。⑨本品不应与维生素 C、维生素 B_{12}、维生素 K、双嘧达莫在同一溶液中混合给药。⑩心、肝、肾功能不良患者，活动性肺结核患者、急性脉管炎者、运动员均应慎用。

【制剂规格】右旋糖酐 40（低分子右旋糖酐）葡萄糖注射液：每瓶 6g（100ml）；10g（100ml）；15g（250ml）；25g（250ml）；30g（500ml）；50g（500ml）；均含葡萄糖 5%。右旋糖酐 40（低分子右旋糖酐）氯化钠注射液：每瓶 6g（100ml）；10g（100ml）；15g（250ml）；25g（250ml）；30g（500ml）；50g（500ml）；均含氯化钠 0.9%。

右旋糖酐 70 [药典（二）]

Dextran 70

【药理作用】本品作用基本同右旋糖酐 40，但其扩充血容量、维持血压作用和抗血栓作用较右旋糖酐 40 强，几无改善微循环及渗透性利尿作用。

【适应证】①用于防治低血容量休克，如出血性休克、手术中休克、烧伤性休克。②也可用于预防手术后血栓形成和血栓性静脉炎。

【用法用量】静脉滴注，每次 500ml，每分钟注入 20～40ml；每日最大量不超过 1000～1500ml。

【不良反应】同右旋糖酐 40，由于抗血栓作用强，因而更易致出血。

【禁忌证】充血性心力衰竭及其他血容量过多者、出血性疾病患者，严重肝、肾功能不全者禁用。

【注意事项】同右旋糖酐 40。

【制剂规格】右旋糖酐 70（中分子右旋糖酐）葡萄糖注射液：每瓶 30g（500ml），含葡萄糖 5%。右旋糖酐 70（中分子右旋糖酐）氯化钠注射液：每瓶 30g（500ml），含氯化钠 0.9%。

第 4 节　抗贫血药

右旋糖酐铁 [药典（二）；基；医保（甲、乙）]

Iron Dextran

【药理作用】本品为右旋糖酐和铁的络合物，为可溶性铁。铁是红细胞中血红蛋白的组成元素。缺铁时，红细胞合成血红蛋白量减少，致使红细胞体积变小，携氧能力下降，形成缺铁性贫血。

【适应证】本品用于慢性失血、营养不良、妊娠、儿童发育期等引起的缺铁性贫血。

【用法用量】成人：①肌内、静脉注射或静脉滴注：一日 100～200mg 铁，根据补铁总量确定，一周 2～3 次。②口服：一次 2～4 片，一日 1～3 次，饭后服。

【不良反应】①可见胃肠道不良反应，如恶心、呕吐、上腹疼痛、便秘。②可减少肠蠕动，引起便秘，并排黑便。③肌内注射可有局部疼痛。④静脉注射偶可引起过敏性休克。

【禁忌证】①对本品过敏者禁用。②肝、肾功能严重损害，尤其是伴有未经治疗的尿路感染者禁用。③铁负荷过高、血色病或含铁血黄素沉着症患者禁用。④非缺铁性贫血（如地中海贫血）患者禁用。

【注意事项】①不得长期使用，应在医师确诊为缺铁性贫血后使用，且治疗期间应定期检查血常规和血清铁水平。②儿童用量请咨询医师或药师，请将本品放在儿童不能接触到的地方，儿童必须在成人监护下使用。③本品宜在饭后或饭时服用，以减轻胃部刺激，不应与浓茶同服。④如服用过量或出现严重不良反应，应立即就医。⑤酒精中毒、肝炎、急性感染、肠道炎症、胰腺炎、胃与十二指肠溃疡、溃疡性肠炎慎用。⑥运动员慎用。

【制剂规格】片剂：每片 25mg（按 Fe 计）。口服溶液：每支 25mg（按 Fe 计）（5ml）。注射剂：每支 50mg（2ml）；100mg（2ml）；100mg（4ml）。

硫酸亚铁 [药典（二）；基；医保（甲）]

Ferrous Sulfate

【药理作用】铁是红细胞合成血红素必不可少的物质，吸收到骨髓的铁，进入骨髓幼红细胞，聚集到线粒体中，与原卟啉结合形成血红素，后者再与珠蛋白结合而成为血红蛋白，进而发育为成熟红细胞。缺铁时，血红素生成减少，但由于原红细胞增殖能力和成熟过程不受影响，因此红细胞数量不少，只是每个红细胞中血红蛋白减少，致红细胞体积较正常小，故也称低色素小细胞性贫血。

【适应证】用于慢性失血（月经过多、慢性消化道出血、子宫肌瘤出血、钩虫病失血等）、营养不良、妊娠、儿童发育期等引起的缺铁性贫血。

【用法用量】口服。成人：（1）治疗用，一次 0.3g，一日 3 次，餐后服用；缓释片，一次 0.45g，一日 2 次。（2）预防用，一次 0.3g，一日 1 次。

儿童：《中国国家处方集 化学药品与生物制品卷 儿童版》推荐：（1）硫酸亚铁片：①12 岁以上：预防量，一次 0.3g，一日 1 次，餐后服用；治疗量，一次 0.3g，一日 3 次。②12 岁以下：预防量，一日 5mg/kg；治疗量，1 岁以下，一次 60mg，一日 3 次；1～5 岁，一次 120mg，一日 3 次；6～12 岁，一次 0.3g，一日 2 次。（2）硫酸亚铁缓释片：①6 岁以上儿童一次 0.45g，一日 1 次。②6 岁以下儿童一次 0.25g，一日 1 次。

【不良反应】①对胃肠道黏膜有刺激性，可致恶心、呕吐、上腹痛、腹泻、便秘等，餐后服可减少胃肠道反应。②大量口服可致急性中毒，出现胃肠道出血，坏死，严重时可引起休克，应立即救治。

【禁忌证】血红蛋白沉着症，含铁血黄素沉着症及非缺铁性贫血、肝、肾功能严重损害，对铁剂过敏者禁用。

【注意事项】①下列情况慎用：酒精中毒、肝炎、急性感染、肠道炎症、胰腺炎及消化道溃疡。②铁与肠道内硫化氢结合，生成硫化铁，使硫化氢减少，减少了对肠蠕动的刺激作用，可致便秘，并排黑便。③治疗期间需做下列检查：测定血红蛋白、网织红细胞计数，测定血清铁蛋白及血清铁。④由于恢复体内正常贮铁量需较长时间，故对重度贫血者需连续用药数月；注意去除贫血原因。⑤治疗剂量不得长期使用，应在确诊为缺铁性贫血后使用。⑥饭后或饭时服用，以减轻胃部刺激。

【制剂规格】硫酸亚铁片：每片 0.3g。硫酸亚铁缓释片：每片 0.25g；0.45g。硫酸亚铁维生素复合物：每片含硫酸亚铁 525g，维生素 B_{12} 25μg，维生素 B_6 5mg，维生素 B_2 6mg，维生素 B_1 6mg，泛酸钙 10mg，烟酰胺 30mg，维生素 C 500mg。

富马酸亚铁［药典（二）；医保（乙）］

Ferrous Fumarate

【药理作用】本品药理作用同硫酸亚铁，特点为含铁量较高，奏效较快。

【适应证】用于缺铁性贫血。

【用法用量】口服，一次 0.2～0.4g，一日 3 次；疗程：轻症 2～3 周，重症 3～4 周。

【不良反应】口服偶可引起过敏反应；恶心、呕吐、便秘等不良反应较少。

【禁忌证】溃疡性结肠炎、肠炎、对铁过敏者禁用。

【制剂规格】片剂：每片 0.05g；0.2g。胶囊剂：每粒 0.05g；0.2g。

琥珀酸亚铁［基；医保（甲、乙）］

Ferrous Succinate

【药理作用】本品药理作用同硫酸亚

铁，含铁量较高（35%）。

【适应证】用于缺铁性贫血。

【用法用量】①预防：成人每日 0.1g；妊娠期妇女每日 0.2g；儿童每日 0.03～0.06g。②治疗：成人一次 0.1～0.2g，一日 3 次；儿童一次 0.05～0.1g，一日 1～2 次，餐后服。

【不良反应】①可见胃肠道不良反应，如恶心、呕吐、上腹疼痛、便秘。②本品可减少肠蠕动，引起便秘，并排黑便。

【禁忌证】①禁用于对铁过敏、血色病含铁血黄素沉着症者及严重肝、肾功能损害者。②肝、肾功能严重损害，尤其是伴有未经治疗的尿路感染者禁用。③非缺铁性贫血（如地中海贫血）患者禁用。

【注意事项】①用于日常补铁时，应采用预防量。②治疗剂量不得长期使用，应在医师确诊为缺铁性贫血后使用，且治疗期间应定期检查血常规和血清铁水平。③下列情况慎用：酒精中毒、肝炎、急性感染、肠道炎症、胰腺炎、胃与十二指肠溃疡、溃疡性肠炎。④本品不应与浓茶同服。⑤本品宜在饭后或饭时服用，以减轻胃部刺激。⑥如服用过量或出现严重不良反应，应立即就医。

【制剂规格】片剂：每片 0.1g。胶囊剂：每粒 0.1g。缓释片：每片 0.2g。颗粒剂：每袋 30mg。

甲钴胺 [药典（二）；基；医保（乙）]

Mecobalamin

【药理作用】本品为一种内源性的辅酶 B_{12}，在由同型半胱氨酸合成蛋氨酸的转甲基过程中起重要作用。易向神经细胞内的细胞器转移，促进核酸和蛋白质的合成；促进轴索内物质的输送和轴索的再生；促进髓鞘的磷脂酰胆碱合成及受损神经组织的修复；促进正红血母细胞的成熟、分裂，增加红细胞的产生，改善贫血状态。

【适应证】用于治疗缺乏维生素 B_{12} 引起的巨幼细胞贫血及周围神经病变。

【用法用量】（1）口服：通常成人一次 500μg，一日 3 次，可按年龄、症状酌情增减。（2）肌内注射或静脉注射：①成人巨幼细胞贫血：通常一次 500μg，一日 1 次，隔日 1 次。给药约 2 个月后，可维持治疗，一次 500μg，每 1～3 个月 1 次。②周围神经病：通常成人一次 500μg，一日 1 次，一周 3 次，可按年龄、症状酌情增减。

【不良反应】①偶见皮疹、头痛、发热感、出汗、肌内注射部位疼痛和硬结。②可引起血压下降、呼吸困难等严重过敏反应。

【禁忌证】对本品过敏者禁用。

【注意事项】①避免同一部位反复注射；避开神经分布密集部位；针扎入时，如有剧痛、血液逆流的情况，应立即拔出针头，换部位注射。②如果服用 1 个月以上无效，则无须继续服用。③妊娠期及哺乳期妇女用药尚不明确。④老年患者因身体功能减退，应酌情减少剂量。

【制剂规格】片剂：每片 0.5mg。分散片：每片 0.5mg。胶囊剂：每粒 0.5mg。注射剂：每支 500μg（1ml）。

葡萄糖酸亚铁 [药典（二）；医保（乙）]

Ferrous Gluconate

【药理作用】本品药理作用同硫酸亚铁，参与血红蛋白的合成，在传递氧和人体代谢活动中起重要作用。口服后经十二指肠吸收，对胃肠道刺激性小，作用温和，铁利用率高，起效快。

【适应证】用于各种原因引起的缺铁性贫血，如营养不良、慢性失血、月经过多、妊娠、儿童生长期等的缺铁性贫血。

【用法用量】口服。(1) 成人：①预防，一次 0.3g，一日 1 次。②治疗，一次 0.3～0.6g，一日 3 次。(2) 儿童：①12 岁以上，预防，一次 0.3g，一日 1 次；治疗，一次 0.3～0.6g，一日 3 次。②12 岁以下，一日 30mg/kg，分 3 次服用。

【不良反应】偶有胃肠刺激症状，如恶心、呕吐、上腹疼痛、便秘，餐后服用可减轻胃肠刺激症状。

【禁忌证】血红蛋白沉着症，含铁血黄素沉着症及非缺铁性贫血、肝、肾功能严重损害，对铁剂过敏者禁用。

【注意事项】①服药后 2 小时内忌饮茶和进食含鞣酸的食物。②细菌感染患者不宜应用本品。③服药后排黑色粪便易与上消化道出血混淆。④本品宜在饭后或饭时服用，以减轻胃部刺激。

【制剂规格】片剂（糖衣片）：每片 0.1g；0.3g。胶囊剂：每粒 0.25g；0.3g；0.4g。糖浆剂：每瓶 0.25g（10ml）；0.3g（10ml）。

维生素 B_{12} [药典（二）；基；医保（甲）]

Vitamin B_{12}

【药理作用】本品为细胞合成核苷酸的重要辅酶，参与体内甲基转换及叶酸代谢，促进 5－甲基四氢叶酸。缺乏时，可致叶酸缺乏，并因此导致 DNA 合成障碍，影响红细胞的发育与成熟。维生素 B_{12} 缺乏与叶酸缺乏所致贫血的血细胞形态学异常基本相似，两药可互相纠正血常规的异常。本品还促使甲基丙二酸转变为琥珀酸，参与三羧酸循环。此作用关系到神经髓鞘脂类的合成及维持有鞘神经纤维功能完整，维生素 B_{12} 缺乏症的神经损害可能与此有关。

【适应证】用于治疗恶性贫血，亦与叶酸合用用于治疗各种巨幼细胞贫血、抗叶酸药引起的贫血及脂肪泻、全胃切除或胃大部切除。尚用于神经系统疾病（如神经炎、神经萎缩等）、肝脏疾病（如肝炎、肝硬化等）等。

【用法用量】肌内注射，成人，一日 0.025～0.1mg 或隔日 0.05～0.2mg。用于神经系统疾病时，用量可酌增。口服，每次 0.025mg，一日 3 次。

【不良反应】可致过敏反应，甚至过敏性休克，不宜滥用。偶见可引起皮疹、瘙痒、腹泻及哮喘等。

【禁忌证】禁用于对维生素 B_{12} 过敏者。

【注意事项】①恶性贫血患者口服无

效。②不可静脉给药。③痛风患者如使用本品，可发生高尿酸血症。④老人、素食且不吃蛋和奶制品的人、妊娠期及哺乳妇女应补充维生素 B_{12}。

【制剂规格】片剂：每片 0.025mg。注射液：每支 0.05mg（1ml）；0.1mg（1ml）；0.25mg（1ml）；0.5mg（1ml）；1mg（1ml）。

腺苷钴胺［药典（二）；基；医保（甲、乙）］

Cobamamide

【药理作用】本品是氰钴型维生素 B_{12} 的同类物，即其 CN 基被腺嘌呤核苷取代，成为 5′-脱氧腺苷钴胺，它是体内维生素 B_{12} 的两种活性辅酶形式之一，是细胞生长繁殖和维持神经系统髓鞘完整所必需的物质。

【适应证】①主要用于巨幼细胞贫血、营养不良性贫血、妊娠期贫血。②用于神经性疾病如多发性神经炎、神经根炎、三叉神经痛、坐骨神经痛、神经麻痹、营养性神经疾病以及放射线和药物引起的白细胞减少症。

【用法用量】①口服，每次 0.5～1.5mg，一日 1.5～4.5mg。②肌内注射，一日 0.5～1mg，一日 1 次。

【不良反应】①口服偶可引起过敏反应。②肌内注射偶可引起皮疹、瘙痒、腹泻、过敏性哮喘。③长期应用可出现缺铁性贫血。

【禁忌证】对本品过敏者禁用。

【注意事项】①本品注射用制剂遇光易分解，启封或稀释后要尽快使用。②治疗后期可能出现缺铁性贫血，应补充铁剂。

【制剂规格】片剂：每片 0.25mg。注射剂：每支 0.5mg（1ml）。冻干粉针：每支 0.5mg；1.0mg；1.5mg。

叶酸［药典（二）；基；医保（甲、乙）］

Folic Acid

【药理作用】本品是由蝶啶、对氨基苯甲酸和谷氨酸组成的一种 B 族维生素，为细胞生长和分裂所必需的物质，在体内被叶酸还原酶及二氢叶酸还原酶还原为四氢叶酸。后者与多种一碳单位结合成四氢叶酸类辅酶，传递一碳单位，参与体内核酸和氨基酸的合成，并与维生素 B_{12} 共同促进红细胞的增殖和成熟。

【适应证】①用于各种巨幼红细胞性贫血，尤适用于由于营养不良或婴儿期、妊娠期叶酸需要量增加所致的巨幼红细胞贫血。②用于治疗恶性贫血时，虽可纠正异常血常规，但不能改善神经损害症状，故应以维生素 B_{12} 为主，叶酸为辅。③用于妊娠期和哺乳期妇女的预防用药。④预防胎儿神经管发育缺陷。

【用法用量】①口服：成人，每次 5～10mg，一日 5～30mg。②肌内注射：每次 10～20mg，一日 1 次。妊娠期和哺乳期妇女的预防用药：口服，一次 0.4mg，一日 1 次。

【不良反应】不良反应较少，罕见过敏反应，长期服用可出现畏食、恶心、腹胀等。

【禁忌证】①对本品过敏者禁用。②维

生素 B_{12} 缺乏引起的巨幼细胞贫血不能单用叶酸治疗。

【注意事项】①营养性巨幼细胞贫血常合并缺铁，应同时补铁，并补充蛋白质及其他 B 族维生素。②维生素 B_{12} 缺乏所致的贫血，应以维生素 B_{12} 为主，叶酸为辅。③不宜静脉注射，因易引起不良反应；肌内注射时，不宜与维生素 B_1、维生素 B_2、维生素 C 同管注射。④在叶酸抗剂甲氨蝶呤、乙胺嘧啶等所致的巨幼细胞贫血时，因二氢叶酸还原酶遭受抑制四氢叶酸生成障碍，故需用甲酰四氢叶酸钙治疗。⑤口服大剂量叶酸，可以影响微量元素锌的吸收。⑥过敏体质者慎用。

【制剂规格】片剂：每片 0.4mg；5mg。注射剂：每支 15mg（1ml）。

重组人促红素［基；医保（乙）］

Recombinant Human Erythropoietin

【药理作用】本品主要作用于与红系祖细胞的表面受体结合，促进红系祖细胞增殖和分化，促进红母细胞成熟，增多红细胞数和血红蛋白含量；稳定红细胞膜，提高红细胞膜抗氧化酶功能。长期接受血液透析的患者应用本品后，血细胞比容增加。另外，本品还能改善血小板功能，对止血障碍有所改善。

【适应证】①用于慢性肾衰竭和晚期肾病所致的贫血。②也用于多发性骨髓瘤相关的贫血和骨髓增生异常综合征（MDS）及骨癌引起的贫血。③对结缔组织病（类风湿关节炎和系统性红斑狼疮）所致的贫血也有效。

【用法用量】可静脉注射或皮下注射，剂量应个体化，一般开始剂量为 50～150U/kg，每周 3 次。治疗过程中需视血细胞比容或血红蛋白水平调整剂量或调节维持量。建议以血细胞比容 30%～33%或血红蛋白 100～120g/L 为指标，调节维持量。

【不良反应】①主要是血压升高，偶可诱发脑血管意外、癫痫发作。②可见血尿素氮、尿酸、血肌酐、丙氨酸转氨酶（ALT）、天冬氨酸转氨酶（AST）、碱性磷酸酶（ALP）、乳酸脱氢酶（LDH）升高。③其他不良反应较小，如发热、恶心、头痛、关节痛、血栓等。④偶可出现瘙痒、皮疹或荨麻疹等过敏反应和过敏性休克。

【禁忌证】对本品过敏者、血液透析者、难以控制的高血压患者、某些白血病患者、铅中毒患者、妊娠期妇女禁用。

【注意事项】①癫痫患者、脑血栓形成者慎用。②应用期间严格监测血压、血栓情况及血清铁含量。③治疗前后患者的最大血红蛋白浓度不超过 120g/L。④合并感染者，宜控制感染后再使用本品。⑤高龄患者应用时，要注意监测血压及血细胞比容，并适当调整用药剂量与次数。

【制剂规格】重组人促红素注射液（CHO 细胞）：每支 2000U（1ml）；3000U（1ml）；4000U（1ml）；5000U（1ml）；10000U（1ml）；12000U（1ml）。注射用重组人促红素（CHO 细胞）：每支 2000U；4000U；10000U。

第5节　促进白细胞增生药

肌苷[药典（二）；医保（甲）]

Inosine

【药理作用】本品为人体的正常成分，为腺嘌呤的前体，能直接透过细胞膜进入人体细胞，参与体内能量代谢及蛋白质合成。

【适应证】用于治疗各种原因所致的白细胞减少、血小板减少及急、慢性肝脏疾病和心肌损伤等。

【用法用量】①口服，成人：一次200～600mg，一日3次；小儿：一次100～200mg，一日3次。②静脉注射或静脉滴注，一次200～600mg，一日1～2次。

【不良反应】①偶见胃部不适、轻度腹泻。②静脉注射可有颜面潮红、恶心、腹部灼热感。

【禁忌证】对本品过敏者禁用。

【注意事项】不能与氯霉素、双嘧达莫、硫喷妥钠等注射液配伍。

【制剂规格】片剂：每片200mg。注射剂：每支50mg（2ml）；100mg（2ml）；200mg（5ml）。

维生素B_4[药典（二）；医保（乙）]

Vitamin B_4

【药理作用】本品为升白细胞药。维生素B_4是核酸的组成部分，在体内参与RNA和DNA合成，当白细胞缺乏时，它能促进白细胞增生。

【适应证】用于防治各种原因引起的白细胞减少症及急性粒细胞减少症，如肿瘤的放射治疗或化疗，以及苯类、抗甲状腺药、氯霉素中毒等引起的白细胞减少症。在肿瘤放疗、化疗前或同时应用本品，对防治白细胞减少症的发生有一定的作用。

【用法用量】口服。成人，每次10～20mg，一日3次。小儿，每次5～10mg，一日2次。

【不良反应】推荐剂量下，未见明显不良反应。

【禁忌证】无明显禁忌证。

【注意事项】①本品需连续使用约一个月左右才能显效。②由于此药为核酸前体，故与肿瘤放疗或化疗并用时应考虑它是否有促进肿瘤发展的可能性。

【制剂规格】片剂：每片10mg；25mg。

第6节　抗血小板药物

硫酸氢氯吡格雷[药典（二）；基；医保（乙）]

Clopidogrel Bisulfate

【药理作用】本品是血小板聚集抑制剂，选择性地抑制ADP与血小板受体的结合及抑制ADP介导的糖蛋白GPⅡb/Ⅲa复合物的活化，而抑制血小板聚集。也可抑制非ADP引起的血小板聚集。对血小板ADP受体的作用是不可逆性的。

【适应证】①用于预防和治疗因血小板高聚集引起的心、脑及其他动脉循环障碍疾病，如近期发作的脑卒中、心肌梗死和确诊的外周动脉疾病。②与阿司匹林联合，用于非 ST 段抬高急性冠脉综合征（不稳定型心绞痛或非 Q 波心肌梗死）患者。

【用法用量】口服：每日 1 次，每次 75mg。①对于非 ST 段抬高急性冠脉综合征（不稳定型心绞痛或非 Q 波心肌梗死）患者，以单次负荷剂量 300mg 开始，然后以 75mg 每日 1 次连续服药（合用阿司匹林每日 50～100mg）。②对于 ST 段抬高急性心肌梗死，以单次负荷剂量 300mg 开始，然后以 75mg 每日 1 次连续服药，合用阿司匹林，可合用或不合用溶栓剂。

【不良反应】①常见不良反应为消化道出血、中性粒细胞减少、腹部疼痛、消化不良、胃溃疡和十二指肠溃疡、胃炎、呕吐、恶心、便秘、皮疹等。②偶见血小板减少性紫癜。

【禁忌证】对本品过敏者、溃疡病患者、颅内出血患者禁用。

【注意事项】①择期手术患者可在术前 1 周停止使用氯吡格雷。②由于出血和血液学不良反应的危险性，在治疗过程中一旦出现出血的临床症状，应立即考虑进行血细胞计数和（或）其他适当的检查。③患有出血性疾病者（如消化性溃疡、眼内、颅内出血）、严重肝、肾功能损害的患者、因创伤、外科手术或其他病理状态使出血危险性增加的患者和接受阿司匹林、非甾体抗炎药、肝素、血小板糖蛋白Ⅱb/Ⅲa（GPⅡb/Ⅲa）拮抗剂或溶栓药物治疗患者慎用。④妊娠期及哺乳期妇女不建议服用；本品在儿科使用的安全性和有效性还未明确。

【制剂规格】片剂：每片 25mg；75mg。

前列地尔[药典（二）]

Alprostadil

【药理作用】本品通过改善红细胞的变形性（增加红细胞的柔韧性）、抑制血小板凝集、激活白细胞（中性粒细胞活化）和溶解血栓（增加纤维蛋白溶解活性）来提高血液流动性，增加局部缺血组织对氧和葡萄糖的利用，从而恢复正常新陈代谢，改善微循环。

【适应证】①治疗慢性动脉闭塞症引起的四肢溃疡及微小血管循环障碍引起的四肢静息疼痛，改善心脑血管微循环障碍。②脏器移植术后抗栓治疗，用以抑制移植后血管内的血栓形成。③动脉导管依赖性先天性心脏病，用以缓解低氧血症，保持导管血流以等待时机手术治疗。

【用法用量】静脉注射：①心肌梗死，一日 100～200μg，重症可适当增加，但不得超过 400μg。②血栓性脉管炎、闭塞性动脉硬化，一日 40～100μg。注射用前列地尔干乳剂：一日 5～10μg 溶于 10ml 0.9%氯化钠注射液或 5%葡萄糖注射液中，缓慢静脉注射或直接小壶缓慢静脉滴注。③视网膜中央静脉血栓，一日 100～200μg。

【不良反应】①动脉内输注本品期间，输注肢端常出现疼痛、红斑和水肿。静脉滴注期间偶尔出现相似的症状，可能会出现滴注静脉发红。这些与药物有关的或在穿刺过程中所引起的副作用在剂量减小或停止输注时即会消失。②偶尔出现下列症状，大多与给药途径无关：头痛，胃肠道反应（如腹泻、恶心、呕吐），面红，感觉异常。

【禁忌证】①对前列地尔（本品的活性成分）及本品中其他辅料过敏者禁用。②妊娠或可能妊娠的妇女禁用。③严重心力衰竭者（心功能不全）禁用。

【注意事项】①青光眼、眼压亢进患者慎用。②注射时，局部有疼痛、肿胀感觉。若有发热、瘙痒感时，应及时减慢输入速度。

【制剂规格】注射用无菌粉末：每支 20μg；30μg；40μg；80μg；100μg；200μg。注射剂：每支 1ml:5μg；2ml:10μg；干乳剂：每支 5μg；10μg。

噻氯匹定 [药典（二）]

Ticlopidine

【药理作用】本品对二磷酸腺苷（ADP）诱导的血小板聚集有较强的抑制作用；对胶原、凝血酶、花生四烯酸、肾上腺素及血小板活化因子等诱导的血小板聚集亦有不同程度的抑制作用。它对血小板聚集还有一定的解聚作用，并可抑制血小板的释放反应，因而可阻止血小板聚集，减少血栓形成。此外，本品能与红细胞膜结合，降低红细胞在低渗溶液中的溶血倾向，增加红细胞的变形性和可滤性。本品也具有降低血液黏滞度、改善微循环的作用。

【适应证】用于预防脑血管、心血管及周围动脉硬化伴发的血栓栓塞性疾病，亦可用于体外循环心外科手术以预防血小板丢失、慢性肾透析以增加透析器的功能。

【用法用量】口服，每次 0.25g，一日 1～2 次。宜就餐时服用。

【不良反应】①常见不良反应为消化道症状（如恶心、腹部不适及腹泻）及皮疹，餐后服用可减少其发生。②偶可有中性粒细胞减少、血小板减少、瘀斑、齿龈出血、黏膜皮肤出血，如有发生，应立即停药，并按粒性白细胞缺乏症处理，一般 1～3 周可恢复正常。③皮疹、胆汁淤积、轻度氨基转移酶升高。所有不良反应多出现于用药后 3 个月之内。

【禁忌证】近期出血者、近期溃疡病者、外科手术患者、严重的肝功能损害患者、出血时间延长者、对本品过敏者、有白细胞减少或血小板减少病史者均禁用。

【注意事项】①严重肾功能损害患者导致血药浓度升高，使用本品应密切监测肾功能，必要时减量。②为避免外科及口腔科择期手术中出血量增多，术前 10～14 天应停用本品。③用药期间应定期监测血常规，最初 3 个月内每两周 1 次。一旦出现白细胞或血小板下降即应停药，并继续监测至恢复正常。④服用本品时若患者受伤且有继发性出血的风险，应暂停用本品。⑤本品可透过胎盘屏障及进入母乳中，避免用于妊娠期和哺乳期妇女。

【制剂规格】片剂：每片 0.25g。胶囊剂：每粒 0.125g；0.25g。

双嘧达莫［药典（二）；医保（甲）］

Dipyridamole

【药理作用】本品对冠状血管有较强的扩张作用，可显著增加冠脉流量，增加心肌供氧量。但本品不能扩张缺血区的血管，故对心肌梗死患者不利。对心绞痛患者短期亦难见效，只有在长期使用后，可能由于促进侧支循环而逐渐发挥疗效。同时，本品具有抗血栓形成作用，抑制血小板聚集，高浓度（50μg/ml）可抑制血小板释放。作用机制可能为：①抑制血小板、上皮细胞和红细胞摄取腺苷，治疗浓度（0.5～1.9μg/ml）时该抑制作用成剂量依赖性。②抑制各种组织中的磷酸二酯酶（PDE）。③抑制血栓烷素 A_2（TXA_2）形成，TXA_2 是血小板活性的强力激动剂。④增强内源性 PGI_2 的作用。

【适应证】①用于弥散性血管内凝血症，血栓栓塞性疾病及缺血性心脏病。②防止冠心病发展。

【用法用量】①口服：每次 25～100mg，一日 3 次，饭前 1 小时服；在症状改善后，可改为每次 25～50mg，一日 2 次。②静脉滴注：每分钟 0.142mg/kg，共 4 分钟。

【不良反应】①常见不良反应有头晕、头痛、呕吐、腹泻、脸部潮红、皮疹和瘙痒。②罕见心绞痛、肝功能不全及出血倾向。③不良反应持续或不能耐受者少见。④长期大量应用可致冠状动脉盗血现象。

【禁忌证】对双嘧达莫过敏者禁用；心肌梗死的低血压患者禁用。

【注意事项】①不宜与葡萄糖以外的其他药物混合注射。②心肌梗死、有出血倾向或低血压患者、妊娠期及哺乳期妇女慎用。③本品与抗凝剂、抗血小板聚集剂及溶栓剂合用时应注意出血倾向。

【制剂规格】片剂：每片 25mg。缓释胶囊剂：每粒 25mg。注射剂：每支 10mg（2ml）。

替格瑞洛［基；医保（乙）］

Ticagrelor

【药理作用】本品为一种环戊三唑嘧啶（CPTP）类化合物。替格瑞洛及其主要代谢产物能可逆性地与血小板 P2Y12 ADP 受体相互作用，阻断信号传导和血小板活化，与噻吩并吡啶类药物（如氯吡格雷）的作用机制相似；替格瑞洛及其活性代谢产物的活性相当。

【适应证】本品用于急性冠脉综合征（不稳定性心绞痛、非 ST 段抬高心肌梗死或 ST 段抬高心肌梗死）患者，包括接受药物治疗和经皮冠状动脉介入（PCI）治疗的患者，降低血栓性心血管事件的发生率。

【用法用量】口服，本品可在饭前或饭后服用；本品起始剂量为单次负荷量 180mg，此后每次 60～90mg，一日 2 次。除非有明确禁忌，本品应与阿司匹林联合用药；在服用首剂负荷阿司匹林后，阿司匹林的维持剂量为每次 75～100mg，一日 1 次。

【不良反应】①高尿酸血症，血尿酸升高。②脑出血，颅内出血，出血性卒中。③呼吸困难，劳力性呼吸困难，静息时呼吸困难，夜间呼吸困难。④胃肠道出血，直肠出血，小肠出血，黑便，潜血。⑤胃肠溃疡出血，胃溃疡出血，十二指肠溃疡出血，消化性溃疡出血。⑥皮下血肿，皮肤出血，皮下出血，瘀点。⑦挫伤，血肿，瘀斑，挫伤增加倾向，创伤性血肿。⑧血尿，尿中带血，尿道出血。⑨血管穿刺部位出血，血管穿刺部位血肿，注射部位出血，穿刺部位出血，导管部位出血。

【禁忌证】对替格瑞洛或本品任何辅料成分过敏者、活动性病理性出血（如消化性溃疡或颅内出血）的患者、有颅内出血病史者、中－重度肝脏损害患者、妊娠期妇女、哺乳期妇女均应禁用。

【注意事项】①对于实施择期手术的患者，如果抗血小板药物治疗不是必需的，应在术前7天停止使用替格瑞洛。②停用本品可增加发生心肌梗死、脑卒中和死亡的风险，应避免中断替格瑞洛片治疗；如必须暂停用药（如治疗出血或重大手术），应尽快重新开始用药。③本品不可与其他口服P2Y12血小板抑制药合用。④本品与其他强效P－糖蛋白抑制药、CYP3A4强抑制药、CYP3A4强诱导剂以及治疗指数窄的CYP3A4底物合用时应谨慎。⑤有出血倾向（例如近期创伤、近期手术、凝血功能障碍、活动性或近期胃肠道出血）的患者、尿酸性肾病患者慎用。

【制剂规格】片剂：每片60mg；90mg。

西洛他唑 [药典（二）；医保（乙）]

Cilostazol

【药理作用】本品抑制血小板及平滑肌上磷酸二酯酶活性、扩张血管、抑制血栓素 A_2 引起的血小板聚集，但不影响血小板的花生四烯酸代谢，对于由二磷酸腺苷或肾上腺素诱导引起的初级及二级聚集均有抑制作用；不干扰血管内皮细胞合成前列环素；对血小板聚集的抑制作用是可逆的，停药后可迅速恢复。

【适应证】①用于慢性动脉闭塞症引起的溃疡、疼痛、冷感和间歇性跛行等缺血性症状。②预防脑梗死复发（心源性脑梗死除外）。

【用法用量】口服，一日2次，每次50～100mg。

【不良反应】①心脏：充血性心力衰竭、心肌梗死、心绞痛、室性心动过速。②出血：有发生颅内出血的可能性，初期症状为头痛、恶心、呕吐、意识障碍、半身不遂，也可发生肺出血、消化道出血、鼻出血、眼底出血等。③血液：有全血细胞减少的可能性。④间质性肺炎：有时出现伴随发热、咳嗽，呼吸困难、胸部X线异常、嗜酸性粒细胞增多的间质性肺炎。⑤消化系统：可有AST、ALT、LDH等升高和黄疸等，及腹胀、恶心、呕吐、胃不适、腹痛等。⑥泌尿系统：尿频，尿素氮、肌酐及尿酸值异常。⑦其他：偶见过敏反应，包括皮疹、瘙痒。

【禁忌证】禁用于：出血性疾病患者（如血友病、毛细血管脆性增加性疾病、活动性消化性溃疡、血尿、咯血、子宫功能性出血或有其他出血倾向）；充血性心力衰竭患者；对本品成分有过敏史的患者；妊娠或有可能妊娠的妇女。

【注意事项】（1）以下人群慎用：①口服抗凝药或已服用抗血小板药物、溶栓药、前列腺素 E_1 类制剂（如华法林、阿司匹林、噻氯匹定、尿激酶、阿普替酶等）。②合并冠状动脉狭窄及血压持续上升的高血压患者。③糖尿病或糖耐量异常的患者。④严重肝、肾功能不全者；有严重合并症，如恶性肿瘤患者。⑤白细胞减少者。⑥过敏体质，对多种药物过敏者或近期有过敏性疾病者。（2）本品有升高血压的作用，服药期间应加强原有的抗高血压治疗。（3）对脑梗死患者应在脑梗死症状稳定后开始给药。（4）由于西洛他唑与蛋白结合率高，在血液透析和腹膜透析时不易被有效去除。（5）哺乳期妇女服药时应避免授乳；月经期妇女慎用。

【制剂规格】片剂：每片 50mg；100mg。胶囊剂：每粒 50mg。

吲哚布芬[基；医保（乙）]

Indobufen

【药理作用】本品可抑制某些血小板激活因子（如 ADP、5－HT、血小板因子 4、β－血小板球蛋白等）引起的释放反应以及影响花生四烯酸代谢而抗血小板聚集，但不影响 PGI_2 的血浓度。对血液凝固的各种参数无影响，但能中等程度地延长出血时间，停药后即可恢复，使异常的血小板功能恢复正常。

【适应证】①用于动脉硬化所致的缺血性心、脑血管和周围血管疾病，静脉血栓形成，血脂或血糖代谢障碍等。②也可用于体外循环手术时防止血栓形成。

【用法用量】每日剂量为 200～400mg，分 2 次口服、肌内或静脉注射。老年人及肾功能不全者宜减半。

【不良反应】①常见恶心、呕吐、消化不良、上腹部不适、腹痛、腹胀、便秘、头痛、头晕、皮肤过敏反应、齿龈出血及鼻出血等；如出现荨麻疹样皮肤过敏反应，应立即停药。②少数病例可出现胃溃疡、胃肠道出血及血尿。

【禁忌证】禁用于对本品过敏者、出血性疾病、凝血功能低下、妊娠期及哺乳期妇女。

【注意事项】①慎用于胃肠道活动性病变者、过敏性体质者、肾功能不全者、月经期妇女及老年患者。②治疗期间必要时需进行出血时间测定。

【制剂规格】片剂：每片 200mg。注射剂：每支 200mg（2ml）。

第 8 章　作用于泌尿系统和生殖系统药物

第 1 节　主要作用于泌尿系统的药物

布美他尼[药典（二）；医保（乙）]

Bumetanide

【药理作用】 本品为呋塞米的衍生物，亦为髓袢类利尿药。其作用部位、作用机制、电解质丢失情况及作用特点相似，具有高效、速效、短效和低毒的特点。本品的最大利尿效应与呋塞米相似，但相同剂量时其作用比呋塞米强 20～40 倍，因而临床上所用剂量为呋塞米的 1/40。它对近曲小管也有明显作用，还可扩张肾血管，改善肾脏血流量；但对远曲小管无作用，抑制碳酸酐酶的作用较弱，因而其 K^+较呋塞米轻。

【适应证】 ①水肿性疾病：包括充血性心力衰竭、肝硬化、肾脏疾病（肾炎、肾病及各种原因所致的急、慢性肾功能衰竭），尤其是应用其他利尿药效果不佳时，应用本类药物仍可能有效。与其他药物合用治疗急性肺水肿和急性脑水肿等。②高血压：在高血压的梯度疗法中，不作为治疗原发性高血压的首选药物，但当噻嗪类药物疗效不佳，尤其当伴有肾功能不全或出现高血压危象时，本类药物尤为适用。③预防急性肾功能衰竭：用于各种原因导致肾脏血流灌注不足，例如失水、休克、中毒、麻醉意外以及循环功能不全等，在纠正血容量不足的同时及时应用，可减少急性肾小管坏死。④高钾血症及高钙血症。⑤稀释性低钠血症，尤其是当血钠浓度低于 120mmol/L 时。⑥抗利尿激素分泌过多症。⑦急性药物或毒物中毒。

【用法用量】（1）成人：①治疗水肿性疾病或高血压；口服，一次 0.5～2mg，一日 1 次，必要时每 4～5 小时重复，最大剂量可达一日 10～20mg；静脉或肌内注射起始 0.5～1mg，必要时每隔 2～3 小时重复，最大剂量为一日 10mg。②治疗急性肺水肿及左心衰：将本品 2～5mg 加入 500ml 0.9% 氯化钠注射液中静脉滴注，30～60 分钟滴完。也可肌内注射或静脉注射，一次 1～2mg，必要时隔 20 分钟再给药 1 次。

（2）儿童：口服，一次 0.01～0.02mg/kg，必要时 4～6 小时 1 次；肌内或静脉注射：剂量同口服。

【不良反应】 ①基本同呋塞米，如引起低盐综合征、低氯血症、低钾血症、高尿酸血症和高血糖等。但低钾血症的发生率较噻嗪类利尿药、呋塞米为低。长期或大量应用本品应定期检查电解质。另外肾功能不全患者大剂量使用时，可发生皮肤、黏膜及肌肉疼痛，但多数轻微，1～3 小时后自行缓解，如持续过久应停药。少数男性患者可出现乳房发育。偶见未婚男性遗精和阴茎勃起困难。其他同呋塞米。

【禁忌证】禁用于：①对本品、磺胺药和噻嗪类利尿药过敏者。②妊娠期妇女。

【注意事项】①可增加近曲小管对钙的再吸收，使血钙升高，如同时补充排出的 Na^{+}，并使每小时尿量达到500～1000ml，可使每小时 80mg 的 Ca^{2+}排出，4～8 小时后血清 Ca^{2+}浓度下降 3%。②本品可经乳汁分泌，故哺乳期妇女慎用。③严重的肝、肾功能不全，糖尿病、高尿酸血症或痛风患者、急性心肌梗死、胰腺炎或有此病史者、有低钾血症倾向者、前列腺肥大者，以及小儿和老年人慎用。④可增加尿磷的排泄量，干扰尿磷的测定。⑤注射液不宜加入酸性溶液中静脉滴注，以免引起沉淀。⑥随访检查：同呋塞米。

【制剂规格】片剂：每片 1mg。注射剂：每支 0.5mg（2ml）；1.0mg（2ml）。注射用无菌粉末：每支 0.5mg；1.0mg。

非那雄胺[药典（二）；基；医保（乙）]

Finasteride

【药理作用】本品属 4－氮杂甾体化合物，为细胞内酯Ⅱ型 5α－还原酶特异性抑制剂。Ⅱ型 5α－还原酶能将睾酮代谢成更强效的雄激素双氢睾酮（DHT），双氢睾酮是前列腺生长所依赖的物质。本品与Ⅱ型 5α－还原酶缓慢形成稳定的酶复合物，抑制外周睾酮转化为二氢睾酮，降低血液和前列腺、皮肤等组织中二氢睾酮水平，从而抑制前列腺增生，改善良性前列腺增生的相关临床症状。本品对雄激素受体没有亲和力。良性前列腺增生患者口服本品每日 5mg，1 年，可减少血液循环中双氢睾酮浓度70%，前列腺体积缩小 20%，前列腺特异性抗原（PSA）降低 50%。此外，毛囊内含有Ⅱ型 5α－还原酶，在男性秃发患者的秃发区头皮内毛囊变少，并且双氢睾酮增加。给予本品可使这些患者头皮及血清中的双氢睾酮浓度下降，从而抑制头皮毛囊变小，逆转脱发过程。

【适应证】本品适用于治疗已有症状的良性前列腺增生症改善症状（降低发生急性尿潴留的危险性。降低需进行经尿道切除前列腺和前列腺切除术的危险性）；前列腺肥大患者（可使肥大的前列腺缩小，改善尿流及前列腺增生有关症状）。

【用法用量】口服，一次 5mg，一日 1 次。空腹服用或与食物同时服用均可。肾功能不全者、老年人不需调整剂量。

【不良反应】①发生率大于 1%的不良反应：性功能障碍（阳痿、性欲减退、射精障碍）、乳房不适（乳腺增生和乳房触痛）和皮疹。②可见超敏反应，抑郁，停止治疗后继续存在的性欲降低。③本品上市后报道的不良反应：瘙痒、风疹、面唇部肿胀等过敏反应以及睾丸疼痛。

【禁忌证】①对本品过敏者禁用。②可引起男性胎儿外生殖器异常，因此妊娠期妇女或可能受孕的妇女禁用本品，也不应触摸本品的碎片和裂片。③本品不适用于妇女和儿童。

【注意事项】①一般注意事项：使用本品前应排除和良性前列腺增生（BPH）类似的其他疾病，如感染、前列腺癌、尿道狭窄、膀胱低张力、神经源性紊乱等；肝功能不全者慎用。②非那雄胺治疗前列腺癌未见临床疗效；非那雄胺不影响前列腺癌的发生率，也不影响前列腺癌的检出率；建议在接受非那雄胺治疗前及治疗一段时间之后定期做前列腺检查，如直肠指诊、其他的前列腺癌相关检查（包括 PSA）；可使前列腺增生患者（或伴有前列腺癌）血清 PSA 浓度大约降低 50%；应谨慎评价使用非那雄胺治疗的患者的 PSA 水平持续增高，包括考虑非那雄胺治疗的非依从性。③血清 PSA 浓度与患者年龄和前列腺体积有关，而前列腺体积又与患者年龄有关。④由于非那雄胺起效慢，用药 3 个月才能发挥疗效，因此目前通常的治疗策略是在开始前列腺增生药物治疗时，非那雄胺和α－受体拮抗剂联合应用，以迅速改善患者排尿不畅的症状。

【制剂规格】片剂：每片 1mg；5mg。胶囊剂：每粒 5mg。分散片：每片 5mg。

呋塞米 [药典（二）；基；医保（甲）]

Furosemide

【药理作用】①利尿作用：本品能增加水、钠、氯、钾、钙、镁、磷酸盐等的排泄。与噻嗪类利尿药比较，它存在明显的剂量－效应关系。随剂量加大，利尿效果明显增强，且药物剂量范围较大。其作用机制，主要抑制髓袢升支髓质部对 Na^+、Cl^-的重吸收，对升支的皮质部也有作用。②对血流动力学的影响：呋塞米能抑制前列腺素分解酶的活性，使前列腺素 E_2 的含量升高，因而具有扩张血管的作用。

【适应证】①水肿性疾病：包括心脏性水肿、肾性水肿（肾炎、肾病及各种原因所致的急、慢性肾功能衰竭）、肝硬化腹水、功能障碍或血管障碍所引起的周围性水肿，尤其是应用其他利尿药效果不佳时，应用本类药物仍可能有效。静脉给药或与其他药物合用，可治疗急性肺水肿和急性脑水肿等。②高血压：不作为治疗原发性高血压的首选药物，但当噻嗪类药物疗效不佳，尤其当伴有肾功能不全或出现高血压危象时，本类药物尤为适用。③预防急性肾功能衰竭：用于各种原因导致肾脏血流灌注不足，例如失水、休克、中毒、麻醉意外以及循环功能不全等，及时应用可减少急性肾小管坏死的机会。④高钾血症及高钙血症。⑤稀释性低钠血症，尤其是当血钠浓度低于 120mmol/L 时。⑥抗利尿激素分泌过多症（SIADH）。⑦急性药物毒物中毒，用本品可加速毒物排泄。

【用法用量】成人：（1）水肿：①口服，开始每日 20～40mg，一日 1～2 次，必要时 6～8 小时后追加 20～40mg，直至出现满意的利尿效果。最大剂量虽可达每日 600mg，但一般应控制在 100mg 以下，分 2～3 次服用。以防过度利尿和发生不良反应。部分患者剂量可减少至 20～40mg，隔日 1 次，或一周中连续服药 2～4 日，每日 20～40mg。②肌内注射或静脉注射，一次 20～40mg，隔日 1 次，根据需要亦可一日 1～2 次，必要时可每 2 小时追加剂量。每日量视需要可增至 120mg。静脉注射宜用氯化钠注射液稀释后缓慢注射，不宜与其他药物混合。（2）急性左心衰：起始 40mg 静脉注射，必要时每 1 小时追加 80mg 直至出现满意疗效。（3）急性肺水肿：成人静脉注射，20～40mg 加入氯化钠注射液 20～40ml 中，缓慢静脉注射，一般 5～10 分钟注射完毕，可根据病情连续静脉注射多次。（4）高血压：口服，起始每次 20～40mg，一日 2 次，并酌情调整剂量。治疗高血压危象时，起始 40～80mg 静脉注射，伴急性左心衰竭或急性肾衰竭时，可酌情增加剂量。（5）肾衰竭：①治疗急性肾衰，可用 200～400mg 加入 0.9%氯化钠注射液 100ml 内静脉滴注，滴注速度每分钟不超过 4mg。有效者可按原剂量重复应用或酌情调整剂量。每日总剂量不超过 1g。利尿效果差时不宜再增加剂量，以免出现肾毒性，对急性肾衰功能恢复不利。②治疗慢性肾功能不全时，一般每日剂量 40～120mg。（6）高钙血症：口服，每日 80～120mg，分 1～3 次服。必要时可静脉注射，一次 20～80mg。长期（7～10 日）用药后利尿作用消失，故需长期应用者，宜采取间歇疗法：给药 1～3 日，停药 2～4 日。

儿童：治疗水肿性疾病：①口服：起始剂量按体重 2mg/kg，必要时每 4～6 小时追加 1～2mg/kg。②静脉注射：起始剂量 1mg/kg，必要时每隔 2 小时追加 1mg/kg。一日最大剂量可达 6mg/kg。新生儿应延长用药间隔时间。

【不良反应】①常见口干、口渴、心律失常、肌肉酸痛、疲乏无力、恶心、呕吐等，主要与电解质紊乱有关。还可引起低血 Na^+、低血 K^+、低血 Ca^{2+}，长期用药可发生低 Cl^-性碱中毒。②可引起高尿酸血症、高血糖、直立性低血压、听力障碍、视力模糊，有时可发生起立性眩晕等。③极少数病例可发生胰腺炎、中性粒细胞减少、血小板减少性紫癜、皮疹、多形性红斑、肝功能障碍而出现黄疸，长期应用可致胃及十二指肠溃疡。

【禁忌证】禁用于：①对本品及噻嗪类利尿药或其他磺酰胺类药物过敏者。②低钾血症、肝性脑病、超量服用洋地黄者。

【注意事项】（1）①通过胎盘屏障，妊娠期妇女尤其妊娠头 3 个月应尽量避免应用；动物实验表明，可致胎儿肾盂积水、流产和胎儿死亡率升高。②可经乳汁分泌，哺乳期妇女应慎用。③在新生儿体内的半衰期明显延长，故新生儿的用药间隔应延长。④老年人应用本品时发生低血压、电解质紊乱、血栓形成和肾功能损害的机会增多。⑤前列腺肥大。⑥大剂量静脉注射过快时，可出现听力减退或暂时性耳聋，故应缓慢注射。⑦在治疗进展中，有血清尿素氮值增加和少尿现象发生时，应立即停止使用本品。

（2）下列情况慎用：①无尿或严重肾功能损害者，后者因需加大剂量，故用药间隔应延长，以免出现耳毒性等不良反应。②糖尿病患者应用后可使血糖增高。③严重肝功能损害者，可因本品所致电解质紊乱而诱发肝性脑病。④急性心肌梗死，过度利尿可促发休克。⑤高尿酸血症或有痛风史者。⑥胰腺炎或有此病史者。⑦有低钾血症倾向者，尤其是应用洋地黄类药物或有室性心律失常者。⑧红斑狼疮，本品可加重病情或诱发活动。

（3）用药时应注意下列问题：①药物剂量应个体化，从最小有效剂量开始，然后根据利尿反应调整剂量，以减少水、电解质紊乱等不良反应。②肠道外给药宜静脉给药，不主张肌内注射。常规剂量静脉注射应超过 1～2 分钟，大剂量静脉注射时每分钟不超过 4mg。静脉用药剂量为口服剂量的 1/2 时即可达到同样疗效。③本品注射剂为加碱制成的钠盐，碱性较高，故静脉注射时宜用氯化钠注射液稀释，而不宜用葡萄糖注射液稀释。④存在低钾血症或低钾血症倾向时，应注意补钾。⑤如每日用药 1 次，应早晨服药，以免夜间排尿次数增多。⑥少尿或无尿患者应用本品最大剂量后 24 小时仍无效时应停药。

（4）随访检查：①血电解质，尤其对合用洋地黄类药物或皮质激素类药物、肝、肾功能损害者更应注意。②血压，尤其是用于降压，大剂量应用或用于老年患者。③肾功能。④肝功能。⑤血糖。⑥血尿酸。⑦酸碱平衡情况。⑧听力。

（5）对诊断的干扰：可致血糖升高、尿糖阳性，尤其是糖尿病或糖尿病前期患者。过度脱水可使血尿酸和尿素氮水平暂时性升高。血 Na^+、Cl^-、K^+、Ca^{2+}和 Mg^{2+}浓度下降。

【制剂规格】片剂：每片 20mg。注射液：每支 2ml（20mg）。注射用呋塞米：每支 20mg；40mg。

托拉塞米[药典（二）；医保（乙）]

Torasemide

【药理作用】本品为一种较新的髓袢利尿药，其作用如下：①作用于肾小管髓袢升支粗段（髓质部和皮质部）及远曲小管，抑制 $Na^+-K^+-2Cl^-$协同转运体系对 Na^+、K^+、Cl^-的重吸收，使尿中钠、氯和水的排泄量增加，发挥利尿作用，而不影响肾小球滤过率，还可抑制远曲小管上皮细胞醛固酮与其受体结合，进一步增加其利尿、排钠效果，且使其排钾作用明显弱于其他强效髓袢利尿药。②扩张血管作用：可抑制前列腺素分解酶活性，增加血浆中 PGE_2、PGI_2 浓度，竞争性拮抗 TXA_2、TXB_2 缩血管作用，因而有扩张血管作用。

【适应证】①各种原因所致水肿，如由于原发或继发性肾脏病及各种原因所致急、慢性肾衰竭，充血性心力衰竭以及肝硬化所致的水肿；与其他药合用治疗急性脑水肿等。②急、慢性心力衰竭。③原发或继发性高血压。④急、慢性肾衰竭，本品可增加尿量，促进尿钠排出。⑤肝硬化腹水。⑥急性毒物或药物中毒。

【用法用量】①心力衰竭：口服或静脉注射，初始剂量一般为一次 5～10mg，一日 1 次，根据病情需要可将剂量增至一次 20mg，一日 1 次。②急性或慢性肾衰竭：口服，开始 5mg，可增加至 20mg，均为一日 1 次。需要时可静脉注射，一次 10～20mg，一日 1 次。必要时可由初始剂量逐渐增加为一日 100～200mg。③肝硬化腹水：口服，开始一次 5～10mg，一日 1 次；以后可增加至一次 20mg，一日 1 次，但最多不超过 40mg。静脉注射同口服，一日剂量不超过 40mg。④高血压：通常的起始剂量为一次 5mg，一日一次。若在服药 4～6 周内降压作用不理想，剂量可增至一次 10mg，一日一次。若一天 10mg 仍未取得足够的降压作用，可考虑合用其他降压药。

【不良反应】本品不良反应类似呋塞米，但产生失钾程度轻，对尿酸、血糖、血脂影响小，耐受性好。可能发生的不良反应如下：①神经系统：头痛、头晕、虚弱、疲乏等。②消化系统：恶心、呕吐、严重口干、消化不良、食欲缺乏、便秘、腹泻、食管出血等。③内分泌代谢系统：高血糖、低血钾、高尿酸血症等。④心血管系统：心房颤动、胸痛、心电图异常等。⑤呼吸系统：鼻炎、咳嗽、咽喉痛。⑥肌肉骨骼系统：肌肉痉挛、关节及肌肉痛。⑦泌尿生殖系统：排尿过多、阳痿、肾前性氮血症。⑧血液系统：低血容量、血栓形成。⑨过敏反应：个别患者可出现皮肤过敏，偶见瘙痒、皮疹、光敏反应。⑩其他：罕见视觉障碍：快速静脉注射或口服，可见耳鸣和听力下降（通常可恢复）。

【禁忌证】禁用于肾衰竭无尿、肝性脑病、低血压、低血容量、尿路梗阻所致严重排尿困难，以及对本品或其他磺酰胺类药物过敏者。

【注意事项】（1）快速静脉注射可能发生听力短时障碍，故单次注射不宜超过 10mg，注射时间不短于 2 分钟。

（2）下列情况慎用：①儿童和哺乳期妇女。②妊娠期妇女用药应权衡利弊。③肝硬化脱水患者慎用，以防水、电解质平衡急剧失调而致肝性脑病。

（3）应用本品时应注意过度利尿引起的水、电解质失衡或血肌酐增高，此时须停用本品，待纠正后再用。

（4）长期大量应用本品，应定期检查电解质、血尿素氮、肌酸酐、尿酸、血糖、血脂。

【制剂规格】片剂：每片 5mg；10mg；20mg。胶囊剂：每粒 10mg。注射液：每支 10mg（1ml）；10mg（2ml）；20mg（2ml）；50mg（5ml）。注射用无菌粉末：每支 10mg；20mg。

依他尼酸[药典（二）]

Etacrynic Acid

【药理作用】本品主要通过抑制肾小管髓袢厚壁段对 NaCl 的主动重吸收，使得管腔液 Na^+、Cl^-浓度升高，而髓质间液 Na^+、Cl^-浓度降低，使渗透压梯度差降低，肾小管浓缩功能下降，从而导致水、Na^+、Cl^-排泄增多。依他尼酸也能抑制前列腺素分解酶的活性，使前列腺素E_2含量升高，从而具有扩张血管作用。扩张肾血管，降低肾血管阻力，使肾血流量尤其是肾皮质深部血流量增加，在依他尼酸的利尿作用中具有重要意义，也是其用于预防急性肾功能衰竭的理论基础。本品利尿作用及机制、电解质丢失情况、作用特点等均与呋塞米类似（参照呋塞米药理作用）。因可引起永久性耳聋，现已少用。

【适应证】①水肿性疾病包括充血性心力衰竭、肝硬化、肾脏疾病（肾炎、肾病及各种原因所致的急、慢性肾功能衰竭），尤其是应用其他利尿药效果不佳时，应用本类药物仍可能有效。与其他药物合用治疗急性肺水肿和急性脑水肿等。②高血压在高血压的阶梯疗法中，不作为治疗原发性高血压的首选药物，但当噻嗪类药物疗效不佳，尤其当伴有肾功能不全或出现高血压危象时，本类药物尤为适用。③预防急性肾功能衰竭用于各种原因导致肾脏血流灌注不足，例如失水、休克、中毒、麻醉意外以及循环功能不全等，在纠正血容量不足的同时及时应用，可减少急性肾小管坏死的机会。④高钾血症及高钙血症。⑤稀释性低钠血症，尤其是当血钠浓度低于120mmol/L时。⑥抗利尿激素分泌过多症（SIADH）。⑦急性药物毒物中毒如巴比妥类药物中毒等。

【用法用量】①水肿：仅用于其他利尿药无效者。口服，一次25mg，一日1～3次，如效果不佳可逐渐加量，一般一日剂量不宜超过100mg，3～5日为一个疗程。②急性肺水肿：将本品25～50mg溶于20～40ml 0.9%氯化钠注射液中，在10～20分钟缓慢静脉注射或滴注。根据病情可增加剂量，但一次剂量不宜超过100mg。③急性肾衰竭：用于早期，可望减轻急性肾小管坏死的发生。以本品25～50mg溶于40～50ml 0.9%氯化钠注射液中缓慢静脉注射，一次剂量不宜超过100mg，必要时可于2～4小时后再注射一次。

【不良反应】（1）依他尼酸片：①常见者与水、电解质紊乱有关，尤其是大剂量或长期应用时，如体位性低血压、休克、低钾血症、低氯血症、低氯性碱中毒、低钠血症、低钙血症以及与此有关的口渴、乏力、肌肉酸痛、心律失常等。②少见者有过敏反应（包括皮疹、间质性肾炎甚至心脏骤停）、视觉模糊、黄视症、光敏感、头晕、头痛、纳差、恶心、呕吐、腹痛、腹泻、胰腺炎、肌肉强直等，骨髓抑制导致粒细胞减少，血小板减少性紫癜和再生障碍性贫血，肝功能损害，指、趾感觉异常，高血糖症，尿糖阳性，原有糖尿病加重，高尿酸血症。但胃肠道反应、水样腹泻和耳毒性较呋塞米多见。尚可引起血尿和消化道出血。有较强的耳源性毒性，目前临床上较少用。（2）注射用依他尼酸钠：①胃肠道反应、水样腹泻和耳毒性较呋塞米多见。尚可引起血尿和消化道出血。对糖代谢多影响较呋塞米轻。②常见者与水、电解质紊乱有关，尤其是大剂量或长期应用时，如体位性低血压、休克、低钾血症、低氯血症、低氯性碱中毒、低钠血症、低钙血症以及与此有关的口渴、乏力、肌肉酸痛、心律失常等。③少见者有过敏反应（包括皮疹、间质性肾炎、甚至心脏骤停）、视觉模糊、黄视症、光敏感、头晕、头痛、纳差、恶心、呕吐、腹痛、腹泻、胰腺炎、肌肉强直等，骨髓抑制导致粒细胞减少，血小板减少性紫癜和再生障碍性贫血，肝功能损害，指（趾）感觉异常，高血糖症，尿糖阳性，原有糖尿病加重，高尿酸血症。④耳鸣、听力障碍多见于大剂量静脉快速注射时（每分钟剂量大于 4～15mg），多为暂时性，少数为不可逆性，尤其当与其他有耳毒性的药物同时应用时。⑤在高钙血症时，可引起肾结石。⑥尚有报道本品可加重特发性水肿。

【禁忌证】对本品过敏者、妊娠期妇女、无尿患者和婴幼儿禁用，禁与氨基糖苷类抗生素合用，因可增加耳毒性。

【注意事项】①交叉过敏。对磺胺药和噻嗪类利尿药过敏者，对本品可能亦过敏。②对诊断的干扰：可致血糖升高、尿糖阳性，尤其是糖尿病或糖尿病前期患者，过度脱水可使血尿酸和尿素氮水平暂时性升高。血 Na^+、Cl^-、K^+、Ca^{2+}和 Mg^{2+}浓度下降。③下列情况慎用（无尿或严重肾功能损害者、糖尿病、高尿酸血症或有痛风病史者、严重肝功能损害者、急性心肌梗死、胰腺炎或有此病史者、低钾血症倾向者、应用洋地黄类药物或有室性心律失常者、前列腺肥大）。④随访检查（血电解质、血压、肝、肾功能、血糖、血尿酸、酸碱平衡情况、听力）。⑤药物剂量应个体化，从最小有效剂量开始，然后根据利尿反应调整剂量，以减少水、电解质紊乱等副作用的发生。每日一次给药，应于早晨服用。⑥存在低钾血症或低钾血症倾向时，应注意补充钾盐。⑦与降压药合用时，后者剂量应酌情调整。⑧少尿或无尿患者应用最大剂量后 24 小时仍无效时应停药。⑨本品在新生儿的半衰期明显延长，故新生儿用药间隔应延长。⑩老年人应用本品时发生低血压，电解质紊乱，血栓形成和肾功能损害的机会增多。

【制剂规格】片剂：每片 25mg。注射剂：每支 20mg（2ml）。

苄氟噻嗪[药典（二）]

Bendroflumethiazide

【药理作用】本品为口服高效噻嗪类利尿药。作用与氢氯噻嗪相似，唯排泄较慢，持续时间较长（约 18 小时），钾离子和碳酸氢根的排出量较少。

【适应证】①水肿性疾病，排泄体内过多的钠和水，减少细胞外液容量，消除水肿。常见的包括充血性心力衰竭、肝硬化腹水、肾病综合征、急、慢性肾炎水肿、慢性肾功能衰竭早期、肾上腺皮质激素和雌激素治疗所致的钠、水潴留。②高血压，可单独或与其他降压药联合应用，主要用于治疗原发性高血压。③中枢性或肾性尿崩症。④肾石症，主要用于预防含钙盐成分形成的结石。

【用法用量】①水肿或尿崩症：成人口服，开始一次 2.5～10mg，一日 1～2 次，或隔日服用，或每周连续服用 3～5 日。维持阶段则一次 2.5～5mg，一日 1 次，或隔日 1 次，或每周连续服用 3～5 日。小儿口服，开始一日 0.4mg/kg 或 12mg/m^2，单次或分 2 次服用。维持阶段，一日 0.05～0.1mg/kg 或 1.5～3mg/m^2。②高血压：成人口服，开始一日 2.5～20mg，单次或分 2 次服，并酌情调整剂量。小儿口服，一日 0.05～0.4mg/kg 或 1.5～12mg/m^2，分 1～2 次服用，并酌情调整剂量。

【不良反应】大多不良反应与剂量和疗程有关。①水、电解质紊乱所致的副作用较为常见。低钾血症较易发生与噻嗪类利尿药排钾作用有关，长期缺钾可损伤肾小管，严重失钾可引起肾小管上皮的空泡变化，以及引起严重快速性心律失常等异位心律。低氯性碱中毒或低氯、低钾性碱中毒，噻嗪类特别是氢氯噻嗪常明显增加氯化物的排泄。此外，低钠血症亦不罕见，导致中枢神经系统症状及加重肾损害。脱水造成血容量和肾血流量减少亦可引起肾小球滤过率降低。上述水、电解质紊乱的临床常见反应有口干、烦渴、肌肉痉挛、恶心、呕吐和极度疲乏无力等。②高血糖症。本品可使糖耐量降低，血糖升高，此可能与抑制胰岛素释放有关。③高尿酸血症。干扰肾小管排泄尿酸，少数可诱发痛风发作。由于通常无关节疼痛，故高尿酸血症易被忽视。④过敏反应，如皮疹、荨麻疹等，但较为少见。⑤血白细胞减少或缺乏症、血小板减少性紫癜等亦少见。⑥其他，如胆囊炎、胰腺炎、性功能减退、光敏感、色觉障碍等，但较罕见。

【禁忌证】禁用于：①对本品或含磺酰胺基类药物过敏者。②肝性脑病或有肝性脑病趋势的患者。③无尿者。④哺乳期妇女不宜使用。

【注意事项】①交叉过敏。对磺胺药和噻嗪类利尿药过敏者，对本品亦可能过敏。②对诊断的干扰：可致血糖升高、尿糖阳性，尤其是糖尿病或糖尿病前期患者，过度脱水可使血尿酸和尿素氮水平暂时性升高。血 Na^+、Cl^-、K^+、Ca^{2+}和 Mg^{2+}浓度下降。③下列情况慎用：无尿或严重肾功能损害、糖尿病、高尿酸血症或有痛风病史、严重肝功能损害、急性心肌梗死、胰腺炎或有此病史、低钾血症倾向、应用洋地黄类药物或有室性心律失常、前列腺肥大。④随访检查（血电解质、血压、肝、肾功能、血糖、血尿酸、酸碱平衡情况、听力）。⑤应从最小有效剂量开始，然后根据利尿反应调整剂量，以减少副作用的发生，减少反射性肾素和醛固酮分泌。⑥存在低钾血症或低钾血症倾向时，应注意补充钾盐或与保钾利尿药合用。

【制剂规格】片剂：每片 2.5mg；5mg；10mg。

氯噻酮[药典（二）]

Chlortalidone

【药理作用】本品作用与噻嗪类利尿药相似，作用机制可能由于增加肾脏对氯化钠的排泄而利尿。主要作用在髓袢升支的皮质部分，但由于运输至远曲小管的钠增加，促进了钠钾交换，致使排钾增多。长期服用会引起低钾血症。本品除有利尿作用外，尚有降压作用，能增强其他降压药的降压作用。据资料报道，本品与氢氯噻嗪相比，降低收缩压的效果更好。

【适应证】①水肿性疾病，排泄体内过多的钠和水，减少细胞外液容量，消除水肿。常见的包括充血性心力衰竭、肝硬化腹水、肾病综合征、急、慢性肾炎水肿、慢性肾功能衰竭早期、肾上腺皮质激素和雌激素治疗所致的钠、水潴留。②高血压，可单独或与其他降压药联合应用，主要用于治疗原发性高血压。③中枢性或肾性尿崩症。④肾石症，主要用于预防含钙盐成分形成的结石。

【用法用量】口服。（1）成人：①治疗水肿性疾病，每日 25～100mg；或隔日 100～200mg；或每日 100～200mg，每周连服 3 日。也有每日剂量达 400mg。当肾脏疾病肾小球滤过率低于每分钟 10ml 时，用药间歇应在 24～48 小时以上。②治疗高血压，开始剂量 12.5～25mg，一日 1 次。若不能满足要求，可增加至 50～100mg，一日 1 次或隔日 1 次，但最多不能超过每日 100mg。维持剂量视病情而异。增加剂量，可增加尿酸和降低血钾，故长期服用者应补钾。（2）小儿：按体重 2mg/kg，一日 1 次，每周连服 3 日，并根据疗效调整剂量。

【不良反应】①偶见胃肠道反应，轻度眩晕、疲倦。有时会引起高尿酸血症，急性痛风发作。②出现高血糖和高尿糖，加重糖尿病。③可致低钾血症；偶见急性胰腺炎，重症肝病，粒细胞和血小板减少等。

【禁忌证】禁用于：①对本品或其他含磺酰胺基类药物过敏者。②严重肝、肾功能不全者，冠状动脉或脑动脉严重硬化者。③无尿者。

【注意事项】参见氢氯噻嗪。

【制剂规格】片剂：每片 50mg；100mg。

氢氯噻嗪[药典（二）；基；医保（甲）]

Hydrochlorothiazide

【药理作用】①利尿作用：主要作用于肾小管髓袢升支的皮质段和远曲小管的前段，抑制 Na^+、Cl^-在该处的重吸收，从而起到排钠利尿作用；由于流入远曲小管和集合管的 Na^+增多，使 Na^+-K^+交换增加，故也增加 K^+ 的排泄。此外，对碳酸酐酶也有轻微的抑制作用（相当于乙酰唑胺的 1/250），不会由此而产生利尿作用；但长期用药，氢离子产生减少，K^+-Na^+交换代偿性增强，也促进钾的丢失。还可增加 Mg^{2+}的排泄，减少钙及尿酸的排泄。由于肾小管对水、Na^+重吸收减少，肾小管内压力升高，以及流经远曲小管的水、Na^+增多，刺激致密斑通过管－

球反射，使肾内肾素、血管紧张素分泌增加，引起肾小管收缩，肾血流量下降，肾小球入球和出球小动脉收缩，肾小球滤过率也下降。由于肾血流量和肾小球滤过率下降，以及对髓袢升支的髓质部分无作用，不影响逆流倍增系统，因此其利尿作用远不如袢利尿药。它属于作用比较温和的中效能利尿药。②降压作用：有温和而确切的降压作用，对立位、卧位的收缩压、舒张压均可下降，也可增强其他降压药的降压作用。其作用机制与增加 Na^+ 从尿中排泄有关，但慢性肾衰竭无尿患者用此药也有一定的降压作用，因此认为还有肾外作用机制参与，可能与通过促使 Na^+ 从胃肠道排泄有关。③抗利尿作用：能减少肾性尿崩症的尿量，有时达 50%，作用机制尚不十分清楚。

【适应证】①各种水肿性疾病：排泄体内过多的钠和水，减少细胞外液容量，消除水肿。常见的适应证包括充血性心力衰竭、肝硬化腹水、肾病综合征、急、慢性肾炎水肿、慢性肾衰竭早期、肾上腺皮质激素和雌激素治疗所致的钠、水潴留。②高血压：可单独或与其他降压药联合应用，主要用于治疗原发性高血压。③肾性尿崩症、中枢性尿崩症：单独用于肾性尿崩症，与其他抗利尿剂联合亦可用于中枢性尿崩症。④肾结石：主要用于预防含钙成分形成的结石。

【用法用量】成人口服：①治疗水肿性疾病：一次 25～50mg，一日 1～2 次，或隔日治疗，或每周连服 3～5 日。为预防电解质紊乱及血容量骤降，宜从小剂量（一日 12.5～25mg）用起，以后根据利尿情况逐渐加重。②心源性水肿：开始用小剂量，一日 12.5～25mg，以免因盐及水分排泄过快而引起循环障碍或其他症状；同时注意调整洋地黄用量，以免由于钾的丢失而导致洋地黄中毒。③肝性腹水：最好与螺内酯合用，以防血钾过低诱发肝性脑病。④高血压：常与其他药合用，可减少后者剂量，减少不良反应。开始一日 50～100mg，分 1～2 次服用，并按降压效果调整剂量，一周后减为一日 25～50mg 的维持量。⑤尿崩症：成人口服：一次 25mg，一日 3 次；或一次 50mg，一日 2 次。儿童口服：一日按体重 1～2mg/kg，或按体表面积 30～60mg/m^2，分 1～2 次服用，并按疗效调整剂量。小于 6 个月的婴儿，剂量可达一日 3mg/kg。

【不良反应】本品虽毒性较低，但长期应用可出现乏力、倦怠、眩晕、食欲缺乏、恶心、呕吐、腹泻及血压降低等症状，减量或调节电解质失衡后症状即可消失。有时可出现较严重反应，应加注意。①低钠血症、低氯血症和低钾血症性碱中毒，尤其是低钾血症是本品最常见的不良反应，为预防应采取间歇疗法，或与留钾利尿药合用，或及时补充钾盐。②高血糖症：长期服用可致糖耐量降低，血糖升高。这对一般患者影响不大，停药即叫恢复；但对糖尿病患者可致病情加重，隐性糖尿病患者可因此出现症状。③高尿酸血症：可干扰尿酸自近曲小管的分泌而发生高尿酸血症。对一般患者，此为可逆性，临床上无多大意义；但对于有痛风史者，可引起痛风发作。④氮质血症：可降低肾小球滤过率，减少血容量，可加重氮质血症。对于肾功能严重损害者，可诱发肾衰。⑤升高血氨：长期应用时，H^+分泌减少，尿液偏碱性。在碱性环境中，肾小管腔内的 NH_3 不能转变为 NH_4^+排出体外，血氨随之升高。对于肝功能严重损害者，有诱发肝性脑病的危险。⑥长期用药可引起血清总胆固醇及三酰甘油中度升高，低密度脂蛋白和极低密度脂蛋白升高，高密度脂蛋白降低。⑦其他：可有电解质失衡的早期症状如口干、嗜睡、肌痛、腱反射消失等，此时应立即停药或减量。少数病例可发生皮疹、瘙痒症、光敏性皮炎。对于发生急性胰腺炎、高血钙、低血磷、中性粒细胞减少、血小板减少及肝内阻塞型黄疸而致死均有过报道，应加以注意。

【禁忌证】①对本品或其他含磺酰胺基药物过敏者禁用。②无尿者禁用。

【注意事项】①服用应从最小有效剂量开始，以减少不良反应；每日用药 1 次时，应早晨用药，以免夜间排尿次数增多；停药时应逐渐减量，突然停药可能引起钠、氯及水的潴留。②与磺胺类药物、呋塞米、布美他尼、碳酸酐酶抑制剂有交叉过敏反应。③可透过胎盘，有可能使胎儿、新生儿产生黄疸、血小板减少症等，故一般妊娠期妇女不应使用。可自乳汁分泌，故哺乳期妇女不宜使用。④慎用于有黄疸的婴儿，因本类药可使血胆红素升高。⑤糖尿病患者，高尿酸血症或有痛风史者，严重肝、肾功能损害者，高钙血症、低钠血症、红斑狼疮、胰腺炎患者及交感神经切除者（降压作用加强），均应慎用。⑥少尿或有严重肾功能障碍者，一般在最大剂量用药后 24 小时内如无利尿作用时应停用。⑦老年人应用本品较易发生低血压、电解质紊乱和肾功能损害，应注意。⑧可使糖耐量降低，血钙、血尿酸水平上升，可干扰蛋白结合碘的测定。⑨随访检查：血电解质；血糖；血尿酸；血肌酐；尿素氮；血压。⑩对诊断干扰：可致糖耐量降低，血糖、尿糖、血胆红素、血钙、血尿酸、血胆固醇、甘油三酯、低密度脂蛋白浓度升高，血镁、血钾、血钠及尿钙降低。

【制剂规格】片剂：每片 6.25mg；10mg；25mg；50mg。

阿米洛利[药典（二）；医保（乙）]

Amiloride

【药理作用】本品作用部位及作用机制与氨苯蝶啶相似，在肾的远曲小管及集合管皮质段抑制 Na^+和 Cl^-的重吸收，增加 Na^+和 Cl^-的排出，起利尿作用；同时抑制 Na^+-K^+和 Na^+-H^+的交换，使 K^+、H^+分泌减少，有留钾作用，但并非通过拮抗醛固酮而起作用。利尿作用比氨苯蝶啶强，为目前排钠留钾利尿药中作用最强者。40mg 的本品与 200mg 氨苯蝶啶的利尿作用相当。

【适应证】主要用于治疗水肿性疾病，亦可用于难治性低钾血症的辅助治疗。另外，本品可增加氢氯噻嗪和利尿酸等利尿药的作用，并减少钾的丢失，故一般不单独应用。

【用法用量】口服：开始一次 2.5～5mg，每日 1 次；必要时可增加剂量，但每日不宜超过 20mg。

【不良反应】单独使用时，高钾血症较常见，偶尔引起低钠血症，高钙血症，轻度代谢性酸中毒，胃肠道反应（如恶心、呕吐、腹痛、腹泻、便秘），头痛，头晕，性功能下降，过敏反应（表现为皮疹，甚至呼吸困难）。也有关于发生直立性低血压的报道。

【禁忌证】对本品过敏、严重肾功能不全、高钾血症、保钾治疗（使用保钾药或补充钾）者禁用。

【注意事项】①老年人应用较易出现高钾血症和肾损害等，用药期间应密切观察。儿童用药尚不明确。②本品可能引起胎盘出血和胎儿营养不良，故妊娠期妇女慎用。目前还没有针对本品的哺乳期妇女用药数据，应权衡利弊后使用。③下列情况慎用：少尿、肾功能损害、糖尿病、代谢性或呼吸性酸中毒和低钠血症、电解质失衡和 BUN 增加。④对诊断的干扰，可使下列测定值升高：血糖（尤其是糖尿病患者）、血肌酐、尿酸和尿素氮（尤其是老年人和已有肾功能损害者）、血钾、血镁及血浆肾素浓度。血钠浓度下降。⑤用药前应监测血钾浓度（但在某些情况下血钾浓度并不能真正反映体内钾潴留，如酸中毒时钾从细胞内转移至细胞外而易出现高钾血症，酸中毒纠正后血钾浓度即可下降）。长期应用本品的患者应定期检查钾、钠、氯浓度水平。

【制剂规格】片剂：每片 2.5mg；5mg。

氨苯蝶啶［药典（二）；基；医保（甲）］

Triamterene

【药理作用】本品为留钾利尿药，其保钾排钠作用与螺内酯相似，但其作用机制与后者不同。它不是醛固酮拮抗剂，而是直接抑制肾脏远曲小管和集合管的 Na^+进入上皮细胞，进而改变跨膜电位，而减少 K^+的分泌；Na^+的重吸收减少，从而使 Na^+、Cl^-及水排泄增多，而 K^+排泄减少。作用较迅速，但较弱，属低效能利尿药，其留钾作用弱于螺内酯。

【适应证】本品主要治疗水肿性疾病，包括充血性心力衰竭、肝硬化腹水、肾病综合征等，以及肾上腺糖皮质激素治疗过程中发生的水、钠潴留，主要目的在于纠正上述情况时的继发性醛固酮分泌增多，并拮抗其他利尿药的排钾作用。也可用于治疗特发性水肿。

【用法用量】口服。①成人：开始每日 25～100mg，分 2 次服用，与其他利尿药合用时，剂量可减少。维持阶段可改为隔日疗法。最大剂量不超过每日 300mg。②小儿：开始每日按体重 2～4mg/kg 或按体表面积 120mg/m^2，分 2

次服，每日或隔日疗法。以后酌情调整剂量。最大剂量不超过每日 6mg/kg 或 300mg/m^2。

【不良反应】①大剂量长期使用或与螺内酯合用，可出现血钾过高现象，停药后症状可逐渐消失（如症状严重可做相应处理），也可出现高尿酸血症，电解质失衡。②长期应用可使血糖升高。③可见胃肠道反应（如恶心、呕吐、胃痉挛、轻度腹泻）、低钠血症、头痛、头晕、嗜睡、软弱、口干及皮疹、光敏反应等。④偶见肝损害。⑤罕见：过敏反应，如皮疹、呼吸困难；血液系统损害，如粒细胞减少症、血小板减少性紫癜、巨幼细胞贫血（干扰叶酸代谢）；肾结石等。

【禁忌证】对本品过敏者，高钾血症，严重肝、肾功能不全者禁用。

【注意事项】（1）服药后多数患者出现淡蓝色荧光尿。（2）下列情况慎用：肝、肾功能不全；糖尿病；低钠血症；酸中毒；高尿酸血症或有痛风史者；肾结石或有此病史者；哺乳期妇女；酸碱不平衡；电解质不平衡。（3）妊娠期妇女不宜使用。（4）老年人应用较易发生高钾血症和肾损害。（5）给药应个体化，从最小有效剂量开始使用，以减少电解质紊乱等不良反应。（6）用药前应了解血钾浓度。但在某些情况下血钾浓度并不能真正反映体内钾潴留，如酸中毒时钾从细胞内转移至细胞外而易出现高钾血症，酸中毒纠正后血钾浓度即可下降。（7）应于进食时或餐后服用，以减少胃肠道反应，并可能提高生物利用度。（8）对诊断的干扰：①因与奎尼丁相同的荧光光谱，可干扰奎尼丁的血浓度测定结果。②使下列测定值升高：血糖（尤其是糖尿病患者）、血肌酐和尿素氮（尤其是有肾功能损害时）、血浆肾素、血钾、血镁、血尿酸及尿酸排泄量。③使血钠下降。④尿钙排出可增高，干扰有关钙代谢紊乱疾病的诊断。

【制剂规格】片剂：每片 50mg。

螺内酯 [药典（二）；基；医保（甲）]

Spironolactone

【药理作用】本品与醛固酮有类似的化学结构，两者在远曲小管和集合管的皮质段部位起竞争作用，是在细胞质膜的盐皮质激素受体的水平上发生直接的拮抗作用，从而干扰醛固酮对上述部位钠重吸收的促进作用，促进 Na^+、Cl^- 的排出而产生利尿，因 Na^+-K^+ 交换机制受抑，钾的排出减少，故为留钾利尿药。由于本品仅作用于远曲小管和集合管，对肾小管的其他各段无作用，故利尿作用弱，属于低效能利尿药。它增加对 Ca^{2+} 的排泄。另外，本品对肾小管以外的醛固酮靶器官也有作用；对血液中醛固酮增高的水肿患者作用较好，反之，醛固酮浓度不高时则作用较弱。

【适应证】①治疗与醛固酮升高有关的顽固性水肿，故对肝硬化和肾病综合征的患者较有效，而对充血性心力衰竭效果较差（除非因缺钠而引起继发性醛固酮增多者外）。也可用于特发性水肿的治疗。单用本品时利尿作用往往较差，故常与噻嗪类、髓袢利尿药合用，既能增强利尿效果，又可防止低血钾。②治疗高血压，可作为原发性或继发性高血压的辅助用药，尤其是应用于有排 K^+作用的利尿药时。③原发性醛固酮增多症的诊断与治疗。④低血钾症的预防，与噻嗪类利尿药合用，增强利尿效果并预防低钾血症。

【用法用量】口服。（1）成人：①治疗水肿：一次 20～40mg，一日 3 次。用药 5 日后，如疗效满意，继续用原量。②治疗高血压：开始一日 40～80mg，分 2～4 次服用，至少 2 周，以后酌情调整剂量。本品不宜与血管紧张素转换酶抑制剂合用，以免增加发生高钾血症的机会。③治疗原发性醛固酮增多症：手术前患者一日用量 100～400mg，分 2～4 次服用。不宜手术的患者，则选用较小剂量维持。④诊断原发性醛固酮增多症：长期试验，一日 400mg，分 2～4 次服用，连续 3～4 周。短期试验，一日 400mg，分 2～4 次服用，连续 4 日。老年人对本品较敏感，开始用量宜偏小。

（2）儿童：治疗水肿性疾病，开始一日按体重 1～3mg/kg 或按体表面积 30～90mg/m^2，单次或分 2～4 次服用，连服 5 日后酌情调整剂量。最大剂量为一日 3～9mg/kg 或 90～270mg/m^2。

【不良反应】（1）常见的有：①高钾血症最为常见，尤其单用药、进食高钾饮食、与钾剂或含钾药物合用及存在肾功能损害、少尿、无尿时。即使与噻嗪类利尿药合用，高钾血症的发生率仍可达 8.6%～26%，且以心律失常为首发表现，故用药期间必须密切监测血钾和心电图。②胃肠道反应，如恶心、呕吐、胃痉挛和腹泻。尚有报道可致消化性溃疡。

（2）少见的有：①低钠血症（单独应用时少见，与其他利尿药合用时发生率增高）。②抗雄激素样作用或对其他内分泌系统的影响，长期服用本品可致男性乳房发育、勃起障碍、性功能低下，可致女性乳房胀痛、声音变粗、毛发增多、月经失调、性功能下降。③中枢神经系统表现，长期大量服用本品可发生头痛、嗜睡、精神紊乱、运动失调等。

（3）罕见的有：①过敏反应，出现皮疹，甚至呼吸困难。②暂时性血浆肌酐、尿素氮升高，主要与过度利尿、有效血容量不足，引起肾小球滤过率下降有关。③轻度高氯性酸中毒。④肿瘤，有报道个别患者长期服用本品和氢氯噻嗪后发生乳腺癌。⑤皮肤溃疡。⑥粒细胞缺乏。⑦系统性红斑狼疮。

【禁忌证】对本品或其他磺酰胺类药物过敏者、高钾血症及肾衰竭者禁用。

【注意事项】（1）服用时应注意以下事项：①给药应个体化，从最小有效剂量开始使用，以减少电解质紊乱等不良反应。②如每日给药 1 次，应于早晨给药，以免夜间排尿次数多。③用药前应了解患者血钾浓度（但在某些情况下血钾浓度并不能真正反映体内钾潴留，如酸中毒时钾从细胞内转移至细胞外而易出现高钾血症，酸中毒纠正后血钾浓度即可下降）。④服药期间如出现高钾血症，应立即停药。⑤应于进食时或餐后服药，以减少胃肠道反应，并可能提高本品的生物利用度。（2）可通过胎盘，对胎儿的影响尚不清楚，妊娠期妇女不宜使用。（3）其代谢物坎利酮可从乳汁分泌，哺乳期妇女慎用。（4）老年人较易发生高钾血症及利尿过度，应注意。（5）用药期间应注意监测血钾水平。如出现高钾血症，应立即停药。（6）在用药过程中切不可盲目使用氯化钾，以免引起钾中毒。（7）严重心衰患者使用本品可引起严重或致死性的高钾血症，须监测。（8）可引发或加重稀释性低钠血症，尤其对于合用利尿药治疗或高温气候下的水肿性患者。（9）失代偿性肝硬化患者使用本品，即使肾功能正常，也可发生高氯性代谢性酸中毒，但可逆转。（10）严重呕吐或接受输液的患者，出现水和电解质不平衡的风险增加。（11）下列情况慎用：①无尿。②肾功能不全。③肝功能不全，因本品可引起电解质紊乱，诱发肝性脑病。④低钠血症。⑤酸中毒，因本品可加重酸中毒或促发高钾血症。⑥乳房增大或月经失调者。（12）干扰下列检验项目：①可干扰用荧光法测定血浆皮质醇的浓度，故取血前 4～7 日应停用本品或改用其他测定方法。②服药后血浆肾素浓度升高。③失钠脱水时，血尿素氮及肌酐浓度可升高，尤其是对于肾功能不全者。④可使血清钾、镁升高。⑤尿钙排出可增高，干扰有关钙代谢紊乱疾病的诊断。

【制剂规格】片剂：每片 4mg；12mg；20mg。胶囊剂：每粒 20mg。

双氯非那胺［药典（二）］

Diclofenamide

【药理作用】本品为碳酸酐酶抑制剂，使肾脏排泄钠、钾及重碳酸根离子增加，产生碱性尿，而具有利尿作用。本品较乙酰唑胺的作用缓慢。因其化学结构中含有两个磺酰胺基团，故对碳酸酐酶的抑制作用较强。本品 50mg 的疗效与 250mg 乙酰唑胺相当。本品可减少 39%的房水生成量，从而使眼压下降。但本品没有增加房水排除功能。除可抑制 Na^+、K^+的再吸收外，亦可增加 Cl^-的排出，故代谢性酸血症的发生较慢。

【适应证】可用于治疗肺功能不全并发的呼吸性酸中毒。由于本品能抑制眼睫状体细胞中的碳酸酐酶，使房水生成减少而降低眼压，故可用于治疗各型青光眼（开角型、闭角型及继发性青光眼），尤其适用于对乙酰唑胺有耐药性的患者。

【用法用量】成人常用量：口服，一次 2～4 片，一日 2～6 片。抗青光眼，成人口服首量 100mg（4 片），以后每 12 小时服 1 次，直至获得满意的效果。维持量 25～50mg（1～2 片），一日 1～3 次。治疗呼吸性酸中毒：口服，一次 50～100mg，一日 2 次。

【不良反应】常见的不良反应有四肢

及面部麻木感、嗜睡等，偶见激动、口渴、头痛、运动失调、耳鸣及胃肠道症状（恶心、食欲缺乏、消化不良）。长期使用可致高氯血症性酸中毒、低钾血症；也有关于粒细胞减少、肾结石的报道。眼部局部不良反应较少，包括暂时性药物性近视、睫状体水肿引起晶状体－虹膜隔前移所致的晶状体前移和前房变浅。

【禁忌证】①肝、肾功能不全，低钠血症、低钾血症、高氯性酸中毒患者禁用。②肾上腺功能衰竭和肾上腺皮质功能减退者禁用。③肝性脑病患者禁用。④对本品过敏者禁用。

【注意事项】①疗程不宜过长，以免引起代谢性酸血症及低钾血症。②肝、肾功能不全者、糖尿病患者慎用。③酸中毒及与食物同服可减少胃肠道反应。④余见乙酰唑胺。

【制剂规格】片剂：每片 25mg；50mg。

乙酰唑胺［药典（二）；基；医保（甲）］

Acetazolamide

【药理作用】①降低眼压。眼内各部组织（如视网膜、葡萄膜、晶体）均有碳酸酐酶存在，并以睫状体的量最多。青光眼时，睫状体上皮内碳酸酐酶活性增高，从而生成过多的碳酸氢钠，使房水内渗透压升高、房水生成量增加、眼压升高。乙酰唑胺能抑制睫状体上皮碳酸酐酶的活性，从而减少房水生成（50%～60%），降低青光眼患者眼压。还有人认为，乙酰唑胺的降眼压作用是由于其减少血浆中 HCO_3^- 的浓度、增加血浆氯化物的浓度，从而引起代谢性酸中毒，使血碱储备量下降所致。②心源性水肿。乙酰唑胺可用于心源性水肿，但对肾脏性及肝脏性水肿无效。乙酰唑胺能抑制肾小管上皮细胞中的碳酸酐酶，使 H^+的产生和 Na^+重吸收减少，Na^+、水与重碳酸盐排出增加，因而产生利尿作用。但乙酰唑胺利尿作用不强（对于伴有水肿的子痫患者则有良好的利尿降压作用），且长期服用可产生耐药性，因此目前很少单独用于利尿。当与袢利尿药合用时，可彼此纠正引起的酸碱平衡失调。③其他：乙酰唑胺还可减少脑脊液的产生和抑制胃酸分泌，其机制可能也与抑制碳酸酐酶的作用有关。乙酰唑胺抗癫痫的作用机制尚不十分清楚。

【适应证】治疗青光眼、心源性水肿、脑水肿，亦用于癫痫小发作。

【用法用量】成人：(1) 口服给药：①开角型青光眼：首次剂量 250mg，每天 1～4 次。维持剂量应根据患者对药物的反应而决定，尽量使用较小的剂量使眼压得到控制，一般每次 250mg，每天 2 次就可使眼压控制在正常范围。②继发性青光眼和手术前降眼压：每次 250mg，每天 2 次。③急性病例：首次剂量加倍至 500mg，以后改用 125～250mg 的维持量，每 4 小时 1 次。④治疗心源性水肿：每次 250～500mg，每天 1 次，早餐后服药效果最佳。⑤治疗脑水肿：每次 250mg，每天 2～3 次。⑥治疗消化性溃疡：每次 500mg，每天 3 次，3 周为 1 个疗程，疼痛消失时间为7～9天。在服药期间可每天合并应用碳酸氢钠2g、枸橼酸钠1g、碳酸氢钾1g、氧化镁1.5g、水1500～2000ml，以防水、电解质紊乱。⑦预防家族性周期性麻痹：成人每天250～750mg，分2～3次服用。（2）静脉注射：对于急性青光眼发作时的抢救和某些恶心、呕吐妨碍口服的患者，可静脉或肌内注射乙酰唑胺 500mg，或者静脉注射 250mg 与肌内注射 250mg 交替使用。对于一些急性发作的青光眼患者可在 2～4h 内重复使用上述剂量，但继续治疗则应根据患者的情况改为口服剂。（3）肌内注射：同静脉注射。

儿童：（1）口服给药：抗青光眼，每天口服 5～10mg/kg 或每天口服 300～900mg/m^2，分次服用。（2）静脉注射：抗急性青光眼，常按体重静脉注射，每次 5～10mg/kg，每 6 小时 1 次。（3）肌内注射：参见静脉注射项。

【不良反应】常见的不良反应有四肢及面部麻木感、嗜睡等，偶见激动、口渴、头痛、运动失调、耳鸣及胃肠道症状（恶心、食欲缺乏、消化不良）。长期使用，可致高氯血症性酸中毒、低钾血症；也有关于粒细胞减少、肾结石的报道。眼部局部不良反应较少，包括暂时性药物性近视、睫状体水肿引起晶状体－虹膜隔前移所致的晶状体前移和前房变浅。

【禁忌证】以下患者禁用：①对本品或其他碳酸酐酶抑制药、磺胺类药、噻嗪类利尿药过敏者。②肾上腺功能衰竭及肾上腺皮质功能减退者（艾迪生病）。③酸中毒、肝、肾功能不全及肝硬化者，特别是有肝性脑病患者。④有尿道结石、菌尿和膀胱手术者。⑤严重糖尿病者（本品可增高血糖和尿糖浓度）。

【注意事项】①因具有磺胺类似结构，对磺胺过敏者也可对本品过敏。②可引起肾脏并发症，如肾绞痛、结石症、磺胺尿结晶等。为预防其发生，除按磺胺类药物预防原则外，尚需加服钾盐、镁盐等。高钙尿患者应进低钙饮食。③长期服用需同时加服钾盐，以防血钾过低。④慢性闭角型青光眼不宜长期使用本品，以免造成眼压已经被控制的假象，而延误恰当的手术时机。⑤前房积血引起的继发性青光眼要慎用本品，因本品会引起红细胞的镰状化变性，堵塞房角，使眼压更高。⑥肺心病、心力衰竭、代谢性酸血症以及伴有低钾血症的水肿患者及妊娠和哺乳期妇女，均不宜用。老年人和小儿均慎用，在确定有应用指征时，应权衡利弊后决定是否使用。⑦可增高血糖和尿糖的浓度，故糖尿病患者慎用。⑧使用本品 6 周以上要定期检查血常规、尿常规、水和电解质平衡状态。⑨可干扰以下检验结果：血氨浓度、血清胆红素、尿胆素原、血浆氯化物的浓度可增高，血钾浓度可降低；在尿蛋白测定中，由于尿碱化，可造成如溴酚蓝试验假阳性结果；对尿 17－羟类固醇测定，因干扰 Glenn－Nelson 法的吸收，可产生假阳性结果；血糖和尿糖测定：浓度均可增高，非糖尿病患者不受影响。

【制剂规格】片剂：每片 250mg。注射液：每支 1g(2ml)；2.5g(5ml)；5g(10ml)。注射用乙酰唑胺：每支 500mg。

吲达帕胺[药典（二）；基；医保（甲）]

Indapamide

【药理作用】本品为一种磺胺类利尿剂，通过抑制远端肾小管皮质稀释段的再吸收水与电解质而发挥作用。降压作用未明，其利尿作用不能解释降压作用，因降压作用出现的剂量远小于利尿作用的剂量，可能的机制包括以下几个方面：调节血管平滑肌细胞的钙内流；刺激前列腺素 PGE_2 和 PGI_2 的合成；减低血管对血管加压胺的超敏感性，从而抑制血管收缩。本品降压时对心排出血量、心率及心律影响小或无。长期用本品很少影响肾小球滤过率或肾血流量。本品不影响血脂及碳水化合物的代谢。

【适应证】用于治疗高血压、水肿。对轻、中度原发性高血压具有良好疗效，单独服用降压效果显著，不必加用其他利尿剂，可与 β 受体拮抗剂合并应用。

【用法用量】口服，成人常用量，一次 2.5mg，每日 1 次。维持量可两天 1 次 2.5mg。

【不良反应】①较少见的有：腹泻、头痛、食欲减低、失眠、反胃、直立性低血压。②少见的有：皮疹、瘙痒等过敏反应；低血钠、低血钾、低氯性碱中毒。

【禁忌证】无尿者，对吲达帕胺或其他磺胺类衍生物过敏者，严重肾功能不全，肝性脑病或严重肝功能不全，低钾血症患者禁用。

【注意事项】①肝功能不全，利尿后可促发肝昏迷。②作利尿用时，最好每晨给药一次，以免夜间起床排尿。③无尿或严重肾功能不全，可诱致氮质血症。④糖尿病时可使糖耐量更差。⑤痛风或高尿酸血症，此时血尿酸可进一步增高。⑥为减少电解质平衡失调出现的可能，宜用较小的有效剂量，并应定期监测血钾、血钠、血钙、血糖及尿酸等，注意维持水与电解质平衡，注意及时补钾。⑦交感神经切除术后，此时降压作用会加强。⑧应用本品而需做手术时，不必停用本品，但须告知麻醉医师。⑨运动员、妊娠期及哺乳期妇女慎用。⑩老年用药：老年人对降压作用与电解质改变较敏感，且常有肾功能变化，应用本品须加注意。

【制剂规格】片剂：每片 2.5mg。胶囊剂：每粒 2.5mg。

非那吡啶[药典（二）；医保（乙）]

Phenazopyridine

【药理作用】本品为一种局部麻醉制剂，能直接作用于尿道黏膜，迅速解除患者尿道及膀胱的不适、灼热感以及尿频、尿急症状，无抗胆碱能药物的副作用，也可配合抗生素使用。

【适应证】本品用以缓解尿路感染或刺激引起的泌尿道疼痛、尿道口烧灼感、尿急、尿频等不适症状。

【用法用量】口服，饭后服用。一次100～200mg（1～2片），一日3次。连续服用本品一般不应超过2天。在治疗尿道感染时，应与抗菌药物联合给药。

【不良反应】①胃肠不适、头痛、皮疹。②曾报道出现贫血、中性粒细胞减少症、血小板减少症、肾结石及肾毒性反应。有报道偶尔出现肝功能异常、溶血性贫血、高铁血红蛋白血症和急性肾衰竭。

【禁忌证】①对本品成分过敏患者禁用。②肾功能不全、肾小球肾炎、尿毒症及严重的肝炎者禁用。

【注意事项】①不要长期使用本品治疗未经诊断的尿道疼痛。因本品会掩盖病情，可能延误诊断。②给药期间本品会使尿液变为橙红色，停药后橙红色即可消失。如果本品服药时在口腔中含服过久，也有可能造成牙齿变色。如出现皮肤和眼结膜黄染，应立即停药，并检查肾功能。③本品可能会引起胃肠不适，应饭后服用。④肝损伤患者，葡萄糖-6-磷酸脱氢酶（G-6-PD）缺乏症患者慎用本品。⑤本品对某些实验室检查指标会有影响。

【制剂规格】胶囊剂：每粒0.1g。片剂：每片0.1g。

黄酮哌酯 [药典（二）；医保（甲）]

Flavoxate Hydrochloride

【药理作用】本品为平滑肌松弛药。具有抑制腺苷酸环化酶、磷酸二酯酶的作用以及拮抗钙离子作用，并有弱的抗毒蕈碱作用，对泌尿生殖系统的平滑肌具有选择性解痉作用，因而能直接解除泌尿生殖系统平滑肌的痉挛，使肌肉松弛，消除尿频、尿急、尿失禁及尿道膀胱平滑肌痉挛引起的下腹部疼痛。

【适应证】本品适用于以下疾病引起的尿频、尿急、尿痛、排尿困难及尿失禁等症状：①下尿路感染性疾病（前列腺炎、膀胱炎、尿道炎等）。②下尿路梗阻性疾病（早、中期前列腺增生症，痉挛性、功能性尿道狭窄）。③下尿路器械检查后或手术后（前列腺摘除术、尿道扩张、膀胱腔内手术）。④尿道综合征。⑤急迫性尿失禁。

【用法用量】口服。一次0.2g（1片），一日3～4次或遵医嘱。

【不良反应】个别患者可出现胃部不适、恶心、呕吐、口渴、嗜睡、视力模糊、心悸及皮疹等。

【禁忌证】①胃肠道梗阻或出血、贲门失弛缓症、尿道阻塞失代偿者禁用。②有神经精神症状者及心、肝、肾功能严重受损者禁用。

【注意事项】①泌尿生殖道感染患者，需进行抗感染治疗。②青光眼、白内障及残余尿量较多者慎用。③勿与大量维生素C或钾盐合用。④司机及高空作业人员等禁用。

【制剂规格】片剂：每片0.2g。胶囊剂：每粒0.1g。

甘露醇 [药典（二）；基；医保（甲、乙）]

Mannitol

【药理作用】本品为单糖，在体内不被

代谢。经肾小球滤过在肾小管内甚少被重吸收，起到渗透性利尿作用，其高渗溶液（20%），静脉滴注后具有使组织脱水和利尿作用。①组织脱水作用：静脉滴注本品后，由于不易由毛细血管渗入组织，因而提高了血浆胶体渗透压，导致组织（包括眼、脑、脑脊液等）细胞内水分向细胞外转运，从而是组织脱水，减轻水肿，降低眼压、颅内压以及脑脊液容量和压力。②利尿作用：本品利尿作用机制分为两个方面，一为可增加血容量，并促进前列环素（PGI_2）分泌，从而扩张肾血管，增加肾血流量（包括肾髓质血流量）；肾小球入球小动脉扩张，肾小球毛细血管压升高，皮质肾小球滤过率升高；二为可自肾小球滤过后极少由肾小管重吸收，故提高肾小管内液渗透压，减少肾小管对水及 Na^+、Cl^-、K^+、Ca^{2+}、Mg^{2+}和其他溶质的重吸收，导致水和电解质经肾脏排出体外。另外，除上述作用外，由于滴注甘露醇后肾小管液流量增加，当某些药物或毒物中毒时，这些物质在肾小管内浓度下降，对肾脏的毒害作用减小，而且经肾脏排泄加快。

【适应证】①治疗各种原因引起的脑水肿，降低颅内压，防止脑疝。②降低眼压：当在应用其他降眼压药无效或青光眼的术前准备时应用。③预防急性肾小管坏死：在大面积烧伤、严重创伤、广泛外科手术时，常因肾小球滤过率降低及血容量减少而出现少尿、无尿，极易发生肾衰竭，应及时用本品预防。④作为其他利尿药的辅助药，治疗某些伴有低钠血症的顽固性水肿（因本品排水多于排钠，故不适用于全身性水肿的治疗）。⑤鉴别肾前性因素或急性肾衰竭引起的少尿。⑥对于因某些药物过量或毒物引起的中毒，可促进上述物质的排泄，防止肾毒性。⑦术前肠道准备。⑧作清洗剂，应用于经尿道内做前列腺切除术。

【用法用量】成人：①利尿：静脉滴注，按体重 1～2g/kg，一般为 20%溶液 250～500ml，并调整剂量使尿量维持在每小时 30～50ml。②脑水肿、颅内高压和青光眼：静脉滴注，按体重 1.5～2g/kg，配成 15%～20%浓度于 30～60 分钟内滴完（当患者衰弱时，剂量可减为 0.5g/kg）。③预防急性肾小管坏死：先给予 12.5～25g，10 分钟内静脉滴注，若无特殊情况，再给 50g，1 小时内静脉滴注，若尿量能维持在每小时 50ml 以上，则可继续应用 5%溶液静脉滴注；若无效则立即停药。同时需注意补足血容量。④鉴别肾前性少尿和肾性少尿：按体重 0.2g/kg，以 20%浓度于 3～5 分钟内静脉滴注。如用药 2～3 小时以后尿量仍低于每小时 30～50ml，最多再试用 1 次，若仍无反应则应停药。心功能减退或心力衰竭者，慎用或不宜使用。⑤药物或毒物中毒：50g 以 20%溶液静脉滴注，调整剂量使尿量维持在每小时 100～500ml。⑥术前肠道准备：口服，于术前 4～8 小时以 10%溶液 1000ml 于 30 分钟内口服完毕。儿童：①利尿：按体重 0.25～2g/kg，或按体表面积 $60g/m^2$ 以 15%～20%溶液于 2～6 小时内静脉滴注。②治疗脑水肿、颅内高压和青光眼：按体重 1～2g/kg，或按体表面积 30～60g/m^2 以 15%～20%溶液于 20～60 分钟内静脉滴注。患儿衰弱时剂量减至 0.5g/kg。③鉴别肾前性少尿和肾后性少尿：按体重 0.2g/kg 或按体表面积 6g/m^2 以 15%～20%溶液静脉滴注 3～5 分钟。如用药后 2～3 小时尿量无明显增多，可再用一次。如仍无反应则不再使用。④治疗药物，毒物中毒：按体重 2g/kg，或按体表面积 60g/m^2 以 5%～10%溶液静脉滴注。

【不良反应】①常见的为水和电解质紊乱。由于快速大量静脉滴注可引起体内甘露醇积聚，血容量大量迅速增多，导致心力衰竭（尤其有心功能损害时）、稀释性低钠血症，偶可致高钾血症。②静脉滴注速度过快，可致口干、口渴、恶心、呕吐、头痛、眩晕、视力模糊、寒战、发热、心动过速、胸痛、尿潴留、脱水等。③大剂量久用，可引起肾小管损害，称为渗透性肾病（或称甘露醇肾病），常见于老年肾血流量减少及低钠、脱水患者。临床表现少尿、血尿、无尿等，甚至急性肾功能衰竭（罕见）。④偶尔可出现过敏反应，如皮疹、荨麻疹，极个别病例在静脉滴注 3～5 分钟后出现打喷嚏、流鼻涕、舌肿、呼吸困难、意识丧失等，应立即停药，对症处理。⑤在注射部位有轻度疼痛，也可出现血栓性静脉炎。如本品外渗，可致组织水肿。渗出较多时可引起组织坏死。

【禁忌证】本品禁用于：①已确诊为急性肾小管坏死及重度肾脏疾病所致的无尿者，包括对试用甘露醇无反应者。②严重失水者。③颅内活动性出血者，因扩容加重出血，但颅内手术时除外。④急性肺水肿或严重肺瘀血。⑤充血性心力衰竭。⑥原有血浆高渗血症。⑥妊娠期妇女。⑦对本品过敏者。⑧静脉滴注本品后出现肾损害或肾功能障碍者以及进行性心力衰竭或肺充血者。

【注意事项】①慎用于：明显心肺功能损害者、高钾血症或低钠血症、低血容量者（可因利尿而加重病情）、肾功能不全及对甘露醇不能耐受者。②给大剂量甘露醇不出现利尿反应，但可使血浆渗透浓度显著升高，故应警惕血高渗发生。③老年人用本品易出现肾损害，且随年龄增长发生肾损害的机会增多，应适当控制用量。④是否经乳汁分泌尚不清楚，哺乳期妇女使用本品对乳儿的危害不能排除。⑤应随时检查血压、肾功能、血电解质浓度（尤其是 Na^+和 K^+）、尿量及尿渗透浓度。⑥本品在气温较低时，常析出结晶，可用热水（80℃）加温并振摇，待溶解后使用。当甘露醇的浓度高于 15%时，应使用有过滤器的输液器。⑦根据病情选择合适的浓度，避免不必要的高浓度和大剂量。⑧用于治疗水杨酸盐和巴比妥类药物中毒时，应合用碳酸氢钠，以碱化尿液。⑨静脉滴注时如漏出血管外，可用 0.5%普鲁卡因液局封，并热敷处理。

【制剂规格】注射液：每瓶 10g（50ml）；20g（100ml）；50g（250ml）；100g（500ml）；150g（3000ml）。

甘油[药典（二）；医保（乙）]

Glycerol

【药理作用】本品能润滑并刺激肠壁，软化大便，使易于排出，便秘时可用本品栓剂或 50%溶液灌肠。又由于本品可提高血浆渗透压，可作为脱水剂，用于降低颅内压和眼压。外用有吸湿作用，并使局部组织软化，用于冬季皮肤干燥皲裂等。

【适应证】用于便秘、降眼压和颅内压。

【用法用量】①便秘：使用栓刑，每次1粒塞入肛门（成人用大号栓，小儿用小儿栓），对小儿及年老体弱者较为适宜。也可用本品 50%溶液灌肠。②降眼压和降颅内压：口服 50%甘油溶液（含 0.9%氯化钠），每次 200ml，日服1次，必要时日服2次，但要间隔 6～8小时。

【不良反应】①口服有轻微不良反应，如头痛、咽部不适、口渴、恶心、呕吐、腹泻及血压轻微下降等，空腹服用不良反应较明显。②30%以上高浓度静脉滴注可能引起溶血和血红蛋白尿，不超过 10%的浓度则不会引起此种不良反应。

【禁忌证】对本品过敏者禁用；糖尿病、颅内活动性出血、完全无尿、严重脱水、严重心衰、急性肺水肿及有头痛、恶心、呕吐的患者禁用。

【注意事项】过敏体质者慎用，心、肝、肾疾病患者，溶血性贫血患者慎用，妊娠期妇女慎用。

【制剂规格】栓剂：每枚 1.5g；3g。甘油溶液：每瓶 10ml；20ml。

甘油果糖[药典（二）；基；医保（甲）]

Glycerol Fructose

【药理作用】本品为含有甘油、果糖和氯化钠的注射液，是安全而有效的渗透性脱水剂。其作用机制：①由于高渗，静脉注射后能提高血浆渗透压，导致组织内（包括眼、脑、脑脊液等）的水分进入血管内，从而减轻组织水肿，降低颅内压限压和脑脊液容量及其压力。②通过促进各组织中含有的水分向血液中移动，使血液得到稀释，降低了毛细血管周围的水肿，排出了机械压力，改善微循环，使脑灌注压升高，脑血流量增大，增加了缺血部位的供血量及供氧量。③为高能量输液，在体内代谢成水和二氧化碳，产生热量，为脑代谢的一种能量，促进脑代谢，增强脑细胞活力。组方中甘油有引起溶血的可能，加入果糖可阻止此不良反应。与甘露醇相比，本品具有以下优点：①起效时间缓慢，维持作用时间较长（为 6～12 小时），且无“反跳”现象，因此尤其适用于慢性颅内压高的患者。②利尿作用小，对肾功能影响小，对患者电解质的平衡无明显影响，故尤其适用于颅内压高合并肾功能障碍的患者以及需要长期脱水降颅内压的患者。③由于可为患者提供一定的能量，这对于长期昏迷的患者尤为适用。

【适应证】①由脑血管疾病、脑外伤、

脑肿瘤、颅内炎症及其他原因引起的急、慢性颅内压增高，脑水肿症。②改善下列疾病的意识障碍、神经障碍和自觉症状，如脑梗死（脑栓死、脑血栓）、脑内出血、蛛网膜下出血、头部外伤、脑脊髓膜炎等。③脑外科手术术前缩小脑容积。④脑外科手术后降颅内压。⑤青光眼患者降低眼压或眼科手术缩小眼容积。尤其适用于有肾功能损害而不能使用甘露醇的患者。

【用法用量】静脉滴注。①治疗颅内压增高、脑水肿：成人一次 250～500ml，一日 1～2 次；儿童用量为 5～10ml/kg。每 500ml 需滴注 2～3 小时，连续给药 1～2 周。②脑外科手术时缩小脑容积：每次 500ml，静脉滴注时间为 30 分钟。③降低眼压或眼科手术时缩小眼容积：每次 250～500ml，静脉滴注时间为 45～90 分钟。

【不良反应】不良反应少而轻微。大量、快速输入时可产生乳酸中毒。偶见瘙痒、皮疹、溶血、血红蛋白尿、血尿，有时还可出现高钠血症、低钾血症、头痛、恶心、口渴，较少出现倦怠感。

【禁忌证】禁用于：①遗传性果糖不耐受、低渗性脱水症患者。②对该制剂中任何一种成分过敏者。③高钠血症及心功能不全者。

【注意事项】①循环系统功能障碍、肾功能障碍、尿崩症、糖尿病患者及高龄患者慎用。妊娠期及哺乳期妇女用药的安全性尚不明确，不推荐使用。②疑有急性硬膜下、硬膜外血肿者，应先处理出血，确认无再出血时方可使用本品。③眼科手术中，因会引起尿意，故应用本品时应在术前进行排尿。④本品因含氯化钠，对需要限制食盐摄取的患者，使用本品时应特别注意。

【制剂规格】注射液：每瓶 250ml；500ml（每 1ml 中含甘油 100mg、果糖 50mg、氯化钠 9mg）。

山梨醇 [药典（二）]

Sorbitol

【药理作用】本品为甘露醇的异构体，作用与甘露醇相似但较弱，静脉注入本品浓溶液（25%）后，除小部分转化为糖外，大部分以原型经肾排出，因形成血液高渗，可使周围组织及脑实质脱水而随药物从尿液排出，从而降低颅内压，消除水肿。注射后 2 小时出现高效，明显地使脑水肿逐渐平复，紧张状态消失，脑脊液压下降，在体内不被代谢，经肾小球滤过后在肾小管内甚少被重吸收，起到渗透利尿作用。

【适应证】治疗脑水肿及青光眼，也可用于治疗心肾功能正常的水肿少尿。

【用法用量】静脉滴注：成人一次 25% 溶液 250～500ml。儿童一次量 1～2g/kg，在 20～30 分钟内滴注。为消除脑水肿，每隔 6～12 小时重复滴注 1 次。

【不良反应】①水和电解质紊乱、心力衰竭、高钾血症、少尿。②皮疹、荨麻疹、呼吸困难、过敏性休克。③其他：寒战、发热、排尿困难、血栓性静脉炎，外渗可致组织水肿、皮肤坏死、头晕、视力模糊，高渗引起口渴、渗透性肾病。

【禁忌证】禁用于：①已确诊为急性肾小管坏死的无尿患者，包括对试用山梨醇无反应者，因山梨醇积聚引起血容量增多，加重心脏负担。②严重失水者。③颅内活动性出血者，因扩容加重出血，但颅内手术时除外。④急性肺水肿，或严重肺瘀血。

【注意事项】用后偶有头昏或血尿出现。心脏功能不全，或因脱水所致尿少患者慎用。注射剂如有结晶析出，可用热水加温摇溶后再注射。注射不宜太快，否则，可引起头痛、视力模糊、眩晕、注射部疼痛。注射时注意药液不可漏出血管。

【制剂规格】注射剂：每支 25g（100ml）；62.5g（250ml）。

垂体后叶粉［药典（二）］

Powdered Posterior Pituitary

【药理作用】本品有效成分为抗利尿激素，具有加压、抗利尿等作用。

【适应证】治疗尿崩症。

【用法用量】用特制小匙（每匙装量约为 30～40mg）取出本品 1 小匙，以小指头抹在鼻黏膜上；亦可将取出的粉剂倒在纸上，卷成纸卷，用左手压住左鼻孔，用右手将纸卷插入右鼻孔内，抬头轻轻将粉剂吸进鼻腔内。一日 3～4 次。

【不良反应】变异性鼻炎、气喘、肺泡炎等。

【禁忌证】对本品过敏者禁用。有一定刺激性，故患有呼吸道炎症、副鼻窦炎、支气管哮喘等患者禁用。

【注意事项】①吸入时应注意避免打喷嚏、流鼻涕等，以保证疗效。②吸入不应过猛，否则易引起打喷嚏、鼻痒、流涕及咳嗽等症状。③吸入过深，可引起咽喉发紧、气短、气闷、胸痛等，吸入量过多可致腹胀痛。④因本品收缩鼻黏膜血管，长期用药可致鼻黏膜萎缩，引起萎缩性鼻炎，影响疗效。

【制剂规格】鼻吸入粉剂：每瓶 1g（附小匙）。

氯磺丙脲［药典（二）］

Chlorpropamide

【药理作用】①本品对中枢性尿崩症患者具有抗利尿作用，用于病情较轻、下丘脑可能尚有小量加压素合成的患者，疗效较好。其作用机制：本品及其降解产物，能增强肾小管上皮对加压素的敏感性，或提高肾渗透梯度，以促进水分重吸收，从而降低净水清除率。氯磺丙脲还能使加压素释放增加。每日 250mg 剂量可减少尿量 60% 左右。如单用的效果不满意，可加用氯贝丁酯或一种噻嗪类利尿药，一般能使病情有效地缓解。对肾源性尿崩症无效。②同时，本品亦为降血糖药。通过刺激胰腺胰岛 B 细胞分泌胰岛素，先决条件是胰岛 B 细胞还有一定的合成和分泌胰岛素的功能；通过增加门静脉胰岛素水平或对肝脏直接作用，抑制肝糖原分解和糖原异生作用，肝生成和输出葡萄糖减少；也可能增加胰外组织对胰岛素的敏感性和糖的利用（可能主要通过受体后作用），因此，总的作用是降低空腹血糖和餐后血糖。

【适应证】①治疗中枢性尿崩症。②适用于单用饮食控制疗效不满意的轻、中度 2 型糖尿病，患者胰岛 B 细胞有一定的分泌胰岛素功能，并且无严重的并发症。

【用法用量】口服。常用量一次 0.1～0.3g，一日 1 次。开始在早餐前服 0.1～0.2g，以后每周增加 50mg，一般剂量每日 0.3g，最大剂量每日 0.5g；分次服可减少胃肠反应，也可改善高血糖的控制。对成人尿崩症，每日 0.1～0.2g，一日 1 次，每 2～3 日按需递增 50mg，最大剂量 0.5g；联合应用另一种口服抗利尿药时，每日用本品 125mg 即可。

【不良反应】①可有腹泻、恶心、呕吐、头痛、胃痛或不适。②较少见的有皮疹。③少见而严重的有黄疸、肝功能损害、骨髓抑制、粒细胞减少（表现为咽痛、发热、感染）、血小板减少症（表现为出血、紫癜）等。④可引起水钠潴留、低血钠症。

【禁忌证】禁用于：①1 型糖尿病患者。②2 型糖尿病患者伴有酮症酸中毒、昏迷、严重烧伤、感染、外伤和重大手术等应激情况。③肝、肾功能不全和心衰患者。④磺胺药过敏者。⑤白细胞减少的患者。

【注意事项】①下列情况应慎用：体质虚弱、高热、恶心和呕吐、甲状腺功能亢进、老年人、妊娠期妇女。②用药期间应定期测血糖、尿糖、尿酮体、尿蛋白和肝、肾功能，并进行眼科检查等。③排泄较甲苯磺丁脲慢，不要在晚上，尤其是不进食的情况下服药，易发生低血糖，引起低血糖反应时间持久而严重，纠正低血糖后也要注意观察 3～5 日。④能使尿崩者的空腹血糖降低，如减少其剂量并在治疗方案中增加一种口服抗利尿药，则可使低血糖效应的发生率降至最低。⑤口服出现低血糖反应者，最常见于儿童、腺垂体功能不足者和摄食减少者，故应告知患者不得误餐的重要性；还需告知患者不可饮用含酒精的饮料，否则可出现双硫仑样反应。

【制剂规格】片剂：每片 100mg；250mg。

去氨加压素［药典（二）；基；医保（甲）］

Desmopressin

【药理作用】本品作用与人体加压素相类似，但显著增强了抗利尿作用，而对平滑肌的作用却很弱，因此避免了引起升压的不良反应。其抗利尿作用/加压作用比约为加压素的 1200～3000 倍，抗利尿作用时间也较加压素长，可达 6～24 小时。其催产素活性也明显减弱。另外，使用本品高剂量，即按 0.3μg/kg 静脉或皮下注射，可增加血浆内促凝因子Ⅷ的活性 2～4 倍，也可增加血中血管性血友病抗原因子（vWF：Ag），与此同时释出纤维蛋白溶酶原激活剂（t-PA），故可用于控制或预防某些疾病在小手术时的出血或药物诱发的出血。

【适应证】①中枢性尿崩症及颅外伤或手术所致的暂时性尿崩症：用后可减少尿排出，增加尿渗透压，减低血浆渗透压，减少尿频和夜尿（一般对肾性尿崩症无效）。②治疗 5 岁以上患有夜间遗尿症的患者。③肾尿液浓缩功能试验：有助于对肾功能的鉴别，对于诊断不同部位的尿道感染尤其有效。④对于轻度血友病及Ⅰ型血管性血友病患者，在进行小型外科手术时可控制出血或预防出血。⑤对于因尿毒症、肝硬化以及先天的或用药诱发的血小板功能障碍而引起的出血时间过长和不明原因的出血，用本品可使出血时间缩短或恢复正常。

【用法用量】（1）中枢性尿崩症：①鼻腔给药：a. 鼻喷剂：成人开始 10μg，睡前喷鼻，以后根据尿量每晚递增 2.5μg，直至获得良好睡眠。若全天尿量仍较大，可于早晨再加 10μg 喷鼻，并根据尿量调整剂量，直至获得满意疗效。维持用药，一日 10～40μg，分 1～3 次喷鼻。3 个月至 12 岁儿童，开始时 5μg，睡前喷鼻，以后根据尿量每晚递增 2.5μg，直至获得良好睡眠。若全天尿量仍较大，可于早晨再加 5μg 喷鼻，并根据尿量调整剂量，直至获得满意疗效。维持用药，一日 2～4μg/kg 或一日 5～30μg 喷鼻（一日总量不超过 30μg），一日 1 次或分 3 次给药。b. 滴鼻液：成人开始一次 10μg，逐渐调整到最适剂量，一日 3～4 次。儿童用量酌减。用滴鼻剂对儿童易控制，更方便。②口服：因人而异，区分调整。成人一次 100～200μg，一日 3 次，一日总剂量为 200μg～1.2mg 之间；儿童一次 100μg，一日 3 次。③静脉注射：成人一次 1～4μg（0.25～1ml），1 岁以上儿童一次 0.4～1μg（0.1～0.25ml），1 岁以下婴儿一次 0.2～0.4μg（0.05～0.1ml），一日 1～2 次。

（2）夜间遗尿症：①鼻腔给药：有效剂量在 10～40μg，先从 20μg 开始，睡前给药，治疗期间限制饮水并注意观察。②口服：首量为 200μg，睡前服用，若疗效不显著可增至 400μg。连续服用 3 个月停药至少 1 周，以便评估是否需要继续治疗。

（3）肾尿液浓缩功能试验：①鼻腔给药：成人 40μg，1 岁以上儿童 10～20μg。②肌内或皮下注射：成人 4μg（1ml），1 岁以上儿童 1～2μg（0.25～0.5ml），1 岁以下婴儿 0.4μg（0.1ml）。上述两种给药途径均在 1 小时内，尽量排空尿液。用药后 8 小时应收集 2 次尿样，分析尿渗透压。

（4）治疗性控制出血或手术前预防出血：静脉滴注，按 0.3μg/kg 的剂量用氯化钠注射液稀释至 50～100ml，在 15～30 分钟内静脉滴注。若效果显著，可间隔 6～12 小时重复输 1～2 次；若再多次重复此剂量，效果将会降低。

【不良反应】可见：头疼、恶心、胃痛、过敏反应、水潴留及低钠血症。偶见：血压升高、发绀、心肌缺血。高剂量可见疲劳、短暂的血压降低、反射性心跳加快及面红、眩晕。注射给药时，可致注射部位疼痛肿胀。极少数患者可引起脑血管或冠状血管血栓形成、血小板减少。

【禁忌证】禁用于：①对本品及防腐剂过敏者。②习惯性或精神性烦渴症患者、心功能不全或其他疾病需用利尿药的患者、中、重度肾功能不全者、不稳定型心绞痛及ⅡB 型血管性血友病患者。

【注意事项】①超量给药会增加水潴留和低钠血症的危险。虽然治疗低钠血症时的用药应视具体情况而定，但以下的建议可采纳：对无症状的低钠血症患者，除停用去氨加压素外，应限制饮水；对有症状的患者，除上述治疗外，可根据症状输入等渗或高渗氯化钠注射液；当体液潴留症状严重时（抽搐或神志不清），需加服呋塞米。②应特别注意：在治疗遗尿症时，用药前 1 小时至用药后 8 小时内需限制饮水量。当用于诊断检查时，用药前 1 小时至用药后 8 小时内饮水量不得超过 500ml。③用药期间需要监测患者的尿量、渗透压和体重，对有些病例还需测试血浆渗透压。④婴儿及老年患者、体液或电解质平衡紊乱反易产生颅内压增高的患者，均应慎用。⑤急迫性尿失禁患者、糖尿病患者及器官病变导致的尿频或多尿患者不宜使用。妊娠期妇女用药应权衡利弊。⑥1 岁以下婴儿必须在医院监护下实行肾浓缩功能试验。⑦鼻腔用药后，鼻黏膜若出现瘢痕、水肿或其他病变时，应停用鼻腔给药法。

【制剂规格】片剂：每片 100μg；200μg。鼻喷雾剂：每支 250μg（2.5ml，每喷 0.1ml，含 10μg）。滴鼻液：每支 250μg（2.5ml）。注射液：每支 4μg（1ml）；15μg（1ml）。

坦洛新［基；医保（乙）］

Tamsulosin

【药理作用】本品为肾上腺素 α_1 受体亚型 α_{1A} 的特异性拮抗剂。由于尿道、膀胱颈部及前列腺存在的 α_1 受体主要为 α_{1A} 受体，故本品对尿道、膀胱颈及前列腺平滑肌具有高选择性阻断作用，使平滑肌松弛、尿道压迫降低对前列腺增生引起的排尿困难、夜间尿频、残余尿感等症状有明显改善。其抑制尿道内压上升的能力是抑制血管舒张压上升能力的 13 倍。因此不仅药效明显，而且可减少服药后发生直立性低血压的概率。本品可降低尿道内压曲线中的前列腺压力，而对节律性膀胱收缩和膀胱内压曲线无影响。此外，本品与其他抗高血压药无明显的相互作用。本品无首剂效应，首剂不必减少剂量或强调临睡前服药。

【适应证】①主要用于治疗前列腺增生所致排尿障碍。②适用于轻、中度患者及未导致严重排尿障碍者，如已发生严重尿潴留时，不应单独服用此药。

【用法用量】口服，一次 0.2mg，一日 1 次，饭后整片或整粒吞服。根据年龄及症状不同可适当增减。

【不良反应】①神经精神系统：头痛、

头晕、失眠、嗜睡、乏力、蹒跚等症状。②循环系统：偶见直立性低血压、心率加快等。③消化系统：偶见恶心、呕吐、胃部不适、腹痛、食欲缺乏等。④肝功能：长期用药可见 AST、ALT 和 LDH 升高。⑤肌肉骨骼肌系统：背痛。⑥过敏反应：偶见皮疹。⑦其他：偶见鼻塞、水肿、吞咽困难、射精异常等。⑧严重不良反应有阴茎持续勃起。⑨在白内障超声乳化手术中可能出现虹膜松弛综合征。

【禁忌证】对本品过敏者、肾功能不全者禁用。

【注意事项】①用药前需先排除前列腺癌。②过量使用可致血压下降，尤其与降压药合用时，应注意血压变化；如引起血压下降，可平卧，必要时进行常规的治疗。③直立性低血压、肾功能不全及冠心病患者慎用。④高龄患者应注意服用后状况，如得不到期待的效果，不应继续增量，应改用其他方法治疗。⑤使用本品的患者在进行白内障超声乳化手术时因可出现虹膜松弛综合征，在术前应告知眼科医生，以便采取预防措施。⑥对磺胺过敏者，使用本品出现过敏反应的可能增加。⑦本品不适用于女性及儿童患者。

【制剂规格】缓释胶囊剂：每粒 0.2mg。缓释片剂：每片 0.2mg。

特拉唑嗪 [药典（二）；基；医保（甲）]

Terazosin

【药理作用】本品为选择性突触后 α_1 受体拮抗剂，其降压作用与哌唑嗪相似，但持续时间较长。还可降低血浆总胆固醇、低密度脂蛋白、极低密度脂蛋白及提高高密度脂蛋白。此外，在体实验表明，它能抑制去羟肾上腺素所致的前列腺组织痉挛，从而可以改善前列腺肥大患者的尿流动力学及临床症状。

【适应证】用于高血压，也可用于良性前列腺增生。

【用法用量】口服：开始时，一次不超过 1mg，睡前服用，以后可根据情况逐渐增量，一般为一日 8～10mg，一日最大剂量 20mg；用于前列腺肥大，一日剂量为 5～10mg。

【不良反应】与哌唑嗪同，但首剂效应也较少，常见的不良反应为头痛、头晕、乏力、鼻塞等。

【禁忌证】①严重肝、肾功能不全患者禁用。②12 岁以下儿童、妊娠期妇女、哺乳期妇女禁用。

【注意事项】①用药前需排除前列腺癌。②晕厥是特拉唑嗪最严重的直立性作用，但更常见其他低血压症状，如头晕、心悸，避免驾车或危险作业，如头昏、头晕或心悸症状令人感到不舒服，应当告诉医生。③应当告知患者，用特拉唑嗪治疗可能出现睡意或困倦症状，必须驾车或操作重型机器的人应当小心。④用盐酸特拉唑嗪或其他类似仰卧治疗可能导致阴茎异常勃起。

【制剂规格】片剂：每片 0.5mg；1mg；2mg；5mg；10mg。胶囊剂：每粒 1mg；2mg。

第2节　主要作用于生殖系统的药物

卡前列甲酯[药典（二）；基；医保（乙）]

Carboprost Methylate

【药理作用】本品作用与卡前列素相似，阴道给药有明显子宫收缩作用和扩宫颈作用。

【适应证】①本品与米非司酮等序贯用，应用于终止早期妊娠。特别适合高危妊娠者，如多次人流史、子宫畸形、剖宫产后以及哺乳期妊娠者。②预防和治疗宫缩迟缓所引起的产后出血。

【用法用量】（1）中期引产：每次1mg，2～3小时重复1mg，直至流产（平均用量约为6mg）。（2）抗早孕：①与米非司酮联合用药：第1天服200mg米非司酮，第3天阴道后穹窿放1粒卡前列甲酯栓（1mg）；或第1天服25mg米非司酮；每日2次，连续服用3天，第4天放置本品1mg。②与丙酸睾酮联合用药：第1天肌内注射丙酸睾酮100mg，连续3天，总量300mg，第4天放置本品1mg，2～3小时后重复1mg，直至流产（平均用量约为4mg）。（3）产后出血：于胎儿娩出后，立即戴无菌手套，将本品0.5～1mg贴附于阴道前壁上1/3处，约2分钟。

【不良反应】主要表现为恶心、呕吐、腹泻、腹痛等，采用复方地芬诺酯片后，不良反应显著减少，停药后上述反应即可消失。

【禁忌证】前置胎盘及异位妊娠、急性盆腔感染、胃溃疡、哮喘及严重过敏体质、青光眼患者禁用。

【注意事项】①糖尿病、高血压及严重心、肝、肾功能不全者慎用。②本品应在医师监护下使用，如发现不可耐受性呕吐、腹痛或阴道出血应立即停用。

【制剂规格】栓剂：每粒0.5mg；1mg。

麦角新碱[药典（二）；基；医保（甲）]

Ergometrine

【药理作用】本品对子宫平滑肌有高度选择性，直接作用于子宫平滑肌，作用强而持久。其作用的强弱与子宫的生理状态和用药剂量有关。妊娠子宫较未妊娠子宫敏感，成熟子宫较未成熟子宫敏感，对临产前的子宫或分娩后的子宫最为敏感。它与缩宫素作用的不同点主要是，不仅对子宫底而且对子宫颈部也有很强的收缩作用，剂批量稍大即产生强直性收缩，故不适用于催产和引产；但由于子宫肌强直性收缩，机械压迫肌纤维中的血管，而阻止出血。

【适应证】①主要用在产后或流产后预防和治疗由于子宫收缩无力或缩复不良所致的子宫出血。②用于产后子宫复原不全，加速子宫复原。

【用法用量】口服：一次0.2～0.5mg，一日2～3次，共2～3日。多用于产后子宫复原不全。肌内或静脉注射：一次0.2～0.5mg，必要时每隔2～4小时重复给药，但最多限定5次。静脉注射时可用 25%葡萄糖注射液 20ml 稀释。静脉滴注：一次 0.2mg，加入 5%葡萄糖注射液 500ml 稀释，缓慢滴入。剖宫产时可直接注射子宫肌层 0.2mg；产后或流产后为了止血，可在子宫颈注射 0.2mg（注射子宫颈左右两侧）。极量：一次 0.5mg，一日 1mg。

【不良反应】①由于用药时间短，不良反应少见，部分患者用药后可发生恶心、呕吐、出冷汗、面色苍白等反应。静脉给药时，可出现头痛、头晕、耳鸣、腹痛、恶心、呕吐、胸痛、心悸、呼吸困难、心率过缓，故不宜以静脉注射作为常规使用。也有可能突然发生严重高血压，在用氯丙嗪后症状可以有所改善，甚至消失。下列不良反应虽少见，但应注意：如由于冠状动脉痉挛所致的胸痛，血压突然升高引起的严重头痛，皮肤瘙痒，四肢痛或腹痛，手足苍白发冷，两腿无力，呼吸短促（可能是过敏反应）。②如使用不当，可能发生麦角中毒，表现为持久腹泻、手足和下肢皮肤苍白发冷、心跳弱、持续呕吐、惊厥。

【禁忌证】①在胎儿及胎盘未剥离娩出前禁用本品，否则可使胎盘嵌留宫腔内。如胎儿娩出前使用本品，可能发生子宫强直性收缩，以致胎儿缺氧或颅内出血。②有妊娠期高血压疾病、冠心病患者及对本品过敏者禁用。

【注意事项】①麦角制剂间显示交叉过敏反应，患者不能耐受其他麦角制剂，同样也不能耐受本品。②能经乳汁排出，使婴儿可能出现麦角样毒性反应，又可能抑制泌乳，哺乳期妇女不宜用。③患有严重高血压、血管硬化、血管痉挛、闭塞性周围血管病、冠心病、低血钙、妊娠高血压综合征、脓毒症、肝或肾功能不全者慎用。④子宫复原不全时常伴有宫腔内感染，单用麦角制剂有使感染扩散的危险，一般应联合应用抗感染药。⑤大量吸烟者应用后易发生血管收缩或痉挛。

【制剂规格】片剂：每片 0.2mg；0.5mg。注射液：每支 0.2mg（1ml）；0.5mg（1ml）。

缩宫素 [药典（二）；基；医保（甲、乙）]

Oxytocin

【药理作用】本品与子宫平滑肌的相应受体结合，引起妊娠子宫节律性收缩，频率和强度增加；对非妊娠子宫则无此作用。但人工合成的本品不含加压素，故无升压作用。它还能刺激兴奋乳腺平滑肌，使乳腺导管收缩，促使乳汁从乳房排出，但不能增加乳汁分泌量，仅能促进排乳。

【适应证】用于引产、催产、产后出血和子宫复原不全；滴鼻用于促排乳；催产素激惹试验。

【用法用量】①引产或催产静脉滴注，一次 2.5～5U，用氯化钠注射液稀释至每毫升中含有 0.01U。静滴开始时，每分钟不超过 0.001～0.002U，每 15～30 分钟增加 0.001～0.002U，至达到宫缩与正常分娩期相似，最快每分钟不超过 0.02U，通常为每分钟 0.002～0.005U。②防治产后出血或促进子宫复原：将本品 5～10U 加于 5%葡萄糖注射液中静脉滴注，每分钟滴注0.02～0.04U，胎盘排出后可肌内注射5～10U。③子宫出血：肌内注射，一次5～10U。肌内注射极量，一次20U。④催乳：在哺乳前2～3分钟，用滴鼻液，一次3滴或少量喷于一侧或两侧鼻孔内。⑤催产素激惹试验：试验剂量同引产，用稀释后的缩宫素作静脉滴注，直到10分钟内出现3次有效宫缩。此时注意胎心变化，若为阴性说明胎儿耐受力好，阳性者则应分析原因，尽早结束分娩。

【不良反应】①不良反应较少，很少发生过敏反应，偶见恶心、呕吐、血压下降等。②大剂量时，可导致子宫强直性收缩，压迫子宫肌层血管，阻断胎盘的血流量，可使胎儿窒息而死或子宫破裂，故要严格掌握用量和静脉滴注速度。

【禁忌证】禁用于对本品过敏者、二胎以上的经产妇（易发生子宫破裂）、横位、骨盆过窄、产道受阻、明显头盆不称及胎位异常、有剖宫产史、子宫肌瘤剔除术史者及脐带先露或脱垂、完全性前置胎盘、前置血管、胎儿窘迫、宫缩过强、产前出血（包括胎盘早剥）、子宫过大（包括羊水过多）、需立即手术的产科急症或子宫收缩乏力长期用药无效患者。

【注意事项】（1）用于催产时必须指征明确，以免产妇和胎儿发生危险。

（2）静脉滴注时需使用滴速调节器控制用量。滴速应根据患者的具体情况而定。

（3）遇有子宫收缩乏力，注药时间不宜超过6～8小时。

（4）下列情况慎用：心脏病、临界性头盆不称、子宫过大、曾有宫腔内感染史、受过损伤的难产史、子宫或宫颈曾经手术治疗（包括剖宫产史）、宫颈癌、早产、胎头未衔接、妊娠期妇女年龄已超过35岁。

（5）骶管阻滞时用缩宫素，可发生严重的高血压，甚至脑血管破裂。

（6）用药前和用药时需检查及监护：①子宫收缩的频率、持续时间及程度。②妊娠期妇女脉搏及血压。③胎儿心率。④静止期间子宫肌张力。⑤胎儿成熟度。⑥骨盆大小及胎儿先露下降情况。⑦出入液量的平衡，尤其是长时间使用缩宫素。

【制剂规格】注射液：每支2.5U（0.5ml）；5U（1ml）；10U（1ml）。滴鼻剂：每支40U（1ml）。鼻喷雾剂：每瓶200U（5ml）（每喷0.1ml时，相当于4U）。

普拉睾酮 [药典（二）]

Prasterone

【药理作用】本品为天然存在的肾上腺来源的激素，是雄激素和雌激素的前体。在20岁左右达到血清浓度的峰值，然后随年龄逐渐下降。

【适应证】用于妊娠足月引产前使宫颈成熟。

【用法用量】静脉缓慢注射：0.2g溶于5%葡萄糖注射液20ml中，每日1次，连用3日。

【不良反应】少见恶心、眩晕、行走乏力、胸闷、注射部位血管痛等一过性反应。

【禁忌证】动物实验有致畸作用，故妊娠初期不宜使用。癌症患者、哺乳期妇女禁用。

【注意事项】①胎儿生长迟缓的妊娠期妇女、体弱而不能坚持阴道分娩的妊娠妇女慎用。②心功能不全、肝、肾功能损害者慎用。③本品在 20℃以下较难溶解，不宜加 0.9%氯化钠注射液溶解，因可产生混浊，溶解后应尽快使用。④精神疾病者慎用，有加重的风险。

【制剂规格】注射剂：每支 0.1g。

第 9 章　主要作用于内分泌系统的药物

第 1 节　垂体激素

重组人生长激素[基；医保（乙）]

Recombinant Human Growth Hormone

【药理作用】本品具有与人生长激素同等的作用，即能促进骨骼、内脏和全身生长，促进蛋白质合成，影响脂肪和矿物质代谢，在人体生长发育中起着关键性作用。

【适应证】①主要用于内源性生长激素分泌不足所致的生长障碍、性腺发育不全所致的生长障碍（特纳综合征）。②可用于治疗伴恶病质的艾滋病、短肠综合征等疾病。

【用法用量】给药剂量必须个体化，采用肌内注射或皮下注射。①内源性生长激素分泌不足所致的生长障碍：一般用量为每周 4mg（12IU）/m^2，或每周 0.2mg（0.6IU）/kg，肌内注射分 3 次给药，皮下注射分 6 次或 7 次给药，最好晚上给药。②性腺发育不全所致的生长障碍：每周 6mg（18IU）/m^2，或 0.2～0.23mg（0.6～0.7IU）/kg，治疗的第 2 年剂量可增至 8mg(24IU)/m^2，或每周 0.27～0.33mg(0.8～1.0IU)/kg，分 7 次单剂量于晚上皮下注射给药。

【不良反应】①有些患者体内会产生抗生长激素抗体，但抗体很少会影响生长。②偶可引起注射部位疼痛、麻木、发红和肿胀等。③成年人使用生长激素替代治疗时可能发生与剂量相关的一过性液体潴留，水肿、关节肿胀、关节痛、肌肉疼痛和感觉异常都可能是液体潴留的临床表现。

【禁忌证】①任何有进展迹象的潜在性脑肿瘤或颅内损伤患者、增生期或增生前期糖尿病视网膜病变患者、妊娠期和哺乳期妇女均禁用。②骨骺已闭合的儿童患者禁用。③严重全身性感染等危重患者在机体急性休克期内禁用。④发生急性呼吸衰竭时禁用。

【注意事项】①糖尿病为相对禁忌证，给糖尿病患者应用时应进行严格的医学及实验室监控。②脑肿瘤引起的垂体侏儒病患者、心脏或肾病患者慎用。③使用前，需对脑垂体功能作详细检查，准确诊断后才能应用。④临用时配制，用注射用水或含苯甲醇的 0.9% 氯化钠注射液溶解，轻轻摇动，切勿振荡，以免变性。

【制剂规格】注射剂（无菌粉末）：每支 0.67mg（2IU）；5.33mg（16IU）。注射剂：每支 2IU/0.66mg/0.4ml；60IU/20mg/3ml。

第 2 节　肾上腺皮质激素和促肾上腺皮质激素

倍氯米松[药典（二）；医保（甲、乙）]

Beclomethasone

【药理作用】本品为强效局部用糖皮质

激素类药，具有抗炎、抗过敏和止痒等作用，能抑制支气管渗出物，消除支气管黏膜肿胀，解除支气管痉挛。对皮肤血管收缩作用远比氢化可的松强。局部抗炎作用是氟轻松和曲安西龙的5倍。

【适应证】①吸入给药可用于慢性哮喘患者。②鼻喷用于过敏性鼻炎。③外用可治疗各种炎症皮肤病如湿疹、过敏性皮炎、神经性皮炎、接触性皮炎、银屑病、瘙痒等。

【用法用量】①乳膏或软膏，用于皮肤病：每日2～3次，涂于患处，必要时包扎之。②气雾剂，用于治疗哮喘：成人，每日3～4次，每次1～2撳，严重者每日12～16撳，每日最大剂量不超过20撳（1mg）；儿童，每日2～4次，每次1～2撳。③鼻气雾剂，用于防治过敏性鼻炎：鼻腔喷雾给药，成人，每次每鼻孔2撳，每日2次，也可每次每鼻孔1撳（50g），每日3～4次。一日总量不可超过8撳(400μg)。

【不良反应】精神症状、感染复发、糖皮质激素停药综合征。

【禁忌证】①对本品及肾上腺皮质激素过敏者禁用。②细菌性、真菌性、病毒性等感染性皮肤病禁用。③溃疡性皮肤病禁用。

【注意事项】①气雾剂只用于慢性哮喘，急性发作时应使用较大剂量水溶性皮质激素，或用支气管扩张剂和抗组胺类药，待控制症状后再改用本品气雾剂治疗。②使用本品后应在哮喘控制良好的情况下逐渐停用口服皮质激素，一般在本气雾剂治疗4～5天后才慢慢减量停用。③气雾剂每日吸入量不可超过20撳。④本品乳膏不宜长期包封给药，因易引起红斑、丘疹、痂皮等，此时应减少用药量。⑤长期吸入可引起口腔、咽喉部白念珠菌感染，适当局部给予抗真菌治疗可迅速消除。吸药后立即漱口和咽部可减少刺激感。⑥妊娠期妇女慎用。⑦活动性肺结核患者慎用。

【制剂规格】气雾剂：每瓶200撳（每撳50μg; 80μg; 100μg; 200μg; 250μg）；粉雾剂：每瓶80撳（每撳250μg）。胶囊剂：每粒50μg；100μg；200μg。鼻喷剂：每瓶10mg（每喷50μg）。乳膏剂：每支2.5mg/10g。

倍他米松[药典（二）；医保（乙）]

Betamethasone

【药理作用】本品作用与地塞米松相同，但抗炎作用较地塞米松、曲安西龙等均强。

【适应证】用于治疗活动性风湿病、类风湿关节炎、红斑狼疮、严重支气管哮喘、严重皮炎、急性白血病等，也可用于某些感染的综合治疗。

【用法用量】①口服：成人，开始每日0.5～2mg，分次服用。维持量为每日0.5～1mg。②肌内注射或静脉注射：每日 2～20mg，分次给药。③局部软组织注射：4～8mg，如有需要可在24小时内重复给药3～4次。④外用：涂于患处，每日2～4次。

【不良反应】①长期使用可引起以下副作用：医源性库欣综合征面容和体

态、体重增加、下肢浮肿、色素沉着、易出血倾向、创口愈合不良、痤疮、月经紊乱、肱或股骨头缺血性坏死、骨质疏松及骨折、肌无力、肌萎缩、低钾血症、胃肠道刺激、胰腺炎、消化性溃疡或穿孔，儿童生长受抑制、青光眼、白内障、良性颅内压升高综合征、糖耐量减退和糖尿病加重。②可出现精神症状、并发感染、糖皮质激素停药综合征。

【禁忌证】①感染性皮肤病（如脓疱病、体癣、股癣）患者禁用本品乳膏。②对本品及其他甾体激素过敏者禁用。③下列疾病患者一般不宜使用，特殊情况应权衡利弊使用，但应注意病情恶化可能：严重精神病和癫痫，活动性消化性溃疡病，新近胃肠吻合手术，骨折，创伤修复期，角膜溃疡，肾上腺皮质功能亢进，高血压，糖尿病，妊娠期妇女，抗菌药物不能控制的感染，较重的骨质疏松等。

【注意事项】①因本品潴钠作用微弱，不宜用作肾上腺皮质功能不全的替代治疗。②长期服用，较易引起精神症状及精神病，有癔病史及精神病史者最好不用。

【制剂规格】片剂：每片 0.5mg。乳膏剂：0.1%。倍他米松磷酸钠注射液：每支 1ml:5.26mg（相当于倍他米松 4mg）；1ml:2.63mg（相当于倍他米松 2mg）。复方倍他米松注射液：每支 1ml［二丙酸倍他米松（以倍他米松计）5mg 与倍他米松磷酸钠（以倍他米松计）2mg］。

布地奈德［基；医保（乙）］

Budesonide

【药理作用】本品为局部用皮质激素类药物，具有显著的抗炎、抗过敏、止痒及抗渗出作用。体内吸收后在肝脏内失去活性，作用持久。可改善肺功能，降低气道高反应性，缓解症状。

【适应证】用于支气管哮喘症状和体征的长期控制。粉吸入剂用于需使用糖皮质激素维持治疗以控制基础炎症的支气管哮喘、慢性阻塞性肺疾病患者。鼻喷雾剂用于治疗季节性和常年性过敏性鼻炎、血管运动性鼻炎；预防鼻息肉切除术后鼻息肉的再生，对症治疗鼻息肉。

【用法用量】①吸入气雾剂：剂量应个体化，成人初始剂量为每日 200～1600μg，分 2～4 次给药（较轻微的病例每日 200～800μg，较严重的每日 800～1600μg）。一般 1 次 200μg，早晚各 1 次，病情严重时每日 4 次。7 岁以上儿童：每日 200～800μg，分成 2～4 次使用。2～7 岁儿童：每日 200～400μg，分成 2～4 次使用。吸入前充分振摇使内容物混匀，双唇包住接口端，通过接口端平静呼气。在吸气开始的同时，揿压气雾剂的药瓶，使其喷药 1 次，经口缓慢而深深地吸入，尽可能长地屏住呼吸，约 10 秒钟，然后再呼气。患者可以通过镜子确定雾状的气雾剂液体有没有经嘴或容器漏出。粉吸入剂为填入特制的吸入气流驱动的多剂量粉末吸入器中给药，由于药粉剂量很小，每次吸入时可能感觉不到它。

根据原先的哮喘治疗状况，个体化给药，用药时间为早晨或夜间。在重度哮喘和哮喘加重期时，每日剂量分3～4次给予。维持剂量成人每日100～1600μg，儿童100～800μg；当哮喘控制后可减量至最低有效维持剂量。本品的药物由患者吸入而到达肺中，因而指导患者通过吸嘴用力深度吸气是很重要的。为了将真菌性口腔炎的发生率降到最低，每次吸药后用水漱口。②雾化：吸入用细微颗粒混悬液可替代或减少口服类固醇治疗，建议在喷雾吸入或干粉制剂不满意时应用本品雾化。起始剂量、严重哮喘期或减少口服糖皮质激素时的剂量：成人每次1～2mg，每日2次，儿童每次0.5～1mg，每日2次；维持剂量应是使患者保持无症状的最低剂量而个体化，成人每次0.5～1mg，每日2次，儿童每次0.25～0.5mg，每日2次。使用时，未经医生许可，不要将药液稀释，按指导方法使用喷雾器，确保药杯里的药液全部用尽。使用后洗脸并漱口，以温水淋洗口（面）罩并晾干。应避免喷入眼内，不推荐使用超声喷雾器。③喷鼻，成人及6岁以上儿童，起始剂量为每日256μg，此剂量可于早晨1次喷入和早晚分2次喷入（即早晨每个鼻孔内喷入2喷；或早晚2次，每次每个鼻孔内喷1喷）。

【不良反应】可见过敏反应（速发或迟发的包括皮疹、接触性皮炎、荨麻疹、血管神经性水肿和支气管痉挛）、咽部轻微刺激作用及咳嗽，多数为可逆性声音嘶哑、口咽部念珠菌感染。

【禁忌证】中度及重度支气管扩张症患者禁用。

【注意事项】①肺结核患者特别是活动性肺结核患者慎用。2岁以下儿童慎用或不用气雾剂。②本品不应作为哮喘发作的首要治疗手段。③刺激症状可通过吸入辅助装置的应用而得到改善。④如果在妊娠期间母亲不能避免使用糖皮质激素，最好选用吸入性制剂，因其全身作用较低。

【制剂规格】鼻喷雾剂：每喷32μg；64μg。吸入气雾剂：每揿100μg；200μg。吸入粉雾剂：每吸100μg；200μg；400μg。吸入用混悬液：每支0.5mg（2ml）；1mg（2ml）。

布地奈德福莫特罗[基；医保（乙）]

Budesonide and Formoterol

【药理作用】本品为布地奈德与福莫特罗的复方制剂。布地奈德为局部用肾上腺糖皮质激素类药物，具有显著的抗炎、抗过敏、止痒及抗渗出作用，可改善肺功能，降低气道高反应性。福莫特罗为长效选择性β_2受体激动剂，对支气管的松弛作用较沙丁胺醇长且较持久。本品能使第1秒用力呼气量、用力肺活量和呼气峰流速增加，并且有明显的抗炎作用，可明显抑制抗原诱发的嗜酸性粒细胞聚集与亲润、血管通透性增高以及速发性与迟发性哮喘反应，亦能抑制血小板激活因子诱发的嗜酸性粒细胞聚集。

【适应证】①哮喘：本品适用于需要联合应用吸入皮质激素和长效β_2受体激

动剂的哮喘患者的常规治疗，吸入皮质激素和“按需”使用短效β_2受体激动剂不能很好地控制症状的患者，或应用吸入皮质激素和长效β_2受体激动剂，症状已得到良好控制的患者。②慢性阻塞性肺疾病。

【用法用量】成人和青少年（12 岁和 12 岁以上）：80μg/4.5μg：1～2 吸/次，一日 2 次。160μg/4.5μg：1～2 吸/次，一日 2 次。在常规治疗中，当一日 2 次剂量可有效控制症状时，应逐渐减少剂量至最低有效剂量，甚至一日 1 次。

【不良反应】①常见不良反应有头痛、心悸、震颤、口咽部念珠菌感染、咽部轻度刺激、咳嗽和声嘶。②少见心动过速、肌肉痉挛、易激动、躁动不安、紧张、恶心、眩晕、睡眠紊乱、瘀斑。③罕见支气管痉挛、迟发或速发过敏反应，如皮疹、荨麻疹、瘙痒、皮炎、血管性水肿、心律失常、低钾血症。

【禁忌证】对布地奈德、福莫特罗或吸入乳糖（含少量牛乳蛋白质）有过敏反应的患者禁用。

【注意事项】①在停用布地奈德福莫特罗粉吸入剂时需要逐渐减少剂量。如果发现治疗无效，或所需剂量超出现行固定的复方剂量，患者应寻求医生帮助。②急救用支气管扩张剂的用量增加提示疾病加重，需要重新评价。

【制剂规格】吸入剂：每支含 60 吸，每吸含有布地奈德 160μg，福莫特罗 4.5μg；每吸含有布地奈德 80μg，福莫特罗 4.5μg。

地塞米松[药典（二）；基；医保（甲、乙）]

Dexamethasone

【药理作用】本品的抗炎作用及控制皮肤过敏的作用比泼尼松更显著，而对水钠潴留和促进排钾作用较轻微，对垂体肾上腺皮质轴的抑制作用较强。

【适应证】用于过敏性与自身免疫性炎症性疾病。多用于结缔组织病、活动性风湿病、类风湿关节炎、红斑狼疮、严重支气管哮喘、严重皮炎、溃疡性结肠炎、急性白血病等，也用于某些严重感染及中毒、恶性淋巴瘤的综合治疗。片剂还用于某些肾上腺皮质疾病的诊断。

【用法用量】①口服：每日 0.75～3mg，每日 2～4 次；维持剂量每日 0.75mg。②静脉给药：一般剂量静脉注射：每次 2～20mg。静脉滴注时应以 5%葡萄糖注射液稀释，可 2～6 小时重复给药至病情稳定，但大剂量连续给药一般不超过 72 小时。用于缓解恶性肿瘤所致的脑水肿，首剂静脉注射 10mg，随后每 6 小时肌内注射 4mg，一般 12～24 小时患者可有所好转，2～4 日后逐渐减量，5～7 日停药。对不宜手术的脑肿瘤，首剂可静脉注射 50mg，以后每 2 小时重复给予 8mg，数天后再减至每日 2mg，分 2～3 次静脉给予。③鞘内注射：每次 5mg，间隔 1～3 周注射 1 次。④关节腔内注射：一般根据关节腔大小每次注射 0.8～4mg，软组织注射剂量为 2～6mg，每隔 3～5 日至 2～3 周重复注射。

【不良反应】较大量服用，易引起糖尿病及类库欣综合征。

【禁忌证】溃疡病、血栓性静脉炎、活动性肺结核、肠吻合手术后患者禁用。

【注意事项】①因本品潴钠作用微弱，不宜用作肾上腺皮质功能不全的替代治疗。②长期服用，较易引起精神症状及精神病，有癔病史及精神病史者最好不用。

【制剂规格】片剂：每片0.75mg。注射液：每支2mg（1ml）；5mg（1ml）。

氟轻松[药典（二）]

Fluocinonide

【药理作用】为外用皮质激素，其疗效显著而不良反应较小，涂敷于局部对皮肤、黏膜的炎症、瘙痒及皮肤过敏反应等均有效。奏效迅速，使用低浓度（0.025%）即有明显疗效。止痒作用较好。

【适应证】用于治疗湿疹（特别是婴儿湿疹）、神经性皮炎、皮肤瘙痒症、接触性皮炎、银屑病、盘状红斑狼疮、扁平苔藓、外耳炎、日光性皮炎等。

【用法用量】皮肤洗净后局部外用，薄薄涂于患处，可轻揉促其渗入皮肤，每日3～4次。

【不良反应】变态反应性接触性皮炎。

【禁忌证】凡有结核或细菌感染、病毒感染（如水痘等）的皮肤病患者禁用。

【注意事项】①对皮肤病并发感染，需同时应用抗生素。②不宜长期或大面积使用，否则可诱发皮肤感染或加重感染性皮肤病变。

【制剂规格】软膏（乳膏）剂：每支含0.025%。搽剂：每瓶20ml:5mg。

氟氢可的松[药典（二）]

Fludrocortisone

【药理作用】本品的糖代谢及抗炎作用为氢化可的松的15倍，钠潴留作用为氢化可的松的百倍以上。

【适应证】可与糖皮质激素一起用于原发性肾上腺皮质功能减退症的替代治疗。也适用于低肾素低醛固酮综合征和自主神经病变所致直立性低血压等。因本品内服易致水肿，多供外用局部涂敷治疗皮脂溢性湿疹、接触性皮炎、肛门、阴部瘙痒等症。

【用法用量】外用。局部皮肤涂敷，每日2次。

【不良反应】变态反应性接触性皮炎，长期外用可引起皮肤萎缩、毛细血管扩张、痤疮、口周皮炎、毛囊炎、增加对感染的易患性。

【禁忌证】真菌性或病毒性皮肤感染（如脓疱病、体癣、股癣）患者禁用。

【注意事项】不宜长期外用，并避免全身大面积使用。涂布部位如有灼烧感、瘙痒、红肿等，应停止用药、洗净。

【制剂规格】软膏剂：每支含0.025%。

氟替卡松[药典（二）；基；医保（乙）]

Fluticasone

【药理作用】为局部用强效肾上腺糖皮质激素药物，具有抗过敏、抗炎作用。本品脂溶性在目前已知吸入型糖皮质激素类药物中为最高，易于穿透细胞膜与细胞内糖皮质激素受体结合，与受体具有高度亲和力。本品在呼吸道内浓度和存留时间较长，故其局部抗炎活性更强，但鼻黏膜局部给药时全身活性甚微。在治疗剂量经鼻给药或局部(经皮)给药时，本品对下丘脑-垂体-肾上腺轴的潜在抑制作用很小。

【适应证】①经口吸入用于预防性治疗哮喘。②经鼻给药用于预防和治疗季节性过敏性鼻炎（包括枯草热）和常年性过敏性鼻炎。③外用适用于各种皮质激素可缓解的炎症性和瘙痒性皮肤病，如湿疹、结节性痒疹、银屑病（泛发斑块型除外）；神经性皮肤病包括单纯性苔藓、扁平苔藓、脂溢性皮炎、接触性过敏、盘形红斑狼疮、泛发性红斑全身类固醇激素治疗的辅助用药；虫咬皮炎；粟疹。

【用法用量】（1）过敏性鼻炎：①成人，老年患者和 12 岁以上儿童：每日 1 次，每个鼻孔各 2 喷，以早晨用药为好，严重患者需每日 2 次，每个鼻孔各 2 喷。当症状得到控制时，维持剂量为每日 1 次，每鼻孔各 1 喷。若症状复发，可相应增加剂量，每日最大剂量为每个鼻孔不超过 4 喷。②4～11 岁儿童：每日 1 次，每个鼻孔各 1 喷。严重患者需每日 2 次，每鼻孔各 1 喷，最大剂量为每个鼻孔超过 2 喷。（2）湿疹、皮炎：成人及 1 岁以上儿童，每日 1 次涂于患处。（3）银屑病、接触性过敏、单纯性苔藓、泛发性红斑：每日 2 次涂于患处。（4）哮喘：①轻度哮喘：100～250μg，每日 2 次。②中度哮喘：250～500μg，每日 2 次。③重度哮喘：500～1000μg，每日 2 次。4 岁以上儿童：每次 50～100μg，每日 2 次。

【不良反应】①吸入及鼻喷时常见不良反应是：鼻衄、头痛、鼻喉部干燥刺激；偶见过敏反应、支气管痉挛、皮疹、面部或舌部水肿、鼻中隔穿孔、青光眼、眼压升高及白内障。②外用时常见的不良反是：皮肤感染、感染性湿疹、病毒疣、单纯疱疹、脓疱疮、特异性皮炎、湿疹、湿疹恶化、红斑、烧灼感、刺痛、皮肤刺激、毛囊炎、水疱、手指麻痹和皮肤干燥。

【禁忌证】①对本品过敏者、妊娠期妇女禁用。②软膏剂禁用于玫瑰痤疮、寻常痤疮、酒渣鼻、口周皮炎、原发性皮肤病毒感染（如单纯疱疹、水痘）、肛周及外阴瘙痒、真菌或细菌引发的原发皮肤感染、1 岁以下婴儿的皮肤病。

【注意事项】①鼻腔感染时，应恰当治疗。②儿童、哺乳期妇女、糖尿病患者、运动员慎用。③吸入气雾剂为预防性质，即使无症状也应定期使用，4～7 天显效。与其他吸入疗法一样，给药后由于喘息立刻增加可出现相反的支气管痉挛，此时应立即吸入速效支气管扩张剂，立即停用丙酸氟替卡松气雾剂，检查患者，如需要，改用其他疗法。

【制剂规格】鼻喷剂：每喷 50μg（120 喷）。吸入气雾剂：每揿 50μg；125μg；250μg（60 揿；120 揿），每盒 250μg（60 泡）。乳膏剂：每支含 0.05%。

哈西奈德[药典（二）；医保（乙）]

Halcinonide

【药理作用】为人工合成的强效糖皮质激素，其特点为抗炎作用强，局部应用不易引起全身性不良反应。

【适应证】用于银屑病和湿疹性皮炎的治疗，具有疗程短、不良反应少的特点。

【用法用量】外用，每日 2～3 次，涂于患处。

【不良反应】少数患者在涂药部位出现局部烧灼感、刺痛、暂时性瘙痒、粟粒疹、毛囊炎等。

【禁忌证】痤疮患者，酒渣鼻患者，由细菌、真菌、病毒或寄生虫引起的原发性皮肤病变患者，溃疡性或渗出性皮肤病患者禁用。

【注意事项】本品仅供外用，避免接触眼睛。不宜大面积或长期局部外用。

【制剂规格】软膏（乳膏）剂：每支含 0.1%。

甲泼尼龙[基；医保（甲、乙）]

Methylprednisolone

【药理作用】本品为人工合成的糖皮质激素。糖皮质激素扩散透过细胞膜，并与细胞质内特异的受体结合。此结合物随后进入细胞核内与 DNA（染色体）结合，启动 mRNA 的转录，继而合成各种酶蛋白，据认为全身给药的糖皮质激素最终即通过这些酶发挥多种作用。糖皮质激素不仅对炎症和免疫过程有重要影响，而且影响碳水化合物、蛋白质和脂肪代谢，并且对心血管系统、骨骼和肌肉系统及中枢神经系统也有作用。

【适应证】①用于治疗风湿性疾病、肌源疾病、皮肤疾病、过敏状态、眼部疾病、胃肠道疾病、呼吸道疾病、水肿状态。②用于免疫抑制治疗、休克、内分泌失调等。

【用法用量】(1) 口服：初始量每日 4～48mg，每日 1 次，维持量每日 4～8mg。

（2）关节腔内及肌内注射：每次 10～40mg。

（3）静脉给药：①用于危重病情作为辅助疗法时，推荐剂量是 30mg/kg，至少静脉输注 30 分钟。此剂量可用于 48 小时内，每 4～6 小时重复一次。②类风湿关节炎的冲击疗法：每日 1g，静脉注射，使用 1～4 日，或每月 1g，静脉注射，使用 6 个月。③系统性红斑狼疮：每日 1g，静脉注射，使用 3 日。④多发性硬化症：每日 1g，静脉注射，使用 3 或 5 日。⑤肾小球肾炎，狼疮性肾炎：每日 1g，静脉注射，使用 3，5 或 7 日。

【不良反应】体液及电解质紊乱、钠潴留、充血性心力衰竭、低钾性碱中毒、类固醇性肌病、肌无力、骨质疏松、无菌性坏死、压迫性椎骨骨折、病理性骨折、消化道溃疡、消化道出血、胰腺炎、食管炎、欣快感、失眠、情绪不稳。

【禁忌证】全身性真菌感染患者禁用；对本品或任何辅料成分过敏者禁用；禁止鞘内注射。

【注意事项】①注射液在紫外线和荧

光下易分解破坏。②已长期应用本品的患者，在手术时及术后 3～4 日内常须酌增用量，以防皮质功能不足。③外科患者、肝功能不全者、原发性肾上腺皮质功能不全者、眼部单纯疱疹患者慎用。

【制剂规格】片剂：每片 4mg；16mg。（琥珀酸钠）注射剂（无菌粉末）：每支相当于甲泼尼龙 20mg；40mg；125mg；250mg；500mg。

可的松[药典（二）；基；医保（甲、乙）]

Cortisone

【药理作用】同泼尼松，但疗效较差，不良反应较大。具有抗炎、抗过敏、抗风湿和免疫抑制作用，能抑制结缔组织的增生，降低毛细血管壁和细胞膜的通透性，减少炎性渗出，并能抑制组胺及其他毒性物质的形成与释放。还能促进蛋白质分解转变为糖，减少葡萄糖的利用，因而使血糖及肝糖原都增加，可出现糖尿，同时增加胃液分泌，增进食欲。

【适应证】主要用于肾上腺皮质功能减退症的替代治疗。

【用法用量】①口服：成人，每日剂量 25～37.5mg，清晨服 2/3，午后服 1/3。当患者有应激状况时可适当加量，增至每日 100mg。②眼用：用于过敏性结膜炎：每日 3～4 次，每次 1～2 滴，用前摇匀；或用眼膏涂于眼睑内，每日 3～4 次，最后一次宜在睡前使用。

【不良反应】①长期使用可引起库欣综合征。②兴奋、不安、定向力障碍、抑郁等精神症状。③并发感染：以真菌、结核菌、葡萄球菌、变形杆菌、铜绿假单胞菌和各种疱疹病毒为主。④停药后综合征：下丘脑–垂体–肾上腺功能减退引起的乏力、软弱、恶心、呕吐、血压偏低等。

【禁忌证】对本品及其他甾体激素过敏患者禁用。

【注意事项】①同时存在严重醛固酮缺乏者，需合用氟氢可的松和氯化钠。②由于本品潴钠活性较强，一般不作为抗炎、抗过敏的首选药。③本品需经肝脏活化，因此肝功能不全者应采用氢化可的松。④本品皮肤局部外用或关节腔内注射无效。⑤下列患者一般避免使用、特殊情况应权衡利弊使用，应注意病情恶化的可能：消化道溃疡、青光眼、电解质紊乱、血栓症、心肌梗死、内脏手术患者。

【制剂规格】片剂：每片 5mg；25mg。滴眼液：每支 3ml（15mg）。眼膏剂：每支含 0.25%；0.5%；1%。

氯倍他索[药典（二）；医保（乙）]

Clobetasol

【药理作用】为肾上腺皮质激素类药物，具有较强的抗炎、抗瘙痒和血管收缩作用，抗炎作用约为氢化可的松的 112 倍。特别适用于短期治疗的顽固性皮肤病，与皮肤渗透促进剂月桂氮酮等配成软膏。

【适应证】治疗皮肤炎症和瘙痒症，如神经性皮炎、接触性皮炎、脂溢性皮炎、湿疹、局限性瘙痒症、盘状红斑狼疮等。

【用法用量】外用。涂患处，每日2～3次，待病情控制后，改为每日1次。

【不良反应】①可有局部烧灼感、瘙痒、潮红等不良反应。应用本品时如出现皮肤刺激，应即停用，并采取相应措施。②大面积涂搽、皮肤破损及在包敷下可充分吸收可引起全身作用。

【禁忌证】对本品及基质过敏者和对其他皮质类固醇过敏者禁用。

【注意事项】①应用本品时如出现皮肤刺激，应立即停用，并采取相应措施。②妊娠期妇女、儿童，面部、腋窝及腹股沟处应慎用。

【制剂规格】乳膏剂：每支含0.02%；0.05%。搽剂：每瓶5ml:1mg；10ml:2mg；20ml:4mg。

泼尼松［药典（二）；基；医保（甲）］

Prednisone

【药理作用】具有抗炎、抗过敏、抗风湿和免疫抑制作用，能抑制结缔组织的增生，降低毛细血管壁和细胞膜的通透性，减少炎性渗出，并能抑制组胺及其他毒性物质的形成与释放。还能促进蛋白质分解转变为糖，减少葡萄糖的利用。因使血糖及肝糖原都增加，可出现糖尿，同时增加胃液分泌，增进食欲。当严重中毒性感染时，与大量抗菌药物配合使用，可有良好的降温、抗炎、抗休克及促进症状缓解作用。其水钠潴留及排钾作用比可的松小，抗炎及抗过敏作用较强，不良反应较少，故比较常用。

【适应证】用于治疗结缔组织病、系统性红斑狼疮、严重的支气管哮喘、皮肌炎、血管炎等过敏性疾病，以及急性白血病、恶性淋巴瘤等病症。

【用法用量】①补充替代疗法：口服，每次5～10mg，每日10～60mg，早晨起床后服用2/3，下午服用1/3。②抗炎：口服，每日5～60mg。剂量及疗程因病种及病情不同而异。根据皮质激素昼夜分泌的节律，采用隔日1次给药法，以减少不良反应。③自身免疫性疾病：口服，每日40～60mg，病情稳定后可逐渐减量。④过敏性疾病：口服，每日20～40mg，症状减轻后减量，每隔1～2日减少5mg。⑤防止器官移植排异反应：口服，一般在术前1～2日开始每日100mg，术后一周改为每日60mg，以后逐渐减量。⑥治疗急性白血病、恶性肿瘤等：口服，每日60～80mg，症状缓解后减量。⑦过敏性皮肤病：外用，取适量涂患处，每日2～3次。⑧角膜炎、结膜炎等眼部疾病：外用，每晚睡前1次，涂于结膜囊内。

【不良反应】①较大剂量易引起糖尿病、消化道溃疡和类库欣综合征症状，对下丘脑－垂体－肾上腺轴抑制作用较强。②并发感染为主要的不良反应。

【禁忌证】高血压、血栓症、胃与十二指肠溃疡、精神病、电解质代谢异常、心肌梗死、内脏手术、青光眼等患者不宜使用，对本品及肾上腺皮质激素类药物有过敏史患者禁用，真菌和病毒感染者禁用。

【注意事项】①已长期应用本品的患

者，在手术时及术后3～4日内常须酌增用量，以防皮质功能不足。一般外科患者应尽量不用，以免影响伤口的愈合。②本品及可的松均需经肝脏代谢活化为泼尼松龙或氢化可的松才有效，故肝功能不全者不宜应用。③本品因其盐皮质激素活性很弱，故不适用于原发性肾上腺皮质功能不全症。

【制剂规格】片剂：每片5mg。乳膏剂：每支含0.1%；0.5%；1%。眼膏剂：每支含0.5%。

泼尼松龙[药典（二）；医保（乙）]

Prednisolone

【药理作用】本品疗效与泼尼松相当，抗炎作用较强、水盐代谢作用很弱，故不适用于原发性肾上腺皮质功能不全症，因其不需经肝代谢而起作用故可用于肝功能不全者。

【适应证】用于过敏性与自身免疫性疾病。

【用法用量】①口服：成人开始每日15～40mg（根据病情），需要时可用至60mg或每日0.5～1mg/kg，发热患者分3次服用，体温正常者每日晨起1次顿服。病情稳定后逐渐减量，维持量5～10mg，视病情而定。②肌内注射：每日10～30mg。③静脉滴注：每次10～25mg，溶于5%～10%葡萄糖注射液500ml中应用。④关节腔或软组织内注射（混悬液）：每次5～50mg，用量依关节大小而定，应在无菌条件下操作，以防引起感染。⑤外用：取适量涂患处，每日2～4次。⑥滴眼：一次1～2滴，每日2～4次，治疗开始的24～48小时，剂量可酌情加大至每小时2滴，注意不宜过早停药。

【不良反应】眼部长期使用可能引起眼压升高、视觉功能下降。

【禁忌证】原发性肾上腺皮质功能不全患者不宜使用。

【注意事项】注射时应摇匀。

【制剂规格】片剂：每片5mg。注射液：每支25mg（1ml）；50mg（2ml）；125mg（5ml）。乳膏剂：每支含0.5%。滴眼液：每支1%。

氢化可的松[药典（二）；基；医保（甲、乙）]

Hydrocortisone

【药理作用】本品原为天然糖皮质激素，现已人工合成。抗炎作用为可的松的1.25倍，还具有免疫抑制和抗休克作用等。也有一定程度的盐皮质激素活性，具有水钠潴留及排钾作用，其乙醇溶液注射剂及氢化可的松琥珀酸钠可用于静脉滴注。

【适应证】用于治疗结缔组织病、系统性红斑狼疮、严重的支气管哮喘、皮肌炎、血管炎等过敏性疾病，以及急性白血病、恶性淋巴瘤等病症。

【用法用量】①肾上腺皮质功能减退的替代治疗、过敏反应、自身免疫性及炎症性疾病：氢化可的松注射液：每次100～300mg，用0.9%氯化钠注射液或5%葡萄糖注射液稀释至0.2mg/ml后静脉滴注。注射用氢化可的松琥珀酸钠：每次100～300mg（按氢化可的松计算），临用时以0.9%氯化钠注射液或 5%葡萄糖注射液稀释后静脉滴注；肌内注射每日 50～100mg，分 4 次注射。醋酸氢化可的松片：每日 20～30mg，分 1～2 次服用，应激状态时应适量加量，可增至每日 80mg，分次服用。软组织或关节腔注射，每次 1～2ml（25mg/ml）。②过敏性皮炎、湿疹等皮肤病：局部外用，取适量涂于患处，每日 2 次。③角膜炎、结膜炎等眼部疾病：滴/涂入眼睑内，每日 2～3 次。

【不良反应】长程用药可引起以下副作用：医源性库欣综合征面容和体态、体重增加、下肢浮肿、色素沉着、易出血倾向、创口愈合不良、痤疮、月经紊乱、肱和股骨头缺血性坏死、骨质疏松和骨折（包括脊椎压缩性骨折、长骨病理性骨折）、肌无力、肌萎缩、低钾血症、胃肠道刺激（恶心、呕吐）、胰腺炎、消化性溃疡和肠穿孔，儿童生长受到抑制、青光眼、白内障、良性颅内压升高综合征、糖耐量减退和糖尿病加重。

【禁忌证】感染性皮肤病患者禁用本品外用制剂；单纯疱疹性或溃疡性角膜炎患者禁用本品眼用制剂。

【注意事项】用药期间可能有必要注意饮食中盐的限制和钾的补充；高剂量的本品不应用于治疗创伤性脑损伤。

【制剂规格】氢化可的松注射液：每支 10mg（2ml）；25mg（5ml）；50mg（10ml）；100mg（20ml）（为氢化可的松的稀乙醇溶液）。醋酸氢化可的松注射液：每支 125mg（5ml）（为醋酸氢化可的松的无菌混悬液）。注射用氢化可的松琥珀酸钠：每支 50mg；100mg（按氢化可的松计算）。氢化可的松片：每片 10mg；20mg。醋酸氢化可的松片；每片 20mg。氢化可的松乳膏：每支 1%；0.25%。丁酸氢化可的松乳膏：每支 0.1%。醋酸氢化可的松乳膏：每支 1%。醋酸氢化可的松眼膏：每支 0.5%。醋酸氢化可的松滴眼液：每支 15mg（3ml）；25mg（5ml）。

氢化可的松琥珀酸钠[药典（二）]

Hydrocortisone Sodium Succinate

【药理作用】本品为氢化可的松的盐类化合物，具有抗炎、抗过敏和抑制免疫等多种药理作用：①抗炎作用：糖皮质激素减轻和防止组织对炎症的反应，从而减轻炎症的表现。②免疫抑制作用：防止或抑制细胞中介的免疫反应，延迟性的过敏反应，并减轻原发免疫反应的扩展。③抗毒、抗休克作用：糖皮质激素能对抗细菌内毒素对机体的刺激反应，减轻细胞损伤，发挥保护机体的作用。

【适应证】用于抢救危重患者如中毒性感染、过敏性休克、严重的肾上腺皮质功能减退症、结缔组织病、严重的支气管哮喘等过敏性疾病，并可用于预防和治疗移植物急性排斥反应。

【用法用量】①静脉注射：用于治疗成人肾上腺皮质功能减退及垂体前叶功能减退危象，严重过敏反应，哮喘持续状态、休克，每次游离型 100mg 或氢化可的松琥珀酸钠 135mg 静脉滴注，可用至每日 300mg，疗程不超过 3～5 日。②软组织或关节腔内注射：

用于治疗类风湿性关节炎、骨关节炎、腱鞘炎、肌腱劳损等。关节腔内注射，每次1～2ml（25mg/ml）；鞘内注射每次1ml。③肌内注射：每日50～100mg，分四次注射。

【不良反应】①长程使用可引起以下副作用：医源性库欣综合征面容和体态、体重增加、下肢浮肿、色素沉着、易出血倾向、创口愈合不良、痤疮、月经紊乱、肱或股骨头缺血性坏死、骨质疏松或骨折（包括脊椎压缩性骨折、长骨病理性骨折）、肌无力、肌萎缩、低钾血症、胃肠道刺激（恶心、呕吐）、胰腺炎、消化性溃疡或穿孔、儿童生长受到抑制、青光眼、白内障、良性颅内压升高综合征、糖耐量减退和糖尿病加重。②患者可出现精神症状：欣快感、激动、谵妄、不安、定向力障碍，也可表现为抑制。精神症状尤易发生于患慢性消耗性疾病的人及以往有过精神不正常者。在用量达到每日40mg泼尼松或更多，用药数日至二周即可出现。③并发感染为肾上腺皮质激素的主要不良反应。以真菌、结核菌、葡萄球菌、变形杆菌、铜绿假单胞菌和各种疱疹病毒为主。多发生在中和或长和疗法时，但也可在短期用大剂量后出现。④下丘脑－垂体－肾上腺轴受到抑制，为激素治疗的重要并发症，其发生与制剂、剂量、疗程等因素有关。

【禁忌证】严重的精神病（过去或现在）和癫痫，活动性消化性溃疡病，新近胃肠吻合手术，骨折，创伤修复期，角膜溃疡，肾上腺皮质功能亢进症，高血压，糖尿病，妊娠期妇女，抗菌药物不能控制的感染如水痘、麻疹、霉菌感染、较重的骨质疏松等患者禁用。本品禁用于已明确对本品及其他甾体激素过敏的患者。

【注意事项】（1）糖皮质激素感染：肾上腺皮质激素功能减退患者易发生感染。在激素作用下，原来已被控制的感染可活动起来，最常见者为结核感染复发。在某些感染时应用激素可减轻组织的破坏，减少渗出、减轻感染中毒症状，但必须同时用有效的抗生素治疗，密切观察病情变化，在短期用药后，即应迅速减量、停药。（2）对诊断的干扰：①糖皮质激素可使血糖、血胆固醇和血脂肪酸、血钠水平升高、使血钙、血钾下降。②对外周血象的影响为淋巴细胞、真核细胞及嗜酸、嗜碱细胞数下降，多核白细胞和血小板增加，后者也可下降。③活性较强的糖皮质激素（如地塞米松）可使尿中17－羟皮质类固醇和17－酮类固醇下降。④长期大剂量服用糖皮质激素可使皮肤试验结果呈假阴性，如结核菌素试验、组织胞浆菌素试验和过敏反应皮试等。⑤还可使甲状腺^{131}I摄取率下降，减弱促甲状腺激素（TSH）对TSH释放素（TRH）刺激的反应，使TRH兴奋实验结果呈假阳性。干扰促黄体素释放激素（LHRH）兴奋试验的结果。⑥使同位素脑和骨显像减弱或稀疏。

【制剂规格】注射剂：每支50mg（按

氢化可的松计）。

曲安奈德[药典（二）；医保（乙）]

Triamcinolone Acetonide

【药理作用】为糖皮质激素类药，具有强而持久的抗炎、抗过敏作用。其抗炎和抗过敏作用机制如下：①抑制巨噬细胞对抗原的吞噬和处理。②抑制B细胞转化为浆细胞，干扰体液免疫。③稳定溶酶体膜，减少溶酶体内水解酶的释放。④抑制白细胞和巨噬细胞移行至血管外，减少炎症反应。⑤增加肥大细胞颗粒稳定性，减少组胺释放，从而减轻血管舒张及降低毛血管通透性。⑥使血管敏感性增高，收缩性加强，减少局部充血及体液外渗。⑦对纤维母细胞 DNA 有直接抑制作用，抑制肉芽组织形成。

【适应证】用于各种皮肤病（如神经性皮炎、湿疹、银屑病等）、支气管哮喘、过敏性鼻炎、关节痛、肩周围炎、腱鞘炎、急性扭伤、慢性腰腿痛及眼科炎症等。鼻喷雾剂用于治疗常年性过敏性鼻炎或季节性过敏性鼻炎。

【用法用量】（1）支气管哮喘：①肌内注射，成人，每次 1ml（40mg），每 3 周 1 次，5 次为一疗程，症状较重者可用 80mg；6～12 岁儿童减半，在必要时 3～6 岁幼儿可用成人剂量的 1/3。②穴位或局部注射，成人，每次 1ml（40mg），在扁桃体穴或颈前甲状软骨旁注射，每周 1 次，5 次为一疗程，注射前先用少量普鲁卡因局麻。（2）过敏性鼻炎：①肌内注射，每次 1ml（40mg），每 3 周 1 次，5 次为一疗程；②下鼻甲注射，鼻腔先喷 1%利多卡因表面麻醉后，在双下鼻甲前端各注入本品 0.5ml，每周 1 次，4～5 次为一疗程。③鼻腔内用药，用前须振摇 5 次以上；12 岁以上的儿童、成人及老人，推荐剂量为每鼻孔 2 喷（共 220μg），每日 1 次。症状得到控制时，可降低剂量至每鼻孔 1 喷（共 110μg），每日 1 次。如 3 周后症状无改善应看医生。（3）各种关节病：每次 10～20mg，加 0.25%利多卡因 10～20ml，用 5 号针头，一次进针直至病灶，每周 2～3 次或隔日 1 次，症状好转后每周 1～2 次，4～5 次为一疗程。（4）皮肤病：①直接注入皮损部位，通常每一部位用 0.2～0.3mg，视患部大小而定，每处每次不超过 0.5mg，必要时每隔 1～2 周重复使用。②局部外用：每日 2～3 次，一般早晚各 1 次。治疗皮炎、湿疹时，疗程 2～4 周。

【不良反应】①可见月经紊乱、视力障碍、少数患者出现双颊潮红。②有全身荨麻疹、支气管痉挛的报道。③长期用于眼部可引起眼压升高。④鼻喷雾剂可见咳嗽、鼻出血、咽炎、头痛和药物性鼻炎。

【禁忌证】病毒性、结核性或急性化脓性眼病、局部有严重感染者禁用。

【注意事项】①用前应摇匀，不得供静脉注射。②关节腔内注射可能引起关节损害，每次喷药后做捏鼻的动作，给药 15 分钟内应避免擤鼻。③妊娠期妇女不宜长期使用。

【制剂规格】注射液：每支 5mg（1ml）；10mg（1ml）；40mg（1ml）；80mg（2ml）；50mg（5ml）。乳膏剂：每支 10g（2.5mg）；4g（4mg）；10g（5mg）。鼻喷雾剂：每支 6ml[6.6mg，120 喷（55μg/喷）]；9ml[9.9mg，180 喷（55μg/喷）]；12ml［13.2mg，240 喷（55μg/喷）]；15ml［16.5mg，300 喷（55μg/喷）]。

曲安西龙 [药典（二）；医保（乙）]

Triamcinolone

【药理作用】本品的抗炎作用较氢化可的松、泼尼松均强，水钠潴留作用则较轻微。口服易吸收。

【适应证】用于治疗类风湿关节炎、其他结缔组织疾病、支气管哮喘、过敏性皮炎、神经性皮炎、湿疹等，尤适用于对皮质激素禁忌的伴有高血压或水肿的关节炎患者。

【用法用量】口服：初始剂量为每日 4～48mg，最好于每日早晨将全天剂量一次服用，以最大限度减少对下丘脑－垂体－肾上腺轴的干扰。维持量为每日 1 次，每次 4～8mg。

【不良反应】①可引起厌食、眩晕、头痛、嗜睡等，但一般不至于引起水肿、高血压、满月脸等反应。②长期使用或用量较大时可致胃溃疡、血糖升高、骨质疏松、肌肉萎缩、肾上腺功能减退以及诱发感染等。

【注意事项】①不宜用作肾上腺皮质功能减退者的替代治疗。②结核病、消化性溃疡、糖尿病等患者及妊娠期、哺乳期妇女慎用。

【禁忌证】①各种细菌性感染及全身性真菌感染者禁用。②对本品过敏者禁用。

【制剂规格】片剂：每片 4mg。

去氧皮质酮 [药典（二）]

Desoxycortone

【药理作用】本品具有类似醛固酮的作用，能促进远端肾小管对钠的再吸收及钾的排泄，对糖代谢影响较小。

【适应证】用于原发性肾上腺皮质功能不全的替代治疗，多用于糖皮质激素替代治疗后血钠水平仍低者。

【用法用量】①肌内注射。本品油注射液：开始一日 2.5～5mg，维持量为一日 1～2mg；本品微结晶混悬液：一次 25～100mg，每 3～4 周 1 次。②舌下含服。一日 2～10mg。③皮下植入。一次 100～400mg，数月 1 次。

【不良反应】失钾过多可致肌无力、麻痹，还可引起关节疼痛等。

【禁忌证】尚不明确。

【注意事项】用于肾上腺皮质功能减退症的辅助治疗，仅在患者潴钠功能不足、血压仍偏低时才加用本品。

【制剂规格】醋酸去氧皮质酮油注射液：每支 1ml:1mg；1ml:5mg；1ml:10mg。醋酸去氧皮质酮微结晶混悬液：每瓶 5ml:250mg。去氧皮质酮舌下含片：每片 2mg。醋酸去氧皮质酮植入片：每片 75mg；100mg；125mg。

第3节 性激素和促性腺激素

醋酸丙氨瑞林[药典（二）；医保（乙）]

Alarelin Acetate

【药理作用】本品为人工合成的GnRH的九肽类似物，用药初期可刺激垂体释放LH和FSH，引起卵巢源性甾体激素短暂升高；重复用药可抑制垂体释放LH和FSH，使血中的雌二醇水平下降，达到药物去卵巢的作用，这种抑制作用可用于治疗子宫内膜异位症等激素依赖性疾病。

【适应证】本品适用于子宫内膜异位症、子宫肌瘤。

【用法用量】皮下或肌内注射，月经来潮的第1～2日开始治疗，每日1次，一次150μg，或遵医嘱；制剂在临用前用2ml灭菌0.9%氯化钠注射液溶解；对子宫内膜异位症3～6月为一个疗程。

【不良反应】可出现因低雌激素状态引起的症状，如潮热、盗汗、阴道干燥或情绪改变，个别患者出现皮疹，停药后即可消失。

【禁忌证】①妊娠期、哺乳期妇女及原因不明阴道出血者禁用。②对GnRH或类似物过敏者禁用。

【注意事项】①撤药时除因子宫内膜异位症引起的不孕症患者可采用突然停药外，其余患者均需采用逐步撤药的方法。②用药期间如出现淋漓出血，可咨询医生调整剂量至每日200μg。③疗程一般不超过6个月，以防发生骨质丢失。

【制剂规格】注射剂：每支25μg；150μg。

达那唑[药典（二）；医保（乙）]

Danazol

【药理作用】为合成雄激素，可以抑制垂体–卵巢轴，由于抑制了垂体促性腺激素，故FSH和LH的释放减少。本品能直接抑制卵巢的甾体激素的生成，作用于子宫内膜细胞的雌激素受体部位，有抑制雌激素的效能，使子宫正常的和异常的内膜萎缩和不活动，导致不排卵及闭经，可持续达6～8个月之久。

【适应证】主要用于对其他药物治疗不能耐受或治疗无效的子宫内膜异位，也可用于治疗乳腺囊性增生病（纤维囊性乳腺病）、男性乳腺发育症、乳腺痛、痛经、特发性血小板减少性紫癜、遗传性血管性水肿、系统性红斑狼疮、青春期性早熟、不孕症、血友病及血友病乙型（Christmas病）等。

【用法用量】（1）口服：①轻度及中度痛经、明显或不孕的子宫内膜异位症患者：每日400～800mg，分2～3次口服，如每天400mg不能使症状迅速缓解、月经停止和体征改善时，可逐渐加大至每天600～800mg。②纤维囊性乳腺病：于月经开始后第1日服药，每次50～200mg，每日2次。③遗传性血管性水肿：开始每次200mg，每日2～3次，直到疗效出现，维持量一般是开始量的50%或更少。（2）阴道给药：每次1粒，每日1～2次，月经期停用3～4天，3～6个月为一疗程。

【不良反应】①主要有闭经、突破性子宫出血、并可有乳房缩小、音哑、毛发增多、痤疮、皮肤或毛发的油脂增多、下肢浮肿或体重增多，症状与药量有关。②可能有血尿、鼻出血、牙龈出血、白内障（视力逐渐模糊）、肝功能异常、颅内压增高、白细胞增多症、急性胰腺炎、多发性神经炎等。③罕见女性阴蒂增大、男性睾丸缩小、肝功能损害严重时，男女均可出现巩膜或皮肤黄染。

【禁忌证】血栓性疾病，心、肾、肝疾病，异常性生殖器出血、雄激素依赖性肿瘤患者，妊娠期及哺乳期妇女禁用。

【注意事项】①癫痫、偏头痛、糖尿病患者及运动员慎用。②治疗期间注意检查肝功能。男性特别是青年患者用药时，需检查精液量、黏度、精子数和活动力，每3～4个月检查一次。③对不明原因的男性乳房发育，在手术前可考虑先用本品治疗。④对青春期性早熟，仅限于对其他药物治疗无效的重度患者使用。⑤老年患者应减量服用（如每日100～200mg）。

【制剂规格】胶囊剂：每粒 100mg；200mg。栓剂：每粒50mg。

苯丙酸诺龙[药典（二）]

Nandrolone Phenylpropionate

【药理作用】本品蛋白同化作用为丙酸睾酮的12倍，雄激素活性仅为其1/2，分化指数为8。本品能促进蛋白质合成和抑制蛋白质异生，并有使钙磷沉积和促进骨组织生长等作用。其肌内注射作用可维持1～2周。

【适应证】伴有蛋白分解的消耗性疾病、女性晚期乳腺癌姑息性治疗。

【用法用量】深部肌内注射：成人，每次25mg，每1～2周1次；儿童，每次10mg；婴儿，每次5mg。女性转移性乳腺癌姑息性治疗，每周 25～100mg，疗程的长短视疗效及不良反应定。

【不良反应】妇女使用后，可有轻微男性化作用，如出现痤疮、多毛症、声音变粗、阴蒂肥大、闭经或月经紊乱等反应，应立即停药。治疗期间血清胆固醇可能升高。长期使用后可能引起黄疸及肝功能障碍，也可能使水钠潴留而造成水肿。发现黄疸应立即停药。

【禁忌证】前列腺癌、男子乳腺癌、高血压患者及妊娠期妇女禁用。

【注意事项】①心、肝、肾疾病患者慎用，癌骨转移患者、糖尿病及前列腺肥大患者慎用。②本品不宜作为一般营养品应用，因长期使用可能引起不良反应。

【制剂规格】注射剂（油溶液）：每支10mg（1ml）；25mg（1ml）。

苯甲酸雌二醇[药典（二）；医保（乙）]

Estradiol Benzoate

【药理作用】本品作用与雌二醇相同，但肌内注射后吸收较慢，作用维持时间2～5天。

【适应证】用于卵巢功能不全、闭经、

绝经期综合征、退奶及前列腺癌等。

【用法用量】①绝经期综合征：肌内注射，每次 1～2mg，每 3 日 1 次。②子宫发育不良：肌内注射，每次 1～2mg，每 2～3 日 1 次。③子宫出血：肌内注射，每次 1mg，每日 1 次，后期择日用黄体酮撤退。

【不良反应】可有恶心、头痛、乳房胀痛等。

【禁忌证】血栓性静脉炎、肺栓塞、肝肾疾病、与雌激素有关的肿瘤患者（如乳腺癌、阴道癌、子宫颈癌）及妊娠期妇女禁用。

【注意事项】注射前充分摇匀，或加热摇匀。

【制剂规格】注射剂：每支 1mg（1ml）；2mg（1ml）；5mg（1ml）。

丙酸睾酮 [药典（二）；基；医保（甲）]

Testosterone Propionate

【药理作用】本品作用与睾酮、甲睾酮相同，但肌内注射作用时间较持久，每 2～3 日注射 1 次即可。

【适应证】用于原发性或继发性男性性腺功能减退，男性青春期发育迟缓；绝经妇女晚期乳腺癌的姑息治疗等。

【用法用量】成人常用量：深部肌内注射，每次 25～50mg，每周 2～3 次。儿童常用量：每次 12.5～25mg，每周 2～3 次，疗程不超过 4～6 个月。功能性子宫出血，配合黄体酮使用，肌内注射，每次 25～50mg，每日 1 次，共 3～4 次。绝经妇女晚期乳腺癌姑息治疗，每次 50～100mg，每周 3 次，共用 2～3 个月。

【不良反应】应用大剂量，可引起女性男性化、水肿、肝损害、黄疸、头晕等。

【禁忌证】肝、肾功能不全，前列腺癌患者，妊娠期妇女禁用。

【注意事项】①注射液如有结晶析出，可加温溶解后给药。②本品局部注射可引起刺激性疼痛，长期注射吸收不良，易形成注射部位皮肤硬块，故应注意更换注射部位并避开神经走向部位。

【制剂规格】注射剂（油溶液）：每支 10mg（1ml）；25mg（1ml）；50mg（1ml）；100mg（1ml）。

雌二醇 [药典（二）；医保（乙）]

Estradiol

【药理作用】为合成的 17β雌二醇，具有与人体内源性雌二醇相同的化学和生物学特性。其主要药理作用为：①促进子宫内膜增生。②增强子宫平滑肌的收缩。③促使乳腺导管发育增生，但较大剂量能抑制腺垂体催乳素的释放，从而减少乳汁分泌。④抗雄激素作用。⑤降低血中胆固醇，并能增加钙在骨中的沉着。

【适应证】用于雌激素缺乏引起的各种症状，尤其是与绝经有关的症状（潮热、盗汗、泌尿系统症状、阴道干燥等）。

【用法用量】①口服：一日 1 片，每 28 日为一个疗程。如是有子宫的妇女，应加用孕激素，在后 14 天服用。②外用：贴片，贴于下腹或臀部。用雌二醇缓释贴片一周 1 片，连用 2 周。在后 2 周使用复方雌二醇贴片，每周 2 次，每次 1 片，连用 2 周。最后 1 片复方雌二醇贴片取下后马上贴上雌二醇缓释贴片。凝胶剂，涂抹于较大面积的皮肤上（胳膊、臀部的上部、下腹部、腰部、大腿上部）涂抹后无须揉搓。疗程为每个月 24～28 日。

【不良反应】大剂量可有恶心、呕吐、乳房胀痛、子宫内膜过度增生、静脉和动脉血栓及胆汁淤积型黄疸。

【禁忌证】血栓性疾病（血栓性静脉发炎、肺部血腔闭合、心肌梗死、与血栓相关的脑血管障碍）、某些肝脏疾病、已确诊或可疑的与雌激素相关的恶性肿瘤（某些乳房和子宫恶性肿瘤）、未确诊的阴道出血、妊娠期和哺乳期妇女禁用。

【注意事项】①定期（每 6 或 12 个月）进行权衡利弊的再评估，以便在需要时调整或放弃治疗。②长期单独使用雌激素，可增加发生子宫内膜癌的危险性，特别建议每个月治疗周期中至少 12 天联用孕激素。③如果开始治疗后发生静脉血栓栓塞，则须停药。告知患者如出现可能的血栓症状（如单腿胀痛，突然胸部疼痛和呼吸急促），应立即与医生联系。④凝胶剂不应该涂抹在乳房或黏膜区域。有些患者雌二醇透皮吸收不完全，若出现雌激素不足的症状，可提高剂量改用其他剂型或通过其他途径给药。⑤贴片的部位应经常更换，同一部位皮肤不宜连续贴两次，不可贴于乳房部位。

【制剂规格】片剂：每片 1mg。微粒化 17β雌二醇片：每片 1mg；2mg。复方雌二醇片：每片含雌二醇 1mg、醋酸炔诺酮 0.5mg。雌二醇片/雌二醇地屈孕酮片复合包装：雌二醇片 2mg（砖红色）、雌二醇 2mg/地屈孕酮 10mg（黄色）。贴片剂：每片 2.5mg（4.0cm×2.6cm）。复方雌二醇贴片：每贴含雌二醇 10mg+醋酸炔诺酮 30mg（5.0cm×4.1cm）。凝胶剂：每支 80g∶0.06%。

黄体酮 [药典（二）；基；医保（甲、乙）]

Progesterone

【药理作用】本品为由卵巢黄体分泌的，维持妊娠所必需的天然孕激素。其主要药理作用：在月经周期后期使子宫黏膜内腺体生长，子宫充血，内膜增厚，为受精卵植入做好准备。受精卵植入后则使之产生胎盘，并减少妊娠子宫的兴奋性，抑制其活动，使胎儿安全生长。

【适应证】①先兆流产和习惯性流产、经前期紧张综合征、子宫内膜异位症。②对功能性子宫出血或闭经等患者进行撤退出血。③早产的保胎治疗。④口服大剂量也用黄体酮不足所致疾病。⑤与雌激素合用调节体内孕激素水平，治疗妇女更年期综合征，并能对抗单纯用雌激素对子宫内膜的促生长作用。

【用法用量】①口服：在医生指导下，单独或与雌激素（见雌二醇）周期使用。②注射给药：先兆流产：一般 10～20mg，用至疼痛及出血停止习惯性流产史者，自妊娠开始，一次10～20mg，每周2～3次。经前期紧张综合征：在预计月经前12日，每天肌内注射10～20mg，连续10日。闭经：在预计月经前8～10天，每日肌内注射10mg，共5天；或每日肌内注射20mg连续3～4天。功能性出血：肌内注射，用于撤退性出血，血红蛋白低于70g/L时，每日10mg，连用5天，或每日20mg，连续3～4天。

【不良反应】突破性出血，阴道点状出血，体重增加或减少，宫颈鳞柱交界改变，宫颈分泌物性状改变，乳房肿胀，可有头晕、头痛、恶心、倦怠感、发热、失眠、过敏伴或不伴瘙痒的皮疹、黑斑病、黄褐斑、阻塞性黄疸、肝功能异常。长期应用可引起子宫内膜萎缩、月经量减少或闭经。注射部位皮疹、瘙痒、疼痛、刺激、红肿，可形成局部硬结，严重者可发生局部无菌脓肿，也有人工性脂膜炎的病例报道。

【禁忌证】禁用于肝功能不全、不明原因阴道出血、血栓性静脉炎、血栓栓塞、脑卒中或有既往病史者。乳腺肿瘤或生殖器肿瘤患者禁用。

【注意事项】①慎用于心血管疾病、肾功能不全、糖尿病、哮喘、癫痫、偏头痛或其他可能加重体液潴留病症的患者。②服药时间最好远隔进餐时间。③如长期大剂量注射给药可增加局部硬结风险，偶有发生局部无菌脓肿、人工性脂膜炎等严重的局部反应，通常形成的局部硬结、无菌脓肿的吸收恢复需较长时间。

【制剂规格】注射液：每支5mg（1ml）；10mg（1ml）；20mg（1ml）；50mg（2ml）。胶囊剂：每粒50mg；100mg。

乙烯雌酚[药典（二）；基；医保（甲）]

Diethylstilbestrol

【药理作用】为合成的非甾体雌激素，口服作用为雌二醇的2～3倍，主要作用为：促使女性性器官及副性征正常发育；促使子宫内膜增生和阴道上皮角化；减轻妇女绝经期或妇科手术后因性腺功能不足而产生的全身性紊乱；增强子宫收缩，提高子宫对催产素的敏感性；小剂量刺激，而大剂量抑制腺垂体促性腺激素及催乳激素的分泌；抗雄激素作用。

【适应证】①补充体内雌激素不足。②不能进行手术治疗的乳腺癌、绝经后及男性晚期乳腺癌、前列腺癌。③预防产后泌乳、退乳。

【用法用量】口服或注射给药。①补充体内雌激素不足，一日0.25～0.5mg，21日后停药1周，周期性服用，一般可用3个周期（自月经第5日开始服药）。②乳腺癌，一日15mg，6周内无改善则停药。③前列腺癌，开始时一日1～3mg，依据病情递增而后递减；维持量一日1mg，连用2～3个月。④预防产后泌乳、退乳，一次5mg，一日3次，连服3天。

【不良反应】可有恶心、呕吐、畏食、头痛等。长期应用可使子宫内膜增生过度而导致子宫出血与子宫肥大、尿频或小便疼痛。有时引起肝功能不正常。

【禁忌证】肝、肾病患者，妊娠期及哺乳期妇女、有血栓性静脉炎和肺栓塞性病史、与雌激素有关的肿瘤及未确证的阴道不规则流血者均禁用。

【注意事项】①心功能不全、癫痫、糖尿病、肝肾功能障碍、精神抑郁等慎用。应按指定方法服药，中途停药可导致子宫出血。②易引起钠潴留和高钾血症，应慎用。③长期使用应定期检查血压、肝功能、阴道脱落细胞，每年一次宫颈防癌刮片。

【制剂规格】片剂：每片 0.5mg；1mg；2mg；3mg。注射液：每支 0.5mg（1ml）；1mg（1ml）；2mg（1ml）；3mg（1ml）。

甲睾酮[药典（二）]

Methyltestosterone

【药理作用】本品作用与天然睾酮相同，且口服有效，能促进男性性器官及副性征的发育、成熟；对抗雌激素，抑制子宫内膜生长及卵巢、垂体功能；促进蛋白质合成及骨质形成；刺激骨髓造血功能，使红细胞和血红蛋白增加。口服从胃肠道吸收，经 1～2 小时血浓度达峰值，$t_{1/2}$ 为 10～100 分钟；也可从口腔黏膜吸收。由于口服经肝脏代谢失活，故以舌下含服为宜，剂量可减半。

【适应证】原发性或继发性男性性腺功能减退；绝经期后女性晚期乳腺癌的姑息治疗。

【用法用量】①男性性腺功能低下者激素替代治疗：口服或舌下含服，每次 5mg，一日 2 次。②晚期乳腺癌：口服或舌下含服，每次 25mg，一日 1～4 次。如果对治疗有反应，2～4 周后可减至一日 2 次，每次 25mg。

【不良反应】大剂量（每月 300mg 以上）可引起女性男性化、水肿、肝损害、黄疸、头晕、痤疮等。剂量大或长期应用易致胆汁淤积性肝炎、肝损害。舌下给药可致口腔炎，表现为疼痛、流涎等。

【禁忌证】前列腺癌患者、妊娠期及哺乳期妇女禁用。

【注意事项】心、肝、肾功能不全者，前列腺肥大、高血压患者慎用。

【制剂规格】片剂：每片 5mg。

氯米芬[药典（二）；医保（乙）]

Clomifene

【药理作用】本品可竞争结合下丘脑内有效雌激素受体，导致促性腺激素释放激素刺激促卵泡素（FSH）和促黄体素（LH）分泌，引发正常的月经周期。

【适应证】用于诱导下述情况妇女的排卵：下丘脑垂体功能障碍（包括多囊卵巢综合征 PCOS）、诱导接受辅助受孕技术如体外受精（IVF）而行超数排卵妇女的多卵泡发育。

【用法用量】口服。用于诱导排卵，有月经者自经期第 5 天开始每日 1 次，每次 50mg，连服 5 天；无月经者任意一天开始，每日 1 次，每次 50mg，连服 5 天。

【不良反应】通常与剂量相关，且在停药后通常是可逆的。卵巢增大和腹部或骨盆不适、血管舒缩性症状（非潮红）、恶心、呕吐、乳房不适和视觉症状；神经质、失眠、头痛、头晕、排尿次数增加、月经量大、抑郁、疲劳、皮肤反应（皮炎和荨麻疹）、体重增加和短暂性脱发罕见。

【禁忌证】肝病和肝功能障碍；遗传性胆红素代谢缺陷；妊娠；子宫出血异常；卵巢囊肿（多囊卵巢综合征除外）；卵巢子宫内膜异位；子宫内膜癌；器质性颅内肿瘤如垂体瘤；不能控制的甲状腺或肾上腺功能障碍禁用。

【注意事项】①多胎妊娠：下丘脑垂体功能障碍或 PCOS 治疗后多胎妊娠发生率为 8%、其中双胞胎占 90%，出现卵巢过度增大时需调整方案，也可用于辅助受孕技术的超数排卵，通过吸出所有卵泡，可将过度兴奋发生率降至最低。②如出现模糊、阴影，或闪视（罕见盲点）等视觉症状时应停药。③对因如甲状腺功能减退、肾上腺皮质缺乏、高催乳素血症或垂体肿瘤可能的不育症应给予适当的治疗。对行排卵诱导的夫妇应提供可接受的精子分析。④运动员慎用。

【制剂规格】片（胶囊）剂：每片（粒）50mg。

氯烯雌醚[药典（二）]

Chlorotrianisene

【药理作用】本品的雌激素活性约为己烯雌酚的 1/10，但作用较持久，耐受性较好。

【适应证】用于更年期综合征、手术后因雌激素缺乏所引起的症状；青春期功能失调性子宫出血；妇女性腺功能不全的雌激素替代治疗；男性前列腺增生。

【用法用量】口服。①妇女更年期综合征：每日 4～12mg，分 2～3 次服用，餐后服。20～22 天为一疗程，停药 8～10 天后，再开始第二个疗程。②青春期功能失调性子宫出血：每日 20～80mg，分 2～3 次服，止血后酌情递减，每日维持量 8mg。③妇女性腺功能不全：每日 8～12mg，分 2～3 次服用，21 日为一疗程，停药 7 日后再开始下一疗程。④前列腺增生：每日 12～24mg，分 2～3 次服，4～8 周为一疗程，必要时可延长或遵医嘱。

【不良反应】偶有轻微胃部不适、恶心、头痛、乳房胀痛等，大多数在继续用药中自行好转。

【禁忌证】妊娠期妇女、乳腺癌、诊断未明的阴道出血患者，有胆汁淤积性黄疸的病史、已诊断或怀疑的雌激素依赖性肿瘤、血栓栓塞症患者禁用。

【注意事项】用药期间应监测血压、肝功能。

【制剂规格】滴丸剂：每丸 4mg。

尼尔雌醇[药典（二）；基；医保（乙）]

Nilestriol

【药理作用】本品是雌三醇衍生物，为口服长效雌激素。其雌激素活性为炔雌醚的 3 倍，作用维持时间较长。特点与雌三醇相同，能选择性作用于阴道和子宫颈管，而对子宫实体、子宫内膜作用很小。

【适应证】用于雌激素缺乏引起的绝经期综合征，如潮热、出汗、头痛、目眩、疲劳、烦躁易怒、神经过敏、外阴干燥、老年性阴道炎等。

【用法用量】口服：一次 2mg，每 2 周 1 次，或一次 5mg，每月 1 次。症状改善后维持量为每次 1～2mg，每月 2 次，3 个月为一疗程。

【不良反应】轻度胃肠道反应，表现为恶心呕吐、腹胀、头痛、头晕等。突破性出血、白带增多、乳房胀痛，高血压，偶有肝功能损害。

【禁忌证】有雌激素依赖性肿瘤史者；血栓病患者；高血压患者；妊娠期及哺乳期妇女禁用。

【注意事项】有使子宫内膜增生的风险。

【制剂规格】片剂：每片 1mg；2mg；5mg。

尿促性素[药典（二）；医保（乙）]

Menotropins

【药理作用】由绝经期妇女尿中提取制得。主要具有 FSH 的作用，促进卵巢中卵泡发育成熟和睾丸生成并分泌甾体性激素。使女性子宫内膜增生，男性促进精曲小管发育，造精细胞分裂和精子成熟。

【适应证】与绒促性素合用，用于促性腺激素分泌不足所致的原发性或继发性闭经、无排卵性月经稀发及所致的不孕症。

【用法用量】溶于 1～2ml 氯化钠注射液，肌内注射。起始（或周期第 5 天起）一次 75 单位，一日 1 次，七日后视患者雌激素水平和卵泡发育情况调节剂量。若卵巢无反应，则至第二周起每隔 7 天增加 75 单位，但每次剂量最多不超过 225 单位，直至卵泡成熟后改用绒促性素（HCG）10000 单位，一次肌内注射诱导排卵。对注射 3 周后卵巢无反应者，则停止用药。

【不良反应】过量可致卵巢过度刺激综合征、卵巢增大、卵巢扭转或卵巢囊肿破裂、甚至有腹腔内积血的危险。也可导致多胎妊娠及早产等。常可增加发生动脉栓塞的危险性。

【禁忌证】原因不明的异常阴道出血，子宫肌瘤、卵巢囊肿、卵巢增大、肾上腺皮质功能不全及原发性卵巢功能不全及原发性卵巢功能衰竭患者禁用。妊娠期妇女、儿童禁用。

【注意事项】（1）应在有经验的妇科、内分泌医生指导下用药。用药期间：①检查盆腔，了解卵巢的大小，特别从雌激素浓度开始上升后，每天检查直到加用 HCG 后至少 2 周。②每天测量基础体温，有助于了解卵巢排卵。③从用本品一周后，每天留尿或血测雌激素排泄，仅在雌激素高峰后 24 小时开始用 HCG，如雌激素值过高，则不宜给大量 HCG，以免引起对卵巢的过度刺激。④检查宫颈黏液以了解卵泡成熟程度或有否排卵。⑤查 β-HCG 检测早孕。⑥对 LH 值高的患者，如多囊卵巢综合征，应使用仅含 FSH 75U 的促性腺激素

（2）哮喘、心脏病、癫痫、肾功能不全、垂体肿瘤或肥大、甲状腺或

肾上腺皮质功能减退患者慎用。运动员慎用。

（3）在用本品治疗中，以超声波检查卵泡成熟时卵泡直径达20mm以上，雌激素含量24小时达100～150μg，可注射HCG，如超过以上指标者，出现卵巢过度刺激症状应当停药。

（4）本品与HCG合用治疗后的妊娠有产生死胎先天性畸形报道，但未证明与本品有直接关系。

【制剂规格】注射剂：每支75单位；150单位。

曲普瑞林 [药典（二）；医保（乙）]

Triptorelin

【药理作用】为促性腺激素释放激素（GnRH）的类似物。肌内注射缓释剂型后，先经历一个初始释放阶段，随后进入有规律的均匀释放阶段，持续释放28天。

【适应证】前列腺癌、性早熟、女性不孕症［在体外受精-胚胎移植程序（IVF-ET）中与HMG、FSH、HCG联合使用］、诱导排卵。

【用法用量】缓释剂型仅可肌内注射。①性早熟：按体重一次50μg/kg，每4周1次。②女性不孕症：在月经周期第2天注射1支，当垂体脱敏后（血浆雌激素＜50pg/ml），一般在注射本品后15天，开始联合使用促性腺激素治疗。

【不良反应】注射部位瘙痒、疼痛或肿胀及全身性或局部性过敏、腹部或胃部不适；骨质疏松；血栓性静脉炎及性欲减退等。

【禁忌证】妊娠期妇女、垂体腺瘤患者、垂体相关性闭经者、对本品过敏者禁用。

【注意事项】①不宜同时接受直接影响垂体分泌促性腺激素的药物。②在正常经期的卵泡期给药，应做好避孕措施。

【制剂规格】注射剂：每支0.1mg（1ml）。注射剂（无菌粉末）：每支0.1mg。注射用双羟萘酸曲普瑞林：每瓶15mg（含2ml溶剂1支）。

炔雌醇 [药典（二）；医保（甲）]

Ethinylestradiol

【药理作用】为口服有效的强效雌激素，其活性为雌二醇的7～8倍、己烯雌酚的20倍。口服吸收好，经1.6小时血浓度达峰值，经肝首关效应被大量代谢，以游离或与葡糖苷酸或硫酸盐相结合的形式清除，血清水平在两个处理相下降，$t_{1/2}$分别为1小时和10～20小时。生物利用度约为45%，且个体差异很大。

【适应证】①月经紊乱，如闭经、月经过少、功能性子宫出血、绝经期综合征，子宫发育不全，前列腺癌等。②作为口服避孕药中常用的雌激素成分。③治疗育龄女性雄激素敏感所致的中重度痤疮（有或无皮脂溢，不适宜用局部治疗或全身抗生素治疗的）和（或）多毛，包括需要治疗这些症状的多囊卵巢综合征患者。

【用法用量】口服。每次0.0125～0.05mg，每晚服1次。用于前列腺癌，每次

0.05～0.5mg，每日 3 次。炔雌醇环丙孕酮片治疗痤疮：在月经出血的第 1 天开始口服，每日 1 片，连服 21 天。停药 7 天后开始下一盒药。

【不良反应】可有恶心、呕吐、头痛、乳房胀痛等。偏头痛发作频率或严重程度增加。动、静脉血栓栓塞症、脑血管意外、高血压、高甘油三酯血症、葡萄糖耐量改变或外周胰岛素抵抗受影响、肝脏肿瘤（良性和恶性）、肝功能紊乱、黄褐斑、有遗传性血管性水肿妇女可能诱导或加重血管性水肿症状。

【禁忌证】肝、肾疾病患者，男性禁用。

【注意事项】①症状减轻一般需至少 3 个月的持续治疗，治疗中应进行常规检查确定是否需要继续服药。②与不服药相比，服用炔雌醇环丙孕酮片会增加静脉血栓栓塞症（VTE）风险，包括深静脉血栓和肺栓塞首次服用复方口服避孕药第一年发生 VTE 的风险最高。注意不能与其他激素类避孕药共同使用；在开始使用炔雌醇环丙孕酮片前必须停止使用这些药物。合并使用其他激素类避孕药、个人或家庭中已知有特发性静脉血栓栓塞的必须立即停药。

【制剂规格】片剂：每片 0.005mg；0.0125mg。炔雌醇环丙孕酮片（达英 35）：每片含醋酸环丙孕酮 2mg 和炔雌醇 0.035mg。

炔雌醚[药典（二）]

Quinestrol

【药理作用】为作用较强的口服长效雌激素，其活性为炔雌醇的 4 倍。口服后贮存在体内脂肪中，并缓慢释放，代谢为炔雌醇而生效，作用可维持一个月以上。代谢物与葡萄糖醛酸结合缓慢从尿中排泄。

【适应证】与孕激素合用为口服长效避孕药。

【用法用量】口服给药，一日 0.025mg；或一次 0.1～0.2mg，一周 1 次。

【不良反应】轻血栓性静脉炎；乳房胀痛水肿及体重增加等。

【禁忌证】已知或怀疑乳腺癌患者；雌激素依赖性肿瘤患者等。

【注意事项】宜短程并以最低有效量用药，以减少可能发生的不良反应；长期或大量用药者，若需停药或减量应逐量递减。

【制剂规格】片剂：每片 0.025mg；4mg。

炔孕酮[药典（二）]

Ethisterone

【药理作用】为口服有效的孕激素，其作用与黄体酮相似，能使增生期子宫内膜转化为分泌期，并促进乳腺发育。口服时孕激素活性比黄体酮强 15 倍，而雄激素作用仅为睾丸素的 1/10。

【适应证】功能性子宫出血、月经异常、闭经、痛经等。也用于防止先兆性流产和习惯性流产，但由于维持妊娠作用较弱，效果并不好，如与炔雌醇合用则疗效较好。

【用法用量】口服：一次 10mg，一日 3 次。舌下含服：一次 10～20mg，一日 2～3 次。

【不良反应】可有恶心、呕吐、畏食等胃肠道反应及头痛、嗜睡、水肿、体重增加、肝功能障碍等。

【禁忌证】严重心、肝、肾功能不全患者及妊娠期妇女禁用。

【注意事项】可有恶心、呕吐、畏食等胃肠道反应及头痛、嗜睡、水肿、体重增加、肝功能障碍等。

【制剂规格】片剂：每片10mg。

绒促性素[药典（二）；基；医保（甲）]

Chorionic Gonadotrophin

【药理作用】本品为从妊娠期妇女尿中提取的促性腺激素，对女性能促进和维持黄体功能使黄体合成孕激素。本品可促卵泡生成和成熟，并可模拟生理性的LH的高峰而促排卵。

【适应证】①青春期前隐睾症的诊断和治疗。②垂体功能低下所致的男性不育，可与尿促性素合用。长期促性腺激素功能低下者，还应辅以睾酮治疗。③垂体促性腺激不足所致的女性无排卵性不孕症，常在氯米芬治疗无效后，联合应用本品与尿促性素合用以促进排卵。④用于体外受精以获取多个卵母细胞，需与尿促性素联合应用。⑤女性黄体功能不全的治疗、功能性子宫出血、妊娠早期先兆流产、习惯性流产。

【用法用量】肌内注射。①促排卵：用于女性无排卵性不孕或体外受精。于尿促性素末次给药后一天或氯米芬末次给药后5～7天肌内注射，一次5000～10000单位，连续治疗3～6周期，如无效应停药。②黄体功能不足：于经期15～17天排卵之日起隔日注射一次1500单位，连用5次，可根据患者的反应作调整。妊娠后须维持原剂量直至7～10孕周。③功能性子宫出血：一次1000～3000单位。④男性促性腺激素不足所致性腺功能低下：一次1000～4000单位，每周2～3次，持续数周至数月。为促发精子生成、治疗需持续6个月或更长，若精子数少于500万/ml，应合并应用尿促性素12个月左右。⑤先兆流产或习惯性流产：一次1000～5000单位。

【不良反应】①用于促排卵时，较多见者为诱发卵巢囊肿或轻到中度的卵巢肿大，伴轻度胃胀、胃痛、盆腔痛，一般可在2～3周内消退，少见者为严重的卵巢过度刺激综合征，由于血管通透性显著提高而致体液在胸腔、腹腔和心包腔内迅速大量积聚引起多种并发症，如血容量降低、电解质紊乱、血液浓缩、腹腔出血、血栓形成等。临床表现为腹部或盆腔部剧烈疼痛、消化不良、水肿、尿量减少、恶心、呕吐或腹泻，气促、下肢肿胀等。往往发生在排卵后7～10天或治疗结束后，反应严重可危及生命。②治疗隐睾症时偶可发生男性性早熟，表现为痤疮、阴茎和睾丸增大、阴毛生长增多、身高生长过快。③较少见乳房肿大、头痛、易激动、精神抑郁、易疲劳。④偶有注射局部疼痛、过敏性皮疹。

【禁忌证】①疑有垂体增生或肿瘤，前列腺癌或其他雄激素相关肿瘤者禁用。②性早熟、诊断未明的阴道流血、子宫肌瘤、卵巢囊肿或卵巢肿大、血栓性静脉炎、对性腺刺激激素过敏者均禁用。

【注意事项】①前列腺肥大、哮喘、癫痫、心脏病、偏头痛、肾功能损害等患者应慎用。运动员、高血压患者慎用。②发现卵巢过度刺激综合征及卵巢肿大、胸腔积液、腹水等合并症时应停药或征求医生意见。③用本品促排卵可增加多胎率或新生儿发育不成熟早产等。用前应向患者说明有多胎妊娠的可能性。使用中询问不良反应和定期进行有关的临床检查。④妊娠试验可出现假阳性，应在用药 10 天后进行检查。⑤本品宜用前临时配制。⑥儿童用药应注意可能引起性早熟，骨端早期闭锁。⑦老年患者应考虑潜在诱发与雄激素有关的肿瘤的可能性并由于生理功能低下而减量。

【制剂规格】注射剂：每支 500 单位；1000 单位；2000 单位；3000 单位；5000 单位。

十一酸睾酮 [药典（二）；基；医保（乙）]

Testosterone Undecanoate

【药理作用】本品作用同睾酮，肌内注射为长效雄激素，作用维持约 70 天。

【适应证】男子原发性和继发性性腺功能低下的睾酮补充疗法，如睾丸切除后、无睾症、垂体功能低下、内分泌性阳痿、由于精子生成障碍所引起的不育症、男性更年期症状（性欲减退、脑力体力下降等）；乳腺癌转移女性患者的姑息性治疗、再生障碍性贫血的辅助治疗、类风湿关节炎。

【用法用量】①口服：起始剂量每日 120～160mg，连服 2～3 周，餐时服用，早晚各一次，等分剂量，如不能等分，则早晨服较多的一份；维持剂量每日 40～120mg。②肌内注射：每次 250mg，每月 1 次。

【不良反应】可有粉刺、男子乳房发育、水肿、精子减少、女性男性化、红细胞增多、恶心呕吐、皮疹、哮喘、神经血管性水肿、肝功能异常、高密度脂蛋白胆固醇（HDL－C）水平升高、欣快感、情绪不稳定、暴力倾向等。

【禁忌证】前列腺癌或乳腺癌的男性、妊娠期及哺乳期妇女禁用。

【注意事项】①应在基线时及治疗中定期监测睾酮水平针对个体调整剂量以确保维持正常的睾酮水平。②定期监控肿瘤（乳腺癌、肾上腺癌、支气管肺癌和骨转移）患者的血清钙浓度，当发生高钙血症时必须停止激素治疗，待恢复正常钙水平后再继续治疗。如患有隐性或显性心脏病、肾病、高血压，癫痫、三叉神经痛或有上述疾病史，应在医生密切监视下使用，以防疾病偶尔复发或加重。③长期治疗患者进行肝功能检查。④良性前列腺增生的男性慎用雄激素。⑤雄激素可以提高糖尿病患者糖耐量。可能使运动员兴奋剂测试呈阳性。⑥青春期前男孩应慎用雄激素以避免骨骺早闭及性早熟。应当定期监视骨骼成熟情况。⑦如发生与雄激素相关的不良反应，应立即停药。待症状消失后，再从较低剂量开始服用。

【制剂规格】软胶囊：每粒 40mg。注射液：每支 250mg（2ml）。

司坦唑醇 [药典（二）；医保（乙）]

Stanozolol

【药理作用】本品的蛋白同化作用为甲睾酮的 30 倍，雄激素活性仅为其 1/4，分化指数为 120。具有促进蛋白质合成、抑制蛋白质异生、降低血胆固醇和甘油三酯、促使钙磷沉积和减轻骨髓抑制等作用，能使体力增强、食欲增进、体重增加，而男性化不良反应甚微。

【适应证】预防和治疗遗传性血管神经性水肿；严重创伤慢性感染、营养不良等消耗性疾病。

【用法用量】（1）成人和青少年常用量：①预防和治疗遗传性血管神经性水肿：口服，开始一次 2mg，一日 3 次，女性可一次 2mg。应根据患者的反应，个体化给药。如治疗效果明显，可每间隔 1～3 个月减量，直至每日 2mg 维持量。但减量过程中，须密切观察病情。②用于慢性消耗性疾病、手术后体弱、创伤经久不愈等治疗：口服，一日 3 次，一次 2～4mg，女性酌减。（2）小儿常用量：用于遗传性血管神经性水肿。6 岁以下，每日口服 1mg，仅在发作时应用。6～12 岁，每日口服 2mg，仅在发作时应用。

【不良反应】AST、ALT 上升、黄疸；恶心呕吐、消化不良、腹泻、水钠潴留、皮疹、颜面潮红。女性长期服用，可出现痤疮、多毛、阴蒂肥大、闭经或月经紊乱等现象。男性长期使用可能会有痤疮、精子减少、精液减少。

【禁忌证】严重肝病、肾病、心脏病、高血压患者，妊娠期妇女及前列腺癌患者禁用。

【注意事项】卟啉病、糖尿病、前列腺肥大、高钾血症慎用。儿童、老年患者、运动员慎用。

【制剂规格】片剂：每片 2mg。

戊酸雌二醇 [药典（二）；医保（乙）]

Estradiol Valerate

【药理作用】为天然雌二醇的前体药物，微粉化后可达到足够的生物利用度。

【适应证】①与孕激素联合使用建立人工月经周期，用于补充与自然或人工绝经相关的雌激素缺乏症，如血管舒缩性疾病（潮热），生殖泌尿道营养性疾病（外阴阴道萎缩，性交困难，尿失禁）以及精神性疾病（睡眠障碍，衰弱）。②预防原发性或继发性雌激素缺乏所造成的骨质丢失。

【用法用量】口服：每日 1～2mg，间断治疗（周期性）连续 20～25 天，在治疗的最后 12 天给予孕激素，然后中断所有治疗 5～7 天。连续治疗则不停药，但推荐每月至少服用 12 天孕激素。

【不良反应】可有头痛、乳房胀痛、体重变化、子宫/阴道出血等。

【禁忌证】妊娠期和哺乳期、未确诊的阴道出血、已知或可疑乳腺癌、受性激素影响的癌前病变或恶性肿瘤、现有或既往有肝脏肿瘤病史、重度肝脏疾病、急性动脉血栓栓塞（如心肌梗死、卒中）、活动性深静脉血栓形成、血栓栓塞性疾病或有记录的这些疾病史、静脉或动脉血栓高危因素、重度高甘油三酯血症禁用。

【注意事项】对已在用药者，如预计择期手术后（尤其是腹部或下肢整形手术）长期不活动者，必须考虑术前中断激素替代治疗 4～6 周，并在患者完全恢复活动后再重新开始激素替代治疗。

【制剂规格】片剂：每片 1mg。戊酸雌二醇片/雌二醇环丙孕酮片复合包装：每片含戊酸雌二醇 2mg（白色）；戊酸雌二醇 2mg/环丙孕酮 1mg（浅橙红色）。

第 4 节　避孕药

氯地孕酮 [药典（二）]

Chlormadinone

【药理作用】本品孕激素作用强，并无雌激素和雄激素活性。

【适应证】用于育龄期女性避孕。

【用法用量】复方炔雌醚片于月经周期第 5 日口服 1 片，以后每隔 25 日服 1 片。三合一炔雌醚片于月经周期第 5 日口服 1 片，隔 5 日加服 1 片，以后每月按每 1 次服药日期服药。

【不良反应】类早孕反应和短效口服避孕药表现相似，但比较严重，开始服药的前几个周期表现较重，反应发生时间一般在服药后 8～12 小时，因此将服药时间定于午饭后，使反应高潮恰在熟睡中，可使之减轻；白带增多为长效口服避孕药最常见的不良反应，多发生在 3～6 周期之后；少数人发生月经过多或闭经；其他有胃痛、浮肿、乳房胀痛、头痛等。

【禁忌证】子宫肌瘤、乳房肿块及肝、肾功能不全患者，心血管疾病、血栓史、高血压、糖尿病、甲状腺功能亢进、精神病或抑郁症、高血脂患者禁用；妊娠期妇女禁用；儿童禁用。

【注意事项】哺乳期妇女服药后可使乳汁减少，故应于产后半年开始服用。如果服药两个周期，月经均未来潮，应停药，并排除妊娠的可能。

【制剂规格】复方炔雌醚片（长效避孕片 1 号）：每片含氯地孕酮 12mg 和炔雌醚 3mg。三合一炔雌醚片：每片含氯地孕酮 6mg、炔诺孕酮 6mg 和炔雌醚 2mg。

米非司酮 [药典（二）；基；医保（乙）]

Mifepristone

【药理作用】为强抗孕激素，能与孕酮受体及糖皮质激素受体结合，对子宫内膜孕酮受体的亲和力比黄体酮强 5 倍，对受孕动物各期妊娠均有引产效应，可作为非手术性抗早孕药。在有效剂量下对皮质醇水平无明显影响。由于本品不能引发足够的子宫活性，单用于抗早孕时不完全流产率较高，但能增加子宫对前列腺素的敏感性，故加用小剂量前列腺素后既可减少前列腺素的不良反应，又可使完全流产率显著提高（达95%以上）。本品同时具有软化和扩张子宫颈的作用。

【适应证】与前列腺素药物序贯合并使用，可用于终止停经49日内的妊娠。

【用法用量】停经≤49日的健康早孕妇女，空腹或进食2小时后口服，25～50mg，每日2次，连服2～3日，总量150mg，服药后禁食2小时。第3～4日清晨口服米索前列醇600μg或于阴道后穹窿放置卡前列甲酯栓1mg，卧床休息1～2小时门诊观察6小时，注意用药后出血情况、有无妊娠产物排出和副作用。

【不良反应】部分早孕妇女可见轻度恶心、呕吐、眩晕、乏力、下腹痛、肛门坠胀感和子宫出血等。

【禁忌证】有心、肝、肾脏疾病及肾上腺皮质功能不全者，有使用前列腺素类药物禁忌者：如青光眼、哮喘及对前列腺素类药物过敏等，带宫内节育器妊娠和怀疑异位妊娠者，年龄超过35岁的吸烟妇女禁用。

【注意事项】①早孕有严重反应、恶心、呕吐频繁者不宜用本品，以免加重反应。②确诊为早孕者，停经时间不应超过49日，孕期越短，效果越好。③必须在具有急诊、刮宫手术和输液、输血条件下使用。④服药后，一般会较早出现少量阴道流血，部分妇女流产后出血时间较长。少数早孕妇女在用前列腺素药物前发生流产；约80%妊娠期妇女在使用前列腺素类药物后6小时内排出绒毛胎囊，约10%妊娠期妇女在服药后一周内排出妊娠物。⑤用药后8～15日应去原治疗单位复诊，确定流产效果，必要时可B超或测定人绒毛膜促性激素（HCG），如确诊为流产不全或继续妊娠，应及时处理。使用本品终止早孕失败者，必须进行人工流产终止妊娠。

【制剂规格】片剂：每片10mg；25mg；200mg。

炔诺酮[药典（二）；医保（乙）]

Norethisterone

【药理作用】为19-去甲基睾酮衍生物，是一种口服有效的孕激素。其孕激素作用为炔孕酮的5倍，并有轻度雄激素和雌激素活性。能抑制下丘脑LHRH的分泌，并作用于腺垂体，降低其对LHRH的敏感性，从而阻断促性腺激素的释放，产生排卵抑制作用，因此主要与炔雌醇合用作为短效口服避孕药。单独应用较大剂量时，能使宫颈黏液稠度增加，以防止精子穿透受精，同时抑制子宫内膜腺体发育生长，影响孕卵着床，可作为速效探亲避孕药。

【适应证】①作为口服避孕药。②还可用于月经不调、子宫内膜异位症等。

【用法用量】口服。①探亲避孕药：于探亲前一日或当日中午起服用1片，至少连服10～14日，如果需要，可以改服短效口服避孕药。②治疗功能性子宫出血：每8小时服1片，连用3

日血止后改为每12小时1次，7日后改为每次2.5～3.75mg，维持连续用2周左右。③子宫内膜异位症：每日10～30mg，开始时每日10mg，每2周后增加5mg，最高为每日30mg，分次服，连续服用6～9个月。④痛经、子宫内膜增长过快：每日2.5mg，连续20日，下次于月经周期第5日开始用药，3～6个周期为一疗程。

【不良反应】恶心、头晕、倦怠，突破性出血。

【禁忌证】重症肝、肾疾病，乳房肿块患者和妊娠期妇女禁用。

【注意事项】①妊娠最初4个月内慎用，不宜用作早孕试验。②心血管疾病、高血压、肾功能损害、糖尿病、哮喘病、癫病、偏头痛、未明确诊断的阴道出血、有血栓病史（晚期癌瘤治疗除外）、胆囊疾病和有精神抑郁史者慎用。③长期用药需注意检查肝功能，特别注意乳房检查。

【制剂规格】片剂：每片 0.625mg；2.5mg。复方炔诺酮片：每片含炔诺酮0.6mg和炔雌醇 0.035mg。滴丸剂：每粒3mg。

炔诺孕酮[药典（二）]

Norgestrel

【药理作用】为口服强效孕激素，其孕激素作用为炔诺酮的5～10倍，并有雄激素、雌激素和抗雌激素活性。抗排卵作用较炔诺酮强，还能改变宫颈黏液稠度和抑制子宫内膜发育等作用。

【适应证】①单方或与炔雌醇组成复方用作短期避孕。②也可通过剂型改变用作长效避孕。③还可用于治疗痛经、月经不调。

【用法用量】口服。①在夫妇同居前两天开始服用，每晚1片，连服 10～15天，不能间断，如同居超过半个月应接服复方短效口服避孕药。②复方炔诺孕酮片（长效口服避孕）：于月经第5天用药1片，连服22天，服完等下次月经来后第5天重复服药。

【不良反应】可见恶心、呕吐、食欲缺乏、头昏、倦怠、痤疮、过敏性皮炎等。

【禁忌证】有心血管疾病、肝肾疾病、糖尿病、哮喘病、癫痫、偏头痛、血栓性疾病、胆囊疾病以及精神病的患者禁用。

【注意事项】①不能漏服，否则避孕会失败；如发生漏服时，应在24小时内补服。②如发生突破性出血，可加服炔雌醇每日0.005～0.015mg。

【制剂规格】片剂：每片3mg。复方炔诺孕酮片：每片含炔诺孕酮 0.3mg 和炔雌醇0.03mg。

炔诺孕酮炔雌醚[药典（二）]

Norgestrel and Quinestrol

【药理作用】本品通过抑制丘脑下部–垂体–卵巢轴来抑制卵巢排卵，达到长效避孕作用。在复方口服避孕片中长效雌激素主要起抗生育作用，而孕激素起防止子宫内膜增生，使之转化为分泌期然后脱落，导致撤退性出血形成周期性改变的作用。

【适应证】健康育龄妇女避孕用，适用于愿持续服用避孕药者。

【用法用量】口服，于月经来潮的当日算起第5天午饭后服药一次，间隔20天服第二次，或于月经第5天或第10天午餐后各服1片，以后均以第二次服药为每月的服药日期，每月服一片，一般在服药后6～12天有撤退性出血。

【不良反应】①类早孕反应，和短效口服避孕药表现相似，但较严重。开始服药的前几个周期表现较重，反应发生时间一般在服药后8～12小时，因此将服药时间定于午饭后，使反应高潮恰在熟睡中，可使之减轻。②白带增多：为长效口服避孕药最常见的副作用。多发生在3～6周期之后。③少数人发生月经过多或闭经。④其他有胃痛、浮肿、乳房胀痛、头痛等。

【禁忌证】子宫肌瘤、乳房肿块及肝、肾功能不全者、心血管疾病、血栓史、高血压、糖尿病、甲状腺功能亢进、精神病或抑郁症、高血脂患者禁用。

【注意事项】服药期间应定期检查乳房、生殖器及作宫颈防癌涂片检查。请仔细阅读说明书并遵医嘱使用。

【制剂规格】片剂：每片含炔诺孕酮12mg，炔雌醚3mg。

壬苯醇醚[药典（二）]

Nonoxinol

【药理作用】为非离子型表面活性剂，是目前使用最普遍的一种外用杀精子药。主要作用是通过降低精子脂膜表面张力、改变精子渗透压而杀死精子或导致精子不能游动，从而使精子不能进入宫颈口，无法使卵受精，达到避孕的目的。

【适应证】用于女性短效避孕。

【用法用量】①薄膜剂：女用时，于房事前3～5分钟，将药膜1张揉成松软小团推入阴道深处，使之溶解成凝胶体。每次性交须用新的药膜。男用时，将药膜1张折成双折，贴在阴茎头上，推入女方阴道深处，约5分钟后进行房事。②凝胶剂：外用。阴道给药，一次3g。③栓剂：房事前1小时放入阴道中，一次75mg或100mg。

【不良反应】不良反应少，主要为局部刺激反应，阴道有烧灼感和分泌物增多。

【禁忌证】疑似生殖道恶性肿瘤患者、不规则阴道出血患者禁用。

【注意事项】房事后6～8小时内不要冲洗阴道。

【制剂规格】膜剂：每片50mg。栓剂：每粒50mg；80mg；100mg。凝胶剂：每支含4%。

左炔诺孕酮炔雌醇[药典（二）]

Levonorgestrel and Ethinylestradiol

【药理作用】左炔诺孕酮为口服强效孕激素，作用较炔诺酮强，并有雄激素、雌激素和抗雌激素的作用，既可抑制卵巢排卵，又可增加宫颈黏液稠度和抑制子宫内膜发育，炔雌醇亦能抑制促性腺激素分泌，从而抑制卵巢排卵，两药配伍既提高避孕效果，又减少了不良反应。

【适应证】用于女性口服避孕。

【用法用量】口服，首次服药从月经的第 3 日开始，每晚 1 片，连续 21 日，先服棕色片 6 日，继服白色片 5 日，最后服黄色片 10 日。以后各服药周期均于停药第 8 日按上述顺序重复服用。不得漏服。若停药 7 天，连续两月闭经者，应咨询医师。

【不良反应】①常见的有恶心、呕吐、头痛、乳房痛、经期少量出血。②较少见的有抑郁、皮疹及不能耐受。③较严重的不良反应有血栓形成、高血压、肝病、黄疸以及过敏反应等。

【禁忌证】①对本品过敏者禁用。②乳腺癌、生殖器官癌、肝功能异常或近期有肝病或黄疸史、阴道异常出血、镰状细胞性贫血、深部静脉血栓病、脑血管意外、高血压、心血管疾病、高脂血症、肾功能不全、严重糖尿病、精神抑郁症及哺乳期妇女禁用。

【注意事项】①必须按规定方法服药，若漏服药不仅可发生突破性出血，还可导致避孕失败，一旦发生漏服，除按规定服药外，应在 24 小时内加服 1 片。②出现下列症状时应停药：怀疑妊娠、血栓栓塞病、听力或视觉障碍、高血压、肝功能异常、精神抑郁、缺血性心脏病、胸部锐痛或突然气短、偏头痛、乳腺肿块、癫痫发作次数增加、严重腹痛或腹胀、皮肤黄染或全身瘙痒等。③吸烟可使服用本品的妇女发生心脏病和中风的危险性增加，尤其是 35 岁以上的（含 35 岁）妇女，故服药期间应戒烟。④如欲怀孕，应停药并采取其他避孕措施，直到出现第一个月经周期后再怀孕。

【制剂规格】片剂：复方制剂，黄色片每片含左炔诺孕酮 0.05mg，炔雌醇 0.03mg；白色片每片含左炔诺孕酮 0.075mg，炔雌醇 0.04mg；棕色片每片含左炔诺孕酮 0.125mg，炔雌醇 0.03mg。

左炔诺孕酮炔雌醚 [药典（二）]

Levonorgestrel and Quinestrol

【药理作用】左炔诺孕酮为口服强效孕激素，作用较炔诺酮强，并有雄激素、雌激素和抗雌激素的作用，既可抑制卵巢排卵，又可增加宫颈黏液稠度和抑制子宫内膜发育；炔雌醚（炔雌醇环戊醚）为长效雌激素，口服后经胃肠道吸收，贮存于脂肪组织内，缓慢释放出炔雌醇，通过抑制丘脑下部–垂体–卵巢轴来抑制卵巢排卵，达到长效避孕作用。两药配伍对抑制排卵既有协同作用，又可使子宫内膜转化，呈现分泌现象，导致撤退性出血，形成周期性改变。一月服药 1 次、避孕率可达 98%以上。

【适应证】有抑制排卵作用，为女性长效口服避孕药。

【用法用量】口服。于月经来潮的当天算起第 5 天午饭后服药一次，间隔 20 天服第二次，或月经第 5 天及第 10 天各服 1 片，以后就均以第二次服药日为每月的服药日期，每月服1片，一般在服药后6～12天有撤退性出血。原服用短效口服避孕改服长效避孕药时，可以服完22片后的第二天接服长效避孕药1片，以后每月按开始服长效避孕药的同一日期服药1片。

【不良反应】①在服药开始的几个周期内，可能有头昏、恶心和困倦及呕吐等类早孕反应，这些反应多发生在服药8～12小时后，为了减轻和避免发生这些反应，可在午餐后服药。②服药3～6周后，出现白带增多。③少数人发生月经过多或闭经。④其他有胃痛、浮肿、乳房胀痛、头痛等。

【禁忌证】子宫肌瘤、乳房肿块及肝、肾功能不全者，心血管疾病、血栓史、高血压、糖尿病、甲状腺功能亢进、精神病或抑郁症、高血脂患者，妊娠期妇女禁用。

【注意事项】①初次服药后10～15天来一次月经，开始服药的两次月经周期有些缩短，属于正常现象，第三次后转为正常。②服药期间有个别人因体内雌激素不足而发生阴道出血，可加服炔雌醇片，每天每次服一片（0.005～0.01mg）或遵医嘱。③服避孕药的吸烟妇女并发心血管疾病（中风、心肌梗死等）较吸烟者多，因此服避孕药妇女应停止吸烟，或吸烟妇女（特别是年龄超过35～40岁者）不宜服避孕药。④出现下列症状时应停药：怀疑妊娠、血栓栓塞病，视觉障碍，原因不明剧烈性头疼、出现高血压、肝功能异常、精神抑郁、缺血性心脏病等。⑤严格按照规定方法服药，漏服药不仅可以发生突破性出血，还可导致避孕失败。⑥既往月经不调、有闭经史者，产后或流产后未恢复正常月经者，不宜服用。⑦服药期间定期体检，发现异常及时停药；服药期限，以连续3～5年为宜，停药观察数月，体检正常者，可再服用。⑧哺乳期妇女服药后可使乳汁减少，故应于产后半年开始服用。⑨如需生育，应停药或采取其他避孕措施，半年后再怀孕。

【制剂规格】片剂：每片含左炔诺孕酮6mg，炔雌醚3mg。

左炔诺孕酮［药典（二）］

Levonorgestrel

【药理作用】为消旋炔诺孕酮的光学活性部分，其活性比炔诺孕酮强1倍，故使用剂量可减少一半。

【适应证】与炔雌醇组成复方制剂作为短效口服避孕药。通过剂型改变，还可做成多种长效避孕药，如宫内节育器（曼月乐）、硅胶棒等。曼月乐还可治疗特发性月经过多即非器质性病变引起的月经过多。

【用法用量】单方制剂用作紧急避孕药，即在无防护措施或其他避孕方法偶然失误时使用：在房事后72小时内服一片/粒，如果是0.75mg的需隔12小时后再服1片。埋植剂：于月经来潮的1～5天，局麻下在上臂或股内侧做一长度为2～3mm的横切口后，用埋植针将药棒呈扇形植入皮下，每人每次6支，伤口贴创可贴后，纱布包扎即可。

【不良反应】偶有轻度恶心、呕吐，一般不需处理，其他见炔诺孕酮。

【禁忌证】乳腺癌、生殖器官癌、肝功能异常或近期有肝病或黄疸史、静脉血栓病、脑血管意外、高血压、心血管疾病、糖尿病、高脂血症、精神抑郁及40岁以上妇女禁用。

【注意事项】①紧急避孕药是避孕失误的紧急补救避孕药，不是引产药。越早服用越好。可在月经周期任何时间服用。也不宜作为常规避孕药。②本品可能使下次月经提前或延迟，如逾期一周仍未来潮，应检查以排除妊娠。

【制剂规格】片剂：每片0.75mg；1.5mg。分散片：每片1.5mg。肠溶片：每片0.75mg；1.5mg。复方左炔诺孕酮片：每片含左炔诺孕酮0.15mg和炔雌醇0.03mg。左炔诺孕酮炔雌醇（三相）片：6片黄色：每片含左炔诺孕酮0.05mg和炔雌醇0.03mg；5片白色：每片含相应药物0.075mg和0.04mg；10片棕色：每片含相应药物0.125mg和0.03mg。左炔诺孕酮炔雌醚片：每片含左炔诺孕酮6mg和炔雌醚3mg。胶囊剂（肠溶胶囊）：每粒1.5mg。滴丸剂：每粒0.75mg。复方左炔诺孕酮滴丸：每粒含左炔诺孕酮0.15mg，炔雌醇0.03mg。埋植剂：左炔诺孕酮硅胶棒（Ⅰ）：36mg；左炔诺孕酮硅胶棒（Ⅱ）：75mg。

复方庚酸炔诺酮注射液[药典（二）]

Compound Norethisterone Enanthate Injection

【药理作用】本品为避孕药，主要通过抑制垂体促性腺激素分泌而抑制排卵，达到避孕作用，对于宫颈黏液与子宫内膜的直接作用亦与其避孕机制有关。

【适应证】健康育龄妇女避孕用，尤其适用于不能耐受或坚持服用口服避孕片以及放置宫内节育器易脱落者。

【用法用量】肌内注射，每月一次可以避孕一个月。首次给药时，可于月经来潮第五天同时注射2ml。自第二个月起，均在月经第10～12天注射1ml。

【不良反应】少数使用者可发生月经改变，如周期缩短、经量减少、不规则出血及闭经。偶有恶心、头晕、乳胀等，一般均较轻微，不需处理。必要时可对症处理。

【禁忌证】急、慢性肝炎，肾炎，高血压及有乳房肿块者禁用。

【注意事项】①必须按时注射，并注意将药液抽取干净完全注入，作深部肌内注射。②本品在气温低流动性差时，可置热水中温热，待恢复流动性后即可使用。

【制剂规格】注射剂：每支1ml，含庚酸炔诺酮50mg，戊酸雌二醇5mg。

复方己酸羟孕酮[药典（二）]

Compound Hydroxyprogesterone Caproate

【药理作用】本品为雌激素孕激素配伍的长效避孕药。肌内注射后局部沉积储存，缓慢释放，发挥长效作用，维持时间1～2周以上。本品与戊酸雌二醇配伍，具有抑制排卵作用。对少数仍排卵者有避孕作用，是由于药物改变宫颈黏液的理化性质和对子宫内膜的影响，干扰了子宫内膜和受精卵发育的同步作用，从而影响卵子的受精和受精卵的着床过程。

【适应证】胶囊用于40岁以上患有更年期综合征的妇女，缓解和改善由于缺乏雌激素、孕激素、钙和维生素而引起的症状；潮热出汗、烦躁失眠、骨质疏松、肌肉关节疼痛；皮肤干燥、瘙痒、皱褶、色素沉着、老年斑出现、眼镜干涩；心悸、胸闷气短、高血脂、更年期冠心病、更年期血压波动；月经紊乱、外阴瘙痒、阴道炎、性交痛、性器官衰退等；也可用于非恶性肿瘤性子宫、卵巢切除术后和其他原因引致的雌激素水平下降。注射液为女用长效避孕药。

【用法用量】深部肌内注射，在第一次在月经周期的第5天肌内注射2ml，或分别于月经来潮第5天及第15天各肌内注射1支，以后于每个月月经周期的第10～12天注射1ml（若月经周期短，宜在月经来潮第10天注射，即药物必须在排卵前2～3天内注射，以提高避孕效果），必须按月注射，注射液若有固体析出，可在热水中温热溶化后摇匀再用。

【不良反应】少数患者在用药后有恶心、呕吐、头昏、有乳房胀痛、乏力、疲乏等反应，一般反应较轻，不须处理。个别可发生高血压，停药后多可恢复正常。使用过程中，如乳房有肿块出现，应即停止；个别可有过敏反应，不可再注射。

【禁忌证】肝肾病患者、心血管疾病和血栓史、高血压、糖尿病、甲状腺功能亢进、精神病或抑郁症、高血脂、子宫肌瘤、乳房肿块患者及妊娠期妇女禁用。

【注意事项】①需按时注射，以免影响避孕效果和引起月经的改变。②为防止过敏性休克，注射后应留看观察15～20分钟。③定期体检，包括乳腺、肝功能、血压和宫颈刮片的检查，发现异常者应即停药。④子宫肌瘤、高血压患者慎用。⑤注射后，一般维持14天左右月经来潮，如注射后闭经，可隔28天再注射一次。如闭经达2月，应停止注射，等待月经来潮，闭经期间要采用其他方法避孕，待月经来后再按第一次方法，重新开始注射。⑥注射后，有人可出现月经改变，如经期延长，周期缩短，经量增多及不规则出血等，其发生率在用药半年后明显下降。

【制剂规格】胶囊剂：每粒0.1g。注射剂：每支1ml，含己酸羟孕酮250mg与戊酸雌二醇5mg。

己酸羟孕酮[药典（二）]

Hydroxyprogesterone Caproate

【药理作用】为长效孕激素类药，活性为黄体酮的7倍，无雌激素活性。

【适应证】女用长效避孕药。

【用法用量】肌内注射。在第一次月经周期的第5日肌内注射2ml，或分别于月经来潮第5日及第15日各肌内注射1支，以后于每个月月经周期的第10～12日注射1ml。

【不良反应】心悸、乳房胀痛、胸部不适、呼吸困难等。

【禁忌证】急、慢性肝炎、肾炎造成严重肝、肾损害者禁用。

【注意事项】①为防止过敏性休克，注射后应观察 15～20 分钟。②用药后可发生突破出血，应详细检查以排除器质性疾病。

【制剂规格】注射液：每支 1ml:125mg；1ml:250mg；2ml:250mg。

第 5 节　糖尿病用药

甘精胰岛素 [药典（三）；基；医保（乙）]

Insulin Glargine

【药理作用】本品在中性 pH 液中溶解度低，在酸性（pH=4）注射液中完全溶解，注入皮下组织后酸性溶液被中和，形成细微沉淀物，持续释放少量甘精胰岛素，具有长效、平稳的特点，无峰值血药浓度，为每日用药 1 次的长效制剂。皮下注射起效时间为 1.5 小时，较中效胰岛素慢，有效作用时间达 22 小时左右，同时几乎没有峰值出现，作用平稳。

【适应证】用于基础胰岛素替代治疗。一般也和短效胰岛素或口服降糖药配合使用。

【用法用量】睡前皮下注射 1 次，每次 0.3～0.4U/kg，满足糖尿病患者的基础胰岛素需要量。

【不良反应】①低血糖反应：一般而言，低血糖是胰岛素治疗最常见的不良反应。②代谢及营养异常：严重的、复发的低血糖，可能导致神经系统的损害。持续或严重的低血糖发作有可能危及生命。许多患者肾上腺素能反向调节的体征早于低血糖神经症状和体征的出现。③免疫系统异常：对胰岛素的速发型变态反应是罕见的。胰岛素治疗可能诱发胰岛素抗体的产生。④眼部异常：血糖控制明显改变时，可能发生一过性视力障碍。然而因强化胰岛素治疗而使血糖控制迅速改善，糖尿病视网膜病变有可能暂时性恶化。增殖性视网膜病变的患者，严重的低血糖发作时可能发生一过性黑矇。⑤皮肤及皮下组织异常：在注射部位可能发生脂肪营养不良，而延缓局部胰岛素的吸收。在某一注射区内经常轮换注射部位可能有助于减少或预防发生上述改变。⑥全身及注射部位异常：注射部位反应包括发红、疼痛、瘙痒、荨麻疹、肿胀或炎症。多数胰岛素注射部位有轻微反应。胰岛素可能导致钠潴留和水肿，但此反应罕见。

【禁忌证】对本品或其注射液中任何一种辅料过敏者禁用。

【注意事项】为了避免甘精胰岛素与其他胰岛素可能发生的上述使用错误，患者应注意在每次注射前都仔细核对该胰岛素的标签。①糖尿病酮症酸中毒的治疗，推荐静脉注射常规胰岛素。②由于经验有限，儿童、肝功能损害或肾功能中、重度损害的患者使用甘精胰岛素的安全性和有效性尚待评估。③肾功能损害患者对胰岛素的需要量可能减少。老年人及进行性肾功能衰退患者，对胰岛素的需要量可能逐渐减少。④严重肝损害患者，对胰岛素的需要量可能减少。⑤对血糖控制不好，或有高血糖症或低血糖发作倾向的患者，在考虑调整剂量之前，应全面回顾患者是否按预期的方案治疗、注射部位、正确的注射技术以及所有其他的相关因素。⑥对驾车和操作机械能力的影响：低血糖或高血糖或由此而造的视力障碍可导致注意力和反应能力可能降低。⑦运动员慎用。

【制剂规格】注射剂：每支300U（3ml）。

胰岛素[药典（二）；基；医保（甲）]

Insulin

【药理作用】本品根据来源可分为动物源性和人源性胰岛素。动物源性胰岛素皮下注射，0.5～1小时起效，2～4小时达峰，作用维持6～8小时；人源性胰岛素皮下注射，0.5小时内起效，1～3小时达峰，作用持续时间大约8小时。人源性胰岛素较动物源性胰岛素起效快，作用时间长。不同部位皮下注射的吸收差别很大。静脉注射后10～30分钟起效，10～30分钟达峰，持续0.5～1小时，在血液循环中$t_{1/2}$为5～10分钟。

【适应证】用于：①1型糖尿病。②2型糖尿病重度、消瘦、营养不良者。③轻、中度2型糖尿病经饮食和口服降血糖药治疗无效者。④糖尿病合并严重代谢紊乱（如酮症酸中毒、高渗性昏迷或乳酸性酸中毒）、重度感染、消耗性疾病（如肺结核、肝硬化）和进行性视网膜、肾、神经等病变及急性心肌梗死、脑血管意外者。⑤合并妊娠、分娩及大手术者。⑥胰岛素与葡萄糖同时输注，可纠正高钾血症和细胞内缺钾。

【用法用量】短效胰岛素用法一般为餐前30分钟皮下注射，用药后30分钟内须进食含碳水化合物的食物。每日3～4次，早餐前的一次用量最多，午餐前次之，晚餐前又次之，夜宵前用量最少。本品是可以静脉注射的胰岛素制剂，只有在急症时（如糖尿病性昏迷）才用。使用剂量应个体化。小量（5～10U）尚可用于营养不良、消瘦、顽固性妊娠呕吐、肝硬化初期（同时注射葡萄糖）。本品还常与中效或长效胰岛素合并使用。

【不良反应】①低血糖症状包括：多汗、眩晕、震颤、饥饿感、焦虑、手脚嘴唇或舌头发麻、注意力分散、嗜睡、失眠、不能自我控制、瞳孔扩大、视力模糊、语言障碍、忧郁、易怒。这些症状通常突然发生。严重的低血糖可导致意识丧失并造成短期或长期脑功能损伤甚至死亡。②偶有注射局部红肿、瘙痒等过敏反应及局部皮下脂质萎缩或脂质增生。③全身过敏反应（全身皮疹、呼吸短促、气喘、血压下降、脉搏加快、多汗，严重病例可危及生命）。

【禁忌证】对本品及其他成分过敏者禁用。

【注意事项】餐前30分钟用药不易把

握，进餐时间提前容易导致血糖控制不佳，进餐时间延后容易发生低血糖，血糖波动较大。

【制剂规格】重组人胰岛素注射液：每瓶 400U（10ml）。重组人胰岛素笔芯：每支 300U（3ml）。生物合成人胰岛素注射液：每瓶 400U（10ml）。生物合成人胰岛素笔芯：每支 300U（3ml）。胰岛素（猪）注射液：每瓶 400U（10ml）。

苯乙双胍 [药典（二）]

Phenformin

【药理作用】本品增加周围组织对胰岛素的敏感性，增加胰岛素介导的葡萄糖利用；抑制肝糖原异生作用，降低肝糖输出；抑制肠壁细胞摄取葡萄糖。

【适应证】用于单纯饮食控制疗效不理想的 2 型糖尿病患者。

【用法用量】口服：初始剂量为一次 25mg，一日 1 次，数日后可增至一次 25mg，一日 2～3 次，每日最大剂量为 75mg。

【不良反应】①乳酸性酸中毒。②恶心呕吐、腹泻、口腔金属味、维生素 B_{12} 吸收不良。③血红蛋白减少，巨幼细胞性贫血。

【禁忌证】禁用于：①肝功能不全者。②肾功能不全（血肌酐＞1.5mg/dl）者。③严重心疾病（如心力衰竭、急性心肌梗死）者。④严重肺疾病者。⑤2 型糖尿病伴酮症酸中毒者。⑥营养不良、脱水等全身情况较差者。⑦严重感染或外伤、重大手术以及临床有低血压和缺氧情况者。⑧静脉肾盂造影或动脉造影前的者。⑨酗酒者。

【注意事项】若出现严重胃肠道不良反应，应减量或停药。

【制剂规格】片剂：每片 25mg。

吡格列酮二甲双胍 [医保（乙）]

Pioglitazone Hydrochloride and Metformin Hydrochloride

【药理作用】本品含有两种协同药理机制的抗高血糖成分，以改善 2 型糖尿病患者的血糖控制。盐酸吡格列酮属于噻唑烷二酮类，盐酸二甲双胍属于双胍类。噻唑烷二酮是一种胰岛素增敏剂，主要是增强外周血葡萄糖利用，双胍类主要通过抑制内源性肝糖的生成发挥作用。

【适应证】在饮食控制和运动的基础上，本品适用于目前使用盐酸吡格列酮和盐酸二甲双胍联合治疗的 2 型糖尿病患者或单用盐酸二甲双胍治疗后血糖控制不佳的 2 型糖尿病患者。

【用法用量】口服：2 型糖尿病治疗应以患者的耐受性和有效性为基础个性化治疗，应不超过每日最高推荐剂量盐酸吡格列酮 45mg，盐酸二甲双胍 2550mg。

【不良反应】本品可发生轻度或中度水肿、腹泻等症状。

【禁忌证】①确诊为纽约心脏学会（NYHA）Ⅲ或Ⅳ级心力衰竭、肾衰竭或肾功能障碍（如血肌酐≥1.4～1.5mg/dl 或肌酐清除率异常）的患者禁用。②代谢性酸中毒（包括糖尿病酮症酸中毒伴或不伴昏迷、糖尿病酮症酸中毒应用胰岛素治疗）的患者禁用。③接受静脉注射碘化造影剂及放疗患者应暂停使用。④对本品任何成分过敏的患者禁用。

【注意事项】①用药期间应严密监测乳酸性酸中毒、心衰、低血糖的征象，以及定期复查肝、肾功能和眼科检查。②不宜用于肝病患者。③有心衰风险的患者慎用。④推荐绝经前妇女应当采取适当的避孕措施。⑤出现心血管虚脱（休克）、急性心衰或心梗、其他缺氧引起的症状时，应立即停药。⑥用药期间应避免过量饮酒。⑦妊娠期间及母乳喂养的妇女、儿童不应使用。

【制剂规格】片剂：每片含盐酸吡格列酮 15mg，盐酸二甲双胍 500mg。

二甲双胍 [药典（二）；基；医保（甲、乙）]

Metformin

【药理作用】为双胍类口服降血糖药，可减少肝糖生成，抑制葡萄糖的肠道吸收，并增加外周组织对葡萄糖的摄取和利用，可通过增加外周糖的摄取和利用而提高胰岛素的敏感性。

【适应证】①首选用于单纯饮食控制及体育锻炼治疗无效的 2 型糖尿病，特别是肥胖的 2 型糖尿病。②本品与胰岛素合用，可减少胰岛素用量，防止低血糖发生。③可与磺酰脲类降血糖药合用，具协同作用。

【用法用量】口服。①普通片：开始时一次 0.5g，一日 2 次，或 0.85g，一日 1 次。以后可根据病情调整用量。逐渐加至一日 2g，分次服用。成人最高推荐剂量为每日 2.55g。餐中服药，可减轻胃肠道反应。②缓释片：开始时一日 1 次，一次 0.5g，晚餐时服用。后根据血糖调整药量。每日最大剂量不超过 2g。③肠溶片：起始剂量 0.25g，一日 2 次，餐前服用。根据血糖调整剂量，可加至一日 3 次，一次 0.25g，成人最大推荐剂量为一日 1.8g。

【不良反应】①偶见恶心、呕吐、腹泻、腹痛、腹胀、消化不良、乏力等。②偶有疲倦、体重减轻、头痛、头晕、味觉异常、皮疹寒战、流感样症状、心悸、潮红等现象。③罕见乳酸性酸中毒，表现为呕吐、腹痛、过度换气、意识障碍。

【禁忌证】对本品过敏者、糖尿病酮症酸中毒、肝及肾功能不全（血肌酐≥1.5mg/dl）、肺功能不全、心力衰竭、急性心肌梗死、严重感染和外伤、重大手术以及临床有低血压和缺氧情况、酗酒、维生素 B_{12}、叶酸缺乏者、合并严重糖尿病肾病、糖尿病眼底病变者、妊娠期及哺乳期妇女禁用。

【注意事项】①既往有乳酸性酸中毒史者及老年患者慎用，由于本品累积可能发生乳酸性酸中毒，一旦发生，会导致生命危险，因此应监测肾功能和给予最低有效量，降低乳酸性酸中毒的发生风险。②接受外科手术前 48 小时必须停止服用二甲双胍，术后至少 48 小时或恢复进食并且复查肾功能正常后才可以重新治疗。③碘剂 X 线摄影检查：肾功能正常 eGFR≥90ml/（min·1.73m^2）造影前不必停用，使用之后停用 48～72 小时，待肾功能恢复正常继续用药；肾功能异常 eGFR < 90ml/（min·1.73m²）造影前 48 小时暂停，之后还需停药 48～72 小时，复查肾功能正常后继续用药。④应激状态：如发热、昏迷、感染和外科手术时，应暂时停用本品，改用胰岛素，待应激状态缓解后再恢复使用。⑤本品与磺酰脲类药物、胰岛素合用时，可引起低血糖。服用本品时应尽量避免饮酒。易导致低血糖或乳酸性酸中毒。肝功能不良者慎用。⑥本品可干扰维生素 B_{12} 吸收，建议监测血常规。

【制剂规格】片剂：每片 0.25g；0.5g；0.85g。缓释片：每片 0.5g。肠溶片：每片 0.5g；0.85g。

二甲双胍格列本脲［药典（二）］

Metformin Hydrochloride and Glibenclamide

【药理作用】本品为口服抗高血糖药格列本脲和盐酸二甲双胍组成的复方制剂。盐酸二甲双胍可减少肝糖原的生产，降低肠道对糖的吸收，并且可通过增加外周糖的摄取和利用而提高胰岛素的敏感性。格列本脲为磺酰脲类降糖药，主要通过刺激胰岛 B 细胞分泌胰岛素产生降血糖作用。

【适应证】对于饮食控制和运动加服二甲双胍或磺酰脲类药物，未能满意控制血糖水平的 2 型糖尿病患者，可作为二线治疗药物。

【用法用量】口服，就餐时服用。仅用于 2 型糖尿病的二线治疗：推荐开始剂量为一日 2 次，一次 1 片（粒）（2.5mg/500mg）。对于以前服用过格列本脲或/和二甲双胍的患者，本品的首次剂量不应超过以前服用的格列本脲或/和二甲双胍的剂量，以避免发生低血糖。剂量应逐渐增加，直至达到对患者高血糖良好控制的最低剂量。一日最大剂量不超过 4 片（粒）（10mg/2000mg）。

【不良反应】①低血糖反应：本品含有磺酰脲类药物，所有磺酰脲类药物都有可能导致严重的低血糖。②胃肠道反应：食欲不振、恶心、呕吐、上腹胀满、腹痛、胃灼热感、口中金属味、黄疸、肝功能损害等。③皮肤反应：皮肤过敏如瘙痒、红斑、荨麻疹、丘疹、光过敏等。④血液系统：粒细胞减少、血小板减少症、溶血性贫血、再生障碍性贫血等。⑤其他反应：关节痛、肌肉痛、血管炎、甲状腺功能低下、头晕、乏力、疲倦、体重减轻等。

【禁忌证】已知的对二甲双胍或格列本脲过敏者；胰岛素依赖型糖尿病患者；糖尿病伴有急慢性代谢性酸中毒包括糖尿病酮症酸中毒、肝、肾功能不全、心功能不全、急性心肌梗死、甲状腺疾病、严重感染和外伤、重大手术以及临床有低血压和缺氧情况的患者；妊娠期及哺乳期妇女禁用。

【注意事项】①本品能产生低血糖或低血糖症状。应注意避免低血糖的发生。低血糖的危险性会因摄入热量不足、剧烈运动或交叉使用降血糖药而增加。②老年人、衰弱和营养不良的患者以及肾上腺垂体功能不全者、酒精中毒患者特别容易产生低血糖症，低血糖症很难在服用肾上腺受体抑制剂的人群中发现。

【制剂规格】 片剂：每片1.25mg/250mg（格列本脲/盐酸二甲双胍）；2.5mg/500mg（格列本脲/盐酸二甲双胍）；2.5mg/250mg（格列本脲/盐酸二甲双胍）；5mg/500mg（格列本脲/盐酸二甲双胍）。胶囊剂：每粒1.25mg/250mg（格列本脲/盐酸二甲双胍）；2.5mg/250mg（格列本脲/盐酸二甲双胍）。

格列本脲[药典（二）；基；医保（甲）]

Glibenclamide

【药理作用】 为第二代磺脲类口服降糖药，其降血糖作用机制同甲苯磺丁脲，较甲苯磺丁脲强200～250倍。

【适应证】 用于饮食不能控制的轻、中度2型糖尿病。

【用法用量】 口服。开始时每日剂量2.5～5mg，早餐前一次服；或一日2次，早晚餐前各1次，然后根据情况每周增加2.5mg，一般每日剂量为5～10mg，最大不超过15mg。

【不良反应】 主要是低血糖，胃肠道反应可有腹胀、腹痛、厌食、恶心、呕吐等，餐后服药可减轻。少见皮疹、骨髓抑制、粒细胞减少、血小板减少、严重黄疸、肝功能损害等。但本品为长效药物更易发生严重低血糖反应，应从小剂量开始使用本品。

【禁忌证】 外科手术、妊娠期及哺乳期妇女，对磺胺及本品过敏者，严重肝、肾功能不全者，胰岛素依赖型糖尿病、非胰岛素依赖型糖尿病伴酮症酸中毒、昏迷、严重烧伤、感染、外伤、白细胞减少者禁用。

【注意事项】 ①体质虚弱、高热、恶心和呕吐、甲状腺功能不正常者、老人等慎用。②服用本类药物可增加体重，加重肥胖糖尿病患者病情，应限制每日摄入总热量。复方降糖药“消渴丸”中含有格列本脲成分，使用中应注意相应不良反应和禁忌证。

【制剂规格】 片剂：每片2.5mg。

格列吡嗪[药典（二）；基；医保（甲、乙）]

Glipizide

【药理作用】 为第二代磺脲类口服降糖药，降血糖作用机制同甲苯磺丁脲。口服吸收快，t_{max}约1～2小时，持续作用时间约24小时。其代谢物无活性，由肾排出。$t_{1/2}$为2～4小时。一日内可排泄药量的97%，3日内可全部排出，无明显蓄积，故较少引起低血糖。

【适应证】 本品主要用于单用饮食控制治疗未能达到良好控制的轻、中度非胰岛素依赖型患者。

【用法用量】 口服。①片剂：一般一日2.5～20mg，先从小量2.5～5mg开始，餐前30分钟服用。一日剂量超过15mg时，应分成2～3次餐前服用。②控释片：一日1次，一次5～10mg，根据血糖指标调整剂量，部分患者需15mg，最大日剂量20mg。

【不良反应】较少引起低血糖，程度亦较轻。

【禁忌证】外科手术、妊娠期及哺乳期妇女、对磺胺及本品过敏者、严重肝肾功能不全者、胰岛素依赖型糖尿病、非胰岛素依赖型糖尿病伴酮症酸中毒、昏迷、严重烧伤、感染、外伤、白细胞减少者禁用。

【注意事项】①体质虚弱、高热、恶心和呕吐、甲状腺功能异常者、老人等慎用。②服用本类药物可增加体重，加重肥胖糖尿病患者病情，应限制每日摄入总热量。③控释片需整片吞服，不能嚼碎分开和碾碎；患者不必担心在粪便中偶然出现类似药片样的东西（为不吸收的外壳）；对严重胃肠道狭窄的患者（病理性或医源性）应慎用。

【制剂规格】片剂：每片 2.5mg；5mg。控释片：每片 5mg。

格列喹酮 [药典（二）；基；医保（甲）]

Gliquidone

【药理作用】为第二代磺脲类口服降糖药。口服吸收快，t_{max} 为 2～3 小时，$t_{1/2}$ 为 1～2 小时。95%经肝脏代谢，主要经胆汁从粪便排出，只有 5%经肾排泄。本品起效和餐后血糖上升高峰时间比较一致，半衰期短，持续时间短，引起严重持久的低血糖危险性较小。

【适应证】用于 2 型糖尿病合并轻至中度肾疾病者，但严重肾功能不全时，则应改用胰岛素治疗。

【用法用量】口服。开始时 15mg，应在餐前 30 分钟服用。1 周后按需调整，必要时逐步加量。一般日剂量为 15～120mg，日剂量为 30mg 以内者可于早餐前一次服用，更大剂量应分 3 次，分别于三餐前服用 最大日剂量不得超过 180mg。

【不良反应】极少数人有皮肤过敏反应、胃肠道反应、轻度低血糖反应及血液系统方面改变的报道。

【禁忌证】禁用于：①1 型糖尿病（即胰岛素依赖型糖尿病）。②糖尿病昏迷或昏迷前期。③糖尿病合并酸中毒或酮症。④对磺胺类药物过敏者。⑤妊娠期、哺乳期及晚期尿毒症患者。

【注意事项】本品很少经肾脏排泄，适用于有轻度至中度肾功能损害的患者。

【制剂规格】片剂：每片 30mg。

格列美脲 [药典（二）；基；医保（甲）]

Glimepiride

【药理作用】为磺脲类促胰岛素分泌剂，但与受体结合及离解的速度皆较格列本脲为快，较少引起较重的低血糖。本品可增加葡萄糖的摄取。

【适应证】用于成人 2 型糖尿病。

【用法用量】开始用量每日 1mg，一次顿服。如不能满意控制血糖，每隔 1～2 周逐步增加剂量至每日 2mg、3mg、4mg，最大推荐剂量为每日 6mg。在达到满意疗效后，可试行减量，以采用最低有效量，避免低血糖。建议早餐前不久或餐中服用，若不吃早餐则于第一次正餐前不久或餐中服用。以适量的水整片吞服。从其他口服降糖药改用本品时，一般考虑原使用药物的降糖强度和代谢半衰期，以免药物累加引起低血糖风险；从胰岛素改用本品应在医生严密监测下进行。

【不良反应】①可见肝酶升高，极个别肝功能进展损害，如肝炎可能发展成肝功能衰竭。②皮肤过敏如瘙痒、皮疹和荨麻疹。③个别病例可出现对光过敏以及血钠降低。④少见恶心、呕吐和腹泻，胃内压迫或饱胀感和腹痛。⑤罕见中度血小板、白细胞、红细胞和粒细胞减少、溶血性贫血和全血细胞减少。

【禁忌证】外科手术、妊娠期及哺乳期妇女，对磺胺及本品过敏者，严重肝、肾功能不全者，胰岛素依赖型糖尿病、非胰岛素依赖型糖尿病伴酮症酸中毒、昏迷、严重烧伤、感染、外伤、白细胞减少者禁用。

【注意事项】服药时用水整片吞服，不要嚼碎。定期检查肝功能和血液学检查（尤其是白细胞和血小板）。

【制剂规格】片剂：每片1mg；2mg。胶囊剂：每粒2mg。

格列齐特[药典（二）；基；医保（甲、乙）]

Gliclazide

【药理作用】为第二代磺脲类口服降糖药，降血糖作用机制同甲苯磺丁脲。

【适应证】用于成人2型糖尿病。

【用法用量】口服。缓释片：初始剂量建议为每日30mg，一日1次，于早餐时服用。如血糖水平控制不佳，剂量可逐次增至每日 60mg、90mg 或 120mg，每次增量间隔至少4周（如治疗2周后血糖仍无下降时除外），通常日剂量范围为 30～120mg，最大日剂量为120mg。65岁以上患者开始治疗时一日1次，每次30mg。高危患者如严重或代偿较差的内分泌疾病（腺垂体功能不足、甲状腺功能减退、肾上腺功能不足）、长期和（或）大剂量皮质激素治疗撤停、严重心血管疾病（严重冠心病、颈动脉严重受损、弥漫性血管病变）建议以每日30mg最小剂量开始治疗。普通片：开始时一日2次，每日40～80mg，早晚两餐前服用；连服2～3周，然后根据血糖调整用量；一般剂量每日80～240mg，最大日剂量不超过240mg。用格列齐特缓释片代替其他口服降糖药：应考虑先前使用药物的降糖强度和代谢半衰期，以免药物累加引起低血糖风险。用格列齐特缓释片代替格列齐特普通片时，一片80mg普通片相当于一片缓释片，替代时必须监测血糖。

【不良反应】多见低血糖，胃肠道反应可有腹胀、腹痛、厌食、恶心、呕吐等，餐后服药可减轻。少见皮疹、骨髓抑制、粒细胞减少、血小板减少、严重黄疸、肝功能损害等。

【禁忌证】外科手术、妊娠期及哺乳期妇女，对磺胺及本品过敏者，严重肝、肾功能不全者，胰岛素依赖型糖尿病、非胰岛素依赖型糖尿病伴酮症酸中毒、昏迷、严重烧伤、感染、外伤、白细胞减少者禁用。

【注意事项】①体质虚弱、高热、恶心和呕吐、甲状腺功能不正常者、老人等慎用。②服用本类药物可增加体重，加重肥胖糖尿病患者病情，应限制每日摄入总热量。

【制剂规格】片剂：每片 80mg。缓释片：每片 30mg。

甲苯磺丁脲[药典（二）]

Tolbutamide

【药理作用】为磺脲类口服降糖药，主要选择性地作用于胰岛 B 细胞，促进胰岛素的分泌。还能纠正 2 型糖尿病患者外周组织的胰岛素抵抗。

【适应证】一般用于成年后发病，单用饮食控制无效而胰岛功能尚存的轻、中度糖尿病患者。对胰岛素抵抗患者，可加用本品。

【用法用量】口服。餐前服药效果较好，如有胃肠反应，进餐时服药可减少反应。每日剂量 1～2g，每日 2～3 次。从小剂量开始，每 1～2 周加量一次。

【不良反应】多见低血糖，胃肠道反应可有腹胀、腹痛、厌食、恶心、呕吐等，餐后服药可减轻。少见皮疹、骨髓抑制、粒细胞减少、血小板减少、严重黄疸、肝功能损害等。

【禁忌证】外科手术、妊娠期及哺乳期妇女，对磺胺及本品过敏者，严重肝、肾功能不全者，胰岛素依赖型糖尿病、非胰岛素依赖型糖尿病伴酮症酸中毒、昏迷、严重烧伤、感染、外伤、白细胞减少者禁用。

【注意事项】①体质虚弱、高热、恶心和呕吐、甲状腺功能不正常者、老人等慎用。②服用本类药物可增加体重，加重肥胖糖尿病患者病情，应限制每日摄入总热量。

【制剂规格】片剂：每片 0.5g。

那格列奈[药典（二）；医保（乙）]

Nateglinide

【药理作用】本品为非磺酰脲类短效促胰岛素分泌降糖药。刺激胰腺释放胰岛素使血糖水平快速降低，依赖于胰岛中有功能的 B 细胞。其通过与不同的受体结合以关闭 B 细胞膜中 ATP 依赖性钾通道，使 B 细胞去极化，打开钙通道，使钙流入增加，诱导 B 细胞分泌胰岛素。

【适应证】用于饮食控制、降低体重与运动不能有效控制高血糖的 2 型糖尿病。

【用法用量】口服。应在餐前 15 分钟内服用。推荐起始剂量 60mg，一日 3 次，常用剂量为 60～120mg。

【不良反应】可能发生低血糖，腹痛、恶心罕见，腹泻、呕吐和便秘和视觉异常、肝脏异常非常罕见。皮肤过敏反应如瘙痒、皮疹、荨麻疹。

【禁忌证】对 1 型糖尿病、糖尿病酮症酸中毒、严重肝肾功能不全、12 岁以下儿童禁用。

【注意事项】必须餐前口服，以减少低血糖的危险。老年人、营养不良、伴有肾上腺、垂体功能不全或严重肾损伤的患者对降糖药比较敏感，易发生低血糖。

【制剂规格】片剂：每片 30mg；60mg；120mg。胶囊剂：每粒 30mg。

瑞格列奈[药典（二）；基；医保（乙）]

Repaglinide

【药理作用】为新型的非磺酰脲类短效口服促胰岛素分泌降糖药。刺激胰腺释放胰岛素使血糖水平快速降低，此作用依赖于胰岛中有功能的 B 细胞。与其他口服促胰岛素分泌降糖药的不同在于其通过与不同的受体结合以关闭 B 细胞膜中 ATP–依赖性钾通道，使 B 细胞去极化，打开钙通道，使钙的流入增加，诱导 B 细胞分泌胰岛素。本品促胰岛素分泌作用较磺酰脲类快，降餐后血糖亦较快。

【适应证】用于饮食控制、降低体重与运动不能有效控制高血糖的 2 型糖尿病。与二甲双胍合用对控制血糖有协同作用。

【用法用量】口服。应在餐前 30 分钟内服用。剂量依个人血糖而定，推荐起始剂量为 0.5mg，最大的推荐单次剂量为 4mg，但最大日剂量不超过 16mg。

【不良反应】①可能发生低血糖，通常较轻微。②腹痛、恶心罕见。③腹泻、呕吐和便秘和视觉异常、肝脏异常非常罕见。④皮肤过敏反应如瘙痒、皮疹、荨麻疹。⑤转氨酶指标升高，多为轻度和一过性。

【禁忌证】对本品过敏者、1 型糖尿病、伴随或不伴昏迷的糖尿病酮症酸中毒、严重肝肾功能不全、妊娠期及哺乳期妇女、12 岁以下儿童禁用。

【注意事项】（1）普通患者群体：①用于治疗饮食控制、降低体重及运动锻炼不能有效控制血糖且仍有糖尿病症状的患者。②同其他大多数口服促胰岛素分泌降血糖药物一样，也可致低血糖。③合并用药会增加低血糖发生的危险性。④当患者固定服用任何口服降糖药时发生应激反应，如发烧、外伤、感染或手术，可能会出现血糖控制失败。这时，有必要停止服用本品而进行短期胰岛素治疗。⑤口服降糖药随着大多患者用药时间的延长，可能出现降血糖作用减弱的情况。这可能由于糖尿病病情进展或由于对药物的反应降低。与第一次给药即失效的原发失效不同，此现象为继发失效。在判定为继发失效之前，应考虑调整剂量且坚持饮食控制和运动锻炼。

（2）特殊患者群体：①虚弱或营养不良的患者：建议进行谨慎的剂量调整（参见【用法用量】）。②肝功能损伤患者：无相关资料。③儿童患者：无相关资料。④75 岁以上患者：无相关资料。⑤肝功能不全患者：在通常剂量下，与肝功能正常患者相比，肝功能损伤患者可能暴露于较高浓度的本品及其代谢产物下。因此，本品不应当在重度肝功能异常的患者中使用，肝功能损伤患者应慎用本品。应延长调整剂量的调整间期，对患者的反应进行充分评估。⑥肾功能不全患者：虽然本品水平与肌酐清除率仅有微弱联系，但本品的血浆清除率在严重肾功能损伤患者中略有降低。由于肾功能损伤的糖尿病患者对胰岛素敏感性增强，这些患者增加剂量时应谨慎。⑦对驾驶和机械操纵能力的影响：患者可能出现由低血糖引起的注意力不集中和意识降低。这可能导致在某些情况下（如驾驶或操作机械时）发生危险。应告诉患者在驾驶时注意避免低血糖的发生。对那些发生低血糖时出现意识降低或丧失的患者，或经常出现低血糖的患者应尤为注意。在上述情况下，应首先考虑患者能否安全驾驶。

【制剂规格】片剂：每片 0.5mg；1mg；2mg。

阿卡波糖［药典（二）；基；医保（甲）］

Acarbose

【药理作用】本品在肠道内竞争性抑制葡萄糖苷酶，可降低多糖及蔗糖分解生成葡萄糖，减少并延缓吸收，因此具有降低餐后高血糖和血浆胰岛素浓度的作用。本品口服较少吸收，生物利用度小于 2%。$t_{1/2}$ 约为 2 小时。

【适应证】用于 2 型糖尿病，以及降低糖耐量低减者的餐后血糖。

【用法用量】口服。剂量需个体化，一般维持量为一次 50～100mg，一日 3 次，餐前即刻吞服或与第一口主食一起咀嚼服用。开始时从小剂量 25mg，一日 3 次，6～8 周后加量至 50mg，必要时可加至 100mg，一日 3 次，一日量不宜超过 300mg。

【不良反应】①胃肠道功能紊乱。因糖类在小肠内分解及吸收障碍，而在结肠内由细菌作用于未吸收的糖类而导致胃肠胀气，如腹胀、腹泻和腹痛。②有报道称本品可引起肝细胞性肝损伤。伴有黄疸和转氨酶升高，停药可缓解。③过敏反应、皮肤反应少见。

【禁忌证】对本品过敏者禁用。禁用于炎性肠病，特别是伴有溃疡和胃肠道梗阻，腹部手术史的患者禁用，因产气增加可使病情恶化。肌酐消除率低于 25ml/min 者、18 岁以下患者、妊娠期及哺乳期妇女禁用。

【注意事项】①应在开始服药时定期检查肝功能，并避免大剂量用药。②如出现低血糖反应，应使用葡萄糖，本品抑制双糖水解，饮糖水和进食效果差。

【制剂规格】片剂：每片 50mg；100mg。

伏格列波糖［药典（二）；医保（乙）］

Voglibose

【药理作用】本品选择性抑制肠道内双糖类水解酶α－葡萄糖苷酶，延迟双糖水解、糖分的消化和吸收，使餐后高血糖得到改善。

【适应证】改善糖尿病餐后高血糖。

【用法用量】口服。成人一次 0.2mg，一日 3 次，餐前服。疗效不明显时根据临床观察可将一次量增至 0.3mg。

【不良反应】①与其他降糖药合用可出现低血糖。②胃肠道症状（胃胀、肠鸣音活跃、排气增加、腹泻、腹痛、便秘、恶心、呕吐），肝转氨酶升高，贫血，高钾血症，血淀粉酶升高。③罕见急性重症肝炎，严重肝功能障碍及黄疸。

【禁忌证】严重酮症酸中毒，糖尿病昏迷，严重感染，手术及严重创伤等情况禁用。余同阿卡波糖。

【注意事项】①严重肝硬化患者用药时，应注意观察排便情况，发现异常立即停药及适当处理。②一旦发生低血糖，应给予葡萄糖（单糖），不用蔗糖等双糖类进行治疗。③余同阿卡波糖。

【制剂规格】片剂：每片0.2mg。

米格列醇[医保（乙）]

Miglitol

【药理作用】为去氧化野尻霉素衍生物，它可延迟摄入的糖分的消化吸收，从而导致餐后血糖浓度只有轻微升高，因此能降低血糖。可降低2型糖尿病患者的糖化血红蛋白水平。本品的抗高血糖作用机制为可逆性抑制肠黏膜上的α-葡萄糖苷酶。小肠刷状缘的α-葡萄糖苷酶将低聚糖和二糖水解为葡萄糖和其他单糖类。对糖尿病患者，通过抑制此酶的作用延迟了糖的吸收，降低了餐后高血糖。因为本品作用机制不同于磺酰脲类，故二者合用时，可增强降低血糖的作用。可减轻磺酰脲类促胰岛素分泌和增加体重的作用。本品对乳糖分解酵素有较小的抑制作用，在所推荐的剂量下，不会导致乳糖不耐受。

【适应证】单独使用可以作为配合饮食控制的辅助手段，以改善单纯饮食控制不佳的2型糖尿病患者的血糖控制。

【用法用量】口服。于正餐开始时服用，每次25～100mg，一日3次。

【不良反应】①最常见：胃肠道症状，包括腹痛、腹泻、胃胀气，其中腹痛和腹泻的发生率会随着持续给药而有所减轻。②皮肤反应：皮疹，通常是暂时性的。③实验室指标异常：血清铁含量降低，大多数患者都是暂时性的，且不伴有血色素降低和其他血液学指标的异常。

【禁忌证】糖尿病酮症酸中毒；炎性肠病，结肠溃疡，不全性肠梗阻，有肠梗阻倾向的患者；慢性肠道疾病伴有明显胃肠功能紊乱，或伴有可能进一步加重出现肠胀气情况的患者；对本品或其成分过敏者禁用。

【注意事项】①低血糖：由于米格列醇本身的作用机制使得单独用药时不会引起餐后或快速低血糖症，而磺酰脲类药物可引起低血糖症，但由于米格列醇可以增强磺酰脲降血糖的效力，因此二者合用会进一步加重血糖的降低，但这一点还未得到临床实验的证实。由于口服葡萄糖，其吸收不受米格列醇抑制，故治疗轻、中度低血糖症通常采用口服葡萄糖而非蔗糖。米格列醇可抑制蔗糖水解为葡萄糖或果糖，因此蔗糖不宜作为快速纠正低血糖症的药物来使用。严重的低血糖症需要静脉滴注葡萄糖或注射胰高血糖素来纠正。②血糖控制不佳：当糖尿病患者处于发热、外伤、感染或手术等应激状态时，会产生暂时性的血糖控制不佳，此刻必须暂时应用胰岛素治疗。③肾损害：在肾损害患者中，米格列醇血清浓度随着肾损害和肾功能降低的程度成比例的上升。尚未进行针对伴有严重肾功能低下的糖尿病患者（血肌酐＞2.0mg/dl）的长期临床试验。因此，对于这些患者不推荐使用米格列醇。④患者知情情况，应向患者提供下列信息：米格列醇应在每顿正餐开始时服用，每日3次，口服。同时进行饮食控制，适当锻炼以及定期血糖/尿糖的检测是非常重要的。由于米格列醇能抑制食用糖分解，故而D-葡萄糖应常备以便及时治疗因米格列醇与磺酰脲或胰岛素联用而导致的低血糖。米格列醇如果产生副作用，通常是在治疗开始几周内。临床症状多表现为轻中度的剂量依赖性的胃肠功能紊乱，如胃胀、稀便、腹泻或腹部不适。但以上症状出现的频率及强度常会随着时间而逐渐减轻，停药可立即缓解上述症状。⑤实验室检查：米格列醇的治疗效应可由定期血糖检测来监控。糖化血红蛋白水平测定被作为长期控制高血糖症状的监控指标。

【制剂规格】片剂：每片50mg。

利格列汀[基；医保（乙）]

Linagliptin

【药理作用】为二肽基肽酶-4（DPP-4）抑制剂，DPP-4能够降解胰高血糖素样肽-1（GLP-1）以及葡萄糖依赖性促胰岛素多肽（GIP）。本品能够升高活性肠促胰岛素激素的浓度，以葡萄糖依赖性的方式刺激胰岛素释放，降低循环中的胰高血糖素水平。这两种肠促胰岛素激素都参与了葡萄糖稳态的生理调节。

【适应证】本品适用于治疗2型糖尿病。

【用法用量】口服。成人推荐剂量为5mg，每日1次。可在每天任意时间服用，餐时或非餐时均可服用，肝、肾功能受损的患者不必调整剂量。

【不良反应】可见：①急性胰腺炎，包括致命的胰腺炎。②皮疹。

【禁忌证】禁用于对本品有过敏史，诸如荨麻疹、血管性水肿或支气管高敏反应的患者。

【注意事项】①本品不能用于治疗1型糖尿病及糖尿病性酮症酸中毒的患者。②妊娠期、哺乳期妇女慎用。

【制剂规格】片剂：每片5mg。

西格列汀[基；医保（乙）]

Sitagliptin

【药理作用】为一种高选择性DPP-4抑制剂，通过选择性抑制DPP-4活性，可以升高内源性GLP-1浓度和活性，从而调节血糖。

【适应证】用于经生活方式干预无法达标的2型糖尿病患者。可采用单药治疗或与其他口服降糖药联合治疗。

【用法用量】口服。单药治疗的推荐剂量为100mg，每日1次。本品可与或不与食物同服。对于肾功能损害（肌酐清除率为30～50ml/min）患者，只需1/2用量，对于重度肾功能损害（肌酐清除率＜30ml/min）患者，只需1/4用量。

【不良反应】①可见肝酶升高，上呼吸道感染，鼻咽炎，恶心，腹泻，腹痛，急性胰腺炎，头痛，急性肾衰竭。②有报道称可发生严重过敏反应，包括血管性水肿和剥脱性皮肤损害、史-约综合征等。如有可疑反应，应停用本品。

【禁忌证】1 型糖尿病患者或糖尿病酮症酸中毒者，对本品中任何成分过敏者禁用。

【注意事项】①本品与磺脲类联用时，为降低低血糖风险可考虑减少磺脲类用药剂量。②本品通过肾脏排泄，肾功能不全患者应调整剂量并密切监测。③警惕持续性呕吐、严重腹痛等急性胰腺炎症状，及时停用本品及其他可疑药物。有胰腺炎病史患者应密切监测。④注意过敏反应症状和体征。

【制剂规格】片剂：每片 25mg；50mg；100mg。

利拉鲁肽 [基；医保（乙）]

Liraglutide

【药理作用】为 GLP－1 激动剂，其 97%的氨基酸序列与内源性人 GLP－1 同源。利拉鲁肽可活化 GLP－1 受体，在胰岛 B 细胞中通过刺激 G 蛋白，与腺苷酸环化酶偶联，增加细胞内环磷酰苷（cAMP）水平，导致胰岛素分泌，当血糖浓度下降并趋于正常时，胰岛素分泌减少；利拉鲁肽还可以葡萄糖依赖地减少胰高血糖素分泌，使血糖磷低的机制还涉及抑制胃排空。

【适应证】成人 2 型糖尿病：适用于单用二甲双胍或磺脲类药物最大可耐受剂量治疗后血糖仍控制不佳的患者；与二甲双胍或磺脲类药物联合应用。

【用法用量】仅用于皮下注射。应在大腿、腹部或上臂皮下注射给药。每日 1 次，可在日间任意时间注射，但应维持每日用药时间恒定。注射时间与进食无关。开始剂量时每日 0.6mg，从小剂量开始是为了降低本品的胃肠道反应。一周后加量至 1.2mg，如血糖控制不佳还可加量至 1.8mg。

【不良反应】①最常见胃肠道不适，恶心、呕吐、腹泻、消化不良，常见于治疗后第 1 周，腹泻和恶心发生最频繁，其中多数为短暂、轻微或可耐受且与剂量有关；缓慢提高本品剂量可减少相关胃肠道不适发生。②其他不良反应有荨麻疹等过敏样反应。③可增加胰腺炎风险。④动物实验有引起甲状腺瘤，人类数据缺乏。⑤严重的低血糖事件较少。

【禁忌证】①1 型糖尿病或糖尿病酮症酸中毒患者禁用。②有个人及家族甲状腺髓样癌病史的患者及多发性内分泌腺肿瘤综合征的 2 型糖尿病患者禁用。③已知对本品或其他成分高度敏感的患者禁用。

【注意事项】①本品与磺脲类联用时，为降低低血糖风险可考虑减少磺脲类用药剂量。②警惕持续性呕吐、严重腹痛等急性胰腺炎症状，及时停用本品及其他可疑药物；有胰腺炎病史的患者应慎用。③应注意是否有过敏性反应症状和体征，少部分患者可产生抗体，应密切观察降糖效果。④肾病终末期、透析或严重肾功能损伤患者慎用本品。⑤LEADER 研究结果显示，本品可显著降低 2 型糖尿病患者的主要小血管不良事件风险，是 GLP－1 类药物中首个被证明具有小血管保护作用的药物。

【制剂规格】预填充注射笔：每支18mg（3ml）。

达格列净[基；医保（乙）]

Dapagliflozin

【药理作用】本品是一种钠－葡萄糖转运蛋白 2（SGLT2）抑制剂，通过抑制 SGLT2，减少滤过葡萄糖的重吸收，降低葡萄糖的肾阈值，从而增加尿糖排泄。

【适应证】在饮食和运动基础上，本品可作为单药治疗用于 2 型糖尿病成人患者改善血糖控制。本品不适用于治疗 1 型糖尿病或糖尿病酮症酸中毒。

【用法用量】口服。推荐起始剂量为5mg，每日 1 次，晨服，不受进食限制。对于需要加强血糖控制且耐受 5mg 每日 1 次的患者，剂量可增加至 10mg 每日 1 次。

【不良反应】可见低血压、酮症酸中毒、急性肾损伤及肾功能不全、尿路感染及肾盂肾炎、生殖器真菌感染、低密度脂蛋白胆固醇（LDL－C）升高。

【禁忌证】对本品有严重超敏反应史者、重度肾损害［eGFR＜30ml/（min·1.73m^2）］、终末期肾病（ESRD）或需要透析的患者禁用。

【注意事项】①本品不适用于治疗 1 型糖尿病患或糖尿病酮症酸中毒的患者。②肾功能不全患者［eGFR＜60ml/（min·1.73m^2）］、老年患者或正在服用髓袢利尿剂的患者，具有以上一种或多种特征的患者在开始本品治疗前，应评估并纠正血容量状态。治疗期间应监测低血压体征和症状。③治疗前需考虑患者病史中有无可能导致酮症酸中毒的因素，包括胰岛素分泌不足、热量限制和酗酒等。④如患者饮食量下降或体液丢失时可暂时停药。⑤上市后报道 SGLT2 抑制剂可能导致严重尿路感染如肾盂肾炎。⑥不建议使用 SGLT2 抑制剂的患者通过尿糖实验监测血糖控制情况。

【制剂规格】片剂：每片 5mg；10mg。

吡格列酮[基；医保（乙）]

Pioglitazone

【药理作用】为噻唑烷二酮类胰岛素增敏剂，为高选择性过氧化物酶体增殖因子激活剂的γ型受体（PPARγ）的激动剂。其主要作用机制为激活脂肪、骨骼肌和肝脏等胰岛素所作用组织的 PPAR 核受体，从而调节胰岛素应答基因的转录，控制血糖的生成、转运和利用。

【适应证】用于 2 型糖尿病。①可与饮食控制和体育锻炼联合以改善血糖控制。②可单独使用，当饮食控制、体育锻炼和单药治疗不能满意控制血糖时。③它也可与磺脲、二甲双胍或胰岛素合用。

【用法用量】口服。①单药治疗，初始剂量可为 15mg 或 30mg，每日 1 次；反应不佳时可加量直至 45mg，每日 1 次。②与磺脲类合用时，本品可为

15mg 或 30mg，每日 1 次，当开始本品治疗时，磺脲类药物剂量可维持不变，当患者发生低血糖时，应减少磺脲类药物用量。③与二甲双胍合用时，本品可为 15mg 或 30mg，每日 1 次，开始本品治疗时，二甲双胍剂量可维持不变，一般而言，二甲双胍无须降低剂量也不会引起低血糖。④与胰岛素合用时，本品为 15mg 或 30mg，每日 1 次，开始本品治疗时，胰岛素用量可维持不变，出现低血糖时可降低胰岛素量。本品最大推荐量单用不应超过每日 45mg，每日 1 次，联合用药勿超过 30mg，每日 1 次。

【不良反应】①可见轻、中度水肿，贫血。②本品可造成血浆容积增加和由前负荷增加引起的心脏肥大，诱发心力衰竭，但仅见于 NYHA 标准心功能Ⅲ和Ⅳ级的患者。③合并使用其他降糖药物时，有发生低血糖的风险。④肝功能异常，均为轻、中度转氨酶升高，可逆。⑤血脂增高。⑥可能使膀胱癌风险增加。

【禁忌证】禁用于以下情况：①对本品过敏者。②心功能Ⅲ级或Ⅳ级。③心衰或有心衰病史。④严重活动性肝病，肝酶超过正常值上限 2.5 倍者。⑤酮症酸中毒，糖尿病性昏迷或昏迷前，1 型糖尿病。⑥严重肾功能障碍。⑦严重感染，手术前后。⑧严重创伤。⑨妊娠期及哺乳期妇女。⑩有活动性膀胱癌或膀胱癌病史的患者。

【注意事项】①服药与进食无关。②建议定期进行肝功能测定，并定期测定空腹血糖和 HbA1c 以监测血糖对本品的反应。③对于绝经期前无排卵的胰岛素抵抗患者，本品可使排卵重新开始，有可能需考虑采取避孕措施。

【制剂规格】片剂：每片 15mg。

依帕司他 [医保（乙）]

Epalrestat

【药理作用】本品是一种可逆性的醛糖还原酶非竞争性抑制剂，对醛糖还原酶具有选择性抑制作用。

【适应证】用于糖尿病性神经病变。

【用法用量】口服，每次 50mg，每日 3 次。

【不良反应】①过敏：偶见红斑、水疱、皮疹、瘙痒。②肝脏：偶见胆红素、ALT、AST、γ-GT 升高。③消化系统：偶见腹泻、恶心、呕吐、腹痛、食欲不振、腹部胀满感、胃部不适。④肾脏：偶见肌酐升高。⑤其他：极少见眩晕、头晕、颈痛、乏力、嗜睡、浮肿、肿痛、四肢痛感、麻木、脱毛。

【禁忌证】尚不明确。

【注意事项】①本品应在医生指导下使用，药品应放置在儿童不能接触到的地点，防止儿童误食。②服用本品后，尿液可能出现褐红色，此为正常现象，因此有些检测项目中可能受到影响。③过敏体质史者慎用。④一旦出现过敏表现，应立即停药，并进行适当处理。⑤连续服用本品 12 周无效的患者应考虑改换其他的疗法。

【制剂规格】片剂：每片 50mg。胶囊剂：每粒 50mg。

第 6 节　甲状腺激素类药物和抗甲状腺药物

甲状腺粉[药典（二）]

Powdered Thyroid

【药理作用】本品为猪、牛、羊等食用动物的甲状腺体制成的甲状腺激素类药物，主要成分包括 T_4 和 T_3，可促进分解代谢和合成代谢。

【适应证】用于多种原因引起的甲状腺功能减退。

【用法用量】口服，起始剂量为每日 10～20mg，逐渐加量，维持剂量为每日 40～120mg，少数患者为每日 160mg。

【不良反应】尚不明确。

【禁忌证】动脉硬化患者、心功能不全者、糖尿病患者、高血压患者禁用。

【注意事项】①本品中 T_3 和 T_4 的含量及比例不恒定，治疗中根据临床症状及 T_3、T_4 和促甲状腺素水平调整。②病程长、病情重的甲状腺功能减退症或黏液性水肿患者使用本品应谨慎，从小剂量开始用药，缓慢加量直至生理替代剂量。③使用雌激素或避孕药的患者因血液中甲状腺素结合球蛋白水平增加，本品应适当调整剂量。

【制剂规格】片剂：每片 40mg。

左甲状腺素[药典（二）；基；医保（甲）]

Levothyroxine

【药理作用】为人工合成的四碘甲状腺原氨酸，常用其钠盐，甲状腺素主要作用为：①维持正常生长发育，甲状腺功能不足可引起呆小病，患者身体矮小，肢体短粗、发育缓慢、智力低下。成人甲状腺功能不全时，则引起黏液性水肿。②促进代谢和增加产热。③提高交感肾上腺系统的感受性。

【适应证】适用于甲状腺激素缺乏的替代治疗。

【用法用量】成人甲状腺功能减退症，左甲状腺素是主要替代治疗药物，一般需要终身替代。口服：一般开始剂量每日 1 次，每次 25～50μg，每 2 周增加 25μg，直到完全替代剂量，一般为 100～150μg，成人维持量约为每日 75～125μg。高龄患者、心功能不全者及严重黏液性水肿患者开始剂量应减为每日 12.5～25μg，以后每 2～4 周递增 25μg，不必要求达到完全替代剂量，一般每日 75～100μg 即可。婴儿及儿童甲状腺功能减退症，每日完全替代剂量为：6 个月以内 6～8μg/kg；6～12 个月 6μg/kg；1～5 岁 5μg/kg；6～12 岁 4μg/kg。开始时应用完全替代量的 1/3～1/2，以后每 2 周逐渐增量。

【不良反应】①长期过量可引起甲状腺功能亢进症的临床表现，如心悸、手震颤、多汗、体重减轻、神经兴奋性升高和失眠。②在老年和心脏病患者可发生心绞痛和心肌梗死，可用β受体拮抗剂对抗，并立即停用本品。③心功能不全者慎用。

【禁忌证】对本品过敏者禁用。

【注意事项】①因甲状腺激素只有极少量可透过胎盘，由乳汁排泌亦甚微，故妊娠期或哺乳期妇女服用适量甲状腺素对胎或婴儿无不良影响。②老年患者对甲状腺激素较敏感，超过60岁者甲状腺激素替代需要量比年轻人约低25%。③下列情况慎用：心血管疾病，包括心绞痛、动脉硬化、冠心病、高血压、心肌梗死等；病程长、病情重的甲状腺功能减退或黏液性水肿患者使用本类药应谨慎小心，开始用小剂量，以后缓慢增加直至生理替代剂量；伴有腺垂体功能减退或肾上腺皮质功能不全患者，应先用皮质类固醇，等肾上腺皮质功能恢复正常后再用本类药。④本品服用后起效较慢，几周后才能达到最高疗效。停药后药物作用仍能存在几周。

【制剂规格】片剂：每片25μg；50μg；100μg。

丙硫氧嘧啶 [药典（二）；基；医保（甲）]

Propylthiouracil

【药理作用】本品能抑制过氧化酶系统，使被摄入到甲状腺细胞内的碘化物不能氧化成活性碘，从而酪氨酸不能碘化；同时，一碘酪氨酸和二碘酪氨酸的缩合过程受阻，以致不能生成甲状腺激素。由于本品不能直接对抗甲状腺激素，待已生成的甲状腺激素耗竭后才能产生疗效，故作用较慢。本品在甲状腺外能抑制 T_4 转化为 T_3，与其疗效亦有关系。

【适应证】用于：①甲亢的内科治疗：适用于轻症和不适宜手术或放射性碘治疗者，如儿童、青少年及手术后复发而不适于放射性碘治疗者。也可作为放射性碘治疗时的辅助治疗。②甲状腺危象的治疗：除应用大剂量碘剂和采取其他综合措施外，大剂量本品可作为辅助治疗以阻断甲状腺素的合成。③术前准备：为了减少麻醉和术后并发症，防止术后发生甲状腺危象，术前应先服用本品使甲状腺功能恢复到正常或接近正常，然后术前两周左右加服碘剂。

【用法用量】用药剂量应个体化，根据病情、治疗反应及甲状腺功能检查结果随时调整。每日剂量分次口服，间隔时间尽可能平均。①甲亢：初始口服常用量，每日150～450mg，分3～6次口服，每日最大量600mg。1～3周后可见症状缓解，1～2月后症状可以得到控制，患者甲状腺功能正常后，应逐渐减量至维持量，通常每次50～100mg，每日1次。②甲状腺危象：一日400～800mg，分3～4次服用，疗程不超过1周，作为综合治疗措施之一。③甲亢的术前准备：术前服用本品，每次100mg，每日3～4次，使甲状腺功能恢复到正常或接近正常，然后加服两周碘剂再进行手术。

【不良反应】①不良反应多发生在用药最初2个月，较多见的有皮肤瘙痒和皮疹，可停药或减量或换用其他制剂。②严重不良反应为血液系统异常，轻度的有白细胞减少，重的有粒细胞缺乏，再生障碍性贫血，因此，在治疗开始后应定期检查血常规。③罕见的不良反应有肝炎，可发生黄疸，应定期检查肝功能。肝功能异常患者慎用。丙硫氧嘧啶较其他硫脲类药物与肝毒性的相关性更大，其中无症状的肝损害较常见，如肝酶升高等，但肝炎、肝坏死等严重反应较少见。肾功能不全者应减量。④其他不良反应有胃肠道反应、关节痛、头痛、脉管炎和红斑狼疮样综合征；罕见的不良反应有间质性肺炎、肾炎和脉管炎等。⑤硫脲类抗甲状腺药物之间存在交叉过敏反应。

【禁忌证】严重肝功能损害、粒细胞缺乏、对本品过敏者禁用。

【注意事项】①抗甲状腺药物可透过胎盘并引起胎儿甲状腺功能减退及甲状腺肿大，甚至在分娩时造成难产、窒息。另一方面有明显甲亢的妊娠期妇女如不加以控制，对母亲及胎儿皆有不利影响，因此对患甲亢的妊娠期妇女宜采用本品最小有效剂量，维持甲状腺功能在正常上限。本品可由乳汁分泌，母乳服用较大剂量抗甲状腺药物时，可能引起婴儿甲状腺功能减退，应严密监测婴儿的生长发育和甲状腺功能，可停止哺乳或使用最低有效剂量的药物，其中甲硫氧嘧啶较卡比马唑或甲巯咪唑更不易进入乳汁，因此更适用。②小儿用药应根据病情调节用量，老年人尤其肾功能不全者，用药量应减少。外周血白细胞数偏低；对硫脲类药物过敏者慎用。如出现粒细胞缺乏或肝炎的症状和体征，应停止用药。③治疗中应监测甲状腺激素水平。治疗过程中出现甲状腺功能减退时应及时减量、停药或酌情加用左甲状腺素或甲状腺片。

【制剂规格】片剂：每片 50mg；100mg。

碘[药典（二）]

Iodine

【药理作用】为合成甲状腺激素的原料。当人体缺碘时，甲状腺体呈代偿性肥大，引起地方位甲状腺肿，可用含碘食盐（食盐中含 0.001%～0.02%的碘化钾）或海带及其他含有机碘的海产品，或肌内注射碘化钾，加以预防。

【适应证】小剂量碘剂作为供碘原料以合成甲状腺素，纠正原来垂体促甲状腺素分泌过多，而使肿大的甲状腺缩小。可治疗地方性甲状腺肿。大剂量的碘有抗甲状腺的作用，在甲亢患者表现尤为明显。但由于其作用时间短暂（最多维持 2 周），且服用时间过长时，不仅作用消失，且可使病情加重，因此不能作为常规的抗甲状腺药。现主要用于两种情况：①甲状腺危象：碘剂的抗甲状腺作用快而强，用后能迅速改善症状，且必须同时配合应用硫脲类药物。②甲亢的术前准备：碘剂能使甲状腺组织变硬，血管减少，有利于部分切除手术的进行。甲亢患者于术前多先服一段时间的硫脲类药物，使症状和基础代谢率基本控制后，术前两周再加用腆剂。

【用法用量】①治疗甲状腺危象：每 6 小时一次，每次 5ml。②甲状腺功能亢进症手术前准备：于术前 2 周服复方碘口服溶液，一日 3 次，每次从 5 滴逐日增加至15滴。③地方性甲状腺肿：早期患者每日1～10mg，连服1～3个月，中间休息30～40天。1～2个月后剂量可逐渐增至20～25mg。总疗程约3～6个月。

【不良反应】①长期应用可出现口内金属味、喉部烧灼感、鼻炎、皮疹等，停药即可消退。②少数对碘过敏患者，在用药后立即或几小时后发生血管神经性水肿、上呼吸道黏膜刺激症状，甚至喉头水肿引起窒息。

【禁忌证】对碘有过敏史者禁用；妊娠期及哺乳期妇女、婴幼儿禁用。

【注意事项】①大量饮水和增加食盐，均能加速碘的排泄。②可影响甲状腺吸收 ^{131}I 的检查结果。③碘主要由肾脏排泄，肾功能受损者慎用。

【制剂规格】片剂：每片 10mg。碘化钠口服溶液：每瓶925MBq:10ml。

碘化钾［药典（二）］

Potassium Iodide

【药理作用】本品为补碘药，可因剂量不同而对甲状腺功能产生两方面的影响：小剂量碘可作为供给碘原料以合成甲状腺素，纠正垂体促甲状腺素分泌过多，而使肿大的甲状腺缩小；大剂量碘作为抗甲状腺药可暂时控制甲状腺功能亢进症，连续给药后抑制作用消失，导致甲状腺功能亢进症状加剧，故仅用于甲状腺危象。大剂量碘可对抗垂体的促甲状腺素作用，使甲状腺组织缩小变硬及血管减少，有利于甲状腺功能亢进症手术，还可改善突眼症状，减慢心率，降低代谢率。

【适应证】①用于地方性甲状腺肿的预防及治疗，亦用于甲状腺功能亢进症手术前准备及甲状腺亢进危象。②用于在核辐射紧急事件中保护甲状腺。

【用法用量】①预防地方性甲状腺肿：根据当地缺碘情况而定，一般一日100μg。②治疗地方性甲状腺肿：早期患者一日1～10mg，连服1～3个月，停药30～40日。1～2个月后，剂量可渐增至一日20～25mg，总疗程3～6个月。③在核辐射紧急事件中保护甲状腺：一日130mg，24小时内不超过130mg。

【不良反应】①可能的不良反应包括：唾液腺肿胀、恶心、呕吐、腹泻、胃痛、发烧、头痛、金属味和过敏反应。②过敏反应包括：皮疹（如荨麻疹）；身体不同部位的肿大（如面部、唇部、舌头、咽喉、手或脚）；发烧并伴随关节疼痛；呼吸、说话和吞咽困难；气喘或喘息。③在极少数情况下，服用碘化钾会导致甲状腺功能亢进、甲状腺功能低下或甲状腺肿大。

【禁忌证】禁用于：①对碘或碘化物过敏者。②疱疹样皮炎患者。③脉管炎患者。④甲状腺疾病伴心脏疾病患者。

【注意事项】①婴幼儿使用碘液易致皮疹，影响甲状腺功能，应禁用。②有口腔疾病患者慎用，浓碘液可致唾液腺肿胀、触痛，口腔、咽喉部烧灼感、金属味，齿和齿龈疼痛，唾液分泌增加。③急性支气管炎、肺结核、高钾血症、甲状腺功能亢进、肾功能受损者慎用。④应用本品能影响甲状腺功能，或影响甲状腺吸碘率的测定与甲状腺核素扫描显像结果，这些检查均应安排在应用本品前进行。

【制剂规格】片剂：每片 10mg；130mg。

碘酸钾[药典（二）]

Potassium Iodate

【药理作用】本品所含碘可参与甲状腺素的构成，缺碘时可致甲状腺肿大及功能减退。此外，动物实验表明本品对碘缺乏所致脑细胞发育障碍具有一定作用。

【适应证】本品适用于缺碘人群预防地方性甲状腺肿和地方性呆小病等碘缺乏病。

【用法用量】①片剂：每日 1 次，4 岁以上及成人、妊娠期及哺乳期妇女每次 1 片（0.3mg），或遵医嘱；4 岁以下儿童减半。②颗粒剂：每日 1 次，4 岁以下儿童每次 1 包，4 岁以上及成人每次 1～2 包，妊娠期及哺乳期妇女每次 2～3 包，或遵医嘱。③口服溶液：每日 1 次，4 岁以下儿童每次 10ml，4 岁以上及成人每次 20ml，妊娠期及哺乳期妇女每次 20～30ml，或遵医嘱。选用本品及剂量时，应同时考虑其他方式碘的摄入量（如膳食等）。需长期补充时，应定期测定尿碘。不同年龄组人群碘供给量的正常范围（μg/d）：4 岁以下：低限 30，高限 105；4 岁以上及成人：低限 75，高限 225；妊娠期及哺乳期妇女：低限 150，高限 300。

【不良反应】高浓度反复多次使用可引起腐蚀性灼伤。

【禁忌证】甲状腺功能亢进及对碘过敏者禁用。

【注意事项】①请在医生指导下使用，低碘和高碘均对人体有害。②母乳喂养期间，母婴不要同时服用。

【制剂规格】片剂：每片 0.3mg（含碘 177.9μg）；0.4mg（含碘 237.2μg）。颗粒剂：每粒 0.15mg（含碘 88.95μg）。口服溶液：每瓶 10ml:0.15mg（含碘 88.95μg）；100ml:1.5mg（含碘 889.5μg）。

甲巯咪唑[药典（二）；基；医保（甲）]

Thiamazole

【药理作用】本品为咪唑类抗甲状腺药物。其作用机制是抑制甲状腺内过氧化物酶，从而阻碍吸聚到甲状腺内碘化物的氧化及酪氨酸的偶联，阻碍甲状腺素(T_4)和三碘甲状腺原氨酸(T_3)的合成。动物实验观察到可抑制 B 淋巴细胞合成抗体，降低血循环中甲状腺刺激性抗体的水平，使抑制性 T 细胞功能恢复正常。

【适应证】用于：①甲亢的内科治疗：适用于轻症和不适宜手术或放射性碘治疗者，如儿童、青少年及手术后复发而不适于放射性碘治疗者。也可作为放射性碘治疗时的辅助治疗。②甲状腺危象的治疗：除应用大剂量碘剂和采取其他综合措施外，大剂量本品可作为辅助治疗以阻断甲状腺素的合成。③术前准备：为了减少麻醉和术后并发症，防止术后发生甲状腺危象，术前应先服用本品使甲状腺功能恢复到正常或接近正常，然后术前两周左右加服碘剂。

【用法用量】口服。①成人：开始时每

日 30mg，可按病情轻重调节为每日 15～40mg，每日最大量 60mg，分 2～3 次服用，病情控制后，逐渐减量，维持量：每日 1 次，每次 5～15mg，疗程一般 12～18 个月。②小儿：开始时剂量为每日按体重 0.4mg/kg，分 3 次服用。维持量减半或按病情轻重调节。

【不良反应】①不良反应多发生在用药最初2个月，较多见的有皮肤瘙痒和皮疹，可停药或减量或换用其他制剂。②严重不良反应为血液系统异常，轻度的有白细胞减少，严重的有粒细胞缺乏，再生障碍性贫血，因此，在治疗开始后应定期检查血常规。③罕见的不良反应有肝炎，可发生黄疸，应定期检查肝功能。肝功能异常患者慎用。丙硫氧嘧啶较其他硫脲类药物与肝毒性的相关性更大，其中无症状的肝损害较常见，如肝酶升高等，但肝炎、肝坏死等严重反应较少见。肾功能不全者应减量。④其他不良反应有胃肠道反应、关节痛、头痛、脉管炎和红斑狼疮样综合征；罕见的不良反应有间质性肺炎、肾炎和脉管炎等。⑤硫脲类抗甲状腺药物之间存在交叉过敏反应。

【禁忌证】①对甲巯咪唑、其他硫脲类衍生物、硫酰胺衍生物或本品任何辅料过敏者禁用。②中到重度血细胞计数紊乱（中性粒细胞减少）者禁用。③既存的并非由甲状腺功能亢进症导致的胆汁淤积者禁用。④在接受甲巯咪唑或卡比马唑或丙硫氧嘧啶治疗后，曾出现粒细胞缺乏或严重骨髓抑制者禁用。⑤在妊娠期间，禁用甲巯咪唑与甲状腺激素联合治疗。

【注意事项】①抗甲状腺药物可透过胎盘并引起胎儿甲状腺功能减退及甲状腺肿大，甚至在分娩时造成难产、窒息。另一方面有明显甲亢的妊娠期妇女如不加以控制，对母亲及胎儿皆有不利影响，因此对患甲亢的妊娠期妇女宜采用本品最小有效剂量，维持甲状腺功能在正常上限。本品可由乳汁分泌，母乳服用较大剂量抗甲状腺药物时，可能引起婴儿甲状腺功能减退，应严密监测乳儿的生长发育和甲状腺功能，可停止哺乳或使用最低有效剂量的药物，其中甲硫氧嘧啶较卡比马唑或甲巯咪唑更不易进入乳汁，因此更适用。②小儿用药应根据病情调节用量，老年人尤其肾功能不全者，用药量应减少。外周血白细胞数偏低；对硫脲类药物过敏者慎用。如出现粒细胞缺乏或肝炎的症状和体征，应停止用药。③治疗中应监测甲状腺激素水平。治疗过程中出现甲状腺功能减退时应及时减量、停药或酌情加用左甲状腺素或甲状腺片。

【制剂规格】片剂：每片 5mg；10mg；20mg。

卡比马唑[药典（二）]

Carbimazole

【药理作用】本品在体内水解游离出甲巯咪唑而发挥作用，故作用开始较慢、维持时间较长。

【适应证】①甲亢的内科治疗：适用于轻症和不适宜手术或放射性碘治疗者。②甲状腺危象的治疗：大剂量本品可作为辅助治疗以阻断甲状腺素的合成。③术前准备：防止术后发生甲状腺危象，术前应先服用本品使甲状腺功能恢复到正常或接近正常。

【用法用量】口服。开始时每日 30mg，可按病情轻重调节为每日 15～40mg，最大量 60mg，分 3 次口服，病情控制后逐渐减量；维持量：每日 1 次，每次 5～15mg，疗程一般 12～18 个月。

【不良反应】①较多见的有皮肤瘙痒和皮疹，可停药、减量或换用其他制剂。②严重不良反应为血液系统异常，轻度的有白细胞减少，严重的有粒细胞缺乏，再生障碍性贫血。③罕见的不良反应有肝炎，间质性肺炎、肾炎和脉管炎。④其他不良反应有胃肠道反应、关节痛、头痛、脉管炎和红斑狼疮样综合征。

【禁忌证】严重肝功能损害、粒细胞缺乏、对本品过敏者禁用。

【注意事项】①对患甲亢的妊娠期妇女宜采用本品最小有效剂量，维持甲状腺功能在正常上限。②出现粒细胞缺乏或肝炎的症状和体征，应停止用药。③治疗中应监测甲状腺激素水平，治疗过程中出现甲状腺功能减退时应及时减量、停药或酌情加用左甲状腺素或甲状腺片。

【制剂规格】片剂：每片 5mg。

第 7 节 影响骨代谢药物

阿法骨化醇 [药典（二）；基；医保（乙）]

Alfacalcidol

【药理作用】本品为钙代谢调节剂，药效学同骨化三醇，具有促进血钙值的正常化和骨病变等的改善作用，对骨质疏松症产生的腰背等疼痛及骨病变，具有明显的改善作用。其作用机制为：①增加小肠和肾小管对钙的重吸收，抑制甲状旁腺增生，减少甲状旁腺激素合成与释放，抑制骨吸收。②增加转化生长因子－P（TGF－P）和胰岛素样生长因子－I（IGF－I）合成，促进胶原和骨基质蛋白合成。③调节肌肉钙代谢，促进肌细胞分化，增强肌力，增加神经肌肉协调性，减少跌倒倾向。

【适应证】本品适用于：①防治骨质疏松症。②佝偻病和软骨病。③肾原性骨病。④甲状旁腺功能减退症。

【用法用量】（1）阿法骨化醇片：口服。①慢性肾功能不全和骨质疏松症：成人，每次 0.5μg，每日一次，或遵医嘱。②甲状旁腺功能低下以及其他的维生素 D 代谢异常疾病：成人，每次 1.0～4.0μg，每日一次，或遵医嘱。

（2）阿法骨化醇软胶囊：口服。根据患者血清钙浓度，在严密监测下调整给药剂量。①慢性肾功能不全及骨质疏松症：成人每日一次，每次 0.5～1.0μg（2～4 粒）。根据年龄、症状适当增减。②甲状旁腺功能低下及其他维生素 D 代谢异常疾病：成人每日一次，每次 1.0～4.0μg（4～16 粒）。根据年龄、疾病、症状适当增减。③小儿用药：每日一次。骨质疏松症口服剂量为 0.01～0.03μg/kg，其他疾病口服剂量为 0.05～1.0μg/kg，根据疾病、症状适当增减。

（3）阿法骨化醇胶丸：口服，成人慢性肾功能不全和骨质疏松症：每次0.5mg，每日1次，或遵医嘱。

（4）阿法骨化醇胶囊：口服，成人，一日0.25～1μg。

（5）阿法骨化醇滴剂：口服，成人，一日0.25～1μg。

【不良反应】（1）阿法骨化醇片/阿法骨化醇软胶囊/阿法骨化醇胶丸/阿法骨化醇胶囊：长期大剂量用药或与钙剂合用可能会引起高钙血症和高钙尿症；偶见食欲不振、恶心、呕吐及皮肤瘙痒感等。

（2）阿法骨化醇滴剂：①新陈代谢和营养失调：频率未知：厌食，体重减轻、脱水，停止发育，蛋白尿，高胆固醇血症，血清天冬氨酸转氨酶和丙氨酸氨基转移酶增加；常见不良反应：高血钙；一般不良反应：高钙尿。②精神失常：频率未知：疲劳；非常罕见不良反应：精神障碍，幻觉，昏迷，情感淡漠。③中枢和外周神经系统失调：频率未知：头疼，发热，困倦，感觉失调。④眼障碍：频率未知：畏光症；非常罕见不良反应：巩膜和结膜钙化。⑤心肌，心内膜，心包和心尖的失常：频率未知：心律不齐。⑥血管疾病：少见不良反应：高血压。⑦呼吸障碍，胸腔和纵膈膜障碍：频率未知：鼻炎。⑧肠胃失调：频率未知：恶心，呕吐，顽固便秘，胃痛，口干，金属味，烦渴；非常罕见不良反应：急性胰腺炎。⑨皮肤疾病：频率未知：痒，荨麻疹，皮疹；非常罕见不良反应：红疹，牛皮癣。⑩肌肉，组织和骨骼障碍：频率未知：肌肉痛，骨痛。⑪肾脏和泌尿疾病：频率未知：多尿症，遗尿症，尿路感染，转移性钙化；一般不良反应：血清肌酐增加，血清尿素增加。⑫生殖障碍：频率未知：性欲降低。⑬一般症状和失常：频率未知：异位钙化。

【禁忌证】已知对1α–羟基维生素D_3、维生素D及其类似物或衍生物过敏者禁用；有高钙血症的生化指标证据者禁用；有维生素D过量证据者禁用。

【注意事项】①阿法骨化醇片：服用本品的同时，根据医嘱，酌情补充钙剂。服药期间，应在医生指导下，严密监测血钙、尿钙水平。调整剂量，发生高钙血症时，立即停药。正在服用抗凝血剂、抗癫痫药、抗酸铝剂、含镁或含钙制剂、噻嗪类利尿剂、洋地黄糖苷药物的患者，请遵医嘱使用本品。②阿法骨化醇软胶囊/阿法骨化醇胶丸/阿法骨化醇胶囊：青年患者只限于青年特发性骨质疏松症及糖皮质激素过多引起的骨质疏松症。用药过程中应注意监测血钙、血尿素氮、肌酐，以及尿钙、尿肌酐。出现高钙血症时须停药，并予有关处理，待血钙恢复正常，按末次剂量减半给药。③阿法骨化醇滴剂：在整个阿法骨化醇滴剂治疗过程中需定期检查血清钙，只有在有血清钙和其他适当的生化指标监测的情况下，阿法骨化醇滴剂才能安全使用。对肾性骨病的患者，阿法骨化醇滴剂应与磷结合剂同时给药以防止高磷血症，高磷血症可增加转移性钙化的危险。服用洋地黄类药物的患者应注意，因高血钙可能引起心律不齐。应注意同时服用噻嗪类利尿剂或钙制剂时可能会增加高血钙的危险。患有肉芽肿性疾病的患者服用阿法骨化醇滴剂时应注意因羟基化活性增强导致的维生素 D 敏感性增加。本品含有山梨醇，遗传性果糖不耐受的患者慎用。本品含有聚乙二醇丙三醇羟基硬脂酸，其可能导致胃部不适和腹泻。本品含有对羟基苯甲酸甲酯，其可能会引起过敏反应。

【制剂规格】片剂：每片 0.25μg；0.5μg。软胶囊：每粒 0.25μg；0.5μg；1μg。胶丸剂：每丸 0.25mg。胶囊剂：每粒 0.5μg。滴剂：每瓶 20ml:40μg。

阿仑膦酸钠[药典（二）；医保（乙）]

Alendronate Sodium

【药理作用】本品为第三代氨基双膦酸盐类骨代谢调节剂，为抗骨质疏松药，与骨内羟基磷灰石有强亲和力，能进入骨基质羟磷灰石晶体中，当破骨细胞溶解晶体，药物被释放，能抑制破骨细胞活性，并通过成骨细胞间接起抑制骨吸收作用。其抗骨吸收作用较依替膦酸二钠强 1000 倍，并且无骨矿化抑制作用。使用本品的患者 96%脊椎的骨量增加，绝经后有骨质疏松的妇女椎体畸变、身高缩短，骨折发生率（包括髋骨、脊椎骨、腕骨）等均获得改善。

【适应证】本品适用于治疗绝经后妇女的骨质疏松症，以预防髋部和脊柱骨折（椎骨压缩性骨折），也适用于男性骨质疏松症以增加骨量。

【用法用量】①阿仑膦酸钠片：每日一次 10mg，或每周一次 70mg，早餐前 30 分钟用至少 200ml 白开水送服，不要咀嚼或吮吸药片。②阿仑膦酸钠肠溶片：本品必须在每天第一次进食、喝饮料或应用其他药物治疗之前至少半小时服用，为尽快将药物送至胃部，降低对食管的刺激，本品应在清晨用一满杯白水送服，并且在服药后至少 30 分钟之内和当天第一次进食前，患者应避免躺卧。本品不应在就寝时和清早起床前服用，否则会增加发生食管不良反应的危险。绝经后妇女骨质疏松症的治疗：推荐剂量为每周 1 次，每次 1 片 70mg；或每天 1 次，每次 1 片 10mg。治疗男性骨质疏松症以增加骨量：推荐剂量为每天 1 次，每次 1 片 10mg。作为一种选择，每周 1 次，每次 1 片 70mg 也可以考虑。治疗未使用雌激素的绝佳后妇女糖皮质激素引起的骨质疏松症：推荐剂量为每天 1 次，每次 1 片 10mg。

【不良反应】①全身反应：过敏反应包括荨麻疹和罕见的血管性水肿。同其他双膦酸盐一样，在开始服用阿仑膦酸钠时，会发生一过性的急性期反应（肌痛、不适和罕见发烧）。在存在诱因条件时，会发生罕见的低钙血症。②胃肠道反应：恶心、呕吐、食管炎、食管糜烂、食管溃疡、罕见食管狭窄或穿孔、口咽溃疡，罕见胃和十二指肠溃疡。某些较为严重并伴有并发症，尽管它们与药物的因果关系尚未确定。在拔牙和（或）局部感染愈合延迟时，会发生罕见的下颌部骨坏死。③肌肉骨骼：骨、关节和（或）肌肉疼痛，罕见严重和（或）致残情况。④皮肤：皮疹、瘙痒。罕见的严重皮肤反应，包括史-约综合征和毒性表皮坏死松懈。⑤特殊感觉：罕见眼色素层淡，罕见虹膜炎或虹膜外表层炎。

【禁忌证】①导致食管排空延迟的食管异常，例如食管狭窄或弛缓不能者禁用。②不能站立或坐直至少30分钟者禁用。③对本产品任何成分过敏者禁用。④低钙血症禁用。

【注意事项】①和其他双膦酸盐一样，阿仑膦酸钠可能对上消化道黏膜产生局部刺激。如果出现吞咽困难、吞咽痛、胸骨后疼痛或新发胃灼热或胃灼热加重，停用本品并就医。②临床试验中未观察到胃和十二指肠溃疡危险性的增加，仍有少量的报道伴有并发症。③慎用于患有活动性上消化道疾病如吞咽困难、食管疾病、胃炎、十二指肠炎、溃疡或最近有胃肠道病史（近1年内），如消化道溃疡或活动性胃肠道出血或消化道手术的患者。④本品应整片吞服，患者不应咀嚼或吮吸药片，以防口咽部溃疡。⑤应当告诉每周服用一次1片（70mg）的患者，如果漏服了一次每周剂量，应该在记起后的早晨服用1次。不可以在同一天服用2次，而应按其最初选择的日期计划，仍然每周服用1次。肌酐清除率＜35ml/min的患者，不推荐用应用本品。⑥除雌激素缺乏和老龄之外，造成骨质疏松的原因还应考虑糖皮质激素的使用。⑦在使用本品治疗前，必须先纠正低钙血症。⑧妊娠期及哺乳期妇女用药：未在妊娠期妇女中做过研究，妊娠期妇女不宜使用；未在哺乳期妇女中做过研究，不宜用于这类患者。

【制剂规格】片剂：每片10mg。肠溶片：每片10mg；70mg。

鲑降钙素[药典（二）；医保（乙）]

Calcitonin（Salmon）

【药理作用】本品为调节钙代谢、抑制甲状旁腺的激素之一。

【适应证】①骨质疏松症：禁用或不能使用常规雌激素与钙制剂联合治疗的早期和晚期绝经后骨质疏松症以及老年性骨质疏松症。②下列原因引起的高钙血症：继发于乳腺癌、肺癌、肾癌、骨髓瘤或其他恶性肿瘤骨转移所致的大量骨溶解；甲状旁腺功能亢进、缺乏活动或维生素D中毒。③变形性骨炎。④痛性神经营养不良症。

【用法用量】①骨质疏松症：根据疾病的严重程度，每日1次，每次50～100IU或隔日100IU。②高钙血症：每日每千克体重5～10IU，一次或分两次皮下或肌内注射，根据患者反应调整，如果注射的剂量超过2ml，应采取多个部位注射。③变形性骨炎：每日或隔日100IU。④痛性神经营养不良症：每日100IU皮下或肌内注射，持续2～4周；然后每周3次100IU，维持6周以上，根据患者反应调整。

【不良反应】①恶心、呕吐、头晕、关节痛和轻微面部潮红（伴有热感），这些反应与剂量有关。②罕见多尿和寒战。通常会自发性停止，个别情况需暂时减少药物剂量。③本品可引起过敏反应，包括注射部位的局部反应或全身性皮肤反应，可表现为皮疹、高血压或周围性水肿。

【禁忌证】 已知对鲑鱼降钙素或本品中其他任何赋形剂过敏者禁用。

【注意事项】 ①为防止骨质进行性丢失，使用鲑降钙素的患者必须适量摄入钙和维生素 D。②对卧床患者的长期治疗应结合检查血液生化指标和肾脏功能。③有过敏史的患者，在使用鲑降钙素之前，应做皮试。

【制剂规格】 注射剂：每支 1ml:50IU；1ml:100IU。

磷酸氢钙 [药典（二）]

Calcium Hydrogen Phosphate

【药理作用】 本品为补钙药，参与骨骼的形成与骨折后骨组织的再建、肌肉收缩、神经传递、凝血的过程并降低毛细血管的渗透性等。钙还参与调节神经递质和激素的分泌和贮存、氨基酸的摄取和结合、维生素 B_{12} 的吸收等。

【适应证】 本品适用于预防和治疗钙缺乏症，如骨质疏松、手足抽搐症、骨发育不全、佝偻病以及儿童、妊娠期和哺乳期妇女、绝经期妇女、老年人钙的补充。

【用法用量】 口服。成人一次 0.6～2g（含钙量 140～466mg），一日 3 次，饭后服用。

【不良反应】 偶见胃部不适、便秘等。

【禁忌证】 高钙血症、高钙尿症患者、类肉瘤病、含钙肾结石或有肾结石病史患者禁用。

【注意事项】 ①心、肾功能不全者慎用。②肾结石患者应在医师指导下使用。

【制剂规格】 片剂：每片 0.3g；1.1g。咀嚼片：每片 0.15g。

氯膦酸二钠 [药典（二）；医保（乙）]

Clodronate Disodium

【药理作用】 本品用于治疗骨疾病，对骨类矿化组织具有强烈的亲和性，可以抑制这些组织中可能由恶性肿瘤引起的异常增强的骨吸收。

【适应证】 ①各种类型骨质疏松。②恶性肿瘤并发的高钙血症。③溶骨性癌转移引起的骨痛。④可避免或延迟恶性肿瘤溶骨性骨转移。

【用法用量】（1）口服。①恶性肿瘤患者：成人每日 2.4g，分 2～3 次口服，血钙正常者可减为每日 1.6g，若伴有高钙血症者，可增加至每日 3.2g，必须空腹服用。②骨质疏松症：早期或未发生骨痛者：每日 0.4g，分 2 次服用，连用 3 个月为 1 个疗程，必要时可重复疗程。严重或已发生骨痛者，每日 1.6g，分 2 次服用。（2）静脉滴注。①变形性骨炎（佩吉特病）：每日 0.3g，滴注时间 3 小时以上，共用 5 日，以后改为口服给药。②高钙血症：成人每日 0.3g，连用 3～5 日；或单次给药 1.5g，血钙正常后改为口服给药。

【不良反应】 转氨酶升高、恶心、呕吐、腹泻、低钙血症、血清甲状旁腺激素升高、血清碱性磷酸酶浓度改变、阿司匹林过敏哮喘患者影响呼吸功能、过敏性皮肤反应、肾功能损伤、严重肾脏损伤。

【禁忌证】对本品或其他双膦酸盐过敏者、严重肾损害者、骨软化症患者禁用。

【注意事项】①用于治疗骨质疏松症时，应遵医嘱决定是否需要补钙。如需要补钙，本品与钙剂应分开服用，如饭前一小时服用本品，进餐时服钙剂，以免影响本品的吸收，降低疗效。②用药期间，对血细胞数、肾脏和肝功能应进行监测。③妊娠期及哺乳期妇女不宜使用。小儿长期应用影响骨代谢，应慎用。

【制剂规格】片剂：每片 0.2g；0.4g。胶囊剂：每粒 0.2g；0.4g。注射剂：每支 0.3g（5ml）。

帕米膦酸二钠[药典（二）；医保（乙）]

Pamidronate Disodium

【药理作用】本品为一种强效的破骨细胞性骨吸收抑制剂，能够抑制破骨细胞前体附着骨并抑制其转化为成熟的、有功能的破骨细胞。无论在体内和体外，与骨结合的双膦酸盐的局部和直接抗骨吸收效应是其主要作用模式。

【适应证】用于恶性肿瘤并发的高钙血症和溶骨性癌转移引起的骨痛。

【用法用量】静脉给药。临用前稀释于不含钙离子的 0.9%氯化钠注射液或5%葡萄糖注射液中，静脉缓慢滴注 4 小时以上，浓度不得超过 90mg/500ml，滴速不得大于 30mg/h。①治疗骨转移性疼痛：推荐剂量一般每次用药 30～90mg，每 4 周滴注一次，对 3 周接受一次化疗的骨转移患者，本品也可按 90mg 剂量每 3 周给药一次。应遵医嘱调整每次用量和用药次数。②治疗恶性肿瘤引起的高钙血症：治疗前和治疗期间，推荐用 0.9%氯化钠注射液对患者进行水化。应严格按照患者治疗前的血清钙水平确定每个疗程总剂量，在医生指导下酌情用药。

【不良反应】①最常见不良反应是无症状性低钙血症和发热（体温升高 1～2℃），通常发生在滴注后最初 48 小时内，发热一般不需处理而自行消退。②其他不良反应可见注射部位疼痛、红肿、硬结、静脉炎、皮疹、关节痛、肌痛、恶心、呕吐、腹痛、腹泻、便秘、胃炎、抽搐、头痛、血小板减少症、淋巴细胞减少、低磷血症、低钾血症、低镁血症、血肌酐升高等。

【禁忌证】禁用于对本品、其他双膦酸盐或本品任何组分过敏者、妊娠期及哺乳期妇女。

【注意事项】①本品不应静脉注射，而应在稀释后缓慢静脉滴注。②给予本品前，必须确保患者有足够的补液量。③不应与其他双膦酸盐同时给药。④治疗开始后，应监测患者血清电解质、血钙和磷水平。⑤甲状腺术后患者因引起相应的甲状旁腺功能减退，可能对低钙血症非常敏感。⑥若存在钙或维生素 D 缺乏的风险，以及佩吉特病患者应口服钙剂和维生素 D，以避免低钙血症。⑦长期频繁接受本品滴注的患者应定期评价其肾功能。⑧对心脏病患者额外的盐水过量负荷可使其发生心力衰竭，发热可能亦增加这种损害。⑨对贫血、白细胞减少或血小板减少的患者应进行常规血液监测。⑩滴注本品后有极少数人会发生嗜睡和（或）头晕。

【制剂规格】注射剂：每支 30mg。

碳酸钙[药典（二）；医保（乙）]

Calcium Carbonate

【药理作用】本品为无机碳酸钙盐，为补钙剂和抗酸剂，参与骨骼的形成与骨折后骨组织的再建，并能维持神经与肌肉的正常兴奋性，降低毛细血管的通透性；碳酸钙在胃内中和胃酸后转化为氯化钙，抗酸作用较碳酸氢钠强且持久，但不及碳酸氢钠迅速，在提高胃液 pH 的同时能消除胃酸对壁细胞分泌的反馈抑制；对肾功能不全继发甲状旁腺功能亢进和骨病患者的高磷血症，本品可结合食物中的磷酸盐以减轻机体的磷酸盐负荷。

【适应证】①可用于补充机体钙缺乏。②用于胃酸过多引起的反酸、胃灼热等症状，适用于胃、十二指肠溃疡及反流性食管炎的治疗。③也可用于肾衰竭患者的高磷血症，同时纠正轻度代谢性酸中毒。④作为磷酸盐结合剂，治疗继发性甲状旁腺功能亢进纤维性骨炎所致的高磷血症。

【用法用量】①用于中和胃酸，每次 0.5～1g，一日 3～4 次，餐后 1～1.5 小时服用可维持缓冲时间长达 3～4 小时，如餐后即服，因随食物一起排空而失去作用。②用于高磷血症，每日 1.5g，最高每日可用至 17g，进餐时服用或与氢氧化铝合用。③用于补钙，每日 1～2g，分 2～3 次与食物同服，老年人可适当补充维生素 D；咀嚼片，成人一次 1 片，一日 1～2 次；儿童一次半片，一日 1～2 次，咀嚼后咽下。

【不良反应】嗳气、便秘；偶可发生奶–碱综合征，表现为高血钙、碱中毒及肾功能不全；过量长期服用可引起胃酸分泌反跳性增高，并可发生高钙血症。

【禁忌证】对本品过敏者禁用；类肉瘤病、高钙血症、高钙尿症患者禁用；服用洋地黄类药物期间禁用。

【注意事项】心、肾功能不全者慎用；过敏体质者慎用；肾结石患者应在医师指导下使用。

【制剂规格】片剂：每片含碳酸钙 0.5g（相当于钙 0.2g）；0.75g（相当于钙 0.3g）。胶囊剂：每粒含碳酸钙 0.25g（相当于钙 0.1g）；0.5g（相当于钙 0.2g）。颗粒剂：每袋 0.25g。咀嚼片：每片 1.25g（相当于钙 0.5g）。口服混悬液：每瓶 148ml。干混悬剂：每袋 0.5g。

醋酸钙[医保（乙）]

Calcium Acetate

【药理作用】本品为磷结合剂，在消化道中与食物中的磷酸根结合成不易吸收的磷酸钙，减少磷的吸收，从而降低血中磷的浓度和由于血磷过高所致的甲状旁腺激素分泌过多。与其他钙制剂相比，本品与磷的结合能力强且不易造成高钙血症，主要有促进骨骼和牙齿的钙化，维持神经与肌肉正常兴奋性，以及毛细血管渗透性等作用。

【适应证】①适用于慢性肾功能衰竭所致高磷血症。②预防和治疗钙缺乏症，如骨质疏松、手足抽搐症、骨发育不全、佝偻病以及儿童、妊娠期和哺乳期妇女、绝经期妇女、老年人钙的补充。

【用法用量】口服。①片剂：在餐前或餐中服用，一次2～4片，一日3次或遵医嘱。②颗粒剂：一次1包，一日2次，温开水冲服。③胶囊剂：一次1粒，一日1次。

【不良反应】偶有高钙血症表现：恶心、便秘、厌食、呕吐、昏睡，减药或停药自行恢复。

【禁忌证】对本品过敏者禁用，高钙血症、高钙尿症、含钙肾结石或有肾结石病史者禁用。

【注意事项】①本品有降低洋地黄类药物抗心律失常的作用，应避免同时服用。②应控制剂量避免造成高钙血症。③用药期间建议每2周测定一次血钙血磷水平。④本品宜在空腹（餐前一小时）服用。⑤应尽量通过正常膳食上保证钙的摄入。⑥不宜大量长期服用，故不宜用于钙缺乏症的治疗。⑦肝功能不全、肾结石患者应在医嘱下使用。⑧有糖型颗粒剂糖尿病患者慎用。无糖型颗粒剂所用辅料甘露醇在高浓度下会形成高渗溶液，可能引起婴幼儿轻度腹泻，停药后症状自行消失。每包用不少于50ml温开水冲服，可减少腹泻的发生。⑨心肾功能不全者、过敏体质者慎用。

【制剂规格】片剂：每片0.667g。颗粒剂：每包0.2g（有糖型；无糖型）。胶囊剂：每粒0.6g。

依普黄酮[药典（二）]

Ipriflavone

【药理作用】本品为钙调节剂，改善骨质疏松症所致骨量减少的作用机制包括：①促进成骨细胞的增殖，促进骨胶原合成和骨基质的矿化，增加骨量。②减少破骨细胞前体细胞的增殖和分化，抑制成熟破骨细胞活性，降低骨吸收。③通过雌激素样作用增加降钙素的分泌，间接产生抗骨吸收作用。本品的急性毒性甚小，对小鼠灌胃给药LD_{50}＞10000mg/kg，腹腔注射给药LD_{50}＞2500mg/kg。

【适应证】本品适用于改善原发性骨质疏松症的症状，提高骨量减少者的密度。

【用法用量】口服。一次200mg，一日3次，餐后服用。根据患者年龄及症状适当调整剂量。

【不良反应】少数患者可出现食欲不振、胃部不适、恶心、呕吐、口腔炎、口干、舌炎、味觉异常、腹胀、腹痛、腹泻和便秘等；可出现消化性溃疡、胃肠道出血或恶化原有消化道症状，偶见红细胞、白细胞减少、血胆红素、LDH、血氨基转移酶和BUN升高、皮疹和瘙痒、眩晕、倦怠和舌唇麻木。

【禁忌证】对本品过敏者及钙血症者禁用。

【注意事项】本品在给予高龄患者长期应用时，用药过程应仔细观察患者的情况，若出现消化系统的不良反应症状时，要进行适当处理。重度食管炎、胃炎、十二指肠炎、溃疡病和胃肠功能紊乱患者慎用；中、重度肝、肾功能不全者慎用。服药期间需补钙。妊娠期、哺乳期妇女不宜服用；儿童、青少年不宜服用；高龄患者应慎重用药。

【制剂规格】片剂：每片 200mg。胶囊剂：每粒 200mg。

依替膦酸二钠 [药典（二）]

Etidronate Disodium

【药理作用】本品为双膦酸盐类骨代谢调节剂，能进入骨基质羟磷灰石晶体中，能抑制破骨细胞活性，并通过成骨细胞间接起抑制骨吸收效应，防止骨质的丢失。

【适应证】本品适用于原发性骨质疏松症和绝经后骨质疏松症。

【用法用量】口服。每次 0.2g，每日 2 次，两餐间服用。

【不良反应】腹部不适、腹泻、便软、呕吐、口腔炎、咽喉灼热感、头痛、皮肤瘙痒、皮疹等。

【禁忌证】严重肾损害者、骨软化症患者禁用。

【注意事项】①本品需间隙、周期服药，服药 2 周后需停药 11 周为一周期，然后又重新开始第二周期，停药期间可补充钙剂及维生素 D_3。②服药 2 小时内，避免食用高钙食品（例如牛奶或奶制品）以及含矿物质的维生素或抗酸药。③妊娠期和可能怀孕的妇女，不宜使用。④儿童用药：可能影响骨生长，曾有长期服用引起佝偻病样症状的报道，应慎用。⑤老年用药：适量减量。

【制剂规格】片剂：每片 0.2g。胶囊剂：每粒 0.2g。

氨基葡萄糖 [医保（乙）]

Glucosamine

【药理作用】骨性关节炎是关节软骨蛋白多糖生物合成异常而呈现退行性变的结果。本品是一种天然的氨基单糖，可以刺激软骨细胞产生有正常多聚体结构的蛋白多糖，抑制损伤软骨的酶如胶原酶和磷脂酶 A2，并可防止损伤细胞的超氧化自由基的产生，从而可延缓骨性关节炎的病理过程和疾病的进展，改善关节活动，缓解疼痛。

【适应证】用于治疗和预防全身所有部位的骨关节炎，包括膝关节、肩关节、手腕关节、颈及脊椎关节和踝关节等。可缓解和消除骨关节炎的疼痛、肿胀等症状，改善关节活动功能。

【用法用量】口服。每次 0.24～0.75g，一日 3 次，一般疗程 4～12 周，如有必要在医师指导下可延长服药时间。每年重复治疗 2～3 次。

【不良反应】①罕见轻度胃肠不适，如恶心、便秘、腹胀和腹泻。②有些患者可能出现过敏反应，包括皮疹、瘙痒和皮肤红斑。

【禁忌证】对本品过敏者禁用。

【注意事项】①本品宜在餐时或餐后服用，可减少胃肠道不适，特别是有胃溃疡的患者。②严重肝、肾功能不全者慎用。③过敏体质者慎用。④妊娠期及哺乳期妇女慎用。

【制剂规格】颗粒剂：每包 0.25g；0.48g。片剂：每片 0.24g；0.25g；0.75g。胶囊剂：每粒 0.24g；0.25g；0.48g；0.75g。

第 10 章 主要影响变态反应和免疫功能药物

第 1 节 抗变态反应药

阿伐斯汀[医保（乙）]

Acrivastine

【药理作用】为曲普利啶的衍生物，可选择性拮抗组胺 H_1 受体的作用，具有良好的抗组胺作用。因不易通过血脑屏障，故无镇静作用。也无抗毒蕈碱型胆碱受体（M 受体）作用。

【适应证】用于过敏性鼻炎及荨麻疹等。

【用法用量】口服。成人及 12 岁以上儿童，一次 8mg，一日不超过 3 次。

【不良反应】不良反应较少。偶可引起皮疹。

【禁忌证】对本品或曲普利啶过敏者禁用。

【注意事项】①老年人及肾功能低下者慎用。②治疗期间避免饮酒或服用其他中枢神经系统抑制药。③12 岁以下儿童不推荐使用，妊娠期及哺乳期妇女不宜应用。④驾驶车船、飞机人员，精密仪器操作者，工作前禁止服用有中枢抑制作用抗组胺药。⑤闭角型青光眼、尿潴留、前列腺增生、幽门十二指肠梗阻、癫痫患者慎用。⑥老年人应用时易发生低血压、精神错乱、痴呆和头晕等不良反应。

【制剂规格】胶囊剂：每粒 8mg。

苯海拉明[药典（二）；基；医保（甲）]

Diphenhydramine

【药理作用】为乙醇胺类抗组胺药，能对抗或减弱组胺对血管、胃肠和支气管平滑肌的作用，对中枢神经系统有较强的抑制作用，也有镇吐和抗胆碱（M 受体）作用。

【适应证】①过敏性疾病：主要用于Ⅰ型和Ⅳ型变态反应，对毛细血管通透性增加所致渗出、水肿、分泌物增多的疾病疗效较好，尤其适用于皮肤黏膜的过敏性疾病，如过敏性药疹、过敏性湿疹、血管神经性水肿和荨麻疹等。对平滑肌痉挛所致支气管哮喘的效果较差，须与氨茶碱、麻黄碱等合用。②镇静安眠和手术前给药。③抗帕金森病和药物所致锥体外系症状。④防晕止吐：可用于乘船乘车所致晕动病，以及放射病、手术后及药物引起的恶心呕吐。⑤乳膏外用，治疗虫咬、神经性皮炎、瘙痒症等。

【用法用量】可口服、肌内注射及局部应用。不能皮下注射，因有刺激性。①口服：成人，一次 25～50mg，一日 2～3 次，饭后服。儿童，体重超过 9.1kg，一次 12.5～25mg，一日 3～4 次；或一日 5mg/kg，分 2 次给药。②肌内注射：成人一次 20mg，一日 1～2 次。

【不良反应】①常见不良反应为头晕、

头痛、嗜睡、口干、恶心、倦乏，停药或减药后可消失。②偶可引起皮疹、粒细胞减少，长期应用（6 个月以上）可引起贫血。

【禁忌证】对本品过敏者禁用。

【注意事项】①本品有头晕、嗜睡等副作用，故驾驶员、精密仪器操作者不宜使用。②药物过量中毒：发生频率和强度与血药浓度有关，最常见的表现为意识障碍，还有精神病性症状、抽搐及抗胆碱样症状，如瞳孔扩大、心动过速、心率加快和呼吸衰竭等。儿童对药物过量更为敏感，特别易导致兴奋，偶可见急性谵妄、幻听和幻视。

【制剂规格】片剂：每片 25mg；50mg。注射液：每支 20mg（1ml）。

茶苯海明[药典（二）；医保（乙）]

Dimenhydrinate

【药理作用】为苯海拉明和 8－氯茶碱的复合物，有镇吐、防晕作用。

【适应证】用于防治晕动病，如晕车、晕船、晕机所致的恶心、呕吐。

【用法用量】口服。一次 25～50mg，一日 3 次，可于乘船、乘车前半小时服用。

【不良反应】有嗜睡及皮疹等不良反应。

【禁忌证】对本品及其他乙醇胺类药物过敏者禁用。妊娠期妇女、新生儿及早产儿禁用。

【注意事项】①可与食物、果汁或牛奶同服，以减少对胃的刺激。②服药期间不得驾驶飞机、车辆、船，从事高空作业、机械作业及操作精密仪器。③服用本品期间不得饮酒或含有乙醇的饮料。④不得与其他中枢神经抑制药（如一些镇静安眠药）及三环类抗抑郁药同服。⑤老年人慎用。⑥服用过量或出现严重不良反应，应立即就医。⑦过敏体质者慎用。⑧本品性状发生改变时禁止使用。

【制剂规格】片剂：每片 25mg；50mg。含片：每片 20mg；40mg。缓释胶囊剂：每粒 75mg。

氮䓬斯汀[药典（二）；医保（乙）]

Azelastine

【药理作用】为组胺 H_1 受体拮抗剂，具有抗组胺作用。

【适应证】用于治疗过敏性季节性鼻炎和过敏性常年性鼻炎。

【用法用量】用于成人或 6 岁及以上儿童。①喷鼻：每次每鼻孔喷 2 喷，一日 2 次。②口服：一次 2mg，一日 2 次，早饭前 1 小时服用 1 次，晚上临睡前服用 1 次。

【不良反应】可有嗜睡、倦怠感、口渴、口内皲裂、食欲不振、腹痛、便秘、腹泻、恶心、呕吐、面部发热、呼吸困难、手足麻木、摇晃感、皮疹、转氨酶升高等。

【禁忌证】操作机械的患者禁用。

【注意事项】妊娠期妇女慎用。

【制剂与规格】喷雾剂：每瓶 10ml（10mg，70 喷，每喷 0.14mg）；10ml（10mg，100 喷，每喷 0.07mg）。片剂：每片 1mg；2mg。

地氯雷他定[医保（乙）]

Desloratadine

【药理作用】为哌啶类抗组胺药，是氯雷他定的主要活性代谢物，本品不易通过血脑屏障，可选择性地拮抗外周 H_1 受体，与受体结合能力强，具有长效抗组胺作用。无镇静作用。体外研究显示，还具有抑制炎性细胞因子的释放等抗变态反应作用。

【适应证】用于治疗慢性特发性荨麻疹、常年过敏性鼻炎及季节性过敏性鼻炎。

【用法用量】口服。分散片使用时加入适量水中，搅拌均匀分散后服用，也可直接用水送服。混悬剂溶于水，服用前搅拌均匀。①慢性特发性荨麻疹、常年过敏性鼻炎及季节性过敏性鼻炎：成人和青少年（12 岁或 12 岁以上），每次 5mg，一日 1 次。②慢性特发性荨麻疹和常年过敏性鼻炎：儿童，12 岁以上者，每次 5mg，一日 1 次；6～11 岁者，每次 2.5mg，一日 1 次；12 个月～5 岁者，每次 1.25mg，一日 1 次；6～11 个月者，每次 1mg，一日 1 次。③季节性过敏性鼻炎：儿童，12 岁以上者，每次 5mg，一日 1 次；6～11 岁者，每次 2.5mg，一日 1 次；2～5 岁者，每次 1.25mg，一日 1 次。④肝、肾功能不全者，在开始治疗时可隔日服用 5mg。

【不良反应】①可有口干、咽炎、咽干、肌痛、头痛、头晕。②可见嗜睡、疲乏、感冒样症状。③罕见过敏反应和肝转氨酶升高。

【禁忌证】对本品过敏者、严重肝功能损害、心源性休克、心肌梗死急性期、妊娠期及哺乳期妇女禁用。

【注意事项】①由于抗组胺药能清除或减轻皮肤对所有变应原的阳性反应，因而在进行任何皮肤过敏性实验前 48 小时，应停止使用本品。②严重肾功能不全患者慎用。③肝损伤、膀胱颈阻塞、尿道张力过强、前列腺肥大、青光眼患者遵医嘱用药。

【制剂规格】片剂：每片 5mg。分散片：每片 5mg。干混悬剂：每袋 0.5g:2.5mg（以氯雷他定计）。糖浆剂：每瓶 100ml:50mg（50%）。胶囊剂：每粒 5mg。

曲普利啶[药典（二）、医保（乙）]

Triprolidine

【药理作用】本品为抗组胺药，可选择性地阻断组胺 H_1 受体，具有抗组胺、抗胆碱及中枢镇静作用。

【适应证】本品用于治疗各种过敏性疾病，包括过敏性鼻炎、荨麻疹、过敏性结膜炎、皮肤瘙痒症等。

【用法用量】口服。①片剂：成人每次 2.5～5mg（1～2 片），6 岁以上儿童每次 1.25mg（1/2 片），每日 2 次。②胶囊剂：成人每次 2.5～5mg，每日 2 次。

【不良反应】本品偶有恶心、倦乏、口干、轻度嗜睡等不良反应，减量或停药后可自行消失。

【禁忌证】已知对本品有过敏反应的患者、急性哮喘发作期内的患者、早产儿及新生儿、哺乳期妇女均禁用。

【注意事项】①眼内压增高、闭角型青

光眼、甲状腺功能亢进、血管性疾病及高血压、支气管哮喘、前列腺增生、膀胱颈阻塞、消化道溃疡及 12 岁以下儿童，需慎用。②妊娠期妇女、老人应在医师指导下使用。③服药期间不得驾驶飞机、车、船、从事高空作业、机械作业及操作精密仪器。④过敏体质者慎用。

【制剂规格】片剂：每片 2.5mg。胶囊剂：每粒 2.5mg。

美克洛嗪[药典（二）]

Meclizine

【药理作用】本品为组胺受体拮抗剂，可对抗组胺引起的降压效应，并对致死量组胺引起的动物死亡起保护作用；并有中枢抑制和局麻作用。抗晕动症和眩晕效应与其抗胆碱作用有关。

【适应证】本品适用于晕动症引起的恶心、呕吐、头昏的治疗和预防，对前庭疾病引起的眩晕也有效。

【用法用量】口服。每次 25mg，每日 3 次。预防晕动病：应提前 1 小时服药，每次 25～50mg，每日 1 次。

【不良反应】常见困倦，其他尚有视力模糊、乏力、口干等反应。

【禁忌证】对本品过敏者禁用。

【注意事项】①在下列情况下应慎用：膀胱颈狭窄、良性前列腺肥大、闭角型青光眼、幽门十二指肠狭窄等。②本品可抑制组胺引起的皮肤反应，在药物过敏性皮试前 72 小时应停用本品，以免出现假阴性反应结果。③妊娠期及哺乳期妇女用药：大鼠超过人常用剂量 25～50 倍可见幼仔腭裂。经药物流行病调查，未发现不良反应。医生应用于妊娠期妇女时应权衡利弊。因本品可进入乳汁，哺乳期妇女不宜用。④儿童用药：新生儿、早产儿不宜用。⑤老年用药：老年人对成人常规剂量较敏感，易发生低血压、精神错乱、滞呆和头晕，应酌情减量。⑥药物过量：过量可能引起精神错乱、抽搐、震颤、呼吸困难、低血压。如服用中毒量，可用 0.9%氯化钠注射液洗胃和导泻。抽搐时可静脉注射地西泮控制。低血压者可使用血管收缩药对症治疗，其他包括给氧和静脉输液等支持疗法。

【制剂规格】片剂：每片 25mg。

氯苯那敏[药典（二）；基；医保（甲、乙）]

Chlorphenamine

【药理作用】为烃烷基胺类抗组胺药，其特点是抗组胺作用较强，用量小，具有中等程度的镇静作用和抗胆碱作用，适用于各种过敏性疾病。与解热镇痛药配伍用于治疗感冒。

【适应证】用于过敏性鼻炎、感冒和鼻窦炎及过敏性皮肤疾病如荨麻疹、过敏性药疹或湿疹、血管神经性水肿、虫咬所致皮肤瘙痒。

【用法用量】①口服：成人每次 4mg，一日 3 次。②肌内注射：每次 5～20mg，一日 3 次。

【不良反应】不良反应较轻，偶有轻微的口干、眩晕、恶心。服用量过大致急性中毒时，成人常出现中枢抑制，儿童多呈中枢兴奋。

【禁忌证】对本品过敏者禁用。

【注意事项】①注射剂有刺激性，静脉注射过快可致低血压或中枢神经兴奋。②不宜与氨茶碱作混合注射。③有交叉过敏现象，对其他抗组胺药或麻黄碱、肾上腺素、异丙肾上腺素、去甲肾上腺素及碘过敏者，也可能对本品过敏。

【制剂规格】片剂：每片 1mg；4mg。胶囊剂：每粒 8mg。注射剂：每支 10mg（1ml）；20mg（2ml）。

氯雷他定［药典（二）；基；医保（甲、乙）］

Loratadine

【药理作用】为哌啶类抗组胺药，阿扎他定的衍生物，具有选择性地拮抗外周组胺 H_1 受体的作用。其抗组胺作用起效快、效强、持久。其作用比阿司咪唑及特非那定均强。本品无镇静作用，无抗毒蕈碱型胆碱作用。对乙醇无强化作用。

【适应证】用于过敏性鼻炎、急性或慢性荨麻疹、过敏性结膜炎、花粉症及其他过敏性皮肤病。

【用法用量】口服。成人及 12 岁以上儿童，每次 10mg，一日 1 次，空腹服用。日夜均有发作者，可每次 5mg，每日晨、晚各服一次。儿童，2～12 岁，体重大于 30kg 者，每次 10mg，一日 1 次；体重小于 30kg 者，每次 5mg，一日 1 次。复方氯雷他定片：成人及 12 岁以上儿童，每次 10mg，一日 2 次。

【不良反应】①常见不良反应有乏力、头痛、嗜睡、口干、胃肠道不适包括恶心、胃炎以及皮疹等。②罕见不良反应有脱发、过敏反应、肝功能异常、心动过速及心悸等。③其他不良反应有视觉模糊、血压降低或升高、晕厥、运动机能亢进、黄疸、肝炎、肝坏死、癫痫发作、乳房肿大、多形性红斑等。

【禁忌证】对本品过敏者或特异体质的患者禁用。

【注意事项】2 岁以下儿童不推荐使用。妊娠期及哺乳期妇女慎用

【制剂规格】片剂：每片 10mg。胶囊剂：每粒 10mg。颗粒剂：每袋 5mg；10mg。糖浆剂：每瓶 60mg（60ml）。复方氯雷他定伪麻黄碱缓释片剂：每片含氯雷他定 5mg，硫酸伪麻黄碱 120mg。

氯马斯汀［药典（二）］

Clemastine

【药理作用】为组胺 H_1 受体拮抗剂，其特点不仅是强效与长效，尚具有显著的止痒作用，而中枢抑制作用微弱，因而嗜睡不良反应轻微且少见。作用较氯苯那敏强约 10 倍。

【适应证】用于过敏性鼻炎、荨麻疹、湿疹及其他过敏性皮肤病，也可用于支气管哮喘。

【用法用量】①口服：片剂，每次 1.34mg（富马酸氯马斯汀，相当于氯马斯汀 1mg，以下同），一日 2 次，早晚各服 1 次。60 岁以上老年人应减量服用。口服溶液，起始量每次 10ml，每日 2 次，剂量可适当增加，但每日不超过 60ml（6mg 氯马斯汀）。②肌内注射：

一日 1.34～2.68mg。

【不良反应】①偶见轻度嗜睡、食欲缺乏、疲乏、恶心、呕吐、口干等。②偶见皮肤瘙痒、荨麻疹及过敏性休克。

【禁忌证】①对本品过敏者禁用。②下呼吸道感染者、婴幼儿禁用。

【注意事项】①车船、飞机的驾驶人员，精密仪器操作者在工作前禁止服用有中枢神经抑制的抗组胺药物。②患闭角型青光眼、尿潴留、前列腺增生、幽门十二指肠梗阻、癫痫的患者慎用，新型抗组胺药的抗胆碱不良反应较轻。③某些抗组胺药经肾排泄，有肾功能损害的患者，服用时可能需降低药量；有肝功能损害的患者，服用吩噻嗪类抗组胺药时应注意。④妊娠期及哺乳期妇女慎用。⑤老年人对抗组胺药的不良反应较敏感，应用本品时易发生低血压、精神错乱、痴呆和头晕等不良反应。

【制剂规格】片剂：每片 1.34mg。口服溶液：每瓶 8.04mg（60ml）。注射液：每支 1.34mg（1ml）。

去氯羟嗪［药典（二）；医保（乙）］

Decloxizine

【药理作用】为哌嗪类抗组胺药，有抗组胺作用，H_1 受体作用较强，作用时间较长，并有平喘和镇静效果，抗 5-羟色胺作用强。

【适应证】可用于支气管哮喘、急慢性荨麻疹、皮肤划痕症、血管神经性水肿、接触性皮炎、光敏性皮炎、季节性花粉症、过敏性鼻炎及结膜炎等。

【用法用量】口服。每次 25～50mg，一日 3 次。

【不良反应】①可有困倦、口干、视力模糊、痰液变稠、大便秘结等，停药后可消失。②久用突停时，少数人可见撤药综合征，如烦躁、失眠、心悸等。

【禁忌证】对本品过敏者禁用。

【注意事项】①车船、飞机的驾驶人员，精密仪器操作者在工作前禁止服用有中枢神经抑制的抗组胺药物。②患闭角型青光眼、尿潴留、前列腺增生、幽门十二指肠梗阻、癫痫的患者慎用。③妊娠期及哺乳期妇女慎用。④新生儿和早产儿对本类药物抗胆碱作用的敏感性较高，不宜使用。⑤老年人对抗组胺药的不良反应较敏感，应用本品时易发生低血压、精神错乱、痴呆和头晕等不良反应。

【制剂规格】片剂：每片 25mg；50mg。

赛庚啶［药典（二）；基；医保（甲）］

Cyproheptadine

【药理作用】本品的 H_1 受体拮抗作用较氯苯那敏、异丙嗪强，可抑制肥大细胞产生组胺等介质，并具有轻中度的抗 5-羟色胺作用，以及较弱的抗胆碱作用和中枢安定作用。此外尚有刺激食欲的作用，服用一定时间后可见体重增加，其食欲增进作用可能是由于抑制下丘脑饱觉中枢所致。

【适应证】用于荨麻疹、湿疹、过敏性和接触性皮炎、皮肤瘙痒、鼻炎、偏头痛、支气管哮喘等。皮肤瘙痒通常在服药后 2～3 日内消失。对库欣综合征、肢端肥大症也有一定疗效。

【用法用量】①口服：成人，一次 2～4mg，一日 2～3 次。老年人及 2 岁以下小儿慎用，儿童用量请咨询医师或药师。作为食欲增进剂应用时，用药时间不超过 6 个月。②外用：取适量乳膏涂抹于患处。

【不良反应】可见倦怠、口干、尿潴留、食欲增强、体重增加（长期应用时）。亦可见药疹、过敏性休克。

【禁忌证】对本品过敏者禁用。

【注意事项】①驾驶汽车或操作机器者慎用。②2 岁以下儿童及虚弱的老人不推荐使用。③不宜长时间暴露于阳光或日光灯下。

【制剂规格】片剂：每片 2mg。乳膏剂：每支含 0.5%。

特非那定 [药典（二）]

Terfenadine

【药理作用】为哌啶类抗组胺药，可选择性地拮抗组胺 H_1 受体，具有良好的抗组胺作用，无镇静及抗毒蕈碱型胆碱作用。其作用起效较阿司咪唑快，持续时间比阿司咪唑短。

【适应证】用于过敏性鼻炎和荨麻疹，也可用于过敏性皮肤病和花粉症。

【用法用量】口服，饭后服用。成人及 12 岁以上儿童：一次 30～60mg，一日 2 次。儿童：6～12 岁者，一次 30mg，一日 2 次；3～5 岁者：一次 15mg，一日 2 次。

【不良反应】①大剂量可引起室性心律失常。②偶有头痛、轻度胃肠反应、肝功能异常。③偶可致过敏反应。

【禁忌证】①有心脏病史者、有已知或疑似低钾血症或其他电解质紊乱、心电图 Q－T 间期延长者禁用。②禁用于肝功能低下或对本品过敏者。

【注意事项】①为降低室性心律失常的发生危险，本品用药不宜超过推荐剂量。②避免与影响本品肝脏代谢、易引起心律失常或电解质紊乱的药物合用。③如出现心悸、头晕、晕厥、惊厥，应立即停药，并进行观察。④本品在国外因严重不良反应而少用。

【制剂规格】片剂：每片 60mg。颗粒剂：每包 5mg；30mg。胶囊剂：每粒 30mg；60mg。混悬液剂：每瓶 30mg（5ml）。

西替利嗪 [药典（二）；医保（乙）]

Cetirizine

【药理作用】为哌嗪类抗组胺药，是羟嗪的代谢产物，作用强而持久，具有选择性地抗 H_1 受体的特性，并具有稳定肥大细胞的作用，无明显的中枢抑制作用及抗胆碱作用。口服吸收迅速，血药浓度达峰时间为 0.5～1 小时，与血浆蛋白结合率较高，半衰期约为 11 小时。不易透过血脑屏障，在乳汁中可检测出，基本以原型由肾脏排泄。

【适应证】用于季节性和常年性过敏性鼻炎、结膜炎和过敏反应所致的瘙痒和荨麻疹。

【用法用量】口服。（1）成人：一次 10～20mg，一日 1 次，或早晚各服 5mg。肾功能损耗者需减量。

（2）儿童：《中国国家处方集 化学药品与生物制品卷 儿童版》推荐：①12 岁以上儿童，一次 10mg，一日 1 次或遵医嘱。如出现不良反应，可改为早晚各 5mg。②6～11 岁儿童，根据症状的严重程度不同，推荐起始剂量为 5mg 或 10mg，一日 1 次。③2～5 岁儿童，推荐起始剂量为 2.5mg，一日 1 次，最大剂量可增至 5mg，一日 1 次，或 2.5mg 每 12 小时 1 次。

【不良反应】偶见焦虑、口干、嗜睡或头痛。

【禁忌证】对本品过敏者禁用。

【注意事项】①肾功能损害者需减量。②妊娠期及哺乳期妇女应避免使用。

【制剂规格】片剂：每片 10mg。胶囊剂：每粒 10mg。分散片：每片 10mg。口服溶液：每瓶 10mg（10ml）。

依巴斯汀[药典（二）；医保（乙）]

Ebastine

【药理作用】为哌啶类长效非镇静性第二代组胺 H_1 受体拮抗剂。在体内代谢为卡巴斯汀，对组胺 H_1 受体具有选择性抑制作用，能抑制组胺释放，对中枢神经系统的 H_1 受体拮抗作用和抗胆碱作用很弱。

【适应证】用于季节性、常年性过敏性鼻炎和慢性荨麻疹、湿疹、皮炎、痒疹、皮肤瘙痒症等。

【用法用量】口服。成人及 12 岁以上儿童：一次 1 片（10mg）或 2 片（20mg），一日 1 次；6～11 岁儿童：一次半片（5mg），一日 1 次；2～5 岁儿童：常用量为一次 2.5mg，一日 1 次。本品适用于 2 岁以上儿童，对 2 岁以下儿童的安全性有待进一步验证。

【不良反应】①可见皮疹、水肿等过敏反应，但较罕见。②罕见心动过速、尿潴留。③偶见口干、恶心、呕吐、食欲亢进、腹泻、便秘等消化道症状。④可引起肝功能异常，偶见转氨酶升高。⑤偶可致困倦、头痛、头昏、嗜酸性粒细胞增多。

【禁忌证】对本品及其辅料过敏者禁用。

【注意事项】①对其他 H_1 受体拮抗剂有不良反应者慎用。②已确定有心电图 Q－T 间期延长或心律失常患者慎用。③肝、肾功能不全者应慎用。严重肾功能不全患者，血浆半衰期有所延长，可减量或停用。④哮喘和上呼吸道感染患者慎用。⑤驾驶或操纵机器期间慎用。⑥因本品可进入乳汁，故妊娠期及哺乳期妇女慎用。⑦本品需于皮试前 3～5 天停药，以避免引起假阴性反应，而干扰皮试结果。

【制剂规格】片剂：每片 10mg。

异丙嗪[药典（二）；基；医保（甲）]

Promethazine

【药理作用】为吩噻嗪类抗组胺药，作用较苯海拉明持久，亦具明显的中枢镇静作用，但比氯丙嗪弱；能增强麻醉药、催眠药、镇痛药和局部麻醉药的作用，可降低体温，有镇吐作用。

【适应证】①抗过敏：适用于各种过敏症（如哮喘、荨麻疹等）。②镇吐、抗眩晕：可用于一些麻醉和手术后的恶心呕吐、乘车船等引起的眩晕等。③镇静催眠：可在外科手术和分娩时与哌替啶合用，缓解患者紧张情绪，或用于晚间催眠药。亦可与氯丙嗪等配成冬眠注射液用于人工冬眠。

【用法用量】（1）口服。①抗过敏：成人，一次 6.25～12.5mg，一日 3 次，饭后及睡前服用，必要时睡前 25mg；儿童，每次按体重 0.125mg/kg 或按体表面积 7.5～15mg/m²，每 4～6 小时 1 次，或睡前按体重 0.25～0.5mg/kg 或按体表面积 7.5～15mg/m²；按年龄计算，每日量 5 岁 5～15mg，6 岁以上 10～15mg，可每日 1 次或分 2 次给予。②止吐：成人，开始时一次 12.5～25mg，必要时可每 4～6 小时服 12.5～25mg，通常 24 小时不超过 100mg。③抗眩晕：旅行前口服，一次 12.5～25mg，必要时每日 2 次；儿童，口服剂量减半。④镇静催眠：成人一次 12.5～25mg，睡前服用；儿童，5 岁 6.25mg，6～12 岁 6.25～12.5mg。

（2）肌内注射。①抗过敏：每次按体重 0.125mg/kg 或按体表面积 3.75mg/m²，每 4～6 小时肌内注射 1 次。②止吐：一次 12.5～25mg，必要时每 4 小时重复一次。③镇静催眠：一次 25～50mg。

【不良反应】①注射给药后最常见的不良反应为心血管副作用，如心动过缓或过速、一过性血压升高或血压下降。②黄疸或血脂紊乱。③大剂量给药时易引起锥体外系症状。④注射部位可发生静脉血栓。如因疏忽误插入动脉，可引起动脉痉挛和坏死。

【禁忌证】对本品过敏者禁用。

【注意事项】①注射剂具有强烈刺激性，应特别注意避免静脉外渗漏或误插入动脉，本品不能皮下注射，不宜与氨茶碱混合注射。②肝功能不全者慎用。③老年人用本品易发生头晕、呆滞、低血压及锥体外系症状。④儿童应用大剂量时可出现谵妄、心血管系统反应等，故 2 岁以下儿童不推荐使用。

【制剂规格】片剂：每片 12.5mg；25mg。注射液：每支 25mg（1ml）；50mg（2ml）。

组胺[药典（二）]

Histamine

【药理作用】为广泛分布于体内的具有多种生理活性的自体活性物质之一，是引起变态反应的重要介质。天然组胺以无活性形式（结合型）存在，在组织损伤、炎症、神经刺激、某些药物或一些抗原抗体反应条件下，以活性（游离型）形式释放。组胺激活 H_1 受体，产生支气管、胃肠道平滑肌兴奋，毛细血管通透性增加和部分血管扩张效应；激活 H_2 受体，产生胃酸分泌、部分血管扩张等作用，小剂量即可促使胃液分泌。皮下、肌内和静脉注射后作用迅速短暂。

【适应证】①临床用之脱敏，即采用小剂量进行反复递增注射，可提高患者对组胺的耐受性，临床采用此法治疗各种经特异性检查过敏原因不明的患者，有一定防治效果。②用于胃分泌功能的检查，以鉴别胃癌和恶性贫血患者是否发生真性胃酸缺乏症。目前临床多用五肽促胃酸激素代替，本品已少用。③麻风病的辅助诊断。

【用法用量】（1）组胺脱敏：①依照脱敏皮下注射常规方法，从低浓度开始，分别配制成 1ml 内含 1.0×10^{-1}mg、1.0×10^{-2}mg、1.0×10^{-3}mg、1.0×10^{-4}mg、1.0×10^{-5}mg 本品的多种注射液，先从 1ml 含 1.0×10^{-5}mg 本品的注射液开始皮下注射，每次 0.5～1ml，以后每日增加 10 倍浓度，即达到脱敏目的。②将 1mg/ml 的注射液稀释 10 倍成 0.1mg/ml，先抽取 0.1ml 皮下注射，以后每日增加 0.1ml，直至 1ml，也可脱敏。③脱敏维持量：皮下注射，每周 2 次，每次 0.5mg。（2）用于胃分泌功能的检查：晨起空腹，皮下注射本品 0.25～0.5mg，然后化验胃液，如果仍无胃酸分泌，即可断定为真性胃酸缺乏症。（3）用于麻风病的辅助诊断：即用 1:1000 的磷酸组胺注射液皮内注射，观察反应，正常皮肤应出现完整的三联反应（即注射后立即出现一个红斑，直径不大于 10mm；注射后半分钟，在第一个红斑周围又出现直径为 30～40mm 的红斑；注射部位出现风团），如周围神经受损，则出现不完整的三联反应。

【不良反应】本品注射可能发生过敏反应。

【禁忌证】禁用于妊娠期妇女、支气管哮喘及有过敏史者。

【注意事项】①用于脱敏时的多次抽取用注射液，应酌加抑菌剂。②如发生过敏性休克，可用肾上腺素解救。

【制剂规格】注射剂：每支 0.5mg（1ml）；1mg（1ml）；0.2mg（5ml）。

第 2 节　免疫抑制药

环孢素[药典（二）；基；医保（甲、乙）]

Ciclosporin

【药理作用】本品与靶细胞质受体神经钙蛋白结合，形成环孢素–神经钙蛋白复合物，此复合物可抑制 Ca^{2+}依赖性的丝氨酸/苏氨酸磷酸酶活性，并抑制该酶活性，阻断了细胞质调节蛋白的去磷酸化，因而抑制 T 细胞活化及细胞因子的表达。主要抑制 T 细胞功能，可选择性及可逆性改变淋巴细胞功能，抑制淋巴细胞在抗原或分裂原刺激下分化、增殖，抑制其分泌细胞因子如白介素–2 及干扰素等，抑制 NK 细胞的杀伤活力。

【适应证】主要用于肾、肝、心、肺、骨髓移植的抗排斥反应，可与肾上腺皮质激素或其他免疫抑制剂合用，也可用于治疗类风湿关节炎、系统性红斑狼疮、肾病型慢性肾炎、自身免疫性溶血性贫血、银屑病、葡萄膜炎等自身免疫性疾病。

【用法用量】①器官移植：口服，于移植前 12 小时起每日服 8～10mg/kg，维持至术后 1～2 周，根据血药浓度调整剂量，维持剂量为 2～6mg/kg，如与其他免疫抑制剂合用，则起始剂量为每日 3～6mg/kg，分 2 次服用。静脉滴注，仅用于不能口服的患者，于移植前 4～12 小时每日给予 3～5mg/kg。②自身免疫性疾病：口服，初始剂量为每日 2.5～5mg/kg，分 2 次服用；症状缓解后改为最小有效剂量维持，但是成人不应超过每日 5mg/kg。

【不良反应】常见的不良反应有震颤、恶心、呕吐、高血压、肾及肝功能损伤等。

【禁忌证】1 岁以下婴儿及过敏者禁用。

【注意事项】用药期间需监测血药浓度，浓度控制在 50～300ng/ml，以免因血药浓度过高导致肾毒性或过低导致排斥反应。亦应监测血常规，肝、肾功能。

【制剂规格】胶囊剂：每粒 25mg；100mg。软胶囊剂：每粒 10mg；25mg；50mg；100mg。注射液：每支 250mg（5ml）；500mg（10ml）。

雷公藤多苷[医保（甲）]

Tripterysium Glycosides

【药理作用】本品有较强的抗炎及免疫抑制作用。在抗炎作用方面，它能拮抗和抑制炎症介质的释放及实验性炎症及关节炎的反应程度。在抑制免疫作用方面，它能抑制 T 细胞功能，抑制延迟型变态反应，抑制白介素-1 的分泌，抑制分裂原及抗原刺激的 T 细胞分裂与繁殖。

【适应证】①可用于类风湿关节炎、红斑狼疮、皮肌炎、白塞综合征、肾小球肾炎等。②外用于银屑病（牛皮癣）的治疗。

【用法用量】（1）成人：①口服，一日剂量 0.3～0.5mg/kg，分 3～4 次服。病情控制后可减量或间歇疗法。1 个月为一疗程。②外用：涂患处，一日 2～3 次。（2）儿童：《中国国家处方集 化学药品与生物制品卷 儿童版》推荐：口服，一日剂量 1mg/kg，分 3 次餐后服，最大量一日≤60mg，控制症状后减量，疗程 3～6 个月。

【不良反应】①主要为胃肠反应，一般可耐受。②可能产生白细胞减少。③偶可见血小板减少；停药后可恢复。

【禁忌证】①儿童、育龄期有孕育要求者、妊娠期和哺乳期妇女禁用。②心、肝、肾功能不全者禁用。③严重贫血、白细胞和血小板降低者禁用。④胃、十二指肠溃疡活动期患者禁用。⑤严重心律失常者禁用。

【注意事项】①本品应在医生指导下严格按照说明书规定剂量用药，不可超量使用。②用药期间应注意定期随诊并检查血、尿常规及心电图和肝、肾功能，必要时停药并给予相应处理。③连续用药一般不宜超过 3 个月。如继续用药，应由医生根据患者病情及治疗需要决定。

【制剂规格】片剂（雷公藤总苷）：每片 10mg。片剂（雷公藤多苷）：每片 30mg；50mg；100mg。雷公藤内酯醇软膏：每支 200μg（10g）；400μg（20g）。

利妥昔单抗[基；医保（乙）]

Rituximab

【药理作用】本品为一种人鼠嵌合型单克隆抗体，能特异性地与跨膜抗原 CD20 结合，CD20 位于前 B 和成熟 B 淋巴细胞的表面，而造血干细胞、前 B 细胞、正常浆细胞或其他正常组织不表达 CD20。95%以上的 B 细胞性非霍奇金淋巴肿瘤细胞表达 CD20。抗原抗体结合后，CD20 不会发生内在变化，或从细胞膜上脱落进入周围的环境。

CD20 不以游离抗原的形式在血浆中循环，因此不可能与抗体竞争性结合。

【适应证】主要适用于中低度恶性非霍奇金淋巴瘤，使用前需对淋巴瘤切片进行 CD20 表达的检测，有效率为 46%，疗效和病理分型，患者的一般情况和既往治疗均关系不大。如与化疗联合应用疗效更显著。此外，在造血干细胞移植前用本品清除 B 细胞肿瘤已取得一定结果。

【用法用量】静脉给药。（1）滤泡性非霍奇金淋巴瘤：①初始治疗作为成年患者的单一治疗药，375mg/m^2 BSA（体表面积），每周一次，连续 8 个周期（21 天/周期）。每次先口服皮质类固醇，然后在化疗周期的第 1 天给药。②复发后的再治疗：375mg/m^2 BSA，静脉滴注 4 周，每周一次。（2）弥漫大 B 细胞性非霍奇金淋巴瘤：375mg/m^2 BSA，每个化疗周期的第一天使用。滴注速度：初次滴注推荐起始滴注速度为 50mg/h，最初 60 分钟过后，可每 30 分钟增加 50mg/h，直至最大速度 400mg/h。以后的滴注利妥昔单抗滴注的开始速度可为 100mg/h，每 30 分钟增加 100mg/h，直至最大速度 400mg/h。

【不良反应】（1）低度或滤泡型淋巴瘤患者。①很常见不良反应有细菌感染、病毒感染、中性粒细胞减少症、白细胞减少症、血管性水肿、恶心、皮肤瘙痒、皮疹、发热、寒战、虚弱、头痛、IgG 水平降低。②常见不良反应有败血症、肺炎、发热性感染、带状疱疹、呼吸道感染、贫血、血小板减少症、超敏反应、精神激动、失眠、头晕、结膜炎、耳鸣、心肌梗死、心律失常、血压异常、呼吸系统疾病、呕吐、腹泻、腹痛、便秘、消化不良、荨麻疹、脱发症、多汗、盗汗、肌张力过强、肌肉痛。③偶见白细胞减少、间质性肾炎、哮喘发作和血清病型反应、过敏性休克。（2）利妥昔单抗联合化疗用于 NHL 和 CLL。急性支气管炎、鼻窦炎、嗜中性粒细胞减少症、发热性中性粒细胞减少症、血小板减少症、脱发等。

【禁忌证】已知对本品的任何辅料和鼠蛋白过敏的患者、严重活动性感染或免疫应答严重损害的患者、严重心衰患者、妊娠期及哺乳期妇女禁用。

【注意事项】①具有肺功能不全或肺部肿瘤浸润病史的患者愈后不良风险较大。②对于高危患者如高肿瘤负荷或外周血恶性细胞数目高（$>25\times10^9$/L）、CLL 和套细胞淋巴瘤患者、有心脏病史的患者应进行实验室监测。③在利妥昔单抗输注的 12 小时里不应使用降压药。④嗜中性粒细胞计数$<1.5\times10^9$/L 和（或）血小板计数$<75\times10^9$/L 的患者、同时患有严重活动性感染的患者、处于活动性乙肝的患者慎用。⑤育龄妇女在使用利妥昔单抗的过程中及治疗后的 12 个月，必须采取有效的避孕措施。

【制剂规格】注射剂：每支 100mg（10ml）；500mg（50ml）。

硫唑嘌呤 [药典（二）；基；医保（甲）]

Azathioprine

【药理作用】本品口服后在体内分解为巯嘌呤，巯嘌呤具有嘌呤拮抗作用，当免疫活性细胞在抗原刺激后的增殖期需要嘌呤类物质，此时给以嘌呤拮抗剂能抑制DNA、RNA及蛋白质的合成，从而抑制淋巴细胞的增殖，即阻止抗原敏感淋巴细胞转化为免疫母细胞，产生免疫抑制作用。

【适应证】①器官移植时的抗排斥反应，多与皮质激素并用，或加用抗淋巴细胞球蛋白。②类风湿关节炎、系统性红斑狼疮，自身免疫性溶血性贫血、特发性血小板减少性紫癜、活动性慢性肝炎、溃疡性结肠炎、重症肌无力、硬皮病等自身免疫性疾病。③慢性肾炎及肾病综合征。

【用法用量】口服。每日1.5mg～4mg/kg，一日1次或分次口服；异体移植，每日2mg～5mg/kg，一日1次或分次口服；白血病，每日1.5mg～3mg/kg，一日1次或分次口服。

【不良反应】①毒性反应与巯嘌呤相似，大剂量及用药过久时可有严重骨髓抑制，可导致粒细胞减少，甚至再生障碍性贫血，一般在6～10天后出现。也有中毒性肝炎、胰腺炎、脱发、黏膜溃疡、腹膜出血、视网膜出血、肺水肿以及畏食、恶心、口腔炎等。②增加细菌、病毒和真菌感染的易感性。③可能致畸胎。④可能诱发癌症。

【禁忌证】肝功能损伤者禁用。

【注意事项】①肾功能不全患者应适当减量。②与别嘌醇或巯嘌呤合用时，应将硫唑嘌呤减少3/4。③药物过量时一般采用对症处理，严重者可考虑透析排出。

【制剂规格】片剂：每片25mg；50mg；100mg。

吗替麦考酚酯[药典（二）；基；医保（乙）]

Mycophenolate Mofetil

【药理作用】本品口服后可迅速吸收并水解为MPA的形式，是活性代谢产物。MPA是强效的、选择性的、非竞争性和可逆性的次黄嘌呤单核苷酸脱氢酶（IMPDH）抑制剂，因此能够抑制鸟嘌呤核苷的从头合成途径，使之不能形成DNA。

【适应证】主要用于预防和治疗肾、肝、心脏及骨髓移植的排异反应。也可用于不能耐受其他免疫抑制剂或疗效不佳的类风湿关节炎、全身性红斑狼疮、原发性肾小球肾炎、牛皮癣等自身免疫性疾病。

【用法用量】①用于器官移植：空腹口服，成人每日1.5～2g，小儿30mg/kg，分2次服，首剂应在器官移植后72小时内服用；静脉注射，主要用于口服不能耐受者，每次注射时间多于2小时。②用于自身免疫病：成人每日1.5～2g，维持量0.25～0.5g，一日2次，空腹服用。

【不良反应】①常见的不良反应有畏食、腹泻、食管炎、胃炎、胃肠道出血、干咳、呼吸困难。②偶见血小板减少、贫血及中性粒细胞减少、可致皮肤疱疹病毒和巨细胞病毒感染、发热、皮疹、腿痛、骨痛、乏力、头痛。

【禁忌证】对本品过敏者、妊娠期及哺乳期妇女禁用。

【注意事项】严重的活动性消化性疾病、骨髓抑制（含严重的中性粒细胞减少症）、伴有次黄嘌呤－鸟嘌呤转磷酸核糖激酶遗传缺陷的患者慎用。

【制剂规格】片剂：每片 500mg。胶囊剂：每粒 250mg。注射剂：每支 500mg。

羟基脲[药典（二）；基；医保（甲）]

Hydroxycarbamide

【药理作用】本品作用于 S 期，是一种核苷二磷酸还原酶抑制剂，可以阻止核苷酸还原为脱氧核苷酸，因而选择性抑制 DNA 的合成，能抑制胸腺嘧啶核苷酸掺入 DNA，并能直接损伤 DNA，但对 RNA 及蛋白质的合成并无抑制作用。

【适应证】①用于恶性黑色素瘤、胃癌、肠癌、乳腺癌、膀胱癌、头颈部癌、恶性淋巴瘤、原发性肝癌及急、慢性粒细胞白血病。②与放疗化疗合并治疗脑瘤。

【用法用量】口服给药。①慢性粒细胞白血病：通常初始剂量为 20～30mg/kg，一日 1 次或分 2 次给药，当白细胞降至 $10×10^9$ 以下时，减量至 20mg/kg，口服维持或改间歇服用。②头颈部鳞癌、复发性转移性卵巢癌等：一次 60～80mg/kg 或 2000～3000mg/m^2，一周 2 次，单用或与放疗联用。

【不良反应】骨髓抑制、白细胞和血小板下降，停药 1～2 后可恢复。

【禁忌证】严重肝、肾功能损害，严重骨髓抑制患者，妊娠期和哺乳期妇女，水痘、带状疱疹及各种严重感染者禁用。

【注意事项】用药期间应严格检查血常规，肝、肾功能不全患者慎用。

【制剂规格】胶囊剂：每粒 400mg。片剂：每片 500mg。

青霉胺[药典（二）；基；医保（甲）]

Penicillamine

【药理作用】（1）抗类风湿关节炎：本品有明显的免疫抑制作用，临床研究表明，青霉胺能抑制 IgG、IgM 的产生，也可以使血清中抗原抗体复合物减少；青霉胺的巯基能使属于巨球蛋白的类风湿因子的二硫键断裂而分解，从而降低血清类风湿因子水平；青霉胺能稳定溶酶体膜，抑制溶酶体酶的释放，从而发挥抗炎作用；也能干扰原胶原交叉联结成不溶性胶原组织，且能阻止可溶性胶原的成熟，故其抗纤维化作用可用于结缔组织增生性疾病。（2）络合作用：本品是青霉素的代谢物，系含有巯基的氨基酸，为作用较强的铅、汞、铜等金属离子的络合剂。①重金属中毒，本品能络合铜、铁、汞、铅、砷等重金属，形成稳定和可溶性复合物由尿排出。②Wilson 病，是一种常见染色体隐性遗传疾病，主要有大量铜沉积于肝和脑组织，引起豆状核变性和肝硬化，本品能与沉积在组织的铜结合形成可溶性复合物由尿排出。③胱氨酸尿及其结石，本品能与胱氨酸反应形成半胱氨酸—青霉胺二硫化物的混合物，从而降低尿中胱氨酸浓度。

【适应证】①用于其他药物治疗无效的严重活动性类风湿关节炎。②也适用于治疗重金属中毒、肝豆状核变性（Wilson 病）。

【用法用量】（1）口服。成人常规剂量：一般一日 1g（8 片），分 4 次口服。①肝豆状核变性、类风湿关节炎：开始时一日 125～250mg（1～2 片），以后每 1～2 个月增加 125～250mg（1～2 片），常用维持量为一次 250mg（2 片），一日 4 次，一日最大量一般每日不超过 1.5g（12 片）。待症状改善，血铜及铜蓝蛋白达正常时，可减半量，一日 500～750mg（4～6 片）或间歇用药。治疗 3～4 个月仍无效时，应改用其他药物治疗。②重金属中毒：一日 1～1.5g（8～12 片），分 3～4 次服用，5～7 日为一疗程，停药 3 日后可开始下一疗程。根据体内毒物量的多少一般需 1～4 疗程。③胱氨酸尿患者：可参考尿中胱氨酸排出量而定，最大量为每日 2g。有结石的患者，每日要求尿中排出胱氨酸 100mg 以下，无结石患者，每日尿中排出胱氨酸量为 100～200mg。④免疫性疾病：成人用量为 1.5～1.8g/d，分 3～4 次服，可用 6 个月以上。以上均宜空腹服。小儿：按体重一日 30mg/kg，分 2～3 次口服。

（2）滴眼。滴入眼结膜囊内，每次 1～2 滴，1～2 小时 1 次。

【不良反应】①常见的有畏食、口腔炎和溃疡。20%服药者有味觉异常。偶可引起头痛、咽痛、乏力、恶心、腹痛、腹泻等反应。②过敏反应：皮肤瘙痒、荨麻疹、发热、关节痛和淋巴结肿大。还包括狼疮样红斑和天疱疮样皮损。本品抑制原胶原交叉连接，使皮肤变脆和出血，并影响伤口愈合。③少数患者可出现白细胞减少、血小板减少、粒细胞缺乏、再生障碍性贫血、嗜酸性粒细胞增多、溶血性贫血和血小板减少性紫癜。④6%～20%服药者出现蛋白尿，有时有血尿和免疫复合物型肾小球肾炎所致的肾病综合征。⑤个别出现秃发、胆汁潴留、肺出血－肾炎（Goodpasture）综合征、重症肌无力或耳鸣，实验室检查有 IgA 降低。

【禁忌证】①肾功能不全、妊娠期妇女及对青霉素类药过敏的患者禁用。②粒细胞缺乏症，再生障碍性贫血患者禁用。③红斑狼疮患者、重症肌无力患者及严重的皮肤病患者禁用。

【注意事项】（1）老人（65 岁以上）慎用，容易有造血系统毒性反应。（2）用药注意：①白细胞计数和分类、血红蛋白血小板和尿常规等检查，应在服药初 6 个月内，每 2 周检查 1 次，以后每月 1 次。肝功检查应每 6 个月 1 次，以便早期发现中毒性肝病和胆汁潴留。Wilson 病患者，初次应用本品时，应在服药当天留 24 小时尿测尿铜，以后每 3 个月如法测尿铜 1 次。②长期服用，可引起视神经炎，长期应用本品，应加用维生素 B 每日 25mg，以求补偿。③本品每日连续服用，即使暂时停药数日，再次服用时，亦可发生过敏反应，因此，又要从小剂量开始。手术患者在伤口未愈合时，每日用量应限制为 250mg，出现不良反应，要减量或停药。有造血系统和肾功能损害，应视为严重不良反应，必须停药。Wilson 病，服本品 1～3 个月才能见效。类风湿关节炎，服 2～3 个月见效，若治疗 3～4 个月无效时，则应停服本品，改用其他药物治疗。

【制剂规格】片剂：每片 100mg；125mg；250mg。胶囊剂：每粒 125mg；250mg。滴眼液：含盐酸青霉胺 417mg。

曲妥珠单抗[基；医保（乙）]

Trastuzumab

【药理作用】本品为一种重组 DNA 衍生的人源化单克隆抗体，可选择性地作用于人表皮生长因子受体-2（HER-2）的细胞外部位。此抗体属于 lgG 型。约 25%～30%的原发性乳腺癌患者观察到可有 HER-2 的过度表达。本品可抑制 HER-2 过度表达的肿瘤细胞的增殖，介导抗体依赖的细胞毒反应（ADCC）。

【适应证】①本品适用于 HER-2 过度表达的转移性乳腺癌；作为单一药物治疗已接受过一个或多个化疗方案的转移性乳腺癌；与紫杉醇或多西他赛联合，用于未接受化疗的转移性乳腺癌患者。②本品单药适用于接受了手术、含蒽环类抗生素辅助化疗和放疗（如果适用）后的 HER-2 过度表达乳腺癌的辅助治疗。③本品联合卡培他滨或 5-氟尿嘧啶和顺铂适用于既往未接受过针对转移性疾病治疗的 HER-2 过度表达的转移性胃腺癌或胃食管交界腺癌患者。

【用法用量】静脉滴注：初次负荷量为每次 4mg/kg，每周 1 次，90 分钟内静脉滴注。维持量为每次 2mg/kg，每周 1 次。

【不良反应】常见发热寒战等输液相关不良反应。亦可见腹痛、乏力、胸痛、头痛、关节或肌肉痛、心律失常、低血压，及白细胞减少、呼吸困难、皮疹等过敏反应。

【禁忌证】对本品及制剂中的赋形剂成分过敏者禁用。

【注意事项】因 5%葡萄糖注射液可使本品蛋白凝固，故不能用其溶解冻干粉制剂，而应采用无菌注射用水配制药液。溶解后本品浓度为 21mg/ml。

【制剂规格】注射剂（无菌粉末）：每瓶 440mg。

特立氟胺[医保（乙）]

Teriflunomide

【药理作用】本品是一种具有抗炎作用的免疫调节剂，可抑制二氢乳清酸脱氢酶，该酶是一种参与嘧啶从头合成的线粒体酶。特立氟胺治疗多发性硬化症的确切机制尚不清楚，可能与中枢神经系统中活化淋巴细胞数量的减少有关。

【适应证】适用于治疗复发型多发性硬化。

【用法用量】口服：每次 7mg 或 14mg，一日 1 次。餐前、餐后服用或与餐同服均可。

【不良反应】①严重：肝毒性、骨髓效应/潜在免疫抑制、感染、超敏反应和严重皮肤反应、周围神经病变、血压升高、对呼吸系统的影响。②最常见：头痛、ALT 升高、腹泻、脱发、恶心。③其他：感觉异常、关节痛、流行性感冒、鼻窦炎、上腹痛、中性粒细胞减少症、皮疹、骨骼肌肉疼痛、牙疼、AST 升高、病毒性胃肠炎、γ–谷氨酰转移酶升高、体重减轻、嗜中性粒细胞计数降低、血肌酸磷酸激酶升高、白细胞计数降低、心悸、月经量过多、血小板减少、间质性肺病、胰腺炎、口腔炎。

【禁忌证】①重度肝损伤患者。②妊娠期妇女和未使用有效避孕措施的育龄女性。③对特立氟胺、来氟米特或特立氟胺片任意非活性成分有超敏反应史的患者。④与来氟米特并用者。

【注意事项】①肝毒性：来氟米特用于治疗类风湿关节炎，有报道称采用来氟米特治疗的患者出现重度肝损伤，包括致死性肝功能衰竭。由于特立氟胺和来氟米特的推荐剂量产生的特立氟胺血药浓度范围类似，因此预期特立氟胺可能存在类似风险。已经罹患肝脏疾病的患者在服用特立氟胺片时，患者出现血清转氨酶升高的风险可能会有所升高。在开始治疗前，伴有急性或慢性肝脏疾病或 ALT 水平高于正常值上限（ULN）2 倍的患者通常不宜接受特立氟胺治疗。重度肝损伤患者禁用特立氟胺。②致畸性：妊娠期妇女接受特立氟胺片给药时，可能导致胎儿危害。妊娠期妇女及未使用有效避孕措施的育龄女性禁用特立氟胺片。③特立氟胺从血浆中消除速度缓慢。平均需要 8 个月的时间血浆浓度才会降至 0.02mg/L 以下，由于药物清除存在个体差异，有些个体可能需要长达 2 年的时间。④骨髓效应或潜在免疫抑制或感染：开始接受特立氟胺片治疗前，应获取 6 个月内的全血细胞计数（CBC）。应根据骨髓抑制的体征和症状做进一步监测。急性活动性或慢性感染患者在感染控制前不宜开始治疗。不建议罹患重度免疫缺陷、骨髓疾病或重度非控制感染的患者使用特立氟胺片。当使用一些免疫抑制性药物时，会增加罹患恶性疾病，尤其是淋巴增生性疾病的风险。⑤超敏反应和严重皮肤反应：特立氟胺片可引起全身性过敏反应和重度过敏反应。体征和症状包括呼吸困难、荨麻疹和血管性水肿。应告知患者全身性过敏反应和血管性水肿的体征和症状以及可能是严重皮肤反应信号的体征和症状。告知患者与其他器官系统受累（例如皮疹、淋巴结病或肝功能异常）有关的发烧可能与药物有关。⑥周围神经病变：年龄超过 60 岁、伴随使用神经毒性药物以及罹患糖尿病都会增加周围神经病变的风险。如果服用特立氟胺片的患者出现周围神经病变症状，例如双侧麻木或手、脚麻木或刺痛感，应考虑停用特立氟胺片并采用加速消除程序。⑦血压升高：在开始接受特立氟胺片治疗前检查血压，此后定期检查。接受特立氟胺片治疗期间应妥善处理血压升高情况。⑧对呼吸系统的影响：接受来氟米特治疗期间，曾有间质性肺病和间质性肺病恶化的报道。间质性肺病可能会致死，治疗过程中可能在任何时间出现急性间质性肺病，并且临床表现不尽相同。新发肺部症状或恶化症状，例如咳嗽、呼吸困难，伴有或不伴有相关发热，都可能作为终止药物治疗的考量之一，并需酌情做进一步检查。如果必须停药，应考虑开始加速消除程序。⑨与免疫抑制或免疫调节疗法的伴随用药：尚未对与抗肿瘤药或免疫抑制疗法联用治疗多发性硬化症进行评估。

【制剂规格】片剂：每片 7mg；14mg。

第 3 节　免疫增强药

乌苯美司 [药典（二）]

Ubenimex

【药理作用】本品能竞争性抑制氨肽酶 B 及亮氨酸肽酶，增强 T 细胞的功能，使其 DNA 合成增加，使 NK 细胞的杀伤活力增强，且可使脑脊液合成增加而刺激骨髓细胞的再生及分化。

【适应证】①用于癌症放疗、化疗的辅助治疗。②用于白血病、多发性骨髓瘤、骨髓增生异常综合征、造血干细胞移植及其他实体瘤。③用于老年性免疫功能缺陷。

【用法用量】口服：每日 30～100mg，1 次或分 2 次。或每周服用 2～3 次，10 个月为 1 疗程。

【不良反应】偶有皮疹、腹泻、头痛、水肿及肝功能受损。

【禁忌证】尚不明确。

【注意事项】剂量超过每日 200mg 可导致 T 细胞减少。

【制剂规格】片剂：每片 10mg。胶囊剂：每粒 10mg；30mg。

胸腺法新 [药典（二）；医保（乙）]

Thymalfasin

【药理作用】本品治疗慢性乙型肝炎或在增进免疫系统反应性方面的作用机制尚未完全查明。多项体外试验显示：本品促使致有丝分裂原激活后的外周血淋巴细胞的 T 细胞成熟作用，增加 T 细胞在各种抗原或致有丝分裂原激活后产生各种淋巴因子，如α、γ干扰素，白介素 2 和白介素 3 的分泌和增加 T 细胞上的淋巴因子受体的水平。它同时通过对 CD4 细胞（辅助者/诱导者）的激活作用来增强异体和自体的人类混合的淋巴细胞反应。

【适应证】①慢性乙型肝炎：治疗 18 岁或以上的慢性乙型肝炎患者。临床试验提示，当本品与α干扰素联用时，可能比单用本品或单用干扰素增加应答率。②作为免疫损害病患者的疫苗增强剂：免疫系统功能受到抑制者，包括接受慢性血液透析和老年病患者，增强患者对病毒性疫苗，例如流感疫苗或乙肝疫苗的免疫应答。

【用法用量】本品不应作肌内注射或静脉注射。应使用随盒的注射用水溶解后马上皮下注射。①用于治疗慢性乙型肝炎：推荐量每次 1.6mg 皮下注射，每周 2 次，两剂量大约相隔 3～4 日。治疗应连续 6 个月（52 针），期间不可中断。假如本品与α干扰素联合使用，应参考α干扰素处方资料内的剂量和注意事项。在联合应用的临床试验上，当两药物在同一天使用时，本品一般是早上给药而干扰素是在晚上给药。②作为免疫损害病者的疫苗增强剂：作为病毒性疫苗增强剂使用，推荐剂量每次 1.6mg 皮下注射，每周 2 次，每次相隔 3～4 天。疗程应持续 4 周（共 8 针），第一针应在接种疫苗后马上给予。

【不良反应】①主要是注射部位疼痛。极少情况下有红肿，短暂性肌肉萎缩，多关节痛伴有水肿和皮疹。②慢性乙肝患者接受本品治疗时，可能 ALT 水平有一过性上升到基础值的两倍（ALT 波动）以上，当 ALT 波动发生时本品通常应继续使用，除非有肝衰竭的症状和预兆出现。

【禁忌证】①禁用于对胸腺法新或注射液内任何成分有过敏史者。②因为本品治疗是通过增强患者的免疫系统，因此在那些故意作免疫抑制的患者例如器官移植者是禁用的，除非治疗带来的好处明显地优于危险。

【注意事项】本品与其他药物的相互作用尚未充分评估。当本品与其他免疫调节药物同时供药时应告诫，本品不应与任何其他药物混合后作注射用。

【制剂规格】注射剂：每支 1.6mg。

胸腺五肽[药典（二）]

Thymopentin

【药理作用】为免疫调节药物，具有诱导 T 细胞分化、促进 T 淋巴细胞亚群发育、成熟并活化的功能，并能调节 T 淋巴细胞亚群的比例，使其趋于正常。在机体中，胸腺五肽通过提高 cAMP 水平，促进 T 细胞分化，并与 T 细胞特异受体结合，使细胞内 GMP 水平提高，从而诱发一系列胞内反应，起到调节机体免疫功能的作用。

【适应证】适用于：①恶性肿瘤患者因放疗、化疗所致的免疫功能低下。②国内、外文献资料中有胸腺五肽用于下列情况者，但国内尚无 1mg 以上剂量用药安全性和有效性的资料：用于 18 岁以上的慢性乙型肝炎患者。因 18 岁以后胸腺开始萎缩，细胞免疫功能减退。各种原发性或继发性 T 细胞缺陷病。某些自身免疫性疾病（如类风湿性关节炎、系统性红斑狼疮等）。各种细胞免疫功能低下的疾病。肿瘤的辅助治疗。

【用法用量】肌内注射或皮下注射。本品每天可以用至 50mg 的剂量。使用本品请遵医嘱。国内尚无此大剂量使用本品的安全性和有效性资料。

【不良反应】个别可见恶心、发热、头晕、胸闷、无力等不良反应，少数患者偶有嗜睡感。慢性乙型肝炎患者使用时可能 ALT 水平短暂上升，如无肝衰竭预兆出现，仍可继续使用本品。

【禁忌证】对本品成分有过敏反应者或器官移植者禁用。

【注意事项】本品通过增强患者的免疫功能而发挥治疗作用，故而对正在接受免疫抑制治疗的患者（例如器官移植受者）不应使用本品，除非治疗带来的裨益明显大于危险性。治疗期间应定期检查肝功能。18 岁以下患者慎用。

【制剂规格】注射剂：每支 1ml:1mg；1mg:10mg。

重组人干扰素[药典（二）；基；医保（乙）]

Recombinant Human Interferon(rhIFN)

【药理作用】干扰素具有抗病毒、抗肿瘤活性和免疫调节作用。它与细胞膜表面的特异性干扰素受体结合后，可启动一系列细胞内反应，如：诱导外周血中单核细胞的2'5'-寡核苷酸合成酶，抑制细胞增殖，阻止受病毒感染细胞中病毒的复制及保护未感染的细胞免遭病毒的攻击，此种免疫调节活性亦可增强 NK 细胞和巨噬细胞等的吞噬功能，同时增强细胞毒 T 淋巴细胞对靶细胞的杀伤作用等。最近发现干扰素的抗肿瘤作用还与其抑制血管内皮细胞增殖，抑制肿瘤内新生血管的生成有关。干扰素α和干扰素β具有共同的受体，因此两者无协同作用；而干扰素γ的受体与干扰素α或干扰素β的受体均不同，故干扰素γ与干扰素α或干扰素β均有协同作用。

【适应证】可用于肿瘤、病毒感染及慢性活动性乙型肝炎等。

【用法用量】各种不同干扰素制剂的用法不同。（1）重组人干扰素α-2a：皮下或肌内给药：①慢性活动性乙型肝炎：每次 500 万 U，一周 3 次，共用 6 个月。②急、慢性丙型肝炎：起始剂量为一次 300 万～500 万 U，一周 3 次，持续 3 个月；对血清 ALT 正常的患者给予维持治疗：一次 300 万 U，一周 3 次，持续 3 个月；ALT 异常者停止治疗。③多发性骨髓瘤：起始剂量为一次 300 万 U，一周 3 次，可根据患者的耐受性，逐周增加至最大耐受剂量（900 万～1800 万 U）。

（2）重组人干扰素α-2b：①慢性乙型、丙型肝炎：皮下注射，一次 300 万～500 万单位（3～5MIU），每日或隔日 1 次，3～6 个月为一个疗程。②慢性丁型肝炎：皮下注射，一次 300 万 U，一周 3 次，至少使用 3～4 个月。③毛细胞性白血病或喉乳头状瘤：皮下注射，一次 300 万 U，一周 3 次（隔日 1 次）。

（3）重组人干扰素α-1b：皮下或肌内注射给药，一次 30～50μg，隔日或每日 1 次，疗程 4～6 个月或视病情而定。

（4）重组人干扰素β：①多发性硬化疾病：皮下注射，每次 44μg（1200 万 U，12MIU），每周 3 次。②生殖器疱疹、带状疱疹：肌内注射，一次 200 万 U，每日 1 次，连续 10 日。③扁平和尖锐湿疣：皮下或病灶局部注射，每日 100 万～300 万 U，连用 5 日为一疗程，每次 1～3 个疗程，或肌内注射，每日 200 万 U，连续 10 日。④慢性乙型肝炎：肌内注射，一次 500 万 U，每周 3 次，连续 6 个月。⑤慢性丙型及戊型肝炎：前 2 个月每次 600 万 U，每周 3 次；后改为每次 300 万 U，每周 3 次，连用 3～6 个月。

（5）重组人干扰素γ：①类风湿关节炎：皮下注射，初始剂量为一次 50 万 U，每日 1 次，连续 3～4 日，如无明显不良反应，将剂量增至每日 100 万 U；第 2 个月改为一次 150 万 200 万 U，隔日 1 次，总疗程为 3 个月。②肝纤维化：皮下注射，前 3 个月，一次 50 万 U，一日 1 次，后 6 个月，一次100万U，隔日1次。

【不良反应】①常见的不良反应有发热、疲乏、食欲下降、恶心、呕吐、头晕、流感样症状等。②偶有嗜睡和精神错乱、呼吸困难、肝功能降低、白细胞减少及过敏反应等。③其中干扰素α-2a较干扰素α-2b发生率稍低，皮下注射较肌内注射的发生率相对低。

【禁忌证】严重心、肝、肾功能不全，骨髓抑制者禁用。

【注意事项】妊娠期及哺乳期妇女慎用。

【制剂规格】重组人干扰素α-2a：注射剂：每支100万U；300万U；450万U；500万U；600万U；900万U；1800万U。

重组人干扰素α-2b：①注射用粉针剂：每支100万U；300万U；500万U；1000万U；1800万U（18MIU）；3000万U（30MIU）。②注射液（多剂量笔）：180万U/1ml；180万U/2ml。

重组人干扰素α-1b：注射剂：每支10μg（100万U）；20μg（200万U）；30μg（300万U）；50μg（500万U）。

重组人干扰素β：①注射用冻干粉剂：每安瓿11μg（2ml）（300万U，即3MIU）。②注射液（预装式注射器）：每支22μg（0.5ml）（600万U，即6MIU）；44μg（0.5ml）（1200万U，即12MIU）。

重组人干扰素γ：注射剂：每支50万IU；100万U；200万U。

第 11 章　抗肿瘤药

白消安[药典（二）；基；医保（甲、乙）]

Busulfan

【药理作用】为双甲基磺酸酯类的双功能烷化剂，为细胞周期非特异性药物。进入人体内磺酸酯基团的环状结构打开，通过与细胞的 DNA 内鸟嘌呤起烷化作用而破坏 DNA 的结构与功能。

【适应证】①主要适用于慢性粒细胞白血病（但对费城 1 号染色体阴性患者效果不佳）。②用于原发性血小板增多症、真性红细胞增多症、骨髓纤维化等慢性骨髓增殖性疾病。③联合环磷酰胺，作为慢性粒细胞白血病同种异体的造血干细胞移植前的预处理。

【用法用量】口服。①慢性粒细胞白血病：成人：一日 2～8mg，分 3 次服。维持量，一次 0.5～2mg，一日 1 次。小儿每日 0.05mg/kg。儿童：《中国国家处方集 化学药品与生物制品卷 儿童版》推荐：慢性粒细胞性白血病一日 2～4mg/m^2，如白细胞数下降至 20×10^9/L，则需酌情减量或停药。维持剂量调整在维持白细胞计数在 10×10^9/L 左右。②真性红细胞增多症、原发性血小板增多症：诱导剂量为一日 4～6mg，维持剂量一般为诱导剂量的一半，确切剂量应个体化，如有必要需要延长治疗。③造血干细胞移植前预处理：中心静脉导管给药，每次 0.8mg/kg，6 小时 1 次，连用 4 日。在骨髓移植 3 日前，本品第 16 次剂量给予后 6 小时，给予环磷酰胺，一次 60mg/kg，滴注 1 小时，一日 1 次，连用 2 日。

【不良反应】①消化系统：常见恶心、呕吐、食欲减退、口腔黏膜炎、腹泻、腹胀、消化不良、口干、直肠功能紊乱。②血液系统：常见骨髓抑制，白细胞、血小板减少。③呼吸系统：常见鼻炎、鼻出血、咳嗽、呼吸困难，少见肺纤维化。④神经系统：常见头痛、头昏、失眠、眩晕、焦虑、抑郁，高剂量给药后有患者出现癫痫发作的报道（发生率不明）。⑤肝胆系统：常见转氨酶升高、高胆红素血症，偶见有肝静脉闭塞的报道（发生率不明）。⑥心血管系统：常见心动过速、高血压、血栓形成、血管扩张、结节性多动脉炎，另有心内膜纤维化的报道（发生率不明）。⑦泌尿生殖系统：少见男子乳腺发育、睾丸萎缩、血及尿中尿酸增高、妇女无月经，可能致畸胎。⑧皮肤常见皮疹、瘙痒，少见脱发、皮肤色素沉着、多形红斑。⑨其他：常见低镁血症、高血糖、低钾血症、低钙血症、过敏反应、发热、寒战、虚弱、疼痛、全身性水肿、注射部位炎症，少见肾上腺皮质功能低下、白内障。

【禁忌证】急性白血病、再生障碍性贫血或其他出血性疾病患者禁用。

【注意事项】①慢性粒细胞白血病急性病变时应停药。②本品应用中易发生惊厥，年长儿童推荐用苯妥英钠预防。③苯妥英使本品的清除率增加。④当硫鸟嘌呤联合本品用于治疗慢性髓性白血病时，出现了多例肝结节再生性增生，伴肝功能检测异常、门静脉高压和食管静脉曲张，单独使用本品没有出现上述情况。⑤使用高剂量本品作为干细胞移植前清髓治疗的患者，使用甲硝唑显著增加了本品的血浆浓度和相关毒性反应，包括肝功能测试升高，静脉闭塞性病变和黏膜炎。⑥使用本品和干扰素α的患者可出现严重血细胞减少。⑦由于本品是双功能团烷化剂，为强效的细胞毒性药物，其四碳烃链的相对末端连接有 2 个不稳定磺化甲烷基团。在水溶液中，本品水化并释放出磺化甲烷基团，由此产生活化的碳离子使 DNA 烷基化。本品大部分的细胞毒性作用是由 DNA 损伤引起的，可引起深度骨髓抑制。⑧药物过量：如果药物过量，停止服药，密切观察血液系统状态，一旦有医疗指征时，应开始积极支持治疗，有本品可以通过透析清除的报道，因此一旦过量可以考虑透析，由于本品通过与谷胱甘肽结合而代谢，过量时也可考虑给予谷胱甘肽。⑨对胎儿的影响：胎儿在子宫内及出生后生长迟缓。⑩肾上腺皮质功能不全者慎用。用药期间应严格检查血常规，并根据患者对药物的反应、骨髓抑制程度、个体差异而调整剂量。

【制剂规格】片剂：每片 0.5mg；2mg

苯达莫司汀[医保（乙）]

Bendamustine

【药理作用】为类嘌呤苯并咪唑环的双功能氮芥衍生物。氮芥及其衍生物可形成亲电的碱性基团，可与富电子的亲核基团形成共价键，造成 DNA 链间交联。这种双功能的共价联结可通过多种途径导致细胞死亡。本品对静止期和分裂期细胞均有活性，但其确切的作用机制尚不清楚。

【适应证】适用于在利妥昔单抗或含利妥昔单抗方案治疗过程中或治疗后病情进展的惰性 B 细胞非霍奇金淋巴瘤（NHL）。

【用法用量】静脉给药。推荐剂量为每 21 天 1 个治疗周期，每个周期的第 1 天及第 2 天给药，每次给药剂量为 $120mg/m^2$，静脉滴注 60～120 分钟，最长至 8 个周期。

【不良反应】在临床试验中，下列严重不良反应与本品相关：骨髓抑制、感染、输注反应和严重过敏反应、肿瘤溶解综合征、皮肤反应、肝毒性、其他恶性肿瘤、外渗性损伤。

【禁忌证】对本品有超敏反应史（例如严重过敏反应和过敏样反应）的患者禁用。

【注意事项】①本品是一种细胞毒性药物，在处理和配制溶液时须谨慎小心。建议戴上手套和护目镜，以免在药瓶破裂或其他意外溢漏时发生接触。如果在稀释前手套接触到本品，应脱去手套，并按照处置程序处理。如果皮肤接触到本品，请立即用肥皂和水彻底清洗皮肤。如果黏膜接触到本品，请用水彻底冲洗。②应告知患者，本品会导致恶心和（或）呕吐，患者应报道其恶心及呕吐症状，以便进行对症治疗；本品可能导致腹泻，患者出现腹泻时应向医生报道，以便进行对症治疗；应告知患者，本品会导致疲乏，一旦出现这种副作用，应避免驾驶任何交通工具或操作任何危险工具或机械。③骨髓抑制，本品会导致 98%的患者出现严重骨髓抑制（3～4 级）。出现治疗相关的骨髓抑制时，应密切监测白细胞、血小板、血红蛋白（Hb）以及嗜中性粒细胞计数。当发生骨髓抑制时，如果在下一个治疗周期的第一天血液学参数未能恢复达标，则可能须延迟给药。在开始下一个治疗周期之前，嗜中性粒细胞绝对计数应≥1×10^9/L，血小板计数应≥75×10^9/L。本品可能会导致白细胞计数、血小板计数以及红细胞计数降低，应密切监测这些指标。告知患者，一旦出现呼吸急促、显著疲乏、出血、发热以及其他感染症状，应立即报道。④感染，包括肺炎、败血症、感染性休克、肝炎和死亡。使用本品治疗后发生骨髓抑制的患者更易于发生感染。对于那些接受本品治疗后发生骨髓抑制的患者，如果出现感染的症状或体征，建议其就医。使用本品治疗的患者有感染复发的风险，这些感染包括（但不限于）乙型肝炎、巨细胞病毒、结核分枝杆菌和带状疱疹。在给药前，应针对感染和感染复发采取合适的措施（包括临床和实验室监测、预防和治疗）。⑤输注反应和严重过敏反应，发生输注反应较常见。症状包括发热、寒战、瘙痒和皮疹。罕见的情况下，可发生重度过敏反应以及类过敏反应，尤其在第 2 个治疗周期及随后治疗中更易出现。给药时需进行临床监测，出现重度反应时应停止用药。第一个治疗周期后应询问患者是否出现输注反应的症状。发生 3 级或 3 级以上过敏反应的患者应停药。对于此前曾发生 1 级或 2 级输注反应的患者，在随后治疗周期中为防止出现重度过敏反应可考虑采取以下措施，包括使用抗组织胺药物、解热药以及皮质激素。对于发生 3 级或 4 级输注反应的患者，应考虑停药。对于 3 级输注反应，如临床上合适，在考虑获益、风险和支持性护理措施后，可考虑停药。应告知患者使用本品治疗期间可能发生轻度皮疹或瘙痒。告知患者，一旦出现严重或恶化的皮疹或瘙痒，应立即报道。⑥肿瘤溶解综合征，临床试验过程中和上市后已有与本品治疗相关的肿瘤溶解综合征病例报道。通常在第一个治疗周期内发生，不进行干预时可导致急性肾衰竭及死亡。预防措施包括：保持适当的体液容量；严密监测血生化，尤其是血钾及血尿酸水平；在开始治疗时，使用别嘌呤醇。但是，当本品和别嘌呤醇合并给药时，有可能增加重度皮肤毒性的风险。⑦皮肤反应，临床试验和上市后安全性报道中有致死和严重皮肤反应事件发生，包括毒性皮肤反应（史-约综合征、毒性表皮坏死以及伴嗜酸性粒细胞增多症和全身症状的药物反应）、大疱型疹和皮疹。本品单药使用、联合其他抗癌药物或别嘌呤醇给药时均有发生。发生皮肤反应后，如果继续接受本品治疗时，反应可能进展，严重程度可能升高。对发生皮肤反应的患者进行密切监测。如果为重度或进展性反应，停止或中止本品治疗。如果发生皮疹或瘙痒，建议患者立即报道。⑧肝脏毒性，有与本品治疗相关的致死和严重肝损伤病例报道。苯达莫司汀治疗前和治疗期间应监测肝功能指标。告知患者发生肝功能异常和严重肝毒性的可能性。如果出现肝脏衰竭体征，包括黄疸、厌食、出血或青肿，建议患者立即联系医生。⑨其他恶性肿瘤，个别接受本品治疗的患者发生了癌前病变以及恶性疾病，其中包括骨髓增生异常综合征、骨髓增生异常、急性髓细胞白血病以及支气管癌。⑩外渗性损伤，在上市后监测中有本品外渗的报道，导致患者因为红斑、明显肿胀和疼痛而住院治疗。在进行本品滴注前，应确保静脉滴注通路良好，并在使用本品后，监测静脉滴注部位是否出现发红、肿胀、疼痛、感染和坏死。本品用于妊娠期妇女时可能对胎儿产生危害。小鼠及大鼠在器官发育期间单次腹腔内给予苯达莫司汀可导致胚胎吸收增加，骨骼及内脏畸形以及胎儿体重降低。

【制剂规格】注射剂：每支 25mg。

苯丁酸氮芥[药典（二）；医保（乙）]

Chlorambucil

【药理作用】本品属氮芥类衍生物，具有双功能烷化剂作用，可形成不稳定的乙撑亚胺而发挥其细胞毒作用，与 DNA 链发生交联而影响其功能，也可干扰 RNA 的功能。在常规剂量下，其毒性较其他任何氮芥类药物小。对增殖状态的细胞敏感，特别对 G_1 期与 M 期的作用最强，属细胞周期非特异性药物。对淋巴细胞有一定的选择性控制作用。耐药主要由于谷胱甘肽 S 转移酶活性增加。苯丁酸氮芥进入体内后丙酸侧链在β位氧化成苯乙酸氮芥。虽然苯乙酸氮芥的抗肿瘤作用低于苯丁酸氮芥，但脱氯乙基作用缓慢，所以作用时间较长。

【适应证】主要用于慢性淋巴细胞白血病、卵巢癌和低度恶性非霍奇金淋巴瘤。

【用法用量】口服：每日 0.1～0.2mg/kg（或 4～8mg/m^2），一日 1 次，连服 3～6 周，疗程总量 300～500mg。也可 10～15mg/（m^2·d），每 2 周 1 次。

【不良反应】①血液系统：常见骨髓抑制、白细胞减少症，嗜中性粒细胞减少症，血小板减少症、贫血；罕见不可逆性骨髓衰竭、白血病、继发其他肿瘤。②免疫系统：少见有血管神经性水肿和荨麻疹。③消化系统：少见胃肠道紊乱如食欲减退、恶心、呕吐、腹泻及口腔溃疡。④神经系统：少见发生运动紊乱包括战栗、抽搐、肌肉痉挛。肾病综合征的儿童用药后可发生癫痫，接受日常剂量或间歇高剂量的患者，有局灶性和（或）广泛性癫痫发作；罕见神经毒性。⑤生殖系统：长期应用本品可致精子缺乏或持久不育，月经紊乱或停经。⑥其他：少见的不良反应尚包括严重的肺间质纤维化、发烧、皮疹、脱发、外周神经病、无菌性膀胱炎、间质肺炎和白血病；临床报道(发生率不明)：偶有多形红斑、毒性表皮坏死、史–约综合征、易激动及有引起肝脏毒性和黄疸的报道。

【禁忌证】 对本品过敏者禁用。严重骨髓抑制者、感染者禁用。严重肝、肾功能损害者禁用。妊娠期及哺乳期妇女禁用。

【注意事项】 ①应避免接种活疫苗：苯丁酸氮芥的免疫抑制作用可降低疫苗的反应，而且还可能导致给予活体疫苗后出现全身感染。用本品化疗停止 3 月后方可接种活疫苗，这类疫苗包括：卡介苗（BCG，结核病）、麻疹疫苗、脊髓灰质炎疫苗、轮状病毒疫苗等，本品对免疫受损患者接种活疫苗有引发感染的潜在可能性。②苯丁唑酮可增强苯丁酸氮芥的毒性，合用时需减少苯丁酸氮芥的标准用量。③剂量过大可出现肝功能损害和黄疸。④用药期间应严格检查血常规。⑤毒性反应：本品能导致染色体损伤，动物和人体体内外基因毒性实验表明本品具有致畸作用，在大鼠试验中，本品可损害产生精子的能力并有可能导致睾丸萎缩，也可抑制卵巢功能，引起闭经，致癌性。⑥药物过量：不慎服用过量苯丁酸氮芥最主要的表现是可逆性的全血细胞减少，神经毒性表现为激越行为、共济失调以及反复癫痫大发作，应根据病情需要采用适当的支持性疗法和输血。本品不可透析。⑦有痛风病史、泌尿道结石者慎用。⑧骨髓抑制多属中等程度，主要表现为白细胞减少，对血小板影响较轻；但若大剂量或长期应用则可出现全血象下降、骨髓抑制较深沉，恢复缓慢。⑨长期或高剂量应用还可导致间质性肺炎及抽搐。⑩本品给药时间较长，疗效及毒性多在治疗 3 周以后出现，故应密切观察血常规变化，并注意蓄积毒性。

【制剂规格】 片剂：每片 2mg。

氮芥 [药典（二）；医保（甲）]

Chlormethine

【药理作用】 本品最重要的反应是与鸟嘌呤第 7 位氮共价结合，产生 DNA 的双链内的交叉联结或 DNA 的同链内不同碱基的交叉联结。G_1 期及 M 期细胞对氮芥的细胞毒作用最为敏感，由 G_1 期进入 S 期延迟。大剂量时对各周期的细胞和非增殖细胞均有杀伤作用。

【适应证】 ①注射剂用于恶性淋巴瘤，尤其是霍奇金病的治疗。②腔内用药对控制癌性胸腔、心包腔及腹腔积液有较好疗效。③搽剂外用治疗皮肤蕈样霉菌病。④酊剂用于治疗白癜风。

【用法用量】 ①静脉注射：每次 4～6mg/m²（或 0.1mg/kg），加 0.9%氯化钠注射液 10ml 由输液小壶或皮管中冲入，并用 0.9%氯化钠注射液或 5%葡萄糖注射液冲洗血管，每周 1 次，连用 2 次，休息 1～2 周重复。②腔内给药：每次 5～10mg，加 0.9%氯化钠注射液 20～40ml 稀释，在抽液后即时注入，每周 1 次，可根据需要重复。③局部皮肤涂抹：新配制每次 5mg，加 0.9%氯化钠注射液 50ml，每日 1～2 次，主要用于皮肤蕈样霉菌病。搽剂，取本品 1ml 用乙醇稀释成 200ml（含盐酸氮芥 0.05%），涂擦患处。酊剂，每日 2 次，用棉签或毛刷蘸取药液轻涂患处。

【不良反应】①骨髓抑制：主要表现为白细胞和血小板减少，严重时可导致全血细胞减少。②胃肠道反应：恶心、呕吐。③生殖功能影响：包括睾丸萎缩、精子减少、精子活动能力降低和不育，妇女可致月经紊乱、闭经。④其他反应还包括脱发、乏力、头晕、注射于血管外时可引起溃疡。⑤局部涂抹可产生迟发性皮肤过敏反应。

【禁忌证】①骨髓严重抑制者及其他不适合化疗者禁用。②对本品过敏者禁用。③孕期及哺乳期妇女禁用。

【注意事项】①老年、小儿剂量应恰当掌握。②肝、肾功能不全者慎用。

【制剂规格】注射剂：每支 5mg（1ml）；10mg（2ml）。搽剂：每瓶 100ml:10g；500ml:50g。酊剂：每瓶 50ml:25mg。

氟尿苷[药典（二）；医保（乙）]

Floxuridine

【药理作用】本品别称氟尿嘧啶脱氧核苷，为氟尿嘧啶的脱氧核苷衍生物，注射后在体内转化为活性型氟尿苷单磷酸盐，抑制脱氧胸苷酸合成酶，阻止脱氧尿苷酸甲基化转变为脱氧胸苷酸，从而阻断 DNA 的合成和抑制 RNA 的形成，致使肿瘤细胞死亡，具有肝毒性、生殖毒性和致畸作用。

【适应证】用于治疗乳腺癌、胃癌、结肠直肠癌、鼻咽癌。

【用法用量】口服：一天总量 0.8～1.2g（4～6 粒），分 3～4 次，并根据年龄、症状可适当增减，或遵医嘱；与其他抗肿瘤药物一起使用时，请遵医嘱。

【不良反应】在常用剂量下，本品耐受性好，但有时也可能出现以下不良反应：①消化系统：腹泻、恶心、呕吐、食欲缺乏，偶有口干、唇炎、腹痛、腹胀、便秘、胃炎、麻痹性肠梗阻，罕见胃肠道出血、胃溃疡、舌炎等。②血液：可出现白细胞减少、血红蛋白降低，偶尔出现血小板减少、贫血等症状。③肝脏：偶见 AST、ALT、ALP、BIL 等升高。④肾脏：偶见 BUN 上升、血尿、蛋白尿、尿频等症状。⑤精神神经系统：偶有出现倦怠感、头晕、头痛、思睡、耳鸣、脚步不稳、定向障碍、嗅觉倒错、口齿不清、味觉减弱等症状，尚有类似化合物（卡莫夫等）引起脑白质病的报道。⑥皮肤：偶有出现色素沉着、瘙痒感、毛发脱落，罕见指、趾甲异常和皮炎等。⑦循环系统：罕见胸部压迫感、心悸、心电图异常（ST 段升高）等症状。⑧过敏反应：偶有出现皮疹，罕见光过敏、湿疹、荨麻疹等过敏反应。⑨其他：有时出现发热、咽喉部不适感、眼睛

疲劳等症状

【禁忌证】对本品有过敏史的患者、妊娠期及哺乳期妇女、正在接受索立夫定治疗的患者禁用。

【注意事项】对以下患者慎重用药：①骨髓功能抑制的患者。②肝功能障碍的患者。③肾功能障碍的患者。④并发感染的患者。⑤心脏疾病或有心脏病既往史的患者。⑥水痘患者（有可能导致致命性的全身障碍）。⑦儿童。⑧消化道溃疡或出血的患者

【制剂规格】胶囊剂：每粒 0.2g。

环磷酰胺[药典（二）；基；医保（甲）]

Cyclophosphamide

【药理作用】为目前广泛应用的氮芥类烷化剂之一，是第一个广谱抗肿瘤药，对白血病和实体瘤都有效。本品在体外无活性，它主要通过肝 P450 酶水解成醛磷酰胺再运转到组织中形成磷酰胺氮芥而发挥作用。环磷酰胺可由脱氢酶转变为羧磷酰胺而失活，或以丙烯醛形式排出，导致泌尿道毒性。本品属于周期非特异性药，作用机制与氮芥相同，与 DNA 链发生交联，抑制 DNA 的合成，也可干扰 RNA 的功能。在临床上耐药的机制正在研究，很多学者认为与多药耐药基因和 P 糖蛋白相关。

【适应证】对恶性淋巴瘤、白血病、多发性骨髓瘤均有效，对乳腺癌、睾丸肿瘤、卵巢癌、肺癌、鼻咽癌、神经母细胞瘤、横纹肌瘤、骨肉瘤也有一定疗效。目前环磷酰胺多与其他抗癌药组成联合化疗应用于临床。本品也作为免疫抑制剂治疗非肿瘤疾病。

【用法用量】（1）成人：①静脉注射，联合用药一次 500mg/m^2，每周静脉注射 1 次，3～4 周为一疗程。②口服，每次 50～100mg，一日 2～3 次，一疗程总量 10～15g。连续服用，需视治疗反应及白细胞水平（应保持在 3.5×10^9/L 以上）调整用药。

（2）儿童：《中国国家处方集 化学药品与生物制品卷 儿童版》推荐：诱导治疗：静脉给药，一次 10～20mg/kg，或一日 100～300mg/m^2，加 0.9%氯化钠注射液 100ml 缓慢注射，连用 1～5 天，每 21～28 天重复。实体瘤：250～1800mg/m^2，一日 1 次，连用 1～4 天，每 21～28 天重复。

【不良反应】①消化系统：常见有恶心、呕吐、食欲异常、胃肠道反应、食欲不振、腹泻、腹部不适、腹痛、口腔溃疡、消化不良。②血液系统：常见白细胞减少、血小板减少、中性粒细胞减少。③免疫系统：少见皮疹、瘙痒、斑丘疹、多汗。④泌尿系统：少见尿急、尿频、膀胱出血、膀胱炎、血尿。⑤心血管系统：罕见心律失常。⑥神经系统：少见头痛、头晕；罕见精神障碍。⑦呼吸系统：少见有胸闷，其他少见乏力、发热、不适、腹部胀大、高热、寒战、疑似横纹肌溶解症；罕见脱发、牙痛、会阴溃疡、静脉炎。⑧肌肉骨骼：罕见骨痛、肌痛。⑨其他：临床个别报道的不良反应（发生率不明）还有急性胰腺炎、贫血、脱发、皮肤色素沉着、毛发减少、皮肤

黏膜症、毒性表皮坏死、肾毒性、出血性膀胱炎、心肌损伤、短暂性视力模糊、肺炎、肺纤维化、口腔炎、过量的抗利尿激素（ADH）分泌、继发性肿瘤、骨髓抑制（最低值 1～2 周，一般维持 7～10 天，3～5 周恢复）等，一般剂量对血小板影响不大。本品还可杀伤精子，但为可逆性。

【禁忌证】凡有骨髓抑制、感染、肝肾功能损害者禁用或慎用（国内外存在不同建议）。对本品过敏者禁用。妊娠期及哺乳期妇女禁用。

【注意事项】①本品的代谢产物对尿路有刺激性，应用时应鼓励患者多饮水，大剂量应用时应水化、利尿，同时给予尿路保护剂美司钠。近年研究显示，提高药物剂量强度，能明显增加疗效，当大剂量用药时，除应密切观察骨髓功能外，尤其要注意非血液学毒性如心肌炎、中毒性肝炎及肺纤维化等。当肝肾功能损害、骨髓转移或既往曾接受多程化放疗时，环磷酰胺的剂量应减少至治疗量的 1/2～1/3。由于本品需在肝内活化，因此腔内给药无直接作用。②常规剂量不产生心脏毒性，高剂量时可产生心肌坏死，大量给药时应注意膀胱炎。③对于有痛风病史、泌尿系统结石史者应慎用。④偶可发生肺纤维化。⑤肝功能不全者，一方面使其疗效降低，另一方面还增加了其毒性。⑥药物相互作用：与大剂量巴比妥类、皮质激素同用可影响环磷酰胺的代谢，同时应用可增加急性毒性；可增加血清尿酸水平，与抗痛风药（如别嘌醇、秋水仙碱、丙磺舒等）同用时，应调整抗痛风药的剂量；别嘌醇可增加环磷酰胺的骨髓毒性，如同用应密切观察其毒性作用；与蒽环类抗肿瘤药物多柔比星同用可增加心脏毒性，多柔比星总剂量不应超过 400mg/m^2；与可卡因类同用可抑制胆碱酯酶，延缓可卡因的代谢，延长可卡因的作用并增加风险；与骨骼肌松弛药同用可增强琥珀胆碱的神经肌肉阻滞作用，使呼吸暂停延长；应避免与来氟米特合用，联用可能增强来氟米特的毒性作用（如全血细胞减少症，粒细胞缺乏症或血小板减少症等）。

【制剂规格】注射剂：每瓶 100mg；200mg。片剂：每片 50mg。

卡莫司汀［药典（二）；医保（乙）］

Carmustine

【药理作用】为亚硝脲类烷化剂。现认为本品进入体内后，在生理条件下经过氢氧根离子的作用形成异氰酸盐和重氮氢氧化物。异氰酸盐使蛋白质氨甲酰化，重氮氢氧化物生成正碳离子使生物大分子烷化。异氰酸盐可抑制 DNA 聚合酶，抑制 DNA 修复和 RNA 合成。本品属周期非特异性药，与一般烷化剂无完全的交叉耐药。亚硝脲类药物的耐药与多药耐药基因关系不大。

【适应证】临床上主要用于脑瘤、恶性淋巴瘤及小细胞肺癌，对多发性骨髓瘤恶性黑色素瘤、头颈部癌和睾丸肿瘤也有效。

【用法用量】静脉滴注。①成人，一次

125mg（或 100mg/m²），一日 1 次，连用 2 天。使用时与 0.9%氯化钠注射液或 5%葡萄糖注射液 200ml 混合。②儿童：《中国国家处方集 化学药品与生物制品卷 儿童版》推荐：100mg/m²，一日 1 次，连用 2～3 日，或一次 200mg/m²，每 6～8 小时重复。溶入 5%葡萄糖注射液或 0.9%氯化钠注射液 150ml 中快速静脉滴注。

【不良反应】①血液系统：静脉注射后骨髓抑制见于 4～6 周，白细胞最低值见于 5～6 周，在 6～7 周恢复。多次给药，可延迟至 10～12 周恢复。一次静脉注射后，血小板最低值见于 4～5 周，在 6～7 周恢复。血小板下降较白细胞严重。②消化系统：恶心、呕吐、食欲减退、腹泻、呃逆。③呼吸系统：长期用药可致肺间质炎、肺纤维化、肺并发症。④生殖系统：有致畸可能。可抑制睾丸或卵子功能，引起闭经或精子缺乏。⑤其他：对肝、肾均有影响，肝脏损害可恢复，肾毒性可见氮质血症、功能不全、肾缩小；静脉注射部位可产生血栓性静脉炎。另有继发白血病的报道。大剂量可产生脑脊髓病。

【禁忌证】对本品过敏者禁用。严重骨髓抑制者，严重肝、肾功能损害者禁用。妊娠期及哺乳期妇女禁用。

【注意事项】①高剂量时可引起迟发的骨髓抑制和肾功能损伤。用药期间应定期检查血常规、肝、肾功能及肺功能。②西咪替丁会加重其白细胞和血小板下降程度。③药物过量：若出现严重骨髓抑制可输注成分血或使用粒细胞集落刺激因子。④快速注射可致局部灼痛及潮红。⑤下列情况慎用：骨髓抑制、感染、肝、肾功能异常、接受过放射治疗或抗癌药治疗的患者。⑥老年人肾功能不全，可影响排泄，也应慎用。⑦本品可抑制身体免疫机制，使疫苗接种不能激发身体抗体产生。化疗结束后三个月内不宜接种活疫苗。

【制剂规格】注射液：每支 125mg（2ml）。

洛莫司汀[药典（二）；医保（乙）]

Lomustine

【药理作用】本品作用原理与卡莫司汀相近，能口服，主要用于脑肿瘤及小细胞和非小细胞肺癌。

【适应证】临床主要用于脑瘤、恶性淋巴瘤、肺癌及恶性黑色素瘤。

【用法用量】口服。①成人：一次 120～140mg/m²，每 6～8 周口服 1 次。②儿童：《中国国家处方集 化学药品与生物制品卷 儿童版》推荐：一次 80～100mg/m²，每 6～8 周口服 1 次。

【不良反应】与卡莫司汀相同，主要是消化道反应及迟发的骨髓抑制。

【禁忌证】①严重骨髓抑制者，严重肝、肾功能损害者禁用。②对本品过敏者禁用。③妊娠期及哺乳期妇女禁用。

【注意事项】①对诊断的干扰：本品可引起肝功能一过性异常。②下列情况慎用：骨髓抑制、感染、肾功能不全、经过放射治疗或抗癌药治疗的患者或有白细胞低下史者。③用药期间应注意随访检查血常规及血小板、血尿素氮、血尿酸、肌酐清除率、血胆红素、ALT 等。④患者宜睡前与止吐药、安眠药共服，用药当天不能饮酒。⑤治疗前和治疗中应检查肺功能。

【制剂规格】胶囊剂：每粒 40mg；100mg。

美法仑 [医保（乙）]

Melphalan

【药理作用】与其他烷化剂相同，直接与 DNA 结合，导致细胞死亡。耐药机制为谷胱甘肽水平提高，药物转运缓慢，DNA 修复增强。抑制谷胱甘肽 S 转移酶可加强本品的抗肿瘤作用。口服吸收个体差异大。

【适应证】①多发性骨髓瘤、乳腺癌、卵巢癌、慢性淋巴细胞和粒细胞白血病、恶性淋巴瘤、骨软骨病等。②动脉灌注，治疗肢体恶性黑色素瘤、软组织肉瘤及骨肉瘤。

【用法用量】①口服：8～10mg/m^2，每日 1 次，共 4～6 日，间隔 6 周重复。②动脉灌注：一般每次 20～40mg，视情况而定。

【不良反应】有消化道反应和骨髓抑制。可能发生皮疹或超敏反应包括过敏。有报道心跳停搏可能与此有关。报道有溶血性贫血、脉管炎、肺纤维化、肝炎和黄疸等肝功能异常发生。

【禁忌证】严重贫血者、妊娠期妇女禁用。

【注意事项】根据肾功能及骨髓抑制程度增减剂量。本品与放疗合用时应严密观察骨髓抑制情况。

【制剂规格】片剂：每片 2mg。注射剂：每支 50mg。

塞替派 [药典（二）；医保（甲）]

Thiotepa

【药理作用】本品作用原理类似氮芥，活性烷化基团为在体内产生的乙烯亚氨基，为细胞周期非特异性药。实验研究证明对多种动物肿瘤均有明显的抑制作用，抑制 DNA 的合成。在组织培养中，可以抑制动物胚胎细胞、人体细胞及肿瘤细胞的有丝分裂。腹腔注射可使卵巢滤泡萎缩，并可影响睾丸功能。进一步发现本品对垂体 FSH 含量有影响。

【适应证】主要用于乳腺癌、卵巢癌、癌性体腔积液的腔内注射以及膀胱癌的局部灌注等，也可用于胃肠道肿瘤等。

【用法用量】①静脉或肌内注射（单一用药）：成人：一次 10mg（0.2mg/kg），一日 1 次，连续 5 天后改为每周 3 次，一疗程总量 300mg。儿童：根据体重每次 0.2～0.3mg/kg，一日 1 次。②胸腹腔或心包腔内注射：一次 10～30mg，每周 1～2 次。③膀胱腔内灌注：每次排空尿液后将导尿管插入膀胱内向腔内注入 50～100mg（溶于 50～100ml 氯化钠注射液中）。④动脉注射：每次 10～20mg，用法同静脉注射。⑤瘤内注射：开始按体重 0.6～0.8mg/kg 向瘤体内直接注射，以后维持治疗根据患者情况按体重 0.07～0.8mg/kg 注射，每 1～4 周重复。

【不良反应】①骨髓抑制是最常见的剂量限制毒性，多在用药后 1～6 周发生，停药后大多数可恢复。有些病例在疗程结束时开始下降，少数病例抑制时间较长。②可能有食欲减退、恶心及呕吐等胃肠反应。③少见过敏，个别有发热及皮疹。④有少量报道有出血性膀胱炎，注射部位疼痛，头痛、头晕，闭经及影响精子形成。

【禁忌证】对本品过敏者，有严重肝、肾功能损害，严重骨髓抑制者禁用。

【注意事项】①妊娠初期的 3 个月应避免使用此药，因其有致突变或致畸胎作用，可增加胎儿死亡及先天性畸形。②下列情况应慎用或减量使用：骨髓抑制、肝功能损害、感染、肾功能损害、肿瘤细胞浸润骨髓、有泌尿系结石或痛风病史。③用药期间每周都要定期检查外周血象，白细胞与血小板及肝、肾功能。停药后 3 周内应继续进行相应检查，以防出现持续的严重骨髓抑制。④肝、肾功能较差时，本品应用较低的剂量。⑤在白血病、淋巴瘤患者中为防止尿酸性肾病或高尿酸血症，可给予大量补液或别嘌呤醇。⑥尽量减少与其他烷化剂联合使用，或同时接受放射治疗。

【制剂规格】注射剂：每支 1ml:10mg。

司莫司汀 [药典（二）；基；医保（甲）]

Semustine

【药理作用】本品为亚硝基脲类烷化剂，对 Lewis 肺癌、小鼠自发乳腺癌、B_{16} 恶性黑色素瘤疗效优于卡莫司汀和洛莫司汀，而毒性则较低。治疗指数为这两药的 2～4 倍。本品为细胞周期非特异性药物，对处于 G_1/S 边界，或 S 早期的细胞最敏感，对 M 期和 G_1/S 期的细胞有较大的杀伤力。对 G_2 期也有抑制作用。本品进入体内后其分子从氨甲酰胺键处断裂为两部分，一为氯乙胺部分，将氯解离形成乙烯碳正离子，发挥烃化作用，使 DNA 链断裂，RNA 及蛋白质受到烃化，这与抗肿瘤作用有关；另一部分为氨甲酰基部分变为异氰酸酯，或再转化为氨甲酸，以发挥氨甲酰化作用，主要与蛋白质特别是其中的赖氨酸末端的氨基等反应，这主要与骨髓毒性作用有关，氨甲酰化还破坏一些酶蛋白使 DNA 被破坏后难以修复，这有助于抗癌作用。本品与其他烷化剂并无交叉耐药性。

【适应证】用于恶性黑色素瘤、恶性淋巴瘤、脑瘤及转移性脑肿瘤、肺癌、胃癌、肠癌、原发性肝癌等多种实体瘤的治疗。

【用法用量】口服。①成人：一次 100～200mg/m²，每 6～8 周给药 1 次；也可 36mg/m²，每周 1 次，6 周为 1 个疗程。合并其他药物时可给 75～150mg/m²，6 周给药 1 次；或 30mg/m²，每周 1 次，连给 6 周。②儿童：《中国国家处方集 化学药品与生物制品卷 儿童版》推荐：一次 80～100mg/m²，间隔 6～8 周。

【不良反应】①对骨髓、消化道及肝、肾有毒性。②口服后最早在 45 分钟可出现恶心、呕吐，迟者到 6 小时出现，通常在次日可消失。③如在服药前给予止呕剂，或将服药时间改在睡前，均可减轻消化道反应。④有免疫抑制及迟发性骨髓抑制，血小板减少低谷出现在服药后 4 周左右，白细胞减少的低谷出现在 5～6 周，持续 6～10 天。⑤其他如口腔炎、脱发、肝功能损伤均是轻度。⑥临床报道少有全身皮疹、倦怠、乏力、抑制睾丸与卵巢功能引起闭经及精子缺乏等不良反应。

【禁忌证】对本品过敏者禁用。严重骨髓抑制者，严重肝、肾功能损害者禁用。妊娠期及哺乳期妇女禁用。

【注意事项】①以本品组成联合化疗时，应避免合用有严重降低白细胞和血小板作用的抗癌药。②本品中等毒性剂量为：225mg/m²，用药期间应定期检查血常规、血尿素氮、尿酸、肌酐清除率、血胆红素、转氨酶的变化及肺功能。③骨髓抑制、感染、肝、肾功能不全者慎用。④老年人易有肾功能不全，可影响排泄，应慎用。⑤本品可抑制身体免疫机制，使疫苗接种不能激发身体抗体产生。用药结束后三个月内不宜接种活疫苗。

【制剂规格】 胶囊剂：每粒 10mg；50mg。

异环磷酰胺[药典（二）；基；医保（乙）]

Ifosfamide

【药理作用】为氮芥类烷化剂。在体外无抗癌活性，进入体内被肝脏或肿瘤内存在的磷酰胺酶或磷酸酶水解，变为活化作用型的磷酰胺氮芥而起作用，为细胞周期非特异性药物。本品作用机制类似于其他烷化剂，主要作用于 DNA 鸟氨酸 N_7 位置，即与 DNA 链发生不可逆的交联，干扰 DNA 的合成。

【适应证】适用于宫颈癌、乳腺癌、卵巢癌、睾丸癌、非小细胞肺癌、骨及软组织肉瘤、头颈部癌、食管癌、恶性淋巴瘤和肺癌等。

【用法用量】静脉给药。①单药治疗：每日 1.2～2.4g/m²，静脉滴注 30～120 分钟，连续 5 日为一疗程。②联合用药：每日 1.2～2.0g/m²，静脉滴注，连续 5 日为一疗程。每疗程应间隔 3～4 周。给药的同时及其后第 4、8、12 小时各静脉注射美司钠 1 次，一次剂量为本品的 20%，并需补充液体。

【不良反应】①消化系统：常见食欲减退、恶心及呕吐等（与剂量相关），一般停药 1～3 天即可消失；罕见一过性无症状肝、肾功能异常、心脏和肺毒性、伴有肝酶（比如 AST、ALT、γ－GT）和（或）胆红素升高的肝功能障碍。②神经系统：常见嗜睡、昏睡、定向力障碍及幻觉、晕眩、虚弱、健忘、抑郁、坐立不安、意识错乱、小脑症状、尿失禁和癫痫发作等脑病症状；少见焦虑不安、神情慌乱、幻觉和乏力等（与剂量有关），罕见晕厥、癫痫样发作甚至昏迷。③泌尿系统：少见出血性膀胱炎、血尿、肾毒性（剂量相关）、肾小管性肾功能不全，伴有高氨基酸尿、磷酸尿、酸性尿和蛋白尿，甚或范科尼综合征；罕见血尿、严重肾病（剂量累积）。④血液系统：少见骨髓抑制。⑤心血管系统：少见血压降低，罕见严重心衰。⑥生殖系统：罕见无精子症和（或）持续性少精子症。⑦呼吸系统：罕见慢性间质性肺纤维化和肺炎。⑧其他：常见脱发；少见增加继发性肿瘤或晚期并发症前兆的风险；罕见急性胰腺炎、发热、溃疡性角膜炎、皮炎和黏膜炎、过敏反应。⑨临床报道（发生率不明）有低钾血症、不可逆的卵巢功能紊乱导致闭经、女性性激素水平降低、少数成年和儿童患者用 I/M 治疗后发生范科尼综合征（先天性发育不良性贫血）、视觉损伤和头晕、注射部位可产生静脉炎、中毒性过敏性肺水肿。尿路毒性，限制剂量提高的主要毒性为泌尿道刺激易引起出血性膀胱炎，此系其活性代谢产物丙烯醛经肾脏排出的刺激所致。骨髓抑制也是剂量限制性毒性，白细胞和血小板下降常出现于给药后第 8～12 天。个别报道在高剂量可有肺炎和心脏毒性。剂量过高、肾功能不全和既往用过顺铂的患者可有神经毒性，常表现为昏睡、意识不清，常在治疗期内或停药后短期内出现，一般认为是异环磷酰胺去氯乙基后形成的氯乙醛引起。

【禁忌证】①对异环磷酰胺高度过敏者禁用。②严重感染者禁用。③严重骨髓抑制者禁用。④肾功能不全和（或）尿路梗阻者禁用。⑤膀胱炎者禁用。⑥妊娠期及哺乳期妇女禁用。

【注意事项】（1）应用时应同时给予尿路保护剂美司钠及适当水化。（2）肾毒性表现为血肌酐升高，高剂量时甚至可导致肾小管坏死；剂量为 1～2g/m^2 时多数患者可耐受，但在较大剂量时患者呕吐严重，且有神经毒性。（3）儿童长期应用本品可引起范科尼综合征。（4）应当小心监察可能会出现的中枢神经系统毒性反应。脑病症状一经出现，应该停止使用异环磷酰胺。即使患者在恢复正常后，也不应该再次使用本品。（5）因本品抑制免疫系统，所以有可能减弱患者对疫苗的反应，接种活性疫苗时会加剧疫苗引起的损害。（6）长期用药可产生免疫抑制、垂体功能低下、不育症和继发性肿瘤。（7）药物应用过量时，不良反应最常见的是骨髓抑制。主要表现为白细胞减少。骨髓抑制的持续时间及严重程度与药物过量的程度有关，需要经常监测血常规及患者的一般情况。（8）由于异环磷酸胺无特异的解毒剂，因而每次用药时要特别谨慎。意外用药过量或中毒时，可以进行血液透析。（9）药物相互作用：①避免与苯妥英钠或地西泮配伍使用（配伍禁忌）。②当与其他细胞生长抑制剂或放疗合用时其骨髓毒性会增加。③若同时用别嘌醇或氢氯噻嗪，则可引起更加严重的骨髓抑制。④本品可能加重放疗导致的皮肤反应，如患者曾经或同时接受具有肾毒性的药物如顺铂、氨基糖苷类、阿昔洛韦或两性霉素 B 等药物时，本品的肾毒性会加剧，继之骨髓毒性和神经（中枢神经）毒性也会加剧。⑤与华法林同时使用可能增强后者的抗凝血作用而导致出血的危险性增加。⑥作用于中枢神经系统的药物（如止吐药、镇静药、麻醉药或抗组胺药）应非常谨慎使用或在必要时停止使用，尤其在本品引发的脑病患者中。⑦与氯丙嗪、三碘甲状腺素及乙醛脱氢酶抑制剂（如双硫仑）合用可增强其效能及毒性。⑧如之前或同时使用苯巴比妥、苯妥英、水合氯醛有诱导肝微粒体酶的风险。⑨能加强氯化琥珀胆碱的肌松效能。另外，由于西柚中有某种物质可能影响异环磷酰胺的活化而减弱其治疗效果，因此患者须避免食用或饮用西柚和西柚汁。

【制剂规格】注射剂：每瓶 0.5g；1.0g；2.0g。

阿糖胞苷[药典（二）；基；医保（甲）]

Cytarabine

【药理作用】本品为抗嘧啶药物，在细胞内先经脱氧胞苷酶催化磷酸化，转变为有活性的阿糖胞苷酸（Ara－C），再转为二磷酸及三磷酸阿糖胞苷（Ara－CDP 及 Ara－CTP）而起作用。现认为本品主要通过与三磷酸脱氧胞苷竞争，而抑制 DNA 多聚酶，干扰核苷酸掺入 DNA，并能抑制核苷酸还原酶，阻止核苷酸转变为脱氧核苷酸。但对 RNA 和蛋白质的合成无显著作用。本品属于作用于 S 期的周期特异性药物，并对 G_1/S 及 S/G_2 转换期也有作用。

【适应证】适用于急性白血病的诱导缓解期及维持巩固期。对急性非淋巴细胞性白血病效果较好，对慢性粒细胞白血病的急变期，恶性淋巴瘤也有效。

【用法用量】（1）成人诱导缓解：①低剂量化疗：静脉滴注，一次 200mg/m^2，每日一次连用 5 天（120 小时），总剂量 1000mg/m^2，每 2 周重复一次，需要根据血常规反应作调整。②高剂量化疗，一次 2g/m^2，每 12 小时一次，输入时间大于 3 小时，第 1～6 天给药或者一次 3g/m^2 每 12 小时一次，输入时间大于 1 小时，第 1～6 天给药或者一次 3g/m^2，每 12 小时一次，输入时间大于 75 分钟，第 1～6 天给药。③联合化疗：一日 100mg/m^2，持续静脉注射，第 1～7 日给药。维持治疗对诱导方案作适当调整，疗程间歇时间诱导阶段延长。儿童诱导及维持治疗参照成人剂量计算，可根据儿童年龄、体重、体表面积等因素做相应调整。（2）脑膜白血病的鞘内应用：一次 5～75mg/m^2。一日 1 次，连续 4 日或每隔 4 日 1 次。最常用的给药方法是 30mg/m^2，4 日 1 次，直至脑脊液检查正常，然后再给予一个疗程治疗。

【不良反应】骨髓抑制、消化道反应常见，少数患者可有肝功能异常、发热、皮疹。

【禁忌证】过敏者禁用；妊娠期及哺乳期妇女禁用；严重肝、肾功能损害者禁用。

【注意事项】①本品仅可在对细胞毒性药物有经验的医生指导下应用。②接受本品治疗的患者，由于肿瘤细胞迅速崩解可继发高尿酸血症；应监测血清尿酸浓度。③应定时检查患者的肝、肾功能。④肝功能不良者应谨慎用药，并应减量。⑤既往应用过 L－门冬酰胺酶治疗的患者，在应用阿糖胞苷后有出现急性胰腺炎的报道。⑥对应用高剂量阿糖胞苷治疗的患者应观察神经毒性，因为剂量方案的改变需要尽量避免不可逆的神经病变。

【制剂规格】注射剂：每瓶 50mg；100mg。

氟尿嘧啶 [药典（二）；基；医保（甲，乙）]

Fluorouracil

【药理作用】本品在体内经酶转变为 5－氟尿嘧啶脱氧核苷酸，与胸腺嘧啶核苷酸合成酶的活性中心形成共价结合，使该酶的活性受到抑制，使胸腺嘧啶核苷酸生成减少，导致 DNA 的生物合成受阻；此外，它还可转变为三磷酸氟尿嘧啶核苷酸，以伪代谢物形式掺入 RNA 中，从而干扰 RNA 的正常生理功能，影响蛋白质的生物合成。本品的活性代谢物 5－氟尿嘧啶脱氧核苷酸及甲氧基四氢叶酸可与胸腺嘧啶核苷酸合成酶形成三联复合物，阻止胸腺嘧啶核苷酸合成酶的活性发挥，从而抑制 DNA 的合成。本品对增殖细胞有明显杀灭作用，对 S 期细胞特别明显，但它同时又可延缓 G_1 期细胞向 S 期移行，因而出现自限现象。

【适应证】①注射剂：主要用于治疗消化道肿瘤，或较大剂量氟尿嘧啶治疗绒毛膜上皮癌。亦常用于治疗乳腺癌、卵巢癌、肺癌、宫颈癌、膀胱癌及皮肤癌等。②片剂：为恶性葡萄胎、绒毛膜上皮癌的主要化疗药物。亦用于乳腺癌、消化道肿瘤（包括原发性和转移性肝癌和胰腺癌）、卵巢癌和原发性支气管肺癌的辅助化疗和姑息治疗。③软膏剂：用于皮肤癌，外阴白斑，以及乳腺癌的胸壁转移等。

【用法用量】①注射剂：本品作静脉注射或静脉滴注所用剂量相差甚大。单药静脉注射剂量一般为按体重一日 10～20mg/kg，连用 5～10 日，每疗程 5～7g（甚至 10g）。若为静脉滴注，通常按体表面积一日 300～500mg/m^2，连用 3～5 天，每次静脉滴注时间不得少于 6～8 小时；静脉滴注时可用输液泵连续给药维持 24 小时。用于原发性或转移性肝癌，多采用动脉插管注药。腹腔内注射按体表面积一次 500～600mg/m^2。每周 1 次，2～4 次为 1 疗程。②片剂：成人常用量，一日 0.15～0.3g，分 3～4 次服。疗程总量 10～15g。③软膏剂：外用，5%～10%软膏局部涂抹。

【不良反应】①恶心、食欲减退或呕吐。一般剂量多不严重。偶见口腔黏膜炎或溃疡，腹部不适或腹泻。周围血白细胞减少常见（大多在疗程开始后 2～3 周内达最低点，约在 3～4 周后恢复正常），血小板减少罕见。极少见咳嗽、气急或小脑共济失调等。②长期应用可导致神经系统毒性。③偶见用药后心肌缺血，可出现心绞痛和心电图的变化。

【禁忌证】①对本品有严重过敏者禁用。②妊娠期及哺乳期妇女禁用。③伴发水痘或带状疱疹时禁用。

【注意事项】（1）本品在动物实验中有致畸和致癌性，但在人类，其致突变、致畸和致癌性均明显低于氮芥类或其他细胞毒性药物，长期应用本品导致第二原发恶性肿瘤的危险性比氮芥等烷化剂为小。（2）除单用本品较小剂量作放射增敏剂外，一般不宜和放射治疗同用。（3）其他有下列情况者慎用本品：①肝功能明显异常。②周围血白细胞计数低于 3500/mm^3、血小板低于 5 万/mm^3 者。③感染、出血（包括皮下和胃肠道）或发热超过 38℃者。④明显胃肠道梗阻。⑤脱水或（和）酸碱、电解质平衡失调者。（4）用本品时不宜饮酒或同用阿司匹林类药物，以减少消化道出血的可能。（5）开始治疗前及疗程中应定期检查周围血象。

【制剂规格】注射剂：每支 125mg（5ml）；250mg（10ml）。片剂：每片 50mg。软膏剂：每支 4g:20mg；4g:100mg。

吉西他滨[药典（二）；基；医保（乙）]

Gemcitabine

【药理作用】本品为嘧啶类抗肿瘤药物，作用机制和阿糖胞苷相同，进入体内后由脱氧胞嘧啶激酶活化，由胞嘧啶核苷脱氨酶代谢，其主要代谢物在细胞内掺入 DNA，主要作用于 G_1/S 期。但不同的是双氟脱氧胞苷除了掺入 DNA 以外，还能抑制核苷酸还原酶，导致细胞内脱氧核苷三磷酸酯减少；和阿糖胞苷另一不同点是它能抑制脱氧胞嘧啶脱氨酶减少细胞内代谢物的降解，具有自我增效的作用。在临床上，本品和阿糖胞苷的抗瘤谱不同，对多种实体肿瘤有效。

【适应证】局部晚期或已转移的非小细胞肺癌和胰腺癌。

【用法用量】（1）成人非小细胞肺癌：①单药化疗：本品推荐剂量为 1000mg/m^2，静脉滴注 30 分钟。每周 1 次，治疗 3 周后休息 1 周。重复上述的 4 周治疗周期。②联合治疗：本品与顺铂联合治疗有两种治疗方案：3 周疗法和 4 周疗法。3 周疗法：本品的推荐剂量为 1250mg/m^2，静脉滴注 30 分钟。第 21 天治疗周期的第 1 天和第 8 天给药。4 周疗法：本品的推荐剂量为 1000mg/m^2，静脉滴注 30 分钟。每 28 天治疗周期的第 1 天、第 8 天和第 15 天给药。（2）晚期胰腺癌：本品推荐剂量为 1000mg/m^2，静脉滴注 30 分钟。每周 1 次，连续 7 周，随后休息 1 周。以后为每周 1 次，连续 3 周，随后休息一周。

【不良反应】①本品的剂量限制性毒性是骨髓抑制，对中性粒细胞的抑制和血小板均较常见。②常会引起轻到中度的消化系统不良反应，如便秘、腹泻、口腔炎等。③还可引起发热、皮疹和流感样症状。④少数患者可有蛋白尿、血尿，肝、肾功能异常和呼吸困难。

【禁忌证】①对本品或任何辅料高度过敏的患者。②本品与放射治疗同时联合应用（由于辐射敏化和发生严重肺及食管纤维样变性的危险）。③在严重肾功能不全的患者中联合应用本品与顺铂。

【注意事项】①剂量调整主要根据血液学毒性，肝功能作为参考。②老年患者由于肾功能储备较差，应适当降低剂量。③如果本品与放射治疗连续给予，为避免严重辐射敏化，本品化疗与放射治疗的间隔至少 4 周，如果患者情况允许可缩短间隔时间。

【制剂规格】注射剂：每瓶 200mg；1000mg。

甲氨蝶呤[药典（二）；基；医保（甲）]

Methotrexate

【药理作用】四氢叶酸是在体内合成嘌呤核苷酸和嘧啶脱氧核苷酸的重要辅酶，本品作为一种叶酸还原酶抑制剂，主要抑制二氢叶酸还原酶而使二氢叶酸不能还原成有生理活性的四氢叶酸，从而使嘌呤核苷酸和嘧啶核苷酸的生物合成过程中一碳基团的转移过程受阻，导致 DNA 的生物合成受到抑制。此外，本品也有对胸腺核苷酸合成酶的抑制作用，但抑制 RNA 与蛋白质合成的作用则较弱，本品主要作用于细胞周期的 S 期，属细胞周期特异性药物，对 G_1/S 期的细胞也有延缓作用，对 G_1 期细胞的作用较弱。

【适应证】对急性白血病、绒毛膜癌、骨肉瘤、乳腺癌、睾丸肿瘤都有效，是联合化疗方案中常用的周期特异性药物。

【用法用量】①白血病，每日 0.1mg/kg，一次口服，对于有颅内受侵的患者，可鞘内注射，每次 10～15mg，每 5～14 日 1 次，共 5～6 次。②绒毛膜癌，每次 10～30mg，口服或肌内注射，每日 1 次，连续 5 日；③实体瘤，10～20mg 静脉注射，每周 2 次，连续 6 周为 1 疗程。④骨肉瘤，采用大剂量 3～15g/m²，溶于 5%葡萄糖 500～1000ml 静脉滴注，4 小时滴完后 2～6 小时开始应用亚叶酸钙，剂量为 6～12mg 肌内注射或口服，每 6 小时 1 次，共 3 日，为保证药物能迅速从体内排出，应在前 1 日及给药后第 1、2 日补充电解质、水分及碳酸氢钠，使尿量每日在 3000ml 以上并保持碱性。

【不良反应】①骨髓抑制：白细胞减少、血小板减少、贫血、丙种球蛋白减少、多部位出血、败血症，这些副作用与剂量和使用时间有关。②皮肤系统：红斑、瘙痒、荨麻疹、光敏感、脱色、瘀斑、毛细血管扩张、痤疮和疖痈，同时采用紫外线照射后银屑病的皮损可能会加重，还可发生脱发，但通常可再生。③消化系统：牙龈炎、咽炎、胃炎、恶心、厌食、呕吐、腹泻、呕血、黑便、消化道溃疡和出血、肠炎，肝脏毒性可表现为急性肝萎缩和坏死、脂肪变性、门静脉纤维化或肝硬化。④泌尿系统：肾衰、氮质血症、膀胱炎、血尿、卵子或精子减少，短期精液减少、月经不调、不育、流产、胎儿先天缺陷和严重的肾病。⑤中枢神经系统：可发生头痛、眩晕、视觉模糊、失语症、轻度偏瘫和惊厥。⑥其他：肺炎、代谢改变、糖尿病加重、骨质疏松作用、组织细胞异常改变，甚至猝死。

【禁忌证】禁用于：①患银屑病的妊娠期及哺乳期妇女。②有严重肝功能不全的银屑病患者。③有严重肾功能不全的患者。④有酒精中毒或酒精性肝病的银屑病患者。⑤有明显的或实验室检查证实的免疫缺陷患者。⑥有骨髓抑制或已存在恶病质的银屑病患者，如骨髓发育不全、白细胞减少、血小板减少或贫血。⑦存在严重感染的银屑病患者。⑧已知对甲氨蝶呤或任何辅料过敏的患者。⑨有消化性溃疡病或溃疡性结肠炎的银屑病患者。⑩接受中枢神经系统放疗的患者不应同时接受甲氨蝶呤鞘内注射。

【注意事项】用药期间应严格检查血常规；肝、肾功能不全患者慎用；大剂量用药时注意补液、碱化尿液及四氢叶酸钙（CF）的应用。

【制剂规格】片剂：每片 2.5mg；5mg；10mg。注射剂：每瓶 5mg；10mg；25mg；50mg；100mg；1000mg。

卡莫氟 [药典（二）；医保（乙）]

Carmofur

【药理作用】本品为氟尿嘧啶（5－FU）的衍生物，口服吸收迅速，在体内缓慢释放出氟尿嘧啶，干扰或阻断 DNA、RNA 及蛋白质合成而发挥抗肿瘤作用。

【适应证】主要用于消化道癌（食管癌、胃癌、结肠癌、直肠癌），乳腺癌亦有效。

【用法用量】口服。成人，一次 200mg，每日 3～4 次；或按体表面积一日 $140mg/m^2$，分 3 次口服。联合化疗，一次 200mg，每日 3 次。

【不良反应】①常见的不良反应有肝、肾功能异常、恶心、呕吐、腹痛、腹泻。②偶见尿频、尿急、尿痛、白细胞及血小板减少、白质脑病、步行及意识障碍、锥体外系反应、胸痛、心电图异常、皮疹、发热、水肿。

【禁忌证】对本品过敏者，妊娠期及哺乳期妇女，严重肝、肾功能损害者禁用。

【注意事项】①用药期间出现下肢乏力、步行摇晃、说话不清、头晕麻木、站立不稳和健忘等症状时宜及时停药，以免演进为白质脑病。②慎用于营养状况差或有肝、肾病的患者，肝、肾功能不全者宜减量。

【制剂规格】片剂：每片 50mg；100mg。

卡培他滨 [药典（二）；基；医保（乙）]

Capecitabine

【药理作用】本品口服后经肠黏膜迅速吸收，然后在肝脏被羧基酯酶转化为无活性的中间体 5'－脱氧－5'－氟胞苷（5'－deoxy－5－fluorocytidine，5'－DFCR），以后经肝脏和肿瘤组织的胞苷脱氨酶的作用转化为 5'－脱氧－5－氟尿苷（5'－deoxy－5－fluorouridine，5'－DFUR），最后在肿瘤组织内经胸苷磷酸化酶催化为 5－FU 而起作用。

【适应证】主要用于晚期乳腺癌、大肠癌，可作为蒽环类和紫杉类治疗失败后的乳腺癌解救治疗。

【用法用量】口服：每日 $2500mg/m^2$，连用 2 周休息 1 周。每日总剂量分早晚两次于饭后半小时用水吞服；如病情恶化或产生不能耐受的毒性应停止治疗。

【不良反应】①可有腹泻，恶心，呕吐，胃炎。几乎在一半的患者中出现手足综合征，表现为：麻木，感觉迟钝，感觉异常，麻刺感，无痛感或疼痛感，皮肤肿胀或红斑，水疱或严重的疼痛。②皮炎或脱发。③常有疲乏、黏膜炎、发热、虚弱、嗜睡，还有头痛、味觉障碍、眩晕、失眠、中性粒细胞减少、贫血、脱水。

【禁忌证】①对本品过敏者禁用。②严重骨髓抑制者，严重肝、肾功能损害者禁用。③妊娠期及哺乳期妇女禁用。

【注意事项】二氢嘧啶脱氢酶缺乏可引起严重毒性反应。严重皮肤反应者应永久性停药。

【制剂规格】片剂：每片 0.15g；0.5g。

磷酸氟达拉滨[药典（二）；医保（乙）]

Fludarabine Phosphate

【药理作用】本品为抗病毒药阿糖腺苷的氟化核苷酸类似物，可相对地抵抗腺苷脱氨基酶的脱氨基作用，代谢产物可抑制 DNA 的合成，并减少蛋白的合成。

【适应证】用于 B 细胞性慢性淋巴细胞白血病（CLL）患者的治疗，特别是对常规治疗方案失效的患者有效。

【用法用量】①口服：推荐剂量是每平方米体表面积 40mg 的磷酸氟达拉滨，以水吞服，不应嚼服或把药片弄碎后服用。连用 5 天，每 28 天重复。②静脉给药：推荐剂量是每平方米体表面积 25mg 的磷酸氟达拉滨，每 28 天静脉给药连续 5 天。每个小瓶用 2ml 注射用水配制，每毫升配制溶液中含有 25mg 磷酸氟达拉滨。静脉注射：用 10ml 0.9%氯化钠注射液稀释。静脉滴注：用 100ml 0.9%氯化钠注射液稀释，输注时间 30 分钟。

【不良反应】①最常见的不良反应有骨髓抑制（白细胞减少、血小板减少和贫血），以及包括肺炎、咳嗽、发热、疲倦、虚弱、恶心、呕吐和腹泻在内的感染。②其他常见的报道事件包括寒战、水肿、不适、周围神经病变、视力障碍、食欲不振、黏膜炎、口腔炎和皮肤皮疹。③本品治疗的患者中出现过严重的机会性感染，已经有引起死亡的严重不良事件的报道。

【禁忌证】①禁用于对本品或其所含成分过敏的患者。②禁用于肌酐清除率小于 30ml/min 的肾功能不全患者和失代偿性溶血性贫血的患者。③妊娠期及哺乳期禁用。

【注意事项】①严密观察患者的神经系统不良反应的征象。②对于发生机会性感染风险最高的患者应考虑预防性治疗。③严密监测用药患者的血液系统和非血液系统毒性征象。④严密监测患者出现溶血的征象。⑤治疗期间或治疗后，应该避免接种活疫苗。⑥本品可能降低驾驶或机械操作能力。

【制剂规格】片剂：每片 10mg。注射剂：每支 50mg。

硫鸟嘌呤[药典（二）；医保（乙）]

Tioguanine

【药理作用】为抑制嘌呤合成途径的常用嘌呤代谢拮抗药物，是细胞周期特异性药物，对处于 S 期细胞最敏感，除能抑制细胞 DNA 的合成外，对 RNA 的合成亦有轻度抑制作用。

【适应证】①急性淋巴细胞白血病及急性非淋巴白血病的诱导缓解期及继续治疗期。②慢性粒细胞白血病的慢性期及急变期。

【用法用量】口服。①成人常用量：开始时每日 2mg/kg 或 100mg/m²，每日 1 次或分次服用，如 4 周后临床未改进，白细胞未见抑制，可慎将每日剂量增至 3mg/kg。维持量按每日 2～3mg/kg 或 100mg/m²，一次或分次口服。联合化疗每日 75～200mg/m²，一次或分次服，连用 5～7 日。②小儿常用量：每日 2.5mg/kg，每日 1 次或分次服用。

【不良反应】①常见不良反应有肝功能损害伴有黄疸、恶心、呕吐、食欲减退、高尿酸血症、尿酸性肾病、骨髓抑制、白细胞和血小板减少、闭经、精子缺乏。②临床报道的不良反应有严重肝损害、肝窦阻塞综合征。

【禁忌证】对本品过敏者，严重肝、肾功能损害者，妊娠期及哺乳期妇女禁用。

【注意事项】骨髓已有显著的抑制（血常规表现有白细胞减少或血小板显著降低），并出现相应严重的感染或明显的出血现象者，有肝、肾功能损害者、胆道疾病患者，有痛风病史、尿酸盐结石病史者，4～6 周内已接受过细胞毒药物或放射治疗者均应慎用。

【制剂规格】片剂：每片 25mg；50mg。

培美曲塞[基；医保（乙）]

Pemetrexed

【药理作用】为一种多靶点抗叶酸代谢的抗肿瘤药，它通过干扰细胞复制过程中叶酸依赖性代谢过程而发挥作用。体外试验显示，本品可以抑制胸苷酸合成酶、二氢叶酸还原酶、甘氨酸核糖核苷甲酰基转移酶等叶酸依赖性酶，这些酶参与胸腺嘧啶核苷和嘌呤核苷生物合成。

【适应证】用于恶性胸膜间皮瘤及非小细胞肺癌一线治疗。

【用法用量】仅可静脉滴注，与顺铂联用。推荐剂量为 500mg/m²，第 1 天，滴注超过 10 分钟，21 天为一个周期。顺铂推荐剂量为 75mg/m²，在本品滴注结束后 30 分钟开始滴注，时间超过 2 小时。

【不良反应】①主要为骨髓抑制，表现为中性粒细胞、血小板减少症和贫血。②还有发热、感染、口腔炎和咽炎、皮疹、脱皮等。

【禁忌证】①禁用于对本品或其处方中任何成分过敏的患者。②禁用于妊娠期及哺乳期妇女。③禁用于肌酐清除率＜45ml/min 的患者。

【注意事项】①接受本品治疗的患者应同时应用叶酸和维生素 B_{12}，可减少治疗相关的血液学毒性和胃肠道毒性。具体用量推荐，在开始用药前每日口服叶酸 400μg 一次，整个治疗期间均予补充；在第一次注射本品前肌内注射维生素 B_{12} 1000μg，以后每 3 周期给予一次维生素 B_{12} 1000μg。②本品主要经尿排出，应用本品前必须检查肾功能。

【制剂规格】注射剂：每支 0.1g；0.2g；0.5g（以培美曲塞计）。

巯嘌呤 [药典（二）；基；医保（甲）]

Mercaptopurine

【药理作用】为抑制嘌呤合成途径的细胞周期特异性药物，化学结构与次黄嘌呤相似，因而能竞争性地抑制次黄嘌呤的转变过程。本品进入体内，在细胞内必须由磷酸核糖转移酶转为 6-巯基嘌呤核糖核苷酸后方具有活性。

【适应证】适用于绒毛膜上皮癌、恶性葡萄胎、急性淋巴细胞白血病及急性非淋巴细胞白血病、慢性粒细胞白血病的急变期。

【用法用量】口服。①成人常用量：绒毛膜上皮癌，每日 6～6.5mg/kg，分 2 次口服，以 10 日为 1 个疗程，疗程间歇为 3～4 周。白血病，开始，每日 2.5mg/kg，一日 1 次或分次服用，一般于用药后 2～4 周显效，如用药 4 周后仍未见临床改进及白细胞数下降，可考虑在仔细观察下，加量至每日 5mg/kg；维持，每日 1.5～2.5mg/kg 或 50～100mg/m²，一日 1 次或分次口服。②小儿常用量：每日 1.5～2.5mg/kg 或 50mg/m²，一日 1 次或分次口服。③老年患者用药：由于老年患者对化疗药物的耐受性差，服用本品时，需加强支持疗法，并严密观察症状、体征及血常规等的动态改变。

【不良反应】①最常见的不良反应有骨髓抑制，可有白细胞及血小板减少。②少见恶心、呕吐、食欲减退、口腔炎、腹泻、高尿酸血症、间接性肺炎、肺纤维化。

【禁忌证】对本品过敏者，妊娠期及哺乳期妇女，严重肝、肾功能损害者禁用。

【注意事项】肝功能损害、胆道疾病患者、有痛风病史、尿酸盐肾结石病史者慎用。

【制剂规格】片剂：每片 25mg；50mg。

去氧氟尿苷 [药典（二）；医保（乙）]

Doxifluridine

【药理作用】为氟尿嘧啶类衍生物，由肿瘤组织中高活性的嘧啶核苷磷酸化酶转化成氟尿嘧啶（5-FU），发挥其选择性抗肿瘤作用。试验显示去氧氟尿苷的治疗指数高于 5-FU。

【适应证】用于治疗乳腺癌、胃癌、结肠直肠癌、鼻咽癌。

【用法用量】口服：一天总量 0.8～1.2g，分 3～4 次，并根据年龄、症状可适当增减。

【不良反应】①常见：腹泻、恶心、呕吐、食欲缺乏、白细胞减少、血红蛋白降低。②少见：色素沉着、瘙痒感、毛发脱落、指甲异常、皮炎、皮疹、口干、唇炎、腹痛、腹胀、便秘、胃炎、麻痹性肠梗阻、BUN 上升、血尿、蛋白尿、血小板减少、贫血、倦怠感、头晕、头痛、嗜睡、耳鸣、脚步不稳、定向障碍、口齿不清、发热、咽喉不适感、眼睛疲劳。

【禁忌证】对本品过敏者、妊娠期及哺乳期妇女、正在接受索立夫定治疗患者禁用。

【注意事项】骨髓功能抑制的患者、肝功能障碍、肾功能障碍的患者、并发感染的患者、心脏疾病或有心脏病既往史的患者、水痘患者、消化道溃疡或出血的患者、儿童慎用。

【制剂规格】片剂：每片 0.2g。分散片：每片 0.2g。胶囊剂：每粒 0.1g；0.2g。

替吉奥[医保（乙）]

Tegafur

【药理作用】为复方的氟尿嘧啶衍生物口服抗癌剂，它含有替加氟（FT）和以下两类调节剂：吉美嘧啶（CDHP）及奥替拉西钾（Oxo），它们含量的摩尔比为 1:0.4:1。其三种组分的作用如下：FT 是氟尿嘧啶（5-FU）的前体药物，具有优良的口服生物利用度，能在活体内转化为 5-FU。CDHP 能够抑制在二氢嘧啶脱氢酶作用下从 FT 释放出来的 5-FU 的分解代谢，有助于长时间血中和肿瘤组织中 5-FU 有效深度，从而取得与 5-FU 持续静脉滴注类似的疗效。Oxo 能够拮抗 5-FU 的磷酸化，口服给药之后，Oxo 在胃肠组织中具有很高的分布浓度，从而影响 5-FU 在胃肠道的分布，进而降低 5-FU 毒性的作用。替吉奥与 5-FU 相比具有以下优势：①能维持较高的血药浓度并提高抗癌活性。②明显减少药毒性。③给药方便。

【适应证】不能切除的局部晚期或转移胃癌。

【用法用量】口服。体表面积＜$1.25m^2$ 的患者，每次用 40mg，每日 2 次，早餐和晚餐后服用；28 天为一个周期，间隔 14 天再重复。体表面积≥$1.5m^2$ 和 $1.5m^2$ 之间的患者，每次 60mg，每日 2 次，早餐和晚餐后服用；28 天为一个周期，间隔 14 天再重复。如果患者在期间肝、肾功能正常，血液抽检正常，胃肠无不适，间隔时间可以缩短为 7 天。每次用量可一次调高到 50mg，60mg，75mg。不能与其他氟尿嘧啶类药物和抗真菌药物联用。

【不良反应】骨髓抑制，肝功能损伤，食欲减退，转氨酶升高，严重腹泻的发生率 0.4%，严重肠炎的发生率 0.2%，间质性肺炎的发生率 0.4%，严重口腔溃疡和出血的发生率 0.2%，可能发生急性肾衰竭、皮肤毒性、嗅觉缺失症。

【禁忌证】禁用于对本品成分有严重过敏史的患者，严重骨髓抑制患者（可能导致症状恶化），严重肾功能障碍患者，严重的肝功能障碍患者，正在使用其他氟尿嘧啶类抗肿瘤药（包括与这些药物的联合化疗）的患者，正在使用氟胞嘧啶的患者。

【注意事项】①停用本品后，至少间隔 7 天以上再给予其他氟尿嘧啶类抗肿瘤药或抗真菌药氟胞嘧啶。停用氟尿嘧啶类抗肿瘤药或真菌药氟胞嘧啶后，亦需间隔适当的时间再给予本品。②曾有报道，由于骨髓抑制引起严重感染（败血症），进而导致败血症性休克或弥散性血管内凝血甚至死亡，因此须注意感染、出血倾向等症状的出现或恶化，育龄期患者需要给药时，应考虑对性腺的影响。③曾有报道，不排除本品可导致间质性肺炎恶化甚至死亡，因此在使用本品时，须确认有无间质性肺炎。

【制剂规格】胶囊剂：每粒 20mg（含

替加氟 20mg、吉美嘧啶 7.25mg 与奥拉替西钾 24.5mg）。

替加氟 [药典（二）；医保（乙）]

Tegafur

【药理作用】本品在体内逐渐变为氟尿嘧啶而起作用。在体内能干扰、拮抗 DNA、RNA 及蛋白质的合成，但在体外并无这些作用。动物实验表明其毒性只有氟尿嘧啶的 1/4～1/7；化疗指数为氟尿嘧啶的 2 倍。慢性毒性实验中未见到严重的骨髓抑制，对免疫的影响亦较轻微。

【适应证】①消化系统癌症：对胃癌、结肠直肠癌、胰腺癌有一定疗效。②对乳腺癌和肝癌亦有效。

【用法用量】①口服：片剂和胶囊剂，成人每日 0.8～1.2g，分 3～4 次服用，总量 30～50g 为一疗程。小儿剂量一次按体重 4～6mg/kg，一日 4 次服用。②静脉滴注：单药成人一日剂量 0.8～1g，一日 1 次，总量 20～40g 为一疗程。③直肠用药：栓剂，一次 500mg，一日 1～2 次。

【不良反应】①骨髓抑制反应轻，有白细胞、血小板下降。②神经毒性反应有头痛、眩晕、共济失调、精神状态改变等。③少数患者恶心、呕吐、腹泻、肝、肾功能改变。④局部注射部位有静脉炎、肿胀和疼痛。偶见发热、皮肤瘙痒、色素沉着。

【禁忌证】①过敏者禁用。②妊娠期及哺乳期妇女禁用。③严重肝、肾功能损害者禁用。

【注意事项】①用药期间定期检查白细胞、血小板计数，若出现骨髓抑制，轻者对症处理，重者需减量，必要时停药。②轻度胃肠道反应可不必停药，给予对症处理，严重者需减量或停药，餐后服用可减轻胃肠道反应。③有肝、肾功能障碍的患者使用时应慎重，酌情减量。

【制剂规格】片剂：每片 50mg。胶囊剂：每粒 100mg；200mg。注射剂：每支 1.0g（20ml）。栓剂：每粒 0.5g。

表柔比星 [药典（二）；医保（乙）]

Epirubicin

【药理作用】本品的作用机制是直接嵌入 DNA 碱基对之间，干扰转录过程，阻止 mRNA 的形成，从而抑制 DNA 和 RNA 的合成。此外，本品对拓扑异构酶Ⅱ也有抑制作用。为细胞周期非特异性药物，对多种移植性肿瘤均有效。与多柔比星相比，疗效相等或略高。

【适应证】用于治疗白血病、恶性淋巴瘤、多发性骨髓瘤、乳腺癌、肺癌、软组织肉瘤、胃癌、肝癌、结肠直肠癌、卵巢癌等。

【用法用量】（1）静脉给药：①单独用药时，成人剂量为按体表面积一次 60～120mg/m^2。②辅助治疗腋下淋巴阳性的乳腺癌患者联合化疗时，推荐的起始剂量为 100～120mg/m^2 静脉注射，每个疗程的总起始剂量可以一次单独给药或者连续 2～3 天分次给药。根据患者血常规可间隔 21 天重复使用。③高剂量可用于治疗肺癌和乳腺癌。单独用药时，成人推荐起始剂量为按体表面积一次最高可达 135mg/m²，在每疗程的第 1 天一次给药或在每疗程的第 1、2、3 天分次给药，3～4 周 1 次。联合化疗时，推荐起始剂量按体表面积最高可 120mg/m²，在每疗程的第 1 天给药，3～4 周 1 次。根据患者血常规可间隔 21 天重复使用。（2）膀胱内给药：应用导管灌注并应在膀胱内保持一小时左右。在灌注期间，患者应时常变换体位，以保证膀胱黏膜能最大面积地接触药物。告知患者灌注前 12 小时不要饮用任何液体。治疗结束时排空尿液。浅表性膀胱癌，本品 50mg 溶于 25～50ml 0.9%氯化钠注射液中，每周 1 次，灌注 8 次。对于有局部毒性（化学性膀胱炎）的病例，可将每次剂量减少至 30mg，患者也可接受每次 50mg，每周 1 次，共 4 次，然后每月一次共 11 次。

【不良反应】①本品不良反应与多柔比星相似，但程度较低，尤其是心脏毒性和骨髓抑制毒性。②其他：脱发，男性有胡须生长受抑；黏膜炎，常见舌侧及舌下黏膜；胃肠功能紊乱，恶心、呕吐、腹泻；偶有发热、寒战、荨麻疹、色素沉着、关节疼痛。③注射处如有药液外溢，可导致红肿、局部疼痛、甚至蜂窝组织炎或坏死。肝、肾功能损害罕见，有慢性肝病或肝转移时可引起血清 ALT 升高甚或黄疸。

【禁忌证】①禁用于因用化疗或放疗而造成明显骨髓抑制的患者。②已用过大剂量蒽环类药物（如多柔比星或柔红霉素）的患者禁用。③心肌病、近期或既往有心脏受损病史的患者禁用。④重度肝功能受损的患者禁用。⑤禁用于尿路感染、膀胱炎症、血尿患者膀胱内灌注。

【注意事项】①定期查血常规、心电图、肝功能，如有异常及时处理。②既往放疗、化疗的患者、老年人、骨髓功能低下、心功能异常等应适当减量，或将每次剂量分次给药。③联合用药及肝、胆疾病患者亦应适当减量。用过多柔比星者，则本品的总量应控制在 800mg/m² 以下。

【制剂规格】注射剂：每支 10mg；50mg。

多柔比星[药典（二）；基；医保（甲）]

Doxorubicin

【药理作用】本品可穿透进入细胞，与染色体结合。实验显示本品的平面环插入碱基对之间从而与 DNA 结合形成复合物，严重干扰 DNA 合成、DNA 依赖性 RNA 合成和蛋白质合成。但通过该机制产生抗增生作用所需的本品浓度要多于临床治疗中肿瘤部位所能达到的药物浓度。近期的实验显示本品插入 DNA 引发拓扑异构酶Ⅱ裂解 DNA，从而破坏 DNA 的第三级结构。这一作用在临床治疗的药物浓度下即可见。本品还可参与氧化还原反应：一系列 NADPH 依赖性的细胞还原酶可将本品还原为半醌自由基，再与分子氧反应产生高反应活性的细胞毒化合物如过氧化物、羟自由基和过氧化氢，自由基形成与本品的心脏毒性作用有关。本品的更进一步作用部位可能在细胞膜：与细胞膜上的脂类结合影响各种不同的功能。本品的细胞毒作用或抗增生作用可以是上述任何一种机制的结果，也可能还有其他作用机制存在。

【适应证】广谱抗肿瘤抗生素，对急性白血病、淋巴瘤、乳腺癌、肺癌及多种其他实体肿瘤均有效。

【用法用量】静脉注射：一般主张间断给药，40～50mg/m²，每 3 周 1 次；也有人给予 20～30mg/m²，每周 1 次，连用 2 次静脉注射。目前认为总量不宜超过 450mg/m²，以免发生心脏毒性。

【不良反应】①骨髓抑制、脱发、消化道反应均较常见。②可引起心脏毒性，轻者表现为心电图室上性心动过速、室性期前收缩及 ST－T 改变，重者可出现心肌炎，而发生心力衰竭与所用总剂量有关，大多发生于总量超过 400mg/m² 的患者。③少数患者有发热、出血性红斑、肝功能异常与蛋白尿、甲床部位出现色素沉着、指甲松离，在原先放射处可出现皮肤发红或色素沉着。个别患者出现荨麻疹、过敏反应、结膜炎、流泪。此外本品还可增加放疗和一些抗癌药毒性。④白血病和恶性淋巴瘤患者应用本品时，特别是初次用本品者，可因瘤细胞大量破坏引起高尿酸血症，而致关节疼痛或肾功能损害。

【禁忌证】①周围血象中白细胞低于 3.5×10⁹/L 或血小板低于 50×10⁹/L 患者禁用。②明显感染或发热、恶病质、失水、电解质或酸碱平衡失调者禁用。③胃肠道梗阻、明显黄疸或肝功能损害患者禁用。④心肺功能失代偿患者、水痘或带状疱疹患者禁用。⑤曾用其他抗肿瘤药物或放射治疗已引起骨髓抑制的患者禁用。⑥严重心脏病患者禁用。⑦妊娠期及哺乳期妇女禁用。

【注意事项】①本品的肾排泄虽较少，但在用药后 1～2 日内可出现红色尿，一般都在 2 日后消失。肾功能不全者用本品后要警惕高尿酸血症的出现；痛风患者使用本品，别嘌醇用量要相应增加；少数患者用药后可引起黄疸或其他肝功能损害，有肝功能不全者，用量应予酌减。②用药前后要测定心脏功能、监测心电图、超声心动图、血清酶学和其他心肌功能试验；随访检查周围血象（每周至少 1 次）和肝功能试验；应经常查看有无口腔溃疡、腹泻以及黄疸等情况，应劝患者多饮水，以减少高尿酸血症的可能，必要时检查血清尿酸或肾功能。③过去曾用过足量柔红霉素、表柔比星及本品者不能再用。④本品可用于浆膜腔内给药和膀胱灌注，但不能用于鞘内注射。④在进行纵隔或胸腔放疗期间禁用本品，以往接受过纵隔放射治疗者，本品的每次用量和总剂量亦应酌减。⑤外渗后可引起局部组织坏死，需确定静脉通畅后才能给药。

【制剂规格】注射剂：每支 10mg；50mg。

放线菌素 D [药典（二）；医保（甲）]

Dactinomycin

【药理作用】本品主要作用于 RNA，

高浓度时同时影响 RNA 与 DNA 的合成。嵌合与 DNA 双链内与其鸟嘌呤基团结合。抑制 DNA 依赖的 RNA 聚合酶的活力，干扰细胞的转录过程，从而抑制 RNA 的合成。

【适应证】①对霍奇金病及神经母细胞瘤疗效突出，尤其是控制发热。②对无转移的绒毛膜癌初治时单用本品，治愈率达 90%～100%，与单用甲氨蝶呤的效果相似。③对睾丸癌有效，一般与其他药物联合使用。④与放疗联合治疗儿童肾母细胞瘤（Willms 瘤）可提高生存率，对尤因肉瘤和横纹肌肉瘤亦有效。

【用法用量】静脉注射：一般成人每日 300～400μg（6～8μg/kg），溶于 0.9% 氯化钠注射液 20～40ml 中，每日 1 次，10 日为一疗程，间歇期两周，一疗程总量 4～6mg。

【不良反应】①骨髓抑制：为剂量限制性毒性，可引起血小板及粒细胞减少，最低值见于给药后 10～21 天，尤以血小板下降为著。②胃肠道反应：多见于每次剂量超过 500μg 时，表现为恶心、呕吐、腹泻，少数有口腔溃疡，始于用药数小时后，有时严重，为急性剂量限制性毒性。③脱发：始于给药后 7～10 天，可逆。④少数出现胃炎、肠炎或皮肤红斑、脱屑、色素沉着、肝肾功能损害等，均可逆。⑤静脉注射时如药液漏至血管外，对软组织损害显著。

【禁忌证】有患水痘病史者禁用。

【注意事项】①当本品漏出血管外时，应即用 1%普鲁卡因局部封闭，或用 50～100mg 氢化可的松局部注射，及冷湿敷。②骨髓功能低下、有痛风病史、肝功能损害、感染、有尿酸盐性肾结石病史、近期接受过放疗或抗癌药物者慎用本品。③有出血倾向者慎用。

【制剂规格】注射剂：每支 0.2mg。

平阳霉素[药典（二）；基；医保（甲）]

Bleomycin A5

【药理作用】本品为从我国浙江平阳县土壤中的放线菌培养液中分离得到的抗肿瘤抗生素。经研究与国外的博来霉素成分相近。主要抑制胸腺嘧啶核苷掺入 DNA，与 DNA 结合使之破坏。另外它也能使 DNA 单链断裂，并释放出部分游离碱基，可能因此破坏 DNA 模板，阻止 DNA 复制。

【适应证】用于头颈部鳞癌、恶性淋巴瘤、乳腺癌、食管癌及鼻咽癌等，亦可用于其他处如肺、子宫颈及皮肤的鳞癌。

【用法用量】肌内、静脉或肿瘤内注射：每次 8mg，隔日 1 次，总量 240mg。

【不良反应】发热、胃肠道反应、皮肤反应（色素沉着、角化增厚、皮炎、皮疹等）、脱发，肢端麻痹和口腔炎症等，肺部症状（肺炎样病变或肺纤维化）出现率低于博来霉素。

【禁忌证】①对博来霉素类抗生素有过敏史的患者禁用。②有肺、肝、肾功能障碍的患者慎用。

【注意事项】①发热，给药后如患者出现发热现象，可给予退热药。对出现高热的患者，在以后的治疗中应减少剂量，缩短给药时间，并在给药前后给予解热药或抗过敏剂。②患者出现皮疹等过敏症状时应停止给药，停药后症状可自然消失。③患者如出现咳嗽、咳痰、呼吸困难等肺炎样症状，同时胸部 X 光片出现异常，应停止给药，并给予甾体激素和适当的抗生素。偶尔出现休克样症状，应立即停止给药，对症处理。

【制剂规格】注射剂：每支 4mg；8mg。

柔红霉素[药典（二）；基；医保（甲）]

Daunorubicin

【药理作用】本品作用与多柔比星相同，嵌入DNA，可抑制 RNA 和 DNA 的合成，对 RNA 的影响尤为明显，选择性地作用于嘌呤核苷。

【适应证】治疗急性粒细胞及急性淋巴细胞白血病。

【用法用量】静脉注射或静脉滴注：使用前每支加 10ml 0.9%氯化钠注射液溶解。静脉滴注用 0.9%氯化钠注射液 250ml 溶解后滴注，1 小时内滴完。成人一个疗程的用量为 0.4～1.0mg/kg，儿童用量为 1.0mg/kg，一日 1 次，共 3～5 次，连续或隔日给药。停药 1 周后重复。总给药量不超过 25mg/kg。

【不良反应】①骨髓抑制：较严重，故不应用药过久；如出现口腔溃疡（多在骨髓毒性之前出现）应立即停药。②心脏毒性：可引起心电图异常、心动过速、心律失常；严重者可有心力衰竭。总给药量超过 25mg/kg 时可致严重心肌损伤，静脉注射太快时也可出现心律失常。③胃肠道反应：溃疡性口腔炎，食欲不振、恶心、呕吐、腹痛等。④肝、肾损伤：AST、ALT、ALP 升高、黄疸、BUN 升高、蛋白尿。⑤局部反应：漏出血管外可导致局部组织坏死。⑥其他：脱发、倦怠、头痛、眩晕等精神症状，畏寒，呼吸困难，发烧、皮疹等过敏症状。

【禁忌证】①心脏病患者及有心脏病史的患者禁用。②对本品有严重过敏史患者禁用。③妊娠期及哺乳期妇女禁用。

【注意事项】①因有引起骨髓抑制，心脏毒性等严重不良反应的情况，应特别观察患者状况，定期进行临床检查（血液检查，肝、肾功能、心肌功能检查等）。如有异常，作减药、停药等处理。长期用药不良反应可增加，并有延迟性进行性心肌病变进展，故应慎用。未用过蒽环类抗癌药的患者，如本品用药总量超过 25mg/kg，发生心脏毒性的可能增加，应充分注意。②有感染、出血倾向或病情恶化，应慎用。③本品只能用于静脉注射或滴注。静脉注射时应注意部位和方法，尽可能慢，以防止引起血管疼痛，静脉炎和形成血栓；并防止药液漏出血管外，以免引起组织损坏和坏死。④与酸性或碱性药物配伍易失效。

【制剂规格】注射剂：每支 10mg；20mg。

丝裂霉素[药典（二）；医保（甲）]

Mitomycin

【药理作用】本品为细胞周期非特异

性药物，对肿瘤细胞的 G_1 期、特别是晚 G_1 期及早 S 期最敏感，在组织中经酶活化后，它的作用似双功能或三功能烷化剂，可与 DNA 发生交叉联结，抑制 DNA 合成，对 RNA 及蛋白质合成也有一定的抑制作用。

【适应证】主要适用于胃癌、肺癌、乳腺癌，也适用于肝癌、胰腺癌、结肠直肠癌、食管癌、卵巢癌及癌性腔内积液。

【用法用量】①静脉注射：每次 6～8mg，以 0.9%氯化钠注射液溶解后静脉注射，每周一次。也可每次 10～20mg，每 6～8 周重复治疗。②动脉注射：剂量同静脉注射。③腔内注射：每次 6～8mg。④联合化疗：FAM（氟尿嘧啶、多柔比星、丝裂霉素）主要用于胃肠道肿瘤。

【不良反应】①本品与其他烷化剂的毒性相似，主要为骨髓抑制、消化道反应。②对局部组织有较强的刺激性，若药液漏出血管外，可引起局部疼痛、坏死和溃疡。③少见的副作用有间质性肺炎、不可逆的肾功能衰竭等。④心脏：本品与多柔比星同时应用可增加心脏毒性，建议多柔比星总量限制在按体表面积 450mg/m² 以下。

【禁忌证】①水痘或带状疱疹患者禁用。②用药期间禁用活病毒疫苗接种和避免口服脊髓灰质炎疫苗。③妊娠期及哺乳期妇女禁用。

【注意事项】本品应在有经验的肿瘤化疗医师指导下使用。①用药期间应密切随访血常规及血小板、血尿素氮、肌酐。②在应用本品后数月仍应随访血常规及肾功能，特别是接受总量大于 60mg 的患者，易发生溶血性贫血。③长期应用抑制卵巢及睾丸功能，造成闭经和精子缺乏。④丝裂霉素一般经静脉给药，也可经动脉注射或腔内注射给药，但不可作肌内或皮下注射。⑤应避免注射于静脉外，如静脉注射时有烧灼感或刺痛，应立即停止注射。⑥由于本品有延迟性及累积性骨髓抑制，一般较大剂量应用时两疗程之间间隔应超过 6 周。⑦静脉注射时药液漏至血管外应立即停止注射，以 1%普鲁卡因注射液局封。

【制剂规格】注射剂：每支 2mg；4mg；8mg；10mg。

伊达比星[药典（二）、医保（乙）]

Idarubicin

【药理作用】为 DNA 嵌入剂，作用于拓扑异构酶Ⅱ，抑制核酸合成。蒽环结构 4 位的改变使该化合物具有高亲脂性，与多柔比星和柔红霉素相比提高了细胞对药物的摄入。与柔红霉素相比，本品具有更高的活性，静脉或经口给药对鼠白血病和淋巴瘤均有效。体外试验表明，与多柔比星和柔红霉素相比，人和鼠的蒽环类耐药细胞对本品显示出较低程度的交叉耐药性。动物心脏毒性试验提示本品比多柔比星和柔红霉素具有更高的治疗指数。其主要代谢产物伊达比星醇在体内和体外试验中均显示出抗肿瘤活性。在大鼠中，在相同剂量下伊达比星醇的心脏毒性低于伊达比星。

【适应证】用于成人急性非淋巴细胞

性白血病（ANLL）的一线治疗，以及复发或难治患者的诱导缓解治疗。作为二线治疗药物用于成人和儿童的急性淋巴细胞性白血病（ALL）。

【用法用量】静脉注射。滴注 0.9%氯化钠注射液确认静脉通路，将本品溶于注射用水，在 5～10 分钟内静脉注射。成人急性非淋巴细胞性白血病，与阿糖胞苷联合用药时的推荐剂量 12mg/m^2，连用 3 天。单独和联合用药的用法，推荐剂量 8mg/m^2，连用 5 天。急性淋巴细胞性白血病，单独用药，成人推荐剂量 12mg/m^2，连用 3 天。

【不良反应】①感染和侵染。极常见：感染。偶见：脓毒血症/败血症。②良性、恶性肿瘤（包括囊肿和息肉）。偶见：继发性白血病（急性髓细胞性白血病和骨髓增生异常综合征）。③血液和淋巴系统异常。极常见：贫血、白细胞减少、中性粒细胞减少、血小板减少。未知：全血细胞减少症。④免疫系统异常。极罕见：速发过敏反应。⑤内分泌异常。极常见：厌食。偶见：脱水。

【禁忌证】禁用于对本品或其辅料、其他蒽环类或蒽二酮类药物过敏；严重肝功能损害；严重肾功能损害；严重心肌病；近期发生过心肌梗死；严重心律失常；持续的骨髓抑制。

【注意事项】①本品必须在有使用细胞毒药物经验的医生指导下使用。②本品治疗开始前，患者应已从之前的细胞毒药物治疗的急性毒性反应（如口腔炎、中性粒细胞减少、血小板减少、全身性感染）中恢复。③有发生心脏毒性的风险。④会出现严重的骨髓抑制。⑤引起呕吐反应。

【制剂规格】注射剂：每支 5mg；10mg。

高三尖杉酯碱 [药典（二）；基；医保（甲，乙）]

Homoharringtonine

【药理作用】本品对 ^{3}H 标记的门冬酰胺掺入蛋白质有抑制作用，对 ^{3}H 标记的胸腺嘧啶核苷掺入 DNA 也有影响。本品还能诱导细胞分化，提高 cAMP 的含量，抑制糖蛋白合成。电子显微镜下可以看到染色质向核边缘集中、浓缩，形成染色体团块向核外膨出，发展成为核分离的“凋落小体”，最后核碎裂。用 ^{3}H 标记物的高三尖杉酯碱静脉注射给大鼠，15 分钟后放射性分布于肾、肝、骨髓、心、胃肠等。

【适应证】适用于各型急性非淋巴细胞白血病的诱导缓解期及继续治疗阶段，尤其对急性早幼粒细胞性白血病、急性单核细胞性白血病、急性粒细胞性白血病疗效更佳，对骨髓增生异常综合征（MDS）、慢性粒细胞性白血病及真性红细胞增多症等亦有一定疗效。

【用法用量】静脉滴注。①成人：每日 1～4mg，缓慢滴注，速度应控制在每小时 1mg，如血细胞无急骤下降，可连续滴注 40～60 日，或每日 1～4mg 静脉滴注，以 4～6 日为一疗程，间歇 1～2 周再重复用药。②小儿：每日按体重 0.08～0.1mg/kg，以 40～60 日为一疗程；或间歇给药，每日按体重 0.1～0.15mg/kg，以 5～10 日为一疗程，停药 1～2 周再重复用药。

【不良反应】①骨髓抑制：对骨髓各系列的造血细胞均有抑制作用。对粒细胞系列的抑制较重，红细胞系列次之，对巨核细胞系列的抑制较轻。②心脏毒性：较常见的心脏毒性有窦性心动过速、房性或室性期前收缩及心电图出现ST段变化及T波平坦等心肌缺血表现，极少数患者可出现奔马律，程度不一的房室传导阻滞及束支传导阻滞、心房颤动等。③低血压：文献报道当高三尖杉酯碱每次剂量＞$3.0mg/m^2$时，部分患者于给药后4小时左右会出现血压降低的现象。④消化系统：常见的症状为厌食、恶心、呕吐、少数患者可产生肝功能损害。

【禁忌证】严重及频发的心律失常及器质性心血管疾病患者禁用；对本品过敏者禁用。

【注意事项】①高白细胞血症的白血病，应用本品时由于大量白细胞破坏，血液及尿液的尿酸浓度可能增高，应充分水化，同时服用别嘌醇。②骨髓功能显著抑制或血常规呈严重粒细胞或血小板减少，肝、肾功能损害，有痛风或尿酸盐肾结石病史患者，对原有心律失常及各类器质性心血管疾病患者慎用。③用药期间密切监测血常规，肝、肾功能，心脏体征及心电图检查。

【制剂规格】注射剂：每支1mg（1ml）；2mg（2ml）。

依托泊苷［药典（二）；基；医保（甲、乙）］

Etoposide

【药理作用】研究表明本品很可能主要不是作用于分裂中期，而对S及G_2期有较大的杀伤作用，使细胞周期阻滞于G_2期。本品可能在体内激活某些内切酶，或通过其代谢物作用于DNA。本品的非糖苷同系物4－去甲基表鬼臼毒素可以抑制微管的组装和拓扑异构酶Ⅱ使DNA不能修复。

【适应证】小细胞肺癌、恶性淋巴瘤、睾丸癌、急性单核细胞型和急性粒单核细胞型白血病、急性粒细胞白血病、慢性嗜酸性粒细胞型白血病。

【用法用量】①静脉滴注：一日60～$100mg/m^2$，每日1次，连续5日，每3～4周重复1次。②口服：相同剂量，连服10日或加倍剂量连服5日，亦每3～4周重复一次。

【不良反应】①骨髓抑制：主要是白细胞减少、血小板减少。多发生在用药后7～14日，20日左右可恢复。②消化道反应：食欲减退、恶心、呕吐、口腔炎、腹痛、腹泻等。③脱发、乏力、头晕、头痛、发热、指趾麻木等。④静脉滴注速度过快，可出现低血压、心悸等反应。

【禁忌证】①骨髓抑制，白细胞、血小板明显低下者禁用。②心、肝、肾功能有严重障碍者禁用。③对本品过敏者禁用。

【注意事项】①只可静脉滴注给药，给药速度不可过快。②用药期间应定期检查周围血象和肝、肾功能。③本品稀释后的溶液应立即使用，若有沉淀产生严禁使用。

【制剂规格】注射剂：每支100mg（5ml）。胶囊剂：每粒50mg。

长春地辛[药典（二）；医保（乙）]

Vindesine

【药理作用】本品为细胞周期特异性抗肿瘤药物，抑制细胞内微管蛋白的聚合，阻止增殖细胞有丝分裂中的纺锤体的形成，使细胞分裂停于有丝分裂中期。本品对移植性动物肿瘤的抗瘤谱较广，与长春碱和长春新碱无完全的交叉耐药。

【适应证】对非小细胞肺癌、小细胞肺癌、恶性淋巴瘤、乳腺癌、食管癌及恶性黑色素瘤等恶性肿瘤有效。还可用于急性淋巴细胞白血病、慢性粒细胞白血病、头颈部肿瘤。

【用法用量】静脉给药。单次用药常用剂量为每次 3mg/m^2，每 7～10 天用药 1 次，用 0.9%氯化钠注射液溶解后缓慢静脉注射；也可溶于 5%的葡萄糖注射液 500～1000ml 中静脉滴注（6～12 小时）。一周 1 次，联合化疗时剂量酌减。通常连续用药 4～6 次完成疗程。

【不良反应】①骨髓抑制：最常见的为白细胞降低，其次为血小板降低，对血红蛋白有一定影响。②胃肠道反应：轻度食欲减低，恶心和呕吐。③神经毒性：可逆性的末梢神经炎较长春新碱轻，可有腹胀，便秘。④有生殖毒性和致畸作用：妊娠期妇女不宜使用。⑤有局部组织刺激反应：可引起静脉炎，应避免漏出血管外和溅入眼内。⑥其他：可有脱发、皮疹、发热，此外有报道本品可引起心肌缺血。

【禁忌证】①对本品或其他长春花生物碱过敏者禁用。②骨髓功能低下和严重感染者禁用。

【注意事项】①白细胞降到 3×10^9/L 及血小板降到 50×10^9/L 应停药。②长春碱或鬼臼素类药物可能增加神经毒性。③应用本品应终止哺乳。④对诊断的干扰：本品可使血及尿内尿酸升高。⑤肝、肾功能不全的患者应慎用。⑥有痛风病史、胆管阻塞、感染、经过放射治疗或抗癌药治疗的患者、尿酸盐性肾结石病史者慎用。

【制剂规格】注射剂：每支 1mg；4mg。

长春碱[药典（二）]

Vinblastine

【药理作用】本品主要抑制微管蛋白的聚合，而妨碍纺锤体微管的形成，使核分裂停止于中期。可引起核崩溃、呈空泡状式固缩。但它也作用于细胞膜，干扰细胞膜对氨基酸的运转，使蛋白质的合成受抑制；它可通过抑制 RNA 综合酶的活力而抑制 RNA 的合成。

【适应证】主要用于恶性淋巴瘤、绒毛膜癌及睾丸肿瘤，对肺癌、乳腺癌、卵巢癌及单核细胞白血病也有效。

【用法用量】静脉注射：成人一次 10mg（或 6mg/m^2）；用 0.9%氯化钠注射液或 5%葡萄糖注射液 20～30ml 稀释后静脉注射或在输液时冲入，每周 1 次。一疗程总量 60～80mg。

【不良反应】出现消化道反应、骨髓抑制及周围神经炎如指（趾）尖麻木、四肢疼痛、肌肉震颤、反射消失、头痛等。少数患者可有直立性低血压、脱发、失眠等。

【禁忌证】①对本品过敏者禁用。②恶病质、贫血或放化疗引起骨髓抑制者禁用。③妊娠期及哺乳期妇女禁用。

【注意事项】①肝功能异常慎用。②用药期间应检查血常规。③注射时防止药液漏出血管外。

【制剂规格】注射剂：每支 10mg；15mg。

长春瑞滨 [药典（二）；医保（乙）]

Vinorelbine

【药理作用】本品为长春碱半合成衍生物，主要通过抑制微管蛋白的聚合，使细胞分裂停止于有丝分裂中期，是细胞周期特异性的药物。

【适应证】主要用于非小细胞肺癌（NSCLC）、乳腺癌、卵巢癌、淋巴瘤等。

【用法用量】静脉给药。单药治疗的常用量为每周 25～30mg/m^2，每周 1 次，在第 1、8 天各给药 1 次，21 天为一周期。2～3 周期为一疗程。

【不良反应】①剂量限制性毒性为骨髓抑制，表现在粒细胞减少，贫血，偶见血小板降低。②其他常见不良反应为恶心、呕吐、脱发。③神经毒性较长春新碱轻，周围神经毒性一般限于腱反射消失，感觉异常少见，长期治疗可出现下肢无力。④自主神经毒性主要表现为小肠麻痹引起的便秘，麻痹性肠梗阻罕见。⑤偶见有心律失常、呼吸困难、支气管痉挛、肝功能受损等。

【禁忌证】①对本品过敏者禁用。②严重骨髓抑制者，严重肝功能不全者禁用。③妊娠期及哺乳期妇女禁用。

【注意事项】接受长春瑞滨治疗的患者应在治疗前或治疗后经常测定骨髓抑制发生情况；此药对静脉有刺激性，应避免漏于血管外，注射完毕后应再给 100～250ml 0.9%氯化钠注射液冲洗。

【制剂规格】注射剂：每支 10mg（1ml）。

长春新碱 [药典（二）；基；医保（甲）]

Vincristine

【药理作用】本品主要抑制微管蛋白的聚合，而妨碍纺锤体微管的形成，使核分裂停止于中期。它与秋水仙碱相似，可引起核崩溃、呈空泡状式固缩。但它也作用于细胞膜，干扰细胞膜对氨基酸的转运，使蛋白质的合成受抑制；它可通过抑制 RNA 综合酶的活力而抑制 RNA 的合成，将细胞杀灭于 G_1 期。

【适应证】用于治疗急性白血病、霍奇金病、恶性淋巴瘤，也用于乳腺癌、支气管肺癌、软组织肉瘤、神经母细胞瘤等。

【用法用量】静脉注射。①成人：一次按体表面积 1～1.4mg/m^2，或按体重一次 0.02～0.04mg/kg，一次量不超过 2mg，每周 1 次，一疗程总量 20mg。②小儿：按体重一次 0.05～0.075mg/kg，每周 1 次。

【不良反应】①剂量限制性毒性是神经系统毒性，主要引起外周神经症状，如手指神经毒性等，与累积量有关。足趾麻木、腱反射迟钝或消失，外周神经炎。腹痛、便秘，麻痹性肠梗阻偶见。运动神经、感觉神经和脑神经也可受到破坏，并产生相应症状。神经毒性常发生于 40 岁以上者，儿童的耐受性好于成人，恶性淋巴瘤患者出现神经毒性的倾向高于其他肿瘤患者。②骨髓抑制和消化道反应较轻。③静脉反复注药可致血栓性静脉炎。注射时漏至血管外可造成局部组织坏死。④本品在动物中有致癌作用，长期应用可抑制睾丸或卵巢功能，引起闭经或精子缺乏。

【禁忌证】①对本品过敏者禁用。②妊娠期及哺乳期妇女禁用。③恶病质、贫血或放化疗引起骨髓抑制者禁用。

【注意事项】①下列情况应慎用：有痛风病史、肝功能损害、感染、白细胞减少、神经肌肉疾病、有尿酸盐性肾结石病史，近期用过放射治疗或抗癌药治疗的患者。②用药期间应定期检查周围血象、肝、肾功能。注意观察心率、肠鸣音及肌腱反射等。③用药过程中，出现严重四肢麻木、膝反射消失、麻痹性肠梗阻、腹绞痛、心动过速、脑神经麻痹、白细胞过低、肝功能损害，应停药或减量。④注射时药液漏至血管外，应立即停止注射，以氯化钠注射液稀释局部，或以 1%普鲁卡因注射液局封，温湿敷或冷敷，发生皮肤破溃后按溃疡处理；防止药液溅入眼内，一旦发生应立即用大量 0.9%氯化钠注射液冲洗，以后应该用地塞米松眼膏保护。⑤注入静脉时避免日光直接照射。⑥肝功能异常时减量使用。⑦本品不能作为肌内、皮下或鞘内注射。

【制剂规格】注射剂：每支 1mg。

紫杉醇 ［药典（二）；基；医保（甲）］

Paclitaxel

【药理作用】本品系从短叶紫杉树皮中提取的具有抗癌活性物质，为一种新型的抗微管药物。能特异性地结合到小管的β位上，导致微管聚合成团块和束状，通过防止多聚化过程使微管稳定化而抑制微管网的正常重组。对小鼠 L1220、P388 和 P1534 白血病、B16 黑色素瘤有显著的抗瘤活性，能使细胞停止于对放射敏感的 G_2 和 M 期。

【适应证】对卵巢癌、乳腺癌、非小细胞肺癌有较好的疗效，对头颈癌、食管癌、胃癌、膀胱癌、恶性黑色素瘤、恶性淋巴瘤等有效。

【用法用量】静脉给药。单药剂量一般为 135～200mg/m^2，每 3 周 1 次。如配合 G－CSF，剂量可高达 250mg/m^2。联合用药需减少剂量，般为 135～175mg/m^2，静脉滴注 3 小时，3 周为 1 周期，3 周期为 1 疗程。亦有采用每周方案，单药每次剂量为 50～80mg/m^2，每周 1 次，连用 2～3 周、休息 1 周，为 1 周期，3～4 周期为 1 疗程，与其他抗癌药联合应用时亦要减少剂量。

【不良反应】①过敏反应：表现为支气管痉挛性呼吸困难、荨麻疹和低血压。几乎所有的反应发生在用药后最初的 10 分钟。②骨髓抑制：为主要剂量限制性毒性，表现为中性粒细胞减少，血小板降低少见，贫血较常见。③神经毒性：最常见的表现为轻度麻木、疲乏和感觉异常。④心血管毒性：可有低血压和无症状的短时间心动过缓。⑤肌肉关节疼痛：发生于四肢关节，发生率和严重程度呈剂量依赖性。⑥胃肠道反应：恶心、呕吐、腹泻和黏膜炎。⑦肝脏毒性：为 ALT、AST 和 ALP 升高。⑧脱发。⑨输注药物的静脉和药物外渗局部的炎症。

【禁忌证】①过敏患者禁用。②对聚氧乙基–35–蓖麻油或用聚氧乙基–35–蓖麻油配制的药物有过敏史的患者禁用。③有严重中性粒细胞减少的患者禁用。

【注意事项】①为预防有可能发生的过敏反应，本品治疗前应用地塞米松、苯海拉明和 H_2 受体拮抗剂进行预处理。②配制紫杉醇时必须加以注意，宜戴手套操作。倘若皮肤接触本品，立即用肥皂彻底清洗皮肤，一旦接触黏膜应用水彻底清洗。③静脉注射时一旦药液漏至血管外应立即停止注入，局部冷敷和以 1%普鲁卡因局封等相应措施。④本品滴注开始 1 小时内，每 15 分钟测血压、心率和呼吸一次，注意过敏反应。⑤滴注紫杉醇时应采用非聚氯乙烯材料的输液瓶和输液器，并通过所连接的过滤器。过滤器的微孔膜应小于 0.22 微米。⑥本品浓缩注射液在静脉滴注前必须加以稀释，最后稀释浓度为 0.3～1.2mg/ml。

【制剂规格】注射液：每支 30mg（5ml）；150mg（25ml）。

阿那曲唑[药典（二）；医保（乙）]

Anastrozole

【药理作用】本品为一种强效、选择性非甾体类芳香化酶抑制剂，可抑制绝经期后患者肾上腺中生成的雄烯二酮转化为雌酮，从而明显地降低血浆雌激素水平，产生抑制乳腺肿瘤生长的作用。对肾上腺皮质类固醇或醛固酮的生成没有明显影响。

【适应证】①适用于绝经后妇女的晚期乳腺癌的治疗。对雌激素受体阴性的患者，若其对他莫昔芬呈现阳性的临床反应，可考虑使用本品。②适用于绝经后妇女雌激素受体阳性的早期乳腺癌的辅助治疗。③适用于曾接受 2 到 3 年他莫昔芬辅助治疗的绝经后妇女激素受体阳性的早期乳腺癌的辅助治疗。

【用法用量】口服：成人每日 1 次，每次 1mg。对于早期乳腺癌，推荐的疗程为 5 年。

【不良反应】①常见的不良反应有潮热、乏力、关节痛、关节僵直、关节炎、头痛、恶心、皮疹、脱发、腹泻、呕吐、嗜睡、腕管综合征、感觉障碍、阴道干燥、阴道出血、厌食、高胆固醇血症、骨痛、肌痛等。②偶见高钙血症、肝炎、荨麻疹等。

【禁忌证】①本品禁用于绝经前妇女，妊娠期及哺乳期妇女，严重肾功能损害的患者（肌酐清除率＜30ml/min），中到重度肝病患者，已知对阿那曲唑或任何组分过敏的患者。②其他含有雌激素的疗法可降低本品之药理作用，所以禁止与本品配伍使用。

【注意事项】①伴有骨质疏松或潜在的骨质疏松风险的妇女，应当在治疗开始后定期进行骨密度检查。②本品含乳糖，患有半乳糖不耐受症、原发性肠乳糖酶缺乏或葡萄糖-半乳糖吸收不良遗传疾病的患者不应服用本品。③运动员慎用。

【制剂规格】片剂：每片1mg。

氨鲁米特[药典（二）]

Aminoglutethimide

【药理作用】本品抑制肾上腺皮质激素合成，长期服用能引起肾上腺皮质功能减退；为芳香化酶抑制剂，阻断雄激素转变雌激素；刺激肝脏混合功能氧化酶系，促进雌激素的体内代谢。

【适应证】用于绝经后晚期乳腺癌，对雌激素受体阳性患者疗效好，对乳腺癌骨转移疗效较他莫昔芬好，对软组织转移疗效不如他莫昔芬，对肝转移疗效差；用于皮质醇增多症。

【用法用量】口服。每次250mg，每日2次，两周后改为每日3～4次，但每日剂量不要超过1g，可与氢化可的松同时服用，开始每日100mg（早晚各20mg，睡前再服60mg），两周后减量，每日40mg（早晚各10mg，睡前再服20mg）。

【不良反应】嗜睡、困倦、头晕、皮疹、运动功能失调，皮疹发生在用药后10～15天，持续约5天，多数可自行消退。

【禁忌证】①妊娠期、哺乳期妇女及儿童禁用。②甲状腺功能严重减退者禁用。

【注意事项】不宜与他莫昔芬合用，因不良反应增加而疗效并不增强，用药期间应检查血常规和血浆电解质。

【制剂规格】片剂：每片125mg；250mg。

比卡鲁胺[医保（乙）]

Bicalutamide

【药理作用】为非甾体类抗雄激素药物，没有其他激素的作用，它与雄激素受体结合而使其无有效基因表达，从而抑制了雄激素的刺激，导致前列腺肿瘤的萎缩。

【适应证】与LHRH类似物或外科睾丸切除术联合应用于晚期前列腺癌的治疗。

【用法用量】口服：每次50mg，每日1次，应与LHRH类似物或外科睾丸切除术治疗同时开始。肾功能损害的患者无须调整剂量。轻度肝损害的患者无须调整剂量，中、重度肝损害的患者可能发生药物蓄积。

【不良反应】面色潮红，瘙痒，乳房触痛和男性乳房女性化，腹泻、恶心、呕吐，乏力。暂时性肝功能改变（转氨酶升高，黄疸）。心力衰竭。畏食、口干、消化不良、便秘、腹痛、胃腹胀气。头晕、失眠、嗜睡、性欲减低。呼吸困难。阳痿、夜尿增多。贫血。脱发、皮疹、出汗、多毛。糖尿病、高血糖、周围型水肿、体重增加或减轻。胸痛、头痛、骨盆痛、寒战。

【禁忌证】对本品过敏者、妇女及儿童禁用。

【注意事项】中、重度肝损害的患者可能发生药物蓄积，因此应慎用。

【制剂规格】片剂：每片 50mg。胶囊剂：每粒 50mg。

地加瑞克
Degarelix

【药理作用】为选择性的 GnRH 拮抗剂,可竞争性和可逆地结合垂体 GnRH 受体，从而快速减少促性腺素、LH 及 FSH 的释放，并减少睾丸分泌睾酮（T）。目前已知前列腺癌被认为对雄激素敏感，且去雄激素治疗对其具有疗效。不同于 GnRH 激动剂，GnRH 拮抗剂在初始治疗后不会诱导 LH 激增和随后的睾酮激增/肿瘤刺激以及潜在的症状加重。地加瑞克单剂量 240mg，随后每月维持剂量 80mg，可迅速引起 LH、FSH 及睾酮浓度下降。血清二氢睾酮（DHT）浓度下降的方式类似于睾酮。地加瑞克可有效持续抑制睾酮在 0.5ng/ml 的去势水平以下。

【适应证】本品为 GnRH 拮抗剂，适用于需要雄激素去势治疗的前列腺癌患者。

【用法用量】皮下注射：起始剂量 240mg，分 2 次连续皮下注射，每次 120mg，浓度为 40mg/ml。起始剂量给药 28 天后给予首个维持剂量，维持剂量一次皮下注射 80mg,浓度 20mg/ml，每 28 天给药一次。

【不良反应】治疗期间最常见的不良反应包括注射部位反应（如疼痛、红斑、肿胀或硬结）、潮热、体重增加、疲劳以及血清转氨酶和γ-谷氨酰转移酶水平升高。

【禁忌证】①对本品任何成分过敏者禁用。②可能或已经怀孕的妇女禁用。

【注意事项】①超敏反应，包括过敏反应、荨麻疹和血管性水肿。发生严重超敏反应时，如果注射尚未完成，应立即停止注射地加瑞克，并对症处理。已知对本品有严重超敏反应史的患者不应再次使用本品。②对 Q-T/Q-Tc 间期的影响，雄激素去势治疗可能会延长Q-T间期。对于有先天性长Q-T间期综合征、充血性心力衰竭、频繁出现电解质紊乱的患者以及正在服用已知会延长 Q-T 间期的药物的患者，医护人员应评估雄激素去势治疗的获益是否大于其潜在风险。应纠正电解质紊乱。考虑定期监测心电图和电解质水平。③实验室检查，采用地加瑞克治疗会抑制垂体性腺系统。在地加瑞克治疗期间及之后可能会影响垂体性腺功能以及性腺功能的检查结果。应通过定期测定血清前列腺特异性抗原（PSA）的浓度来监测本品的治疗效果。如果 PSA 增加，则应测定血清睾酮浓度。

【制剂规格】注射剂：每支 80mg；120mg（以地加瑞克计）。

氟他胺 [药典（二）；医保（乙）]
Flutamide

【药理作用】本品为一种非甾体雄激素拮抗剂，抑制雄激素在靶细胞的吸收和（或）阻止雄激素与细胞核的结合。

【适应证】用于先前未经治疗或对激

素控制疗法无效的晚期（T2b－T4）局限性前列腺癌。

【用法用量】口服给药：一次 250mg，一日 3 次（间隔 8 小时）；本品与黄体生成素释放激素联合使用，须在黄体生成素释放激素用药前 24 小时用药或者两药同时使用；本品须在放疗前 8 周开始使用，且放疗期间持续使用。

【不良反应】①黄疸加重或氨基酸转移酶高。②可能出现男性乳房发育、乳房触痛、溢乳。③少数患者可有腹泻、恶心、呕吐、食欲增加、失眠和疲劳。

【禁忌证】对本品成分过敏者禁用。

【注意事项】①应用本品最初 4 个月每月监测一次肝功能，随后定期监测，如出现黄疸加重或氨基酸转移酶高于正常值 2～3 倍，建议停药。②用药后可能出现男性乳房发育、乳房触痛、溢乳，停药后可消失。

【制剂规格】片剂：每片 250mg。胶囊剂：每粒 125mg。

甲地孕酮 [药典（二）；医保（甲）]

Megestrol

【药理作用】为合成孕激素衍生物，对激素依赖性肿瘤有一定抑制作用。作用机制同甲羟孕酮，作用于雌激素受体，阻止其合成和重新利用，干扰其与雌激素的结合，抑制瘤细胞生长。此外，还可拮抗糖皮质激素受体，干扰甾体激素受体与细胞生长分化相关的调节蛋白间的相互作用。

【适应证】①主要用于晚期乳腺癌和子宫内膜癌，对肾癌、前列腺癌和卵巢癌也有一定疗效，并可改善晚期肿瘤患者的食欲和恶病质。②可用作短效口服避孕药，也可作肌内注射长效避孕药。③还用于治疗痛经、闭经、功能性子宫出血、子宫内膜异位症及子宫内膜腺癌等。

【用法用量】①乳腺癌：口服，每日 160mg，一次或分次服用。②子宫内膜癌：根据疾病情况，每日 40～320mg。③用作短效口服避孕药：于每次月经第 5 天开始，每日口服 1 片，连服 22 天，停药后 3～7 天内行经；然后于行经的第 5 天再服下一周期的药。如漏服，次日晨必须补服 1 片，以免突破出血或避孕失败。产后或流产后在月经来潮再服。服药一个月可以避孕 1 个月，因此需要每个月服药。

【不良反应】①体重增加：为本品常见的副作用，且常有食欲增加；②血栓栓塞现象：罕见报道，包括血栓性静脉炎及肺动脉栓塞；③其他不良反应：偶见恶心、呕吐、水肿、子宫突破性出血，可发生于约 1%～2%的患者，呼吸困难、心衰、高血压、面部潮红、情绪改变，库欣综合征面容、肿瘤复发（伴或不伴有高钙血症）、高血糖、秃发、腕管综合征和皮疹为罕见。

【禁忌证】对本品过敏者禁用，对伴有严重血栓性静脉炎、血栓栓塞性疾病、严重肝功能损害和因骨转移产生的高钙血症患者禁用。

【注意事项】①常规的密切监测适用于所有用本品治疗的复发性或转移性肿瘤患者，血栓性静脉炎病史者，未控制的糖尿病患者及高血压患者慎用。②用作避孕药一般在睡前服，可减少不良反应。③治疗前排除妊娠，禁用于妊娠诊断试验。治疗期间必须有安全的避孕措施。④不应推荐在妊娠最初四个月内使用孕酮类药物。如果在妊娠最初四个月内使用了本品，应将本品对胎儿的潜在危险告知患者。正在使用本品的育龄妇女应劝其不要怀孕。⑤不同适应证的剂量相差数十倍，药师审方应予注意。⑥不主张用于乳腺癌的术后辅助治疗。

【制剂规格】片剂：每片 1mg；2mg；40mg；160mg。分散片：每片 40mg；80mg；160mg。胶囊剂：每粒 80mg；160mg。软胶囊：每粒 40mg。溶液剂：每瓶 1ml（40mg）。复方醋酸甲地孕酮片：每片含甲地孕酮 1mg 和炔雌醇 0.035mg。复方炔雌醇片：每片含炔诺酮 0.3mg、醋酸甲地孕酮 0.5mg 和炔雌醇 0.035mg。

甲羟孕酮 [药典（二）；基；医保（甲）]

Medroxyprogesterone

【药理作用】与天然孕酮有相似的结构，有孕激素样作用及抗雌激素和抗促性腺激素作用。在一定剂量下，能同时在内分泌系统及细胞水平上发挥作用。①通过负反馈作用抑制垂体前叶，使促黄体激素（LH）、促肾上腺皮质激素（ACTH）及其他生长因子的产生受到抑制；②高剂量照射对敏感细胞具有直接细胞毒作用。主要通过使细胞内的雌激素受体（ER）不能更新，抵消雌激素促进肿瘤细胞生长的效应，而在耐药的细胞则无此种作用。对子宫内膜癌病理检查可看到染色体的损伤。还可通过增强 E_2 脱氧酶的活性从而降低细胞内雌激素的水平，诱导肝 5α还原酶使雄激素不能转变为雌激素等。

【适应证】用于治疗肾癌、乳腺癌、子宫内膜癌、前列腺癌及增强晚期癌症患者的食欲，改善一般状况和增加体重。临床用于痛经、功能性闭经、功能性子宫出血、先兆流产或习惯性流产、子宫内膜异位症等。大剂量可用作长效避孕剂。

【用法用量】（1）口服。①先兆流产：一次 4～8mg，每日 2～3 次。习惯性流产，开始 3 个月，每日 10mg，第 4～4.5 月，每日 20mg，最后减量停药。②痛经：月经周期第 6 天开始，一次 2～4mg，每日 1 次，连服 20 天；或于月经第 1 日开始，每日 3 次，连服 3 日。③功能性闭经：每日服 4～8mg，连用 5～10 天。④子宫内膜癌、前列腺癌及肾癌：一次 100mg，每日 3 次；或一次 500mg，每日 1～2 次。⑤乳腺癌：推荐每日 500～1500mg，甚至每日高达 2g（大剂量可分成每日 2～3 次用药）。（2）肌内注射。避孕：于月经第 2～7 天肌内注射一次 150mg，每 3 个月 1 次。产妇于分娩后 4 周再开始使用。

【不良反应】①可引起孕酮类反应，如乳房疼痛、溢乳、阴道出血、闭经、月经不调、宫颈分泌异常等。②长期应用也有肾上腺皮质功能亢进的表现如满月脸、库欣综合征、体重增加等；③曾有报道可有阻塞性黄疸。④本品可引起凝血功能异常，所以栓塞性疾病或在应用过程中有血栓形成的征象如头痛、视力障碍等应立即停药。

【禁忌证】①合并血栓性静脉炎、血栓栓塞性疾病的患者禁用。②有严重肝功能损害，有高钙血症倾向的患者应禁用。③尿路出血、月经过多、妊娠期及哺乳期妇女、对本品过敏者禁用。④肝肾功能不全、脑梗死、心肌梗死、未确诊的性器官出血者禁用。

【注意事项】①心脏病、糖尿病、哮喘、癫痫、偏头痛、抑郁症、儿童慎用。②本品为产热物质，高剂量（500mg/d）治疗时会出现肾上腺皮质激素效应。③长期使用需注意检查肝功能、不宜吸烟。④本品不同适应证下剂量相差百倍，审方药师应予注意。

【制剂规格】片剂：每片 2mg；4mg；10mg；100mg；250mg；500mg。分散片：每片 0.1g。胶囊剂：每粒 0.1g。注射剂：每支 1ml:0.15g；3ml:0.15g。

来曲唑 [药典（二）；基；医保（乙）]

Letrozole

【药理作用】本品为非类固醇芳香化酶竞争性抑制剂，抑制雄激素转化为雌激素。

【适应证】用于雌激素或孕激素受体阳性的绝经后乳腺癌、多囊卵巢综合征。

【用法用量】口服。①乳腺癌：一次 2.5mg，一日 1 次。②多囊卵巢综合征：一日 2.5～7.5mg，于每周期的第 3～7 日给药，最多使用 5 个周期。

【不良反应】本品可引起疲乏、头晕、嗜睡，用药期间驾驶或操作机械应谨慎。

【禁忌证】①绝经前妇女禁用。②妊娠期及哺乳期妇女、儿童禁用。③对本品和（或）任意一种赋形剂过敏的患者禁用。

【注意事项】①绝经状态不明的患者用药前应监测黄体生成素、卵泡刺激素和（或）雌激素水平。②有生育能力的妇女用药期间和用药结束后至少 3 周内应采取有效避孕措施。③监测血清胆固醇、骨密度和肝功能。④本品可增加活疫苗（如卡介苗、狂犬疫苗）感染风险，建议停药后至少 3 周方可接种。

【制剂规格】片剂：每片 2.5mg。

他莫昔芬 [药典（二）；基；医保（甲）]

Tamoxifen

【药理作用】本品为雌激素的部分激动剂，具有雌激素样作用，但强度仅为雌二醇的 1/2。动物实验表明它能促使阴道上皮角化和子宫重量增加，并能防止受精卵着床，延迟送卵。它与雌二醇竞争雌激素受体，这种药物受体复合物可转位入细胞核内，阻止染色体基因活化，从而抑制肿瘤细胞生长。

【适应证】用于治疗晚期乳腺癌和卵巢癌。

【用法用量】口服：一次 10mg，一日 2 次，可连续使用。

【不良反应】本品通常耐受良好。发生的大多数不良反应与药物的抗雌激素作用有关。①最常报道的不良反应是热潮红、阴道出血、恶心、呕吐、水肿（体内液体蓄积）、闭经（未行的月经期）、通常为轻度并且可逆的血小板减少（血小板数目减少）及血钙浓度增加（骨转移的患者更常见）。②曾偶尔有报道阴道瘙痒或分泌物、皮疹、肿瘤疼痛或发红、头晕、通常为可逆性的白细胞计数下降。③可能会发生与他莫昔芬治疗关系不确切的血栓栓塞的并发症（比如血凝块）。

【禁忌证】①过敏患者禁用。②妊娠期或哺乳期妇女禁用。

【注意事项】①有肝功能异常者应慎用。②如有骨转移，在治疗初期需定期查血钙。

【制剂规格】片剂：每片 10mg。

托瑞米芬[药典（二）；医保（乙）]

Toremifene

【药理作用】本品为一种非类固醇类三苯乙烯衍生物，与同类其他药物例如三苯氧胺和氯米芬相比，枸橼酸托瑞米芬与雌激素受体结合，可产生雌激素样或抗雌激素作用，或同时产生两种作用，可与雌激素竞争性地与乳腺癌细胞质内雌激素受体相结合，阻止雌激素诱导的癌细胞 DNA 的合成及增殖。

【适应证】适用于治疗绝经后妇女雌激素受体阳性或不详的转移性乳腺癌。

【用法用量】口服：推荐剂量为每日 1 次，每次 60mg。

【不良反应】常见的不良反应为面部潮红、多汗、子宫出血、白带、疲劳、恶心、皮疹、瘙痒、头晕及抑郁。一般都为轻微，主要因为托瑞米芬的激素样作用。

【禁忌证】①患有子宫内膜增生症或严重肝衰竭患者禁止长期服用。②禁用于已知对本品及药片中任何一种辅料过敏者。③禁用于先天性或后天获得有证明的 Q-T 间期延长者，电解质紊乱，特别是顽固性低钾血症，临床相关的心动过缓，临床相关的伴左室射血分数降低的心力衰竭，既往有心律失常症状者。④本品不能与其他延长 Q-T 间期的药物联用。

【注意事项】①在本品治疗过程中，如果出现心律失常的症状或体征，停药复查心电图。②治疗前进行妇科检查，严谨检查是否患有子宫内膜异常，之后最少每一年进行一次妇科检查。③使用期间应当监测红细胞、白细胞或血小板计数。④既往有血栓性疾病历史的患者一般不接受本品治疗。

【制剂规格】片剂：每片 40mg；60mg。

依西美坦[药典（二）；医保（乙）]

Exemestane

【药理作用】本品为一种不可逆性甾体芳香酶灭活剂，结构上与该酶的自然底物雄烯二酮相似，为芳香酶的伪底物，可通过不可逆地与该酶的活性位点结合而使其失活，从而明显降低绝经妇女血液循环中的雌激素水平。

【适应证】适用于以他莫昔芬治疗后病情进展的绝经后晚期乳腺癌患者。

【用法用量】口服：每次 25mg，每日 1

次，饭后服。

【不良反应】①主要：恶心、口干、便秘、腹泻、头晕、失眠、皮疹、疲劳、发热、浮肿、疼痛、呕吐、腹痛、食欲增加、体重增加等。②其他：高血压、抑郁、焦虑、呼吸困难、咳嗽、淋巴细胞计数下降、肝功能指标（如 ALT 等）异常等。

【禁忌证】禁用于已知对药物活性成分或任何辅料过敏者，以及绝经前和妊娠期或哺乳期妇女。

【注意事项】①本品不可与雌激素类药物连用，以免出现干扰作用。②中、重度肝功能、肾功能不全者慎用。③维生素 D 缺乏的妇女应接受维生素 D 补充剂。④超量服用本品可使其非致命性不良反应增加；⑤运动员慎用。

【制剂规格】片剂：每片 25mg。胶囊剂：每粒 50mg。

埃克替尼[基；医保（乙）]

Icotinib

【药理作用】为选择性表皮生长因子受体酪氨酸激酶抑制剂（IC_{50}=5nmol/L）。可抑制多种人肿瘤细胞株的增殖。

【适应证】单药用于治疗既往接受过至少一个化疗方案失败后的局部晚期或转移性非小细胞肺癌，既往化疗主要是指以铂类为基础的联合化疗。

【用法用量】口服。每次 125mg，一日 3 次。空腹或与食物同服，高热量食物可能明显增加药物的吸收。

【不良反应】①最常见：皮疹、腹泻和转氨酶升高。②严重：间质性肺炎等。③其他：食欲缺乏、呕吐、腹痛、皮肤干燥等。

【禁忌证】已知对活性物质或赋形剂有严重过敏者。

【注意事项】①治疗期间应密切监测间质性肺病的迹象，定期检查肝功能。②肝转氨酶轻度升高者慎用。中度或以上转氨酶升高者需暂停用药。③建议育龄女性用药期间避免妊娠，哺乳期妇女用药期间停止母乳喂养。④不推荐用于 18 岁以下儿童。⑤如出现以下情况应即刻就医：新的急性发作或进行性加重的呼吸困难、咳嗽；严重或持续的腹泻、恶心、呕吐或畏食。⑥治疗期间可能出现乏力，应谨慎驾驶或操纵机器。

【制剂规格】片剂：每片 125mg。

安罗替尼[医保（乙）]

Anlotinib

【药理作用】为多靶点的受体酪氨酸激酶（RTK）抑制剂。

【适应证】①本品单药适用于既往至少接受过 2 种系统化疗后出现进展或复发的局部晚期或转移性非小细胞肺癌患者的治疗。对于存在表皮生长因子受体（EGFR）基因突变或间变性淋巴瘤激酶（ALK）阳性的患者，在开始本品治疗前应接受相应的标准靶向药物治疗后进展且至少接受过 2 种系统化疗后出现进展或复发。②本品单药适用于腺泡状软组织肉瘤、透明细胞肉瘤以及既往至少接受过含蒽环类化疗方案治疗后进展或复发的其他晚期软组织肉瘤患者的治疗。③本品单药适用于既往至少接受过 2 种化疗方案治疗后进展或复发的小细胞肺癌患者的治疗。

【用法用量】口服：推荐剂量为每次 12mg，每日 1 次，早餐前口服。连续服药 2 周，停药 1 周，即 3 周（21 天）为一个疗程。直至疾病进展或出现不可耐受的不良反应。用药期间如出现漏服，确认距下次用药时间短于 12 小时，则不再补服。

【不良反应】①最常见的不良反应为高血压、乏力、手足皮肤反应、胃肠道反应、肝功能异常、甲状腺功能异常、高血脂和尿蛋白等。②出血、血栓栓塞、气胸、间质性肺病。

【禁忌证】对本品任何成分过敏者应禁用，中央型肺鳞癌或具有大咯血风险的患者禁用，重度肝、肾功能不全患者禁用，妊娠期及哺乳期妇女禁用。

【注意事项】①必须在有抗肿瘤药物使用经验医生的指导下服用。②具有出血风险、凝血功能异常患者慎用，服药期间应严密监测凝血酶原时间和国际标准化比率。③本品慎用于有血栓或卒中病史的患者。如发生血栓相关不良反应，建议暂停用药，恢复后用药再次出现，建议停药。④开始用药的前 6 周每天监测血压，后续用药期间每周监测血压 2～3 次。⑤本品可延长 Q－T 或 Q－Tc 间期。⑥重度肝功能患者禁用；轻－中度肝功能不全患者应在医师指导下权衡获益风险的情况下谨慎用药。⑦肾功能不全患者应在医师指导下慎用本品并密切监测。⑧患者应在初次用药前检查甲状腺功能，基础甲状腺功能减退或亢进的患者在接受本品治疗之前应给予相应的标准治疗；所有患者应在接受本品治疗时应密切监测甲状腺功能下降的症状和体征，包含畏寒、食欲下降和水肿等。⑨服用本品期间如发生 3/4 级腹泻，建议暂停用药；如恢复用药后再次出现 3/4 级腹泻，可下调一个剂量后继续用药，如不良反应仍持续，建议停药。⑩尚不确定本品是否可导致癫痫或增加癫痫风险，既往有癫痫病史的患者应慎用。⑪建议正在进行重大外科手术的患者暂停给药以预防伤口愈合延缓发生。

【制剂规格】胶囊剂：每粒 8mg；10mg；12mg。

甘氨双唑钠 [药典（二）；医保（乙）]

Glycididazole Sodium

【药理作用】为肿瘤放疗的增敏剂，属于硝基咪唑类化合物，可将射线对肿瘤乏氧细胞 DNA 的损伤固定，抑制其 DNA 损伤的修复，从而提高肿瘤乏氧细胞对辐射的敏感性。

【适应证】本品为放射增敏药，适用于对头颈部肿瘤、食管癌、肺癌等实体肿瘤进行放射治疗的患者。

【用法用量】静脉滴注：每次 800mg/m^2，于放射治疗前加入到 100ml 0.9%氯化钠注射液中充分摇匀后，30 分钟内滴完。给药后 60 分钟内进行放射治疗。建议于放射治疗期间按隔日 1 次，每周 3 次用药。

【不良反应】临床报道的不良反应有：ALT、AST 的轻度升高、心悸、窦性心动过渡、轻度 ST 段改变、皮肤瘙痒、皮疹、恶心、呕吐、过敏反应。

【禁忌证】对本品过敏者，肝、肾、心脏功能严重异常者，妊娠期及哺乳期妇女禁用。

【注意事项】①高热患者、胸腹水合并感染的患者、血小板减少症或有进行性出血倾向者慎用。②本品必须伴随放射治疗使用，单独使用本品无抗癌作用。③使用本品时应注意监测患者肝功能和心电图变化，特别是肝、心脏功能异常者。

【制剂规格】注射剂：每支 0.25g；0.6g。

吉非替尼 [基；医保（乙）]

Gefitinib

【药理作用】为苯胺喹唑啉化合物，一个强有力的表皮生长因子受体（EGFR）酪氨酸激酶抑制剂，对癌细胞的增殖、生长、存活的信号传导通路起拮抗的作用。现在已知 EGFR 在肿瘤细胞的生长、修复和存活等方面起了极重要的作用，它的过度表达常与预后差、转移快、生存短等相关。EGFR 抑制剂可能是通过促凋亡、抗血管生成、抗分化增殖和抗细胞迁移等方面而实现抗癌的。

【适应证】适用于表皮生长因子受体（EGFR）基因具有敏感性突变的局部晚期或转移性晚期非小细胞肺癌患者的一线治疗。

【用法用量】口服。推荐每日剂量为 250mg。

【不良反应】①主要是皮疹和腹泻，但均较轻微、可逆。②偶尔可发生急性间质性肺病，部分患者可因此死亡。③伴发先天性肺纤维化、间质性肺炎、肺尘病、放射性肺炎、药物诱发性肺炎的患者出现这种情况时死亡率增加。

【禁忌证】对本品严重过敏者禁用。

【注意事项】①如果患者气短、咳嗽和发热等呼吸道症状加重，应中断治疗，及时查明原因。②当证实有间质性肺病时，应停止使用本品并对患者进行相应的治疗。③已观察到无症状性肝氨基转移酶升高。因此，建议定期检查肝功能。可谨慎地用于肝氨基转移酶轻、中度升高的患者。如果肝功能损害严重，应考虑停药。④有资料表明本品在女性、亚洲、腺癌及肺泡癌患者中由于 EGFR 基因突变较多，疗效也较好，目前正在进一步观察中。⑤现有资料说明与化疗药物并用不能增加疗效，所以不应和化疗同时应用。

【制剂规格】片剂：每片 250mg。

来那度胺 [医保（乙）]

Lenalidomide

【药理作用】为沙利度胺的类似物，作用机制尚未完全阐明，已知包括抗肿瘤、抗血管生成、促红细胞生成和免疫调节等特性。本品可抑制某些造血系统肿瘤细胞（包括多发性骨髓瘤浆细胞和存在 5 号染色体缺失的肿瘤细胞）的增殖，提高 T 细胞和自然杀伤细胞介导的免疫功能，提高自然杀伤 T

细胞的数量，通过组织内皮细胞的迁移和黏附以及阻止微血管形成来抑制血管生成，通过 CD34+造血干细胞增加胎儿血红蛋白的生成，抑制由单核细胞产生的促炎性细胞因子（如 TNF－α和 IL－6）的生成。

【适应证】与地塞米松合用，治疗曾接受过至少一种疗法的多发性骨髓瘤的成年患者。

【用法用量】若患者的中性粒细胞绝对计数（ANC）＜$1.0×10^9$/L，或患者的血小板计数＜$50×10^9$/L 且其骨髓中浆细胞占有核细胞的比例＜50%，或患者的血小板计数＜$30×10^9$/L 且其骨髓中浆细胞占有核细胞的比例＞50%，则不得开始本品的治疗。推荐起始剂量 25mg。28 日一周期，第 1～21 日，每日口服 25mg，直至疾病进展。第 1、8、15 和 22 日口服 40mg 地塞米松。根据患者的肾功能状况谨慎选择起始剂量和随后的剂量调整，根据患者的年龄选择地塞米松的起始剂量和随后的剂量调整。本品应于每日大致相同的时间服用。不应打开、破坏和咀嚼胶囊，应将胶囊完整吞服，最好用水送服。若错过规定的服药时间小于 12 小时，可补服该次用药。若错过规定的服药时间大于 12 小时，则不应再补服该次用药，而应在第二日的正常用药时间服用下一剂量。对每日用药的患者在治疗期间和重新开始治疗时推荐剂量调整。在发生 3 级或 4 级中性粒细胞减少或血小板减少时，或发生经判定与来那度胺相关的其他 3 级或 4 级毒性时推荐剂量调整。如果本品剂量是因血液毒性而下调，则可根据其对骨髓功能恢复的判断将剂量回调至高一级的剂量水平（最高可至起始剂量）。如果发生了与本品相关的 3/4 级毒性反应，则需暂停治疗，待毒性反应缓解至≤2 级时，再按低一级的剂量水平重新开始治疗。

【不良反应】①最严重：静脉血栓（深静脉血栓、肺栓塞）、4 级中性粒细胞减少。②最常见：疲乏、中性粒细胞减少、便秘、腹泻、贫血、血小板减少、白细胞减少、低钾血症、上呼吸道感染、肺炎和皮疹。③其他：高血糖、骨痛、肌肉痉挛、感觉减退、咳嗽、高血压、心动过缓、心绞痛、肝功能异常、失明、甲状腺功能异常等。

【禁忌证】妊娠期妇女禁用。对本品活性成分或其中任何辅料过敏者禁用。

【注意事项】①本品会导致显著的中性粒细胞减少和血小板减少。治疗的前 12 周内每 2 周进行一次全血细胞计数监测，之后每月 1 次。②与其他骨髓抑制性药物合用时应谨慎。发生深静脉血栓和肺栓塞的风险升高，尤其是合并使用促红细胞生成素或曾有血栓病史的患者，应谨慎使用促红细胞生成素或可能会使血栓风险升高的其他药物。③建议使用预防性的抗凝药物，特别是对于存在其他血栓风险因素的患者。如发生血管性水肿、4 级皮疹、剥脱性或大疱性皮疹或可疑的史－约综合征和毒性表皮坏死，必须永久停药。④在治疗前具有高肿瘤负荷的患者有发生肿瘤溶解综合征的风险，应密切监测并采取适当的预防措施。⑤第二原发肿瘤的发生率有所升高。⑥有甲状腺功能减退和甲状腺功能亢进的报道，应监测甲状腺功能。⑦应谨慎驾驶和操作机器。⑧哺乳期妇女在治疗期间停止哺乳。

【制剂规格】胶囊剂：每粒 5mg。

培门冬酶[基；医保（乙）]

Pegaspargase

【药理作用】本品通过选择性耗竭血浆中的门冬酰胺而杀伤白血病细胞。这些白血病细胞由于缺乏门冬酰胺合成酶不能合成门冬酰胺，而依赖外来的门冬酰胺存活。

【适应证】用于儿童急性淋巴细胞白血病一线治疗。可用于联合化疗，推荐与长春新碱、泼尼松和柔红霉素联合使用。

【用法用量】注射给药。联合使用时，肌内注射 2500IU/m^2，每 14 日一次。在单一部位注射给药量应少于 2ml；如需要使用的体积超过 2ml，则应在多个部位注射。

【不良反应】①最常见有过敏反应（包括支气管痉挛、低血压、喉水肿、局部红斑或肿胀、全身性风疹或皮疹）、高血糖症、血栓、凝血功能异常、转氨酶升高、高胆红素血症、胰腺炎。②还有可能发生恶心、呕吐、畏食、腹痛、食欲增加、低蛋白、血细胞和淋巴细胞异常、头晕、情绪不稳定、脱发、疼痛、跛行、黏膜溃疡、巩膜黄染、腮腺肿胀等。

【禁忌证】对本品有严重过敏史者；既往使用左旋门冬酰胺酶治疗出现急性血栓症、胰腺炎严重出血事件者禁用。

【注意事项】①给药后 1 小时密切观察，应备有复苏装置及抗组胺药物、肾上腺素，氧气和静脉内注射类固醇药物，以防急性过敏反应。严重血栓现象、矢状窦血栓、胰腺炎出现时，停止用药。②给药期间和给药后应定期检测相关凝血参数，对有急性凝血征兆的患者在给药前应用新鲜冷冻的血浆替代凝血因子。

【制剂规格】注射液：每支 5ml:3750IU。

亚砷酸[基；医保（乙）]

Arsenious Acid

【药理作用】本品通过调节 NB4 人急性早幼粒细胞内 PML－RARa 的水平，使细胞重又纳入程序化死亡的正常轨道。本品以一种不依赖于维 A 酸调节途径的方式在发挥作用，二者之间不存在交叉耐药。静脉给药，组织分布较广，停药时检测组织中砷含量由高到低依次为皮肤、卵巢、肝脏、肾脏脾脏、肌肉、睾丸、脂肪、脑组织等。停药 4 周后检测，皮肤中砷含量与停药时基本持平，脑组织中含量有所增加，其他组织中砷含量均有所下降。在开始静脉滴注后 4 小时达到峰浓度，随即被血浆快速清除，每日尿砷排泄量约为每日药物剂量的 1%～8%。停药后尿砷即开始下降，停药 1～2 个月尿砷排泄可下降 25%～75%不等。

【适应证】用于急性早幼粒细胞性白

血病。

【用法用量】静脉给药。将亚砷酸注射液（10mg）加入 250～500ml 0.9%氯化钠注射液或 5%葡萄糖注射液中，每日 1 次静脉滴注，3～4 小时滴完。儿童推荐：一日 0.16～0.20mg/kg，日剂量不超过 10mg，加入 250～500ml 0.9%氯化钠注射液或 5%葡萄糖注射液中，每日 1 次，静脉滴注，3～4 小时滴完。一般连续用药 14～28 日为 1 个疗程。未缓解者继续治疗直至完全缓解。复发及难治患者连续用药 28 日而效果不明显者可适当增加剂量。更详细用量用法应根据具体治疗方案。

【不良反应】①主要为皮肤干燥、丘疹、红斑或色素沉着，恶心，胃肠胀满，指尖麻木，血清氨基转移酶升高。②心电图异常改变等，停药或相应处理后可逐渐恢复正常。③对本品过敏者、严重肝、肾功能不全者，请在专科医生指导下观察使用。使用过程中如出现肝、肾功能损害应即停药，并进行对症治疗，待恢复后再继续使用。如肝功能异常是因白血病细胞浸润所致者，应同时并用保肝治疗。

【禁忌证】非白血病所致的严重肝、肾功能损害，妊娠期妇女及长期接触砷或有砷中毒者禁用。

【注意事项】哺乳期妇女用药的安全性尚不明确。未发现儿童用药引起异常情况的报道。未发现老年患者使用本品引发异常情况的报道。

【制剂规格】注射液：每支 10mg(10ml)。注射剂：每支 10mg。

伊马替尼[基；医保（乙）]

Imatinib

【药理作用】本品在体内外均可强烈抑制 abl 酪氨酸激酶的活性，特异性地抑制 v－abl 的表达和 bcr－abl 细胞的增殖。所以，本品是选择性地抑制 bcr－abl 阳性克隆的特异酪氨酸激酶抑制剂。此外，它可抑制血小板衍化生长因子（PDGF）和干细胞因子（stem cell factor，SCF）受体的酪氨酸激酶。并能抑制 PDGF 和 SCF 介导的生化反应。口服易于吸收，2～4 小时后达血药浓度峰值。生物利用度 98%。与蛋白的结合率为 95%。在肝中被代谢为有活性的代谢物。7 日内可从尿中排出服用量的 81%。其原型药和代谢物的 $t_{1/2}$ 分别为 18 小时和 40 小时。

【适应证】治疗慢性髓细胞性白血病（CML）。

【用法用量】口服，每日 1 次，于进餐同时服用。慢性 CML：每日 400mg；加速期 CML：每日 600mg；急变期 CML：每日 600mg。

【不良反应】①大多数较轻或中度，如恶心、液体潴留、肌肉痉挛、腹泻、呕吐、出血、肌肉骨骼疼痛、皮肤潮红、头痛、乏力、关节疼痛、气短。②较为严重的有肝脏损伤、液体潴留、血细胞降低。有 1%的慢性期、2%加速期、5%急变期患者因为不良反应而不能继续用药。

【禁忌证】妊娠期或可能怀孕的妇女禁用，正在进行母乳喂养的妇女禁用。

【注意事项】①如果病情继续发展（至

少 3 个月的治疗后没有获得满意的疗效或不能获得以往曾经有过的疗效），且患者没有严重药物不良反应和严重的白血病非相关的中性粒细胞下降或血小板下降情况下，在慢性期患者的剂量可以从 400mg 升到 600mg；加速期或急变期的剂量可以从 600mg 升到最高 800mg（一次 400mg，每日 2 次）。提高剂量后应该密切注意患者的情况，以防治在高剂量时出现不良反应。服药时应同时进餐并饮一大杯水以最大限度地降低消化道反应。②本品主要在肝脏代谢，只有 13%通过肾脏排泄，故不能用于严重肝功能不全的患者。用药期间要经常查血常规和肝功能。如出现了严重非血液学的不良反应，应经处理后才能继续使用，根据不良反应发生的程度调整剂量。

【制剂规格】胶囊剂：每粒 100mg。片剂：每片 100mg。

奥拉帕利

Olaparib

【药理作用】本品是一种 ADP 核糖聚合酶抑制剂（PARP）。PARP 酶参与正常的细胞功能，如 DNA 转录和 DNA 修复。试验结果显示，本品在体外可抑制肿瘤细胞系的增殖，在体内可抑制人体肿瘤小鼠异种移植瘤的生长，单药治疗或铂类化疗后用药均有效。当细胞系和小鼠移植瘤模型中存在体细胞 BRCA 相关的 DNA 损伤同源重组修复缺陷或者非 BRCA 相关的、铂类化疗应答相关 DNA 损伤同源重组修复缺陷时，本品给药后可产生更强的细胞毒和肿瘤抑制作用。体外研究显示本品的细胞毒作用可能涉及 PARP 酶活性抑制以及 PARP – DNA 复合物形成增加，从而导致 DNA 损伤和癌细胞死亡。

【适应证】本品适用于铂敏感的复发性上皮性卵巢癌、输卵管癌或原发性腹膜癌，成人患者在铂化疗达到完全缓解或部分缓解后的维持治疗。

【用法用量】口服。推荐剂量为 300mg，每日 2 次。患者应在含铂化疗结束后的 8 周内开始本品治疗，持续治疗直至疾病进展或发生不可接受的毒性反应。应整片吞服，不应咀嚼、压碎、溶解或掰断药片，在进餐或空腹时均可服用。

【不良反应】恶心、呕吐、贫血、中性粒细胞减少症、疲乏虚弱、皮疹、咳嗽、消化不良、白细胞减少症、低镁血症、头晕、血小板减少症、血肌酐升高、淋巴细胞减少症和水肿等。

【禁忌证】对药物活性成分或任何辅料成分过敏者禁用。

【注意事项】①既往抗肿瘤治疗引起的血液学毒性未恢复之前（血红蛋白、血小板和中性粒细胞水平应恢复至≤CTCAE 1 级），患者不应开始本品治疗。如果患者出现重度或输血依赖性的血液学毒性，应中断治疗，并且应进行相关的血液学检测。如果本品给药中断 4 周后血液指标仍存在临床异常，则推荐骨髓分析和（或）血细胞遗传学分析。②如果本品治疗期间确诊患 MDS 和（或）AML，建议应停止本品治疗，并对患者进行适当治疗。③如果患者出现新的或加重的呼吸系统症状，如呼吸困难、咳嗽和发热，或胸部影像学结果异常，则暂时中断治疗，并立即开始相关检查。如果确诊为非感染性肺炎，则应停止治疗，并对患者进行适当治疗。④在妊娠期间不应服用本品。如果患者在服用药物期间怀孕，应告知患者本品对胎儿潜在的危害。建议告知育龄期女性在治疗期间以及最后一次服药后 6 个月内必须使用有效的避孕措施。建议告知男性患者及其育龄期女性伴侣在治疗期间以及最后一次服药后 3 个月内必须使用有效的避孕措施，并且不能捐献精子。⑤不推荐本品与强效或中效 CYP3A 抑制剂或诱导剂合并使用。⑥在本品治疗期间，出现虚弱、疲乏和头晕的患者应谨慎驾驶或操作机器。⑦治疗期间和末次给药后 1 个月内停止哺乳。

【制剂规格】片剂：每片 100mg；150mg。

奥沙利铂 [药典（二）；基；医保（乙）]

Oxaliplatin

【药理作用】本品是第 3 代铂类抗癌药，以 DNA 为靶作用部位，铂原子与 DNA 形成交叉联结，拮抗其复制和转录。

【适应证】对大肠癌、卵巢癌有较好疗效，对胃癌、非霍奇金淋巴瘤、非小细胞肺癌、头颈部肿瘤也有一定疗效。对 5-氟尿嘧啶治疗无效的大肠癌患者，对其他铂类耐药者仍有效。

【用法用量】静脉滴注。每次单药剂量为 130mg/m^2，联合用药剂量为 100mg/m^2 或 130mg/m^2，静脉滴注 2 小时，21 日后重复 1 次。

【不良反应】①神经毒性：感觉迟钝、感觉异常。②胃肠道反应：轻、中度恶心、呕吐和腹泻。③血液学毒性：多为轻、中度。

【禁忌证】对铂类药物过敏者禁用。

【注意事项】勿与具有潜在神经毒性的药物合并使用，不要用 0.9%氯化钠注射液溶解稀释本品，用药期间勿吃冷食，禁用冰水漱口，禁与碱性药物或碱性溶液配伍输注，在制备药液和输注时勿与铝制品接触。

【制剂规格】注射剂：每瓶 50mg；100mg。

丙卡巴肼 [药典（二）]

Procarbazine

【药理作用】本品为周期非特异性药，抑制 DNA 和蛋白质的合成，进入人体后自身氧化形成 H_2O_2 和羟基，可引起类似电离辐射样作用，特别是可使鸟嘌呤的第 3 位和腺嘌呤的第 1 位上甲基化。与其他抗肿瘤药和放射线无交叉耐药性。

【适应证】主要用于霍奇金病，有 1/3～1/2 的患者能获得完全缓解，缓解期为 3 周～6 个月或更长。对其他恶性淋巴瘤、多发性骨髓瘤和肺癌亦有一定疗效。

【用法用量】口服。一般每日 150～200mg，分 3～4 次服用，一疗程总量可根据血常规而定。

【不良反应】胃肠道恶心、呕吐，骨髓抑制，中枢神经系统毒性。皮炎、脱发等。

【禁忌证】严重肝、肾功能损害者及妊娠期妇女禁用。

【注意事项】本品为弱的单胺氧化酶抑制剂，服药期间凡含有高酪胺成分的食物如乳酪和香蕉等均不宜食用，本品可引起溶血性贫血，对肝、肾功能或骨髓功能不全的患者应减少剂量，少数年轻妇女服药后可引起闭经。

【制剂规格】片剂：每片 50mg。

卡铂 [药典（二）；基；医保（甲）]

Carboplatin

【药理作用】本品通过与 DNA 产生链内式链间交联抑制 DNA 合成从而抑制肿瘤的生长。

【适应证】对多种实体肿瘤均有效，如小细胞肺癌、非小细胞肺癌、睾丸肿瘤、乳腺癌、腺癌、头颈部癌、卵巢癌、骨肉瘤及黑色素瘤等。

【用法用量】静脉给药。用药前先用 5% 葡萄糖注射液溶解，浓度为 10mg/ml，再稀释到 0.15mg/ml 静脉滴注。单药化疗每次 400mg/m^2，联合化疗每次 300mg/m^2，4 周给药 1 次；也可采用每次 60mg/m^2，每日 1 次，连续 5 日，间隔 4 周重复 1 次。以给药 2～4 次为 1 疗程。

【不良反应】不良反应如恶心呕吐较顺铂轻微而少见、神经毒性、耳毒性及脱发均罕见，肾毒性较轻。半数以上有不同程度的白细胞和血小板减少。

【禁忌证】本品禁用于对含铂类化合物过敏史患者、妊娠期及哺乳期妇女、严重肾功能不全、严重骨髓抑制患者。

【注意事项】①使用时不必像顺铂那样需要水化。②白细胞和血小板减少一般在用药后 14～21 天，停药后可自行恢复。

【制剂规格】注射剂：每瓶 100mg；150mg。

六甲蜜胺 [药典（二）；医保（乙）]

Altretamine

【药理作用】为一种嘧啶类抗代谢药物，主要抑制二氢叶酸还原酶，干扰叶酸代谢，选择性抑制 DNA、RNA 和蛋白质的合成，为 S 期周期特异性药物，与顺铂和烷化剂无交叉耐药。口服后吸收良好，0.5～3 小时血药浓度达最高，血浆消除呈二室模型，$t_{1/2\alpha}$约为 13 小时，$t_{1/2\beta}$为 2.9～10.2 小时。代谢物主要由尿中排出，24 小时排出量为 62%，72 小时为 89%。

【适应证】用于卵巢癌、小细胞肺癌、恶性淋巴瘤、乳腺癌等。亦可用于治疗慢性粒细胞白血病，比较安全。

【用法用量】口服。一般为每日 300mg/m^2，分 4 次服，14～21 天为 1 疗程；与其他药物联合应用剂量为 100～225mg/m^2，每周期为 7～14 天。在饭后 1～1.5 小时服药能减少胃肠道反应。

【不良反应】①消化系统：表现为恶心、呕吐、厌食，一般不严重。②血液系统：主要是骨髓抑制如白细胞减少，偶有血小板下降、贫血。③神经系统：长期服用对中枢及周围神经系统均有一定影响。中枢：主要表现为共济失调、抑郁、意识错乱、困倦、幻觉、嗜睡。外周：偶见神经病变。④其他：少见皮疹、脱发、肝、肾毒性、膀胱炎、瘙痒、体重减轻。

【禁忌证】对本品过敏者禁用。严重骨髓抑制者，严重肝、肾功能损害者禁用。妊娠期及哺乳期妇女禁用。

【注意事项】①因有骨髓抑制作用，与其他细胞毒药物联合应用时需减量。②与甲氧氯普胺合用可致肌张力障碍，应慎用。③与单胺氧化酶抑制剂、抗抑郁药联合应用，可产生直立性低血压。④与维生素 B_6 同时使用，可减轻周围神经毒性。④老年患者用药应酌情减量。⑤用药期间应定期查血常规及肝功能。

【制剂规格】片（胶囊）剂：每片（粒）50mg；100mg。

美司钠［药典（二）；基；医保（乙）］

Mesna

【药理作用】本品由于具有巯基可与丙烯醛结合形成无毒的化合物，也可与4–羟基环磷酰胺和4–羟基异环磷酰胺结合，因而避免了膀胱炎的发生。

【适应证】①任何应用异环磷酰胺的化疗方案。②高剂量环磷酰胺。③既往应用环磷酰胺有出血性膀胱炎的患者。④既往曾作为盆腔照射的患者。

【用法用量】静脉给药。每次 400mg，一般在注射异环磷酰胺的 0、4、8 小时静脉注射，异环磷酰胺的用量一般为本品的 5 倍，其后口服剂量为 $480mg/m^2$。

【不良反应】偶尔有轻微的过敏反应，如不同程度的皮肤及黏膜反应（瘙痒、红斑、水疱）、局部肿胀（风疹样水肿）。

【禁忌证】对含巯基化合物过敏者禁用。

【注意事项】使用本品一次剂量不宜超过 60mg/kg，否则可出现胃肠道反应；本品的保护作用只限于泌尿系统的损害。

【制剂规格】注射剂：每支 200mg；400mg。片剂：每片 200mg。

门冬酰胺［药典（二）；基］

Asparagine

【药理作用】尚未进行该项实验，无可靠参考文献。

【适应证】用于乳腺小叶增生的辅助治疗。

【用法用量】口服：一次 0.25～0.5g，一日 2～3 次，2～3 个月为一疗程。

【不良反应】胃部不适、恶心、头晕等。

【禁忌证】尚不明确。

【注意事项】尚不明确。

【制剂规格】片剂：每片 0.25g。

门冬酰胺酶［药典（二）；基；医保（甲）］

Asparaginase

【药理作用】正常细胞能够自己合成对生长必需的门冬酰胺，而肿瘤细胞不能合成，必须依赖宿主供给，本品能使门冬酰胺水解，使肿瘤细胞缺乏门冬酰胺，从而起到选择性抑制肿瘤细胞生长的作用。

【适应证】对急性淋巴细胞白血病疗效最好，对急性粒细胞白血病和急性单核细胞白血病也有一定疗效，对恶性淋巴瘤也有较好的疗效。本品优点是对于常用药物治疗后复发的病例也有效，缺点是单独应用不但缓解期短，而且很容易产生耐受性，目前大多与其他药物合并使用。

【用法用量】可用于静脉注射、静脉滴注、肌内注射和鞘内注射。一般剂量：10000～15000 单位/m^2，每周 3～7 次，亦可每周用 1 次，一般 3～4 周为 1 疗程。

【不良反应】1/3～1/2 患者有骨髓抑制，表现为白细胞和血小板下降、贫血、凝血障碍、局部出血等。常有食欲减退、恶心、呕吐、腹泻等反应，有的患者有头痛、头昏、嗜睡、精神错乱等。

【禁忌证】胰腺炎或患过胰腺炎者，尤其是急性出血性胰腺炎禁用；肝、肾、造血、神经功能严重损害者禁用。有致畸作用，妊娠早期应禁用。

【注意事项】①不同厂家、不同批号的产品，其纯度和过敏反应均有差异，使用时必须慎重。②溶解后不宜长时间放置，以免丧失活力。③大肠埃希菌门冬酰胺酶含有内毒素，故可引起发热。④可引起过敏反应，故用药前必须先皮试，一般用 10～50 单位/0.1ml 作皮内注射，观察 3 小时，如有红肿、斑块，则为过敏反应。

【制剂规格】注射剂：每支含 1000 单位；2000 单位；10000 单位。

米托蒽醌 [药典（二）；医保（乙）]

Mitoxantrone

【药理作用】本品主要作用为嵌入 DNA 来形成交叉连接，对 RNA 的合成也有抑制，为周期非特异性药物。

【适应证】主要用于乳腺癌、恶性淋巴瘤、急性白血病，对肺癌、软组织肉瘤、多发性骨髓瘤、肝癌、大肠癌、肾癌、前列腺癌、子宫内膜癌、头颈部癌、卵巢癌也有效。

【用法用量】①实体瘤：10～14mg/m^2，静脉冲入，每 3～4 周 1 次。②骨髓移植患者：1 次给 75mg/m^2。③白血病：2～20mg/m^2，静脉注射，连续 5～7 天，也可 10～14mg/m^2，静脉注射，每 3～4 周 1 次。联合化疗：可酌减到 8～10mg/m^2，每 3 周 1 次。

【不良反应】消化道不良反应常见，但不严重，脱发远轻于多柔比星。

【禁忌证】对本品过敏者、妊娠期及哺乳期妇女、有骨髓抑制或肝功能不全者、呈恶病质，伴有心、肺功能不全的患者禁用。

【注意事项】注意既往蒽环类药物用药总量，按规定禁止超过总限制量。既往用过蒽环类药物或累积剂量超过 140～160mg/m^2 中约 10%可有明显心脏毒性，既往患者应用多柔比星剂量超过 350mg/m^2，必须心功能正常才可给予此药或严密观察心功能。如白细胞低于 1.5×10^9/L 应停用本品。

【制剂规格】注射剂：每瓶 4mg；10mg。

哌柏西利

Palbociclib

【药理作用】本品是细胞周期蛋白依赖性激酶（CDK）4 和 6 的抑制剂。周期蛋白 D1 和 CDK4/6 位于细胞增殖信号通路的下游。在体外，通过阻滞细胞从 G_1 期进入 S 期，而减少雌激素受体（ER）阳性乳腺癌细胞系的细胞增殖。本品和雌激素拮抗剂联合作用于乳腺癌细胞系时，可降低视网膜母细胞瘤（Rb）蛋白磷酸化，从而导致 E2F 表达，及其信号传导下降，与药物各自单用相比具有更强的生长抑制作用。本品和雌激素拮抗剂联合作用于 ER 阳性的乳腺癌细胞系时，与药物各自单用相比，可使细胞老化增加，这一效应在本品停药后最多维持 6 日，但抗雌激素治疗继续进行时，可导致更大程度的细胞老化。人源性 ER 阳性乳腺癌异种移植模型体内研究显示，与药物各自单用相比，本品与来曲唑联用可对 Rb 磷酸化、下游信号传导以及肿瘤生长产生更强的抑制作用。

【适应证】本品适用于激素受体（HR）阳性、人表皮生长因子受体 2（HER2）阴性的局部晚期或转移性乳腺癌，应与芳香化酶抑制剂联合使用作为绝经后女性患者的初始内分泌治疗。

【用法用量】口服。推荐剂量为 125mg，每日 1 次，连续服用 21 日，之后停药 7 日（3/1 给药方案），28 日为一个治疗周期。治疗应当持续进行，除非患者不再有临床获益或出现不可接受的毒性。应与食物同服，最好随餐服药以确保本品暴露量一致。本品不得与葡萄柚或葡萄柚汁同服。哌柏西利胶囊应整粒吞服（吞服前不得咀嚼、压碎或打开胶囊）。应鼓励患者在每日大约相同的时间服药。如果患者呕吐或者漏服，当天不得补服。应照常进行下次服药。剂量调整，建议根据个体安全性和耐受性调整本品的剂量。

【不良反应】①十分常见：感染、中性粒细胞减少症、白细胞减少、贫血、血小板减少症、食欲下降、口腔炎、恶心、腹泻、呕吐、皮疹、脱发、疲乏、乏力、发热。②常见：味觉障碍、视物模糊、流泪增加、干眼、鼻衄、皮肤干燥、ALT 升高、AST 升高。

【禁忌证】①对活性成分或任一辅料过敏者禁用。②禁止使用含圣约翰草的制品。

【注意事项】①绝经前/围绝经期女性：鉴于芳香化酶抑制剂的作用机制，绝经前/围绝经期女性接受本品与芳香化酶抑制剂联合治疗时，必须进行卵巢切除或使用 LHRH 激动剂抑制卵巢功能。本品联合氟维司群用于绝经前或围绝经期女性的研究中，仅与 LHRH 激动剂联合用药。②危重内脏疾病（转移）：尚未在危重的有内脏疾病（转移）患者中研究本品的疗效和安全性。③血液学毒性：中性粒细胞减少症是临床研究中最常报道的不良反应。应在本品治疗开始前、每个周期开始时、前两个周期的第 15 日以及出现临床指征时监测全血细胞计数。对于出现 3 或 4 级中性粒细胞减少症的患者，建议中断给药、减少剂量或延迟开始治疗周期，并进行密切监测。医生应告知患者立即报道任何发热事件。④间质性肺病（ILD）或肺炎：用细胞周期蛋白依赖性激酶 4/6（CDK4/6）抑制剂（包括本品）与内分泌治疗联用治疗的患者，可能会发生严重，威胁生命或致命的 ILD 和（或）肺炎。监测患者的肺部症状，提示 ILD 或肺炎（例如，低氧，咳嗽，呼吸困难）。对于有新的或恶化的呼吸道症状且怀疑已发展为肺炎的患者，应立即中断给药并评估患者。重度 ILD 或肺炎患者应永久停用哌柏西利。⑤感染：因为本品具有骨髓抑制特性，其可使患者易于出现感染。应监测患者的感染体征和症状并且适当时应给予治疗。患者在出现任何骨髓抑制或感染体征或症状时立即报道，例如，发热、寒战、头晕、气短、无力或出血和（或）瘀伤倾向加重。⑥肝损伤：中度或重度肝损伤患者应慎用，并密切监测毒性体征。⑦肾损伤：中度或重度肾损伤患者应慎用，并密切监测毒性体征。⑧与 CYP3A4 抑制剂或诱导剂联合治疗：强效 CYP3A4 抑制剂可导致毒性增加。治疗期间应避免与强效 CYP3A4 抑制剂合用。如不能避免与强效 CYP3A4 抑制剂同时使用，应将本品的剂量降至 75mg 每日 1 次。停止使用强效抑制剂时，应将本品的剂量（抑制剂的 3～5 个半衰期后）增加至开始使用强效 CYP3A4 抑制剂前的剂量。与 CYP3A4 诱导剂同时使用可导致本品的暴露量降低，因此应避免本品与强效 CYP3A4 诱导剂合用。本品与中效 CYP3A4 诱导剂同时使用时无须调整剂量。⑨有生育能力的女性或其配偶：有生育能力的女性或其男性配偶在使用本品治疗期间必须使用一种高效的避孕方法。⑩乳糖：本品含乳糖，存在半乳糖不耐症、Lapp 乳糖酶缺乏症或葡萄糖－半乳糖吸收不良症等罕见遗传疾病的患者不得服用本品。⑪对驾驶和操作机器能力的影响：本品对驾驶和操作机器能力的影响很小，但可能引起疲乏，患者在驾驶或操作机器时应谨慎。

【制剂规格】胶囊剂：每粒 75mg；100mg；125mg。

普乐沙福
Plerixafor

【药理作用】本品是一种趋化因子受体 CXCR4 抑制剂，阻断 CXCR4 与同源配体（基质细胞衍生因子－1α，SDF－1α）的结合。研究认为，SDF－1α 和 CXCR4 在人 HSCs 定向移动并归巢到骨髓的过程中发挥作用。一旦进入骨髓，干细胞 CXCR4 直接通过 SDF－1α或通过诱导其他黏附因子，帮助这些细胞锚定在骨髓基质中。可引起小鼠、犬、人白细胞增多和循环系统中的造血祖细胞数升高。在犬移植模型中，本品动员的 CD34＋细胞具有植入能力和长达一年的再生能力。

【适应证】本品与粒细胞集落刺激因子（G－CSF）联用，适用于非霍奇金淋巴瘤（NHL）患者动员造血干细胞（HSC）进入外周血，以便于完成 HSC 采集与自动移植。

【用法用量】注射给药。推荐的用法用量：患者在接受 G－CSF 每日 1 次，共给药 4 日后开始本品治疗。在开始每次采集前 11 小时进行本品给药，最多连续给药 4 日。根据体重确定本品皮下注射给药的推荐剂量：患者体重≤83kg 时，固定剂量 20mg，或者按体重 0.24mg/kg。患者体重＞83kg 时，按体重 0.24mg/kg。使用患者实际体重计算本品的给药体积。每瓶含有 1.2ml 溶液，浓度 20mg/ml，根据如下公式计算患者给药体积：0.012×患者实际体重（kg）=给药体积（ml）。在普乐沙福首次给药前 1 周内称量体重，用于计算普乐沙福给药剂量。在临床研究中，最高根据患者理想体重的 175%计算普乐沙福剂量。未研究体重超过患者理想体重的 175%中普乐沙福的剂量和治疗情况。使用以下公式确定理想体重：男（kg）：50+2.3×［（身高（cm）×0.394）−60］；女（kg）：45.5+2.3×［（身高（cm）×0.394］−60）。根据暴露量随体重增加而增加，本品每日剂量不得超过 40mg。推荐的伴随用药：在开始首次本品给药前连续 4 天以及每天进行采集前，每天上午给予 G−CSF10μg/kg。肾功能不全患者的用药：在中度和重度肾功能不全患者中［估算的肌酐清除率（Ccr）≤50ml/min］，根据体重降低三分之一的本品剂量，见下表。如果 Ccr≤50ml/min，每日剂量不得超过 27mg，因为 mg/kg 基础计算的剂量导致普乐沙福暴露随体重增加而增加。如果将使用剂量降低三分之一，全身药物暴露在中度和重度肾功能不全患者与正常肾功能患者中相似。

肾功能不全患者的本品推荐剂量表

估算的肌酐清除率（ml/min）	剂量	
	体重≤83kg	体重＞83kg 和＜160kg
＞50	20mg 或 0.24mg/kg，每天 1 次	0.24mg/kg，每天 1 次（不超过 40mg/d）
≤50	13mg 或 0.16mg/kg，每天 1 次	0.16mg/kg，每天 1 次（不超过 27mg/d）

男性：肌酐清除率（ml/min）=体重（kg）×［140−年龄（岁）］除以［72×血肌酐（mg/dl）］；女性：肌酐清除率（ml/min）=0.85×男性计算数值。尚无足够信息推荐透析患者的用药剂量。儿童患者：儿童患者使用经验有限。尚未确立 18 岁以下儿童使用本品的安全性和有效性。老年患者（＞65 岁）：肾功能正常的老年患者无须调整剂量。肌酐清除率≤50ml/min 老年患者建议调整剂量（见③肾功能不全患者的用药）。一般来说，因为肾功能减弱发生率随年龄增加而增高，所以应谨慎选择老年患者的给药剂量。

【不良反应】①严重：过敏性休克和过敏反应、白血病患者的潜在肿瘤细胞动员作用、循环白细胞增加和血小板计数降低、潜在的肿瘤细胞动员作用、脾肿大。②其他：腹泻、恶心、疲乏、注射部位反应、头痛、关节痛、头晕、呕吐、荨麻疹、眶周肿胀、呼吸困难、血管迷走神经反应、直立性低血压、晕厥、腹痛、多汗、腹胀、口干、红斑、乏力、口腔感觉减退、便秘、消化不良、异常做梦和噩梦。

【禁忌证】对本品任何成分过敏者禁用。

【注意事项】①过敏性休克和过敏反应：在接受本品给药的患者中发生的严重过敏反应，包括速发型过敏反应，其中一些威胁生命伴有临床显著的低血压和休克。在本品给药期间和给药后至少 30 分钟，应观察患者发生过敏反应的迹象和症状，直到每次给药结束后达到临床稳定。仅在有可立即治疗过敏反应和其他超敏反应的人员和治疗手段的条件下进行本品给药。在临床研究中，少于 1%患者在本品给药后 30 分钟内可见轻度或中度过敏反应。②白血病患者的肿瘤细胞动员作用：为动员 HSC，普乐沙福可能引起白血病细胞的动员和采集物的后续污染。因此，不建议将普乐沙福用于白血病患者的 HSC 动员和采集。③血液学影响：白细胞增多、血小板减少。④潜在的肿瘤细胞动员作用：当本品与 G－CSF 联合用于 HSC 动员时，肿瘤细胞可能从骨髓中释放出来，随后被收集在白细胞分离产物中。尚未充分研究可能回输肿瘤细胞的影响。⑤脾肿大和脾破裂：在接受本品和 G－CSF 联用给药时发生左上腹痛和（或）肩胛痛或肩痛的患者应进行脾脏完整性评估。⑥胚胎/胎儿毒性：妊娠期妇女使用本品时可能危害胎儿。在动物中普乐沙福具有致畸作用。没有妊娠期妇女使用本品的充分和良好对照研究。建议育龄女性在本品给药期间有效避孕。如果妊娠期间使用本品，或者患者在使用本品期间发生妊娠，应告知患者对胎儿的潜在危害。⑦Q－T/Q－Tc 间期延长：单次给药剂量达 0.40mg/kg 时未见本品的 Q－T/Q－Tc 间期延长作用。⑧对驾驶和操作机器能力的影响：本品可能影响驾驶和操作机器能力。部分患者出现眩晕.疲乏或血管迷走神经反应；因此，驾驶和操作机器时应谨慎。

【制剂规格】注射剂：每支 1.2ml:24mg。

顺铂 [药典（二）；基；医保（甲）]

Cisplatin

【药理作用】本品为周期非特异性抗肿瘤药，通过与 DNA 产生链内式链间交联抑制 DNA 合成，也可抑制蛋白质和 RNA 合成。

【适应证】对多种实体肿瘤均有效，如睾丸肿瘤、乳腺癌、腺癌、头颈部癌、卵巢癌、骨肉瘤及黑色素瘤等。

【用法用量】静脉滴注：每次 20mg，溶于 0.9%氯化钠注射液 200ml 中滴注，连用 5 日；或每次 30mg/m^2，每日 1 次，连用 3 日，间隔 3～4 周可重复给药。或以高剂量 80～120mg/m^2 静脉滴注，每 3～4 周重复 1 次。本品亦可动脉注射或胸、腹腔内注射。

【不良反应】消化道反应、肾脏毒性、骨髓抑制及听神经毒性，与所用剂量及总量有关。

【禁忌证】本品禁用于对含铂类化合物过敏史患者、妊娠期及哺乳期妇女以及肾功能不全患者。

【注意事项】①使用本品前，尤其是高剂量时，应先检查肾脏功能及听力，并注意多饮水或输液强迫利尿。②本品与氨基糖苷类抗生素合用可发生致命性肾衰竭，并可加重耳毒性。③与呋塞米合用可增加对耳损伤。④抗组胺类、酚噻嗪类药物可能掩盖本品的耳毒性。

【制剂规格】注射剂：每瓶 10mg；20mg；30mg。注射液：每支 10mg（1ml）；50mg（2ml）。

替莫唑胺［药典（二）；医保（乙）］

Temozolomide

【药理作用】本品为咪唑并四嗪类具有抗肿瘤活性的烷化剂。在体循环生理 pH 状态下，迅速转化为活性产物 MTIC［3－甲基－（三嗪－1－）咪唑－4－甲酰胺］。MTIC 的细胞毒作用主要表现为 DNA 分子上鸟嘌呤第 6 位氧原子上的烷基化以及第 7 位氮原子的烷基化。通过甲基化加成物的错配修复，发挥细胞毒作用。

【适应证】临床上治疗脑或鞘内瘤和晚期黑色素瘤脑转移，以及成人顽固性多形性成胶质细胞瘤等。

【用法用量】口服。本品第一疗程 28 日，最初剂量为每次 150mg/m^2，每日 1 次，连续服用 5 日。如果治疗周期内，第 22 日与第 29 日（下个周期的第 1 日）测得的绝对中性粒细胞数（ANC）≥1.5×10^9/L，血小板数为≥100×10^9/L 时，下个周期剂量为 200mg/m^2，每日 1 次，连续服用 5 日。在治疗期间，第 22 日（首次给药后的 21 日）或其后 48 小时内检测患者的全血数，之后每星期测定 1 次，直到测得的绝对中性粒细胞数（ANC）≥1.5×10^9/L，血小板数≥100×10^9/L 时，再进行下个周期的治疗。在任意治疗周期内，如果测得的绝对中性粒细胞数（ANC）＜1.0×10^9/L 或者血小板数为＜50×10^9/L 时，下个周期的剂量将减少 50mg/m^2，但不得低于推荐剂量 100mg/m^2。

【不良反应】①骨髓抑制是剂量限制毒性。②其他常见不良反应有恶心、呕吐、便秘、食欲减退、骨髓抑制、全血细胞减少、白细胞减少、贫血、淋巴细胞减少、头痛、疲乏等。

【禁忌证】对本品及辅料过敏者禁用，对达卡巴嗪过敏者禁用。

【注意事项】重度肝、肾功能不全的患者和 70 岁以上患者慎用。

【制剂规格】胶囊剂：每粒 20mg；100mg。

维 A 酸［药典（二）；基；医保（甲）］

Tretinoin

【药理作用】本品为细胞诱导分化药。维 A 酸是维生素 A 的代谢中间体，主要影响骨的生长与上皮代谢。通过调节表皮细胞的有丝分裂和表皮细胞的更新，促进正常角化，影响上皮代谢，对上皮角细胞的生长和角质层的脱落有明显的促进作用，可促使已有的粉刺去除，同时又抑制新的粉刺；可阻止角质栓的堵塞，对角蛋白的合成有抑制作用。

【适应证】适用于痤疮、扁平苔藓、白斑、毛发红糠疹和面部糠疹等；可作为银屑病、鱼鳞病的辅助治疗，也可用于治疗多发性寻常疣以及角化异常类的各种皮肤病；还适用于癌的预防及治疗癌前病变，如口腔黏膜白斑、喉乳头状瘤、发育不良症等。皮肤恶性肿瘤如鳞癌、基底细胞瘤、蕈样霉菌病等。急性早幼粒细胞白血病。

【用法用量】（1）维 A 酸片：①皮肤疾病的治疗：口服，一日 2～3 次，每次 10mg。②急性早幼粒细胞白血病的治疗：口服，按体表面积每天 45mg/m²，每日最高总量不超过 0.12g，分 2～4 次服用，疗程 4～8 周。根据治疗反应调整用量，达完全缓解后，还应给予标准化治疗。（2）维 A 酸乳膏：外用，用毕应洗手。①寻常痤疮：每晚 1 次，于睡前将药轻轻涂于患处。②银屑病、鱼鳞病等皮疹位于遮盖部位的可一日 1～3 次或遵医嘱。

【不良反应】偶见不良反应。外用时，用药部位可能发生红斑、肿胀、脱屑、结痂、色素增加或减退等。口服可见：①唇炎、黏膜干燥、结膜炎、甲沟炎、脱发。②高血脂，多发生于口服治疗后 3 个月。③引起胚胎发育畸形。④肝功能受损。⑤可出现头痛、头晕（50 岁以内者较老年人多）、骨增厚、口干、脱屑以及对光过敏、皮肤色素变化等。

【禁忌证】①禁用于妊娠期或即将妊娠的妇女。育龄期妇女或其配偶在开始服用前 3 个月、治疗期间及停药后 1 年内应采用有效的避孕措施。②哺乳期妇女禁用。③对本品任何成分过敏者禁用。④眼部禁用。⑤有皮肤上细胞肿瘤（皮肤癌）个人史或家庭史的患者禁用。⑥破损、皮炎、亚急性皮炎、湿疹样或太阳灼伤区皮肤禁用。

【注意事项】①可引起肝损害，肝、肾功能不全者慎用。②口服本品出现不良反应时，应控制剂量或与谷维素、维生素 B_1、维生素 B_4 等同服，可使头疼等症状减轻或消失。③外用应避免使用于皮肤较薄的皱褶部位，并注意浓度不宜过高（0.3%以下较为适宜），以免引起红斑、脱皮、灼热感及微痛等局部刺激。这些反应如果轻微，应坚持继卖治疗。④用于治疗痤疮时，起初数周可见病情暂时加剧，仍应继续治疗 6 周以上才能达到最佳疗效。⑤日光可加重本品对皮肤的刺激，导致本品分解，故本品宜夜间睡前使用，用药部位应避免强光照晒。⑥在治疗严重类型的皮肤病时，可与其他药物如皮质激素、抗生素等合并使用，以增加疗效。

【制剂规格】片剂：每片 5mg；10mg；20mg。乳膏剂或软膏剂：每支含 0.025%；0.5%；0.1%。胶囊剂：每粒 20mg。

亚叶酸钙［药典（二）；基；医保（甲）］

Calcium Folinate

【药理作用】本品为四氢叶酸的甲酰化衍生物，系叶酸在体内的活化形式，进入人体内后，通过四氢叶酸还原酶转变为四氢叶酸，能有效地对抗甲氨蝶呤等叶酸拮抗剂引起的毒性反应；甲氨蝶呤等叶酸拮抗剂的主要作用是在细胞内与二氢叶酸还原酶结合，拮抗二氢叶酸转变为四氢叶酸而抑制DNA 的合成。

【适应证】①主要用作叶酸拮抗剂（如甲氨蝶呤、乙胺嘧啶或甲氧苄啶等）的解毒剂。②用于预防甲氨蝶呤过量或大剂量治疗后所引起的严重毒性作用。③可用于由叶酸缺乏所引起的巨幼细胞性贫血及白细胞减少症。④与氟尿嘧啶联合应用时，用于治疗晚期结肠癌、直肠癌。

【用法用量】（1）肌内注射：①作为甲氨蝶呤的解救疗法，本品剂量最好根据血药浓度测定；一般采用剂量按体表面积为 9～15mg/m^2，每 6～8 小时一次，持续 2 日，直至甲氨蝶呤血清浓度在 5×10^{-8}mol/L 以下。②作为乙胺嘧啶或甲氧苄啶等的解毒剂，每次肌内注射 9～15mg，次数视中毒情况而定。③巨幼细胞贫血：每日 1mg，每日 1 次。④白细胞减少症：每次 3～6mg，每日 1 次。（2）静脉滴注：作为结肠直肠癌的辅助治疗，与氟尿嘧啶联合应用；本品静脉注射 200mg/m^2，注射时间不少于 3 分钟，接着用氟尿嘧啶 300～400mg/m^2 静脉注射，每日 1 次，连续 5 日为一疗程，根据毒性反应，每隔 4～5 周可重复一次，以延长存活期。

【不良反应】不良反应较少，偶见皮疹、荨麻疹或哮喘等过敏反应及胃部不适。

【禁忌证】禁用于恶性贫血或维生素 B_{12} 缺乏所引起的巨幼细胞贫血。

【注意事项】①初次使用本品，应在有经验医师指导下用药，并严格按照规定的剂量及用药时间执行。②不宜与叶酸拮抗剂（如甲氨蝶呤）同时使用，以免影响后者的治疗作用；应于大剂量使用甲氨蝶呤 24～48 小时后应用本品。③因本品含有钙离子，静脉注射时每分钟不得超过 160mg。④不可与 5－氟尿嘧啶混合输用，因可能产生沉淀。⑤接受大剂量甲氨蝶呤而用本品解救者应进行下列各种实验室监测：治疗前测肌酐清除率；应用甲氨蝶呤大剂量后每 12～24 小时测定血浆或血清甲氨蝶呤浓度，以调整本品剂量和应用时间；当甲氨蝶呤浓度低于 5×10^{-8}mol/L 时，可以停止实验室监察；应用甲氨蝶呤治疗前及以后每 24 小时测定血清肌酐量，如用药后 24 小时血清肌酐量大于治疗前 50%，提示有严重肾毒性，要慎重处理；甲氨蝶呤用药前和用药后每 6 小时应监测尿液酸度，要求尿液 pH 保持在 7 以上，必要时用碳酸氢钠和水化治疗。⑥临床使用本品应用现配液，避免光线直接照射及热接触。⑦慎用于甲氨蝶呤的解毒治疗：酸性尿（pH≤7）、腹水、失水、胃肠道梗阻、胸腔渗液或肾功能障碍。

【制剂规格】片剂：每片 15mg；25mg。胶囊剂：每粒 25mg。注射剂：每支 5mg；25mg；50mg；100mg。

第 12 章　维生素、营养类药物、酶抑制药物及调节水、电解质和酸碱平衡用药物

第 1 节　维生素类

多种维生素（12）[基；医保（乙）]

Multivitamin（12）

【药理作用】本品作为胃肠外营养静脉注射液，是含有水溶性维生素和脂溶性维生素的复合维生素剂，可供成人和 11 岁以上的儿童补充维生素。

【适应证】本品为静脉补充维生素用药，适用于经胃肠道营养摄取不足者。

【用法用量】静脉注射或静脉滴注：成人及 11 岁以上儿童，每天给药一支。用注射器取 5ml 注射用水注入瓶中。所得溶液应通过静脉缓慢注射，或溶于等渗的 0.9%氯化钠注射液或 5%葡萄糖溶液中静脉滴注。

【不良反应】血清谷丙转氨水平增高、过敏反应。

【禁忌证】已知对本品任何成分过敏者，尤其是对 B_1 过敏者禁用。新生儿、婴儿、11 岁以下的儿童禁用。

【注意事项】①活动型炎症性小肠结肠炎患者使用时应检测其转氨酶水平。②表现有肝脏来源的黄疸或试验检测有明显的胆汁淤积的患者需长期重复给药时，应检测其肝功能。③哺乳期妇女、过敏体质者慎用。

【制剂规格】注射剂：每支 5ml。

泛酸钙[药典（二）]

Calcium Pantothenate

【药理作用】本品为辅酶 A 的组成部分，参与蛋白质、脂肪、糖的代谢。

【适应证】用于预防和治疗泛酸钙缺乏（如吸收不良综合征、热带口腔炎性腹泻、乳糜泻、局限性肠炎或应用泛酸钙拮抗药物时）。还可用于维生素 B 族缺乏症的辅助治疗。

【用法用量】①预防用药：在刚出生至 3 岁的儿童中，一日 2～3mg；4～6 岁，一日 3～4mg；7～10 岁，一日 4～5mg。②泛酸钙缺乏：应根据严重程度给药，一次 10～20mg，一日 30～60mg。

【不良反应】尚不明确。

【禁忌证】对本品过敏者禁用。

【注意事项】泛酸可延长出血时间，故血友病患者用药时应谨慎。

【制剂规格】片剂：每片 5mg；10mg。

核黄素磷酸钠[药典（二）]

Riboflavin Sodium Phosphate

【药理作用】本品为维生素类药。核黄

素（维生素 B_2）是人体重要营养素，在能量代谢中起关键作用。本品为黄素单核苷酸（FMN）和黄素腺嘌呤二核苷酸(FAD)前体药，而 FMN 和 FAD 是黄素酶家族的重要辅助因子。黄素酶催化很多生化反应，最典型的为氧化还原反应，它们是细胞呼吸的关键因子。FAD 和 FMN 在线粒体转动链中递氢，在此过程中产生细胞能量。缺乏时可影响机体的生物氧化，使代谢发生障碍，其病变多表现为口、眼、外生殖器部位的炎症。

【适应证】核黄素补充剂。用于由核黄素缺乏引起的口角炎、唇炎、舌炎、眼结膜炎及阴囊炎等疾病的治疗。

【用法用量】皮下、肌内注射或静脉注射。一次 5～30mg，一日 1 次。

【不良反应】肾功能正常时，本品几乎不产生毒性。偶有过敏反应。上市后药品不良反应监测发现本品有以下不良反应（事件）报道：①皮肤及其附件：皮疹、瘙痒、多汗等。②全身性损害：发热、高热、胸闷、寒战、畏寒、苍白、乏力等。③胃肠系统：恶心、呕吐、腹痛等。④神经系统：头晕、头痛、震颤、抽搐、麻木等。⑤心血管系统：潮红、心悸、发绀、心动过速等。⑥呼吸系统：呼吸急促、憋气、咳嗽、呼吸困难等。⑦免疫功能紊乱及感染：过敏反应、过敏样反应、过敏性休克等。⑧其他：静脉炎、注射部位疼痛、烦躁、视力模糊、腰痛等。

【禁忌证】对本品中任一成分过敏者禁用。

【注意事项】大量使用后尿液呈黄色（或黄绿色），也可引起类似甲状腺功能亢进症状。甲氧氯普胺可降低本品吸收，不宜合用。

【制剂规格】注射液：每支 10mg（2ml）；15mg（5ml）。

维生素 A[药典（二）；医保（乙）]

Vitamin A

【药理作用】本品具有促进生长，维持上皮组织如皮肤、结膜、角膜等正常功能的作用，并参与视紫红质的合成。增强视网膜感光力，参与体内许多氧化过程，尤其是不饱和脂肪酸的氧化。维生素 A 缺乏时，则生长停止，骨骼成长不良，生殖功能衰退，皮肤粗糙、干燥，角膜软化，并发生干燥性眼炎及夜盲症。口服极易吸收。食物中脂肪、蛋白质及肠道内的胆盐与维生素 A 和维生素 E 吸收有密切关系，缺乏上述物质则吸收降低。吸收后贮存于肝脏中。从肝脏释放的维生素 A 90%～95%与维生素 A 结合蛋白结合，当储存达到饱和时，给予大剂量维生素 A 将超过结合能力，游离的维生素 A 增高是造成中毒的主要原因。维生素 A 几乎全部在体内代谢，其代谢物由尿及粪便排出。哺乳期妇女有部分维生素 A 分泌于乳汁中。现采用国际单位作为计量单位。其效价是以幼年大鼠，喂以缺乏维生素 A 的标准食物，在此动物比较标准品与受试品促进发育率的程度，其相当于标准品维生素 A 乙酸盐 0.344μg 的生物效价为一个国际单位。

【适应证】用于：①维生素 A 缺乏症，如夜盲症、眼干燥症、角膜软化症和皮肤粗糙等。②用于补充需要，如妊娠期、哺乳期妇女和婴儿等。

【用法用量】（1）成人：①严重维生素 A 缺乏症：口服，每日 10 万 U，3 日后改为每日 5 万 U，给药 2 周，然后每日 1 万～2 万 U，再用药 2 个月。吸收功能障碍或口服困难者可用肌内注射，成人每日 5 万～10 万 U，3 日后改为每日 5 万 U，给药 2 周。②轻度维生素 A 缺乏症：每日 1 万～2.5 万 U，分 2～3 次口服。③补充需要：每日 5000U，哺乳期妇女每日 5000U。

（2）儿童：《中国国家处方集 化学药品与生物制品卷 儿童版》推荐：①预防维生素 A 缺乏：每日 1500U，或＜6 个月婴儿单次口服 5 万 U；6～12 个月婴儿每隔 4～6 个月单次口服 10 万 U；＞1 岁儿童每隔 4～6 个月单次口服 20 万 U，脂质血清维生素 A 维持正常。②治疗维生素 A 缺乏：婴幼儿每日口服 1 万 U。重症有角膜软化者，＜6 个月，诊断当日口服 5 万 U，隔天及 2 周后各 5 万 U；6～12 个月婴儿，诊断当日口服 10 万 U，隔天及 2 周后各 5 万 U；＞1 岁儿童，诊断当日口服 20 万 U，隔天及 2 周后各 20 万 U。症状改善后减少剂量，痊愈后改为预防量。③治疗麻疹：＜6 个月婴儿每日 5 万 U，连续 2 日；6～12 个月婴儿每日 10 万 U，连续 2 日；＞1 岁儿童每日 20 万 U，连续 2 日；如果麻疹患儿伴有眼部维生素 A 缺乏症状或严重营养不良，必须在 2～4 周服用第 3 次药物。④预防完全胆道阻塞患儿维生素 A 缺乏，肌内注射，新生儿或婴儿，每月 5 万 U。

【不良反应】①婴幼儿对大量或超量维生素 A 较敏感，应谨慎使用。长期应用大剂量可引起维生素 A 过多症，甚至发生急性或慢性中毒，以 6 个月～3 岁的婴儿发生率最高。表现为食欲缺乏、皮肤发痒、毛发干枯、脱发、口唇皲裂、易激动、骨痛、骨折、颅内压增高（头痛、呕吐、前颅宽而隆起），停药 1～2 周后可消失。②成人一次剂量超过 100 万 U，小儿一次超过 30 万 U，即可致急性中毒。不论成人或小儿，如连续每日服 10 万 U 超过 6 个月，可致慢性中毒，须注意。

【禁忌证】对维生素 A 制品有超敏反应者禁用；妊娠期妇女（超过推荐膳食营养素供给量）禁用；维生素 A 过多症者禁用。

【注意事项】妊娠期妇女的维生素 A 用量每日不超过 5000U。

【制剂规格】胶丸剂：每丸 5000U；2.5 万 U。其他制剂见维生素 D。

维生素 B_1 ［药典（二）；基；医保（甲、乙）］

Vitamin B_1

【药理作用】本品在体内与焦磷酸结合成辅羧酶，参与糖代谢中丙酮酸和 α-酮戊二酸的氧化脱羧反应，是糖类代谢所必需。缺乏时，氧化受阻形成丙酮酸、乳酸堆积，并影响机体能量供应。其症状主要表现在神经和心血管系统，出现感觉神经与运动神经均受影响的多发性周围神经炎，表现为感觉异常、神经痛、四肢无力，以及肌肉酸痛和萎缩等症状。心血管方面由于血中丙酮酸和乳酸增多，使小动脉扩张，舒张压下降，心肌代谢失调，故易出现心悸、气促、胸闷、心脏肥大、肝肺充血和周围组织水肿等心功能不全的症状。消化道方面表现为食欲下降，可导致衰弱和体重下降等。

【适应证】①用于脚气病防治及各种疾病的辅助治疗（如全身感染、高热、糖尿病、多发性神经炎、小儿麻痹后遗症以及小儿遗尿症、心肌炎、食欲缺乏、消化不良、甲状腺功能亢进症和妊娠期等）。②对某些药物如链霉素、庆大霉素等引起的听觉障碍有帮助。

【用法用量】成人每日的最小必需量为1mg，妊娠期妇女及小儿因发育关系需要量较多。在治疗脚气病及消化不良时可根据病情调整。（1）成人：一次10～20mg，一日3次，口服；或一次50～100mg，一日1次，肌内注射。不宜静脉注射。（2）儿童：《中国国家处方集 化学药品与生物制品卷 儿童版》推荐：①预防小儿维生素B_1缺乏症：口服，婴儿一日0.3～0.5mg，儿童一日0.5～1mg。②治疗维生素B_1缺乏：口服，儿童一日10～50mg，连续2周，然后一日5～10mg，持续1个月。③用于重型脚气病：肌内注射，一日10～25mg，症状改善后改为口服。

【不良反应】推荐剂量的维生素B_1几乎无毒性，过量使用可出现头痛、疲倦、烦躁、食欲缺乏、腹泻、浮肿。

【禁忌证】尚不明确。

【注意事项】①注射时偶见过敏反应，个别甚至可发生过敏性休克，故除急需补充的情况外很少采用注射给药。②增大口服剂量时，并不增加吸收量。

【制剂规格】片剂：每片5mg；10mg。注射液：每支50mg（2ml）；100mg（2ml）。丸剂：每丸5mg；10mg。

维生素B_2 [药典（二）；基；医保（甲、乙）]

Vitamin B_2

【药理作用】本品为体内黄素酶类辅基的组成部分（黄素酶在生物氧化还原中发挥递氢作用），当缺乏时，影响机体的生物氧化，使代谢发生障碍。其病变多表现为口眼和外生殖器部位的炎症，如口角炎、唇炎、舌炎、眼结膜炎和阴囊炎等。

【适应证】用于上述疾病的防治。

【用法用量】（1）成人：每日的需要量为2～3mg。治疗口角炎、舌炎、阴囊炎等时，一次口服5～10mg，一日3次，或皮下注射或肌内注射5～10mg，一日1次，连用数周，至病势减退为止。（2）儿童：《中国国家处方集 化学药品与生物制品卷 儿童版》推荐：①治疗维生素B_2缺乏：口服，12岁以下，一日3～10mg，分2～3次服用；12岁及12岁以上者，一次5～10mg一日3次。肌内注射，一次2.5～5mg，一日1次。②预防维

生素 B_2 缺乏：口服，一日 1～2mg。

【不良反应】（1）推荐剂量未见不良反应，反复肌内注射本品可引起臀肌痉缩症。（2）上市后药品不良反应监测发现本品有以下不良反应（事件）报道：①胃肠系统：恶心、呕吐等。②全身性损害：发热、寒战、胸闷等。③皮肤及其附件：皮疹、瘙痒等。④心血管系统：心悸、潮红等。⑤神经系统损害：头晕等。⑥免疫功能紊乱及感染：过敏样反应、过敏性休克等。⑦其他：尿色异常等。

【禁忌证】对本品及所含成分过敏者禁用。本品含苯甲醇，禁止用于儿童肌内注射。

【注意事项】①空腹吸收不如进食时，宜在餐时或餐后立即服用。②服后尿呈黄绿色。

【制剂规格】片剂：每片 5mg；10mg。注射液：每支 5mg（1ml）；1mg（2ml）；5mg（2ml）；10mg（2ml）。

维生素 B_6 [药典（二）；基；医保（甲）]

Vitamin B_6

【药理作用】本品在体内与 ATP 经酶作用生成具有生理活性的磷酸吡多醛和磷酸吡多胺。它是某些氨基酸的氨基转移酶脱羧酶及消旋酶的辅酶，参与许多代谢过程，如脑中抑制性递质γ氨基丁酸是由谷氨酸脱羧产生，色氨酸转化为烟酸亦需维生素 B_6 参与。此外，磷酸吡多醛可参与亚油酸转变为花生四烯酸的过程。动物缺乏维生素 B_6 时可致动脉粥样硬化病变。

【适应证】用于：①防治因大量或长期服用异烟肼、肼屈嗪等引起的周围神经炎、失眠不安；减轻抗癌药和放射治疗引起恶心呕吐或妊娠呕吐等。②治疗婴儿惊厥或给妊娠期妇女服用以预防婴儿惊厥。③白细胞减少症。④局部涂搽治疗痤疮、酒渣鼻、脂溢性湿疹等。

【用法用量】（1）成人：①口服：一次 10～20mg，一日 3 次（缓释片一次 50mg，一日 1～2 次）。②皮下注射、肌内注射、静脉注射：一次 50～100mg，一日 1 次。治疗白细胞减少症时，以 50～100mg，加入 5%葡萄糖注射液 20ml 中，做静脉注射，一日 1 次。（2）儿童：《中国国家处方集 化学药品与生物制品卷 儿童版》推荐：口服，肌内注射或静脉注射。①维生素 B 代谢异常或铁粒幼细胞贫血：口服，新生儿一次 50～100mg，一日 1～2 次；婴儿或儿童一次 50～250mg，一日 1～2 次。②治疗异烟肼中毒：口服，新生儿一日 5～10mg；婴儿或儿童一次 10～20mg，一日 2～3 次。③预防异烟肼中毒：口服，新生儿一日 5mg，婴儿或儿童一日 5～10mg。④维生素 B 依赖性抽搐：肌内注射 100mg 一次；以后肌内注射 2～10mg，或口服，一日 10～100mg。

【不良反应】罕见发生过敏反应。

【禁忌证】对维生素 B_6 产品存在超敏反应者禁用。

【注意事项】①单一缺乏维生素 B_6 较罕见。②如果饮食不足，可以预计缺乏多种维生素。③每日接受低达 200mg 维生素 B_6 治疗的成年人曾发生依赖性和戒断反应。

【制剂规格】片剂：每片 10mg。缓释片：每片 50mg。注射液：每支 25mg（1ml）；50mg（1ml）；100mg（2ml）。霜剂：每支含 0.12g（12%）。

维生素 C [药典（二）；基；医保（甲、乙）]

Vitamin C

【药理作用】本品属维生素类。在体内抗坏血酸和脱氢抗坏血酸形成可逆的氧化还原系统，此系统在生物氧化及还原作用中和细胞呼吸中起重要作用。维生素 C 参与氨基酸代谢、神经递质的合成、胶原蛋白和组织细胞间质的合成。可降低毛细血管的通透性，加速血液的凝固，刺激凝血功能，促进铁在肠内吸收，促使血脂下降，增加对感染的抵抗力，参与解毒功能，且有抗组胺的作用及阻止致癌物质（亚硝胺）生成的作用。

【适应证】①预防及治疗维生素 C 缺乏症，也可用于各种急、慢性传染性疾病及紫癜等辅助治疗。②用于慢性铁中毒的治疗。③克山病患者在发生心源性休克时，可用大剂量治疗。④用于特发性高铁血红蛋白症的治疗。⑤用于肝硬化、急性肝炎和砷、汞、铅、苯等慢性中毒时的肝脏损害。⑥其他：用于各种贫血、过敏性皮肤病、口疮、促进伤口愈合等。病后恢复期，创伤愈合不良者，也应适当补充。下列情况对维生素 C 的需要量增加：患者接受慢性血液透析、胃肠道疾病（长期腹泻、胃或回肠切除术后）、结核病、癌症、溃疡病、甲状腺功能亢进、发热、感染、创伤、烧伤、手术等；接受肠道外营养的患者，因营养不良，体重骤降，以及在妊娠期和哺乳期，应用巴比妥类、四环素类、水杨酸类，或以维生素 C 作为泌尿系统酸化药时。

【用法用量】（1）成人：①一般治疗：口服（饭后），一日 50～100mg；慢性透析患者：　口 100～200mg；维生素 C 缺乏：一次 100～200mg，一日 3 次，至少服用 2 周。静脉注射：维生素 C 缺乏：一次 0.5～1g，临用时 5%或 10%葡萄糖注射液稀释后滴注。②酸化尿液：口服，一日 4～12g，分次服用，每 4 小时一次。③特发性高铁血红蛋白血症：一日 300～600mg，分次服用。④克山病心源性休克：首剂 5～10g，加入 25%葡萄糖注射液中，缓慢静脉注射。以后视病情，2～4 小时重复 1 次，24 小时总量可达 15～30g。⑤口疮：将本品 1 片（0.1g）压碎，撒于溃面上，令患者闭口片刻，一日 2 次，一般 3～4 次即可治愈。

（2）儿童：《中国国家处方集 化学药品与生物制品卷 儿童版》推荐：口服，肌内注射或静脉注射。①治疗维生素 C 缺乏：口服，一日 100～300mg，分 2～3 次服。肌内注射，100～300mg，分次注射，至少 2 周。②预防维生素 C 缺乏：口服，一日 25～75mg。③克山病心源性休克：静脉注射，首剂 5～10g，加入 25%葡萄糖注射液中，缓慢静脉注射。

【不良反应】①过量服用可引起不良反应：一日服 1～4g，可引起腹泻、皮疹、胃酸增多、胃液反流，有时尚可见泌尿系结石、尿内草酸盐与尿酸盐排出增多、深静脉血栓形成、血管内溶血或凝血等，有时可导致白细胞吞噬能力降低。当每日用量超过 5g 时，可导致溶血，重者可致命。妊娠期妇女服用大量时，可产生婴儿出生后维生素 C 缺乏症。②儿童长期大量服用偶可引起尿盐、半胱氨酸盐或草酸盐结石、腹泻、皮肤红而亮、头痛、尿频、恶心、呕吐、胃痉挛等。③临床少有报道发生免疫系统不良反应：偶有发生变态反应或过敏性休克（发生率不明），如发生休克需及时处置：应立即肌内或皮下注射 0.1%肾上腺素注射液 0.5～1ml（小儿酌减），必要时可数分钟重复注射 1 次或进行静脉、心内注射，并根据需要进行给氧、静脉滴注肾上腺皮质激素（氢化可的松或地塞米松），应用升压药和其他必要的急救措施。有呼吸困难时可缓慢静脉注射氨茶碱 0.25～0.5g，同时人工呼吸。

【禁忌证】尚不明确。

【注意事项】①不宜与碱性药物（如氨茶碱、碳酸氢钠、谷氨酸钠等）、核黄素、三氯叔丁醇、铜、铁离子（微量）的溶液配伍，以免影响疗效。②大量长期服用突然停药，有可能出现维生素 C 缺乏症症状，故宜逐渐减量停药。③可破坏食物中维生素 B_{12}，与食物中的铜、锌离子络合，阻碍其吸收，从而可能产生维生素 B_{12} 或铜、锌缺乏症状。在碱性溶液中易于氧化失效，氧化剂、光、热、维生素 B_2 及微量的铜、铁等能加速其失效。④制剂色泽变黄后不可应用。

【制剂规格】片剂：每片 20mg；25mg；50mg；100mg；250mg。泡腾片：每片 500mg；1000mg。丸剂：每丸 50mg；100mg。咀嚼片：每片 100mg。注射液：每支 100mg（2ml）；250mg（2ml）；500mg（5ml）；2.5g（20ml）。颗粒剂：每袋 2g（含维生素 C 0.1g）。

维生素 D [药典（二）；基；医保（甲、乙）]

Vitamin D

【药理作用】本品对钙、磷代谢及小儿骨骼生长有重要影响，能促进钙、磷在小肠内吸收，其代谢活性物质能促进肾小管对钙的吸收，也可能促进对磷的吸收。维生素 D 缺乏时，人体吸收钙、磷能力下降，血中钙、磷水平降低，钙、磷不能在骨组织上沉积，成骨作用受阻，甚至骨盐再溶解。在儿童称为佝偻病（又称维生素 D 缺乏病），在成人称为骨软化病。如血钙明显下降，出现手足搐搦、惊厥等症状，常见于缺乏维生素 D 的婴儿，亦称为婴儿手足搐搦症。故用于防治佝偻病、骨软化症和婴儿手足搐搦症等。本品与牙齿的发育也有密切的关系，佝偻病患者每兼有龋齿，可用本品防治。

【适应证】①用于维生素 D 缺乏症的预防与治疗。如绝对素食者、肠外营养患者、胰腺功能不全伴吸收不良综合征、肝胆疾病（肝功能损害、肝硬化、阻塞性黄疸）、小肠疾病（脂性腹泻、局限性肠炎、长期腹泻）、胃切除等。②用于慢性低钙血症、低磷血症、佝偻病及伴有慢性肾功能不全的骨软化症、家族性低磷血症及甲状旁腺功能低下（术后、特发性或假性甲状旁腺功能低下）的治疗。③用于治疗急、慢性及潜在手术后手足搐搦症及特发性手足搐搦症。

【用法用量】（1）成人：①口服，每日 400～800U。②肌内注射，一次 7.5～15mg（30 万～60 万 U），病情严重者可于 2～4 周后重复注射 1 次。

（2）儿童：《中国国家处方集 化学药品与生物制品卷 儿童版》推荐：口服或肌内注射。①预防维生素 D 缺乏：母乳喂养者应每日口服补充 400～800U；早产或低出生体重婴儿每日口服 800～1000U，3 个月后改为每日 400U。②治疗维生素 D 缺乏性佝偻病：每日口服 2000～4000U（每日 50～100μg），1 个月后改为每日 400U。口服困难或慢性腹泻患儿，可采用肌内注射，轻度患者一次 10 万～15 万 U（2.5～3.75mg），中、重度患者一次 20 万～30 万 U（5.0～7.5mg），1～3 个月痊愈后继续口服预防剂量每日 400U。③治疗甲状旁腺功能不足引起的低钙血症：口服，＞1 岁儿童，每日 5 万～20 万 U，同时补充钙剂。

【不良反应】长期过量服用，可出现中毒，早期表现为骨关节疼痛、肿胀、皮肤瘙痒、口唇干裂、发热、头痛、呕吐、便秘或腹泻、恶心等。

【禁忌证】维生素 D 增多症、高钙血症、高磷血症伴肾性佝偻病者禁用。

【注意事项】①大量久服，可引起高血钙、食欲缺乏、呕吐、腹泻甚至软组织异位骨化等。若肾功能受损，可出现多尿、蛋白尿、肾功能不全等。应及时停用本品及钙剂。②妊娠期妇女使用过量，可致胎儿瓣膜损伤、主动脉狭窄、脉管受损、甲状旁腺功能抑制而使新生儿长期低血糖抽搐，故应予注意。③市售鱼肝油制剂中，内含大量维生素 A，长期大量使用，易引起维生素 A 慢性中毒，故治疗佝偻病时宜用纯维生素 D 制剂。④此外，注射比口服易中毒。

【制剂规格】维生素 D_2 软胶囊：每粒 400U；5000U；1 万 U。维生素 D_2 片：每片 5000U；10000U。维生素 D_2 注射液：每支 1ml:10mg（40 万 U）；1ml:5mg（20 万 U）。维生素 D_3 胶囊型滴剂：每支 400U。维生素 D_3 注射液：每支 0.5ml:3.75mg（15 万 U）；1ml:7.5mg（30 万 U）；1ml:15mg（60 万 U）。维生素 AD 软胶囊：每粒含维生素 A 10000U 与维生素 D 1000U；维生素 A 3000U 与维生素 D 300U；维生素 A 1500U 与维生素 D 500U；维生素 A 2000U 与维生素 700U。维生素 AD 滴剂：每 1g 含维生素 A 5000U，维生素 D 500U；每 1g 含维生素 A 5 万 U，维生素 D 5000U；每 1g 含维生素 A 9000U，维生素 D 3000U。维生素 AD 滴剂（胶

囊型)：每粒含维生素 A 1500U 与维生素 D 500U；每粒含维生素 A 2000U 与维生素 D 700U。维生素 AD 糖丸：每丸含维生素 A 1800U 与维生素 D_2 600U；含维生素 A 2000U 与维生素 D_2 200U。

维生素 E [药典（二）]

Vitamin E

【药理作用】本品属维生素类。根据实验动物，维生素 E 有下列作用，但尚缺乏一致意见。主要包括：①增强细胞的抗氧化作用，在体内能阻止多价不饱和脂肪酸的过氧化反应，抑制过氧化脂质的生成，减少过氧化脂质对机体生物膜的损害，被认为有一定的抗衰老作用和抗癌作用。②参与多种酶活动：本品可增强δ－氨基－γ－酮戊酸合成酶及δ－氨基－γ－酮戊酸脱氢酶的活性，从而促进血红素的合成；同时还抑制某些分解代谢酶。③维持和促进生殖功能：本品能使腺垂体促性腺激素分泌增加，促进精子生成和活动，促进卵泡生长发育，并促进排卵和黄体生成，使黄体分泌黄体酮增加。④维持骨骼肌、心肌和平滑肌的正常结构与功能，减少组织中氧的消耗，提高氧的利用率。⑤维持毛细血管的正常通透性，增加血流量，增加对寒冷的防御能力，并能修复血管壁损伤后的瘢痕，抑制血小板聚集，防止血栓形成。还能改善脂质代谢，缺乏时可使动物的胆固醇、甘油三酯等的含量增加，导致动脉粥样硬化；补充本品可防止动物实验性动脉硬化症的发生。

【适应证】用于：①未进食强化奶或有严重脂肪吸收不良母亲所生的新生儿、早产儿、低出生体重儿。②进行性肌营养不良的辅助治疗。③未成熟儿、低出生体重儿常规应用预防维生素 E 缺乏。但也有人认为可能有引起坏死性结肠炎的潜在危险。④维生素 E 需要量增加的情况，如甲状腺功能亢进、吸收功能不良综合征、肝胆系统疾病等。

【用法用量】（1）成人：①口服或肌内注射：一次 10～100mg，一日 1～3 次。②肌内注射：5mg，一日一次。（2）儿童：《中国国家处方集 化学药品与生物制品卷 儿童版》推荐：口服用量随维生素 E 缺乏程度而定。常用口服量，儿童一日 1mg/kg，早产儿每日 15～20mg。慢性胆汁淤积：每日服水溶性制剂 15～25mg。

【不良反应】尚不明确。

【禁忌证】尚不明确。

【注意事项】①长期（6 个月以上）应用，易引起血小板聚集和血栓形成。大剂量长时服用，部分病例有恶心、头痛、疲劳、眩晕、视力模糊、月经过多、闭经等。个别患者有皮肤皲裂、唇炎、口角炎、胃肠功能紊乱、肌无力，停药后上述反应可逐渐消失。此外，偶可引起低血糖、血栓性静脉炎、凝血酶原降低。另有报道：长期服用时（日剂量在 300mg 以上），可使机体免疫功能下降，体内 T 淋巴细胞、B 细胞和单核－吞噬细胞系统功能低下，从而容易发生各种疾病。尚会出现肌酸尿和血清肌酸激酶活性升高，可能引起出血、高血压、荨麻疹、生殖功能障碍、糖尿病和心绞痛加重，甚至可导致乳腺癌。②如食物中硒、维生素 A、含硫氨基酸不足时，或含有大量不饱和脂肪酸时，其需要量将大为增加，如不及时补充本品，则可能引起其缺乏症。③儿童长期使用易引起血小板聚集。④与维生素 K_1 合用，两者疗效减弱或消失，应避免联用。⑤与肝素或华法林合用，凝血酶原时间缩短，联用时需调整抗凝药剂量。⑥与过氧化物和金属离子，尤其是铁、铜和银离子有配伍禁忌。⑦可增强洋地黄的强心作用，使用此类药物的患者请慎用维生素 E，以免发生洋地黄中毒。⑧维生素 E 与阿司匹林都能降低血液黏稠度，所以当维生素 E 与阿司匹林同时服用时，应根据具体情况调整服用剂量。⑨如果与丙酮苄羟香豆素同服，会增加反常流血的可能。⑩维生素 E 与环孢霉素相互作用，可减低两者的药效；维生素 E 应该避光保存。

【制剂规格】片剂：每片 5mg；10mg；100mg。胶丸：每丸 5mg；10mg；50mg；100mg；200mg。注射液：每支 5mg（1ml）；50mg（1ml）。

硝酸硫铵[药典（二）]

Thiamine Nitrate

【药理作用】维生素 B_1 是参与体内辅酶的形成，摄入不足可致维生素 B_1 缺乏，严重缺乏可致脚气病、心脏机能失调以及周围神经炎等。

【适应证】本品用于预防和治疗维生素 B_1 缺乏症，如脚气病、神经炎、消化不良等。

【用法用量】片剂口服：成人，一次 1 片，一日 3 次。

【不良反应】过量使用可出现头痛、疲倦、烦躁、食欲缺乏。

【禁忌证】对本品过敏者禁用。

【注意事项】本品遇碱性药物如碳酸氢钠（小苏打）、枸橼酸钠等可发生变质；本品不宜与含鞣质的中药和食物合用。

【制剂规格】片剂：每片 5mg；10mg。

烟酰胺[药典（二）；医保（乙）]

Nicotinamide

【药理作用】本品为辅酶Ⅰ及Ⅱ的组成部分、许多脱氢酶的辅酶，缺乏时可影响细胞的正常呼吸和代谢而引起糙皮病。

【适应证】用于冠心病、病毒性心肌炎、风湿性心脏病及少数洋地黄中毒等伴发的心律失常。一般对各度房室传导阻滞、病态窦房结综合征也有明显疗效，对束支传导阻滞疗效差。

【用法用量】①防治糙皮病、口腔炎及舌炎：口服，一次 50～200mg，一日 3 次，如口服吸收不良，可静脉滴注，一次25mg，一日2次，同时加服其他维生素B族及维生素C。②防治心脏传导阻滞：一次300～400mg，一日1次，30日为1疗程。

【不良反应】个别患者可引起头晕、恶心、上腹不适、食欲缺乏等，可自行消失。

【禁忌证】对严重肝功能损害、心源性休克、心肌梗死急性期、妊娠期及哺乳期妇女禁用。

【注意事项】①肌内注射可引起疼痛，故少用。②妊娠初期过量服用有致畸的可能。

【制剂规格】片剂：每片50mg；100mg。注射液：每支50mg（1ml）；100mg（1ml）。

第2节　酶类和其他生化制剂

玻璃酸酶 [药典（二）]

Hyaluronidase

【药理作用】本品能水解透明质酸，可促使皮下输液或局部积贮的渗出液或血液加快扩散而利于吸收。

【适应证】一些以缓慢速度进行静脉滴注的药物，如各种氨基酸、水解蛋白等，在与本品合用的情况下可改为皮下注射或肌内注射，使吸收加快。

【用法用量】皮试，以适量氯化钠注射液溶解，制成150U/ml溶液，皮内注射约0.02ml，如5分钟内出现具有伪足的疹块，持续20～30分钟，并有瘙痒感，示为阳性，在局部出现一过性红斑，是由于血管扩张所引起，则并非阳性反应。150U溶解在25～50ml局部麻醉药中，可加速麻醉。与胰岛素合用防止脂肪组织萎缩，用本品100～150U。球后注射促进玻璃体混浊或出血的吸收，一次100～300U/ml，一日1次。结膜下注射促使球后血肿吸收，一次50～100U/0.5ml，一日或隔日1次。滴眼治疗外伤性眼眶出血、外伤性视网膜水肿，150U/ml，每2小时滴眼一次。关节腔内注射，一次2ml，一周1次，连续3～5周。

【不良反应】①注速过快时偶有恶心、荨麻疹、发热、瘙痒、血管痛等。②多次注射可能产生静脉炎及脉搏加快、青色症、多汗、呼吸困难、休克等。

【禁忌证】恶性肿瘤患者禁用。心衰或休克患者禁用。

【注意事项】①本品有导致感染扩散的危险，不得注射于感染炎症区及其周围组织。②不可作静脉注射。③不能直接应用于角膜。④不能用于被虫叮蛰引起的肿胀。⑤水溶液极不稳定，宜临用前配制，剩余溶液可在30℃以下保存2周，但若有变色或沉淀则不可再用。

【制剂规格】注射剂：每支150U；1500U。

辅酶Q_{10} [药典（二）；医保（乙）]

Coenzyme Q_{10}

【药理作用】本品在人体内呼吸链中质子移位及电子传递中起作用，它不仅可作为细胞代谢和细胞呼吸激活剂，还可作为重要的抗氧化剂和非特异性免疫增强剂，促进氧化磷酸化反应，保护生物膜结构完整性。

【适应证】可作为充血性心力衰竭、冠心病、高血压、心律不齐的辅助治疗药物。②原发性和继发性醛固酮增多症、颈部外伤后遗症、脑血管障碍、出血性休克及肝炎等。

【用法用量】①口服：一次 10～15mg，一日 3 次，2～4 周为一疗程。②肌内注射、静脉注射：一次 5～10mg，一日 1 次。2～4 周为一疗程。儿童推荐：口服。<1 岁者，一次 5mg，一日 2 次；>1 岁者，一次 10mg，一日 2～3 次，饭后服用。

【不良反应】胃部不适、食欲减退、恶心、腹泻、心悸，偶见皮疹、荨麻疹。

【禁忌证】对本品过敏者禁用。

【注意事项】①胆管阻塞、肾功能不全者慎用。②注射液若有黄色沉淀物析出，可将安瓿入沸水中 2～3 分钟，待沉淀物溶解，溶液透明澄清后可再使用。

【制剂规格】片剂：每片 5mg；10mg；15mg。胶囊剂：每粒 5mg；10mg；15mg。注射剂：每支 2ml（5mg）。

糜蛋白酶[药典（二）；医保（乙）]

Chymocotrypsin

【药理作用】本品为蛋白分解酶，能促进血凝块、脓性分泌物和坏死组织等的液化清除。具有肽链内切酶及脂酶的作用。能迅速分解蛋白质而表现出抑制血液凝固或消炎作用。能使痰液中纤维蛋白和黏蛋白等水解为多肽或氨基酸，使黏稠痰液液化便于咳出，对脓性或非脓性痰液均有效。尚能选择性溶解晶状体悬韧带和影响眼组织其他蛋白质。蛇神经毒含有碱性氨基酸，可被本品和胰蛋白酶分解为无毒蛋白质，本品对蝮亚科蛇咬伤的疗效优于胰蛋白酶，两者合用疗效更佳。

【适应证】①用于创伤或手术后伤口愈合、抗炎及防止局部水肿、积血、扭伤血肿、乳房手术后浮肿、中耳炎、鼻炎等。②用于眼科手术松弛睫状韧带，可应用于白内障摘除、使晶状体易于移去。用于减轻创伤性虹膜睫状体炎；也用于防止角膜溃疡、泪道疾病、眼外伤、眼睑水肿、出血和玻璃体积血等。③用于慢性支气管炎、支气管扩张或肺脓肿的治疗，能使脓性或非脓性痰液均可液化，易于咳出。④毒蛇咬伤的处理。

【用法用量】（1）肌内注射：通常一次 4000U（约 5ml），用前以 0.9%氯化钠注射液溶解。（2）经眼给药：用于眼科作为酶性分解晶状体悬韧带，以 0.9%氯化钠注射液溶解本品，配成 1:5000 溶液，从瞳孔注入后房，经 2～3 分钟，在晶体浮动后，用 0.9%氯化钠注射液冲洗，即可取出晶状体。（3）喷雾吸入：一次 5mg，以 0.9%氯化钠注射液配成 0.5mg/ml 浓度溶液使用。（4）局部注射：①在处理软组织炎症或创伤时，可用 800U 糜蛋白酶溶于 1ml 的 0.9%氯化钠注射液局部注入创面。②毒蛇咬伤，糜蛋白酶 10～

20mg，每瓶用注射用水 4ml 稀释后，以蛇牙痕迹为中心向周围作浸润注射，并在伤口中心区域注射 2 针，再在肿胀上方 3cm 作环状封闭 1～2 层，根据不同部位每针 0.3～0.7ml，至少 10 针，最多 26 针。（5）外用：①寻常痤疮，糜蛋白酶局部涂搽，一日 2 次。②慢性皮肤溃疡，糜蛋白酶（400μg/ml）溶液，湿敷创面，一次 1～2 小时。

【不良反应】①偶见发热、多汗。②局部注射部位疼痛、肿胀。③罕见过敏性休克、眼压增高、凝血功能障碍。

【禁忌证】因可导致玻璃体液丧失，20 岁以下的眼病患者或玻璃体液不固定的创伤性白内障患者忌用。

【注意事项】①本品肌内注射前须做过敏试验，如引起过敏反应，应立即停止使用，并用抗组胺类药物治疗。②水溶液不稳定，须现配现用。③本品禁止静脉注射。

【制剂规格】注射用糜蛋白酶：每支 800U；4000U。

胰蛋白酶 [药典（二）；医保（乙）]

Trypsin

【药理作用】本品为蛋白分解酶，具肽链内切酶的作用，选择地作用于变性蛋白使之水解成多肽或氨基酸，提高组织通透性、抑制水肿和血栓周围的炎症反应；溶解血凝块、渗出液、坏死组织；分解痰液、脓液等黏性分泌物；促使局部药液迅速扩散吸收。

【适应证】①用于清除血凝块、脓液、坏死组织及炎性渗出物。②用于坏死性创伤、溃疡、血肿、脓肿及炎症等的辅助治疗。③眼科用本品治疗各种眼部炎症、出血性眼病以及眼外伤、视网膜震荡等。④本品还可应用于毒蛇咬伤，使毒素分解破坏。

【用法用量】①肌内注射：一次 1.25 万 U～5 万 U，一日 1 次。②结膜下注射：一次 1250～5000U，每日或隔日 1 次。③环状封闭：毒蛇咬伤，以 0.25%～0.5%盐酸普鲁卡因注射液溶解成 5000U/ml 浓度的溶液，以牙痕为中心，在伤口周围作浸润注射或在肿胀部位上方作环状封闭，一次用量 5 万～10 万 U。

【不良反应】①较常见的不良反应为寒战、发热、头痛、头晕、胸痛、腹痛等，但并不影响继续用药，一般给予抗组胺药和解热药，即可控制或预防。②罕见眼压升高、角膜水肿、角膜线状浑浊、玻璃体疝、虹膜色素脱落、葡萄膜炎及创口开裂或延迟愈合等。③罕见皮疹、白细胞减少、凝血功能障碍、血管性水肿和过敏性休克等。

【禁忌证】①不可用于急性炎症及出血空腔中。②肝、肾损伤和功能不全，血液凝固障碍和有出血倾向的患者禁用。

【注意事项】①结核病患者慎用。②用前需做划痕试验，应注意可能产生过敏反应。吸取注射液后应另换针头，以免注射时疼痛。③不可做静脉注射。④本品在水溶液中不稳定，溶解后效价下降较快，故应在临用前配制溶液。

⑤外用时可采用注射用制剂以缓冲液溶解，但必须在 3 小时内用毕。

【制剂规格】注射用胰蛋白酶：每支 1.25 万 U；2.5 万 U；5 万 U；10 万 U（附灭菌缓冲液 1 瓶）。

抑肽酶[药典（二）]

Aprotinin

【药理作用】本品具有广谱蛋白酶抑制作用，能抑制胰蛋白酶、糜蛋白酶，阻止胰腺中纤维蛋白酶原及胰蛋白酶原自身的激活；能抑制纤维蛋白溶酶和纤维蛋白溶酶原的激活因子，阻止纤维蛋白溶解所致的急性出血；能抑制激肽释放酶，从而抑制其舒张血管，增加毛细血管通透性，降低血压。但作用是可逆的，且与各种蛋白酶结合后的解离常数也不同，本品与胰蛋白酶结合最牢固，与血管舒缓素结合不牢固，但仍能显示出治疗作用。

【适应证】①用于急性胰腺炎的治疗与预防。②用于治疗和预防各种纤维蛋白溶解所引起的急性出血、各种严重休克状态。③在腹腔手术后直接注入腹腔，能预防肠粘连。

【用法用量】①过敏反应试验：临用前，将本品 1 支溶于 5%葡萄糖注射液 10ml，抽出 1ml，再用 5%葡萄糖注射液稀释成每 1ml 含 2500KIU 抑肽酶的溶液，静脉注射 1ml，严密观察 15 分钟，如果发生过敏反应，则不能使用。②纤维蛋白溶解引起的急性出血：立即静脉注射 40 万～60 万 KIU，每分钟静脉注射不超过 10 万 KIU，以后每 2 小时注入 10 万 KIU，直至出血停止。③手术出血：术前 20 万 KIU 缓慢静脉注射，术中静脉注射 20 万 KIU，术后一日 20 万～50 万 KIU，连续 2～3 日。④体外循环心内直视手术：转流前在预充液中一次性加入抑肽酶 200 万 KIU，此后每 2 小时增加 100 万 KIU。⑤创伤性或失血性休克：首剂 10 分钟内静脉注射 50 万 KIU，以后每 6 小时补充注入 40 万～60 万 KIU，6 分钟内注完，连续 48～96 小时。⑥治疗连续性渗血：局部喷洒或在内镜直视下，做病灶局部喷洒，用量 10 万～20 万 KIU。⑦婴幼儿抑肽酶用量每次 15 万 KIU，或遵医嘱。⑧各型胰腺炎：发病第 1、2 日，静脉注射，一日 40 万～60 万 KIU，首剂用量大一些，缓慢注射。维持剂量应使用静脉滴注，一日 4 次，一日量为 10 万～20 万 KIU。⑨预防和治疗粘连：胸膜炎腹膜结核病及腹腔手术关腹前，腹腔内或胸腔内直接注入 10 万～20 万 KIU。

【不良反应】注速过快时偶有恶心、荨麻疹、发热、瘙痒，血管痛等；多次注射可能产生静脉炎及脉搏加快、青色症、多汗、呼吸困难、休克等。

【禁忌证】对本品过敏者禁用。

【注意事项】少数患者用药后有过敏反应，使用前进行过敏试验。使用中出现过敏，立即停药。避免与β－内酰胺类抗生素合用。

【制剂规格】注射剂：每支 5 万 KIU；10 万 KIU；20 万 KIU；50 万 KIU。

三磷酸腺苷[药典（二）；医保（乙）]

Adenosine Triphophate

【药理作用】本品为一种辅酶，有改善机体代谢的作用，参与体内脂肪、蛋白质、糖、核酸以及核苷酸的代谢。同时又是体内能量的主要来源，当体内吸收、分泌、肌肉收缩及进行生化合成反应等需要能量时，三磷酸腺苷即分解成二磷酸腺苷及磷酸基，同时释放出能量。动物试验证明本品可抑制慢反应纤维的慢钙离子内流，阻滞或延缓房室结折返途径中的前向传导，大剂量还可能阻断或延缓旁路的前向和逆向传导；另外还具有短暂强的增强迷走神经的作用，因而能终止房室结折返和旁路折返机制引起的心律失常。

【适应证】本品适用于进行性肌萎缩、脑出血后遗症、心功能不全、心肌疾病及肝炎等的辅助治疗。

【用法用量】口服：一次 1～2 片，一日 3 次。肌内注射或静脉注射：一次 10～20mg，一日 10～40mg。

【不良反应】静脉滴速过快有降压作用，可引起胸闷、全身灼热感，停药或减慢滴速可恢复正常水平。

【禁忌证】对本品过敏者禁用；新患心肌梗死与新患脑出血患者禁用。

【注意事项】①静脉滴注宜缓慢，以免引起头晕、头胀、胸闷及低血压等。②本品受热后易降低效价，应在低温干燥处保存。

【制剂规格】三磷酸腺苷二钠片：每片 20mg。三磷酸腺苷二钠胶囊：每粒 20mg。三磷酸腺苷二钠注射液：每瓶 10mg（1ml）；20mg（2ml）。磷酸腺苷二钠注射剂：每支 10mg；20mg。

第 3 节 调节水、电解质和酸碱平衡用药物

复合磷酸氢钾[基]

Compound Potassium Hydrogen Phosphate

【药理作用】健康成人每日约需 0.9g 磷，每日排泄量与之相当，所需磷约 60%由空肠迅速吸收，余者在肠道其他部位吸收。维生素 D、甲状旁腺激素可促进磷的肠道吸收，降钙素可抑制磷的肠道吸收，食物中 Ca^{2+}、Mg^{2+}、Fe^{2+}、Al^{3+}等金属离子过多，能与磷酸结合成不溶性的盐，阻碍磷的吸收。肾是调节磷平衡的主要器官，每日由尿排出的磷相当于摄取量的 90%，其余由肠道及皮肤排泄。磷参与糖代谢中糖的磷酸化，构成膜成分中的磷脂质，是组成细胞内 RNA、DNA 及许多辅酶的重要成分之一。磷还参与能量的贮藏转运、输送及体液缓冲功能的调节。主要用于完全胃肠外营养疗法中作为磷的补充剂，如中等以上手术或其他创伤需禁食 5 日以上患者的磷补充剂。

【适应证】①主要用于胃肠外营养疗法中作为磷的补充剂，如中等以上手术或其他创伤需禁食 5 天以上的患者的磷的补充剂。②本品亦可用于某些疾病所致的低磷血症。

【用法用量】静脉滴注：对长期不能进食的患者，根据病情、监测结果由医生决定用量。将本品稀释200倍以上，供静脉滴注。一般在完全胃肠外营养疗法中，每4.184MJ（1000kcal）热量加入本品2.5ml（相当于PO_4^{3-} 8mmol），并控制滴注速度。

【不良反应】如过量使用本品可出现高磷血症、低钙血症、肌肉颤搐、痉挛、胃肠道不适等，出现中毒症状，应立即停药。

【禁忌证】严重肾功能不全、休克、脱水患者禁用，对本品过敏者禁用。

【注意事项】①严禁直接注射。必须在医师指导下，稀释200倍以上，方可静脉滴注，并必须注意控制滴注速度。②仅限于不能进食的患者使用。③与钙注射液配伍时易析出沉淀，不宜合用。本品每支含K^+ 346mg，限钾患者慎用。④如过量使用本品可出现高磷血症、低钙血症、肌肉颤搐、痉挛、胃肠道不适等，出现中毒症状，应立即停药。

【制剂规格】注射液：每支2ml：磷酸二氢钾0.4354g与磷酸氢二钾0.639g。

复方氯化钠 [药典（二）；基；医保（甲）]

Compound Sodium Chloride

【药理作用】本品为一种体液补充及调节水和电解质平衡的药物。内含注射用水、Na^+和Cl^-及少量的K^+、Ca^{2+}。Na^+和Cl^-是机体重要的电解质，主要存在于细胞外液，对维持人体正常的血液和细胞外液的容量和渗透压起着非常重要的作用。正常血Na^+浓度为135～145mmol/L，占血浆阳离子的92%，总渗透压的90%，故血浆Na^+量对渗透压起着决定性作用，正常血清Cl^-浓度为98～106mmol/L。人体主要通过下丘脑、垂体后叶和肾脏进行调节，维持体液容量和渗透压的稳定。复方氯化钠除上述作用外，还可补充少量K^+和Ca^{2+}。

【适应证】各种原因所致的失水，包括低渗性、等渗性和高渗性失水；高渗性非酮症糖尿病昏迷；低氯性代谢性碱中毒。

【用法用量】静脉滴注，剂量视病情需要及体重而定。常用剂量，一次500～1000ml。低氯性碱中毒，根据碱中毒量情况决定用量。

【不良反应】①输液过多、过快，可致水钠潴留，引起水肿、血压升高、心率加快、胸闷、呼吸困难，甚至急性左心衰竭。②过多、过快给予低渗氯化钠可致溶血、脑水肿等。

【禁忌证】禁用于：①水肿性疾病，如肾病综合征、肝硬化腹水、充血性心力衰竭、急性左心衰竭、脑水肿及特发性水肿等。②急性肾衰竭少尿期，慢性肾衰竭尿量减少而对利尿药反应不佳者，高血压，低钾血症。

【注意事项】用前仔细检查，如有下列情况之一，切勿使用：①药液内有异物或混浊。②包装破损或渗漏。③本品开启后必须立即一次性使用。④根据临床需要检查，血清中钠、钾、钙及氯离子的浓度。⑤血液中酸碱浓度平衡指标、肾功能及血压和心肺功能。

⑥本品有单管和双管两种包装形式，临床操作注意略有区别：单管包装产品的加药和滴注同管，使用时注意在胶塞的不同位点插针穿刺；双管包装产品的加药阀和滴注阀分开，有色的为加药阀，滴注阀配有保护盖，专阀专用。⑦临床使用时，为全密闭输液系统，无需开放空气通路，利用大气压缩袋体即可滴注和加压输液。

【制剂规格】注射液：每瓶（袋）100ml；250ml；500ml；1000ml。

甘油磷酸钙[药典（二）]

Calcium Glycerophosphate

【药理作用】本品为电解质平衡调解药。

【适应证】本品为营养强化剂（滋补药），多用于病后恢复期。

【用法用量】口服。一次用量 0.2～0.6g，一日 3 次，饭后服。

【不良反应】偶有瘙痒、皮疹、头痛、恶心、口渴和溶血现象。

【禁忌证】严重肾功能损害，休克和脱水患者禁用。

【注意事项】①本品系高渗溶液，未经稀释不能输注。②须注意控制给药速度，长期用药时应注意血磷、血钙浓度的变化。

【制剂规格】片剂：每片 0.2g。

甘油磷酸钠[药典（二）；医保（乙）]

Sodium Glycerophosphate

【药理作用】磷是机体的一个重要组成元素，具有结构和代谢方面的功能，如构成骨骼和组成细胞膜，形成高能磷酸键，参与能量代谢，调节酶的活性，通过 2，3－磷酸甘油浓度的变化，参与组织的氧交换等。临床上，患者因戒酒、急性糖尿病、严重烧伤利尿期和严重呼吸性酸中毒，往往血磷浓度下降。此时实施肠外营养治疗往往发生低磷血症，补充本品能满足机体对磷的需求。

【适应证】在进行全胃肠外营养（total parenteral nutrition，TPN）期间，特别是以大量葡萄糖为能源时，由于糖能促进磷从细胞外液进入细胞内，往往发生低磷血症。在所用的营养液中，虽然脂肪乳剂每 500ml 可提供 7.5mmol 的磷（来自磷脂），蛋白水解液中有少量的磷，但结晶氨基酸输液中几乎没有磷。一般患者每天需要 15mmol 的磷，对于手术后的患者为每天 0.2mmol/kg，而严重分解代谢的患者应每天给予 0.5mmol/kg 或更多。按照需要将注射液（格里福斯）加入高营养液中静脉滴注。磷的添加剂目前国际上有两大类，一类为无机物，另一类为有机磷制剂，Glycophos 就是代表品，无机磷酸盐在配制中与钙、镁离子相遇易形成沉淀析出，特别是在配制“全合一”混合液时最易发生。而使用有机磷制剂 Glycophos 就可以避免沉淀的产生。

【用法用量】（1）成人：静脉滴注。本品每天用量通常为 10ml（含无水甘油磷酸钠 2.16g，相当于磷 10mmol，钠 20mmol）。对接受静脉营养治疗的患者则应根据患者的实际需要酌情增减。

通过周围静脉给药时，本品 10ml 可加入复方氨基酸注射液或 5%、10%葡萄糖注射液 500ml 中，4～6 小时内缓慢滴注。稀释应在无菌条件下进行，稀释后应在 24 小时内用完，以免发生污染。

（2）儿童：《中国国家处方集 化学药品与生物制品卷 儿童版》推荐：静脉滴注。本品加入复方氨基酸注射液或 5%、10%葡萄糖注射液输注。①0～12 个月婴儿，一日 0.5ml/kg（磷 0.5mmol）。②1～12 岁儿童，一日 0.2ml/kg（磷 0.2mmol）。③＞12 岁儿童，一日 10ml（磷 2.16g）。对接受静脉营养支持治疗的患者应根据实际情况酌情增减。

【不良反应】未发现明显不良反应。

【禁忌证】严重肾功能不足，休克和脱水患者禁用。

【注意事项】①肾功能损伤患者慎用。②本品必须稀释后使用，输液时间至少 8 小时。

【制剂规格】注射剂：每支 2.16g（10ml）（相当于磷 10mmol，钠 20mmol）。

枸橼酸钙[药典（二）]

Calcium Citrate

【药理作用】本品为补钙剂，含元素钙 21%，溶解性较好，溶解不依赖于胃酸，可用于胃酸缺乏的患者补钙；枸橼酸钙近中性，对胃肠道刺激小；其结合磷的能力同碳酸钙，并能抑制肾结石的发生；与氢氧化铝合用会增加血铝浓度。

【适应证】用于预防和治疗钙缺乏症，如骨质疏松、手足抽搐症、骨发育不全、佝偻病以及儿童、妊娠和哺乳期妇女、绝经期妇女、老年人钙的补充。

【用法用量】①枸橼酸钙片，口服，成人每次 1～4 片，一日 3 次。②枸橼酸钙咀嚼片，含服或咀嚼，一日 250～1200mg（以 Ca 计），分次服用，根据人体需要及膳食钙的供给情况酌情进行补钙，或遵医嘱。

【不良反应】偶见便秘。

【禁忌证】①高钙血症、高钙尿症患者禁用。②对本品过敏者禁用。

【注意事项】①心、肾功能不全者慎用。②过敏体质者慎用。③本品性状发生改变时禁止使用。④肾结石患者应在医师指导下使用。⑤请将本品放在儿童不能接触到的地方。⑥儿童必须在成人监护下使用。⑦如正在使用其他药品，使用本品前请咨询医师或药师。

【制剂规格】枸橼酸钙片：每片 0.5g。枸橼酸钙咀嚼片：每片含枸橼酸钙 250mg（相当于钙 50mg）。

枸橼酸钾[药典（二）]

Potassium Citrate

【药理作用】本品为补钾剂。钾离子为维持细胞新陈代谢、细胞内渗透压和酸碱平衡、神经冲动传导、肌肉收缩、心肌收缩所必需。枸橼酸钾缓释片口服后，吸收的枸橼酸盐经过代谢会产生碱负荷，从而使枸橼酸盐的清除率增加，尿枸橼酸盐浓度、尿 pH 值升高，但不会显著改变血枸橼酸浓度。

【适应证】①用于防治各种原因引起的低钾血症。②用于肾小管性酸中毒伴钙结石，任何病因引起的低枸橼酸尿所致的草酸钙肾结石，伴有或不伴有钙结石的尿酸结石。

【用法用量】口服：①颗粒剂：温开水冲服，每次 1～2 袋，一日 3 次。②口服液：每次 20ml～40ml，一日 3 次。③缓释片：与食物同服或餐后 30 分钟内服用。严重的低枸橼酸尿症患者（尿枸橼酸量＜一日 150mg），起始治疗剂量为一日 60mg，每次 30mg，一日 2 次或每次 20mg，一日 3 次。轻度至中度低枸橼酸尿症患者（尿枸橼酸量＞一日 150mg），起始治疗剂量为一日 30mg，每次 15mg，一日 2 次，或每次 10mg，一日 3 次。

【不良反应】①口服可有异味感及胃肠道刺激症状，如恶心、呕吐、腹痛、腹泻，在空腹、计量较大及原有胃肠道疾病者更易发生。②高钾血症。应用过量或原有肾功能损害时易发生，表现为软弱、乏力、手足口唇麻木、不明原因的焦虑、意识模糊、呼吸苦难、心率减慢、心律失常、传导阻滞、甚至心脏骤停。心电图表现为高而尖的 T 波，并逐渐出现 P－R 间期延长、P 波消失、QRS 波变宽、出现正弦波。

【禁忌证】①禁用于伴有少尿或氮质血症的严重肾功能损害患者、未经治疗的艾迪生病（Addison's disease）、急性脱水、中暑性痉挛、无尿、严重心肌损害、家族性周期性麻痹和各种原因引起的高血钾患者。②缓释片禁用于患有阻止或延迟片剂通过消化道疾病的患者，消化道溃疡患者，尿路感染活动期患者，肾功能不全患者。

【注意事项】①用药期间注意复查血钾浓度。②排尿量低于正常水平的患者慎用。③餐后服用以避免本品盐类缓泻作用。④服用本品时应当用适量液体冲服，防止摄入高浓度钾盐制剂而产生对胃肠损伤的作用。

【制剂规格】颗粒剂：每包 2g（1.46g）；4g（2.92g）。口服液：每瓶 20ml（1.46g）。缓释片：每片 1.08g；540mg。

枸橼酸锌[药典（二）]

Zinc Citrate

【药理作用】本品所含锌为体内多种酶的组成成分，具有促进生长发育、改善味觉、加速伤口愈合等作用。

【适应证】用于治疗因缺锌引起的儿童生长发育迟缓、营养不良、厌食症、异食癖。

【用法用量】口服。1～3 岁儿童，一次 1 片，一日 2 次，饭后服用；4～6 岁儿童，一次 1.5 片，一日 2 次，饭后服用；7～9 岁儿童，一次 2 片，一日 2 次，饭后服用；10～12 岁儿童，一次 2.5 片，一日 2 次，饭后服用。

【不良反应】可见轻度恶心、呕吐和便秘等反应。长期服用应注意监测血液锌、钾、钠浓度。

【禁忌证】①急性或活动性消化道溃疡者禁用。②对本品过敏者禁用。

【注意事项】①应在确诊为缺锌症时使用，如需长期服用，必须在医师指导下使用。②心、肾功能不全和高血压患者慎用。③本品宜餐后服用以减少胃肠道刺激。④如服用过量或出现严重不良反应，应立即就医。⑤过敏体质者慎用。⑥本品性状发生改变时禁止使用。⑦请将本品放在儿童不能接触到的地方。⑧儿童必须在成人监护下使用。⑨如正在使用其他药品，使用本品前请咨询医师或药师。

【制剂规格】片剂：12.5mg（以锌计）。

硫酸锌[药典（二）；医保（乙）]

Zinc Sulfate

【药理作用】锌为体内许多酶的重要组成成分，具有促进生长发育、改善味觉等作用。

【适应证】用于锌缺乏引起的食欲缺乏、贫血、生长发育迟缓、营养性侏儒及肠病性肢端皮炎。也可用于异食癖、类风湿关节炎、间歇性跛行、肝豆状核变性（适用于不能用青霉胺者）、痤疮、慢性溃疡结膜炎、口疮等的辅助治疗。

【用法用量】①片剂：常用治疗量，口服，一次 2～4 片，一日 3 次。长期服用可根据血浆锌浓度不高于 30.6μmol/L 进行剂量调整。②糖浆剂：口服，10 岁以上儿童及成人一日 30ml，1～10 岁儿童一日 20ml，妊娠期妇女一日 40ml，哺乳期妇女一日 50ml，可分次服用。③口服溶液：10 岁以上儿童及成人一日 30ml，1～10 岁儿童一日 20ml，妊娠期妇女一日 40ml，哺乳期妇女一日 50ml，可分次服用。

【不良反应】本品有胃肠道刺激性，口服可有轻度恶心、呕吐、便秘，服用 0.2～2g 可催吐；偶见皮疹、胃肠道出血，罕见肠穿孔。

【禁忌证】消化道溃疡患者禁用。

【注意事项】宜餐后服用，以减少胃肠道刺激。

【制剂规格】片剂：每片 25mg；100mg。糖浆剂：每瓶 100ml（含 $ZnSO_4 \cdot 7H_2O$ 0.2g）。口服溶液：每瓶 100ml（含 $ZnSO_4 \cdot 7H_2O$ 0.2g）；100ml（含 $ZnSO_4 \cdot 7H_2O$ 1g）。

葡萄糖酸锌[药典（二）]

Zinc Gluconate

【药理作用】锌为体内许多酶的重要组成成分，具有促进生长发育、改善味觉等作用。

【适应证】用于治疗缺锌引起的食欲缺乏、贫血、生长发育迟缓、营养性侏儒及肠病性肢端皮炎、痤疮、慢性溃疡结膜炎、口疮等。

【用法用量】①片剂：口服，成人一次 1～3 片，一日 2 次。②葡萄糖酸锌糖浆：口服，1～2 岁儿童，一次 10ml，一日 2 次；3～5 岁儿童，一次 10ml，一日 3 次；6～7 岁儿童，一次 20ml，一日 2 次。③葡萄糖酸锌口服溶液：口服，0.5%（以锌计 0.07%），≥12 岁，一次 10ml，一日 2 次；1～3 岁，体重 10～15kg，一日用量 10～15ml；4～6 岁，体重 16～21kg，一日用量 15～20ml；7～9 岁，体重 22～27kg，一日用量 20～25ml；10～12 岁，体重 28～

32kg，一日用量 25～30ml。可分次服用。④喷鼻剂：每次每鼻孔各喷一次，每 2～4 小时使用一次，24 小时不超过 6 次，直至症状消退。症状消退后可继续使用 1 天。

【不良反应】有轻度恶心、呕吐、便秘等反应。应避免空腹服药，必要时可减少用量或停药以使不良反应减轻。

【禁忌证】对本品过敏者禁用。

【注意事项】使用本品喷鼻剂后流涕或打喷嚏，无需立即补充，每 2～4 小时给药一次即可。

【制剂规格】片剂：每片 35mg；70mg；174mg。糖浆剂：每瓶 100ml:350mg（相当于锌 50mg）。口服溶液：每瓶含 0.5%（以锌计 0.07%）；0.7%（以锌计 0.01%）；0.35%（以锌计 0.05%）。喷鼻剂：每喷 2mg。

氯化钙 [药典（二）；医保（乙）]

Calcium Chloride

【药理作用】本品为钙补充剂。钙离子可促进心肌兴奋－收缩耦联的形成，可维持神经肌肉正常的兴奋性，促进神经末梢分泌乙酰胆碱；可以改善细胞膜的通透性，增加毛细血管的致密性，使渗出减少，起到消炎、消肿及抗敏作用；能够促进骨骼与牙齿的钙化形成。也可用于镁中毒、氟中毒的解救。

【适应证】本品可用于：①治疗钙缺乏、维生素 D 缺乏、急性血钙过低、碱中毒及甲状旁腺功能低下导致的手足抽搐症等以及肠绞痛、输尿管绞痛、荨麻疹、渗出性水肿、瘙痒性皮肤病、佝偻病、软骨病、妊娠期及哺乳期妇女钙盐的补充以及高钾血症等。②过敏性疾病。③镁中毒的解救。④氟中毒的解救。⑤心脏复苏。

【用法用量】（1）成人：①用于低钙或电解质的补充，一次 0.5～1g，稀释后缓慢静脉注射（速度不超过每分钟 50mg），必要时 1～3 天后重复给药。②用于治疗甲状旁腺机能亢进术后“骨饥饿综合征”患者的低钙。本品稀释于 0.9%氯化钠注射液或右旋糖酐内，每分钟滴注 0.5～1mg。③用作强心剂时，用量 0.5～1g，稀释后静脉滴注，每分钟不超过 1ml，心室内注射。④治疗高钾血症，在心电监视下根据病情决定剂量，一般可先应用 500～1000mg 缓慢静脉注射，以后酌情用药。⑤治疗高镁血症：首次缓慢静脉注射 0.5g，每分钟速度不超过 100mg，以后酌情用药。

（2）小儿：①治疗低钙血症，按体重 25mg/kg（含 Ca^{2+} 6.8mg）缓慢静脉注射。但一般情况下本品不用于小儿，因刺激性较大。②心脏复苏心室内注射，一次 10mg/kg，间隔 10 分钟可重复注射。

【不良反应】常见于①神经系统：出现头痛、嗜睡、精神错乱。②心血管系统：产生心律失常、心跳停止、高血压。③胃肠道系统：出现为恶心、呕吐、食欲不振。④其他：可出现发热、眼及皮肤对光敏感现象等。⑤在高钙血症早期可表现为便秘、嗜睡、持续头痛、食欲不振、口中有金属味、异常口干等。

【禁忌证】在应用强心苷期间或停药后 7 日以内，禁用本品。

【注意事项】①静脉注射时可有全身发热感。注射宜缓慢（每分钟不超过 2ml），因钙盐兴奋心脏，注射过快会使血内浓度突然增高，引起心律失常，甚至心搏骤停。②有强烈刺激性，其 5%溶液不可直接静脉注射，应在注射前以等量葡萄糖液稀释。亦不宜作皮下注射或肌内注射。③注射液不可漏于血管之外，否则导致剧痛及组织坏死。如有外漏，应立即用 0.5%普鲁卡因液作局部封闭。④药物过量：临床研究中本品过量仅限于个案病例，本品会伴有 3 级或 4 级的骨髓抑制，若摄入推荐剂量的患者，应密切监测其骨髓抑制情况，并给予适当的支持性治疗。⑤禁用于肌内注射。

【制剂规格】注射剂：每支 0.3g（10ml）；0.5g（10ml）；0.6g（20ml）；1g（20ml）。葡萄糖氯化钙注射液：含氯化钙 5%及葡萄糖 25%的灭菌溶液。注射液：每瓶 20ml（葡萄糖 5g 与氯化钙 1g）；20ml（葡萄糖 2g 与氯化钙 0.4g）。氧化钙溴化钠注射液：每支 5ml（含氯化钙 0.1g，溴化钠 0.25g）。

氯化钾[药典（二）；基；医保（甲）]

Potassium Chloride

【药理作用】本品为电解质平衡调节药。钾为细胞内主要阳离子，其浓度为 150～160mmol/L，是维持细胞内渗透压的重要成分。而细胞外的主要阳离子是钠离子，血清钾浓度仅为 3.5～5.0mmol/L。钾通过与细胞外的氢离子交换参与酸碱平衡的调节，当体内缺钾时，细胞内钾离子外移而细胞外氢、钠离子内移，其结果为细胞内酸中毒，血钾过高时则相反。钾参与糖、蛋白质的合成及二磷酸腺苷转化为三磷酸腺苷的能量代谢。钾也参与神经冲动传导和神经递质乙酰胆碱的合成。缺钾时心肌兴奋性增高，钾过多时则抑制心肌的自律性、传导性和兴奋性。因而钾浓度变化影响洋地黄对心脏的作用。当钾摄入量不足，排出量增多或在体内分布异常可引起低钾血症。

【适应证】①预防治疗低钾血症（多由严重吐泻、不能进食、低钾性家族周期性瘫痪、长期应用排钾利尿剂或糖皮质激素、补充高渗葡萄糖后、失钾性肾病、巴特综合征等引起）。②用于强心苷中毒引起阵发性心动过速或频发室性期前收缩。

【用法用量】（1）成人：①口服：钾盐用于治疗轻型低钾血症或预防性用药。常规剂量：每次 0.5～1g，每日 2～4 次，饭后服用，并按病情调整剂量，一般每日最大剂量为 6g。②静脉滴注：用于严重低钾血症或不能口服者。一般用法：将 10%氯化钾注射液 10～15ml 加入 5%葡萄糖注射液 500ml 中滴注。补钾剂量、浓度和速度根据临床病情和血钾浓度及心电图缺钾图形改善而定。钾浓度不超过 3.4g/L，补钾速度不超过 0.75g/h，每日补钾量为 3～4.5g。在体内缺钾引起严重快速室性异位心律失常时，如尖端扭转型心室性心动过速、短阵、反复发作多行性室性心动过速、心室扑动等威胁生命的严重心率失常时，钾盐浓度要高（0.5%，甚至 1%），滴速要快，1.5g/h，补钾量可达每日 10g 或 10g 以上。如病情危急，补钾浓度和速度可超过上述规定。但需严密动态观察血钾及心电图等，防止高钾血症发生。（每 1g 氯化钾的含钾量为 13.4mmol）。

（2）儿童：《中国国家处方集 化学药品与生物制品卷 儿童版》推荐：静脉滴注和口服。①静脉滴注：一般用法：将 10%氯化钾注射液 10～15ml 加入 5%葡萄糖注射液 500ml 中滴注，补充速率控制在每小时 2.4mmol/kg 以下，生理需要补充量为每日 1～2mmol/kg。如病情危急，补钾浓度和速度可超过上述规定。但需严密动态观察血钾及心电图。②口服：治疗轻度低钾血症或预防性用药，用冷开水、饮料或葡萄糖溶液稀释 10%氯化钾溶液至 2%以下，进食后口服。

【不良反应】①心血管系统不良反应偶见静脉炎、心率减慢、心律失常、传导阻滞、甚至心搏骤停。②神经系统不良反应偶见晕厥、焦虑、意识模糊。③其他：偶有乏力、手足口唇麻木、呼吸困难、高钾血症或皮下组织坏死等（发生率不明）。

【禁忌证】肾功能严重减退者，尿少时慎用，无尿或血钾过高时禁用。

【注意事项】（1）不得直接静脉注射，未经稀释不得进行静脉滴注，静脉滴注时，速度宜慢，溶液不可太浓（一般不超过 0.2%～0.4%，治疗心律失常时可加至 0.6%～0.7%）。静脉滴注浓度较高，速度较快或静脉较细时，易刺激静脉内膜引起疼痛，甚至发生静脉炎。（2）药物过量：应用过量易发生高钾血症。一旦出现高钾血症，应及时处理。①立即停止补钾，避免应用含钾饮食、药物及保钾利尿药。②静脉滴注高浓度葡萄糖注射液和胰岛素，以促进 K^+进入细胞内，10%～25%葡萄糖注射液每小时 300～500ml，每 20g 葡萄糖加正规胰岛素 10U。③若存在代谢性酸中毒，应立即使用 5%碳酸氢钠注射液，无酸中毒者可使用 11.2%乳酸钠注射液，特别是 QRS 波增宽者。④应用钙剂对抗 K^+的心脏毒性，当心电图提示 P 波缺乏、QRS 波变宽、心律失常，而不应用洋地黄类药物时，给予 10%葡萄糖酸钙 10ml 静脉注射 2 分钟，必要时，间隔 2 分钟重复使用。⑤口服聚磺苯乙烯以阻断肠道 K^+的吸收，促进肠道排 K^+。⑥伴有肾衰的严重高钾血症，可行血液透析或腹膜透析，而以血透清除 K^+效果好，速度快。⑦应用袢利尿药，必要时同时补充 0.9%氯化钠注射液。（3）静脉滴注过量时可出现疲乏、肌张力减低、反射消失、周围循环衰竭、心率减慢甚至心搏骤停。（4）脱水病例一般先给不含钾的液体（也可给复方氯化钾液，因其含钾浓度低，不致引起高钾血症），等排尿后再补钾。（5）口服本品溶液或无糖衣片，对胃肠道有较强的刺激性，部分患者难以耐受。当患者服后出现腹部不适、疼痛等症状时，应加警惕，因服用氯化钾片等制剂时，有造成胃肠溃疡、坏死或狭窄等并发症的可能，宜采用本品的10%水溶液稀释于饮料中在餐后服以减少刺激性。如有氯化钾控释片则更好。

【制剂规格】片剂：每片0.25g；0.5g。缓释片：每片0.5g。颗粒剂：每袋10g（含氯化钾 1.5g）。注射液：每支 1g（10ml）；1.5g（10ml）。注射用氯化钾：每支1.0g；1.5g。复方氯化钾注射液：含氯化钾0.28%、氯化钠0.42%及乳酸钠0.63%。

氯化钠 [药典（二）；基：医保（甲）]

Sodium Chloride

【药理作用】本品为电解质平衡调节药。钠和氯是机体重要的电解质，主要存在于细胞外液，对维持正常的血液和细胞外液的容量和渗透压起着非常重要的作用。正常血清钠浓度为135～145mmol/L，占血浆阳离子的92%，总渗透压的 90%，故血浆钠量对渗透压起着决定性作用，也是维持细胞兴奋性、神经肌肉应激性的必要条件。正常血清氯浓度为98～106mmol/L，人体中钠、氯离子主要通过下丘脑、垂体后叶和肾脏进行调节，维持体液容量和渗透压的稳定。体内大量丢失 Na^+可引起低钠综合征，表现为全身虚弱、表情淡漠、肌肉阵挛、循环障碍等，重则谵忘，昏迷以致死亡。

【适应证】①主要用于各种缺盐性失水症（如大面积烧伤、严重吐泻、大量发汗或强利尿药等引起）。②在大量出血而又无法进行输血时可输入氯化钠注射液以维持血容量进行急救。可用于包括低渗性、等渗性和高渗性失水。③用于高渗性非酮症糖尿病昏迷、低氯性代谢性碱中毒。④应用等渗或低渗氯化钠可纠正失水和高渗状态。⑤暑天常大量丢失氯化钠，可在饮水中加以0.1%～1%的氯化钠，或以含盐清凉片溶于开水内饮用。⑥用于慢性肾上腺皮质功能不全治疗过程中补充氯化钠，每日约10g。⑦0.9%氯化钠注射液可用于冲洗眼部、洗鼻、洗伤口及产科的水囊引产等。

【用法用量】（1）口服：用于轻度急性胃肠患者恶心、呕吐。①高渗性失水：高渗性失水时，患者脑细胞和脑液渗透浓度升高，若对其治疗时使血浆和细胞外液钠浓度和渗透浓度下降过快，可致脑水肿。一般认为，在治疗开始的48小时内，血浆钠浓度每小时下降应不超过0.5mmol/L。血浆渗透浓度＞350mOsm/L时，可给予0.6%低渗氯化钠射液。待血浆渗透浓度＜330mOsm/L，改用0.9%氯化钠注射液。一般第一日补给半量，余量在以后2～3日内补，并根据心、肺、肾功能酌情调节。②等渗性失水：原则给等渗溶液，如0.9%氯化钠注射液或复方氯化钠注射液，但上述溶液氯浓度明显高于血浆，单独大量使用可致高氯血症，故可将0.9%氯化钠注射液和1.25%碳酸氢钠或1.86%（1/6M）乳酸钠以7:3

的比例配制后补给。后者氯浓度为107mmol/L，并可纠正代谢性酸中毒。补给量可参考体重或血细胞比容计算。③低渗性失水：严重低渗性失水时，脑细胞内溶质减少以维持细胞容积。若治疗时使血浆和细胞外液钠浓度和渗透浓度迅速回升，可致脑细胞损伤。一般认为，当血钠低于120mmol/L时，治疗使血钠上升速度在每小时0.5mmol/L，不超过每小时 1.5mmol/L（稀释性低钠血症无须补钠）。当急性血钠低于 120mmol/L 或出现中枢神经系统症状时，可给予 3%氯化钠注射液静脉滴注。一般要求在 6 小时内将血钠浓度提高至 120mmol/L 以上。参考补钠量为 3%氯化钠 1ml/kg，可提高血钠1mmol/L。待血钠回升至120～125mmol/L以上，可改用等渗溶液。慢性缺钠时，补钠速度要慢，剂量要少，使血钠浓度逐渐回升至 130mmol/L。④低氯性碱中毒：给予 0.9%氯化钠注射液或复方氯化钠注射液 500～1000ml，以后根据碱中毒情况决定用量。（2）外用：用 0.9%氯化钠溶液冲洗伤口、眼部等。

【不良反应】临床偶有报道出现心血管系统不良反应：血压升高、心率加快、急性左心衰竭；其他偶有出现水钠潴留、胸闷、呼吸困难、脑水肿及溶血等现象（发生率不明）。

【禁忌证】肺水肿患者禁用。

【注意事项】①药物过量：可致高钠血症和低钾血症，并能引起碳酸氢盐丢失，引起组织水肿。②脑、肾、心功能不全及血浆蛋白过低者慎用。③0.9%氯化钠注射液含钠、氯离子各154mmol，比血浆氯离子浓度高出 50%，对已有酸中毒者如大量应用，可引发高氯性酸中毒。故可采用碳酸氢钠 0.9%氯化钠注射液或乳酸钠 0.9%氯化钠注射液。④静脉滴注时要注意无菌操作，严防污染。开瓶后 24 小时不宜再继续使用。⑤如发生输液反应，应及时检查及对症处理。

【制剂规格】注射液：为含 0.9%氯化钠的灭菌水溶液，每支（瓶）2ml；10ml；250ml；500ml；1000ml。

葡萄糖酸钙[药典（二）；基；医保（甲、乙）]

Calcium Gluconate

【药理作用】本品为钙补充剂。钙可以维持神经肌肉的正常兴奋性，促进神经末梢分泌乙酰胆碱。血清钙降低时，可出现神经肌肉兴奋性升高，发生抽搐，血钙过高则兴奋性降低，出现软弱无力等。钙离子能改善细胞膜的通透性，增加毛细血管的致密性，使渗出减少，起抗过敏作用。钙离子能促进骨骼与牙齿的钙化形成，高浓度钙离子与镁离子之间存在竞争性拮抗作用，可用于镁中毒的解救；钙离子可与氟化物生成不溶性氟化钙，用于氟中毒的解救。本品作用同氯化钙，但含钙量较氯化钙低，对组织的刺激性较小，注射比氯化钙安全，常与镇静剂并用。

【适应证】①预防和治疗钙缺乏症，如骨发育不全、骨质疏松、佝偻病以及儿童、妊娠期和哺乳期妇女、绝经期妇女、老年人钙的补充。②用于急性血钙过低、碱中毒及甲状旁腺功能减退所致的手足搐搦症。③过敏性疾病。④镁中毒时的解救。⑤氟中毒的解救。⑥心脏复苏时应用（如高血钾或低血钙，或钙通道阻滞引起的心功能异常的解救）。

【用法用量】用10%葡萄糖注射液稀释后缓慢注射。（1）成人：①用于低钙血症。静脉注射：一次1g，每分钟不超过2ml（1ml:0.1g）。需要时可重复注射至搐搦控制。片剂：口服，一次1～4片，一日3次。颗粒剂：口服，一日2～12g（以葡萄糖酸钙计），分次服用，根据人体需要及膳食钙的供给情况酌情进行补充。②用于高钾血症、高镁血症，一次1～2g静脉注射，每分钟注射量不超过2ml，心电图监测以控制用量。③用于氟中毒解救：可口服10%葡萄糖酸钙溶液，使氟化物成为不溶性氟化钙；静脉注射本品1g，1小时后重复，如有搐搦可静脉注射本品3g；如有皮肤组织氟化物损伤，每平方厘米受损面积应用10%葡萄糖酸钙50mg。④灼伤皮肤可用2.5%葡萄糖酸钙凝胶涂敷。以上成人用量一日不超过15g（1.42g元素钙）。

（2）儿童：《中国国家处方集 化学药品与生物制品卷 儿童版》推荐：①低钙血症：剂量由疾病情况和血清钙水平决定。静脉注射，新生儿一日200～800mg/kg，婴儿或儿童一日200～500mg/kg，连续静脉滴注或分4次静脉注射。②治疗低钙性手足搐搦：静脉注射，新生儿、婴儿或儿童一次100～200mg/kg，在5～10分钟内静脉注射，6小时后可重复或继续静脉滴注，最大剂量不超过一日500mg/kg。

【不良反应】静脉注射可有全身发热，注射过快可产生心律失常甚至心跳停止、呕吐、恶心。可致高钙血症，早期可表现便秘、嗜睡、持续头痛、食欲不振、口中有金属味、异常口干等，晚期征象表现为精神错乱、高血压、眼和皮肤对光敏感、恶心、呕吐、心律失常等。

【禁忌证】①对本品中任何成分过敏者禁用。②应用强心苷期间禁止使用本品。③高钙血症、高钙尿症、含钙肾结石或有肾结石病史患者禁用。④呼吸性酸中毒患者禁用。

【注意事项】①静脉注射时可有全身发热感。注射宜缓慢，因钙盐兴奋心脏，注射过快会使血内浓度突然增高，引起心律失常，甚至心搏骤停。②注射液不可漏于血管之外，否则可导致注射部位皮肤发红、皮疹和疼痛，并可随后出现脱皮和组织坏死。如有外漏，应立即停止注射，并用氯化钠注射液作局部冲洗注射；局部给予氢化可的松、1%利多卡因和透明质酸，并抬高局部肢体及热敷。③心、肾功能不全者、呼吸性酸中毒患者、过敏体质者慎用。④本品不宜与洋地黄类药物合用；本品与苯妥英钠及四环素类同用，二者吸收减少；含铝的抗酸药与本品同服时，铝的吸收增多；维生素D、避孕药、雌激素能增加钙的吸收。⑤大量饮用含酒精和咖啡因的饮料以及大量吸烟，均会抑制钙剂的吸收；大量进食富含纤维素的食物能抑制钙的吸收，因钙与纤维素结合成不易吸收的化合物。⑥本品与噻嗪类利尿药合用时，易发生高钙血症（因增加肾小管对钙的重吸收）。⑦本品与含钾药物合用时，应注意心律失常的发生。⑧对诊断的干扰：可使血清淀粉酶增高，血清 H－羟基皮质醇浓度短暂升高。长期或大量应用本品，血清磷酸盐浓度会降低。⑨本品性状发生改变时禁止使用。

【制剂规格】口服液：每支 10ml（1ml 含葡萄糖酸钙 100mg，相当于钙 9mg）。片剂：每片 0.1g；0.5g。含片：每片 0.1g；0.15g；0.2g。注射液：每支 0.1g（2ml）；0.5g（10ml）；1g（10ml）。颗粒剂：每包 1.0g（以 $C_{12}H_{22}CaO_{14}\cdot H_2O$ 计）。

乳酸钙[药典（二）]

Calcium Lactate

【药理作用】本品参与骨骼的形成和骨折后骨组织的再建，以及肌肉收缩、神经传递、凝血机制，并可降低毛细血管的渗透性。

【适应证】用于防治钙缺乏症，如手足搐搦症、骨发育不全、佝偻病，以及结核病、妊娠和哺乳期妇女的钙盐补充。

【用法用量】口服，一次 0.5～1.5g，一日 2～3 次。小儿：根据年龄及膳食钙摄入酌情进行补充，或遵医嘱。一般一次 0.3～0.6g，一日 2～3 次。需要时服维生素 D 以促进钙吸收。

【不良反应】偶有便秘。

【禁忌证】高钙血症、高钙尿症、含钙肾结石或有肾结石病史患者禁用。

【注意事项】①本品不宜与洋地黄类药物合用。②大量饮用含酒精和咖啡因的饮料、大量吸烟、大量进食富含纤维素的食物，均会抑制钙剂的吸收。③本品与苯妥英钠及四环素类同用，二者吸收减少。④维生素 D、避孕药、雌激素、含铝的抗酸药能增加钙的吸收。⑤本品与噻嗪类利尿药合用时，易发生高钙血症。⑥本品与含钾药物合用时，应注意心律失常的发生。

【制剂规格】片剂：每片 0.25g；0.5g。颗粒剂：每包 0.5g。口服液：按 Ca 计，每瓶 10ml（0.065g）；10ml（0.13g）；20ml（0.13g）。咀嚼片：每片 0.3g。

复方乳酸钠葡萄糖注射液[药典（二）；医保（乙）]

Compound Sodium Lactate And Sorbitol Injection

【药理作用】本品可调节体液容量、渗透压，具有补充 K^+、Na^+、Ca^{2+}及 Cl^- 的作用，并能供给热量。其中乳酸钠在体内转化为碳酸氢根离子，以调节酸碱平衡，维持正常生理功能；Na^+是细胞外液最重要的阳离子，系维持恒定的体液渗透压和细胞外容量的主要物质；K^+是细胞内主要的阳离子，对保持正常的神经肌肉兴奋性有重要作用；Ca^{2+}在细胞内作为第二信使与机体许多功能密切相关。葡萄糖供给热量，乳酸根离子可纠正代谢性酸中毒，使K^+自血及细胞外液进入细胞内。当体内循环血液量及组织液减少时，本品可作为组织液的补充调整剂，对电解质紊乱及酸中毒有纠正作用。

【适应证】①调节体液、电解质及酸碱平衡药。②作为体液补充药。③用于代谢性酸中毒或有代谢性酸中毒并需要补充热量的脱水病例。④本品尤适用于糖尿病患者。

【用法用量】静脉滴注。成人一次500～1000ml，按年龄、体重及症状不同可适当增减。给药速度为成人每小时300～500ml。

【不良反应】快速大量给药时，可能出现肺水肿、脑水肿、肢体水肿。

【禁忌证】乳酸血症患者及高钾血症、少尿、艾迪生病、重症烧伤、高氮血症及遗传性果糖不耐症患者禁用。

【注意事项】肾功能不全、心功能不全、重症肝功能障碍、因阻塞性尿路疾病引起尿量减少的患者慎用。用药时根据临床需要可作下列检查及观察：①血气分析或血二氧化碳结合力检查。②血清钠、钾、钙、氯浓度测定。③肾功能测定，包括血尿素氮、肌酐等。④血压。⑤心肺功能状态，如浮肿、气急、发绀、肺部啰音、颈静脉充盈，肝颈静脉反流等，按需作静脉压或中心静脉压测定。⑥肝功能不全表现，如黄疸、神志改变、腹水等。应严格按照需要用药，防止体液形成新的不平衡。注意给药速度不能过快。使用前应仔细检查溶液是否浑浊，是否有絮状沉淀、异物及瓶盖松动、裂纹等。

【制剂规格】注射液：每瓶500ml。

乳酸钠林格注射液[药典（二）；基；医保（甲）]

Sodium Lactate Ringer's Injection

【药理作用】乳酸钠的终末代谢产物为碳酸氢钠，可纠正代谢性酸中毒。高钾血症伴酸中毒时，乳酸钠可纠正酸中毒并使钾离子自血及细胞外液进入细胞内。

【适应证】调节体液、电解质及酸碱平衡。用于代谢性酸中毒或有代谢性酸中毒倾向的脱水病例。

【用法用量】静脉滴注。成人一次500～1000ml，按年龄、体重及症状不同可适当增减。给药速度为成人每小时300～500ml。

【不良反应】①有低钙血症者（如尿毒症），在纠正酸中毒后易出现手足发麻、疼痛、搐搦、呼吸困难等症状，常因血清钙离子浓度降低所致。②心率加速、胸闷、气急等肺水肿、心力衰竭表现。③血压升高。④体重增加、水肿。⑤逾量时出现碱中毒。⑥血钾浓度下降，有时出现低钾血症表现。

【禁忌证】禁用于心力衰竭及急性肺水肿、脑水肿、乳酸性酸中毒已显著时、重症肝功能不全、严重肾衰竭有少尿或无尿。

【注意事项】（1）下列情况应慎用：①糖尿病患者服用双胍类药物，阻碍肝脏对乳酸的利用，易引起乳酸中毒。②水肿患者伴有钠潴留倾向时。③高血压患者可增高血压。④心功能不全。⑤肝功能不全时，乳酸降解速度减慢，延缓酸中毒的纠正速度。⑥缺氧及休克，组织血供不足及缺氧时，乳酸氧化成丙酮酸进入三羧酸循环代谢速度减慢，以致延缓酸中毒的纠正速度。⑦酗酒、水杨酸中毒、Ⅰ型糖原沉积病时有发生乳酸性酸中毒倾向，不宜再用乳酸钠纠正酸碱平衡。⑧糖尿病酮症酸中毒时乙酰醋酸、β–羟丁酸及乳酸均升高，且常可伴有循环不良或脏器血供不足，乳酸降解速度减慢。⑨肾功能不全，容易出现水钠潴留，增加心血管负荷。（2）用药时应做下列检查及观察：①血 pH 及（或）二氧化碳结合力。②血清 Na^+、K^+、Ca^{2+}、Cl^-浓度测定。③肾功能测定，包括血肌酐、尿素氮等。④血压。⑤心、肺功能状态，如浮肿、气急、发绀、肺部啰音、颈静脉充盈，肝颈静脉反流等，按需做静脉压或中心静脉压测定。⑥肝功能不全表现黄疸、神志改变、腹水等，应用本品前后及过程中，随时进行观察。

【制剂规格】注射剂：每瓶 250ml；500ml；1000ml。

乳酸钠溶液[药典（二）]

Sodium Lactate Solution

【药理作用】本品为纠正酸血症的药物，其高渗溶液注入体内时，在有氧条件下经肝脏氧化、代谢，转化成碳酸根离子，纠正血中过高的酸度。当体内乳酸代谢失常或发生障碍时，疗效不佳。

【适应证】用于纠正代谢性酸中毒。在高钾血症或普鲁卡因胺等引起的心律失常（QRS 波增宽者）伴有酸血症者，应用本品为宜。

【用法用量】①代谢性酸中毒：按酸中毒程度计算剂量，静脉滴注碱缺失（mmol/L）×0.3×体重（kg）=所需乳酸钠（mol/L）的体积（ml），目前已不用乳酸钠纠正代谢性酸中毒。②高钾血症：首次可静脉滴注 11.2%注射液 40～60ml，以后酌情给药。严重高钾血症导致缓慢异位心律失常，特别是心电图 QRS 波增宽时，应在心电图监护下给药。有时须高达 200ml 才能奏效，此时应注意血钠浓度及防止心衰。虽然乳酸钠在纠正代谢性酸中毒的作用（现已少用）不及碳酸氢钠作用迅速和稳定，但在高钾血症伴酸中毒时，仍以使用乳酸钠为宜。制剂为 11.2%高渗溶液，临床应用时可根据需要配制成不同渗透压浓度；等渗液浓度为 1.86%。③儿童高钾血症：若血清钾>6.5mmol/L，首次可静脉滴注本品 11.2%注射液 0.7～1ml/kg，稀释后使用，以后根据血气分析结果酌情给药。严重高钾血症患者应于心电图监护下输注、并监测相关酸碱平衡指标，以防出现血钠过高及心力衰竭。

【不良反应】少见有体重增加、水肿、血压升高、心率加速、胸闷、气急等肺水肿、心力衰竭表现；罕见有低钾血症、药疹。低钙血症者（如尿毒症），在纠正酸中毒后易出现手足发麻、疼痛、搐搦、呼吸困难等症状，常因血清钙离子浓度降低所致。

【禁忌证】禁用于：①脑水肿。②心功能不全者。③重症肝功能不全。④显著乳酸性酸中毒。⑤休克缺氧。⑥急性肺水肿。⑦严重肾衰竭有少尿或无尿。

【注意事项】（1）给药速度不宜过快，以免发生碱中毒、低钾及低钙血症。（2）糖尿病患者服用双胍类药物尤其是苯乙双胍，阻碍肝脏对乳酸的利用，易引起乳酸中毒。（3）酗酒、水杨酸中毒、Ⅰ型糖原沉积病时有发生乳酸性酸中毒倾向，不宜再用乳酸钠纠正酸碱平衡；（4）组织供血不足及缺氧时，乳酸氧化成丙酮酸进入三羧酸循环代谢速度减慢，以致延缓酸中毒的纠正速度。（5）药物过量可致碱中毒、钠潴留等。（6）乳酸钠与新生霉素钠、盐酸四环素、磺胺嘧啶钠呈配伍禁忌。（7）下列情况应用时也宜谨慎：①水肿患者伴有钠潴留倾向时。②高血压患者。③肝功能不全乳酸降解速度减慢时。④肾功能不全（容易出现水钠潴留，增加心脏负担）。⑤妊娠期妇女有妊娠高血压综合征者（可能加剧水肿、增高血压）。⑥糖尿病酮症酸中毒（乙酰醋酸、β－羟丁酸及乳酸均升高，且常伴有循环不良或脏器供血不足），乳酸降解速度减慢时。⑦老年患者常有隐匿性心、肾功能不全。（8）不宜用 0.9%氯化钠注射液或其他含氯化钠溶液稀释本品，以免成为高渗溶液。

【制剂规格】注射液：每支 1.12g（10ml）；2.24g（20ml）；5.60g（50ml）。

碳酸氢钠 [药典（二）；基；医保（甲）]

Sodium Bicarbonate

【药理作用】本品为抗酸剂，口服能迅速中和或缓冲胃酸。还能使血浆内碳酸氢根浓度升高，从而纠正酸中毒；并且碱化尿液，使尿酸、磺胺类及血红蛋白等不易在尿中形成结晶或聚集。

【适应证】用于碱化尿液及代谢性酸中毒，也可用于胃酸过多。

【用法用量】（1）口服：①中和胃酸：口服，片剂，每次 0.25～2g，每日 3 次，饭前服用。②碱化尿液：成人：口服，首次 4g，以后每 4 小时 1～2g。小儿：口服，每日按体重 1～10mmol/kg。（2）静脉滴注：①代谢性酸中毒：所需剂量按下式计算：补碱量（mmol）=（－2.3－实际测得的 BE 值）×0.25×体重（kg），或补碱量（mmol）=正常的 CO_2CP－实际测得的 CO_2CP（mmol）×0.25×体重（kg）。除非体内丢失碳酸氢盐，一般先给计算剂量的 1/3～1/2，4～8 小时内滴注完毕。②心肺复苏抢救：首次 1mmol/kg，以后根据血气分析结果调整用量（每 1g 碳酸氢钠相当于 12mmol 碳酸氢根）。③碱化尿液：成人：2～5mmol/kg，4～8 小时内滴注完毕。

【不良反应】①中和胃酸时所产生的二氧化碳可能引起嗳气及继发性胃酸分泌增加。②大量注射时可出现心律失常、肌肉痉挛、疼痛、异常疲倦虚弱等，主要由于代谢性碱中毒引起低钾血症所致。③剂量偏大或存在肾功能不全时，可出现水肿、精神症状、肌肉疼痛或抽搐、呼吸减慢、口内异味、异常疲倦虚弱等，主要由代谢性碱中毒所致。④长期应用时可引起尿频、尿急、持续性头痛、食欲减退、恶心呕吐、异常疲倦虚弱等。

【禁忌证】①禁用于对本品过敏者。②禁用于代谢性或呼吸性碱中毒。③禁用于因呕吐或持续胃肠负压吸引导致大量氯丢失，而极有可能发生代谢性碱中毒。④禁用于低钙血症，因本品引起碱中毒可加重低钙血症表现。⑤禁用于吞食强酸中毒时的洗胃，因本品与强酸反应产生大量二氧化碳，导致急性胃扩张甚至胃破裂。

【注意事项】（1）对诊断的干扰：对胃酸分泌试验或血、尿 PH 测定结果有明显影响。（2）下列情况慎用：①少尿或无尿，因能增加钠负荷。②钠潴留并有水肿时，如肝硬化、充血性心力衰竭、肾功能不全、妊娠高血压综合征。③原发性高血压，因钠负荷增加可能加重病情。（3）对 6 岁以下小儿一般不用作制酸药。（4）长期或大量应用可致代谢性碱中毒，并且钠负荷过高引起水肿等，妊娠期妇女应慎用。

【制剂规格】片剂：每片 0.3g；0.5g。注射剂：每支 10ml（0.5g）。注射液：每瓶 250ml（12.5g）。

果糖[药典（二）；医保（乙）]

Fructose

【药理作用】本品为能量和体液补充剂。果糖比葡萄糖更易形成糖原，主要在肝脏通过果糖激酶代谢，并迅速转化为能量。本品能在无胰岛素情况下转化成糖原，因此比葡萄糖容易吸收、利用。

【适应证】对糖尿病、肝病患者供给能量、补充体液。此外能加速乙醇代谢，用于急性中毒的辅助治疗。

【用法用量】静脉注射或静脉滴注，常用量为每次 500～1000ml，剂量根据患者的年龄、体重和临床病情而定。

【不良反应】偶见荨麻疹、上腹部不适、疼痛或痉挛性疼痛、肺水肿、周围水肿、乳酸性酸中毒、发热、四肢抽搐、血栓性静脉炎、高尿酸血症、脂代谢异常和稀释性低钾血症等（发生率不明）。

【禁忌证】对本品过敏者、痛风和高尿酸血症、高磷酸盐血症、甲醇中毒及严重肾功能不全者禁用。

【注意事项】①有口唇麻木、注射局部疼痛感与滴速有关。②偶有头晕、胸闷及过敏反应如皮疹等，一般不影响治疗。③本品不宜溶入其他药物，尤其忌与碱性溶液、钙盐混合使用。④有心力衰竭者用量减半。⑤药物过量：输注本品每天最多不超过 300g 果糖，过量输注以原型从尿中排出。因大量输注能引起乳酸性酸中毒和高尿酸血症，因此也有部分国家将每天果糖用量限定在 25g 以内，不推荐肠外营养中替代葡萄糖。⑥肾功能不全者、有酸中毒倾向以及高尿酸血症患者慎用。⑦慎用于预防水过多和电解质紊乱。⑧过量输注无钾果糖可引起低钾血症。本品不用于纠正高钾血症。

【制剂规格】注射液：每瓶 12.5g（250ml）；25g（250ml）；25g（500ml）；50g（500ml）。注射用果糖：每支 12.5g；25g。

口服补液盐[药典（二）；基；医保（甲）]

Oral Rehydration Salts Powder

【药理作用】本品可以补充钠、钾及体液，调节水及电解质的平衡。其含有葡萄糖，黏膜吸收葡萄糖的同时可吸收一定量的钠离子，从而使黏膜对肠液的吸收增加。

【适应证】本品适用于治疗和预防急、慢性腹泻造成的轻度脱水。

【用法用量】预防和治疗因腹泻、呕吐、经皮肤和呼吸道等液体丢失引起的轻、中度失水，可补充水、钾和钠，重度失水需静脉补液。（1）成人：①轻度失水，口服，开始时 50ml/kg，4～6 小时内饮完，以后酌情调整剂量。②中度失水，口服，开始时 50ml/kg，6 小时内饮完，其余应以静脉补液。（2）儿童：口服，将每包散剂溶于 500ml 的温开水中，搅匀，充分溶解后口服。①轻度脱水，开始时 30～50ml/kg，8～12 小时内分次服用，至脱水纠正。②中度脱水，每日 50～100ml/kg，分次于 8～12 小时内服完。③还可用于补充体液继续丢失，根据患儿腹泻情况，按照 10～40ml/kg，给予补充。

【不良反应】①高钠血症。②水过多。出现上述两种情况应立即停药。③呕吐，多为轻度，常于开始服用时发生，此时可分次少量服用。

【禁忌证】①肾功能不全者，特别是无尿、少尿症患者禁用。②严重腹泻，粪便量超过每小时 30ml/kg 禁用。③葡萄糖吸收障碍禁用。④由于严重呕吐等原因不能口服者禁用。⑤肠梗阻、肠麻痹和肠穿孔禁用。⑥酸碱平衡紊乱，伴有代谢性碱中毒时禁用。⑦对本品过敏者禁用。

【注意事项】①脑、肾、心功能不全及高钾血症患者慎用。②腹泻停止后应立即停用。③一般不用于早产儿。婴幼儿应用本品时需要少量多次给予。剂量超过每日 100ml/kg，需给予饮水，以免发生高钠血症。④严重失水或应用本品后失水无明显纠正时，须改为静脉补液。少尿、无尿、严重失水或有休克征象时应静脉补液。⑤严重腹泻，粪便量超过每小时 30ml/kg，此时患者口服往往不能吸收足够量的 ORS；葡萄糖吸收障碍；由于严重呕吐等原因不能口服者；肠梗阻、肠麻痹和肠穿孔等需静脉补液。⑥过敏体质者慎用。

【制剂规格】口服补液盐（Ⅰ）：每包 14.75g（大包葡萄糖 11g，氯化钠 1.75g；小包氯化钾 0.75g，碳酸氢钠 1.25g）。口服补液盐散（Ⅱ）：每包 13.95g（氯化钠 1.75g，氯化钾 0.75g，枸橼酸钠 1.45g，无水葡萄糖 10g）。口服补液盐（Ⅲ）：每包 5.125g（氯化钠 0.65g，氯化钾 0.375g，枸橼酸钠 0.725g 无水葡萄糖 3.375g）。

葡萄糖[药典（二）；基；医保（甲、乙）]

Glucose

【药理作用】本品是机体所需能量的主要来源，在体内被氧化成二氧化碳和水并同时供给热量，或以糖原形式贮存。对肝脏具有保护作用。此外，静脉注射 20%以上高渗葡萄糖溶液可提高血液渗透压，使组织脱水及具短暂利尿作用。当葡萄糖和胰岛素一起静脉滴注时，糖原的合成需要钾离子，促使钾离子进入细胞内，血钾浓度降低。

【适应证】用于：①体内损失大量水分时（呕吐、腹泻、重伤大失血等），可静脉滴注含本品 5%～10%的溶液 200～1000ml，同时静脉滴注适量 0.9%氯化钠注射液，以补充体液的损失及钠的不足。②不能摄取食物的重病患者，可注射本品或灌肠，以补充营养。③血糖过低症或胰岛素过量，静脉注射 50%溶液 40～100ml，以保护肝脏。对糖尿病的中毒须与胰岛素同用。④降低眼压及因颅压增加引起的各种病症如脑出血、颅骨骨折、尿毒症等，25%～50%溶液静脉注射，因其高渗压作用，可将组织（特别是脑组织）内液体吸引进入血液内由肾排出。注射时切勿注于血管之外，以免刺激组织。⑤高钾血症。

【用法用量】（1）成人：①补充热能：患者因为某些原因进食减少或不能进食，一般可予 10%～25%葡萄糖注射液静脉滴注，并同时补充体液。葡萄糖用量根据所需热能计算。②全静脉营养疗法：具体用量依据临床热量需要量决定。根据补液量的需要，葡萄糖可配制成 25%～50%不同浓度的溶液，必要时可加胰岛素，每 5～10g 葡萄糖加正规胰岛素 1 个单位。由于常应用高渗溶液，对静脉刺激性较大，并需要输注脂肪乳剂，故一般选用较深部的大静脉，如锁骨下静脉、颈静脉。③低糖血症：轻者口服，重者可先给予 50%葡萄糖注射液 20～40ml 静脉注射。④饥饿性症：轻者口服，重者可先给予 5%～25%葡萄糖注射液静脉滴注，每日 100g 葡萄糖可基本控制病情。⑤失水：等渗性失水给予 5%葡萄糖注射液静脉滴注。⑥高钾血症：应用 10%～25%注射液，每 2～4g 葡萄糖加正规胰岛素 1 个单位，可降低血清钾浓度。⑦组织脱水：高渗溶液（一般采用 50%注射液）快速静脉注射 20～50ml，但作用短暂。应注意防止高血糖，目前少用。用于调节腹膜透析液渗透压时，50%葡萄糖注射液 20ml，即 10g 葡萄糖可使 1L 透析液渗透压提高 55mOsm/（kg·H_2O），亦即透析液中糖浓度每升高 1%渗透压升高 55mOsm/（kg·H_2O）。⑧葡萄糖耐量试验：清晨空腹口服无水葡萄糖 75g（或一水葡萄糖 82.5g），溶于 250～300ml 水中，5 分钟之内服完，于服药前、服后 0.5 小时、1 小时、2 小时、3 小时抽血测血糖，血糖浓度正常上限分别为 6.9mmol/L、11.1mmol/L、10.5mmol/L、8.3mmol/L、6.9mmol/L。

（2）儿童：《中国国家处方集 化学药品与生物制品卷 儿童版》推荐：

静脉滴注或注射。①补充液体：静脉滴注，对于不能进食的患儿控制补液量，按体重计算，每小时 3～5ml/kg 为宜，浓度≤13%。1g 葡萄糖=4kcal 热能，一般不超过每日供给热能的 40%～50%。②新生儿低血糖：首次给予 10%葡萄糖 1～2mg/kg，5 分钟以上静脉注射；随后使用 5%～10%葡萄糖，常规滴速按照补充葡萄糖每分钟 6～8mg/kg 给予，根据血糖监测指标调整输注速率、浓度。③低血糖：婴儿或儿童，5ml/kg 的 10%葡萄糖静脉注射。④高血糖患儿：如需补充葡萄糖溶液，可以按照 4g 葡萄糖+1U 胰岛素，同时加用氯化钾溶液。⑤急性脑水肿患儿：可以选择静脉注射 1～2mg/kg 的 50%葡萄糖溶液。

【不良反应】静脉炎；反应性低血糖；高血糖非酮症昏迷；电解质紊乱；高钾血症。

【禁忌证】①糖尿病酮症酸中毒未控制者禁用。②高血糖非酮症性高渗状态患者禁用。③葡萄糖半乳糖吸收不良症患者禁用。

【注意事项】①葡萄糖有引湿性，且易发霉，为细菌的良好培养基，故在配制注射液时，必须特别注意，夏季细菌易于繁殖，尤应注意消毒。②高渗溶液应缓慢注射。③冬季注射前须先将安瓿加热至与体温相同的温度，再徐徐注入静脉，可避免痉挛。

【制剂规格】粉剂：每袋 250g；500g。注射液：每支（瓶）0.5g（10ml）；1g（20ml）；2g（10ml）；5g（20ml）；10g（20ml）；12.5g（250ml）；25g（250ml）；25g（500ml）；50g（500ml）；50g（1000ml）；100g（1000ml）。

腹膜透析液 [基；医保（甲）]

Peritoneal Dialysis Solution

【药理作用】腹膜透析是以腹膜为半透膜，腹膜毛细血管与透析液之间进行水和溶质的交换，电解质及小分子物质从浓度高的一侧向低的一侧移动（弥散作用），水分子则从渗透浓度低的一侧向高的一侧移动（渗透作用）。提高透析液浓度可达到清除体内水的目的。通过溶质浓度梯度差可使血液中尿毒物质从透析液中清除，并维持电解质及酸碱平衡，代替了肾脏的部分功能。

【适应证】①急性肾衰竭。②慢性肾衰竭。③急性药物或毒物中毒。④顽固性心力衰竭。⑤顽固性水肿。⑥电解质紊乱及酸碱平衡失调。⑦急性出血性胰腺炎和广泛化脓性腹膜炎等。

【用法用量】腹腔用药：①治疗急、慢性肾衰竭伴水潴留：用间歇性腹膜透析每次 2L，留置 1～2 小时，每日交换 4～6 次；无水潴留者，用连续性不卧床腹膜透析（CAPD），一般每次 2L，每日 4 次，日间每次间隔 4～5 小时，夜间每次留置 9～12 小时，以增加中分子尿毒症毒素清除；一般每日透析液量为 8L。②治疗急性左心衰竭：酌情用 2.5%或 4.25%葡萄糖透析液 2L；后者留置 30 分钟，可脱水 300～500ml；前者留置 1 小时，可脱水 100～300ml。儿童：每次交换量一般为

50ml/kg。

【不良反应】常见不良反应有：脱水、低钾血症、高血糖症、低钠血症、低氯血症、代谢性碱中毒、化学性腹膜炎。

【禁忌证】妊娠晚期妇女、广泛肠粘连及肠梗阻者、严重呼吸功能不全者、腹部皮肤广泛感染者、腹部手术 3 日以内且腹部有外科引流者、腹部内血管疾病者、腹腔内巨大肿瘤或多囊肾者、高分解代谢者、长期不能摄入足够蛋白质及热量者、疝未修补者、不合作或精神病患者禁用。

【注意事项】①每日多次灌入或放出腹膜透析液，应严格按腹膜透析常规进行无菌操作，剩余药液不得再用。②注意水、电解质、酸碱平衡。③腹膜透析时以含 1.5%～2.5%葡萄糖的透析液为主，超滤脱水欠佳者只能间歇用 4.25%；糖尿病患者应严密观察血糖水平。④若较长时间使用本品，应避免引起腹膜失超滤，并应遵医嘱补钾。⑤本品不能用于静脉注射。⑥若肝功能不全时，不宜使用含乳酸盐的腹膜透析液。⑦尽可能不用高渗透析液，以免高血糖症及蛋白质丢失过多。⑧使用前应加热至 37℃左右，并应检查透析液是否有渗漏、颗粒物质、絮状物及变色、混浊等。⑨一般情况下，不得随意向腹膜透析液内加药，特殊情况可根据病情变化做加药处理，但应注意避免刺激腹膜。⑩老年用药应严密观察血糖，并应注意心血管功能是否适宜做腹膜透析。

【制剂规格】（乳酸盐）透析液：每袋含 1.5%葡萄糖（1L；1.5L；2L；2.5L；5L；6L）；含 2.5%葡萄糖（1L；1.5L；2L；2.5L；5L；6L）；含 4.25%葡萄糖（1L；1.5L；2L；2.5L；5L；6L）；含 4.0%葡萄糖（1L）。（乳酸盐）（低钙）透析液：每袋含 4.0%葡萄糖（2L）；含 2.5%葡萄糖（1L）；含 2.5%葡萄糖（2L）；含 1.5%葡萄糖（2L）。

第 4 节 营养药

丙氨酰谷氨酰胺 [药典（二）；医保（乙）]

Alanyl Glutamine

【药理作用】谷氨酰胺是机体免疫细胞和黏膜细胞等快速生长细胞的主要能源，但其不能耐受高温高压的灭菌过程。而 N（2）–L–丙氨酰–L–谷氨酰胺双肽可在体内分解为谷氨酰胺和丙氨酸的特性，使肠外营养输液补充谷氨酰胺成为可能。双肽分解释放出的氨基酸作为营养物质各自储存在身体的相应部位，并随机体的需要进行代谢。

【适应证】适用于需要补充谷氨酰胺患者的肠外营养，包括处于分解代谢和高代谢状况的患者。由于目前市售的其他复方氨基酸注射液不含谷氨酰胺，故本品主要用来补充其他氨基酸注射液的不足，为接受肠外营养的患者提供谷氨酰胺。

【用法用量】本品渗透压为 900～1180mOsm/kg，是一种高浓度、高渗溶液，不可直接输注。输注前，必须与可配伍的氨基酸溶液或含有氨基酸的输液相混合，然后与载体溶液一起输注。每日剂量：按体重 1.5～2.0ml/kg，相当于 0.3～0.4g N（2）–L–丙氨酰–L–谷氨酰胺/kg 体重（例如 70kg 体重患者每日需本品 105～140ml），每日最大剂量 2.0ml/kg 体重。加入载体溶液时，用量的调整：当氨基酸需要量为 1.5g/（kg·d）时，其中 1.2g 氨基酸由载体溶液提供，0.3g 氨基酸由本品提供；当氨酸需要量为 2g/（kg·d）时，其中 1.6g 氨基酸由载体溶液提供，0.4g 氨基酸由本品提供。

【不良反应】①当输注速度过快时，将出现寒战、恶心、呕吐、胸闷、心悸、发热或头痛等，出现这种情况应立即停药。②可致疹样过敏反应，一旦发生应停止用药。

【禁忌证】严重肾功能不全（肌酐清除率＜25ml/min）或严重肝功能不全的患者禁用。

【注意事项】①对于代偿性肝功能不全的患者，建议监测肝功能。②妊娠期、哺乳期妇女和儿童使用本品的临床资料不足，故这类患者不推荐使用。③应监测碱性磷酸酶、转氨酶和酸碱平衡。④本品渗透压为 900～1180mOsm/kg，是一种高浓度、高渗溶液，不可直接输注；在输注前，必须与可配伍的氨基酸溶液或含有氨基酸的输液相混合，然后与载体溶液一起输注。⑤一体积的本品应与至少五体积的载体溶液混合（例如：100ml 本品应加入至少 500ml 氨基酸溶液），混合液中本品的最大浓度不应超过 3.5%。⑥通过本品供给的氨基酸不应超过全部氨基酸供给量的 20%。⑦输注速度依载体溶液而定，但氨基酸不应超过 0.1g/（kg·h）。⑧本品连续使用时间不应超过三周。

【制剂规格】注射液：每瓶 50ml（10g）；100ml（20g）。注射用丙氨酰谷氨酰胺：每瓶 10g；20g。

复方氨基酸（15）双肽（2）注射液[药典（二）]

Compound Amino Acids（15）and Dipeptides（2）Injection

【药理作用】本品为含有 18 种必需和非必需氨基酸的肠外营养输液，其中 3 种氨基酸是以双肽甘氨酰–谷氨酰胺和甘氨酰–酪氨酸的形式存在于溶液中。本品不含电解质。静脉输注本品有助于蛋白质的合成和氮平衡的改善。为使所输入的氨基酸和双肽得到最好的利用，在输注本品时，应给患者同时输入所需要的能量（碳水化合物、脂肪）、电解质、微量元素和维生素等。

【适应证】本品提供的氨基酸是肠外营养治疗的组成部分，适用于不能口服或经肠道补给营养，以及通过这些途径补充营养不能满足需要的患者，尤其适用于中度至重度分解代谢的患者。

【用法用量】静脉输注。因本品的渗透压高于 800mOsm/L，应从中心静脉输注。使用剂量取决于人体对氨基酸的需求量。本品一般推荐剂量为按体重一日输注 7～14ml/kg 或 70kg 体重患者一日输注 500～1000ml，相当于按体重一日输注氨基酸/双肽 1～2g/kg（即 0.17～0.34g 氮）。推荐输注速度：按体重一小时 0.6～0.7ml（相当于 0.08～0.09g 氨基酸/双肽）/kg，相当于 70kg 体重患者在 10～12 小时内滴注本品 500ml，或在 20～24 小时内滴注 1000ml，对于有肾脏或肝脏疾病的患者应单独调整剂量在患者临床需要的情况下可连续输注本品。本品没有超过 2 周以上的使用经验。作为肠外营养的氨基酸溶液，应与提供能量的其他输液联合应用。同时，为提供完全的肠外营养，本品应与碳水化合物、脂肪、电解质、微量元素及维生素一并给予。本品与下列溶液混合具有相容性：本品 1000ml 可与 20%脂肪乳注射液 1000ml、40%葡萄糖注射液 1000ml、氯化钠 80mmol、氯化钙 5mmol、氯化钾 60mmol、多种微量元素注射液Ⅱ 10ml、脂溶性维生素注射液Ⅱ 10ml、注射用水溶性维生素 1 瓶混合后使用。添加时必须在无菌的条件下，混合后应立即进行输注。任何剩余药物均应丢弃或遵医嘱。

【不良反应】目前为止，按照推荐方法使用，一般无不良作用出现。

【禁忌证】先天性氨基酸代谢缺陷（如：苯丙酮尿症），肝功能衰竭及肾衰竭禁用。肠外营养的一般禁忌证：全身循环衰竭状态（休克）、代谢性酸中毒、组织细胞缺氧、机体水分过多、低钠血症、低钾血症、高乳酸盐血症、血液渗透压增高、肺水肿、失代偿性心功能不足，以及对本品任一组分过敏。

【注意事项】本品不应作为其他药物的载体溶液。本品只能与可配伍的溶液混合。使用时应监测血清电解质、血液渗透压、液体平衡、酸碱平衡以及肝功能（碱性磷酸酶、ALT、AST）等。使用前溶液应澄清且容器完整无损。使用本品期间，如出现任何不良事件和（或）不良反应，请咨询医生。同时使用其他药品，请告知医生。

【制剂规格】注射液：每瓶 500ml。

复方氨基酸注射液（18AA）[药典（二）；基；医保（甲）]

Compound Amino Acid Injection（18AA）

【药理作用】本品为 18 种氨基酸与山梨醇配制而成的灭菌水溶液，含有合成人体蛋白质所需的 18 种必需和非必需氨基酸，能维持营养不良患者的正氮平衡。

【适应证】低蛋白血症。用于蛋白质摄入不足、吸收障碍等氨基酸不能满足机体代谢需要的患者；用于营养不良或有发生营养不良危险的患者；亦用于改善手术后患者的营养状况。

【用法用量】静脉滴注，一次 250～500ml，一日 1～4 次，滴速每分钟 40～50 滴。

【不良反应】本品可致疹样过敏反应，一旦发生应停止用药。偶有恶心、呕吐、胸闷、心悸、发冷、发热或头痛等。

【禁忌证】对本品所含成分过敏者、肝性脑病或有向其发展的患者、严重氮质血症，严重肝、肾功能不全，严重肾衰竭以及氨基酸代谢障碍者禁用。

【注意事项】①滴注过快可引起恶心、呕吐、发热及头痛；也可能导致血栓性静脉炎。应严格控制滴注速度。②严重酸中毒、充血性心力衰竭患者慎用。③大量应用或并用电解质输液时，应注意电解质与酸碱平衡。④用前必须详细检查药液，如发现瓶身有破裂、漏气、变色、发霉、沉淀、变质等异常现象时，绝对不应使用。⑤遇冷可能出现结晶，可将药液加热到 60℃，缓慢摇动使结晶完全溶解后再用。⑥开瓶药液一次用完，剩余药液不宜贮存再用。

【制剂规格】注射剂：每瓶 250ml（总氨基酸 12.5g）；500ml（总氨基酸 25g）；500ml（总氨基酸 60g）。

复方氨基酸注射液（18AA－Ⅰ）[药典（二）；基；医保（甲）]

Compound Amino Acid Injection（18AA－Ⅰ）

【药理作用】本品为 18 种氨基酸与钾、钠、钙、镁等无机盐配制而成的灭菌水溶液，含有合成人体蛋白质所需的 18 种必需和非必需氨基酸，能维持营养不良患者的正氮平衡，不含有过量的甘氨酸，可避免发生高氨血症。

【适应证】用于因各种疾病不能进食或需要特殊高能量及氨基酸的患者得到合理营养，促进机体康复。

【用法用量】①周围静脉滴注时，成人一般一日 250～750ml，缓慢静脉滴注。注射速度每 1 小时输注氨基酸相当 10g 左右（本品 100ml），1 分钟约 25 滴缓慢滴注。老人及重症患者更需缓慢滴注。从氨基酸的利用考虑，应与葡萄糖液或脂肪乳剂并用。②经中心静脉输注时，成人一日 500～750ml，按一般胃肠外营养支持的方法，与葡萄糖、脂肪乳剂及其他营养要素混合后经中心或周围静脉连续输注（16～24 小时连续使用），并应根据年龄、症状、体重等情况，按医嘱适当增减用量。

【不良反应】尚不明确。

【禁忌证】严重肝和肾功能不全、尿毒症和氨基酸代谢障碍者禁用。

【注意事项】①输注前，需纠正患者电解质、体液和酸碱紊乱。为提高氨基酸的利用，须同时供给葡萄糖、脂肪乳以补充足够能量。此外，微量元素、电解质和维生素也须考虑补充。②对肾功能损害和用洋地黄治疗的心脏病患者，使用本品要谨慎，因血钾和组织内水平可能不一致，补充钾要注意。③严重疾病早产婴儿，由于有高苯丙氨酸血症的危险，应注意使用。④本品不得加入其他药品。注射液发生混浊或沉淀等不应使用。⑤滴注速度过快时，可产生恶心、呕吐、发热等反应，应多加注意。⑥本品大量应用或并用电解质输液时，应注意电解质与酸碱平衡。⑦外周静脉输注时，因加有葡萄糖呈高渗状态，滴注速度必须缓慢。⑧用前必须详细检查药液，如发现瓶身有破裂、漏气，药液有变色、发霉、沉淀、变质等异常现象时绝对不应使用。⑨本品遇冷可能出现结晶，可将药液加热到 60℃，缓慢摇动使结晶完全溶解后再用。⑩开瓶药液一次用完，剩余药液不宜贮存再用。

【制剂规格】注射液：每瓶 250ml（总氨基酸 17.5g）；500ml（总氨基酸 35g）。

复方氨基酸注射液（18AA－Ⅱ）[药典（二）；医保（甲）]

Compound Amino Acid Injection（18AA－Ⅱ）

【药理作用】本品为 18 种氨基酸配制而成的灭菌水溶液，含有合成人体蛋白质所需的 18 种必需和非必需氨基酸，能维持营养不良患者的正氮平衡。

【适应证】用于营养不良或有发生营养不良危险的患者。对于不能口服或经肠道补给营养，以及营养不能满足需要的患者，可静脉输注本品以满足机体合成蛋白质的需要。

【用法用量】5%（总氨基酸）和 8.5%（总氨基酸）者可经中心静脉或外周静脉滴注；1.4%（总氨基酸）者如单独使用时可经中心静脉滴注；如与其他营养制剂混合或串输，可经外周静脉滴注。其他内容可参见复方氨基酸注射液（18AA－Ⅰ）。

【不良反应】极个别患者可能会出现恶心、面部潮红、多汗。同所有的高渗溶液一样，从周围静脉输注时（尤其本品 11.4%）有可能导致血栓性静脉炎。本品输注过快或给肝、肾功能不全患者使用时，有可能导致高氨血症和血浆尿素氮的升高。由于含有抗氧化剂焦亚硫酸钠，因此偶有可能会诱发过敏反应（尤其哮喘患者）。

【禁忌证】对本品所含成分过敏者、肝性脑病或有向其发展的患者、严重肾衰竭以及对氨基酸有代谢障碍者禁用。

【注意事项】①使用本品时应严格控制滴注速度。滴注过快可引起呕吐、恶心、发热及头痛；也可能导致血栓性静脉炎。一般本品 5% 1000ml 的适宜输注时间为 5～7 小时，约每分钟 35～50 滴；本品 8.5%或 11.4%1000ml 的适宜输注时间为至少 8 小时，约每分钟 30～40 滴。本品和脂肪乳注射液可通过 Y 型管混合后输入体内。两种输液通过同一输液管输入静脉时，可降低本品的渗透压，从而减少经周围静脉输注而可能发生的血栓性静脉炎，同时应根据需要调整各溶液的滴速。为使氨基酸在体内被充分利用并合成蛋白质，应同时给予足够的能量（如：脂肪乳和葡萄糖注射液）、适量的电解质和微量元素以及维生素。一般情况下推荐的非蛋白热卡和氮之比为 150:1。②严重酸中毒、充血性心力衰竭患者慎用。③大量输入本品可能导致酸碱失衡。大量应用或并用电解质输液时，应注意电解质与酸碱平衡。④用前必须详细检查药液，如发现瓶身有破裂、漏气，药液有变色、发霉、沉淀、变质等异常现象时绝对不应使用。⑤遇冷可能出现结晶，可将药液加热到 60℃，缓慢摇动使结晶完全溶解后再用。⑥开瓶药液一次用完，剩余药液不宜贮存再用。

【制剂规格】注射液：各种浓度的制剂均有 250ml 和 500ml 的两种规格。250ml（总氨基酸 12.5g）；500ml（总氨基酸 25g）；250ml（总氨基酸

21.25g)；500ml（总氨基酸 42.5g）；250ml（总氨基酸 28.5g）；500ml（总氨基酸 57g）。

复方氨基酸注射液（18AA－Ⅲ）[药典（二）]

Compound amino acid injection（18AA－Ⅲ）

【药理作用】氨基酸在能量供给充足的情况下，可进入组织细胞，参与蛋白质的合成代谢，获得正氮平衡，并生成酶类、激素、抗体、结构蛋白，促进组织愈合，恢复正常生理功能。

【适应证】本品用于低蛋白血症、蛋白质摄入不足、吸收障碍等氨基酸不能满足机体代谢需要的患者，亦用于改善手术后患者的营养状况。

【用法用量】①周围静脉输注时，成人一般每日 250～750ml，缓慢静脉滴注。速度每小时滴注氨基酸相当于 10g 左右（本品 100ml），1 分钟约 25 滴缓慢滴注。老人及重症患者更需缓慢滴注。为了提高氨基酸的利用率，应与葡萄糖液或脂肪乳剂并用。②按完全胃肠外营养支持的方法时，成人每日 750～1000ml，与葡萄糖、脂肪乳剂及其他营养要素混合后经中心静脉连续滴注或周围静脉滴注（24 小时连续使用），并应根据年龄、症状、体重等情况，按医嘱适当增减用量。

【不良反应】①过敏性：罕见皮疹，此时应中止给药。②消化系统：偶见恶心、呕吐。③循环系统：偶见胸部不适、心悸等。④大量快速给药可引起酸中毒，罕见肝功能障碍、肾功能障碍。⑤其他：偶见恶寒、发热、头痛、给药部位疼痛。

【禁忌证】禁用于：①对本品任何活性物质或辅料过敏。②非肝源性的氨基酸代谢紊乱伴随着重要功能受损的血流动力学不稳定状态（衰竭和休克状态）组织代谢性酸中毒。③无法进行血液过滤或血液透析的严重肾功能不全，体液潴留，急性肺水肿，心功能不全失代偿期。④对于适应证之外的情况使用。

【注意事项】①本品不应用于以下患者：低渗性脱水、低钾血症及低钠血症。除非在给药前以上症状已被纠正。鉴于本品的处方，对伴随患有肾功能不全的患者，只有进行了个体患者利益或风险评估后，方能使用本品。②氨基酸的用量应该随血清尿素和肌酐的水平调整，此注意事项对于血清渗透压增加的患者同样适用。氨基酸治疗不能代替目前已经确定的肝性脑病治疗方法，如灌肠、乳果糖治疗和（或）肠道抗菌治疗。

【制剂规格】注射液：每瓶 250ml（含总氨基酸 25.90g）。

复方氨基酸注射液（18AA－Ⅳ）[药典（二）]

Compound Amino Acid Injection（18AA－Ⅳ）

【药理作用】本品为 18 种氨基酸与葡萄糖配制而成的灭菌水溶液，可明显改善氨基酸代谢，提供合成蛋白质的能量，抑制氨基酸异生糖原和充分利用氨基酸。

【适应证】①适于各种疾病所引起的营养不良，作为节氮疗法补充营养。②改善外科手术前后患者的营养状态。

【用法用量】静脉滴注。成人，一般一日 500～1000ml；由周围静脉缓慢滴注。注射速度为每小时 100～200ml。可根据年龄、症状、体重等情况按医嘱适当增减用量。

【不良反应】①全身性反应：寒战、发冷、发热。②胃肠系统：恶心、呕吐。③呼吸系统：胸闷、呼吸困难。④中枢及外周神经系统：头晕、头痛。⑤过敏反应：由于含有抗氧化剂焦亚硫酸钠或亚硫酸氢钠，因此可能会诱发过敏反应（尤其哮喘患者），表现为皮疹、瘙痒等，严重者可发生过敏性休克。

【禁忌证】对本品所含成分过敏者、肝昏迷或肝昏迷先兆的患者、严重肾衰竭或尿毒症的患者及对氨基酸有代谢障碍者禁用。

【注意事项】①滴注速度过快时可产生恶心、呕吐、发热等症状；周围静脉滴注速度过快时偶可发生静脉炎，应加注意。②因本品含有葡萄糖（7.5%），糖尿病患者应慎用。③用前必须详细检查药液，如发现瓶身有破裂、漏气，药液有变色、发霉、变质等异常现象时，绝对不能使用。④本品开瓶后，药液应一次用完，剩余药液不能贮存再用。

【制剂规格】注射液：每瓶 250ml（总氨基酸 8.7g）；500ml（总氨基酸 17.4g）。

胱氨酸[药典（二）]

Cystine

【药理作用】本品为一种非必需氨基酸，被用作膳食补充物。胱氨酸能促进细胞氧化还原功能，使肝脏功能旺盛，并能中和毒素、促进白细胞增生、阻止病原菌发育。

【适应证】用于病后、产后继发性脱发症、慢性肝炎辅助治疗。

【用法用量】口服，一次 1～2 片，一日 3 次。

【不良反应】尚未见报道。

【禁忌证】对本品过敏者禁用。

【注意事项】药品性状发生改变时禁止使用。

【制剂规格】片剂：每片 50mg。

木糖醇[药典（二）]

Xylitol

【药理作用】本品为营养药，能补充热量，改善糖代谢。在体内代谢可不依赖胰岛素，直接透过细胞膜参与糖代而不增加血糖浓度，其甜味及产生的热量与葡萄糖相仿，可用于糖尿病患者作为糖的代用品。此外，尚有抑制酮体生成的作用，能使血浆脂肪酸生成减少。

【适应证】糖尿病患者将其作为糖的代用品。

【用法用量】（1）口服：①片剂，一次 10～15g，一日 3～4 次。嚼碎服、含化服或调和于饮食中服用。②散剂，成人一次 1 袋，一日 3～5 次。

（2）静脉注射：滴注速度，按木糖醇计，每千克体重每小时应在 0.3g 以下。或遵医嘱，一般一次 20～50g，一日 1 次，一日剂量不超过 100g。

【不良反应】口服偶可引起肠鸣、腹胀、腹泻等。适当减少剂量，可减少不良反应的发生；罕见有恶心、呕吐、头晕、头痛、皮疹、瘙痒、过敏样反应、代谢性酸中毒、肾损伤等不良反应报告；出现过敏反应时，可在医师指导下口服抗组胺药、维生素 C 和静脉使用钙剂，必要时全身使用糖皮质激素治疗。

【禁忌证】胰岛素诱发的低血糖症禁用。

【注意事项】静脉注射浓度过高，速度过快，可致代谢性酸中毒，引起肾脏、大脑功能损伤。

【制剂规格】片剂：每片 0.5g；5g。颗粒剂：每袋 10g。注射剂：每瓶 12.5g（250ml）；25g（250ml）；25g（500ml）；50g（500ml）。注射用木糖醇：每支 25g。

中/长链脂肪乳（C_{6-24}）[基；医保（乙）]

Medium and Long Chain Fat Emulsion（C_{6-24}）

【药理作用】长链甘油三酸酯（LCT）和可快速转换的中链甘油三酸酯（MCT）既能满足机体能量的需要，又可保证必需脂肪酸的供给。在氧供给充足的情况下，脂肪酸可在体内分解成 CO_2 及 H_2O 并释出大量能量，以 ATP 形式供机体利用。

【适应证】用于需要接受胃肠外营养和（或）必需脂肪酸缺乏的患者。

【用法用量】静脉滴注：按体重一日静脉滴注本品 10% 10～20ml/kg；或本品 20% 5～10ml/kg，相当于每千克体重 1～2g（2g 为最大推荐剂量）脂肪。

【不良反应】①常见不良反应有：体温轻度升高、发热感、寒冷感、寒战、不正常的热感（红晕）或发绀、食欲下降、恶心、呕吐、呼吸困难、头痛、背痛、骨痛、胸痛、腰痛、血压升高或降低、过敏反应（例如过敏性样反应，皮疹）。②偶见阴茎异常勃起。

【禁忌证】①严重凝血障碍、休克和虚脱、急性血栓栓塞、伴有酸中毒和缺氧的严重脓毒血症、脂肪栓塞、急性心肌梗死和中风、酮症酸中毒昏迷和糖尿病性前期昏迷的患者禁用。②输液过程中出现甘油三酯蓄积时，以下也将禁忌：脂类代谢障碍、肝功能不全、肾功能不全、网状内皮系统障碍、急性出血坏死性胰腺炎。

【注意事项】①用药期间应定期检查血清甘油三酯、血糖、酸碱平衡、血电解质、液体出入量及血常规。②对大豆或其他蛋白质高度敏感的患者慎用。③只有在溶液均匀和容器未损坏时使用。③本品在加入其他成分后不能继续贮存。④本品开瓶后一次未使用完的药液应予以丢弃，不得再次使用。

【制剂规格】注射剂：每瓶 250ml（大豆油 12.5g 与中链甘油三酸酯 12.5g

与卵磷脂 1.5g）；500ml（大豆油 25g 与中链甘油三酸酯 25g 与卵磷脂 3g）；250ml（大豆油 25g 与中链甘油三酸酯 25g 与卵磷脂 3g）；500ml（大豆油 50g 与中链甘油三酸酯 50g 与卵磷脂 6g）。

整蛋白型肠内营养剂（粉剂）[基；医保（乙）]

Intacted Protein Enteral Nutrition Powder

【药理作用】 本品能补充人体日常生理功能所需的能量及营养成分。

【适应证】 有胃肠道功能或部分胃肠道功能，而不能或不愿进食足够数量的常规食物以满足机体营养需求的应进行肠内营养治疗的患者，主要用于：①厌食和其相关的疾病：因代谢应激，如创伤或烧伤而引起的食欲不振、神经性或精神性疾病或损伤、意识障碍、心（肺）疾病的恶病质、癌性恶病质和肿瘤治疗的后期、艾滋病病毒感染或艾滋病。②机械性胃肠道功能紊乱：颌面部损伤、头颈部肿瘤、吞咽障碍、上消化道阻塞，如食管狭窄。③危重疾病：大面积烧伤、创伤、脓毒血症、大手术后的恢复期。④营养不良患者的手术前喂养。⑤本品能用于糖尿病患者。

【用法用量】 口服或管饲喂养：在洁净的容器中注入 500ml 温开水，加入本品 1 听（320g），充分混合。待粉剂完全溶解后，再加温开水至 1500ml，轻轻搅拌混匀。也可用所附的小匙，取 9 平匙，溶于 50ml 温开水中充分混合，待完全溶解后，加温开水至 200ml 以满足少量使用的要求。管饲喂养时，先置一根喂养管到胃、十二指肠或空肠上端部分。正常滴速为每小时 100～125ml（开始时滴速宜慢）。一般患者，每天给予 2000kcal 即可满足机体对营养成分的需求。高代谢患者（烧伤、多发性创伤），每天可用到 4000kcal 以适应机体对能量需求的增加。对初次胃肠道喂养的患者，初始剂量最好从每天 1000kcal 开始，在 2～3 天内逐渐增加至需要量。剂量和使用方法根据患者需要，由医师处方而定。

【不良反应】 摄入过快或严重超量时可能会出现恶心、呕吐、腹泻和腹痛等胃肠道不适反应。

【禁忌证】 ①肠道功能衰竭患者禁用。②完全性肠道梗阻患者禁用。③严重腹腔内感染患者禁用。④对本品中任一成分过敏的患者禁用。⑤对本品中任一成分有先天性代谢障碍的患者禁用。⑥顽固性腹泻等需要进行肠道休息处理的患者禁用。

【注意事项】 ①严禁经静脉输注。②溶解配制时应谨慎操作以保证产品的卫生。③溶解配制好的产品应尽量一次用完。若有剩余，应置于加盖容器中，于 4℃条件下保存，但不得超过 24 小时。④严重糖代谢异常的患者慎用。⑤严重肝、肾功能不全的患者慎用。

【制剂规格】 粉剂：每听 320g。

组氨酸[药典（二）]

Histidine

【药理作用】本品为分子中含有咪唑核的碱性氨基酸，属半必需氨基酸，是维持婴幼儿生长发育必不可少的氨基酸。在生物体内经 5-磷酸核糖焦磷酸和 ATP 合成 L-组氨酸，它是组氨、尿苷二酸、肌肽等生物物质的合成前体。它具有抗溃疡作用，抑制胃运动和胃酸分泌；尚可加速红细胞、白细胞生成和铁摄入活体。

【适应证】用于消化溃疡的辅助治疗。也可用于贫血及心绞痛、主动脉炎、心功能不全等心血管系统疾病。

【用法用量】口服，每次 0.6g，每日 3 次。皮下或肌内注射，每日 0.2g，持续 3～4 周。与葡萄糖酸钙合用，可减少痛感。

【不良反应】注射有头疼、面部潮红、热感。

【禁忌证】尚不明确。

【注意事项】该物质对环境可能有危害，对水体应给予特别注意。

【制剂规格】注射剂：每支 100mg。

左卡尼汀[药典（二）；医保（乙）]

Levocarnitine

【药理作用】本品为哺乳动物能量代谢中必需的体内天然物质，其主要功能是促进脂类代谢。足够量的游离卡尼汀可以使堆积的脂酰-CoA 进入线粒体内，减少其对腺嘌呤核苷酸转位酶的抑制，使氧化磷酸化得以顺利进行。左卡尼汀是肌肉细胞尤其是心肌细胞的主要能量来源，脑、肾等许多组织器官亦主要靠脂肪酸氧化供能。卡尼汀还能增加NADH细胞色素C还原酶、细胞色素氧化酶的活性、加速 ATP 的产生，参与某些药物的解毒作用。

【适应证】用于慢性肾衰长期血透患者因继发性肉碱缺乏产生的一系列并发症状，临床表现如心肌病、骨骼肌病、心律失常、高脂血病，以及低血压和透析中肌痉挛等。

【用法用量】①口服：成人一日 1～3g；婴幼儿及儿童 50～100mg/（kg · d）。②静脉注射：推荐起始剂量是 10～20mg/kg，溶于 8～10ml 注射用水中，2～3 分钟 1 次静脉注射，血浆左卡尼汀波谷浓度低于正常（40～50μmol/L）立即开始治疗，在治疗第 3 或第 4 周时调整剂量（如在血透后 5mg/kg）。

【不良反应】①常见的不良反应有一过性恶心、呕吐。②少见不良反应有胸痛、感冒症状、注射部位反应、心血管异常、高血压、低血压、心动过速、腹泻、消化不良、甲状腺异常、贫血、高钙血症、高钾血症、血容量增多症、头晕、失眠、压抑、瘙痒、皮疹、肾功能异常。

【禁忌证】对本品过敏者禁用。

【注意事项】①在肠胃外治疗前，建议先测定血浆卡尼汀水平，并建议每周和每月监测血生化、生命体征、血浆卡尼汀浓度（血浆游离卡尼汀水平为 35～60mmol/L）和全身状况。②哺乳期妇女慎用。

【制剂规格】口服溶液：每支 1g（10ml）；2g（10ml）。注射剂：每支 1g（5ml）；2g（5ml）。

第 13 章　五官、皮肤及外用药物

第 1 节　五官科用药

苄达赖氨酸 [药典（二）]

Bendazac Lysine

【药理作用】本品为醛糖还原酶（AR）抑制剂，滴眼液能进入眼内组织和房水，并在晶体内浓聚，对晶状体 AR 有抑制作用，抑制眼睛中 AR 的活性，达到预防或治疗白内障的目的。

【适应证】用于早期老年性白内障。对由糖尿病、X 射线、晶体蛋白氧化等原因引发的白内障有较好的作用。

【用法用量】滴眼，一次 1～2 滴或遵医嘱，一日 3 次。滴后闭目 3～5 分钟，以使药物充分地吸收。

【不良反应】一过性灼烧感、流泪等反应，但能随着用药时间延长而适应。极少可有吞咽困难、恶心、呕吐、腹泻、流泪、接触性皮炎等。

【禁忌证】眼外伤及严重感染时，暂不使用。

【注意事项】①对本品过敏者，应慎用。②眼部有感染或炎症的白内障者在使用本品时，最好同时治疗上述眼疾。③本品经冰箱冷藏（4℃左右）后可以降低刺激性的发生率和强度。

【制剂规格】滴眼液：每支 25mg（5ml）；40mg（8ml）。

地匹福林 [药典（二）]

Dipivefrine

【药理作用】本品为肾上腺素的前药，本身无生物活性，进入眼组织后在催化酶的作用下，迅速水解成肾上腺素而发挥生物效应，引起散瞳、降眼压。本品具有高度脂溶性，滴眼液滴眼后极易透过角膜屏障进入眼内。研究证明地匹福林的眼内通透性比肾上腺素强 10～17 倍。0.1%地匹福林的降眼压作用与 1%肾上腺素相当、比 2%肾上腺素略低，但散瞳作用与 2%肾上腺素相当。降眼压作用与肾上腺素一样系通过减少房水分泌和改善房水流畅系数奏效。0.1%地匹福林溶液一滴滴眼后，30 分钟开始降眼压，1～2 小时获最大作用，维持约 10～12 小时。与毛果芸香碱或β受体拮抗剂联合应用有相加作用。

【适应证】治疗开角型青光眼、高眼压症、色素性青光眼、新生血管性青光眼和手术时止血，以及与麻醉剂合用以延长麻醉时间。也可用于散瞳和患者瞳孔散大的鉴别诊断。对闭角型青光眼虹膜切除后的残余性青光眼有效。对其他类型的继发性开角型青光眼和青光眼睫状体炎综合征也有效。

【用法用量】一次 1～2 滴，一日 1～2 次，滴于结膜囊内，滴后用手指压迫内眦角泪囊部 3～5 分钟。

【不良反应】 地匹福林浓度仅为肾上腺素的 1/20～1/10，因此不良反应的发生率要比肾上腺素低得多。溶液滴眼对血压和心率影响较小。但能引起散瞳（未经手术的闭角型青光眼禁用）和无晶体性黄斑病变。局部滴眼后有轻度烧灼和刺痛感，其他有滤泡性结膜炎、结膜血管收缩后反跳性充血、视物模糊、额痛及畏光和角结膜色素沉着等，停药后消失。全身不良反应一般不发生，偶有枕部疼痛、心律失常、心率增快、血压增高、脸色苍白、发抖和出汗等。

【禁忌证】 ①未经手术的闭角型青光眼禁用。②甲状腺功能亢进症、高血压、冠状动脉供血不全、心律不齐、糖尿病等患者禁用。③对本品过敏者禁用。

【注意事项】 无晶体的患者应用肾上腺素 30%出现黄斑水肿。

【制剂规格】 滴眼液：每支 5mg（5ml）。

复方门冬维甘滴眼液 [药典（二）]

Compound Aspartate，Vitamin B6 and Dipotassium Glycyrrhetate Eye Drops

【药理作用】 本品所含门冬氨酸钾、维生素 B_6 在糖、蛋白质、脂肪代谢中起重要作用，可维持角膜与虹膜、睫状体的新陈代谢。甘草酸二钾具有类皮质激素作用，可抗炎抗过敏。盐酸萘甲唑林为血管收缩剂，可减轻炎症和充血。马来酸氯苯那敏为抗组胺药，可缓解过敏反应症状。甲硫酸新斯的明为抗胆碱酯酶药，具有拟胆碱作用，可降低眼压，调节视力以及解除眼肌疲劳。

【适应证】 用于抗眼疲劳，减轻结膜充血症状。

【用法用量】 滴眼，一次 1～2 滴，一日 4～6 次。

【不良反应】 偶见一过性刺激症状，不影响治疗。

【禁忌证】 尚不明确。

【注意事项】 ①本品仅供眼用，切忌口服。②闭角型青光眼慎用。③滴眼时，瓶口勿接触手和眼睛，避免污染。④在使用过程中，如发现眼红、疼痛等情况，应停药就医。⑤使用后应将瓶盖拧紧以免污染药品。⑥对本品过敏者禁用，过敏体质者慎用。本品性状发生改变时禁止使用。⑦请将本品放在儿童不能接触到的地方。⑧儿童必须在成人监护下使用。⑨如正在使用其他药品，使用本品前请咨询医师或药师。

【制剂规格】 滴眼液：每瓶 13ml。

杆菌肽 [药典（二）]

Bacitracin

【药理作用】 本品属于多肽类抗生素，对革兰阴性菌具有杀菌作用，其机理主要为特异性的抑制细菌细胞壁合成阶段的脱磷酸化作用，影响了磷脂的转运和向细胞壁支架输送黏肽，从而抑制了细胞壁的合成。

【适应证】 ①浅表眼部感染。②皮肤浅表细菌感染。

【用法用量】①浅表眼部感染：眼用软膏薄涂，每 3～4 小时 1 次，持续使用 7～10 天。②皮肤浅表细菌感染：局部用药，一日 2～5 次。

【不良反应】①常见不良反应：接触性皮炎。②严重不良反应：肾毒性。

【禁忌证】对杆菌肽过敏或发生毒性反应者禁用。

【注意事项】①胃肠道：曾报道发生严重程度从轻度腹泻到致命性结肠炎的艰难梭菌相关性腹泻，必要时可停药。②免疫系统：可能发生过敏反应或皮疹。③感染性疾病：可能发生对杆菌肽不敏感的病原体过度生长造成的二重感染，若用药不当可能导致耐药微生物产生。④眼：不推荐用于深部或可能变成全身感染的眼部感染。

【制剂规格】眼膏剂：每支 2g（1000U）。软膏剂：每支 8g（4000U）。

酒石酸溴莫尼定[药典（二）；医保（乙）]

Brimonidine Tartrate

【药理作用】本品为α_2 肾上腺素受体激动药，对α_2 受体有高度选择性，可使实验动物和人眼的房水生成率减少和葡萄膜、巩膜外流增加，从而导致眼压下降。对青光眼和正常眼都有降眼压作用，对心血管系统和呼吸系统的影响很小。正常人滴药 5 天后眼压降低 16%～22%。开角型青光眼和高眼压患者滴用 4 周，眼压降低 0.77kPa（5.8mmHg），下降率为 30.1%。连续用药 1 年，降眼压作用稳定。

【适应证】治疗开角型青光眼、高血压以及防治眼前房激光手术后的眼压升高。

【用法用量】滴眼，每日 3 次，一次 1 滴，滴于结膜囊内，滴后用手指压迫内眦泪囊部 3～5 分钟。

【不良反应】约有 10%～30%的人出现以下不良反应，按降序排列，包括口干、眼部充血、烧灼及刺痛感、头痛、视物模糊、眼睛异物感、乏力或倦息、结膜滤泡、眼部过敏反应以及眼部瘙痒。约有 3%～9%的人出现以下不良反应，按降序排列，包括角膜染色或溃疡、畏光、眼睑红斑、眼部酸痛或疼痛、干燥、流泪、上呼吸道症状、眼睑水肿结膜水肿、头晕、睑炎、眼部刺激、胃肠道症状、虚弱无力、结膜变白、视物异常以及肌肉痛。有少于 3%的患者出现以下不良反应，包括眼睑痂、结膜出血、味觉异常、失眠、结膜分泌物增多、精神抑郁、高血压、焦虑、心悸、鼻干以及晕厥。

【禁忌证】①应用单胺氧化酶抑制剂（如异卡波肼、苯乙肼、丙卡巴内肼等）的患者禁用。②严重的心、肝疾病，精神抑郁、大脑或冠状功能不全、雷诺病、直立性低血压、血栓闭塞性脉管炎以及同时应用β肾上腺素受体拮抗剂、抗高血压药或糖苷类心脏病药物者禁用。

【注意事项】①妊娠期妇女使用本品时应权衡利弊，慎用。②哺乳期妇女和小儿宜慎用。③老年人视健康状况，慎用。④虽然用本品滴眼进入体内的量非常少，但对心血管疾病患者或低血压患者的血压可能有影响。⑤肝、肾功能不良者血液内有较高水平的溴莫尼定可导致情绪低沉，用本品滴眼可能使这种情况恶化。⑥滴眼液中的防腐剂可能被软接触镜吸收。滴本品后至少 15 分钟才能戴软接触镜。

【制剂规格】滴眼液：每支 0.2%（5ml）。

康柏西普[基；医保（乙）]

Conbercept

【药理作用】本品为 VEGF 受体 – 抗体重组融合蛋白，能竞争性地抑制 VEGF 与受体结合并阻止 VEGF 家族受体的激活，从而抑制内皮细胞增殖和血管新生。本品主要通过玻璃体腔注射在局部发挥作用。

【适应证】①新生血管性（湿性）年龄相关性黄斑变性（nAMD）。②继发于病理性近视的脉络膜新生血管（pmCNV）引起的视力损伤。

【用法用量】本品仅用于经玻璃体腔内注射给药。①新生血管性（湿性）年龄相关性黄斑变性（nAMD）。推荐给药方案为：一次 0.5mg（相当于 0.05ml 的注射量），初始 3 个月，每个月玻璃体腔内给药 1 次，之后每 3 个月玻璃体腔内给药 1 次。或者，在初始 3 个月连续每月玻璃体腔内给药 1 次，之后按需给药。两次注射之间的间隔时间不得小于 1 个月。②继发于病理性近视的脉络膜新生血管（pmCNV）引起的视力损伤。推荐的给药方案为：推荐剂量为一次 0.5mg（相当于 0.05ml 的注射量），初始 3 个月连续每月玻璃体腔内给药 1 次，之后按需给药。两次注射之间的间隔时间不得小于 1 个月。

【不良反应】①最常见注射部位出血、结膜充血和眼压增高，这 3 种不良反应均由玻璃体腔内注射引起，且程度较轻，大多数无须治疗即可恢复。②其他包括结膜炎、玻璃体混浊、视觉灵敏度减退、前房性闪光、眼炎症、白内障和角膜上皮缺损等。③极少数患者出现虹膜睫状体炎、虹膜炎、葡萄膜炎、视网膜破裂、眼充血、眼痛、眼内炎等偶发的不良反应。

【禁忌证】对于康柏西普或药品成分中任何一种辅料过敏的患者禁用。过敏反应可引发严重的眼内炎反应。眼部或眼周感染的患者禁用。活动性眼内炎症患者禁用。妊娠期妇女禁用。

【注意事项】①注射后一周内应监测患者有无感染并治疗。②须同时对眼压和视神经乳头的血流灌注进行监测和治疗。③使用后，存在潜在的动脉血栓栓塞风险。④长期过度使用本品可能出现地图样萎缩。⑤双眼同时接受治疗，可能会导致全身不良事件的风险升高。⑥本品不得与其他 VEGF 药物同时使用（全身或局部）。⑦接受抗 VEGF 治疗湿性 AMD 之后，在具有视网膜色素上皮撕裂风险因素的患者中应谨慎使用。⑧在孔源性视网膜脱离或 3 级或 4 级黄斑裂孔患者中应中断治疗。⑨本品治疗可引起短暂的视觉障碍，这可能影响驾驶车辆或机械操作的能力。⑩育龄期女性在治疗期间采取有效的避孕措施；哺乳期慎用。

【制剂规格】注射剂：每支 0.2ml（10mg/ml）。

那他霉素[药典（二）；医保（乙）]

Natamycin

【药理作用】本品为一种从 Natalensis 链霉菌中提取的四烯类抗生素。在体外具有抗多种酵母菌和丝状真菌，包括念珠菌、曲霉菌、头孢子菌、镰刀霉菌和青霉菌的作用。其作用机制是通过药物分子与真菌细胞膜上的固醇部分分子结合，形成多烯固醇复合物，改变细胞膜的渗透性，使真菌细胞内的基本细胞成分衰竭。

【适应证】适用于对本品敏感的微生物引起的真菌性睑炎、结膜炎和角膜炎，包括腐皮镰刀菌性角膜炎。

【用法用量】应用 5%那他霉素滴眼液治疗真菌性角膜炎的最佳开始剂量为每次 1 滴，每 1～2 小时 1 次，滴入结膜囊内。3～4 天后改为每次 1 滴，每天 6～8 次。治疗一般要持续 14～21 天，或者一直持续到活动性真菌性角膜炎消退。使用前充分摇匀。

【不良反应】常见的不良反应为眼睛刺激性。

【禁忌证】对那他霉素及该产品任一成分存在超敏反应的患者禁用。

【注意事项】①只限于眼部滴用，不能注射使用。②使用本品 7～10 天后，若角膜炎没有好转，提示引起感染的微生物对那他霉素不敏感，应根据临床再次评估和其他实验室检查结果决定是否继续治疗。③如果出现疑似药物毒性反应，应立即停药。

【制剂规格】滴眼液：每支 0.25g（5ml）；0.5g（10ml）；0.75g（15ml）。

普罗碘铵[药典（二）；医保（甲）]

Prolonium Iodide

【药理作用】本品为有机碘化物，促进病理性混浊物吸收的辅助治疗药。能促进组织内炎症渗出物及其他病理沉着物的吸收和慢性炎症的消散。

【适应证】用于晚期肉芽肿或非肉芽肿性虹膜睫状体炎、视网膜脉络膜炎、眼底出血、玻璃体混浊、半陈旧性角膜白斑、斑翳，亦可作为视神经炎的辅助治疗。

【用法用量】①结膜下注射：一次 0.1～0.2g，2～3 日 1 次，5～7 次为一疗程。②肌内注射：一次 0.4g，每日或隔日 1 次，10 次为一疗程，每疗程间隔 7～14 日，一般用 2～3 个疗程。

【不良反应】久用可偶见轻度碘中毒症状，如恶心、发痒、皮肤红疹等。出现症状时可暂停使用或少用。

【禁忌证】①对碘过敏者禁用。②严重肝、肾功能不全者、活动性肺结核、消化道溃疡隐性出血者禁用。

【注意事项】①因本品能刺激组织水肿，一般不用于病变早期。②不得与甘汞制剂合并使用，以防生成碘化高汞毒性物。③本品应严格于有效期内使用，并密切关注质量是否变化。④甲状腺肿大及有甲状腺功能亢进家族史者慎用。

【制剂规格】注射剂：每支 2ml（0.4g）。

妥布霉素地塞米松 [药典（二）；医保（乙）]

Tobramycin and Dexamethasone

【药理作用】本品滴眼液是由妥布霉素和地塞米松组成的复方制剂。妥布霉素为氨基糖苷类抗生素，抗菌谱与庆大霉素近似，对大肠埃希菌、产气杆菌、克雷伯菌、奇异变形杆菌、某些吲哚阳性变形杆菌、铜绿假单胞菌、某些奈瑟菌、某些无色素沙雷杆菌和志贺菌等革兰阴性菌有抗菌作用。地塞米松是一种肾上腺皮质激素，目前一般认为其对各种原因（物理、化学、生物、免疫等）引起的炎症都有很强的抗炎作用。

【适应证】用于对肾上腺皮质激素敏感的眼部疾病及外眼部细菌感染。眼用激素用于眼睑、球结膜、角膜、眼球前膜及确诊的传染性结膜炎等炎症性疾病，可以减轻水肿和炎症反应。同时也适用于慢性前葡萄膜炎、化学性、放射性、灼伤性及异物穿透性角膜损伤。眼用抗生素用于治疗、预防可能的外眼部细菌感染。

【用法用量】①滴眼液：一日3～5次，一次1～2滴，最初1～2天或严重者可增至2小时一次，用前摇匀。②眼膏剂：一日3～4次，每次将约1～1.5cm长的药膏涂入结膜囊中。第一次开处方不能超过8g眼膏。

【不良反应】①少数患者（低于4%）偶有发痒、红肿、结膜充血现象发生。②使用肾上腺皮质激素与抗生素混合剂有可能发生二重感染，尤其是长期使用肾上腺皮质激素，角膜可能发生真菌感染。③在化脓性眼部感染时，地塞米松可能掩盖感染症状并加剧原有的感染。

【禁忌证】禁用于：①眼部病毒或分枝杆菌感染。②眼部真菌性疾病。③妥布霉素或地塞米松过敏。

【注意事项】①长期使用眼压升高和继发感染的风险增加。②患有引起角膜或巩膜变薄疾病的患者有穿孔风险。③眼膏可能会延缓角膜伤口愈合。

【制剂规格】眼膏剂：每支3g；3.5g。滴眼液：每支5ml（妥布霉素15mg+地塞米松5mg）。

碘甘油 [药典（二）]

Iodine Glycerol

【药理作用】本品为消毒防腐剂，其作用机制是使菌体蛋白质变性、死亡，对细菌、真菌、病毒均有杀灭作用。

【适应证】本品适用于口腔黏膜溃疡、牙龈炎及冠周炎。

【用法用量】外用，用棉签蘸取少量本品涂于患处，一日2～4次。

【不良反应】偶见过敏反应。

【禁忌证】对本品过敏者禁用。

【注意事项】①新生儿慎用。②本品仅供口腔局部使用；如误服中毒，应立即用淀粉糊或米汤灌胃，并送医院救治。③用药部位如有灼烧感、瘙痒、红肿等情况应停药，并将局部药物洗净，必要时向医师咨询。④不得与碱、生物碱、水合氯醛、苯酚、硫代硫酸钠、淀粉、鞣酸同用或接触。⑤如果连续使用5日无效，应咨询医师。

【制剂规格】外用液体制剂：每瓶含1%（每瓶20ml含碘200mg；每瓶500ml含碘5g）。

羟甲唑啉[药典（二）；基；医保（乙）]

Oxymetazoline

【药理作用】本品为咪唑啉类衍生物，是α肾上腺素受体激动剂，具有良好的外周血管收缩作用，直接激动血管α_1受体，引起鼻黏膜血管收缩，从而减轻炎症所致的充血和水肿。作用迅速，在几分钟内发生作用，可维持数小时，能有效地解除鼻充血。本品还有抗过敏及抑菌消炎作用。

【适应证】用于急、慢性鼻炎，过敏性鼻炎，鼻窦炎，肥厚型鼻炎。

【用法用量】每喷定量为0.065ml。将1/4喷头伸入鼻孔内，按压喷鼻。成人和6岁以上儿童，一次一侧1～3喷，早晨和睡前各1次；或滴鼻，一次1～2滴，一日2～3次。若需长时间用药，可采用每连续用7日后停药几日再使用的间歇用药方式。

【不良反应】①喷雾或滴用药过频易致反跳性鼻充血，久用可致药物性鼻炎。②少数人有轻微烧灼感、针刺感、鼻黏膜干燥以及头痛、头晕，心率加快等反应。③罕见过敏反应。

【禁忌证】禁用于：①对本品过敏者。②萎缩性鼻炎，干燥性鼻炎。③正在接受单胺氧化酶抑制剂治疗的患者。④妊娠期、哺乳期妇女及3岁以下小儿。

【注意事项】①高血压、冠心病、甲状腺功能亢进以及糖尿病患者慎用。②严格按推荐用量使用，连续使用不得超过7天。③儿童必须在成人监护下使用。④如使用过量或发生严重不良反应时，应立即就医。

【制剂规格】滴鼻液：每支1.5mg（3ml）；2.5mg（5ml）；5mg（10ml）。喷雾剂：每支2.5mg（5ml）；5mg（10ml）。

赛洛唑啉[药典（二）；医保（乙）]

Xylometazoline

【药理作用】本品为咪唑啉类衍生物，属于肾上腺素受体激动药，直接作用于拟交感神经胺和鼻黏膜小血管上的肾上腺素α_1受体，产生血管收缩作用，从而减少血流量，减轻炎症所致的鼻黏膜充血和水肿。滴鼻后5～10分钟起效，可持续5～6小时。

【适应证】用于减轻急、慢性鼻炎、鼻窦炎、过敏性和肥厚型鼻炎所致的鼻塞症状。

【用法用量】滴鼻，每次1～2滴，每天2次。喷鼻，每次2～3喷，每天2次。连续使用不得超过7日，长期大量使用的患者疗程之间须有间隔。

【不良反应】①偶见一过性烧灼感、针刺感、鼻黏膜干燥以及头痛、头晕、心率加快等反应。②滴药过频易致反跳性鼻充血，久用可致药物性鼻炎。

【禁忌证】禁用于萎缩性鼻炎及鼻腔干燥者。

【注意事项】①妊娠期妇女、冠心病、

高血压、甲状腺功能亢进症、糖尿病、闭角型青光限患者慎用。②儿童必须在成人监护下使用。③如使用过量或发生严重不良反应时，应立即就医。④如正在服用其他药物，使用本品前，应咨询医师或药师。

【制剂规格】 滴鼻液：每支 5mg（10ml）（儿童用）；10mg（10ml）（成人用）。鼻用喷雾剂：每支 0.1%（10ml）。

西吡氯铵 [药典（二）；医保（乙）]

Cetylpyridinium Chloride

【药理作用】 本品为阳离子季铵化合物，作为表面活性剂，主要通过降低表面张力而抑制和杀灭细菌。体外试验结果提示西吡氯铵对多种口腔致病菌和非致病菌有抑制和杀灭作用，包括白色念珠菌。含漱后能减少或抑制牙菌斑的形成，具有保持口腔清洁、清除口腔异味的作用。

【适应证】 口腔局部抗菌剂，对牙菌斑的形成有一定抑制作用，可用于口腔感染性疾病的辅助治疗，也可用作日常口腔护理及清洁口腔。

【用法用量】 ①含漱液：刷牙前后或需要使用时，每次 15ml，强力漱口 1 分钟，每天至少两次，或遵医嘱。②含片：每次 1 片，每天 3～4 次，每 3 小时一次，含于口中使其徐徐溶化，或遵医嘱。

【不良反应】 ①过敏：可能出现皮疹等过敏反应。②口腔、喉头偶可出现刺激感等症状。

【禁忌证】 ①对本品任何成分过敏者禁用。②妊娠期及哺乳期妇女禁用。

【注意事项】 ①含漱液仅供含漱用，含漱后吐出，不得咽下。②含片应逐渐含化，勿嚼碎口服，如此可使有效成分长时间保存于口腔中。③若出现皮疹等过敏反应请停止用药。

【制剂规格】 含漱液：每瓶含 0.1%（按 $C_{21}H_{38}ClN$ 计）。含片：每片 2mg。

西地碘 [药典（二）]

Cydiodine

【药理作用】 本品为口腔、咽喉局部的消毒抗感染药。在唾液作用下，可迅速释放出碘，直接氧化或卤化菌体蛋白，对多种微生物，包括细菌繁殖体、真菌、芽孢病毒等，均有杀灭作用。且不易产生耐药性。本品尚有收敛、止痛、消除黏膜水肿、消除口臭等作用。

【适应证】 用于治疗慢性咽喉炎、白念珠菌性口腔炎、口腔溃疡、慢性牙龈炎、牙周炎及糜烂扁平苔藓等。

【用法用量】 含化，一次 1.5mg，一日 3～5 次。

【不良反应】 偶见皮疹、皮肤瘙痒等过敏反应。

【禁忌证】 禁用于妊娠期及哺乳期妇女。

【注意事项】 ①甲状腺疾病患者及对本品或碘过敏者慎用。②长期含服可导致舌苔染色，停药后消退。③本品可能影响甲状腺 ^{131}I 功能检查结果。

【制剂规格】 含片：每片 1.5mg。

第 2 节　皮肤科用药

阿维 A[药典（二）；医保（乙）]

Acitretin

【药理作用】本品为视黄醛类药物，阿维 A 酯的活性代谢产物。具有促进表皮细胞分化和增殖等作用，但其治疗银屑病和其他角化性皮肤病的机制尚不明确。

【适应证】用于严重银屑病，包括红皮病型银屑病、脓疱型银屑病；其他角化性皮肤病，如毛发红糠疹、毛囊角化病等。

【用法用量】本品个体差异较大，剂量需要个体化，以达到最佳疗效和减少不良反应。银屑病：开始治疗时为一次 25mg 或 30mg，一日 1 次，进主食时服用。如用药 4 周未达满意疗效，且无毒性反应，一日最大剂量可逐渐增至 60～75mg。治疗开始有效后，可给予一日 25～50mg 的维持剂量。其他角化性疾病：维持剂量为一日 10mg，最大剂量为一日 50mg。儿童：《中国国家处方集 化学药品与生物制品卷 儿童版》推荐：起始剂量为一日 0.5～0.75mg/kg，最大量不超过 1mg/kg。

【不良反应】服用本品的患者大多数会发生一些不良反应，这种不良反应往往在减量或停药后消失，在治疗开始阶段有时可见银屑病症状有所加重。最多见的不良反应为维生素 A 过多症的表现，如嘴唇干燥，使用脂性软膏可使该不良反应减轻。

【禁忌证】禁用于：①眼干燥、结膜炎、骨质增生患者。②对本品、阿维 A 酯、维生素 A 及其他视黄醛或维 A 酸类药物过敏者。③妊娠期、哺乳期妇女及计划 2 年内怀孕者。④维生素 A 过多症及高脂血症。⑤严重肝、肾功能不全者。

【注意事项】①乙醇可使本品转变为阿维 A 酯，其半衰期为 120 天。服药期间或治疗后的 2 个月内应避免饮酒。②在服用本品前和治疗期间，应定期检查肝功能。若出现肝功能异常，应每周再检查。若肝功能未恢复正常或进一步恶化，必须停止治疗，并继续监测肝功能至少 3 个月。③有脂代谢障碍、糖尿病、肥胖症、酒精中毒的高危患者或长期服用本品患者，要定期检查血清胆固醇、甘油三酯及有无骨异常。④正在服用维 A 酸类药物治疗及停药后 2 年内，患者不得献血。⑤治疗期间，不要使用含维生素 A 的制剂或保健食品，要避免在阳光下过多暴露。

【制剂规格】胶囊剂：每粒 10mg。

地蒽酚[药典（二）；医保（乙）]

Dithranol

【药理作用】本品通过抑制酶代谢、降低增生表皮的有丝分裂活动，使表皮细胞生成速度和皮肤角化速度恢复正常，缩小和消退皮损。外用后能通过皮肤少量吸收，代谢后从尿中排出。

【适应证】用于治疗寻常型斑块银屑

病、斑秃等。

【用法用量】（1）软膏剂：①浓度递增疗法：开始治疗时，使用低浓度至少 5 天，待皮肤适应后，再增加浓度，递增浓度从 0.05%、0.1%、0.25%、0.5%、0.8%、1.0%到 3%。门诊患者可每日一次治疗，入睡前涂药，第二天清晨用肥皂洗去，白天涂润肤剂以保持皮肤润滑。住院患者可每日早、晚两次治疗，每次治疗前进行焦油浴可增加疗效。②联合疗法：地蒽酚可与其他药物或疗法联合应用。经典联合应用是地蒽酚与中波红斑效应紫外线（UVB）联合应用或是与焦油浴和 UVB 联合应用。与 UVB 联用可显著延缓复发并能减轻红斑刺激的症状。与焦油联合应用，比单用地蒽酚刺激性小，而且不影响其抗银屑病活性。对于较厚的皮损，可先用角质溶解剂处理，然后应用地蒽酚。当皮损消退后，酌情维持治疗。（2）蜡棒：①常规疗法：每日一次，入睡前涂药，第二天清晨用肥皂洗去，白天涂润肤剂以保持皮肤润滑。②短期接触疗法：将药物小心涂抹于患处。作用 10～30 分钟后洗去，每日治疗 1 次。③联合疗法：地蒽酚与 UVB 联合应用或是与焦油浴和 UVB 联合应用。

【不良反应】对皮肤有刺激作用，可引起发红、灼热、瘙痒等症状。

【禁忌证】禁用于：①对地蒽酚类化合物过敏者。②进展期脓疱性银屑病。③急性皮炎、有糜烂或渗出的皮损部位、面部、外生殖器及皱褶部位。

【注意事项】①肝功能障碍者慎用。不推荐用于妊娠期妇女。②避免接触眼和其他黏膜。③与内服具有光敏性的药物共用，能引起光敏感反应。④本品可将皮肤、头发、衣服、床单、浴缸染成红色。皮肤染色可外用水杨酸软膏，在 2～3 周内即可去除。

【制剂规格】软膏剂：每支 15g:75mg（0.5%）；15g:150mg（1%）。蜡棒：每支 6.5g:32.5mg；6.5g:65mg。

二硫化硒[药典（二）；医保（乙）]

Selenium Sulfide

【药理作用】本品具有抗皮脂溢出作用，能抑制核分裂而造成表皮细胞更替生成减少并促成角化。还具有抗菌、杀真菌、杀寄生虫（如疥虫、蚤等）等作用。

【适应证】用于头屑过多、皮脂溢出、头皮脂溢性皮炎、花斑癣及杀蚤类寄生虫等症状。

【用法用量】①治疗头屑过多及头皮脂溢性皮炎：用水洗头皮及头发，然后将药液洒于头部，并用手轻轻搓揉，直至形成肥皂样泡沫，然后保留 2～3 分钟，最后用水冲净（彻底冲去药液），每日按上法重复洗揉 1～2 次，每周至少洗 2 次，皮损控制后，每 1～2 周 1 次，2～4 周为一疗程，必要时可重复 1 个或 2 个疗程。②治疗花斑癣：用肥皂水洗净全身，然后用药液均匀涂搽患处，加少量水使起泡沫，保留 10～30 分钟后，彻底冲洗全身，每周 2 次，一个疗程 2～4 周，必要时可重复 1 个或 2 个疗程。

【不良反应】①偶有头发脱落、褪色，可通过充分冲洗用药后的头发，冲去残留药液，以避免和减少上述反应。②可引起接触性皮炎，头皮或头发异常干燥或油腻，脱发。③对黏膜有刺激作用。

【禁忌证】①过敏者及黏膜头皮有水疱、糜烂或渗出液区禁用。②外生殖器部位禁用。

【注意事项】①婴幼儿及皮肤有急性炎症时慎用。②药液不得进入眼睛。③本品有剧毒，切忌口服。④用前应充分振摇。⑤染发或烫发后两天内不得使用本品。⑥使用本品后，应仔细洗手。⑦不能与金属物件接触。在使用本品时，所有银器首饰、发夹及其他金属物品均应除去。

【制剂规格】洗剂（分中性、油性、干性三种）：每瓶含 1%（120ml）。

复方莪术油栓 [药典（二）；医保（乙）]

Compound Zedoary Turmeric Oil Suppositories

【药理作用】本品所含莪术油具有行气活血、消积止痛、活血化瘀、去腐生肌、增强机体免疫功能而发挥协同杀菌作用，以及促进创面的愈合。硝酸益康唑为抗真菌药，对白色念珠菌及霉菌等有效。

【适应证】本品用于治疗白色念珠菌阴道感染，霉菌性阴道炎，滴虫性阴道炎，宫颈糜烂。

【用法用量】①用于治疗宫颈糜烂：患者洗净手及外阴部，采取平卧位或适当体位，戴上本品配套的医用手指套（安全、无毒、卫生），将药栓送入阴道深部子宫颈处。用本品配备的“卫生棉条”堵住阴道（“卫生棉条”用法见患者使用指导）。每日 1 次，每次 1 枚，重症每日 2 次，每次 1 枚或遵医嘱，六天为一疗程，至少使用两个疗程。②用于治疗阴道炎：患者洗净手及外阴部，采取平卧位或适当体位，戴上本品配套的医用手指套（安全、无毒、卫生），将药栓送入阴道深部。（如有外阴瘙痒症状，先将药栓于瘙痒处涂抹，剩余部分填入阴道深处）用本品配备的“卫生棉条”堵住阴道（“卫生棉条”用法见患者使用指导）。每日 1 次，每次 1 枚，重症每日 2 次，每次 1 枚或遵医嘱，六天为一疗程，至少使用两个疗程。

【不良反应】仅个别患者出现恶心及局部有烧灼感，停药即消失。

【禁忌证】①对本品或其他咪唑类药物过敏者禁用。②妊娠 3 个月内妇女及哺乳期妇女禁用。

【注意事项】本品为外用药，禁止入口。遇夏日高温，药栓若有变软现象，应在低温条件下放置至变硬后再使用。

【制剂规格】栓剂：每枚含硝酸益康唑 50mg、莪术油 0.21ml。

过氧苯甲酰 [药典（二）；医保（乙）]

Benzoyl Peroxide

【药理作用】本品为强氧化剂，极易分解，遇有机物分解出新生态氧而发挥杀菌除臭作用，可杀灭痤疮丙酸杆菌，并有使皮肤干燥和脱屑作用。

【适应证】用于皮脂腺分泌过多而引起的痤疮。夏季可用于防治疖肿、痱子等。还可用于慢性皮肤溃疡的治疗。

【用法用量】涂患处，一日 2～3 次。儿童：《中国国家处方集 化学药品与生物制品卷 儿童版》推荐：用温和的香皂和清水清洗患处，一日 1～2 次涂用本品。

【不良反应】可见皮肤烧灼感、瘙痒、发红、肿胀等。

【禁忌证】皮肤有急性炎症及破溃者禁用。

【注意事项】①对本品过敏者，皮肤有急性炎症、破溃者慎用。②本品易燃，受热、摩擦或撞击，易发生爆炸，故要小心轻放，避免碰撞，并远离火源，遮光密封保存。保存时，必须含有一定水分，以保证安全性。③不可使本品接触眼睛及其他黏膜（如口、鼻等）。④使用 1～2 周后，可能出现皮肤过度干燥及脱皮现象。⑤长期使用能发生接触性皮炎。⑥本品能漂白头发，可使衣服脱色。

【制剂规格】乳膏剂：每支 15g:0.75g；15g:1.5g。凝胶剂：每支 10g:0.5g；15g:0.75g；18g:0.9g。

糠酸莫米松[基；医保（乙）]

Mometasone Furoate

【药理作用】本品为局部用肾上腺糖皮质激素药物，发挥局部抗炎作用的剂量并不引起全身作用，具有抗炎、抗过敏、止痒及减少渗出等作用。优点是作用强，其不良反应并不随强度而成比例增加。每日用药 1 次的作用比每日 3 次的氟轻松或每日 2 次的曲安奈德显著，安全性与氢化可的松相当。本品对垂体轴的作用较弱。局部涂布软膏或乳膏后的吸收都极少。

【适应证】①作用于呼吸系统的喷鼻剂主要预防和治疗各种过敏性鼻炎，亦可试用于支气管哮喘。②皮肤及外用的糠酸莫米松主要用于缓解对皮质激素有效的湿疹、接触性皮炎、特应性皮炎、神经性皮炎及皮肤瘙痒症等。

【用法用量】（1）喷鼻给药。①成人：每侧鼻孔 2 喷，每喷 50μg，一日 1 次，一日总量 200μg；症状控制后，剂量减至一日总量 100μg 以维持疗效。②12 岁以下儿童：每侧鼻孔 1 喷，每喷 50μg，一日 1 次，一日总量 100μg；维持量酌减。（2）局部外用。①洗剂，取本品适量涂于患处，一日 1 次。②凝胶剂、乳膏剂，用于皮肤及外用的糠酸莫米松涂患处，一日 1 次，不应封闭敷裹。

【不良反应】①鼻喷剂不良反应罕见，可引起鼻、喉部干燥、刺激，令人不愉快的味道，鼻出血、头痛，长期大剂量经鼻腔给予可能导致全身性反应；过敏反应有皮疹、面部或舌部水肿。②吸入气雾剂可出现口腔和咽部白色念珠菌感染或嗓音嘶哑，吸入后用水漱口可能有益，也可继续吸入的同时局部用抗真菌药治疗白念珠菌感染。③皮肤及外用的糠酸莫米松偶见烧灼感、瘙痒刺痛和皮肤萎缩等，长期局部外用可发生皮肤萎缩、毛细血管扩张、多毛症、痤疮样皮炎、口周皮炎、继发感染、皮肤条纹状色素沉着等。

【禁忌证】①乳膏禁用于玫瑰糠疹、寻常痤疮、酒渣鼻、口周皮炎、原发性皮肤病毒感染（如单纯疱疹、水痘）、肛周及外阴瘙痒、真菌或细菌引发的原发皮肤感染、1 岁以下婴儿的皮肤病。②妊娠期妇女禁用。③对本品或其他糖皮质激素过敏者禁用。

【注意事项】①鼻喷剂：未经处理的鼻黏膜局部感染，新近接受鼻部手术或受外伤的患者，在伤口愈合前不应使用鼻腔用皮质激素。长期使用的患者应定期检查鼻黏膜。②皮肤及外用：不能用于皮肤破溃处；如出现皮肤刺激，应停药或对症治疗；如出现皮肤感染，应使用适当的抗菌药，如疗效不明显，还应将本品停用，直至感染被控制为止；儿童应尽可能使用小剂量，并在用药时，注意由皮质激素可能诱发的垂体轴抑制及库欣综合征；长期外用于面部，可发生痤疮样皮炎。③对于呼吸道结核感染、未经处理的真菌、细菌、全身性病毒感染或眼单纯疱疹的患者，以及婴幼儿、儿童及皮肤萎缩的老年人慎用。

【制剂规格】鼻喷剂：每支 50μg×60（揿）；50μg×120（揿）；50μg×140（揿）。乳膏剂、凝胶剂、洗剂：每支 5g:5mg。

克罗米通 [药典（二）；医保（乙）]

Crotamiton

【药理作用】本品具有局部麻醉作用，可治疗各型瘙痒症。并有特异性杀灭疥螨作用，可作用于疥螨的神经系统，从而使疥螨麻痹死亡。另外，对链球菌和葡萄球菌的生长也有抑制作用。

【适应证】用于治疗疥疮、皮肤瘙痒及继发性皮肤感染。

【用法用量】①疥疮：治疗前应洗澡并擦干，将本品从颈部以下涂搽全身皮肤，特别应涂搽在手足、指趾间、腋下和腹股沟；24 小时后涂第 2 次，再隔 48 小时洗澡将药洗去，更换干净衣服和床单。必要时，1 周后重复 1 次；也可一日涂搽 1 次，连续 5～7 天。②瘙痒症：局部涂于患处，一日 3 次。③脓性皮肤病：将患处用浸渍本品的敷料覆盖。

【不良反应】对皮肤有轻微刺激，偶可引起接触性皮炎，但罕有皮肤过敏反应的报道。

【禁忌证】急性渗出性皮肤病禁用。

【注意事项】①对本品过敏者，急性炎症性、糜烂性或渗出性皮肤损害患者慎用。②勿将药接触眼或其他黏膜（如口、鼻等）。③疥疮治疗期间不应洗浴，在完成治疗后再彻底清洗；与患者同居住的人应一起治疗。④不能大面积用于婴儿及低龄儿童的皮肤。

【制剂规格】乳膏剂：每支 10g:1g；30g:3g。

联苯苄唑[药典（二）；医保（乙）]

Bifonazole

【药理作用】本品为咪唑类外用抗真菌药，具有较强的抗真菌（表皮癣菌属、毛癣菌属、小孢子菌属、酵母样菌、白念珠菌、短小棒状杆菌等）作用，作用机制是抑制细胞膜的合成，低浓度时抑制真菌的麦角固醇合成，使真菌细胞形成受阻；高浓度时与细胞膜磷脂发生特异性结合，使细胞膜结构及功能受损，最终杀灭真菌。另外，对革兰阳性球菌也有较强的抗菌作用。本品在皮肤存留时间长，吸收很少，吸收后的大部分从尿和粪便中排出，无蓄积作用。

【适应证】用于体癣、股癣、手足癣、花斑癣、红癣及皮肤念珠菌病等浅表皮肤真菌感染及短小棒状杆菌引起的感染及念珠菌性外阴阴道炎。

【用法用量】涂患处，一日1次，2～4周为一疗程。阴道给药，于睡前将阴道片放入阴道深处，一日1次，一次1片。儿童：《中国国家处方集 化学药品与生物制品卷 儿童版》推荐：涂于患处：一日1次，并轻轻揉搓几分钟，2～4周为一个疗程。

【不良反应】有时能发生接触性皮炎。

【禁忌证】妊娠3个月内妇女及哺乳期妇女禁用阴道片。

【注意事项】①对咪唑类药过敏或对本品过敏者慎用，患处有糜烂、渗液和皲裂时慎用。②避免接触眼睛和其他黏膜（如口、鼻等）。

【制剂规格】溶液剂：每瓶50ml:500mg。乳膏剂：每支15g:150mg。凝胶剂：每支 10g:0.1g（0.1%）。阴道片：每片100mg。

莫匹罗星[基；医保（乙）]

Mupirocin

【药理作用】本品化学结构独特，为局部外用抗生素，是由荧光假单胞菌产生的一种物质（假单胞菌酸），其抗菌作用是通过可逆性结合于异亮氨酸合成酶，阻止异亮氨酸渗入，从而使细胞内异亮氨酸的蛋白质合成中止而起到抑菌和杀菌作用。对皮肤感染有关的金黄色葡萄球菌、表皮葡萄球菌、化脓性链球菌有很强的抗菌活性。对耐药金黄色葡萄球菌也有效。对流感嗜血杆菌、淋球菌有一定的抗菌作用。外用于皮肤后，吸收很少，且吸收后可迅速代谢为无活性产物，并经尿液排出。

【适应证】用于革兰阳性球菌引起的皮肤感染和湿疹、皮炎、糜烂溃疡等继发感染。有报道称，本品预防或治疗给药，对降低皮肤外科手术后伤口化脓十分有效。

【用法用量】涂患处，也可用敷料包扎或覆盖，一日3次，5天为一疗程。必要时可重复一个疗程。儿童推荐：一日2～3次，一日最多使用3次，连续外用不应超过10日。

【不良反应】偶见局部瘙痒或烧灼感。

【禁忌证】对莫匹罗星或其他含聚乙二醇软膏过敏者禁用。

【注意事项】①对本品过敏者，有中、

重度肾损伤者，妊娠期、哺乳期妇女慎用。②不宜用于眼内及鼻腔内。误入眼内时，用水冲洗即可。

【制剂规格】软膏剂：每支20mg:1g。

尿素[药典（二）；基；医保（甲）]

Urea

【药理作用】本品外用可使角质蛋白溶解变性，促进角质层的水合作用，从而使皮肤柔软，防止干裂。

【适应证】用于皮肤角化症、手足皲裂、干皮症、鱼鳞病等。

【用法用量】局部外用：涂擦于洗净的患处，一日1～3次。

【不良反应】可见过敏反应、皮肤刺激。

【禁忌证】对本品过敏者禁用。

【注意事项】如出现用药部位灼烧感、瘙痒、红肿，应停药并将局部药物洗净。

【制剂规格】软膏剂：每支10g:0.2g；10g:1g；10g:2g。

萘替芬[药典（二）]

Naftifine

【药理作用】本品为新型烯丙胺类局部抗真菌药。其作用机制为选择性地抑制真菌角鲨烯环氧化酶，干扰真菌细胞壁的麦角固醇的生物合成，影响真菌的脂质代谢，使真菌细胞损伤或死亡而起到杀菌和抑菌作用。

【适应证】适用于体股癣、手足癣、头癣、甲癣、花斑癣、浅表念珠菌病。

【用法用量】外用：适量涂抹患处及其周围，一日2次。疗程一般2～4周，严重者可用到8周，甲癣需用6个月。为预防复发，体征消失后可继续用药2周。

【不良反应】少数患者有局部刺激，如红斑、烧灼及干燥、瘙痒等感觉，个别患者可发生接触性皮炎，无全身不良反应。

【禁忌证】对本品过敏者禁用。

【注意事项】妊娠期、哺乳期妇女及过敏体质者慎用。仅供外用，切忌口服，并避免接触眼睛。

【制剂规格】乳膏剂：每支10g:0.1g。溶液剂：每支10ml:0.1g。

软皂[药典（二）]

Soft Soap

【药理作用】本品为一种去污剂，浓集在水油界面，具有乳化性能，故有清洁功能。

【适应证】用于慢性鳞屑性皮肤病（如银屑病）去除痂皮和头皮鳞屑，便秘时灌肠，扭伤和挫伤时作温和抗刺激剂，清洁皮肤。

【用法用量】①灌肠：以一份软皂加20份温水配制，成人常用量为600ml。②外用：软皂搽剂作为温和抗刺激剂外搽扭伤和挫伤部位，一日2～3次。

【不良反应】尚不明确。

【禁忌证】皮肤破溃者禁用。

【注意事项】若使用的皂液过浓过频，阴离子去污剂将天然皮肤油脂去除后可刺激皮肤，形成发红、脱屑、皲裂和疼痛。

【制剂规格】半固体：每瓶500g。

十一烯酸[药典（二）]

Undecylenic Acid

【药理作用】本品及其锌盐有抗真菌作用。

【适应证】常用于皮肤真菌感染。

【用法用量】外用，用于黏膜时浓度不宜超过 1%。

【不良反应】偶见过敏反应和皮炎。

【禁忌证】对本品过敏者禁用。

【注意事项】①避免接触眼睛和其他黏膜（如口、鼻等）。②用药部位如有烧灼感、红肿等情况应停药，并将局部药物洗净，必要时向医师咨询。③过敏体质者慎用。④本品性状发生改变时禁止使用。

【制剂规格】复方十一烯酸锌软膏：每支含十一烯酸锌 20%，十一烯酸 5%。十一烯酸酊：每支含 10%。

水杨酸[药典（二）]

Salicylic Acid

【药理作用】本品抑制环氧合酶，减少前列腺素合成，从而起抗炎、抗风湿和解热镇痛作用。本品局部使用为一种角质软化剂，1%～3%浓度具有角化促成和止痒作用，5%～10%浓度具有角质溶解作用，能将角质层中连接鳞屑的细胞间黏合质溶解，并由此产生抗真菌作用。

【适应证】①用于风湿热及类风湿关节炎。②软膏用于治疗头癣、足癣、局部角质增生。③凝胶用于治疗轻、中度痤疮。

【用法用量】①风湿热、类风湿关节炎：口服给药一次 0.5～1.0g，一日 1.5～3g。②头癣、足癣、局部角质增生：局部软膏取适量涂于患处，一日 2 次。③轻、中度痤疮：局部凝胶温水清洗患处后，取适量均匀涂于患处，一日 2 次，建议夜间使用。

【不良反应】①胃肠道恶心、呕吐。②皮肤局部给药可见刺激感、接触性皮炎、干燥、脱屑、瘙痒。③局部大面积使用吸收后亦可见水杨酸全身中毒症状（如头晕，神志模糊、精神错乱、呼吸急促、持续耳鸣、剧烈或持续头痛、刺痛）。

【禁忌证】①对本品过敏者禁用。②妊娠期妇女禁用本品口服制剂。

【注意事项】①如用药部位出现烧灼感、红肿，应停药，并将局部药物洗净。②如用药部位出现干燥、脱皮，可减少用药次数（减少至一日 1 次或隔日 1 次），如仍未缓解，需停药。

【制剂规格】片剂：每片 0.5g。软膏剂：每支 10g:0.2g；10g:0.5g。凝胶剂：每支 10g:0.2g。

他扎罗汀[药典（二）；医保（乙）]

Tazarotene

【药理作用】本品为皮肤外用的维 A 酸类的前体药，具有调节表皮细胞分化和增殖以及减少炎症等作用。在动物体内和人体中通过快速的脱酯作用而转化为他扎罗汀酸，该活性产物可相对选择性地与维 A 酸受体 β 和 γ 亚型结合，但其治疗银屑病和寻常痤疮的确切机制尚不清楚。

【适应证】用于治疗寻常性斑块型银屑病和寻常痤疮。

【用法用量】外用。①银屑病：每晚临睡前半小时将适量本品涂于患处。用药前，先清洗患处；待皮肤干爽后，将药物均匀涂布于皮损上，形成一层薄膜；涂药后应轻轻揉擦，以促进药物吸收；之后再用肥皂将手洗净。②痤疮：清洁面部，待皮肤干爽后，取本品适量（$2mg/cm^2$）涂于患处，形成一层薄膜，每晚用药 1 次。

【不良反应】①银屑病：外用后主要不良反应为瘙痒、红斑和灼热，少数患者（10%以下）有皮肤刺痛、干燥和水肿，有的出现皮炎、湿疹和银屑病恶化。②寻常痤疮：用药后主要的不良反应有脱屑、皮肤干燥、红斑、灼热，少数患者（1%～5%）出现瘙痒、皮肤刺激、疼痛和刺痛。

【禁忌证】禁用于：①妊娠期、哺乳期妇女及近期有生育愿望的妇女。②对本品或其他维 A 酸类药物过敏者。

【注意事项】①育龄妇女在开始用本品治疗前 2 周内，必须进行血清或尿液妊娠试验，确认为妊娠试验阴性后，在下次正常月经周期的第 2 天或第 3 天开始治疗，在治疗前、治疗期间和停止治疗后一段时间内，必须使用有效的避孕方法，若治疗期间发生妊娠，应立即与医生联系，共同讨论对胎儿的危险性及是否继续妊娠等。②避免药物与眼睛、口腔和黏膜接触，并尽量避免药物与正常皮肤接触，如果与眼接触，应用水彻底冲洗。③如出现瘙痒等皮肤刺激作用，尽量不要搔抓，可涂少量润肤剂，严重时，医生应建议患者停用本品或隔天使用。④本品不宜用于急性湿疹类皮肤病。⑤治疗期间，要避免在阳光下过多暴露。⑥12 岁以下儿童使用本品的疗效和安全性资料尚未建立。

【制剂规格】乳膏剂：每支 0.1%。凝胶剂：每支 0.05%。

氧化锌 [药典（二）；医保（乙）]

Zine Oxide

【药理作用】本品有弱的收敛及抗菌作用，常与其他药物配成复方制剂。

【适应证】用于各种皮肤病，如湿疹、溃疡以及肠瘘周围的皮肤保护。

【用法用量】①软膏剂：外部局部涂搽，每日 2 次。②氧化锌油：外用，用时调匀，涂搽患处。

【不良反应】偶见过敏反应。

【禁忌证】对本品过敏者禁用。

【注意事项】①避免接触眼睛和其他黏膜（如口、鼻等）。②用药部位如有烧灼感、红肿等情况应停药，并将局部药物洗净，必要时向医师咨询。③过敏体质者慎用。④本品性状发生改变时禁止使用。

【制剂规格】软膏剂：每支含 15%。氧化锌油：每瓶含 40%。

异维 A 酸 [药典（二）；医保（乙）]

Isotretinoin

【药理作用】本品为维 A 酸的光学异

构体。具有缩小皮脂腺，抑制皮脂腺活性，减少皮脂分泌，以及减轻上皮细胞分化和减少毛囊中痤疮丙酸杆菌的作用。内服后，皮肤尤其是头面部的油脂分泌会明显减少。对严重的结节状痤疮有高效。

【适应证】用于其他药物治疗无效的严重痤疮，尤其是囊肿性痤疮及聚合性痤疮。

【用法用量】①口服：开始量为每日0.5mg/kg，4 周后改用维持量，每日按0.1～1mg/kg 计，视患者耐受情况决定，但最高每日也不得超过 1mg/kg。饭间或饭后服用，用量大时分次服，一般 16 周为一疗程。如需要，停药 8 周后，再进行下一疗程。②局部外用：取适量涂于患处，每晚睡前涂 1 次。

【不良反应】外用可见用药部位发生红斑、肿胀、脱屑、结痂、色素增加或减退。口服可见：①口唇及皮肤干燥、唇炎、脱屑、疼痛、皮疹、皮肤脆性增加、掌跖脱皮、瘀斑，还可出现继发感染等。②结膜炎、严重者角膜混浊、视力障碍、视盘水肿、头痛、头晕、精神症状、抑郁、良性脑压增高。③毛发疏松、指甲变软。④骨质疏松、肌肉无力、疼痛、胃肠道症状、鼻出血等。⑤妊娠服药可导致自发性流产及胎儿发育畸形。⑥实验室检查可引起红细胞沉降快、肝酶升高、血脂升高、血糖升高、血小板下降等。上述不良反应大多为可逆性，停药后可逐渐得到恢复。轻度不良反应，不必停药，可减量使用。

【禁忌证】禁用于：①对维 A 酸类药物过敏者。②肝、肾功能不全者。③妊娠期及哺乳期妇女。④高血脂者。

【注意事项】①本品有致畸胎作用，育龄期妇女或其配偶服药期间及服药前、后 3 个月内应严格避孕。接受治疗前 2 周应作妊娠试验，以后每月 1 次，确保无妊娠。②服药期间应定期作血、尿常规、血脂、肝功能等检查。③可发生光敏感反应，在服药期间应避免过度日光照射。④不宜用于皮肤皱褶处，避免接触眼睛和其他黏膜（如口、鼻等）。⑤糖尿病、肥胖症、酗酒及脂质代谢紊乱者慎用。

【制剂规格】胶丸剂：每粒 10mg。凝胶剂：每支 10g:5mg。

樟脑 [药典（二）；医保（乙）]

Camphor

【药理作用】本品对皮肤有刺激作用，可促进皮肤局部血液循环以缓解肿胀，并有轻微的止痛止痒作用。

【适应证】本品为关节和肌肉痛局部用药：酊剂用于肌肉痛、关节痛、神经痛及皮肤瘙痒；软膏剂用于冻疮及瘙痒性皮肤病；搽剂用于神经痛、肌肉痛或关节痛。

【用法用量】①樟脑酊：局部外用，取适量涂搽于患处，并轻轻揉搓，一日 2～3 次。②樟脑软膏剂：外用，用温水洗净患处，轻轻擦干，取本品适量涂于患处，一日 1～2 次。③樟脑搽剂：外用，一日 2 次涂患处，并轻轻搓揉。

【不良反应】偶见皮肤过敏反应。

【禁忌证】皮肤破溃者禁用；对本品过敏者禁用。

【注意事项】①不得用于皮肤破溃处。②避免接触眼睛和其他黏膜（如口、鼻等）。③用后拧紧瓶盖。④用药部位如有烧灼感、红肿等情况应停药，并将局部药物洗净，必要时向医师咨询。⑤过敏体质者慎用。

【制剂规格】樟脑醑：每瓶 20ml（含樟脑 2g）；每瓶 500ml（含樟脑 50g）。樟脑软膏剂：每支 10g:1g。樟脑搽剂：每瓶 10ml:2g（20%）。

第 3 节　消毒防腐收敛药

苯酚[药典（二）]

Phenol

【药理作用】苯酚可使细菌蛋白变性起杀菌作用，对革兰阳性和革兰阴性菌有效。对真菌亦有杀灭的作用，但对芽孢、病毒无效，本品有止痛作用。

【适应证】常用于消毒痰、脓、粪便和医疗器械。液化苯酚（加水 10%加温制得）用于涂拭阑尾残端。苯酚软膏用于皮肤防腐止痒。苯酚甘油用于中耳炎。

【用法用量】①苯酚软膏：外用，一日 2 次，涂患处。②苯酚甘油滴耳液：滴入耳道，一次 2～3 次滴，一日 3～4 次。

【不良反应】可见皮肤刺激腐蚀。

【禁忌证】对本品过敏者禁用。皮肤破溃处禁用。

【注意事项】妊娠期及哺乳期妇女慎用。

【制剂规格】水杨酸苯酚贴膏：每克含水杨酸 0.78g、苯酚 40mg。樟脑苯酚溶液：每毫升中含樟脑 0.6g，苯酚 0.3g。复方间苯二酚搽剂：每毫升中含有间苯二酚 80mg、苯酚 40mg、硼酸 8mg、丙酮 0.042ml、乙醇 0.084ml。苯酚甘油滴耳液：每支含 1%。苯酚软膏：每支 10g:0.2g（2%）。

苯甲酸[药典（二）]

Benzoic Acid

【药理作用】本品为消毒防腐药，局部使用，具有抗真菌和抗细菌作用，其抗真菌和抗细菌的机制与未解离的酸有关，在酸性环境中，0.1%浓度即有抑菌作用。通常 pH 低时效果较好，如 pH3.5 时，0.125%的浓度在 1 小时内可杀灭葡萄球菌；在碱性环境下作用减弱。将 0.05%～0.1%浓度本品加入药品制剂和食品作防腐药，可阻抑细菌和真菌生长。

【适应证】局部用药。本品与水杨酸合用治疗成人皮肤真菌病，浅部真菌感染如体癣、手癣及足癣等，但因目前有更多的高效抗真菌药（如咪唑类），本品可作为二线治疗药。也用于食品和药物制剂的防腐剂，一般浓度为 0.2%，或用 0.5%的苯甲酸钠替代，溶解度更好。

【用法用量】本品常以 6%～12%浓度与水杨酸配制成酊剂和软膏治疗皮肤浅部真菌感染，外涂皮损，一日 1～2 次，治疗周期可根据感染情况为数周或数月。作为药物制剂和食物防腐药，有效浓度为0.05%～0.3%。

【不良反应】①口服可发生哮喘、皮疹、唇和舌水肿、鼻炎、荨麻疹及血管性水肿等过敏反应（发生率3%～7%）。②外涂可发生接触性皮炎，还能刺激眼睛和黏膜。③较大剂量口服可引起水杨酸盐类样反应。

【禁忌证】对本品过敏者禁用。

【注意事项】①外用本品局部可能有轻度刺激。②应用本品时不仅需注意浓度，尚需注意pH，在微酸性环境下比在碱性环境中有效。③油膏剂不宜贮存于温度过高处。

【制剂规格】水杨酸苯甲酸松油搽剂：1ml含水杨酸44mg，苯甲酸60mg，松馏油0.3ml。复方苯甲酸酊：1ml含苯甲酸100mg，水杨酸80mg，碘6mg。复方苯甲酸软膏：苯甲酸与水杨酸的复方制剂，以2:1比例混合制成软膏剂。复方苯甲酸酊：每毫升含主要成分苯甲酸100mg、水杨酸80mg、碘6mg。

苯扎氯铵[药典（二）]

Benzalkonium Chloride

【药理作用】本品为阳离子表面活性剂，系广谱杀菌剂，能改变细菌胞浆膜通透性，使菌体胞浆物质外渗，阻碍其代谢而起杀灭作用。对革兰阳性细菌作用较强，对绿脓杆菌、抗酸杆菌和细菌芽孢无效。能与蛋白质迅速结合，遇有血、棉花、纤维素和有机物存在，作用显著降低。0.1%以下浓度对皮肤无刺激性。

【适应证】用于手术前皮肤消毒，黏膜和伤口消毒。

【用法用量】①溶液剂：皮肤消毒用0.1%溶液，黏膜消毒用0.05%溶液，创面消毒用0.01%溶液。稀释方法：0.05%溶液，取本品1份，加无菌注射用水或新鲜无菌蒸馏水至2份。0.01%溶液，取本品1份，加无菌注射用水或新鲜无菌蒸馏水至10份。②贴剂：撕开包装将中间的复合垫贴在创伤处，然后撕去两端的覆盖膜并用胶带固定位置。

【不良反应】①曾报道引起变态反应性结膜炎、视力减退、接触性皮炎。②也有报道3%溶液灌肠数分钟后引起恶心、出冷汗终致死亡。

【禁忌证】对苯扎氯铵及本品中的任何成分过敏者禁用。

【注意事项】①本品为外用消毒防腐药，切不可内服。②本品直接外用时，请向医师或药师咨询。③低温时可能出现混浊或沉淀，可置于温水中加温，振摇使溶后使用。④在涂布部位如有灼烧感，局部发红，瘙痒时，应停止用药，洗净局部药物，并向医师咨询。⑤当药品性状发生改变时禁止使用。⑥儿童必须在成人监护下使用。⑦请将此药品放置在儿童不能接触到的地方。

【制剂规格】贴剂：每片含苯扎氯铵0.5mg。溶液剂：每瓶150ml:0.15g（0.10%）；500ml:0.05g（0.01%）；500ml:0.25g（0.05%）。

苯扎溴铵[药典（二）]

Benzalkonium Bromide

【药理作用】本品为阳离子表面活性剂类广谱杀菌药，可改变细菌细胞膜的通透性，使细胞内物质外渗，阻碍其代谢而起杀灭作用。对革兰阳性菌作用较强，对铜绿假单胞菌、抗酸杆菌和细菌芽孢无效。本品能与蛋白质迅速结合，在血、棉花、纤维素和有机物存在时作用显著减弱。

【适应证】用于皮肤、黏膜和小面积伤口的消毒。

【用法用量】皮肤消毒：外用使用 0.1% 溶液。创面黏膜消毒：外用使用 0.01% 溶液。

【不良反应】偶有过敏反应。

【禁忌证】对本品过敏者禁用。

【注意事项】①不得用塑料或铝制容器贮存。②不得与碘酊、高锰酸钾、过氧化氢溶液、磺胺粉等合用。③不得与肥皂或其他合成洗涤剂合用。

【制剂规格】苯扎溴铵溶液：每瓶 100ml:5g（5%）。苯扎溴铵酊：每瓶 100ml:0.1g（0.1%）。

冰醋酸[药典（二）]

Acetic Acid

【药理作用】本品为抗细菌药和抗真菌药，对多种微生物（尤其是产氨细菌）有抗菌作用。

【适应证】（1）国内批准适应证：尚未收集到相关资料。（2）美国食品药品管理局批准适应证：①本品洗剂用于需长期留置导尿管的患者，对其进行持续性或间歇性膀胱冲洗，防止敏感的尿路病原体生长及繁殖。也可用于定期冲洗留置导尿管以减少钙垢的形成，保持导管通畅。②本品耳用溶液用于治疗敏感微生物所致的外耳道浅表感染。

【用法用量】①膀胱冲洗、导尿管冲洗：持续性或间歇性冲洗的速度应约等于尿流速，以保持含尿流出物的 pH 值为 4.5～5.0，一日应至少测 pH 值 4 次，以调整速度。患者每 24 小时用药体积为 500～1500ml。②耳道给药：需小心移去耳垢及碎屑，将本品饱和棉芯塞入耳道（或先塞入耳道再用本品使之饱和）。滞留至少 24 小时，每 4～6 小时添加 3～5 滴以保持湿润。24 小时后移去棉芯，此后应继续给药，一次 5 滴，一日 3～4 次。

【不良反应】①有使用本品洗剂后出现全身性酸中毒、疼痛、血尿的报道。②首次使用本品耳用溶液偶见短暂性刺痛感或灼烧感。

【禁忌证】①对本品过敏者禁用。②鼓膜穿孔者禁用本品耳用溶液。

【注意事项】本品洗剂禁用于经尿道手术的冲洗。本品洗剂使用中不可加热超过 66℃。

【制剂规格】冰醋酸洗剂：每瓶 2.5g:1000ml。醋酸耳用溶液：每支 0.2g:10ml。

碘酊[药典（二）]

Iodine Tincture

【药理作用】本品为消毒防腐剂，其作

用机制是使菌体蛋白质变性、死亡，对细菌、真菌、病毒均有杀灭作用。

【适应证】本品适用于皮肤感染和消毒。

【用法用量】外用，用棉签蘸取少量，由中心向外涂搽局部，消毒后再用 70%酒精脱碘。

【不良反应】偶见过敏反应和皮炎。

【禁忌证】对本品过敏者禁用。

【注意事项】①不宜用于破损皮肤、眼及口腔黏膜的消毒。②本品仅供外用，切忌口服；如误服中毒，应立即用淀粉糊或米汤灌胃，并送医院救治。③用药部位如有烧灼感、瘙痒、红肿等情况应停药，并将局部药物洗净，必要时向医师咨询。④如果连续使用 3 日无效，应咨询医师。⑤过敏体质者慎用。⑥不得与碱、生物碱、水合氯醛、苯酚、硫代硫酸钠、淀粉、鞣酸同用或接触。

【制剂规格】外用液体制剂：每瓶含 2%。

度米芬 [药典（二）]

Domiphen Bromide

【药理作用】本品为季铵类表面活性剂，属广谱杀菌药。

【适应证】0.1%～1.0%的水溶液用于皮肤消毒、创伤和烧伤感染的消毒等，一般经浓溶液稀释后配制而成。含片用于口腔和咽喉的轻度感染，如咽喉炎、扁桃体炎。

【用法用量】①清洁伤口、处理感染（湿敷）：0.02%～0.05%溶液。②消毒皮肤：0.05%～0.1%溶液。③治疗咽喉炎和扁桃体炎：含片，每次口含 0.5～1.0mg，每 2～3 小时一次。（滴丸：口含，一次 1 粒，一日 3～4 次）。

【不良反应】偶见过敏反应。

【禁忌证】对本品及其辅料过敏者禁用。

【注意事项】①季铵类表面活性剂，其杀菌强度中等，作为外科手术器械和不耐热物品的杀菌剂，其药效不确切，因此目前已多被其他低毒高效的消毒药所代替，尽量不用于上述物品的消毒。②本品溶液剂不能用于软质角膜接触镜的消毒。③本品水溶液可被微生物污染，为降低污染发生的危险，应采用无菌操作或在使用前再进行稀释，按所需浓度新鲜配制，并在保存和稀释过程中，采取适当措施防止本品可能受到的污染。④勿与肥皂、盐类或其他合成洗涤剂同时使用，避免使用铝制容器。消毒金属器械需加 0.5%亚硝酸钠防锈。

【制剂规格】度米芬含片：每片 0.5mg。度米芬滴丸：每丸 20mg。溶液剂：每瓶 100ml:0.02g。

高锰酸钾 [药典（二）；医保（乙）]

Potassium Permanganate

【药理作用】①本品为强氧化剂，具有杀菌和抑菌作用。杀菌作用较过氧化氢强。本品用后被还原成二氧化锰，产生的亚锰、高锰离子有收敛作用。可与皮肤、黏膜的蛋白结合成复合物，覆盖于皮肤、黏膜的受损面上。体外试验表明，其杀菌效果易被体液干扰而迅速减弱。②低浓度本品有收敛作用，高浓度则有腐蚀作用。本品可氧化许多药物，因此有时用于某些食物或药物中毒时的洗胃。

【适应证】用于急性皮肤炎症或急性湿疹（特别是继发感染时）的湿敷或冲洗，清洁溃疡、脓肿或伤口。还用于口服吗啡、阿片、士的宁或有机毒物等中毒时洗胃及蛇咬伤急救治疗。也用于水果、食具等的消毒。

【用法用量】①急性皮肤病或急性湿疹伴继发感染：以 0.025%溶液进行湿敷，湿敷料放置患处 0.5～1 小时，一日重复 3～5 次，若损害广泛，渗出液多，可用本品药浴。②冲洗溃疡或脓肿：用 0.1%溶液。③用于吗啡等中毒时的洗胃液：用 0.01%～0.02%溶液。④处理蛇咬伤：用 0.1%溶液。⑤水果等食物消毒：用 0.1%溶液。

【不良反应】①本品结晶和高浓度溶液有腐蚀性即使是稀溶液仍对组织有刺激性，可使皮肤发红、疼痛和有烧灼感并可染成棕色，反复多次使用亦可引起腐蚀性灼伤。②本品可使皮肤指（趾）甲着色，亦能使衣服染色。③阴道用药可引起腐蚀性灼伤、严重阴道出血或阴道壁穿孔，进而导致腹膜炎。④与眼睛接触可造成眼部刺激和灼伤。

【禁忌证】禁用于口服。

【注意事项】①药液需新鲜配制。②需严格掌握用药浓度，针对不同适应证采用不同浓度，过浓溶液有刺激性，会损伤皮肤。③本品与某些有机物或易被氧化的物质接触可能会发生爆炸反应，应谨慎操作。④口服本品稀溶液后可出现口腔及咽喉染色、咽痛、吞咽困难、腹痛、腹泻和呕吐等症状；口服本品结晶或浓溶液可致口腔、咽喉、胃肠道和上呼吸道的水肿和坏死。⑤吸入本品可导致咽喉痛、咳嗽和气短气促。长期吸入或服用可导致中枢神经系统症状，如嗜睡、腿软、震颤痉挛步态和跌倒等。⑥中毒症状除恶心、呕吐棕色样物、口腔黏膜腐蚀、水肿等，还包括胃肠出血，甚至肝、肾损伤和心血管功能抑制、循环衰竭等多器官功能障碍。致死量约为 5～10g，死亡原因多是咽喉水肿及心血管或多器官功能衰竭。死亡时间可延退到中毒后 1 个月。误服或中毒后可对症处理，禁止催吐，活性炭及糖皮质激素、乙酰半胱氨酸疗效不确切，谨慎服用水或牛奶进行稀释。⑦与碘化物、还原剂和大多数有机物有配伍禁忌。

【制剂规格】高锰酸钾外用片：每片 0.1g；0.2g。

过氧化氢 [药典（二）；医保（乙）]

Hydrogen Peroxide

【药理作用】本品在过氧化氢酶的作用下迅速分解，释出新生氧，对细菌组分发生氧化作用，干扰其酶系统而发挥抗菌作用，但本品作用时间短暂。有机物质存在时，杀菌作用降低。局部涂抹冲洗后能产生气泡，有利于清除脓块、血块及坏死组织。

【适应证】本品用于化脓性外耳道炎

和中耳炎，文森口腔炎，齿脓漏，扁桃体炎及清洁伤口。

【用法用量】过氧化氢溶液：清洗患处，一日 2～3 次。

【不良反应】①高浓度对皮肤和黏膜产生刺激性灼伤，形成疼痛，白痂。②以本品连续应用漱口可产生舌乳头肥厚，属可逆性。③本品溶液灌肠时，可发生气栓或（和）肠坏疽。

【禁忌证】尚不明确。

【注意事项】本品遇光、热易分解变质。

【制剂规格】过氧化氢溶液：每瓶 100ml（含 3%的过氧化氢）。

炉甘石 [药典（一）；基；医保（甲）]

Calamine

【药理作用】本品有收敛及轻度防腐作用。

【适应证】本品适用于急性、亚急性皮炎，湿疹、痱子及止痒。

【用法用量】局部外用，用时摇匀，取适量涂于患处，一日 2～3 次。

【不良反应】尚不明确。

【禁忌证】对本品过敏者禁用。

【注意事项】①避免接触眼睛和其他黏膜（如口、鼻等）。②用药部位如有烧灼感、红肿等情况应停药，并将局部药物洗净，必要时向医师咨询。③本品不宜用于有渗出液的皮肤。④用时摇匀。⑤过敏体质者慎用。⑥本品性状发生改变时禁止使用。

【制剂规格】洗剂：每瓶 100ml。

氯碘羟喹 [药典（二）]

Clioquinol

【药理作用】本品为卤代 8－羟喹啉衍生物，可直接杀灭阿米巴滋养体，局部外用对细菌、真菌也有杀灭作用。有防腐、收敛、消毒、刺激肉芽组织新生及上皮修复等作用。

【适应证】本品适用于化脓性皮肤病、脓疱疮、毛囊炎、传染性湿疹样皮炎、手癣、足癣、体癣、股癣、急性湿疹样皮炎、真菌、细菌混合感染的皮肤病。

【用法用量】将膏体均匀涂于患处，一日 2～3 次。

【不良反应】偶有轻度刺激、红斑、灼痛感。

【禁忌证】肝、肾功能不良者，对碘过敏者以及甲状腺肿大者禁用。

【注意事项】应清洁皮损后涂药；妊娠期及哺乳期妇女慎用。

【制剂规格】乳膏剂：每支 10g（0.3g）。

甲酚 [药典（二）]

Cresol

【药理作用】本品为原浆毒，能使菌体蛋白变性，药理作用同苯酚，抗菌作用较苯酚强 3～10 倍，而毒性作用较苯酚小。本品浓度为 0.3%～0.6%时，10 分钟内可使大部分致病菌死亡，杀灭芽孢需较高浓度和较长时间。

【适应证】用于手、敷料、器械、环境的消毒及排泄物的处理。

【用法用量】①用其水溶液浸泡，喷洒或擦抹污染物体表面，使用浓度为1%～5%，作用时间为 30～60 分钟。②敷料、器械、环境消毒及处理排泄物，使用浓度为5%～10%溶液，可用本溶液浸泡、喷洒或涂抹污染物表面。③手消毒，外用，浓度 1%～2%溶液。④对结核杆菌使用 5%浓度,作用 1～2 小时；为加强杀菌作用，可加热药液至 40～50℃。

【不良反应】对皮肤有一定刺激作用和腐蚀作用。

【禁忌证】皮肤伤口处禁用。

【注意事项】①本品为外用消毒防腐药，切忌口服，误服本品可见广泛的局部组织腐蚀、疼痛、恶心、呕吐、多汗、腹泻，还可见短暂的兴奋，随之知觉丧失、中枢神经系统抑制、循环和呼吸衰竭、肺水肿，肝、肾坏死和功能衰竭，如发生误服应及时送医院救治。②用硬水配制，可使肥皂沉淀，影响消毒效果。③使用浓度不宜过高，10%溶液有腐蚀性，以免对皮肤黏膜、有机物品造成损坏。

【制剂规格】甲酚皂溶液：50%。

甲醛溶液 [药典（二）]

Formaldehyde

【药理作用】本品可与蛋白质中的氨基结合，使蛋白质变性，同时也溶解类脂质，故有强大的杀菌作用，对细菌、芽孢、真菌、病毒都有效，也有硬化组织和止汗作用。

【适应证】本品对寄生虫、藻类、真菌、细菌、芽孢和病毒均有杀灭效果。临床用作消毒防腐药，用于器械、手套、标本及尸体的防腐。也用于治疗汗脚。

【用法用量】外用：涂擦。按需要稀释后使用 5%～10%的溶液用于器械等的消毒，在密闭器中放置本品自然蒸发消毒手套。用 10%溶液（含甲醛 4%）保存尸体及生物样本。

【不良反应】对皮肤和黏膜有强烈的刺激作用，吸收后对中枢神经系统有抑制作用。甲醛在体内经氧化生成甲酸，常可导致酸中毒。

【禁忌证】此药可能有害，请慎重使用。

【注意事项】本品对黏膜刺激性大，一般不宜用于皮肤、创面及黏膜的消毒。本品对眼及呼吸道黏膜也有刺激，使用时注意本品蒸气的刺激作用。

【制剂规格】溶液：每瓶含甲醛（CH_2O）36.0%～38.0%（g/g）。

甲紫 [药典（二）]

Methylrosanilinium Chloride

【药理作用】本品为三苯甲烷类抗菌性染料，对某些革兰阳性菌，特别是葡萄球菌有杀菌作用，对一些致病性真菌如念珠菌有效，对革兰阴性菌作用较差，对抗酸菌或芽孢没有作用。抗菌活性随 pH 升高而升高，能与坏死组织结合形成保护膜起收敛作用。

【适应证】本品用于手术和注射部位的皮肤消毒。

【用法用量】①黏膜感染：1%水溶液外涂，一日 2～3 次。②烧伤、烫伤：

0.1%～1%水溶液外涂。

【不良反应】①本品外用可产生黏膜刺激或溃疡，包括外生殖器和口腔黏膜的坏死性溃疡。②长期或反复使用本品治疗口腔念珠菌病，可因摄入本品而导致食管炎、喉头阻塞和气管炎，还可引起恶心呕吐、腹泻和腹痛等。③意外的尿道或膀胱用药，可引起严重出血性膀胱炎。

【禁忌证】不推荐用于黏膜和开放性伤口，并避免与眼睛及破损的皮肤接触。

【注意事项】①治疗鹅口疮时，只在患处涂药，因本品吞下时可引起食管炎、喉炎或气管炎。②治疗婴儿口腔念珠菌病时，涂药后需将患儿面向下以减少本品咽下的可能性。③患有啉症者应慎用。④面部有溃疡损害时应慎用。

【制剂规格】甲紫溶液：每瓶 10g:1000ml。

间苯二酚[药典（二）]

Resorcinol

【药理作用】本品为三苯甲烷类抗菌性染料，对某些革兰阳性菌，特别是葡萄球菌有杀菌作用，对致病性真菌如念珠菌有效，对革兰阴性菌作用较差，对抗酸菌或芽孢没有作用。抗菌活性随 pH 升高而升高，能与坏死组织结合形成保护膜起收敛作用。

【适应证】用于脂溢性皮炎、痤疮、浅部皮肤真菌感染、花斑癣、皮肤念珠菌感染等。

【用法用量】外用，外涂于患处。

【不良反应】①长期使用（特别在溃疡面上使用）可导致黏液性水肿。②导致尿色变绿、血红蛋白尿。③血液儿童用于伤口处可发生高铁血红蛋白血症、溶血性贫血。④引起接触性皮炎、皮肤发红和脱屑、色素加重。⑤过敏反应偶见过敏反应。

【禁忌证】不推荐用于黏膜和开放性伤口，并避免与眼睛及破损的皮肤接触。

【注意事项】①应避免本品接触眼部。②本品可刺激色素生成，故皮肤黝黑者应慎用本品。③误服本品时可洗胃，但不推荐催吐（因可能引起食管刺激、烧伤和惊厥）。

【制剂规格】复方间苯二酚乳膏：每支含间苯二酚 1.5%，醋酸曲安奈德 0.016%。复方间苯二酚水杨酸酊：每支 20ml:lg。

聚维酮碘[药典（二）]

Povidonelodine

【药理作用】本品为碘与表面活性剂聚维酮（聚乙烯吡咯烷酮）相结合而成的松散络合物。聚维酮起载体和助溶作用，有助于溶液对物体的润湿和穿透，从而加强碘的杀菌作用。本品可使细菌胞壁通透性屏障破坏，核酸漏出，酶活性降低而死亡。其杀菌作用随溶液中所含游离碘的增多而加强。有广谱的抗微生物作用，对细菌、芽孢、真菌、衣原体、支原体、病毒均有效，顽固者需较高浓度和较长时间。本品是深红色透明溶液，含有效碘 9%～12%，其中 80%～90%的结合碘在溶液中可解聚成游离碘，性质稳定、气味小、毒性低、对黏膜也无刺激性，故不需用乙醇脱碘，脱碘反可使其作用下降。

【适应证】 用于皮肤、黏膜的创口消毒，也用于化脓性皮炎、皮肤真菌感染、小面积轻度烧烫伤，念珠菌性阴道炎、细菌性阴道炎、混合感染性阴道炎、老年性阴道炎，口腔炎、咽喉炎、口腔溃疡等口腔疾病等。

【用法用量】 ①外科手术消毒，0.5%溶液刷洗 5 分钟。注射部位消毒，30 秒钟以上。②术野皮肤消毒，0.5%溶液均匀涂擦 2 次。③黏膜创伤或感染，用 0.025%～0.1%溶液冲洗或软膏（乳膏、凝胶）涂抹病患部位。④皮肤感染，0.5%溶液局部涂擦或软膏（乳膏、凝胶）涂抹病患部位。⑤阴道或直肠给药，每晚睡前 1 次，一次 1 支软膏（乳膏、凝胶）或 1 个栓剂，7～10 日为一疗程。⑥口腔疾病，1%含漱液 10ml 直接漱口或用等体积温水稀释后漱口，每日重复 4 次，连续使用可至 14 天。

【不良反应】 偶见过敏局部刺激、烧灼感或瘙痒。

【禁忌证】 对本品过敏者禁用。

【注意事项】 ①对碘过敏者慎用。②创面过大者不宜用。③有机物可降低本品作用。

【制剂规格】 聚维酮碘溶液：每瓶含 1%；5%；10%。聚维酮碘乳膏：每支含 10%。聚维酮碘栓：每枚含聚维酮碘按有效碘计算为 0.02g。聚维酮碘含漱液：每瓶 250ml（2.5g）。

氯己定 [药典（二）；医保（乙）]

Chlorhexidine

【药理作用】 本品为表面活性剂，是一种相当强的广谱杀菌消毒药。对革兰阳性和阴性菌的抗菌作用比苯扎溴铵等表面活性消毒药强。本品因带阳性电荷，口腔含漱时吸附在带阴性电荷的齿、斑块和口腔黏膜表面，随后吸附的药物从这些部位弥散，逐渐析出，产生持续的作用，直至 24 小时后在唾液中浓度降低。本品吸附在细菌胞浆膜的渗透屏障，使细胞内容物漏出，低浓度时呈抑菌作用，高浓度时则呈杀菌作用。即使在有血清、血液等存在时仍有效。对芽孢、杆菌、真菌和病毒无效。

【适应证】 用于皮肤、创面、妇产科、泌尿外科的消毒及卫生用品的消毒，也可用于急性坏死性溃疡性齿龈炎、牙科手术后口腔感染，预防和治疗癌肿和白血病患者的口腔感染、义齿引起的创伤性磨损继发细菌或真菌感染滤泡性口腔炎等。

【用法用量】 ①手的消毒：以 1:5000 水溶液泡手 3 分钟。②术野消毒：用 0.5%乙醇（70%）溶液，其效力约与碘酊相当，但无皮肤刺激，亦不染色，因而特别适用于面部、会阴部及儿童的术野消毒。③创伤伤口消毒：用 1:2000 水溶液冲洗。④含漱：以 1:5000 溶液漱口，对咽峡炎及口腔溃疡有效。⑤烧伤、烫伤：用 0.5%乳膏或气雾剂。⑥分娩时产妇外阴及其周围皮肤的消毒，阴道镜检的润滑：用 0.1%乳膏涂抹。⑦器械消毒：消毒用 1:1000 水溶液，贮存用 1:5000 水溶液，加入 0.1%亚硝酸钠浸泡，隔两周换 1 次。⑧房间、家具等消毒：用 1:200 水溶液喷雾或擦拭。⑨尿路感染：用 0.02%溶液膀胱冲洗。⑩滴眼液防腐：用 0.01%溶液。⑪伤口护理：用贴剂，清洁患处后，将中间护创垫贴在创伤处，两端用胶带固定。⑫阴道感染或子宫糜烂：用栓剂，一次 20mg，一日 1～2 次。⑬内痔、外痔等肛肠疾病及其手术前后的消毒和预防感染：用栓剂，一次 20mg，躺卧 15 分钟，一日 1～2 次。

【不良反应】偶可引起皮肤过敏或接触性皮炎。

【禁忌证】对本品过敏者慎用。

【注意事项】①本品含漱液使用 1 周后，能使口腔黏膜着色，使用 6 个月后可使牙齿着色。②高浓度溶液对眼结膜刺激性强，可软化口腔上皮而发生溃疡。③误用高浓度溶液作膀胱冲洗可引起血尿，意外静脉用药可造成溶血。

【制剂规格】葡萄糖酸氯己定含漱剂：每瓶 200ml（16mg）；500ml（40mg）。葡萄糖酸氯己定溶液：每瓶 250ml（50g）。稀葡萄糖酸氯己定溶液：每瓶 250ml（12.5g）。醋酸氯己定软膏：每支含 0.5%。醋酸氯己定栓：每栓 20mg。气雾剂：每瓶 1:200 水溶液喷雾。滴眼剂：每支含 0.01%。

硼砂 [药典（二）；医保（甲）]

Borax

【药理作用】本品为天然硼酸钠，有防腐作用，毒性较低。

【适应证】其制剂可用于口腔、扁桃体炎、咽喉炎等。

【用法用量】外用漱口。

【不良反应】尚不明确。

【禁忌证】①对本品及其成分过敏者禁用。②3 岁以下儿童禁用。③大面积皮肤损害者禁用本品。④新生儿、婴儿禁用。

【注意事项】禁止内服。

【制剂规格】复方硼砂含漱液：每 100ml 含硼砂、碳酸氢钠各 1.5g，液化酚和甘油各 0.3ml。

硼酸 [药典（二）；医保（乙）]

Boric Acid

【药理作用】本品为弱防腐药，对细菌和真菌有弱的抑制作用，刺激性小，常用作皮肤、鼻腔、口腔、膀胱、阴道冲洗以及治疗细菌和真菌感染。

【适应证】用作皮肤和黏膜损害的清洁药，包括急性湿疹和急性皮炎伴大量渗液、口腔炎和咽喉炎、外耳道真菌病、脓疱疮、小腿慢性溃疡、压疮。美国食品药品管理局批准用于外耳道炎。可用于治疗对一线药物耐药的慢性真菌性阴道炎。

【用法用量】①3%～4%溶液用于皮肤、鼻腔、阴道、膀胱以及角膜伤口的冲洗清洁，口腔炎和咽喉炎时含漱，急性湿疹和急性皮炎伴大量渗液时湿敷。②以 3%硼酸乙醇溶液或硼酸甘油作滴耳药，一次 1～2 滴，一日 3 次，治疗外耳真菌病。③以 5%～10%软膏治疗脓疱疮、小腿慢性溃疡和压疮，一日外涂 1～2 次。

【不良反应】外用一般毒性不大。用于大面积损害，吸收后可发生急性中毒，早期症状为呕吐、腹痛和腹泻、皮疹、中枢神经系统先兴奋后抑制，可有脑膜刺激症状和肾损伤，严重者发生循环衰竭和（或）休克，于 3～5 天内死亡。致死量成人约为 15～20g，小儿为 3～6g。由于本品排泄缓慢，反复应用可产生蓄积，导致慢性中毒，表现为畏食、乏力、精神错乱、皮炎、秃发、贫血和月经紊乱。

【禁忌证】①大面积皮肤损害禁用。②婴儿禁用。

【注意事项】①本品溶液不能口服，特别是幼儿，以免发生中毒。②滑石粉中硼酸浓度不得超过 0.5%～5%。③避免用于 3 岁以下的儿童，避免长期应用（包括成人），避免大面积用于体表。含超过 5%的硼酸的化妆品不得用于婴儿和破损皮肤。注意切勿将硼酸粉撒布在小儿破损的皮肤上。市售的硼酸软膏不得用于眼睛。

【制剂规格】硼酸软膏：每支 10g:0.5g。硼酸氧化锌软膏：每 10g 含硼酸 0.5g，氧化锌 0.5g。硼酸氧化锌冰片软膏：10g 含硼酸 0.2g、氧化锌 1.8g、冰片 50mg。硼酸洗剂：每瓶 1ml:30mg。硼酸冰片滴耳液：每支 5ml（硼酸 9%、冰片 0.4%）。

乳酸[药典（二）]

Lactic Acid

【药理作用】本品对伤寒杆菌、大肠埃希菌、葡萄球菌和链球菌具有杀灭抑制作用，它的蒸气或喷雾用于消毒空气，能杀死流感病毒及某些革兰阳性菌。

【适应证】以蒸气或喷雾作空气消毒。

【用法用量】空气消毒：1ml/m^3，稀释 10 倍后加热熏蒸。1%溶液用于阴道滴虫病；也可代替枸橼酸配制盐汽水。

【不良反应】尚不明确。

【禁忌证】尚不明确。

【注意事项】①高浓度对皮肤和黏膜有强刺激和腐蚀性，使用需穿戴适当的防护服、手套和护目镜或面具。②对眼睛有严重伤害，不慎与眼睛接触后，请立即用大量清水冲洗并征求医生意见。③空气消毒对金属等有腐蚀性。

【制剂规格】溶液剂：每瓶 500ml。

升华硫[药典（二）]

Sublimed Sulfur

【药理作用】本品对疥虫、细菌、真菌有杀灭作用，并可除去油脂、软化表皮、溶解角质，其作用机制为硫磺与皮肤及组织分泌物接触后，生成硫化氢和连五硫酸等的结果。

【适应证】用于疥疮、头癣、痤疮、脂溢性皮炎、酒渣鼻、单纯糠疹、慢性湿疹。

【用法用量】①一般用法：外用涂于患处，一日 1～2 次。②疥疮：外用涂于颈部以下的全身皮肤，尤其是皮肤褶皱处，每晚 1 次，3 日为一疗程。必要时停用 3 日后重复一个疗程。

【不良反应】皮肤刺激、瘙痒、烧灼感。

【禁忌证】对本品过敏者。

【注意事项】①本品不得与其他外用药合用。②本品不得与铜制品接触，以防变质。③不良反应的处理方法：如用药部位出现烧灼感、红肿等，应停药，并将局部药物洗净。

【制剂规格】硫软膏：每支 10g:1g。

戊二醛［药典（二）］

Glutaral

【药理作用】2%碱性戊二醛溶液具有很强的杀芽孢作用。戊二醛杀灭微生物的机理是自由醛基与细胞表面或内部蛋白质或酶的氨基结合而引起一系列的反应，导致微生物的死亡。研究证明对细菌繁殖体、芽孢、病毒、结核杆菌和真菌等，均有很好的杀灭作用。

【适应证】本品适用于消毒防腐。

【用法用量】2%稀戊二醛溶液：外用，适用于医疗器械，各种餐具和室内各种用具的消毒。

【不良反应】尚不明确。

【禁忌证】尚不明确。

【注意事项】①消毒浓度均不得低于 2%。②pH 值＜5 灭活病毒作用强，而杀芽孢作用弱，稳定性好，耐贮存。③温度高，杀菌作用增强，温度低于 15℃杀菌效果下降。④不宜与肥皂、甲醛、红汞及硝酸银等配合使用。

【制剂规格】稀戊二醛溶液：每瓶 500ml（2%）。

乌洛托品［药典（二）］

Urotropine

【药理作用】本品为消毒防腐药。口服吸收后，在酸性尿中缓慢分解成甲醛和氨，甲醛有杀菌作用。氨易使尿液碱化，服用时需加服酸化尿液药物，如氯化铵。

【适应证】用于防治慢性或复发性，单纯无并发症的下尿路感染和无症状的菌尿症，由于本品及其扁桃酸盐和马尿酸盐均不易遭受耐药，故适于长期使用；用于治疗手足多汗及腋臭（狐臭）。

【用法用量】①治疗尿路感染：成人：口服一次 0.3～1g，一日 3 次；可同时服用氯化铵每次 1g 或酸性磷酸盐每次 0.5g。小儿：12 岁以上小儿：一次 1.0g，一日 2 次（早、晚各 1 次）；6～12 岁小儿：一次 0.5～1g，一日 2 次。②治疗手足多汗及腋臭：溶液剂外用，手足多汗，一日 1 次，一次适量，用手指均匀涂于患处；腋臭，一周 1 次，一次适量涂搽腋下。

【不良反应】①可引起胃肠道反应，如恶心、呕吐和腹泻。②可致皮疹，甚至发生超敏反应。③使用大剂量可引起膀胱刺激征或炎症，尿频、血尿和蛋白尿，可服用碳酸氢钠或大量饮水获得减轻。④外用偶见皮肤刺激如烧灼感或过敏反应，如皮疹、瘙痒等。

【禁忌证】肝肾功能不全者、严重脱水者、代谢性酸中毒和痛风均禁用本品及其盐。

【注意事项】①保持尿液 pH 值在 5.5 以下，避免进食柑橘类水果、牛奶奶酪制品及其他碱性食物，可补充大量维生素 C（4g/d 以上）、盐酸精氨酸，亦可给予氯化铵（肝、肾功能不全者禁用）以使尿液酸化。②本品与碳酸氢钠一起服用可减轻不良反应，但本品的疗效亦降低。③本品可干扰尿儿茶酚胺、尿雌三醇（酸水解法）、尿 5-羟基吲哚乙酸等的测定，增加误差。④尿中微生物（如奇异变形杆菌、某些假单胞菌属和肠杆菌等）的分解可使尿液 pH 值升高而降低本品的疗效。⑤本品可引起排尿困难，降低剂量或酸化尿液可以缓解。⑥大剂量服用本品（8g/d，连续服用 3～4 周）可出现膀胱刺激症状（尿痛、尿频）、蛋白尿和肉眼血尿等。⑦妊娠期妇女慎用，哺乳期妇女服用本品时应暂停哺乳。

【制剂规格】溶液剂：每瓶含 40%；39.5%。片剂：每片 0.3g；0.5g。

依沙吖啶 [药典（二）；基；医保（甲、乙）]

Ethacridine

【药理作用】本品为外用杀菌防腐剂，能抑制革兰阳性菌，主要是球菌，尤其是链球菌。多用于外科创伤、皮肤黏膜的洗涤和湿敷。此外，经过提纯及消毒后本品能刺激子宫肌肉收缩，使子宫肌紧张度增加，可用于中期妊娠引产，成功率达 95%以上。用药后除阵缩疼痛外无其他不适症状，胎儿排出快，效果尚满意。

【适应证】①用于小面积、轻度外伤创面及感染创面的消毒。②用于中期妊娠引产，终止 12～26 周妊娠。

【用法用量】①外用灭菌：用 0.1%～0.2%溶液，局部洗涤、湿敷；或清洗创面后，将软膏涂抹患处，一日 2～3 次。②羊膜腔内注射：由下腹壁向羊膜腔内注射本品 1%溶液 5～10ml（含药 50～100mg）。每次用量不超过 100mg。妊娠在 20 周以内者用 50mg，超过 20 周者用 100mg。③羊膜腔外注射：先冲洗阴道，一日 1 次，冲洗 3 天。在消毒情况下，将橡皮导尿管送入羊膜腔外，经导尿管注入药液 50ml（取本品 1%的注射液 10ml，加注射用水 40ml，含药 100mg）。注药后将导尿管折叠结扎放入阴道，保留 24 小时后取出。

【不良反应】①偶见皮肤刺激如烧灼感，或过敏反应如皮疹、瘙痒等；长期外用本溶液时，可能延缓伤口愈合。②用于引产时，约有 3%～4%的妊娠期妇女发热达到 38℃以上。可发生胎盘滞留或部分胎盘、胎膜残留而引起大量出血。为减少出血，一般以用于妊娠 16～24 周的引产为宜。软产道损伤发生率为 0.5%～3%，常见为宫颈撕裂或宫颈管前壁或后壁穿孔。极个别的妊娠期妇女有过敏反应。

【禁忌证】禁用于：①本品过敏者。②肝、肾功能不全者。③严重贫血、心功能不全、急性传染病及生殖器官炎症患者。

【注意事项】①本品见光容易分解变色，应避光保存。注射用的乳酸依沙吖啶须予注射前现配，要用注射用水溶解，不能用氯化钠注射液作溶媒，也不能与氯化物的溶液或碱性溶液配伍，以免析出沉淀。②用于引产须掌握剂量，安全用量为 50～100mg，极量 120mg，中度剂量 500mg，超过 1000mg 可能引起急性肾功能损伤，甚至死亡。③为减少感染并发症，最好不用羊膜腔外给药法。④羊膜腔内给药，其不良反应轻，因药物进入母体的量极微，即使注入 100mg，母体中药物的浓度也仅在 ng/ml 以下。但是，必须在妊娠 16 周以后，并且可经腹壁注入平膜腔内者，才能使用此种给药途径。⑤对有剖宫产史的妊娠期妇女需中期引产时，亦可在严密观察下用此法，因为用依沙吖啶引产时宫缩不甚强烈，不易引起子宫破裂。⑥发热是常见的不良反应，发生率达 20%以上，可以对症处理；但不可用前列腺素合成抑制剂，以免影响宫缩。如出现体温在 39℃以上，白细胞计数超过 20×10^9/L，应给予抗生素。⑦胎膜残留率高达 50%～80%。⑧若用药 72 小时后仍未发生规律性宫缩者，视为引产失败，可再次给药或改用其他方法。⑨引产同时，慎用其他引产药（如静脉滴注催产素），以免导致软产道损伤。⑩用药部位如有烧灼感、瘙痒、红肿等情况应停药，并将局部药物洗净。

【制剂规格】溶液剂：每瓶 100ml。注射剂：每支 2ml（50mg）。乳膏剂：每支 10g:10mg（0.1%）。

乙醇 [药典（二）]

Alcohol

【药理作用】本品为消毒防腐药，通过使细菌蛋白变性而起杀菌作用。70%乙醇溶液在 2 分钟内可将皮肤表面 90%细菌杀死，但过高浓度可使菌体表层蛋白质凝固，阻碍乙醇向内渗透从而影响杀菌作用。涂擦皮肤可扩张局部血管，增强血液循环。且由于其可挥发，有助于热量散发，故可用于退热。

【适应证】用于手术和注射部位的皮肤消毒。用于长期卧床患者涂擦皮肤可防止褥疮发生。用于高热患者涂擦皮肤可降低体温。用于小面积烫伤的湿敷浸泡。

【用法用量】①脱肛：肛门注射一次 0.3ml，与 1%盐酸普鲁卡因注射液 0.3ml 混合后注射于周围 2 个点。②面部三叉神经痛：神经根注射一次 1.5～2ml。③预激综合征：心肌内局部注射一次，手术用 10～20ml。④手术和注射部位皮肤消毒：用无菌棉签或棉球直接蘸取本品 75%的溶液涂搽皮肤或黏膜并作用 1～2 分钟。⑤降低体温：高热患者，用 20%～30%的溶液涂擦皮肤。⑥预防褥疮：40%～50%的溶液涂擦皮肤。

【不良反应】偶见皮肤刺激性。长时间接触少见过敏反应，如皮疹、心率加快、头痛。

【禁忌证】禁用于：①癫痫患者。②泌尿道感染患者。③对本品成瘾者。

【注意事项】①用于消毒时应避免浓度过高或过低，故勿用医用乙醇原液直接进行消毒。同时勿带入过多的水至溶液中，以免将其稀释而失效。②本品可使蛋白质凝固形成保护层，影响杀菌作用，故不宜用于被大量血、脓、粪便污染的表面。③本品对皮肤有刺激性，不可用于皮肤破损处及皮肤糜烂、渗液部位，同时应避免接触眼睛。④本品可使内镜镜头黏合剂失效，使橡胶、塑料老化，故不宜多次或长时间用于对该类物品的消毒。⑤本品为有机溶剂，涂抹时勿接触可被其溶解的物质。⑥本品 75%的溶液只作为外用消毒液，不应口服，且不应用于外科器械消毒。

【制剂规格】溶液剂：每瓶含 75%；95%。

鱼石脂[药典（二）；基；医保（甲）]

Ichthammol

【药理作用】本品具有温和的消炎防腐作用。局部外用制剂用于治疗皮肤疾病；也可用栓剂，治疗肛门直肠疾病。

【适应证】用于疖肿等多种皮肤病、外耳道炎。

【用法用量】①疖肿：10%软膏外涂，一日 2 次。②外耳道炎：10%滴耳液，一日滴药 3 次，一次 2 滴。

【不良反应】对皮肤有轻微刺激，偶可引起接触性皮炎，但罕有皮肤过敏反应的报道。

【禁忌证】不得用于皮肤破溃处。

【注意事项】①避免接触眼睛和其他黏膜（如口、鼻）。②连续使用不超过 7 日。③用药部位如有烧灼感、红肿等情况应停药。④过敏体质慎用。

【制剂规格】鱼石脂软膏：每支含 10%。鱼石脂颠茄软膏：每克含鱼石脂 88.8mg，颠茄流浸膏 29.06mg。滴耳液：每支含 10%。

第14章 其他类药物

第1节 解毒药

一、金属中毒解毒药

二巯丙醇 [药典（二）；医保（甲）]

Dimercaprol

【药理作用】本品为一种竞争性解毒剂，因此必须及早并足量使用。当大量重金属中毒或解救过迟时疗效不佳。本品因分子中具有2个活性巯基，与金属亲和力大，能夺取已与组织中酶系统结合的金属，形成不易离解的无毒性络合物而由尿排出，使巯基酶恢复活性，从而解除金属引起的中毒症状。由于形成的络合物可有一部分逐渐离解出二巯丙醇并很快被氧化，游离的金属仍能引起中毒现象，因此必须反复给予足够量，使游离的金属再度与二巯丙醇相结合，直至排出为止。本品对急性金属中毒有效，而对慢性中毒虽能增加尿中金属排泄量，但已被金属抑制，带有巯基细胞酶的活力已不能恢复，临床症状常无明显好转。对其他金属的促排效果，排铅不及依地酸钙钠，排铜不及青霉胺，对锑和铋无效。本品与镉、铁、硒、银、铀结合形成复合物，但其毒性反应比原金属为大，故应避免应用，甲基汞慢性和其他有机汞化合物中毒时应用本品，可使汞进入脑组织，故应禁用。

【适应证】①对砷、汞及金的中毒有解救作用，但治疗慢性汞中毒效果差。②对锑中毒的作用因锑化合物的不同而异，它能减轻酒石酸锑钾的毒性而能增加锑波芬与新斯锑波散等的毒性。③能减轻镉对肺的损害，但是由于它能影响镉在体内的分布及排出，增加了它对肾脏的损害，故使用时要注意掌握。④它还能减轻发泡性砷化合物战争毒气所引起的损害。

【用法用量】成人，肌内注射，按体重2～3mg/kg，最初2日，每4小时注射1次。第3日，每6小时注射1次，以后每12小时注射1次，一个疗程为10日。小儿用量同成人。治疗小儿铅脑病，与依地酸钙钠同用，用量参阅依地酸钙钠项下。

【不良反应】本品有特殊气味。常可有恶心、头痛、唇和口腔灼热感、咽和胸部紧迫感、流泪、流涕、流涎、多汗、腹痛、肢端麻木和异常感觉、肌肉和关节酸痛。本品有收缩小动脉作用，当剂量超过5mg/kg时，可使心动过速、血压上升、抽搐和昏迷，暂时性ALT、AST增高。持续应用，能损伤毛细血管，引起血浆渗出，导致低蛋白血症、代谢性酸中毒、血浆乳酸增高和肾损害。儿童不良反应与成人相同，且多有发热和暂时性中性粒细胞减少。

【禁忌证】①禁用于对花生或花生制品过敏者。②禁用于严重高血压及心、肾衰竭患者。③禁用于铁、硒、镉中毒者，因与这些物质形成的化合物毒性更大。

【注意事项】①老年人（心、肾功能不全）及有心脏病、高血压、肝、肾功能不良者慎用。②应用本品前后，应注意监测血压和心率。治疗过程中要检查尿常规及肾功能。大剂量长期应用时，要定期检查血浆蛋白。③本品是与金属结合的络合物、在酸性条件下容易离解，故应碱化尿液，保护肾脏。④两次给药间隔时间不得少于 4 小时。⑤本品肌内注射，局部可引起疼痛，并可引起无菌坏死，注射部位应交替进行，并注意局部清洁消毒。

【制剂规格】注射剂：每支 0.1g（1ml）；0.2g（2ml）。

二巯丁二钠 [药典（二）；医保（甲）]

Sodium Dimercaptosuccinate

【药理作用】本品为我国研制的解毒剂。作用大致与二巯丙醇相同，能与机体组织蛋白质和酶的巯基竞争结合金属离子，并能夺取已与酶结合的金属离子，从而保护和恢复酶的活性，本品与金属离子结合形成的复合物主要由尿排出，对酒石酸锑钾的解毒效力较二巯丙醇强 10 倍（但因能提高锑的排泄率、使血吸虫病患者血液内的含锑量降低，以致使锑剂的疗效亦降低），且毒性较小。

【适应证】①用于治疗锑、铅、汞、砷、铜的中毒（治疗汞中毒的效果不如二巯丙磺钠）。②预防镉、钴、镍中毒。③对肝豆状核变性有驱铜及减轻症状的作用。

【用法用量】①成人解毒：1g，临用时配成 10%溶液，立即缓慢静脉注射，10～15 分钟注射完毕。②急性锑中毒引起的心律失常：本品首次剂量为 2g，用 5%葡萄糖注射液 20ml 溶解后，静脉缓慢注射。以后每小时 1g，共 4～5 次。③亚急性金属中毒：每次 1g，每日 2～3 次，共用 3～5 日。④慢性中毒：每日 1g，共 5～7 日，或每日 1g，连续 3 日，停药 4 日为 1 疗程，按病情可用 2～4 疗程。⑤小儿急性中毒：首次 30～40mg/kg，以注射用水配成 5%～10%的溶液，于 15 分钟静脉注射，之后每次 20mg/kg，每小时 1 次，连用 4～5 次。

【不良反应】可有口臭、头痛、恶心、乏力、四肢酸痛等反应，注射速度越快反应越重，但可于数小时内自行消失，个别出现血清 ALT 和 AST 暂时增高。

【禁忌证】严重肝、肾功能不良者禁用。

【注意事项】①有肝脏疾病者慎用（在应用本品前及用药过程中，要每 1～2 周检查肝功能）。②粉剂溶解后立即使用，水溶液不稳定，不可久置，也不可加热。正常者为无色或微红色，如呈土黄色或混浊，则不可用。③临用时用氯化钠注射液或 5%葡萄糖注射液配制成 10%溶液，即刻静脉注射，因易分解，分解物有毒性，故不可静脉滴注。

【制剂规格】注射剂：每支 0.5g；1g。

二巯丁二酸［药典（二）；医保（甲）］

Dimercaptosuccinic Acid

【药理作用】本品为口服有效的重金属解毒药。作用机制为分子中的 2 个活性巯基能夺取已与组织中酶系统结合的金属，形成稳定的水溶性螯合物由尿中排出，使含有巯基的酶恢复活性，解除重金属引起的中毒症状。本品可特异性的与铅结合，减少铅从胃肠道吸收和滞留。降低血铅浓度，但短时间用药后，易使铅从骨中游离出来重新再分布，引起血铅反跳性升高，故应视情况多疗程用药。本品也可与汞、砷等形成螯合物。

【适应证】①用于解救铅、汞、砷、镍、铜等金属中毒。②对铅中毒疗效较好。③可用于治疗肝豆状核变性。

【用法用量】口服。①成人：每次 0.5g，每日 3 次，连用 3 日为 1 个疗程，停药 4 天再用；或每次 0.5g，每日 2 次，隔日服药，共 10 日，停药 5 日再用。一般 2～3 个疗程即可。②儿童：每次口服 10mg/kg 或 350mg/m^2，每 8 小时 1 次，连用 5 日，然后改为每 12 小时 1 次，连用 2 周，共 19 日为一疗程。

【不良反应】①成人和儿童的常见不良反应有恶心、呕吐、腹泻、食欲丧失、稀便等胃肠道反应。②偶见皮疹（约 4%成人），血清氨基转移酶一过性升高（6%～10%）。③偶见中性粒细胞减少。

【禁忌证】严重肝功能障碍和妊娠期妇女禁用。

【注意事项】①治疗时应监测血铅浓度。因治疗后血铅浓度降低，但有些人再次接触铅和治疗时，血铅反而升高。此外，经短时治疗后，可引起血铅反跳性升高，这是因铅从骨中游离出来，重新分布的结果。所以应反复用药，才能保证疗效。②肝病慎用，治疗时每周监测血氨基转移酶。③每周监测全部血细胞计数，发现有中性粒细胞减少时停药。④监测尿铅的排出。⑤对一些缺乏葡萄糖－6－磷酸脱氢酶和镰状细胞性贫血儿童用本品治疗无效。

【制剂规格】胶囊剂：每粒 0.25g。

依地酸钙钠［药典（二）；医保（甲、乙）］

Calcium Disodium Edetate

【药理作用】本品能与多种金属结合成为稳定而可溶的络合物，由尿中排泄，故可适用于多种金属中毒的解救。本品对无机铅中毒效果较好（但对四乙基铅中毒无效），对钴、铜、铬、镉、锰及放射性元素（如镭、钚、铀、钍等）均有解毒作用，但对锶无效。本品与汞的络合力不强，很少用于汞中毒的解毒。

【适应证】主要用于治疗铅中毒，亦可治疗镉、锰、铬、镍、钴和铜中毒，以及作诊断用的铅移动试验。

【用法用量】以短程间歇疗法为原则，长期连续使用则排毒率低，副作用大。（1）成人：①静脉滴注：每日 1g，加入 5%葡萄糖注射液 250～500ml，静脉滴注 4～8 小时，连续用药 3 天，停药 4 天为 1 疗程。注射一般可连续 3～5 个疗程。必要时，可间隔 3～6 个月再重复。以静脉滴注疗效最高。②肌内注射：用 0.5g 加 1%盐酸普鲁卡因 2ml 稀释后作深部肌内注射，每日 1 次，疗程参照静脉滴注。③口服。一次 1.0g（一次 2 片）每日 2～4 次，或按病情给药。（2）小儿：每日按体重 25mg/kg，静脉用药法参照成人。

铅移动试验：成人每次 1g，加入 5%葡萄糖注射液 500ml，4 小时静脉滴注完毕。自用药开始起留 24 小时尿。24 小时尿铅排泄量超过 2.42μmol（0.5mg），认为体内有过量铅负荷。

局都用药（治疗眼部金属异物损害）：0.5%溶液，于每晨作电离子透入 1 次，然后每 0.5～1 小时滴眼 1 次，每晚结膜下注射 1 次。

【不良反应】部分患者可有短暂的头晕、恶心、关节酸痛、腹痛、乏力等。个别患者于注入 4～8 小时后可出现全身反应，症状为疲软、乏力、头昏、前额痛、过度口渴、突然发热及寒战，继以食欲缺乏等。少数有尿频、尿急、蛋白尿、低血压和心电图 T 波倒置。也有报道出现类组胺反应（流涕、流泪等）和维生素 B_6 缺乏样皮炎者。也有患者用本品后出现高钙血症。

【禁忌证】禁用于：①对本品过敏者（本品与乙二胺有交叉过敏反应）。②少尿或无尿及肾功能不良者。③妊娠期妇女。

【注意事项】老年人（心、肾功能不全，应减少用量和疗程）及肾病患者慎用。用药注意：①大剂量时可有肾小管水肿等损害，用药期间应注意查尿，若出现管型、蛋白、红细胞、白细胞甚至少尿或肾衰竭等，应立即停药，停药后可逐渐恢复正常。②每一疗程治疗前后，应检查尿常规，多疗程治疗过程中应检查尿素氮、肌酐、钙和磷。③本品对正在接触铅的患者，不宜口服，因它反可增加铅在胃肠道的吸收。④本品可络合锌，干扰精蛋白锌胰岛素的作用时间。⑤注射剂为 20%水溶液，肌内注射可引起局部疼痛，一般用 0.5%～1%盐酸普鲁卡因溶液稀释到 0.5%～1.5%的浓度，以减轻疼痛。每日剂量不宜超过 1.5g。每一疗程联合用药不宜超过 5 天。需要进行第二疗程前必须停药 4～7 天。剂量过大疗程过长，不一定成比例地增加尿中金属排泄量，相反还可引起急性肾小管坏死。严重中毒患者，不宜应用较大剂量，否则尿中金属－本品络合物增加量过大，来不及从尿中排出，反而增加铅对人体的毒性。儿童急性严重铅脑病如不治疗，其死亡率高达 65%，存活者也遗留脑损伤后遗症。⑥如静脉注射过快、血药浓度超过 0.5%时，可引起血栓性静脉炎。⑦对铅脑病的疗效不高，与二巯丙醇合用可提高疗效和减轻神经症状（具体用法：二巯丙醇按体重 4mg/kg，每 4～6 小时一次，同时应用本品按体重 12.5mg/kg，每日 2 次，疗程 3～5 天）。治疗铅脑病及脑压增高患者，应避免给予过多水分，可由肌内给药，同时给予甘露醇等脱水剂。

【制剂规格】片剂：每片 0.5g。注射剂：

每支0.2g（2ml）；1g（5ml）。滴眼剂：每支含0.5%。

二、有机磷中毒解毒药

碘解磷定[药典（二）；医保（甲）]

Pralidoxime Lodide

【药理作用】本品为有机磷农药中毒的解毒剂，对轻度有机磷中毒，可单独应用本品或阿托品以控制症状；中度、重度中毒时则必须合并应用阿托品，因对体内已蓄积的乙酰胆碱几无作用。静脉给药后，血中很快达到有效浓度，大剂量时还能通过血脑屏障进入脑组织，由肾很快排出，无蓄积中毒现象。当有机磷酸酯类杀虫剂（如敌敌畏、1609、1059等）进入机体后，与体内胆碱酯酶结合，形成磷酰化酶而使之失去水解乙酰胆碱的作用，因而体内发生乙酰胆碱的蓄积，出现一系列中毒症状。碘解磷定等解毒药在体内能与磷酰化胆碱酯酶中的磷酰基结合、而将其中胆碱酯酶游离，恢复其水解乙酰胆碱的活性，故又称胆碱酯酶复活剂。碘解磷定等尚能与血中有机磷酸酯类直接结合，成为无毒物质由尿排出。本品的特点为：①只对中毒时间不长、形成不久的磷酰化酶有重活化作用，如已经过一定时间，磷酰化酶已老化（脱烷基）后，再不能被重活化，胆碱酯酶的活性则难以恢复。故应用肟类重活化剂，治疗有机磷类中毒时，用药越早越好。②本品对不同有机磷化合物的作用不同，一般认为对沙磷、对硫磷、内吸磷、硫特普、马拉硫磷、碘依可酯的疗效较好，对塔崩、敌敌畏、美曲膦酯的效果较差，对索曼无效，对罗果、氧化罗果尚有争议。③不同的重活化剂其作用的强弱不同，即对有机磷的抗毒效价不同。④给药后虽能清除肌肉震颤、肌无力等外周性烟碱样症状，但不能直接对抗乙酰胆碱的大部分效应，即不能消除中枢症状、毒蕈碱样症状及其他烟碱症状，故对中、重度中毒患者，必须与抗胆碱药合用。⑤肟类重活化剂都是季铵盐，脂溶性差，不能进入血脑屏障进入中枢神经系统，对中枢的中毒活化酶没有明显的重活化作用，故对中枢的中毒症状无明显的效果。⑥口服吸收很差且不规则，一般都通过静脉给药。

【适应证】有机磷中毒。

【用法用量】①治疗轻度中毒：成人一次0.4～0.8g，以葡萄糖注射液或0.9%氯化钠注射液稀释后静脉滴注或缓慢静脉注射，必要时2～4小时重复一次。小儿一次15mg/kg。②治疗中度中毒：成人首次0.8～1.6g缓慢静脉注射，以后每1小时重复0.4～0.8g，肌颤缓解和血液胆碱酯酶活性恢复至正常的60%以上后逐情减量或停药。或以静脉滴注给药维持，每小时给0.4g，共4～6次。小儿一次20～30mg/kg。③治疗重度中毒：成人首次用1.6～2.4g，缓慢静脉注射，以后每小时重复0.8～1.6g，肌颤缓解和血液胆碱酯酶活性恢复至正常以后的60%以上后逐情减量或停药。小儿一次30mg/kg。

【不良反应】①有时可引起咽痛及腮腺肿大等碘反应。②注射过快可引起心率增快、眩晕、视力模糊、恶心、呕吐、心动过缓、严重者可发生乏力、头痛、动作不协调、阵挛性抽搐，甚至抑制呼吸中枢，引起呼吸衰竭。③局部刺激性较强，注射时若漏流至皮下，可致剧痛及周围皮肤发麻。

【禁忌证】禁用于对碘过敏者（可改用氯解磷定）。

【注意事项】①要根据病情掌握剂量及给药时间，用药过程中要密切观察病情变化及测定血液胆碱酯酶活性，以作为用药指标。有机磷农药口服中毒时，由于它在下消化道排泄较慢，因此口服患者应用本品，至少要维持48～72 小时。停药指征以烟碱症状（肌颤、肌无力）消失为主，血液胆碱酯酶活性应维持在 50%～60%以上。②粉针可用氯化钠注射液或5%、10%葡萄糖溶液溶解，不易溶解时，可振摇或加温至 40～50℃。在碱性溶液中易水解，故忌与碱性药物配伍。③在体内迅速被分解而维持时间短（仅 1.5～2 小时），故根据病情必须反复静脉给药，不宜静脉滴注（尤其是首次给药）。④老年人应适当减少用量和减慢滴注速度。

【制剂规格】注射剂：每支 0.4g（10ml）；0.5g（20ml）。

氯解磷定[基；医保（甲）]

Pralidoxime Chloride

【药理作用】本品的抗毒机制与碘解磷定相同，但重活化作用较强，1g 氯解磷定的作用相当于碘解磷定的 1.53 倍。对人的不良反应较小，对碘过敏者也可使用。治疗有机磷中毒，应与抗胆碱药合用，单用疗效差。

【适应证】有机磷中毒。

【用法用量】（1）成人：①轻度中毒：0.5～0.75g，肌内注射，必要时一小时后重复一次。②中度中毒：首次 0.75～1.5g，肌内注射或稀释后缓慢静脉注射，以后每小时重复 0.5～1.0g，肌颤消失或胆碱酯酶活性恢复至正常的60%以上后，逐渐减量或停药。③重度中毒：首次 1.5～2.5g 分两处肌内注射或稀释后缓慢静脉注射，以后每 0.5～1 小时重复 1.0～1.5g，肌颤消失或血液胆碱酯酶活性恢复至正常的 60%以上后，酌情减量或停药。（2）小儿：用法与成人同，①轻度中毒：按体重15～20mg/kg。②中度中毒：按体重20～30mg/kg。③重度中毒：按体重30mg/kg。

【不良反应】健康人肌内注射后会自觉面部发热、咽部发凉与面肌无力。静脉注射后的反应与碘解磷定相同，注射速度过快，可引起恶心、呕吐、心率增快，严重时有头晕、头痛、复视、视力模糊、动作不协调，但比碘解磷定的反应小。

【禁忌证】对本品过敏者禁用。

【注意事项】①根据病情掌握剂量及间隔时间，用药过程中应密切掌握病情变化及测定胆碱酯酶活性，以作为用药指标。有机磷农药口服时，由于有机磷可在下消化道吸收及排泄较慢，因此口服患者应用本品，至少要维持 48～72 小时。停药指征以烟碱症状（肌颤、肌无力）消失为主，血液胆碱酯酶活性应维持在 50%～60%以上。②因生物半衰期短，故给药途径以稀释后静脉注射为好，不宜静脉滴注（尤其是首次给药）。肌内注射可引起局部疼痛。③老年人，应适当减少用量和减慢滴注速度。

【制剂规格】注射剂：每支 0.5g（2ml）。

三、苯二氮䓬类中毒解毒药

氟马西尼[药典（二）；基；医保（甲）]

Flumazenil

【药理作用】本品为有选择性的苯二氮䓬类拮抗剂。其化学结构与苯二氮䓬类近似，作用于中枢的苯二氮䓬（BZD）受体，能阻断受体而无 BZD 样作用。动物实验证明，它能逆转对中枢 BZD 受体有亲和力的 BZD 类和非 BZD 类（如佐匹克隆等），对人的作用也一致。它还能部分地拮抗丙戊酸钠的抗惊厥作用。抗精神药物多能增加人体催乳素的分泌水平，而 BZD 类抗焦虑药则可使其降低，本品能拮抗 BZD 类的降低效应。对地西泮、劳拉西泮或三唑仑等所形成的耐受性及有躯体依赖的动物，使用本品后可产生戒断症状。

【适应证】苯二氮䓬类药物之中毒解救。也可用于乙醇中毒之解救。

【用法用量】成人常用量：0.5～2mg，静脉注射。小儿常用量：0.01mg/kg，静脉注射。最大剂量 1mg。

麻醉后：因苯二氮䓬类常用于术前的麻醉诱导和术中的麻醉维持。本品则于术后使用，以终止 BZD 类的镇静作用。开始用量是 15 秒内缓慢静脉注射 0.2mg，如 30 秒内尚未清醒，可再注射 0.1～0.3mg，必要时，60 秒重复一次，直至总量达 3mg 为止。通常使用 0.3～0.6mg 即可。

急救：对原因不明的神志丧失患者，可用本品来鉴别是否为苯二氮䓬类所致，如反复给药也不能使意识或呼吸功能改善，则可判定为非苯二氮䓬所致。开始用量是 0.2mg，以氯化钠注射液或 5%葡萄糖注射液稀释后静脉注射；重复给药每次增加 0.1mg，或每小时 0.1～0.4mg 静脉滴注，至患者清醒为止。一般最大剂量为 0.5mg。但大剂量苯二氮䓬类中毒，可用至 1～2mg 以上。如清醒后又困睡，则可静脉滴注 0.1～0.4mg/h，滴速个体化，直至清醒为止。

【不良反应】①麻醉后使用，偶有面部潮红、恶心、呕吐等。②快速注射后可见焦虑、心悸、恐惧等反应。

【禁忌证】①对本品过敏者禁用。②妊娠头 3 个月的妊娠期妇女禁用。③麻醉后肌松剂作用尚未消失的患者禁用。

【注意事项】①哺乳期妇女、混合性药物中毒者慎用。②用药注意：使用本品前，曾经长期使用苯二氮䓬类的患着，如快速注射本品，会出现戒断症状，如焦虑、心悸、恐惧等，故应缓慢注射。戒断症状较重者，可缓慢静脉注射地西泮 5mg 或咪达唑仑 5mg。

③使用本品的患者清醒后，由于残留的苯二氮䓬类仍在发挥作用，故这类患者不得进行精细操作、高空作业或驾驶。

【制剂规格】注射剂：每支 0.2mg（2ml）；0.5mg（5ml）；1.0mg（10ml）。

四、氰化物中毒解毒药

硫代硫酸钠[药典（二）；基；医保（甲）]

Sodium Thiosulfate

【药理作用】本品所供给的硫，通过体内硫转移酶，将硫与体内游离的或已与高铁血红蛋白结合的 CN—相结合，使变为毒性很小的硫氰酯盐随尿排出而解毒。

【适应证】①抢救氰化物中毒。②抗过敏。③治疗降压药硝普钠过量中毒。④治疗可溶性钡盐（如硝酸钡）中毒。⑤治疗砷、汞、铋、铅等金属中毒。

【用法用量】（1）成人：①抢救氰化物中毒：由于本品解毒作用较慢，须先用作用迅速的亚硝酸钠、亚硝酸异戊酯或亚甲蓝，然后缓慢静脉注射 10～30g（25%～50%溶液 40～60ml），每分钟 5ml 以下。必要时，1 小时后再与高铁血红蛋白形成剂合用半量至全量。口服中毒者，还须用 5%溶液洗胃，洗后留本品溶液适量于胃内。②硝普钠过量中毒：单独使用 25%溶液 20～40ml，缓慢静脉注射。③可溶性钡盐中毒：缓慢静脉注射 25%溶液 20～40ml。④治疗砷、汞、铋、铅等金属中毒：静脉注射，一次 0.5～1.0g。⑤抗过敏：0.5～1.0g（5%溶液 10～20ml）静脉注射，每日 1 次，10～14 日为 1 疗程。（2）小儿：按体重计算，25%溶液 1.0～1.5ml/kg（250～375mg/kg）。

【不良反应】偶见头晕、乏力、恶心、呕吐等，还可引起血压下降（尤其是注射过快时）。

【禁忌证】对本品过敏者禁用。

【注意事项】①静脉注射量大时，应注意不良反应，注射速度不宜过快，以免引起血压下降。②不能与亚硝酸钠混合后同时静脉注射，以免引起血压下降。在亚硝酸钠静脉注射后，不需拔出针头，立即由原注射针头注射本品。③不能与其他药物混合注射，否则会发生沉淀或降低疗效。

【制剂规格】注射用硫代硫酸钠：每支含无水硫代硫酸钠 0.32g；0.64g。注射剂：每支 0.5g（10ml）；1.0g（20ml）。

亚甲蓝[药典（二）；基；医保（甲）]

Methylthioninium Chloride

【药理作用】本品为治疗氰化物中毒的解毒剂，作用与用量密切有关。本品为氧化还原剂，高浓度时直接使血红蛋白氧化为高铁血红蛋白；低浓度时，在还原型辅酶 I 脱氢酶（NADPH）的作用下，本品还原成为还原型亚甲蓝，能将高铁还原型蛋白还原为血红蛋白。所以临床使用本品低浓度（1～2mg/kg；1%溶液 5～10ml）以治疗亚硝酸盐、氯酸盐、醌类、醌亚胺类、苯胺及硝基苯等所引起的高铁血红蛋白血症；高浓度（5～10mg/kg；1%溶液 25～50ml）则对血红蛋白起氧化作用，使生成高铁血红蛋白。原因是大量本品进入体内，还原型辅酶 I 脱氢酶（NADPH）生成减少，不能使本品全部转变为还原型亚甲蓝，氧化型亚甲蓝量多，血红蛋白被氧化为高铁血红蛋白。高浓度的本品其氧化作用可用于治疗氰化物中毒。原理与亚硝酸钠相同，但不如亚硝酸钠作用强。小剂量在临床上用于治疗高铁血红蛋白血症（如硝基苯、硝酸甘油、苯胺、非那西丁、伯氨喹、肠源性青紫症），但剂量切忌过大，否则会生成高铁血红蛋白而使症状加重。大剂量用于轻度氰化物中毒，并在静脉注射本品后，再给予硫代硫酸钠静脉注射，以使游离的氰离子和已与高铁血红蛋白结合的氰离子结合成硫氰酸盐（毒性仅为氰化物的 1/200）而从尿中排出。

【适应证】①治疗亚硝酸盐及苯胺类引起的中毒（高铁血红蛋白症）。②治疗氰化物中毒。

【用法用量】①治疗亚硝酸盐中毒：用 1%溶液 5～10ml（1～2mg/kg），稀释于 25%葡萄糖溶液 20～40ml 中，缓慢静脉注射（10 分钟注完）。若注射后 30～60 分钟发绀不消退，可重复注射首次剂量一次。3～4 小时后，根据病情还可注射半量。若口服本品，可用 150～250mg，每 4 小时 1 次。②治疗氰化物中毒：用 1%溶液 50～100ml（5～10mg/kg），以 25%葡萄糖注射液稀释后缓慢静脉注射，而后再注入 25%硫代硫酸钠 20～40ml。严重者两者交替使用。

【不良反应】静脉注射剂量过大（500mg）或注射速度过快时，可引起恶心、腹痛、眩晕、头痛、呼吸困难、血压降低、心前区痛、心律失常、出汗和神志不清等，严重者有心肌损害（一般静脉注射速度，稀释后的溶液每分钟 2ml 左右，一次注射剂量不得超过 200mg，24 小时总量不得超过 500mg）。用药后，尿呈蓝绿色，有时有尿路刺激症状，如尿道灼痛等。

【禁忌证】尚不明确。

【注意事项】（1）肾功能不全者慎用。（2）用药注意：①不可作皮下、肌内或鞘内注射，以免造成局部坏死和中枢器质性损害。②治疗高铁血红蛋白症，本品每日用量约 120mg 即可，重者可用 2～3 日，不需大量反复应用。因本品排泄需要 3～5 日，大量反复应用，可导致体内蓄积而产生不良反应。③对先天性还原型辅酶Ⅱ（NADPH）及高铁血红蛋白还原酶缺乏所引起的高铁血红蛋白症，效果差（可每日口服本品 300mg 和给予大剂量维生素 C）。对异常血红蛋白 M 伴有的高铁血红蛋白症无效。④葡萄糖－6－磷酸脱氢酶缺乏患者和小儿，若应用剂量过大，可引起溶血。

【制剂规格】注射剂：每支 20mg（2ml）。

亚硝酸钠[药典（二）；医保（甲）]

Sodium Nitrite

【药理作用】本品治疗氰化物中毒的机制亦系使血红蛋白变成高铁血红蛋白，本品必须在中毒早期应用，使用越早，效果越好。其解毒过程与亚甲蓝同，但作用较亚甲蓝强。本品能扩张血管平滑肌，故静脉滴注时不能过快，以免引起血压骤降。由于氰离子与细胞色素氧化酶的亲和力稍小于与高铁血红蛋白的亲和力，故本品的用量不可过小，应使患者稍呈现青紫，即有相当量的高铁血红蛋白以使其充分与氰离子结合，才能迅速有效地解毒。

【适应证】治疗氰化物中毒及硫化氢中毒。

【用法用量】①成人，静脉注射：每次3%溶液 10～15ml（或 6～12mg/kg），注射速度宜慢（按 2ml/min）。和用氯化钠注射液稀释至 100ml 后静脉注射（5～20 分钟），随后静脉注射 25%硫代硫酸钠 40ml（硫化氢中毒不需要注射硫代硫酸钠）。必要时，0.5～1 小时后可重复给半量或全量。②小儿：按体重 3%溶液 0.15～0.3mg/kg。最好按下表所示，按血红蛋白的含量来调节亚硝酸钠的用量。本品为 3%溶液，仅供静脉注射用，每次 10～20ml，每分钟注射 2～3ml；需要时在一小时后重复半量或全量。

按照血红蛋白的含量调节亚硝酸钠的用量表

血红蛋白（g/L）	3%亚硝酸钠用量（ml/kg）
70	0.19
80	0.22
90	0.25
100	0.27
110	0.30
120	0.33
130	0.36
140	0.39

【不良反应】①本品有扩张血管作用，注射速度过快时，可致血压下降、心动过速、头痛、出冷汗，甚至晕厥、休克、抽搐。②用量过大时，形成过多的高铁血红蛋白而形成发绀、呼吸困难等症状。对儿童要特别注意本品的使用量，国外报道，曾有儿童氰化物中毒不严重，却因本品用量过大，形成过多的高铁血红蛋白而致死。必要时，应同时用抗休克治疗。

【禁忌证】休克患者禁用。

【注意事项】①注射中，如出现不良反应，应立即停药。②氰化物中毒时，单用本品，仅可暂时地延缓其毒性。因此要在应用本品后，立即通过原静脉注射针头注射硫代硫酸钠，使其与—CN 结合，变成毒性较小的硫氰酸盐，由尿排出。本品与硫代硫酸钠，均可引起血压下降，故应密切观察血压变化。③如用量过大，会导致过多的高铁血红蛋白形成，可静脉注射 1% 亚甲蓝 5～10ml（0.1～0.2ml/kg）以促进高铁血红蛋白还原为血红蛋白。

【制剂规格】注射剂：每支 0.3g（10ml）。

五、吗啡类中毒解毒药

洛非西定 [药典（二）]

lofexidine

【药理作用】本品为中枢交感神经抑制药，它能选择性激活中枢α_2受体，降低脑中去甲肾上腺功能，进而起到减轻部分阿片类药物成瘾戒断症状的作用。

【适应证】用于减轻或解除阿片类药物的戒断综合征。

【用法用量】口服。停用阿片类药物后即可开始服用本品。当日可口服 1～2 次，每次 0.4～0.6mg，次日开始每天服用 3 次，每次 0.4～0.6mg，持续 3～5 天，以后在 2～4 天内逐渐减量至结束，最大日剂量以不超过 1.6～1.8mg 为宜。若在治疗过程中不再滥用阿片类药物，脱毒疗程为 7～10 天。

【不良反应】①主要不良反应为头晕、口干、精神萎靡、困倦、周身无力、步态不稳、视物模糊和低血压，甚至引起直立性虚脱。②其他不良反应还有食欲下降、恶心、呕吐、腹胀、心慌、头痛、耳鸣等。

【禁忌证】对咪唑啉衍生物过敏者禁用。本品具有降压作用，有严重心血管疾病、近期有心肌梗死、脑血管疾病和慢性肾功能障碍者禁用。

【注意事项】①在服药期间应尽量卧床。②部分患者服药后有头晕、困倦及精神萎靡，服药期间应禁止操作机器和驾驶汽车。③本品不能突然停药，应在 2～4 天内逐日递减至停药，以免血压突然升高及伴发的相应症状。④本品可增强酒精、巴比妥类及其他镇静催眠剂对中枢神经系统的抑制作用，服药期间应避免饮酒和服用较大剂量镇静安眠药。⑤本品动物试验未见致畸作用，但妊娠期妇女应权衡利弊后用，哺乳期妇女慎用。

【制剂规格】片剂：每片 0.2mg。

纳洛酮 [药典（二）；基；医保（甲）]

Naloxone

【药理作用】其化学结构与吗啡相似，但对阿片受体的亲和力却比吗啡大，能阻止吗啡样物质与阿片受体结合，为阿片类的解毒剂，还有增加急性中毒的呼吸抑制者的呼吸频率，并能对抗镇静作用及使血压上升等优点。

【适应证】①治疗阿片类药物及其他麻醉性镇痛药（如哌替啶、阿法罗定、美沙酮、芬太尼、二氢埃托啡、依托尼秦等）中毒。②治疗镇静催眠药与急性酒精中毒。③阿片类及其他麻醉性镇痛药依赖性的诊断。

【用法用量】静脉注射 0.4～0.8mg（小儿用量与成人同）。治疗阿片类、镇静催眠药类与急性酒精中毒，首剂 0.4～0.8mg，无效时可重复一次。因纳洛酮的作用只能持续 45～90 分钟，以后必须根据病情重复用药，以巩固疗效。

【不良反应】个别患者出现口干、恶心呕吐、畏食、困倦或烦躁不安、血压升高和心率加快，大多数可不用处理而自行恢复。但有报道，个别患者可诱发心律失常、肺水肿、甚至心肌梗死。

【禁忌证】对本品过敏的患者禁用。

【注意事项】①高血压及心功能不良患者慎用。②应根据患者具体情况和病情，选用适当的剂量和给药速度。③密切观察患者的体征变化，如呼吸、血压、心率，并及时采取相应措施。④阿片类及其他麻醉性镇静药成瘾者，注射本品时，会立即出现戒断症状，故要注意掌握剂量。

【制剂规格】注射剂：每支 0.4mg（1ml）；1mg（1ml）；2mg（2ml）；4mg（10ml）。

纳美芬［药典（二）；医保（乙）］

Nalmefene

【药理作用】本品为阿片拮抗剂，是纳曲酮的 6－亚甲基类似物。本品能抑制或逆转阿片药物的呼吸抑制、镇静和低血压作用。药效学研究显示，在完全逆转剂量下本品的作用持续时间长于纳洛酮。本品无阿片激动活性，不产生呼吸抑制、致幻效应或瞳孔缩小。在无阿片激动剂存在时给予纳美芬未见药理学作用。研究中未见纳美芬的耐受性、躯体依赖性或滥用倾向。在阿片依赖者中，纳美芬可产生急性戒断症状。

【适应证】本品适用于完全或部分逆转阿片类药物的作用，包括由天然的或合成的阿片类药物引起的呼吸抑制。

【用法用量】纳美芬注射液一般为静脉注射，也可肌内注射或皮下注射。①逆转术后阿片类药物抑制的推荐剂量：使用 100μg/ml 的剂量浓度，初始剂量为 0.25μg/kg，2～5 分钟后可增加剂量 0.25μg/kg，当达到了预期的阿片类药物逆转作用后立即停药。累积剂量大于 1.0μg/kg 不会增加疗效。对已知的心血管高危患者用药时，应将本品与氯化钠注射液或无菌注射用水按 1:1 的比例稀释，并使用 0.1μg/kg 作为初始剂量和增加剂量。②对阿片类药物耐受或产生躯体依赖的患者：纳美芬对阿片类药物耐受或躯体依赖的患者能引起急性戒断症状。在初次或持续用药时应密切观察这些患者是否出现戒断症状。至少应在 2～5 分钟后再次用药，以增加剂量达到最大疗效。

【不良反应】①对少数患者，当本品的剂量超过推荐剂量时，纳美芬产生的症状显示出对内源性阿片类药物（例如以前报道的其他麻醉剂拮抗剂）作用的逆转。这些症状（如恶心、寒战、肌痛、烦躁不安、腹部痉挛和关节痛）常为一过性的且发生率低。②使用纳美芬出现的戒断症状与使用其他阿片类拮抗剂出现的类似，术后低剂量用药出现的戒断症状是一过性的，对药物过量患者大剂量用药后出现的戒断症状持续时间长。③据报道术后使用纳美芬与使用生物等效剂量的纳洛酮出现心动过速和恶心的频率是相同的。

【禁忌证】对本品过敏者禁用。

【注意事项】①妊娠期妇女、儿童及心血管高危患者或使用了可能有心脏毒性药物的患者应慎用。②本品与其他同类药一样，不是治疗通气衰竭的主要手段。在大部分紧急情况下，应先建立人工气道、辅助通气、给氧和建立循环通道。③纳美芬的作用时间较纳洛酮长，应提醒医生注意可能出现呼吸抑制的复发。④丁丙诺啡对阿片受体亲和力强，被置换的速度慢，纳美芬不能完全逆转丁丙诺啡的呼吸抑制作用。⑤纳美芬像其他阿片类拮抗剂一样，会出现急性戒断反应症状。因此，在对阿片类药物出现躯体依赖或手术中使用了大剂量阿片类药物的患者用药时应格外谨慎。

【制剂规格】注射液：每支1ml:0.1mg。

烯丙吗啡 [药典（二）；医保（甲）]

Methyldopa

【药理作用】本品为双向类药，有拮抗阿片类药的作用，以拮抗m受体为主，且对δ受体有强烈的激动作用，也有一定的镇痛和抑制呼吸作用。因为小量时即可有困倦欲睡、微弱激动、急躁、缩瞳等不良反应，临床不作镇痛用，而利用它可拮抗阿片受体激动药的作用（包括镇痛、欣快感、呼吸抑制、缩瞳等）。

【适应证】主要用于阿片受体激动药急性中毒的解救。适用于吗啡、哌替啶等镇痛药逾量中毒。用于复合全麻结束时拮抗阿片受体激动药的残余作用，以恢复自主呼吸。可激发戒断症状，用于对吗啡类药是否成瘾的诊断。

【用法用量】皮下或静脉注射。成人常用量：一次5～10mg；极量：一日40mg。用于对吗啡类药是否成瘾的诊断，成人皮下注射3mg或静脉注射0.4mg，阳性症状为已缩小的瞳孔略放大，戒断症状出现提早，并可在尿中检测到吗啡等而得以证实。

【不良反应】大剂量可产生发音困难、缩瞳、倦怠和发汗等。

【禁忌证】过敏体质者禁用。

【注意事项】临床上不将其用于镇痛。本品对喷他佐辛（镇痛新）和其他阿片受体激动－拮抗剂引起的呼吸抑制无拮抗作用，对巴比妥类或其他全身麻醉药引起的呼吸抑制也无拮抗作用，如果使用，反而使呼吸抑制明显加重。近年来已被纳洛酮取代。

【制剂规格】注射液：每支1ml（10mg）。

六、有机氟中毒解毒药

乙酰胺 [药典（二）；基；医保（甲）]

Acetamide

【药理作用】本品为氟乙酰胺（一种有机氟杀虫农药）和氟乙酸钠等有机氟化合物中毒的解毒剂，具有延长中毒潜伏期、减轻发病症状或制止发病的作用。其解毒机制可能是由于本品的化学结构和氟乙酰胺相似，故能竞夺某些酶（如酰胺酶）使不产生氟乙酸，从而消除氟乙酸对机体三羧酸循环的毒性作用。

【适应证】有机氟化合物中毒。

【用法用量】①成人：肌内注射，一次 2.5～5g，一日 2～4 次；或一日总量按 0.1～0.3g/kg，分 2～4 次注射。一般连续注射 5～7 日。严重中毒者，首次给全日量的一半（10g），疗效更佳。②小儿：肌内注射，一日总量按体重 0.1～0.3g/kg，分 2～4 次，连用 5～7 天。

【不良反应】本品毒性较低，使用安全，但注射局部有疼痛，剂量过大或长期用药，均可引起血尿。

【禁忌证】尚不明确。

【注意事项】①所有氟乙酰胺中毒患者，包括可疑中毒者，不管发病与否，都应及时给予本品，尤其在早期，应给予足量，至关重要。危重病例一次可给予 5.0～10g。早期给药可挽救生命。晚期给药，可减少后遗症。有报道，迟至中毒后 5～7 天给药，仍有一定作用。②本品 pH 低，刺激性较大，注射可引起局部疼痛，故本品一次量（2.5～5g）需加普鲁卡因注射液 1～2ml（含 20～40mg）或 4%利多卡因注射液 1～2ml 混合注射以减轻疼痛，还可防治有机氟引起的心律失常。③本品与半胱氨酸（解痉药）合用，疗效较好。

【制剂规格】注射剂：每支 2.5g（5ml）。

第 2 节 防治放射病药物

半胱氨酸 [药典（二）]

Cysteine

【药理作用】本品常用其盐酸盐。具有保肝作用。本品为一种含巯基的氨基酸，参与细胞的还原过程和肝脏内的磷脂代谢，它有保护肝细胞不受损害、促使肝脏功能旺盛的作用。

【适应证】放射性药物等的中毒。

【用法用量】适用于放射性药物中毒、锑剂中毒、肝炎、预防肝坏死等。每次肌内注射 0.1～0.2g，一日 1～2 次。临用前将注射粉剂溶于所附的磷酸氢二钠缓冲液 2ml 中注射。

【禁忌证】尚不明确。

【注意事项】同其他含巯基药物一样，半胱胺酸在用于对糖尿病患者和可疑肝细胞损伤患者进行酮体检验的硝普盐试验中产生假阳性结果。

【制剂规格】注射剂：每支 0.1g。

第 3 节 诊断用药物

一、诊断用放射性药物

锝［^{99m}Tc］亚甲基二膦酸盐 [药典（二）；医保（乙）]

Technetium［^{99m}Tc］Methylenediphosphonate

【药理作用】本品为目前公认的较理想的骨显像剂。通过化学吸附结合于骨骼的无机成分中的羟基磷灰石结晶表面，此外骨内未成熟的胶原，也对 ^{99m}Tc－MDP 有较高的亲和力。影响骨骼浓聚 ^{99m}Tc－MDP 的主要因素是骨骼的血供状态和新骨的形成速率。此外本品还能够定位于梗死的心肌细胞或钙化的软组织，如肌肉、软骨、血管及脏器。

【适应证】主要用于全身或局部骨显像，诊断骨关节疾病、原发或转移性骨肿瘤病等。

【用法用量】成人静脉注射370～740MBq（10～20mCi）^{99m}Tc－MDP，2～3小时后显像，注射后嘱患者多饮水以加速清除非骨组织的显像剂。取适合的体位检查，检查时应包括相对称的健康侧，以便与患侧作比较。正常骨浓聚显像剂的量各部位不同，一般扁平骨较长骨显像清晰，长骨的骨骺端较骨干部分浓聚多，所以颅骨、胸骨、肋骨、髋骨等扁平骨以及各大关节部位显像清晰。

【不良反应】尚不明确。

【禁忌证】尚不明确。

【注意事项】①本品仅限在具有《放射性药品使用许可证》的医疗单位使用。②本品如发生变色、沉淀、混浊或放化纯低于90%，应停止使用。③使用新鲜洗脱的锝［^{99m}Tc］发生器洗脱液。^{99m}Tc发生器洗脱液中的铝离子、药盒中亚锡过多，能影响肾脏、肝脏、脾脏对本品的摄取。④必须在无菌和放射性防护条件下操作。⑤下列药物及因素对本品的分布有影响：长春新碱、环磷酰胺、氢氧化铝、硫酸亚铁、转移癌、胃癌、多囊性疾病、肾梗阻疾病、血清pH碱性、血钙增高及外科病变等能影响骨的摄取；维生素D_3、血管钙化疾病、室壁瘤、心肌梗死、不稳定心绞痛等能影响心脏吸收；氢氧化铝、硫酸亚铁、葡萄糖酸亚铁、血钙增高症、血清铁增高症、非钙化性肝脏淀粉样变性、转移性疾病、原发性肿瘤、血清pH碱性及外科病变可影响肝脏摄取；剧烈运动、外科病变能影响肌内摄取；原发性癌、男子女性型乳房可影响乳腺摄取；氢氧化铝、镰状细胞性贫血、霍奇金病及外科病变可影响脾脏摄取；维生素D_3、右旋糖酐铁、碘化抗菌剂及钙化淀粉样变性能影响软组织摄取。

【制剂规格】A剂：每瓶5ml，内含锝［^{99m}Tc］0.05μg。B剂：每瓶内含亚甲基二膦酸5mg，氯化亚锡0.5mg。

锝［^{99m}Tc］植酸盐注射液［药典（二）］

Technetium［^{99m}Tc］Phytate Injection

【药理作用】^{99m}Tc－植酸盐在血液中与钙离子螯合，形成不溶性^{99m}Tc－植酸钙胶体颗粒，直径20～40nm，由网状内皮系统从血中清除，90%聚集在肝脏的肝巨噬细胞内，2%～3%进入脾，8%进入骨髓。因此可使肝显像，而肝内的占位性、破坏性或缺血性病变，不能浓聚植酸钙胶体颗粒，故出现放射性减低区或缺损区，病变乃得以显示。肝功能明显低下时，脾和骨髓内代偿性浓聚增加，有时甚至肺亦显影。当脾功能亢进时，也有程度不同的显影。

【适应证】诊断用药。主要用于肝、脾及骨髓显像。

【用法用量】静脉注射锝［^{99m}Tc］植酸盐注射液111～185MBq（3～5mCi）后5～10分钟即可开始检查。肝功能差的患者检查的时间应适当推迟。一般常用前后位、右侧位及后前位检查，必要时可加用斜位及左侧位。

【不良反应】尚不明确。

【禁忌证】尚不明确。

【注意事项】①^{99m}Tc—植酸盐的毒性极低，患者检查时仅需要数毫克植酸盐，正常人血清中钙的含量约为 10mg/100mg，这样，消耗的钙是微不足道的。②本品如发生变色或沉淀应停止使用。③本品仅限在具有《放射性药品使用许可证》的医疗单位使用。

碘［^{131}I］化钠 ［药典（二）；医保（乙）］

Sodium Iodide［^{131}I］

【药理作用】碘［^{131}I］是甲状腺合成甲状腺素的主要原料，因而碘［^{131}I］化钠能被甲状腺滤泡上皮摄取和浓聚，摄取量及合成甲状腺激素的速度与甲状腺功能有关，用甲状腺功能仪体外测量口服本品 2、4、24 小时甲状腺摄 ^{131}I 率，判断甲状腺功能。口服本品 24 小时后，大部分 ^{131}I 已经尿排出体外，存留体内部分几乎全部浓聚在有功能的甲状腺组织中，因此本品是具有很高特异性的有功能甲状腺组织的显像剂。较大剂量的 ^{131}I 能破坏甲状腺组织，减少甲状腺素的形成，达到治疗甲状腺功能亢进症的目的。更大剂量的 ^{131}I 适用于甲状腺癌切除后，特别是乳头状癌转移病灶的治疗。碘［^{131}I］被吸收后进入血液内，正常情况下 10%～25%被甲状腺摄取。甲状腺内碘化物与血液内碘化物能自由交换，甲状腺内的浓度可达血浆浓度的 25～500 倍。促甲状腺激素（TSH）及异常甲状腺刺激物等刺激时可使摄取量增加。大部分碘在甲状腺内参与甲状腺素的合成。甲状腺每天大约需要用 70～100μg 碘合成甲状腺激素。

【适应证】主要用于诊断和治疗甲状腺疾病及制备碘［^{131}I］标记化合物。

【用法用量】①甲状腺吸碘［^{131}I］试验：空腹口服 74～370kBq（2～10μCi）。②甲状腺显像：空腹口服 1.85～3.7MBq（50～100μCi）。③甲状腺疾病治疗：空腹口服，一般按甲状腺组织 2590～3700kBq（70～100μCi）/g 或遵医嘱。

【不良反应】①碘［^{131}I］治疗甲状腺功能亢进症后大多数患者无不良反应，少数在一周内有乏力、食欲减退、恶心等轻微反应，一般在数天内即可消失。服碘［^{131}I］后由于射线破坏甲状腺组织，释放出大量甲状腺激素进入血液，服碘［^{131}I］后 2 周左右可出现甲状腺功能亢进症状加剧的现象，个别患者甚至发生甲状腺危象，其原因可能是在电离辐射作用下甲状腺激素大量释放入血液以及精神刺激、感染等诱发之故。②碘［^{131}I］治疗甲状腺功能亢进症最重要的并发症是永久性甲状腺功能减退症。治疗后时间越长，发生率越高，国外发病率每年约递增 2%～3%，我国约为 1%左右。③碘［^{131}I］治疗甲状腺癌转移灶，由于剂量较大可出现下列的不良反应：胃肠道反应（恶心和呕吐）、一过性骨髓抑制、放射性唾液腺炎、急性甲状腺危象。治疗后 3 天左右可以发生颈部疼痛和肿胀、吞咽时疼痛、喉部疼痛及咳嗽，用止痛药后往往不易生效。治疗后 2～3 个月可发生头发暂时性脱落等。

【禁忌证】儿童、妊娠或哺乳期妇女，伴发急性心肌梗死或急性肝炎的患者禁用。

【注意事项】（1）本品仅在具有《放射性药品使用许可证》的医疗单位使用。（2）20 岁以下患者慎用本品治疗。（3）很多药物和食物都可以影响甲状腺摄碘［^{131}I］率，服用本品前需停服一定的时间：①含碘中草药、化学药及食物等，如海带、紫菜、海蜇等，可以阻滞或抑制甲状腺对碘［^{131}I］的摄取，一般饮食中含碘每天超过 0.5mg 即可影响甲状腺对碘［^{131}I］的摄取，服用本品前，需停服上述食物及药物 2～6 周，复方碘溶液需停服 4～5 周。②硫氰酸盐过氯酸盐和硝酸盐，小剂量服用后数小时能增加甲状腺的摄取功能，大剂量服用后能抑制甲状腺的摄取功能，需停服 3～7 天。③甲状腺片及含甲状腺素的药片可以抑制甲状腺对碘［^{131}I］的摄取，需停服 2～8 周，三碘甲状腺原氨酸应停服 3～7 天。④抗甲状腺药物如甲硫氧嘧啶、丙硫氧嘧啶、甲巯咪唑（他巴唑）和卡比马唑（甲亢平）等，应停药 2～4 周，碘[^{131}I]治疗前至少需要停药 3～4 天。⑤肾上腺皮质激素等激素类药物应停药 1～4 周。⑥溴剂应停药 2～4 周。⑦含钴的补血药和抗结核药物应停药 2～4 周。⑧乙酰唑胺需停药 2～3 天。

【制剂规格】溶液剂：每瓶 925MBq；1850MBq；3700MBq；7400MBq。

二、造影剂

碘苯酯［药典（二）］

Iophendylate（Myodil）

【药理作用】X 线诊断用阳性对比剂。

【适应证】主要用于椎管内蛛网膜下腔造影（脊髓造影）也用于脑室和脑池造影，也可用于瘘管造影、手术后 T 形管胆道造影及淋巴管造影。

【用法用量】①椎管内蛛网膜下腔造影（脊髓造影）经腰椎穿刺抽得脑脊液后缓慢注入，成人常用量：腰段，3～12ml，胸段，9～12ml，颈段，6ml，椎管阻塞者用量酌减。②脑池造影：经腰椎穿刺抽得脑脊液后缓慢注入，常用量，1～1.5ml。③脑室造影：脑室穿刺后经导管注入，2～3ml。

【不良反应】尚不明确。

【禁忌证】①对碘或本品过敏者。②有脑脊髓疾病者。③妊娠期妇女。④下列情况禁用本品做蛛网膜下腔造影：禁做腰椎穿刺的各种情况、中枢神经系统炎症、蛛网膜下腔出血；两周内做过腰椎穿刺者，可致本品漏出蛛网膜下腔，影响诊断和引起椎管内油质瘤或肉芽肿和粘连等并发症；疑为或患有多发性硬化症者。

【注意事项】尚不明确。

【制剂规格】注射液：每瓶 30%，3ml。

碘番酸[药典（二）]

Iopanoic Acid

【药理作用】口服胆囊对比剂，服用后在肠道吸收，经门静脉进入血液循环，部分由肝分泌入胆汁，被胆囊浓缩而显影。

【适应证】用于 X 线诊断用阳性对比剂，用于胆囊及胆管造影。

【用法用量】口服：①成人常用量一次 6 片（3g）；极量：24 小时内一次 12 片（6g）。②小儿常用量：体重＜13kg，按体重口服一次 150mg/kg；体重 13～23kg，口服一次 4 片（2g）；体重≥23kg，口服一次 6 片（3g）。

在 X 线检查前 10～15 小时（一般为造影前一日晚餐）进低脂或无脂饮食后服用本品，其后禁食，但宜多饮水；摄 X 线片前宜清洁灌肠排除肠道内存留的粪便和对比剂，禁用泻剂清洁肠道。

【不良反应】①口服本品，可出现恶心、呕吐、胃部烧灼感、腹绞痛、腹泻以及排尿灼痛或困难等症状，严重者需对症治疗。②少数患者出现瘙痒、皮疹、荨麻疹、皮肤水肿以及其他碘过敏反应，需及时处理。③偶见急性肾功能衰竭，主要发生在严重肝脏病变、胆管阻塞、失水、超剂量服用或同时使用其他造影剂时。④有引起血小板减少和紫癜的报道。

【禁忌证】禁用于：①严重肝、肾疾病。②肾功能严重损害（可致急性肾功能衰竭）。③碘过敏者。④胃肠道病变，如急性胃肠炎、幽门梗阻等能影响对比剂的吸收，一般不采用口服法造影。⑤胆囊炎急性发作。⑥胆囊胆道手术后；服后有轻度恶心、呕吐、腹泻、咽喉烧灼、小便烧灼感及假性蛋白尿等；本品只供口服，不可注射。

【注意事项】（1）对碘或其他含碘造影剂过敏者对本品也可能发生过敏，因此，造影前应先做碘过敏试验。（2）由于造影时腹部要多次接受 X 线曝射，对胎儿不利，妊娠期妇女应用时应权衡利弊。（3）老年人对本品毒性影响较敏感，应避免在数日内连续使用或大剂量使用；在失水情况下服用本品可能导致急性肾功能衰竭；肝、肾疾病患者、老年人应特别注意补充水分，摄入本品前应补充适量水分，避免在失水状态下给药，必要时在服用造影剂后再补充水分。（4）下列情况可影响胆囊显影：①考来烯胺为一种碱性阴离子交换树脂，有强烈吸附作用，在服用本品同时使用考来烯胺可阻碍本品从肠道吸收，导致胆囊显影淡，甚至不显影，服用本品前至少停用 12 小时以上。②胃肠功能紊乱，如吸收障碍性疾病，小肠炎性病变和腹泻、呕吐等影响本品吸收，可导致胆囊显影淡或不显影；严重肝功能损害，胆红素浓度＞3mg/dl 时胆囊可不显影。③肝管或胆囊管阻塞，造影剂无法进入胆囊。（5）对诊断的干扰：①肝功能测定，可增加磺溴酞钠潴留试验，试验至少应在胆囊造影两天后方可进行。②甲状腺功能测定，在应用本品后一周至数月内可以引起血清蛋白结合碘增高，放射性碘摄取减少，但其他试验，如三碘甲状腺原氨酸树脂摄取试验等并不受影响。③尿液分析，可能在服用本品3天内尿蛋白测定出现假阳性结果。④服用本品后可在数天内引起血清胆红素浓度和尿内磺溴酞钠浓度增高。（6）下列情况慎用本品：①有过敏体质或过敏性疾病（如哮喘等）病史者。②肝功能严重损害（增加肾脏排泄负担和毒性影响）。③肾功能不全（有引起急性肾功能衰竭的危险）。④失水，尤其是老年人或肝、肾疾病患者（增加发生急性肾功能衰竭的危险）。⑤冠心病（有出现低血压、心动过缓和急性冠状动脉血供应不足的危险），近期有冠心病发作史者检查前可给阿托品。⑥甲状腺功能亢进症。⑦胆管炎。⑧高尿酸血症（增加产生尿酸结石和肾功能不全的危险，可给足量水分补充，并使尿液碱化预防）。⑨近期胃肠功能障碍者不宜使用本品（影响药物吸收）。

【制剂规格】片剂：每片0.5g。

碘佛醇 [药典（二）；医保（甲）]

Ioversol

【药理作用】本品为一种新型的含三碘低渗非离子型对比剂。血管内注射后，由于含碘量高，使所途经的血管显像清楚，直至稀释后为止。本品造影较清晰，静脉注射对比剂后15～120秒，正常和异常组织的对比增强达到最大程度，因此在注射后30～90秒内进行的动态CT扫描，可以提高增强效果及诊断效率，这在增强CT检查时，尤其有用。尿液中药物浓度在注射后2小时达峰值。

【适应证】①适用于成人心血管系统的血管造影。②适用范围包括脑动脉、冠状动脉、外周动脉、内脏和肾脏动脉造影、静脉造影、主动脉造影和左心室造影。③头部和体部CT增强扫描及静脉排泄性尿路造影。④儿童心血管造影、头部和体部CT增强扫描及静脉排泄性尿路造影。

【用法用量】（1）一般原则：对于所有放射摄影造影剂，应仅使用能满足造影要求的最低剂量。较低剂量可以减少发生不良反应的可能性；碘佛醇注射液剂量和浓度的选择应结合患者的具体情况，如年龄、体重、血管的大小、血流速度等，并需同时考虑到预期的病理学特征所需要的显影的程度和范围，待检的结构和部位，病变对患者的影响，所采用的设备和技术等。

（2）一般血管造影：采用任何放射影像技术都可以对心血管系统显影；动脉数字减影血管造影术（IA－DSA）在给药方法上有一定调整，故另加叙述。

（3）脑血管造影：一般使用本品进行脑血管造影；普通颈动脉或椎动脉造影的成人剂量为2～12ml。如必要，可重复注射。主动脉弓注射同时显影4根血管需20～50ml；总剂量通常不超过200ml。

（4）外周血管造影：通常各种外周动脉造影的一般成人剂量为：主动脉骼动脉及以下分支60ml（20～90ml）；骼总动脉、股动脉40ml（10～50ml）；

锁骨下动脉、肱动脉 20ml(15～30ml)。如必要，可重复注射；通常总剂量不超过 250ml。

(5) 内脏动脉、肾动脉和主动脉造影：通常主动脉和各种内脏动脉的一般注射剂量为：主动脉 45ml（10～80ml）；腹动脉 45ml（12～60ml）；肠系膜上动脉 45ml（15～60ml）；肾动脉或肠系膜下动脉 9ml（6～15ml）；如需要，可重复注射；总剂量不超过 250ml。

(6) 冠状动脉造影和左室造影：通常冠状动脉造影和左室造影的单次注射剂量为：左冠状动脉 8ml（2～10ml）；右冠状动脉 6ml（1～10ml）；左室造影 40ml（30～50ml）；必要时可重复注射，总剂量通常不超过 250ml；当单次大剂量注射显影剂时，如脑室造影和主动脉造影，建议等候几分钟再注入下一个剂量以便血流动力学紊乱消退。

(7) 儿童心血管造影：一般单次心室注射本品剂量为 1.25ml/kg 体重（1～1.5ml/kg 体重），给予多次注射时，总剂量不超过 5ml/kg，总量不超过 250ml。

(8) 静脉造影：通常的剂量为 50～100ml，根据情况有所增减。

(9) CT 扫描：①头部扫描：成人：本品的一般剂量为 50～150ml，扫描通常在静脉注入后立即进行，本品的剂量通常不超过 150ml；儿童：建议使用本品剂量为 1～3ml/kg 体重。②体部扫描：成人：本品可通过弹丸式注射、快速点滴或两者结合，剂量通常不超过 150ml；儿童：建议使用本品剂量为 1～3ml/kg 体重，一般剂量为 2ml/kg 体重。

(10) 静脉数字减影血管造影。根据扫描部位的不同，每次注射剂量通常为 30～50ml；必要时可重复；总剂量不得超过 250ml。

(11) 静脉排泄性尿路造影：成人：常规排泄性尿路造影的常用剂量为 1.5～2.0ml/kg，当认为使用常规剂量不能得到预期结果时（如老年患者或肾功能不全患者），则可使用高剂量造影剂以获得更好的造影效果，但最高剂量不得超过 150ml；儿童：0.5～3ml/kg 体重剂量的本品可使尿路显影满足诊断要求，一般儿童剂量为 1～1.5ml/kg，婴儿和儿童剂量应根据年龄和体重比例调整。给予的总剂量不应超过 3ml/kg。

【不良反应】轻微，发生率约为 6/300。①已有报道显示不适用于椎管内给药的含碘造影剂注入椎管内后会引起严重的不良反应，包括：死亡、抽搐、脑出血、昏迷、瘫痪、蛛网膜炎、急性肾衰竭、心搏骤停、癫痫、横纹肌溶解症、高热和脑水肿。②使用离子或非离子型造影剂进行血管造影时有报道发生严重的、偶尔致命的血栓栓塞意外导致心梗和中风。③注入含碘造影剂会引起严重或致命的不良反应，做好充分准备以应对这些不良反应是非常必要的。④任何造影剂，在进行大脑动脉造影、选择性脊髓动脉造影和供应脊髓血管动脉造影后都可能引起严重的神经后遗症，包括永久瘫痪，因为患者先已存在的疾病和操作技术本身都是诱发因素，故不能确定其与造影剂的因果关系。

【禁忌证】碘过敏者禁用。

【注意事项】①应特别注意，本产品不可椎管内使用。②非离子型碘造影剂体外抗凝作用弱于离子型，有报道残留在装有非离子型造影剂的注射器，导管或管子的血凝发生凝结。③血管内给药必须小心，特别是在血管造影中，应尽量减少血栓栓塞。④在使用血管升压药后绝对不能注入造影剂，因为升压药具有引发这些神经症状的很强潜力。⑤下列情况的患者：严重肾功能衰竭，合并肝和肾病，严重甲状腺毒症，骨髓瘤，或无尿症，注入碘造影剂应小心，特别是大剂量注入时。⑥已知或怀疑有嗜铬细胞瘤的患者使用造影剂时应格外小心，如果医生的意见认为利大于弊，可以进行检查，但注入的造影剂要控制在最低量；整个注入过程都必须监视血压，并应随时做好治疗高血压危象的准备。⑦经血管注入造影剂可能加重纯合子镰状细胞症患者的病情。⑧有甲状腺功能亢进症或自主性甲状腺结节的患者在经血管注入含碘造影药后产生甲状腺症状爆发，因此此类患者在使用任何造影剂前必须小心评估这一危险因素。⑨有关经血管注入含碘造影剂的诊断过程应在专业人员的指导下进行；应备有装满急救用品的急诊手推车或等同供应品和设备，和能及时识别和处理各种不良反应的专业人员，急救设备和专业人员应能够至少在给药后 30～60 分钟内随时进行抢救。⑩注入造影剂前患者脱水是危险的，它可使严重血管疾病患者，糖尿病患者及糖尿病易患者（常为年龄较大的肾病患者）发生急性肾衰；在注入碘佛醇注射液前后，患者应充分补充水分。⑪应永远考虑到不良反应发生的可能性，包括严重的、危害生命的、过敏性样的或心血管系统的反应；对有造影剂反应的病史、对碘过敏及有变态反应（即支气管哮喘、枯草热和食物过敏）或高敏状态的患者用药风险会增加。⑫严重特异性不良反应的发生促使人们使用几种过敏试验方法；在注射任何造影剂之前，详细询问病史并侧重于患者的变态反应和过敏病史可能在预测潜在不良反应方面比过敏试验更准确；当诊断过程中确实需要使用造影剂时，过敏史及变态反应病史不应成为禁忌证。但用药时需谨慎，对这些患者应预先考虑给予抗组胺或皮质类固醇药物以避免或降低可能发生的过敏反应。⑬某些患者在操作过程中可能会需要全身麻醉；但这些患者不良反应率较高，这可归因于患者不能识别不适症状或麻醉引起的低血压；因为低血压能延长循环时间，从而增加造影剂与人体的接触时间。⑭在血管造影过程中，插入导管和注射造影剂期间，必须考虑硬化斑脱落、血管壁损伤或穿透血管的可能性，建议试验性注射造影剂以保证导管的位置合适。⑮患有同型高胱氨酸尿症的患者应避免进行血管造影。⑯充血性心力衰竭的患者在注射造影剂时，应观察数小时，在此期间可能会发生迟发性血流动力学紊乱。⑰选择性冠状动脉造影应只在受选患者和那些利益高于危险的患者中进行；对于患有慢性肺气肿的患者，应衡量其心血管造影的利弊。⑱注入造影剂时必须非常小心避免外渗，这对患有严重动脉、静脉疾病的患者尤为重要。

【制剂规格】注射液：每支20ml（13.56g）；50ml（33.9g）；100ml（74.1g）；100ml（67.8g）。

碘海醇[药典（二）；基；医保（甲）]

Iohexol

【药理作用】本品为一种门诊鞘内注射的安全对比剂，是单环非离子型水溶性对比剂。水溶液稳定（优于甲泛葡胺），毒性很小。以原型经肾排出，24 小时排出 100%。由于渗透压低，毒性小，故可广泛应用于蛛网膜下腔造影。

【适应证】心血管造影、冠状动脉造影、尿路造影、CT 增强扫描及脊髓造影等。

【用法用量】①脊髓造影：腰椎穿刺入对比剂 7～10ml。②泌尿系造影（300mgI/ml）：成人，静脉注射 40～80ml；儿童，体重＜7kg，3ml/kg；体重＞7kg，2ml/kg（最高 40ml）。③主动脉血管造影：一次注射 30～40ml。④CT 增强扫描（300mgI/ml）：成人，100～180ml 静脉注射；儿童，按 1.5～2ml/kg 体重计。

【不良反应】①常见的反应为感觉异常，如热感或暂时性的金属味觉；胃肠反应（如恶心、呕吐）和严重过敏反应也极少见；多为轻度的呼吸道或皮肤反应，如呼吸困难、皮疹、荨麻疹、瘙痒和血管神经性水肿，它们可能在注射后立即出现，或在几天后出现；严重反应如喉头水肿、支气管痉挛或肺水肿非常少见。②在动脉内注射对比剂所引起的不良反应，性质与注射部位和剂量有关；外周血管造影常会引起远端的热感和疼痛（发病率＞1:10）。③鞘内注射后的不良反应，可能在检查后几小时，甚至几天后延迟出现；其发生率与单独腰椎穿刺相似；头痛、恶心、呕吐、头晕很常见，主要与穿刺点脑脊液渗漏所引起的蛛网膜压力下降有关。

【禁忌证】禁用于对碘过敏者，碘对比剂可能激发过敏反应，要做好急救准备。

【注意事项】（1）慎用：①有过敏、哮喘或对碘有不良反应者，需特别注意；这些患者，可考虑使用预防用药，如皮质激素、H_1、H_2 组胺受体拮抗剂等。②妊娠期妇女。（2）用药注意：①体外试验中，非离子型对比剂对凝血系统的影响较离子性对比剂为轻；在施行血管造影术时，要十分小心在血管内的技术操作，不时地用肝素化的氯化钠注射液灌洗导管，以减少与操作有关的血栓形成与栓塞。②使用对比剂，可能会导致短暂的肾功能不全，这可使服用二甲双胍类的糖尿病患者，发生乳酸性酸中毒；作为预防，在使用对比剂前 48 小时，应停服双胍类降糖药，只有在肾功能稳定后，再恢复服用降糖药。③所有碘对比剂均可影响甲状腺功能的测定，甲状腺碘结合能力下降，会持续几周；血清或尿中高浓度的对比剂，会影响胆红素、蛋白或无机物（如铁、铜、钙和磷）

的实验测定结果；在使用对比剂的当天，不应做这些检查。④虽然没有明确的配伍禁忌，碘海醇仍不应与其他药物混合使用，应使用单独的注射器。

【制剂规格】注射液：每支 3g（10ml）；6g（20ml）；7g（20ml）；7g（50ml）；9g（50ml）；12g（50ml）；15g（50ml）；17.5g（50ml）；22.5g（75ml）；26.25g（75ml）；30g（100ml）；35g（100ml）；70g（200ml）。

碘化油 [药典（二）；基；医保（甲）]

Iodinated Oil

【药理作用】除造影外，我国现用以防治地方性甲状腺肿的碘化油是碘化核桃油或碘化豆油，含碘量 37.0%～42.0%。肌内注射 1 次后，碘化油贮存于人体单核吞噬细胞系统和脂肪组织，缓慢释放，其疗效维持时间可达 2～3 年。用药后，患者碘代谢的参数均恢复正常，甲状腺肿逐渐消退，其有效率随时间的延长而增加。用药 2 年后，地方性甲状腺肿的治愈率为 59.8%～70.1%。对那些不能或不易实行碘盐供应的偏远地区尤为适用。此外，应用本品尚可有效地控制地方性呆小病的发生。在妇女怀孕前即给予碘化油，可保证母体在整个妊娠期间乃至哺乳期间都有足够的碘补充，从而有效地预防呆小病。

【适应证】主要用于支气管及子宫、输卵管、瘘管、腔道等的造影检查，亦用于肝癌的栓塞治疗及地方性甲状腺肿。

【用法用量】①支气管造影：经气管导管直接注入气管或支气管腔内。成人单侧 15～20ml（40%），双侧 30～40ml；小儿酌减；注入应缓慢，采用体位使各叶支气管充盈。②子宫输卵管造影：经宫颈管直接注入子宫腔内，5～12ml（40%）。③各种腔室（如鼻旁窦、腮腺管、泪腺管等）和窦道、瘘管造影：依据病灶大小酌量直接注入。④肝癌栓塞治疗：先做选择性或超选择性肝动脉插管造影，将与抗癌药混合的碘化油 5～10ml 注入肿瘤供血动脉内。⑤预防地方甲状腺肿：多用肌内注射，亦可口服（应用其胶丸剂）；肌内注射：学龄前儿童一次剂量 0.5ml，学龄期儿童至成人一次量 1ml，每 2～3 年注射 1 次；口服：学龄前儿童每次服 0.2～0.3g，学龄期至成人服 0.4～0.6g，每 1～2 年服 1 次。

【不良反应】①偶见碘过敏反应，在给药后即刻或数小时发生，主要表现为血管神经性水肿、呼吸道黏膜刺激、肿胀和分泌物增多等症状。②碘化油对组织刺激轻微，一般不引起局部症状，但进入支气管可刺激黏膜引起咳嗽，析出游离碘后刺激性增大，且易发生碘中毒。③碘剂可促使结核病灶恶化。④本品进入肺泡、腹腔等组织内可引起异物反应，生成肉芽肿。⑤子宫输卵管碘油造影有可能引起碘化油进入血管，发生肺动脉栓塞和盆腔粘连、结核性盆腔脓肿恶化等。

【禁忌证】禁用于：①对碘过敏者。②甲状腺功能亢进症、老年结节性甲状腺肿、甲状腺癌患者。③有发热，或有心、肝、肺疾病者。

【注意事项】（1）慎用：①活动性肺结核。②有对其他药物、食物过敏史或有过敏性疾病者。③下列情况慎做子宫输卵管造影：子宫癌（有导致扩散可能）、子宫内膜结核（易引起碘化油反流入血管，产生肺动脉碘油栓塞）。（2）用药注意：①碘化油注射液较黏稠，注射时需选用较粗大的针头。②少数患者对碘发生过敏反应，在给药后立刻或数小时后发生，主要表现为血管神经性水肿、呼吸道黏膜刺激、肿胀或分泌物增多等症状；用本品做支气管造影、子宫输卵管造影，应先做口服碘过敏试验（瘘管、窦道等造影，因碘化油不在体内潴留，故不做过敏试验）。③碘遇高热和日光照射，易游离析出，故本品不宜在日光下或空气中暴露过久。④支气管造影前，要做支气管表面麻醉；为避免本品进入细支气管以下呼吸单位，干扰诊断和引起肉芽肿，除在灌注时控制用量和速度外，还常在碘化油内，加入研成细末的磺胺药粉，研匀，以增加稠度，一般每 20ml 碘化油中加入 5～10g，视原有制品稠度和室温适当增减（对磺胺过敏者禁用）；碘化油对组织的刺激轻微，一般不会引起局部症状，但进入支气管后可刺激黏膜而引起咳嗽，析出游离碘后刺激性更大，且易发生碘中毒；造影结束后，利用体位引流，并鼓励患者咳出对比剂（不能咽下）；若有大量碘化油误入消化道，宜采用机械刺激催吐或洗胃吸出，以避免碘中毒。⑤子宫输卵管造影时，要注意控制注射量或压力，在透视下进行，避免挤破血窦，引起肺血栓栓塞，且易引起局部粘连，对子宫结核宫腔粘连者，尤应注意；本品进入肺泡、腹腔等组织内，可引起异物反应（生成肉芽肿）。

【制剂规格】油注射液：每支 10ml（含碘 40%）；胶丸剂：每丸 0.1g；0.2g。

碘帕醇 [药典（二）；医保（甲）]

Iopamidol

【药理作用】本品为单体非离子型对比剂。注入人体后，主要由肾排泄，半衰期为 2～4 小时，20 小时肾排出 100%，它对血管及神经的毒性均低，局部及全身的耐受性均好，渗透压低，注射液也很稳定。

【适应证】主要适用于腰、胸及颈段脊髓造影，脑血管造影，周围动、静脉造影，心血管造影，冠状动脉造影，尿路、关节造影及 CT 增强扫描等。

【用法用量】①脊髓造影，成人用浓度为 200～300mgI/ml 溶液 5～15ml。②大脑血管造影，用 300mgI/ml 溶液 5～10ml（成人）；3～7ml（儿童）。③周围动、静脉造影，用 300mgI/ml 溶液 20～50ml（成人）。④冠状动脉造影，用 370mgI/ml 溶液 4～8ml（成人）。⑤主动脉造影（逆行），用 370mgI/ml 溶液 50～80ml（成人）。⑥尿路造影，用 300～370mgI/ml 溶液 20～50ml（成人）；1～2.5ml（儿童）。⑦CT 扫描，

用 300～370mgI/ml 溶液 50～100ml（成人）等。

【不良反应】①有头痛、脱水等反应，有时发生眩晕、恶心、呕吐及精神症状，老年患者、患氮质血症及衰弱患者可能发生休克。②鞘内给药罕见轻度癫痫发作。

【禁忌证】禁用于：①对碘过敏者。②甲状腺功能亢进、心功能不全及癫痫患者。

【注意事项】①肝、肾功能不全，患有心血管疾病、糖尿病、老年人及有过敏、哮喘史者慎用。②妊娠期妇女不宜做腹部造影。③患嗜铬细胞瘤或可疑者，用前应测血压。④忌与其他药物配伍使用。

【制剂规格】注射液：每支 30ml:9g（I）；30ml:11.1g（I）；50ml:15g（I）；50ml:18.5g（I）；100ml:30g（I）；100ml:37g（I）；200ml:60g（I）；200ml:74g（I）。

泛影葡胺［药典（二）；医保（甲）］

Meglumine Diatrizoate

【药理作用】泛影葡胺注射液中产生对比效果的物质是一种泛影酸盐，其中牢固结合的碘可吸收 X 射线。

【适应证】诊断和放射性试剂、注射剂：静脉和逆行性尿路造影；脑、胸、腹及四肢血管造影，静脉造影及 CT。泛影葡胺注射液还可用于关节腔造影，瘘管造影，子宫输卵管造影，内窥镜逆行性胰胆管造影（ERCP），涎管造影及其他检查。泛影葡胺注射液不宜用于选择性冠状动脉造影；不能用于脊髓造影，脑室造影或脑池造影，因它可能诱发神经中毒症状。

【用法用量】①静脉尿路造影：关于对比剂的注射速度尚有不同意见，一般情况下，使用 30ml，注射时间超过 2～3 分钟。据许多检查者的经验，约 1 分钟的注射时间也能很好耐受。成人：剂量为 30ml 泛影葡胺注射液。剂量增加至 60ml 可以显著增强诊断效果。在特殊情况下，如必要，还可进一步增加剂量。摄片时间：注射对比剂完毕后立即摄片，显示肾实质最佳。为观察肾盂和输尿管，于注射对比剂后 3～5 分钟摄第一片，10～12 分钟摄第二片。年轻患者应早些摄片，老年患者宜晚些摄片。②血管造影：剂量大小取决于被检查的血管部位。由于各临床单位设备及使用方法的差异，无法提供检查技术的具体数据。③计算机 X 线体层扫描（CT）头颅 CT：泛影葡胺注射液用于头颅肿瘤及其他病变的 CT 增强检查。剂量为每毫克体重 1～2ml（最多 2ml），于 2～6 分钟内静脉注射或滴注。扫描开始时间：对比剂注射结束后的扫描时间（分钟）：动、静脉畸形、动脉瘤及其他血管性疾病即刻至 5 分钟，血管丰富的肿瘤可至 5 分钟或稍迟，血管不丰富的肿瘤 10～15 分钟。以上时间差异是基于注射后即刻血液中对比剂的最高浓度及在各个不同病变组织内最高浓度的时间不同。对于慢速扫描机，建议分两步注射 100ml 对比剂（前 50ml 于约 3 分钟内注入，其余 50ml 于约 7 分钟内注入)，以使血液内对比剂浓度相对一致(尽管不是最大浓度)。在第一步注射完成后，即应开始扫描。④全身 CT：全身 CT 所需的对比剂剂量和注射速度取决于被检查的器官、诊断需要，尤其是所用扫描机的不同的扫描与重建影像的时间。慢速扫描机宜用滴注，快速扫描机宜用团注。⑤腹部 CT：腹部检查所需的对比剂剂量差异较大。检查肝脏时需泛影葡胺注射液 80～100ml 于 2～5 分钟内静脉注射，在正常体重的患者可达到良好的对比增强。⑥体腔使用逆行性尿路造影：用约相同量的注射用水稀释 65%的泛影葡胺注射液可获得约 30%的溶液，对于逆行性尿路造影通常已足够。建议将对比剂加热至体温以避免低温刺激和所引起的输尿管痉挛。对于某些特殊的检查，如需要较高的对比，也可使用未稀释的溶液。尽管浓度高，但观察到的刺激症状极其罕见。⑦其他体腔：关节腔造影、子宫输卵管造影，特别是在内窥镜逆行性胰胆管造影过程中，应通过荧光透视监视对比剂的注射。

【不良反应】(1)常见不良反应：①心血管系统：血管舒张。②皮肤：面部潮红、注射部位疼痛。③胃肠道：恶心、味觉改变、呕吐。④神经系统：头晕、感觉异常。⑤肾脏：低钾性肾病、排泄性尿路造影后的渗透性肾病。⑥呼吸系统：咳嗽(2%)、鼻炎。

(2)严重不良反应：①心血管：心脏骤停、休克、血栓性静脉炎、心室颤动。②皮肤病：药物外渗引起的皮肤坏死或溃疡。③血液学：血小板减少症。④神经系统：癫痫发作。⑤肾脏：肾功能衰竭。⑥呼吸系统：支气管痉挛、心肺呼吸停止、肺水肿。

【禁忌证】对泛影酸盐有超敏反应者禁用。

【注意事项】①免疫系统：有支气管哮喘的个人史或家族史，严重过敏或先前对造影剂有反应时，出现严重过敏反应的风险增加。②对碘敏感：碘过敏史不是绝对禁忌证，但需要极度谨慎。

【制剂规格】注射液：每支 20ml(12g)。

泛影酸钠 [药典(二)；医保(乙)]

Sodium Diatrizote

【药理作用】本品为诊断用药，为水溶性对比剂，静脉注射后从尿中排出。

【适应证】主要用于泌尿系造影，亦用于心血管、脑血管、周围血管、胆管等造影及各种注入造影如关节腔、子宫输卵管及瘘管等造影。

【用法用量】①静脉尿路造影：每次 50%，20～30ml。②心脏大血管造影：每次 50%，40ml。③周围血管：每次 50%，10～40ml。④脑血管造影：每次 45%以下，10ml，连续使用，不能超过 4 次。⑤胆管造影：每次 25%～50%，10～15ml。⑥子宫输卵管造影：每次 50%，6～10ml。⑦逆行性肾盂造影：单侧每次 20%，6～10ml，小儿 5 岁以下单侧每次 20%，1.5～3ml，5 岁以上单侧每次 20%，4～5ml。

【不良反应】①常见不良反应：心血管

系统：血管舒张；皮肤：注射部位疼痛、荨麻疹；胃肠道：恶心、味觉改变、呕吐；神经系统：头晕、感觉异常；肾：低钾血症肾病；呼吸系统：咳嗽、鼻炎。②严重不良反应：心血管系统：心脏骤停、休克、心室纤颤；皮肤：药物外渗所致的皮肤坏死或溃疡；血液系统：血小板减小症；神经系统：昏迷、瘫痪、癫痫发作；肾：肾衰竭；呼吸系统：支气管痉挛、肺水肿。

【禁忌证】①本品严禁鞘内注射。②伴脱水的氮质血症患者禁止注射造影剂行尿路造影术；禁止用于造影剂剂量大的血管造影术。③本品禁止硬膜外注射。④禁止注射用于脊髓造影或背部囊肿或鼻窦的检查。⑤严重肝、肾功能不全、甲状腺功能亢进、活动性肺结核、对碘过敏及妊娠患者禁用。

【注意事项】①使用前须先做碘过敏试验并做好预防和解救措施。②用本品造影后，须间隔 8～10 周以上才能使用碘制剂，否则碘吸收结果偏低。③检查前 2～3 日禁服重金属药物，前 1 日进少渣饮食，睡前服泻剂，检查当日晨空腹摄影。④使用前应将药液温热至 37℃。如有结晶析出，则应加温溶解后再用。⑤可引起恶心、呕吐、流涎、眩晕、面部潮红、皮肤过敏、肌肉震颤等反应。⑥注后有过敏性休克及低血压时，可用肾上腺素抢救。⑦不能用于脑室和脊髓造影。

【制剂规格】注射液：每支 1ml（0.3mg）；20ml（10mg）。

硫酸钡［药典（二）；基；医保（甲）］

Barium Sulfate

【药理作用】本品为 X 线双重对比剂。系高密度胃肠对比剂，可制成不同比例混悬液单独使用，但通常与低密度气体一起使用，以达到双重造影的目的。常用于消化道造影，据国内使用者报道，粗细不匀型硫酸钡，优于细而匀的硫酸钡。

【适应证】适用于上、下消化道造影。

【用法用量】（1）上消化道造影：根据检查部位和检查方法不同，加适量水调成不同浓度的混悬液，通常成人使用量如下：①检查部位为食管：口服，100%～180%（*W/V*）硫酸钡 50～150ml。②检查部位为胃、十二指肠：口服，100%～180%（*W/V*）硫酸钡 50～150ml。

硫酸钡使用量

检查部位	检查方法	硫酸钡浓度 %（*W/V*）	用量（ml）
食管	经口	100～180	50～150
胃、十二指肠	经口	100～180	50～150

（2）下消化道造影：经肛门灌入肠内。灌前准备：按常规结肠清洗（控制饮食、大量饮水、加用泻剂），肌内注射解痉灵（可根据医院临床经验及习惯选择）。使用前，加适量水调成 180%（*W/V*）浓度混悬液，按照自动灌

肠机操作程序进行，一次 250～300ml。

【不良反应】一般无反应，偶有排便困难（为了防止便秘，检查后应充分饮水，必要时可服缓泻药或用开塞露）。

【禁忌证】疑有消化道穿孔患者、肠梗阻患者、急性胃肠出血患者、全身衰弱患者禁用。（泻剂禁用甘露醇）。

【注意事项】慎用于肠瘘管形成及容易产生穿孔的某些肠道病，如阑尾炎、憩室、溃疡性肠炎、寄生虫感染等。

【制剂规格】硫酸钡干混悬剂：Ⅰ型每袋 500g，Ⅱ型每袋 150g、200g、300g。硫酸钡Ⅰ型混悬液：每瓶 70%（*W*/*V*）、160%（*W*/*V*）。硫酸钡混悬液：每瓶 100%（*W*/*V*）、120%（*W*/*V*）、130%（*W*/*V*）、140%（*W*/*V*）。

钆贝葡胺[药典（二）；医保（乙）]

Gadobenate Dimeglumino Muttihance

【药理作用】本品 529mg，其中有钆贝酸 334mg+葡甲胺 195mg。钆贝葡胺为钆喷酸葡胺（Gd－DTPA）的衍生物，是一顺磁性磁共振对比剂。人体在注射 0.1mmol/kg 后 1 小时，肝脏强化程度达到 100%，而肿瘤（特别是转移瘤）却不能像正常肝细胞那样正常转运本品进入肝细胞内，并且不能分泌含有 Gd－BOPTA 的胆汁。因此，肿瘤组织的强化不明显，与正常的肝实质形成鲜明对比。钆贝葡胺主要缩短人体组织水质子的纵向弛豫时间（T_1），并且在较小程度上同时缩短横向弛豫时间（T_2）。

【适应证】钆贝葡胺是一种双功能对比剂，具有 Gd－DTPA 同样的性能和适应证，且剂量可以减半。是一种适用于肝脏、中枢神经系统和血管的诊断性磁共振成像（MRI）的顺磁性对比剂。肝脏：用于探测已知或怀疑患有原发性肝癌（例如：肝细胞癌）或转移性癌患者的局灶性肝损伤。中枢神经系统：钆贝葡胺也适用于成人和 2 岁以上儿童脑和脊柱的 MRI 增强检查，可以增强损害的检出，与未增强的磁共振影像相比，可以提供更多的诊断信息。核磁共振血管造影（MRA）适用于对已知或怀疑患有狭窄－闭塞性血管病灶的成人患者进行核磁共振造影检查。

【用法用量】①肝脏造影：对成年人的推荐量为 0.1mmol/kg，相当于 0.5mol/L 的溶液 0.2ml/kg。对比剂静脉注射后，可以立刻进行动态增强成像。在肝脏，完成动态早期增强成像，可以在注射后 40～120 分钟之间进行延迟成像。②中枢神经系统系统造影：对成年患者的建议剂量是 0.1mmol/kg 体重，相当于 0.5mol/L 溶液 0.2ml/kg，对比剂给药后图像的采集可以在给药后 60 分钟内进行。肝脏和中枢神经系统给药方式为以快速静脉注射或缓慢注射（10ml/min）的形式静脉给药。③磁共振血管造影：对成年患者的建议剂量是 0.1mmol/kg 体重，相当于 0.5mol/L 溶液 0.2ml/kg，在给药后即刻延迟扫描采集成像。如果不应用自动对比检测脉冲序列进行快速静脉注射定时，则应采用药品注射剂量≤2ml 进行快速静脉注射测试，来计算合适的扫描延迟时间。应以快速静脉注射的方式手动或使用高压注射器静脉给药。注射后随之注入至少 5ml 0.9%氯化钠注射液冲洗。

【不良反应】其发生率＜1%。主要表现为：①头痛、恶心、呕吐、味觉异常。②心动过速、心律失常、心电图异常。③肝、肾功能轻度改变。④过敏反应等。

【禁忌证】禁用于对本品的组成成分过敏、对其他钆螯合物有过敏反应史或既往不良反应史、肾功能损伤（肌酐清除率＜30ml/min）的患者及妊娠期妇女和哺乳期妇女。

【注意事项】应考虑有出现包括严重的、威胁生命的、致命的、过敏性的和过敏样的反应的可能性，特别是对于那些对任何组成成分呈高度敏感，有哮喘史，或有其他过敏性疾病史的患者。

【制剂规格】注射液：每支 0.5mol/L（5ml）；0.5mol/L（10ml）；0.5mol/L（15ml）；0.5mol/L（20ml）。

钆喷酸葡胺[药典（二）；医保（乙）]

Gadopentetate

【药理作用】本品为一种用于磁共振成像的顺磁性对比剂，进入体内后能缩短组织中质子的 T_1 及 T_2 弛豫时间，从而增强图像的清晰度和对比度。经静脉注射后迅速分布于细胞外液，约 1 分钟，血和组织中浓度已达到高峰，消除半衰期约 20～100 分钟，24 小时内约 90%以原型由尿排出。血液透析可将本品从体内排出。

【适应证】本品适用于中枢神经（脑脊髓）、腹、盆腔、四肢等人体脏器和组织的磁共振成像。也用于肾功能评估。还可代替 X 线含碘对比剂，用于不能使用者。

【用法用量】静脉注射：成人及 2 岁以上儿童，按体重一次 0.2ml/kg（或 0.1mmol/kg），最大用量为按体重一次 0.4ml/kg。①颅脑及脊髓磁共振成像：必要时可在 30 分钟内再次给药。②全身磁共振成像：为获得充分的强化，可按体重一次 0.4ml/kg 给药。最佳强化时间，一般在注射后数分钟之内（不超过 45 分钟）。为排除成人病变或肿瘤复发，可将用量增至按体重一次 0.6ml/kg，以增加诊断的可信度。将 1ml 钆喷酸葡胺（相当于 2mmol/L GD－DTPA）加 249ml 氯化钠注射液或用 1ml GD－DTPA 加 49ml 氯化钠注射液稀释后，可直接用于体腔的造影，如关节造影或腹腔造影等。将 1ml 钆喷酸葡胺+15g/L 甘露醇和 25mmol/L 缓冲剂枸橼酸钠配合，有较佳效果，胃肠涂布穿透力强，不易产生腔内浓缩的胃肠道阳性磁共振对比剂。尽管钆喷酸葡胺在大鼠脑池内注射的神经毒性，低于泛影葡胺及优维显等含碘对比剂，但目前仍不主张将它用于直接鞘内注射造影。利用钆喷酸葡胺中 Gd 元素原子序数高（157.3）有吸收 X 线的特点，可用于碘过敏患者的肾动脉 X 线造影或肾排泄性造影（即代替 X 线含碘对比剂）。

【不良反应】磁共振对比剂不良反应

极少，个别患者给药后，出现面部潮红、荨麻疹、恶心、呕吐、味觉失常、注射部位轻度热痛感、支气管痉挛、心悸、头疼、头晕、寒战、惊厥、低血压等。偶有过敏、喉头水肿、休克等反应。亦有重症肌无力急剧恶化的报道。

【禁忌证】禁用于：①对本品过敏及严重肾损害者。②婴幼儿。

【注意事项】（1）慎用：①有过敏倾向者。②对有肾功能不良、癫痫、低血压、哮喘及其他变态反应性呼吸道疾病患者。③妊娠期及哺乳期妇女。（2）用药注意：①注射时，注意避免药液外渗，防止引起组织疼痛。②部分患者用药后血清铁及胆红素值略有升高，但无症状，可在 24 小时内恢复正常。③本品的有效增强时间为 45 分钟，静脉注射后，应立即进行 MRI 检查。④一次检查后所剩下的药液，应不再使用。⑤应用本品时，应遵守磁共振检查中有关的安全规定。⑥小儿：16 岁以上的儿童在进行中枢神经系统、颅外组织及躯体的磁共振成像时，可使用本品。

【制剂规格】注射液：每支 4.69g（10ml）；5.63g（12ml）；7.04g（15ml）；9.38g（20ml）。

三、其他诊断用药物

五肽胃泌素 [药典（二）]

Pentagastrin

【药理作用】本品能促进胃酸、胃蛋白酶及内因子的分泌，其促胃酸分泌作用相当于内源性胃泌素的 1/4，但强于磷酸组胺和盐酸培他唑，作用可持续 10～40 分钟。肌内注射本品后 20～40 分钟，出现胃酸分泌高峰。

【适应证】主要用于胃酸分泌功能的检查。

【用法用量】皮下注射：一次 6μg/kg，或按此量在 1 小时内静脉滴注。

【不良反应】本品可引起恶心、面部潮红、头痛、眩晕、胃肠痉挛和低血压等。

【禁忌证】对本品过敏及严重消化道溃疡患者忌用。

【注意事项】胰、肝、胆道疾病患者慎用。

【制剂规格】注射液：每支 400μg（2ml）。

吲哚菁绿 [药典（二）；医保（乙）]

Indocyanine Green

【药理作用】本品为诊断用药。是用来检查肝脏功能和肝有效血流量的染料药。静脉注入体内后，立刻和血浆蛋白结合，随血液循环迅速分布于全身血管内，高效率、选择地被肝细胞摄取，又从肝细胞以游离形式排泄到胆汁中，经胆道入肠，随粪便排出体外。由于排泄快，一般正常人静脉注射 20 分钟后约有 97%从血中排出、不参与体内化学反应、无肝肠循环（进入肠管的 ICG 不再吸收入血）、无淋巴逆流、不从肾等其他肝外脏器排泄。静脉注射后 2～3 分钟瞬即形成均一单元达到动态平衡，约 20 分钟血中浓度被肝细胞以一级速率消失，即成指数函数下降。当肝脏病变，肝有效血流量和肝细胞总数降低时，血浆 ICG 消除率 K 值明显降低；血中 ICG 滞留率 R 值明显升高。

【适应证】本品用于诊断肝硬化、肝纤维化、韧性肝炎，对职业和药物中毒性肝病的诊断极有价值。也可用于循环系统功能（心输出量、平均循环时间或异常血流量）的检查测定。

【用法用量】试验前用“ICG 试敏针”于患者前臂掌侧皮内注射 0.1ml，10～15 分钟，观察有红晕，确无过敏反应后，再按下法进行肝脏功能检查。静脉注射：①测定血中滞留率或血浆消失率时：以灭菌注射用水将 ICG 稀释成 5mg/ml，按每千克体重相当于 0.5mg 的 ICG 溶液，由肘静脉注入，边观察患者反应，边徐徐地注入，一般在 10 秒钟内注完。②测定肝血流量时：25mg ICG 溶解在尽可能少量的灭菌注射水中，再用 0.9%氯化钠注射液稀释成 2.5～5.0mg/ml 浓度，静脉注入相当于 3mg ICG 的上述溶液。接着，以每分钟 0.27～0.49mg 比例持续以一定速度静脉滴注约 50 分钟，直至采完血样为止（同时需采周围静脉和肝静脉血）。③用于循环功能检查：通常从前臂腕静脉注入，成人一次量 5～10mg，小儿按体重酌减。

【不良反应】本品不完全溶解时，可能发生恶心、发热、休克等反应。

【禁忌证】禁用于：①对本品有过敏既往史的患者。②有碘过敏既往史的患者（本制剂含碘，故可引起碘过敏的可能）。

【注意事项】①为防止过敏性休克，要充分问诊，对过敏性体质者慎重使用。用药前应预先备置抗休克急救药及器具，注射 ICG 后要注意观察有无口麻、气短、胸闷、眼结膜充血、水肿等症状，一旦发生休克反应立即中止 ICG 试验，迅速采取急救措施，如输液、给升压药、强心剂、副肾皮质激素、吸氧、人工呼吸等。②一定要用附带的灭菌注射用水溶解 ICG，并使其完全溶解。不得使用其他溶液，如 0.9%氯化钠注射液等。可用注射器反复抽吸、静脉注射，使其完全溶解后，水平观察玻璃壁确证无残存不溶药剂，方可使用。③临用前调配注射液，已溶解的溶液不能保存再使用。④请患者早晨空腹、仰卧位、安静状态下进行该项试验检查。脂血症、乳糜血对本试验有影响。水肿、消瘦、肥胖及失血过多的患者可产生测定值的误差。⑤胆囊对比剂、利胆剂、利福平、抗痛风剂可造成本试验误差。⑥本试验对甲状腺放射性碘摄取率检查有影响，应间隔 1 周以上再检查。⑦妊娠期及哺乳期妇女慎用。

【制剂规格】注射剂：每支 10mg；25mg。

荧光素钠 [药典（二）；医保（乙）]

Fluorescein Sodium

【药理作用】本品为诊断用药，是一种染料，对正常角膜等上皮不能染色，但能对损伤的角膜上皮染成绿色，从而可显示出角膜损伤、溃疡等病变。本品流经小血管时，能在紫外线或蓝色光激发下透过较薄的血管壁和黏膜呈现绿色荧光，从而显示小血管行经和形态等，据此可供眼底血管造影和循环时间测定。本品几乎不能透过血脑屏障，但在结核性脑膜炎时脑脊液内含量有所增加，肌内注射后测定脑脊液内本品含量有助于对结核性脑膜炎的诊断和鉴别诊断。

【适应证】①滴眼液用于眼科诊断，正常角膜不显色，异常角膜显色。②针剂用于测血液循环时间，静脉注射后，在紫外线灯下观察，以 10～15 秒内唇部黏膜能见到黄绿色荧光为正常。

【用法用量】①滴眼后于角膜显微镜下观察颜色。②测血液循环时间，于臂静脉注射 2ml，每次用量 0.4～0.8g（2～4ml）。

【不良反应】本品过敏反应包括：荨麻疹、呼吸困难、哮喘发作、呼吸停止、血压下降、休克、心脏停搏、心肌梗死、肺水肿和脑梗死等。常见反应有恶心、呕吐、眩晕，多在注射后 30 秒内发生。反应发生率和严重程度与注射剂浓度和注入量有关。一次静脉注入量＞5ml（5%），常可出现恶心和呕吐症状。本品血管造影时总的反应发生率约 0.6%，严重反应约 0.4%。肌内注射后可有局部疼痛。静脉注射后皮肤和尿液暂时染色，视物有黄色或粉红色感觉。

【禁忌证】测血液循环时，先天性缺血性心脏病患者，肝、肾功能严重不良及妊娠期妇女禁用。

【注意事项】①滴眼剂应注意灭菌并防止污染。②有药物过敏史者慎用。

【制剂规格】滴眼液：每支含 2%。注射液：每支 0.4g（2ml）。

第 4 节　生物制品

结核菌素纯蛋白衍生物 [药典（三）；基；医保（甲）]

Purified Protein Derivative of Tuberculin（TB－PPD）

【药理作用】本品为由结核分枝杆菌经培养、杀菌、过滤除去菌体后纯化制成的纯蛋白衍生物，本品经皮内试验后，对已受结核菌感染或已接种卡介苗者可引起特异性的皮肤变态反应（迟发性超敏反应）。致敏机体注射结核菌素后，24 小时出现红晕，48～72 小时反应明显，表现为血管充血扩张，细胞渗出浸润，主要是淋巴浸润，反应分两个阶段。当致敏机体注射本品时，由于本品刺激或催化作用，有大量多核白细胞和淋巴细胞渗出，渗出的致敏淋巴细胞合成释放淋巴因子。由于注射部位血管外组织间隙内纤维蛋白原从血管进入周围组织中后变为纤维蛋白；由于注射部位血管外组织间隙内纤维蛋白的沉积和 T 细胞及单核细胞的聚集是引起组织红肿和硬结。硬结为 DTH 反应最主要的特征。

【适应证】本品 5U 用于结核病的临床诊断，卡介苗接种对象的选择及卡介苗接种后机体免疫反应的监测。2U 制品用于临床诊断及流行病学监测。

【用法用量】婴儿、儿童及成人均可用。皮内注射，吸取本品 0.1ml（5U），皮内注射于前臂掌侧，于注射后48～72小时检查注射部位反应。测量应以硬结的横径及其垂直径的毫米数记录。5U制品反应平均直径应不低于5mm为阳性反应。凡有水疱、坏死、淋巴管炎者均属强阳性反应，应详细注明。

【不良反应】曾患过重度结核病者或过敏体质者，局部可出现水疱、浸润或溃疡，有的出现不同程度的发热，一般能自行消退或自愈。偶有严重者，可做局部消炎或退热处理。

【禁忌证】禁用于患急性传染病（如麻疹、百日咳、流行性感冒，肺炎等），急性结合膜炎、急性中耳炎、广泛性皮肤病者及过敏体质者。

【注意事项】①注射本品之注射针头应当专用，不得作其他注射之用。②安瓿有裂纹，制品内有异物者不可使用。③安瓿开启后，应在半小时内使用。④进行学校集体PPD皮试时，应加强宣传，解除精神紧张，接种前做好健康咨询与检查工作，避免发生群体性癔症。

【制剂规格】注射剂：每瓶1ml；2ml。

抗狂犬病血清[药典（三）；基；医保（甲）]

Rabies Antiserum

【药理作用】本品为由狂犬病病毒固定毒免疫马所得的血浆，经胃酶消化后纯化制得的液体抗狂犬病球蛋白制剂。含有特异性抗体，具有中和狂犬病毒的作用，用于狂犬病的被动免疫预防。

【适应证】用于配合狂犬病疫苗对被疯动物严重咬伤如头、脸、颈部或多部位咬伤者进行预防注射。被疯动物咬伤后注射愈早愈好。咬后48小时内注射本品，可减少发病率。对已有狂犬病症状的患者，注射本品无效。

【用法用量】受伤部位应先进行处理。若伤口曾用其他化学药品处理过时，应用肥皂水或灭菌注射用水冲洗干净。先在受伤部位进行浸润注射，余下的血清进行肌内注射。（头部咬伤可注射于颈背部肌肉）。注射量均按体重计算，每1kg体重注射40U（特别严重可酌情增至80～100U），在1～2日内分次注射，注射完毕后开始注射狂犬病疫苗。亦可同时注射狂犬病疫苗，但注射部位应分开。

【不良反应】①过敏休克：可在注射中或注射后数分钟至数十分钟内突然发生。患者突然表现沉郁或烦躁、脸色苍白或潮红、胸闷或气喘、出冷汗、恶心或腹痛、脉搏细速、血压下降、重者神志昏迷虚脱。②血清病：主要症状为荨麻疹、发热、淋巴结肿大、局部浮肿，偶有蛋白尿、呕吐、关节痛，注射部位可出现红斑、瘙痒及水肿。

【禁忌证】过敏试验为阳性反应者慎用。

【注意事项】注射前必须做过敏试验并详细询问既往过敏史。凡本人及直系亲属曾有支气管哮喘、花粉症、湿疹或血管神经性水肿等病史，或对某种物质过敏，或本人过去曾注射马血清制剂者，均须特别提防过敏。

【制剂规格】注射剂：每支400U。

抗蛇毒血清[药典（三）；基；医保（甲）]

Snake Antivenins

【药理作用】本品为用某种蛇毒或经减毒处理的蛇毒免疫马，使其产生相应的采集含有抗体的血清或血浆精制而成。可中和相应的蛇毒，是一种特异性被动免疫反应。抗蛇毒血清有单价和多价两类，单价抗蛇毒血清特异性强、效价高、疗效好；多价抗蛇毒血清特异性小、效价低、疗效差。

【适应证】用于蛇咬伤者的治疗，其中蝮蛇毒血清，对竹叶青蛇和烙铁头蛇咬伤亦有疗效。咬伤后，应迅速注射本品，愈早愈好。

【用法用量】稀释后静脉注射或静脉滴注，也可肌内或皮下注射。用量根据被咬伤者的受毒量及血清效价而定，以下为中和一条蛇毒的剂量：①抗蝮蛇毒血清：主要用于蝮蛇咬伤的治疗，对竹叶青和烙铁头蛇毒也有交叉中和作用。一次用 6000～16000U，以氯化钠或 25%葡萄糖注射液稀释 1 倍，缓慢静脉注射。②抗五步蛇毒血清：主要用于五步蛇咬伤的治疗，对蝮蛇蛇毒也有交叉中和作用。一次 8000U，以氯化钠注射液稀释 1 倍，缓慢静脉注射。③抗银环蛇毒血清：主要用于银环蛇咬伤的治疗，一次用 10000U，缓慢静脉注射。④抗眼镜蛇毒血清：主要用于眼镜蛇咬伤的治疗，对其他科的毒蛇蛇毒也有交叉中和作用。一次用 2500～10000U，缓慢静脉注射。

【不良反应】因马血清为异体蛋白，故可发生过敏反应。即刻表现为胸闷、气短、恶心、呕吐、腹痛、抽搐及血压下降。迟发反应表现为发热、皮疹、荨麻疹等。

【禁忌证】过敏试验为阳性反应者慎用。

【注意事项】①使用抗血清须特别注意防止过敏反应。注射前必须先做过敏试验并详细询问既往过敏史。②毒蛇咬伤时，应立即做局部处理，并服用中成药蛇药及对症治疗。③静脉给药前应做好抗过敏反应的准备。注射过程中应严密监护患者，如有过敏反应，应立即停止，并及时处理。④应详细了解咬伤的毒蛇种类，采用单价抗蛇毒血清治疗。如为未知的毒蛇咬伤，则给予多价抗蛇毒血清治疗。⑤本品一般不作首选，症状不发展的蛇咬伤，不必注射抗蛇毒血清。但也应根据症状，及时判断，争取尽早注射，最好在 4 小时内静脉给药。⑥不管是否毒蛇咬伤，伤口有污染者，应同时注射破伤风抗毒素 1500～3000U。

【制剂规格】注射剂：抗蝮蛇毒血清：每支含抗蝮蛇毒血清 6000U。抗五步蛇毒血清：每支含抗五步蛇毒血清 2000U。抗银环蛇毒血清：每支含抗银环蛇毒血清 10000U。抗眼镜蛇毒血清：每支含抗眼镜蛇毒血清 1000U。

第 15 章　中成药

第 1 节　内科用药

一、解表剂

九味羌活丸（颗粒）[药典（一）；基；医保（甲）]

【功能与主治】疏风解表，散寒除湿。用于外感风寒挟湿所致的感冒，症见恶寒、发热、无汗、头重而痛、肢体酸痛。

【用法用量】丸剂：姜葱汤或温开水送服，一次 6～9g，一日 2～3 次。颗粒剂：姜汤或开水冲服，一次 1 袋，一日 2～3 次。

【不良反应】尚不明确。

【禁忌证】尚不明确。

【注意事项】①忌烟、酒及辛辣、生冷、油腻食物。②不宜在服药期间同时服用滋补性中药。③有高血压、心脏病、肝病、糖尿病、肾病等慢性病患者应在医师指导下服用。④儿童、妊娠期及哺乳期妇女、年老体弱者应在医师指导下服用。⑤发热体温超过 38.5℃的患者，应去医院就诊。⑥严格按用法用量服用，本品不宜长期服用。⑦服药 3 天症状无缓解，应去医院就诊。⑧对本品过敏者禁用，过敏体质者慎用。⑨本品性状发生改变时禁止使用。⑩儿童必须在成人监护下使用。⑪请将本品放在儿童不能接触到的地方。⑫如正在使用其他药品，使用本品前请咨询医师或药师。

【制剂规格】丸剂：每丸重 9g；每袋装 6g；9g；每 10 丸重 1.8g。颗粒剂：每袋装 5g；15g。

感冒清热胶囊（颗粒）[基；医保（甲）]

【功能与主治】疏风散寒，解表清热。用于风寒感冒，头痛发热，恶寒身痛，鼻流清涕，咳嗽咽干。

【用法用量】胶囊剂：口服，一次 3 粒，一日 2 次。颗粒剂：开水冲服，一次 1 袋，一日 2 次。

【不良反应】尚不明确。

【禁忌证】忌烟、酒及辛辣、生冷、油腻食物。

【注意事项】①不宜在服药期间同时服用滋补性中成药。②风热感冒者不适用，其表现为发热重，微恶风，有汗，口渴，鼻流浊涕，咽喉红肿热痛，咳吐黄痰。③有高血压、心脏病、肝病、糖尿病、肾病等慢性病严重者、妊娠期妇女或正在接受其他治疗的患者，均应在医师指导下服用。④按照用法用量服用，小儿、年老体虚者应在医师指导下服用。⑤服药三天后症状无改善，或出现发热咳嗽加重，并有其他严重症状如胸闷、心悸等时应去医院就诊。⑥对本品过敏者禁用，过敏体质者慎用。⑦本品性状发生改变时禁止使用。⑧儿童必须在成人监护下使用。⑨请将本品放在儿童不能接触到的地方。⑩如正在使用其他药品，使用本品前请咨询医师或药师。

【制剂规格】胶囊剂：每粒装 0.45g；颗粒剂：每袋装 12g；6g（无蔗糖）；3g（含乳糖）。

正柴胡饮颗粒［药典（一）；基；医保（甲）］

【功能与主治】发散风寒，解热止痛。用于外感风寒所致的发热、恶寒、无汗、头痛、鼻塞、喷嚏、咽痒咳嗽、四肢酸痛，流感初起、轻度上呼吸道感染见上述证候者。

【用法用量】开水冲服，一次 1 袋，一日 3 次。

【不良反应】尚不明确。

【禁忌证】①妊娠期妇女禁用。②对本品过敏者禁用。

【注意事项】①忌烟、酒及辛辣、油腻食物。②不宜在服药期间同时服用滋补性中药。③风热感冒者不适用，其表现为发热明显，微恶风，有汗，口渴，鼻流浊涕，咽喉肿痛，咳吐黄痰。④高血压、心脏病、肝病、糖尿病、肾病等慢性病严重者应在医师指导下服用。⑤服药 3 天症状无缓解，应去医院就诊。⑥儿童、年老体弱者应在医师指导下服用。⑦过敏体质者慎用。⑧本品性状改变时禁止使用。⑨儿童必须在成人监护下使用。请将本品放在儿童不能接触到的地方。⑩如正在使用其他药品，使用本品前请咨询医师或药师。

【制剂规格】颗粒剂：每袋装 3g（无蔗糖）；10g。

柴胡注射液［基；医保（甲）］

【功能与主治】清热解表。用于治疗感冒、流行性感冒及疟疾等的发热。

【用法用量】肌内注射，一次 2～4ml，一日 1～2 次。

【不良反应】①过敏反应：皮肤潮红或苍白、皮疹、瘙痒、呼吸困难、心悸、发绀、血压下降、过敏性休克、过敏样反应等。②全身性反应：畏寒、寒战、发热、疼痛、乏力等。③皮肤及其附件：可表现多种皮疹，以荨麻疹、皮炎伴瘙痒为主。④呼吸系统：憋气、呼吸急促、呼吸困难等。⑤心血管系统：心悸、胸闷、发绀、血压下降等。⑥神经精神系统：头晕、头痛、麻木、眩晕、晕厥、抽搐、意识模糊等。⑦消化系统：口干、恶心、呕吐、腹痛、腹泻等。⑧用药部位：疼痛、皮疹、瘙痒、局部红肿硬结等。

【禁忌证】①对本品或含有柴胡制剂及成分中所列辅料过敏或有严重不良反应病史者禁用。②儿童禁用。

【注意事项】①本品不良反应包括过敏性休克，应在有抢救条件的医疗机构使用，使用者应接受过过敏性休克抢救培训，用药后出现过敏反应或其他严重不良反应须立即停药并及时救治。②严格按照药品说明书规定的功能主治使用，禁止超功能主治用药。

③本品为退热解表药，无发热者不宜使用。④严格按照药品说明书推荐的用法用量使用，尤其注意不超剂量、不长期连续用药。⑤用药前应仔细询问患者情况、用药史和过敏史。有药物过敏史或过敏体质者慎用。⑥有家族过敏史者慎用。⑦本品保存不当可能会影响药品质量，用药前应认真检查本品，发现药液出现浑浊、沉淀、变色、结晶等药物性状改变以及瓶身有漏气、裂纹等现象时，均不得使用。⑧严禁混合配伍，谨慎联合用药。本品应单独使用，禁忌与其他药品混合配伍使用。⑨对老人、妊娠期妇女、肝及肾功能异常患者等特殊人群和初次使用中药注射剂的患者应慎重使用，加强监测。⑩加强用药监护。用药过程中，应密切观察用药反应，特别是开始 30 分钟。发现异常，立即停药，采用积极救治措施，救治患者。

【制剂规格】注射剂：每支装 2ml。

金花清感颗粒[基；医保（乙）]

【功能与主治】疏风宣肺，清热解毒。用于单纯型流行性感冒轻症，中医辨证属风热犯肺证者，症见发热，头痛，全身酸痛，咽痛，咳嗽，恶风或恶寒，鼻塞流涕，舌质红，舌苔薄黄，脉数。

【用法用量】开水冲服。一次 1 袋，一日 3 次。疗程 3 天。

【不良反应】①可见恶心、呕吐、腹泻、胃部不适、胃灼热、纳差等胃肠道不良反应。②偶见用药后肝功能异常、心悸或皮疹。

【禁忌证】对本品过敏者禁用。

【注意事项】①运动员及脾胃虚寒者慎用。②本品尚无研究数据支持用于体温≥39.1℃，或血白细胞＞11.0×10^9/L，或中性粒细胞＞75%，或重症流感者。③既往有肝脏病史或服药前肝功能异常者慎用。④服药期间不宜同时服用滋补性中药。⑤服用期间忌烟、酒及辛辣、生冷、油腻食物。⑥本品尚无研究数据支持用于妊娠期及哺乳期妇女、儿童及老龄人群。

【制剂规格】颗粒剂：每袋装 5g（相当于饮片 17.3g）。

银翘解毒颗粒（胶囊、软胶囊、片、口服液）[药典（一）；基；医保（甲）]

【功能与主治】疏风解表，清热解毒。用于风热感冒，症见发热头痛、咳嗽、口干、咽喉疼痛。

【用法用量】口服。颗粒剂：开水冲服，一次 15g 或 5g（含乳糖），一日 3 次；重症者加服 1 次。胶囊剂：一次 4 粒，一日 2～3 次。软胶囊剂：一次 2 粒，一日 3 次。片剂：一次 4 片，一日 2～3 次。口服液：一次 10ml，一日 3 次，用时摇匀。

【不良反应】尚不明确。

【禁忌证】对本品过敏者禁用。

【注意事项】①忌烟、酒及辛辣、生冷、油腻食物。②不宜在服药期间同时服用滋补性中药。③风寒感冒者不适用。④有高血压、心脏病、肝病、糖尿病、肾病等慢性病严重者应在医师指导下服用。⑤儿童、妊娠期及哺乳期妇女、年老体弱及脾虚便溏者应在医师指导下服用。⑥发热体温超过 38.5℃的患者，应去医院就诊。⑦服药 3 天症状无缓解，应去医院就诊。⑧过敏体质者慎用。⑨本品性状发生改变时禁止使用。⑩儿童必须在成人监护下使用。⑪请将本品放在儿童不能接触到的地方。⑫如正在使用其他药品，使用本品前请咨询医师或药师。

【制剂规格】颗粒剂：每袋装 15g；2.5g（含乳糖）。胶囊剂：每粒装 0.4g。软胶囊剂：每粒装 0.45g。片剂：素片每片重 0.5g；薄膜衣片每片重 0.52g。口服液：每支装 10ml。

银翘解毒丸 [药典（一）；基；医保（甲）]

【功能与主治】疏风解表，清热解毒。用于风热感冒，症见发热头痛、咳嗽、口干、咽喉疼痛。

【用法用量】口服。用芦根汤或温开水送服，一次 1 丸，一日 2～3 次。

【不良反应】尚不明确。

【禁忌证】对本品有效成分过敏者禁用。

【注意事项】①忌烟、酒及辛辣、生冷、油腻食物。②不宜在服药期间同时服用滋补性中成药。③风寒感冒者不适用，其表现为恶寒重、发热轻、无汗、头痛、鼻塞、流清涕、喉痒咳嗽。④高血压、心脏病、肝病、糖尿病、肾病等慢性病严重者应在医师指导下服用。⑤服药 3 天后或服药期间症状无改善，或症状加重，或出现新的严重症状如胸闷、心悸等应立即停药，并去医院就诊。⑥按照用法用量服用，小儿、妊娠期妇女、年老体虚者应在医师指导下服用。⑦过敏体质者慎用。⑧本品性状发生改变时禁止使用。⑨儿童必须在成人监护下使用。⑩请将本品放在儿童不能接触到的地方。⑪如正在使用其他药品，使用本品前请咨询医师或药师。

【制剂规格】丸剂（浓缩蜜丸）：每丸重 3g；9g。

牛黄清感胶囊 [药典（一）；基；医保（乙）]

【功能与主治】疏风解表，清热解毒。用于外感风热，内郁化火所致的感冒发热、咳嗽、咽痛。

【用法用量】口服，一次 2～4 粒，一日 3 次；儿童酌减或遵医嘱。

【不良反应】尚不明确。

【禁忌证】妊娠期妇女禁用。

【注意事项】①忌烟、酒及辛辣、生冷、油腻食物。②不宜在服药期间同时服用滋补性中药。③风寒感冒者不适用，其表现为恶寒重，发热轻，头痛，鼻塞，流清涕等。④脾胃虚寒症见：腹痛、喜暖、泄泻者慎用。⑤高血压、心脏病、肝病、肾病、糖尿病等慢性病严重者应在医师指导下服用。

【制剂规格】胶囊剂：每粒装 0.3g。

复方银花解毒颗粒 [基；医保（乙）]

【功能与主治】疏风解表，清热解毒。用于普通感冒、流行性感冒属风热证，症见：发热，微恶风，鼻塞流涕，咳嗽，咽痛，头痛，全身酸痛，苔薄白或微黄，脉浮数。

【用法用量】开水冲服，一次1袋，一日3次，重症者加服1次。

【不良反应】个别患者偶见恶心，呕吐，腹痛。

【禁忌证】尚不明确。

【注意事项】风寒感冒者不宜使用。

【制剂规格】颗粒剂：每袋装15g。

祖卡木颗粒［基；医保（乙）］

【功能与主治】调节异常气质，清热，发汗，通窍。用于感冒咳嗽，发热无汗，咽喉肿痛，鼻塞流涕。

【用法用量】口服。一次12g，一日3次。

【不良反应】尚不明确。

【禁忌证】尚不明确。

【注意事项】运动员慎用。糖尿病患者遵医嘱。

【制剂规格】颗粒剂：每袋装6g；12g。

保济丸（口服液）［药典（一）；基；医保（甲）］

【功能与主治】解表、祛湿、和中。用于暑湿感冒，症见发热头痛，腹痛腹泻、恶心呕吐、肠胃不适；亦可用于晕车晕船。

【用法用量】口服。丸剂：一次1.85～3.7g，一日3次。口服液：一次10～20ml，一日3次。

【不良反应】尚不明确。

【禁忌证】对本品过敏者禁用，妊娠期妇女忌服，外感燥热者不宜服用。

【注意事项】①忌烟、酒及辛辣、生冷、油腻食物。②不宜在服药期间同时服用滋补性中药。③有高血压、心脏病、肝病、糖尿病、肾病等慢性病严重者应在医师指导下服用。④儿童、妊娠期及哺乳期妇女、年老体弱者应在医师指导下服用。⑤发热体温超过38.5℃的患者，应去医院就诊。⑥吐泻严重者应及时去医院就诊。⑦服药3天症状无缓解，应去医院就诊。⑧过敏体质者慎用。⑨本品性状发生改变时禁止使用。

【制剂规格】丸剂：每瓶装1.85g；3.7g。口服液：每瓶装10ml。

藿香正气口服液［药典（一）；基；医保（甲）］

【功能与主治】解表化湿，理气和中。用于外感风寒、内伤湿滞或夏伤暑湿所致的感冒，症见头痛昏重、胸膈痞闷、脘腹胀痛、呕吐泄泻；胃肠型感冒见上述证候者。

【用法用量】口服。酊剂、口服液：一次5～10ml，一日2次，用时摇匀。软胶囊剂：一次2～4粒，一日2次。滴丸剂：一次1～2袋，一日2次。

【不良反应】①可能引起恶心、呕吐、皮疹、瘙痒、头晕、面部潮红、心悸等。②本品含乙醇（酒精），有服用后出现过敏性休克的病例；乙醇（酒精）与头孢菌素类（如头孢氨苄、头孢呋辛、头孢他啶等）、甲硝唑、替硝唑、酮康唑、呋喃唑酮等药联合使用，可出现双硫仑样反应（主要表现为颜面潮红、头痛、恶心、呕吐、心悸、血压下降、胸闷、胸痛、气短、呼吸困难、休克等），有过量服用本品出现抽搐的病例。

【禁忌证】①对本品及所含成分过敏者禁用。②酒精过敏者禁用。

【注意事项】①忌烟、酒及辛辣、生冷、油腻食物，饮食宜清淡。②不宜在服药期间同时服用滋补性中药。③有高血压、心脏病、肝病、糖尿病、肾病等慢性病严重者应在医师指导下服用。④儿童、妊娠期及哺乳期妇女、年老体弱者应在医师指导下服用。⑤吐泻严重者应及时去医院就诊。⑥本品含乙醇（酒精）40%～50%，服药期间不得与头孢菌素类（如头孢氨苄、头孢呋辛、头孢他啶等）、甲硝唑、替硝唑、酮康唑、呋喃唑酮等药联合使用，以免导致双硫仑样反应。⑦此外，服药后不得驾驶机、车、船，从事高空作业、机械作业及操作精密仪器。⑧本品含生半夏，应严格按用法用量服用，不宜过量或长期服用。用药后如出现说明书描述的不良反应或其他不适时应停药，症状严重者应及时去医院就诊。⑨服药 3 天症状无缓解，应去医院就诊。⑩对本品及酒精过敏者禁用，过敏体质者慎用。⑪本品性状发生改变时禁止使用。⑫儿童必须在成人监护下使用。⑬请将本品放在儿童不能接触到的地方。⑭如正在使用其他药品，使用本品前请咨询医师或药师。

【制剂规格】酊剂：每支装 10ml。口服液：每支装 10ml。软胶囊剂：每粒装 0.45g。滴丸剂：每袋装 2.6g。

双黄连合剂（口服液、胶囊、颗粒、片）[药典（一）；基；医保（甲）]

【功能与主治】疏风解表，清热解毒。用于外感风热所致的感冒，症见发热、咳嗽、咽痛。

【用法用量】口服。口服液：一次 20ml，一日 3 次。颗粒剂、合剂：开水冲服，一次 10g，一日 3 次；6 个月以下，一次 2～3g；6 个月到一岁，一次 3～4g；一岁到三岁，一次 4～5g；三岁以上儿童酌量或遵医嘱。无蔗糖颗粒服用量减半。胶囊剂：一次 4 粒，一日 3 次。片剂：一次 4 片，一日 3 次；小儿酌减或遵医嘱。

【不良反应】双黄连口服制剂有皮疹、瘙痒、恶心、呕吐、腹痛、腹泻、胸闷、面部潮红、过敏或过敏样反应、头晕、呼吸困难、心悸等不良反应报告，有肝功能生化指标异常、过敏性休克个例报道。

【禁忌证】①对本品及所含成分过敏者禁用。②风寒感冒者禁用。

【注意事项】①忌烟、酒及辛辣、生冷、油腻食物。②不宜在服药期间同时服用滋补性中药。③高血压、心脏病、肝病、糖尿病、肾病等患者应在医师指导下服用。④按照用法用量服用，儿童、妊娠期及哺乳期妇女、年老体弱及脾虚便溏者应在医师指导下服用。⑤发烧体温超过 38.5℃的患者，应去医院就诊。⑥服药 3 天症状无缓解，应去医院就诊。⑦过敏体质者慎用。⑧本品性状发生改变时禁止使用。⑨儿童必须在成人监护下使用，请将本品放在儿童不能接触到的地方。⑩如正在使用其他药品，使用本品前请咨询医师或药师。

【制剂规格】合剂：每瓶装 100ml；200ml。口服液：10ml（每 1ml 相当于饮片 1.5g）；20ml（每 1ml 相当于饮片 1.5g）；10ml（每 1ml 相当于饮片 3.0g）。颗粒剂：每袋装 5g。胶囊剂：每粒装 0.4g。片剂：每片重 0.53g。

二、表里双解剂

防风通圣丸（颗粒）[药典（一）；基；医保（甲）]

【功能与主治】解表通里，清热解毒。用于外寒内热，表里俱实，恶寒壮热，头痛咽干，小便短赤，大便秘结，瘰疬初起，风疹湿疮。

【用法用量】口服。丸剂：一次 6g，一日 2 次。颗粒剂：一次 1 袋，一日 2 次。

【不良反应】偶见腹泻。

【禁忌证】①脾虚便溏者忌用。②对本品过敏者禁用。

【注意事项】①忌烟、酒及辛辣、油腻、鱼虾海鲜类食物。②不宜在服药期间同时服用滋补性中药。③高血压、心脏病患者慎用，有肝病、糖尿病、肾病等慢性病严重者应在医师指导下服用。④妊娠期妇女慎用，运动员慎用，过敏体质者慎用，儿童、哺乳期妇女、年老体弱及脾虚便溏者应在医师指导下服用。⑤因服用或注射某种药物后出现荨麻疹等相似的皮肤症状者属于药物过敏（药疹），应立即去医院就诊。⑥服用后大便次数增多且不成形者，应酌情减量。⑦发热体温超过 38.5℃的患者，应去医院就诊。⑧严格按用法用量服用，本品不宜长期服用。⑨服药三天症状无缓解，应去医院就诊。⑩本品性状发生改变时禁止使用。⑪儿童必须在成人监护下使用，请将本品放在儿童不能接触到的地方。⑫如正在使用其他药品，使用本品前请咨询医师或药师。

【制剂规格】丸剂：每 20 丸重 1g。颗粒剂：每袋装 3g。

三、泻下剂

麻仁润肠软胶囊[基；医保（甲）]

【功能与主治】润肠通便。用于肠燥便秘。

【用法用量】口服。一次 8 粒，一日 2 次，年老、体弱者酌情减量使用。

【不良反应】少数患者服药后出现腹痛，大便次数过多，大便偏稀，可酌情减量或停服。

【禁忌证】①妊娠期妇女忌服。②对本品过敏者禁用。

【注意事项】①月经期慎用。②年青体壮者便秘时不宜用本品。③忌食生冷、油腻、辛辣食物。④严重气质性病变引起的排便困难，如结肠癌，严重的肠道憩室，肠梗阻及炎症性肠病等忌用。⑤服药三天后症状未改善，或出现其他症状时，应及时去医院就诊。⑥按照用法用量服用，有慢性病史者、小儿及年老体虚者不宜长期服用，应在医师指导下服用。⑦过敏体质者慎用。⑧本品性状发生改变时禁止使用。⑨儿童必须在成人监护下使用。⑩请将本品放在儿童不能接触到的地方。⑪如正在使用其他药品，使用本品前请咨询医师或药师。

【制剂规格】胶囊剂：每粒装 0.5g。

麻仁润肠丸[药典（一）；基；医保（甲）]

【功能与主治】润肠通便。用于肠胃积热，胸腹胀满，大便秘结。

【用法用量】口服。一次 1～2 丸，一日 2 次。

【不良反应】尚不明确。

【禁忌证】妊娠期妇女忌服。

【注意事项】①饮食宜清淡，忌酒及辛辣食物。②不宜在服药期间同时服用滋补性中药。③有高血压、心脏病、肝病、糖尿病、肾病等慢性病严重者应在医师指导下服用。④胸腹胀满严重者应去医院就诊。⑤儿童、哺乳期妇女、年老体弱者应在医师指导下服用。⑥严格按用法用量服用，本品不宜长期服用。⑦服药 3 天症状无缓解，应去医院就诊。⑧对本品过敏者禁用，过敏体质者慎用。⑨本品性状发生改变时禁止使用。⑩儿童必须在成人监护下使用。⑪请将本品放在儿童不能接触到的地方。⑫如正在使用其他药品，使用本品前请咨询医师或药师。⑬服用前应除去蜡皮、塑料球壳。⑭本品可嚼服，也可分份吞服。

【制剂规格】丸剂：每丸重 6g。

尿毒清颗粒[基；医保（甲）]

【功能与主治】通腑降浊、健脾利湿、活血化瘀。用于慢性肾功能衰竭，氮质血症期和尿毒症早期、中医辨证属脾虚湿浊症和脾虚血瘀症者。可降低肌酐、尿素氮，稳定肾功能，延缓透析时间；另外对改善肾性贫血，提高血钙、降低血磷也有一定的作用。

【用法用量】温开水冲服。每日 4 次，6、12、18 时各服一袋，22 时服 2 袋，每日最大量 8 袋，也可另订服药时间，但两次服药间隔勿超过 8 小时。

【不良反应】腹泻，剂量调整后腹泻停止。

【禁忌证】尚不明确。

【注意事项】①应按主治证候用药，按时按量服用。②服药后大便呈半糊状为正常现象，如呈水样或每日大便超过 2 次，可酌情减量，服药避免营养吸收不良和脱水。③对 24 小时尿量＜1500ml 患者，服药时应监测血钾。④慢性肾功能衰竭尿毒症晚期非本品所宜。⑤避免与肠道吸附剂同时服用。⑥按肾功能衰竭程度，采用相应的肾衰饮食，忌食肥肉、动物内脏、豆类及坚果果实等高蛋白食物。应低盐饮食，并严格控制入水量。⑦肝肾阴虚证慎用。⑧妊娠期妇女慎用。⑨本品可与对肾功能无损害的抗生素、降压、利尿、抗酸、降尿酸药并用。⑩忌与氧化淀粉等化学吸附剂合用；本品含丹参、党参、白芍，忌与含藜芦的药物同用；本品含半夏，忌与含乌头的药物同用。

【制剂规格】颗粒剂：每袋装 5g。

四、清热剂

黄连上清丸[药典（一）；基；医保（甲）]

【功能与主治】散风清热，泻火止痛。用于风热上攻、肺胃热盛所致的头晕目眩、暴发火眼，牙龈肿痛，口舌生疮，咽喉肿痛，耳痛耳鸣，大便秘结，小便短赤。

【用法用量】口服。丸剂：水丸或水蜜丸一次 3～6g；小蜜丸一次 6～12g（30～60 丸）；大蜜丸一次 1～2 丸。一日 2 次。颗粒剂：一次 1 袋，一日 2 次。胶囊剂：一次 2 粒，一日 2 次。片剂：一次 6 片，一日 2 次。

【不良反应】尚不明确。

【禁忌证】脾胃虚寒者禁用。

【注意事项】①忌烟、酒及辛辣食物。②不宜在服药期间同时服用滋补性中药。③有高血压、心脏病、肝病、糖尿病、肾病等慢性病严重者应在医师指导下服用。④服药后大便次数增多且不成形者，应酌情减量。⑤妊娠期妇女慎用，儿童、哺乳期妇女、年老体弱者应在医师指导下服用。⑥严格按用法用量服用、本品不宜长期服用。⑦服药 3 天症状无缓解，应去医院就诊。⑧对本品过敏者禁用，过敏体质者慎用。⑨本品性状发生改变时禁止使用。⑩儿童必须在成人监护下使用。⑪请将本品放在儿童不能接触到的地方。⑫如正在使用其他药品、使用本品前请咨询医师或药师。⑬服用前应除去蜡皮、塑料球壳；本品可嚼服，也可分份吞服。

【制剂规格】丸剂：水丸每袋装 6g；水蜜丸每 40 丸重 3g；小蜜丸每 100 丸重 20g；大蜜丸每丸重 6g。颗粒剂：每袋装 2g。胶囊剂：每粒装 0.4g。片剂：薄膜衣片每片重 0.31g；糖衣片（片心重 0.3g）。

牛黄解毒丸（片）[药典（一）；基；医保（甲）]

【功能与主治】清热解毒。用于火热内盛所致的咽喉肿痛，牙龈肿痛，口舌生疮，目赤肿痛。

【用法用量】口服。丸剂：水蜜丸一次 2g，大蜜丸一次 1 丸，一日 2～3 次。片剂：小片一次 3 片，大片一次 2 片，一日 2～3 次。胶囊剂：一次 2 粒（规格①）或一次 3 粒（规格②），一日 2～3 次。软胶囊剂：一次 4 粒，一日 2～3 次。

【不良反应】①消化系统：腹泻、腹痛、恶心、呕吐、口干、胃不适等，有肝生化指标异常、消化道出血的个案报道。②皮肤及其附件：皮疹、瘙痒、面部水肿等，有重症药疹的个案报道（如史—约综合征、大疱性表皮坏死松解型药疹），过量或长期使用可能出现皮肤粗糙、增厚、色素沉着等砷中毒表现。③精神神经系统：头晕、头痛、嗜睡、失眠等。④免疫系统：过敏样反应、过敏性休克等。⑤心血管系统：心悸等。⑥呼吸系统：呼吸困难、胸闷等。⑦泌尿系统：有血尿、急性肾损伤等个案报道。此外，有长期使用导致砷中毒的个案报道。

【禁忌证】①妊娠期、哺乳期妇女禁用。②婴幼儿禁用。③对本品及所含成分过敏者禁用。

【注意事项】①虚火上炎所致的口疮、牙痛、喉痹慎服。脾胃虚弱者慎用。因其含有雄黄，故不宜过量、久服。②本品不宜与海藻、大戟、甘遂、芫花配伍应用。本品不宜与防风通圣丸配伍应用。本品不宜与水合氯醛、吗啡、苯巴比妥等药物合用，以免出现后者的昏睡、呼吸中枢抑制、低血压的急性中毒症状。③本品不宜与四环素类、磷酸盐类、硫酸盐类、硝酸盐类、亚硝酸盐类、亚铁类、异烟肼类等药物合用，以免因胃中产生微量的硝酸、硫酸，使雄黄毒性增强。若是根据治疗需要必须服用上述药物时，两者应间隔 2～3 小时以上服用为妥。④本品不宜与强心苷类、中枢抑制剂、磺胺类、氨基糖苷类、大环内酯类抗菌药、奎尼丁、维生素 B_1 及 B_6、酶制剂、阿司匹林类、抗酸药、噻嗪类利尿药、降糖药及其他含砷中药制剂合用。⑤本品不宜与含生物碱、金属离子的药物合用，不宜与含钙的牛奶、乳制品同服用。⑥服药期间忌食烟酒、辛辣、油腻之品，以免助湿生热，加重病情。

【制剂规格】丸剂：水蜜丸每 100 丸重 5g；大蜜丸每丸重 3g。片剂：每片 0.25g；0.3g。胶囊剂：①每粒相当于饮片 0.78g，每粒装 0.3g；每粒装 0.4g；每粒装 0.5g；②每粒相当于饮片 0.52g，每粒装 0.3g。软胶囊剂：每粒装 0.4g。

牛黄上清丸 [药典（一）；基；医保（甲）]

【功能与主治】清热泻火，散风止痛。用于热毒内盛、风火上攻所致的头痛眩晕、目赤耳鸣、咽喉肿痛、口舌生疮、牙龈肿痛、大便燥结。

【用法用量】口服。大蜜丸一次 1 丸，水蜜丸或小蜜丸每次 1 袋，一日 2 次。胶囊剂一次 3 粒，一日 2 次。片剂一次 4 片，一日 2 次。

【不良反应】尚不明确。

【禁忌证】尚不明确。

【注意事项】①阴虚火旺所致头痛、眩晕、牙痛、咽痛忌用。②妊娠期妇女、老人、儿童及素体脾胃虚弱者慎服。③服药期间，忌食辛辣、油腻食物。④不宜在服药期间同时服用滋补性中药。治疗喉痹、口疮、口糜、牙宣、牙痈时，可配合使用外用药物，以增强疗效。⑤有高血压、心脏病、肝病、糖尿病、肾病等慢性病严重者应在医师指导下服用。

【制剂规格】丸剂：大蜜丸每丸重 6g；小蜜丸每 100 丸重 20g；小蜜丸每袋装 6g；水蜜丸每 100 丸重 10g；水蜜丸每袋装 4g；水丸每 16 粒重 3g。胶囊剂：每粒装 0.3g。片剂：糖衣片（基片重 0.25g）；薄膜衣片每片重 0.265g；0.3g。

一清颗粒（胶囊）[药典（一）；基；医保（乙）]

【功能与主治】清热泻火解毒，化瘀凉血止血。用于火毒血热所致的身热烦躁、目赤口疮、咽喉牙龈肿痛、大便秘结、吐血、咯血、衄血、痔血、咽炎、扁桃体炎、牙龈炎见上述证候者。

【用法用量】口服。颗粒剂：开水冲服。一次 1 袋，一日 3～4 次；胶囊剂：一次 2 粒，一日 3 次。

【不良反应】偶见皮疹、恶心、腹泻、腹痛。

【禁忌证】对本品过敏者禁用。

【注意事项】①忌烟、酒及辛辣食物。②不宜在服药期间同时服用滋补性中药。③糖尿病患者及有高血压、心脏病、肝病、肾病等慢性病严重者应在医师指导下服用。④出现腹泻时可酌情减量，服药后大便次数每日 2～3 次者，应减量；每日 3 次以上者，应停用并向医师咨询。⑤扁桃体有化脓或发热体温超过 38.5℃的患者应去医院就诊。⑥儿童、妊娠期及哺乳期妇女、年老体弱及脾虚便溏者应在医师指导下服用。⑦过敏体质者慎用。

【制剂规格】颗粒剂：每袋 5g；7.5g。胶囊剂：每粒 0.5g。

板蓝根颗粒（片）
[药典（一）；基；医保（甲、乙）]

【功能与主治】清热解毒，凉血利咽。用于肺胃热盛所致的咽喉肿痛、口咽干燥；腮部肿胀急性扁桃体炎腮腺炎见上述证候者。

【用法用量】开水冲服。一次 5～10g（含蔗糖），或一次 3～6g（无蔗糖），一日 3～4 次。

【不良反应】尚不明确。

【禁忌证】对本品过敏者禁用。

【注意事项】①忌烟酒、辛辣、鱼腥食物。②不宜在服药期间同时服用滋补性中药。③儿童、妊娠期及哺乳期妇女、年老体弱、脾虚便溏者应在医师指导下服用。④糖尿病患者及有高血压、心脏病、肝病、肾病等慢性病严重者应在医师指导下服用。⑤扁桃体有化脓或发热体温超过 38.5℃的患者应去医院就诊。⑥服药 3 天症状无缓解，应去医院就诊。⑦过敏体质者慎用。⑧本品性状发生改变时禁止使用。⑨儿童必须在成人监护下使用，并请将本品放在儿童不能接触到的地方。⑩如正在使用其他药品，使用本品前请咨询医师或药师。

【制剂规格】颗粒剂：每袋装 5g（相当于饮片 7g）；10g（相当于饮片 14g）；1g（无蔗糖，相当于饮片 7g）；3g（无蔗糖，相当于饮片 7g）。

复方黄黛片[基；医保（乙）]

【功能与主治】清热解毒，益气生血。用于初治的急性早幼粒细胞白血病。

【用法用量】口服。一次 3～5 片，一日 3 次，逐步加大剂量，到 10 天左右，达到一日 30 片，分 3 次服用，疗程最长不超过 60 天。

【不良反应】①胃肠道反应：恶心、呕

吐、腹痛、腹泻、胃痛等，一般可适应性消失，无需停药。症状明显者可配伍用泼尼松。②少数患者出现肝功能异常，但治疗结束后，绝大多数患者可以恢复正常。③少数患者出现皮疹。④偶有皮肤干燥、色素沉着、口干、眼干、头痛等不良反应。

【禁忌证】过敏体质及对本品过敏者禁服。

【注意事项】本品需在医师的指导下使用；妊娠及哺乳期患者慎用；肝功能异常者慎用。

【制剂规格】片剂：薄膜衣片每片重 0.27g。

清热解毒颗粒（口服液、片）[基；医保（甲）]

【功能与主治】清热解毒。用于热毒壅盛所致的发热面赤、烦躁口渴、咽喉肿痛；流感、上呼吸道感染见上述证候者。

【用法用量】口服。颗粒剂：一次 5～10 克，一日 3 次，或遵医嘱。口服液：一次 10～20ml，一日 3 次；儿童酌减，或遵医嘱。片剂：一次 4 片，一日 3 次，儿童酌减。

【不良反应】尚不明确。

【禁忌证】①对本品过敏者禁用。②对风寒感冒，脏腑虚寒及虚热等症忌用。③妊娠期妇女忌服。

【注意事项】①忌烟、酒及辛辣、生冷、油腻食物。②不宜在服药期间同时服滋补性中药。③风寒感冒者不适用，其表现为恶寒重、发热轻、无汗、头痛、鼻塞、流清涕、喉痒咳嗽。④高血压、心脏病、肝病、肾病、糖尿病等慢性病严重者应在医生指导下服用。⑤脾胃虚寒，症见腹痛、喜暖、泄泻者慎用，过敏体质者慎用。⑥服药 3 天后或服药期间症状无改善，或症状加重，或出现新的严重症状如胸闷、心悸等应立即停药，并去医院就诊。⑦小儿、年老体弱者应在医师指导下服用。⑧本品性状发生改变时禁止使用。

【制剂规格】颗粒剂：每袋装 5g；9g；18g。口服液：每支装 10ml。片剂：薄膜衣片每片重 0.35g；0.37g；0.52g。

清热八味胶囊[基；医保（乙）]

【功能与主治】清热解毒。用于脏腑热，肺热咳嗽，痰中带血，肝火肋痛。

【用法用量】口服。胶囊剂：一次 3～5 粒，一日 1～2 次，白糖水为引。

【不良反应】尚不明确。

【禁忌证】尚不明确。

【注意事项】尚不明确。

【制剂规格】胶囊剂：每粒装 0.3g。

清热八味散（丸）[基；医保（乙）]

【功能与主治】清热解毒。用于炽热，血热，脏腑之热，肺热咳嗽，痰中带血，肝火肋痛。

【用法用量】口服。散剂：一次 1.5～3g，一日 1～2 次。丸剂：一次 8～15 丸，一日 1～2 次。

【不良反应】尚不明确。

【禁忌证】尚不明确。

【注意事项】尚不明确。

【制剂规格】散剂：每袋装 3g。丸剂：每 10 丸重 2g。

疏风解毒胶囊[药典（一）；基；医保（甲）]

【功能与主治】疏风清热，解毒利咽。用于急性上呼吸道感染属风热证，症见发热，恶风，咽痛，头痛，鼻塞，流浊涕，咳嗽。

【用法用量】口服。一次 4 粒，一日 3 次。

【不良反应】偶见恶心。

【禁忌证】过敏体质及对本品过敏者禁用。

【注意事项】目前尚无体温超过 39.1℃、白细胞总数＞10×10^9/L、中性粒细胞＞80%的研究数据。结膜热、疱疹性咽峡炎、妊娠及哺乳期妇女不在本次研究范畴。

【制剂规格】胶囊剂：每粒装 0.52g。

唐草片[基；医保（乙）]

【功能与主治】清热解毒、活血益气。用于艾滋病毒感染者以及艾滋病患者（CD4 淋巴细胞在 100～400/mm^3 之间），有提高 CD4 淋巴细胞计数作用，可改善乏力、脱发、食欲减退和腹泻等症状，改善活动功能状况。

【用法用量】口服。一次 8 片，一日三次，连续使用 6 个月。

【不良反应】服药后可能出现恶心、消化不良，失眠，一般不需停药可自行缓解。

【禁忌证】尚不明确。

【注意事项】①急性感染期、严重的机会性感染、机会性肿瘤、过敏体质、严重的精神及神经疾病的患者服用应遵医嘱。②尚未进行对儿童、老年患者、妊娠及哺乳期妇女的临床研究，因此上述人群慎用。③服药期间，忌食生冷、辛辣刺激食物。④服药期间避免饮用含酒精类饮料。

【制剂规格】片剂：薄膜衣片每片重 0.4g。

银黄胶囊[基；医保（甲）]

【功能与主治】清热解毒。用于急、慢性扁桃体炎，急、慢性咽喉炎，上呼吸道感染。

【用法用量】口服。一次 2～4 粒，一日 4 次。

【不良反应】尚不明确。

【禁忌证】对本品过敏者禁用。

【注意事项】①忌辛辣、鱼腥食物。②不宜在服药期间同时服用温补性中成药。③脾气虚寒症见有大便溏者慎用。④扁桃体化脓及全身高热者应去医院就诊。⑤服药三天后症状无改善，或出现其他症状，应去医院就诊。⑥按照用法用量服用，儿童应在医师指导下服用。⑦过敏体质者慎用。⑧本品性状发生改变时禁止使用。⑨儿童必须在成人的监护下使用。⑩请将本品放在儿童不能接触到的地方。⑪如正在使用其他药品，使用本品前请咨询医师或药师。

【制剂规格】胶囊剂：每粒 0.3g。

银黄颗粒（片）[药典（一）；基；医保（甲）]

【功能与主治】清热疏风，利咽解毒。用于外感风热、肺胃热盛所致的咽干、咽痛、喉核肿大、口渴、发热；急、慢性扁桃体炎，急、慢性咽炎，上呼吸道感染见上述证候者。

【用法用量】口服。颗粒剂：开水冲服。一次 1～2 袋（规格①、规格③、规格④、规格⑤）或一次 0.5～1 袋（规格②、规格⑥），一日 2 次。片剂：一次 2～4 片，一日 4 次。

【不良反应】本品有腹泻、腹痛、皮疹、瘙痒、恶心、呕吐等不良反应报告，有极个别严重过敏反应的病例。

【禁忌证】对本品及所含成分过敏者禁用。

【注意事项】①忌辛辣、鱼腥食物。②不宜在服药期间同时服用温补性中成药。③脾气虚寒症见有大便溏者慎用。④扁桃体化脓及全身高热者应去医院就诊。⑤服药三天后症状无改善，或出现其他症状，应去医院就诊。⑥按照用法用量服用，儿童应在医师指导下服用。⑦过敏体质者慎用。⑧本品性状发生改变时禁止使用。⑨儿童必须在成人的监护下使用。⑩请将本品放在儿童不能接触到的地方。⑪如正在使用其他药品，使用本品前请咨询医师或药师。

【制剂规格】颗粒剂：①每袋装 4g。②每袋装 8g。③每袋装 4g（无蔗糖）。④每袋装 3g（无蔗糖）。⑤每袋装 2g（无蔗糖）。⑥每袋装 4g（无蔗糖）。片剂：糖衣片（片芯重 0.25g）；薄膜衣片每片重 0.27g。

银黄口服液[药典（一）；基；医保（乙）]

【功能与主治】清热疏风，利咽解毒。用于外感风邪、肺胃热盛所致的咽干、咽痛、喉核肿大，口渴、发热，急、慢性扁桃体炎，急、慢性咽炎，上呼吸道感染是上述证候者。

【用法用量】口服。一次 10～20ml，一日 3 次；小儿酌减。

【不良反应】尚不明确。

【禁忌证】对本品过敏者禁用。

【注意事项】①忌辛辣、鱼腥食物。②不宜在服药期间同时服用温补性中成药。③脾气虚寒症见有大便溏者慎用。④扁桃体化脓及全身高热者应去医院就诊。⑤服药三天后症状无改善，或出现其他症状，应去医院就诊。⑥按照用法用量服用，儿童应在医师指导下服用。⑦过敏体质者慎用。⑧本品性状发生改变时禁止使用。⑨儿童必须在成人的监护下使用。⑩请将本品放在儿童不能接触到的地方。⑪如正在使用其他药品，使用本品前请咨询医师或药师。

【制剂规格】口服液：每支装 10ml。

复方黄连素片[药典（一）；基；医保（甲）]

【功能与主治】清热燥湿，行气止痛，止痢止泻。用于大肠湿热，赤白下痢，里急后重或暴注下泻，肛门灼热；肠炎、痢疾见上述证候者。

【用法用量】口服，一次 4 片，一日 3 次。

【不良反应】尚不明确。

【禁忌证】尚不明确。

【注意事项】①服药期间忌食辛辣厚味。②肠炎或痢疾属虚证或寒证者禁用本品。

【制剂规格】片剂：每片含盐酸小檗碱 30mg。

金叶败毒颗粒[基；医保（甲）]

【功能与主治】清热解毒。用于风湿肺热病热在肺卫证，症见发热，咽痛或乳蛾红肿，流涕，咳嗽，咳痰，头痛，口渴等。

【用法用量】开水冲服，一次 10g，一日 3 次。

【不良反应】临床研究中发现个别病例服药后丙氨酸转氨酶、尿素氮轻度异常，是否与服用本品有关尚不明确。

【禁忌证】尚不明确。

【注意事项】对肝、肾功能异常者，服药期间应予复查。

【制剂规格】颗粒剂：每袋装 10g。

双石通淋胶囊[基；医保（甲）]

【功能与主治】清热利湿，化浊通淋。主治湿热所致的尿频、尿急、尿痛。尿道灼热、尿后余沥不尽、尿后滴白、阴部潮红、会阴、少腹、腰骶部疼痛或不适，舌质红苔黄，脉弦或弦滑等。适用于慢性前列腺炎见上述诸症者。

【用法用量】口服。一次 4 粒，一日 3 次。疗程 28 天。

【不良反应】个别患者用药后出现胃脘胀满等轻度胃肠不适。

【禁忌证】尚不明确。

【注意事项】忌食辛辣刺激物。

【制剂规格】胶囊剂：每粒装 0.5g。

西黄丸（胶囊）

[药典（一）；基；医保（乙）]

【功能与主治】解毒散结，消肿止痛。本品用于痈疽疔毒、瘰疬、流注、癌肿等。

【用法用量】口服。丸剂：一次 3g，一日 2 次。胶囊剂：一次 4～8 粒，一日 2 次。

【不良反应】尚不明确。

【禁忌证】妊娠期妇女忌服。

【注意事项】①忌烟、酒及辛辣食物。②运动员慎用。③如正在服用其他药品，使用本品前请遵医嘱。

【制剂规格】丸剂：每 20 丸重 1g。胶囊剂：每粒装 0.25g。

连花清瘟胶囊（颗粒）

[药典（一）；基；医保（甲）]

【功能与主治】清瘟解毒，宣肺泄热。用于治疗流行性感冒属热毒袭肺证，症见发热，恶寒，肌肉酸痛，鼻塞流涕，咳嗽，头痛，咽干咽痛，舌偏红，苔黄或黄腻。

【用法用量】口服。胶囊剂：一次 4 粒，一日 3 次。颗粒剂：一次 1 袋，一日 3 次。

【不良反应】尚不明确。

【禁忌证】对本品过敏者禁用。

【注意事项】①忌烟、酒及辛辣、生冷、油腻食物。②风寒感冒者不适用，发热体温超过 38.5℃的患者，应去医院就诊。③不宜在服药期间同时服用滋补性中药。④高血压、心脏病患者慎用，有肝病、糖尿病、肾病等慢性病严重者应在医师或医师指导下服用。⑤儿童、妊娠期及哺乳期妇女、年老体弱及脾虚便溏者应在医师指导下服用。⑥服药 3 天症状无缓解，应去医院就诊。⑦过敏体质者慎用，运动员慎用。⑧儿童必须在成人监护下使用，并请将本品放在儿童不能接触到的地方。⑨严格按用法用量服用，本品不宜长期服用。⑩本品性状发生改变时禁止使用。⑪如正在使用其他药品，使用本品前请咨询医师或药师。

【制剂规格】胶囊剂：每粒装 0.35 克。颗粒剂：每袋装 6g。

五、温里剂

附子理中丸（片）

[药典（一）；基；医保（甲）]

【功能与主治】温中健脾。用于脾胃虚寒，脘腹冷痛，呕吐泄泻，手足不温。

【用法用量】口服。丸剂：大蜜丸一次 1 丸；水蜜丸一次 6g；浓缩丸一次 8 丸，均一日 2～3 次。片剂：一次 6～8 片，一日 1～3 次。

【不良反应】有文献报道，服用本品后偶发心律失常。

【禁忌证】①急性肠胃炎、大肠湿热泄泻、肛门灼热者忌用。②妊娠期妇女忌用。③对本品或其所含成分过敏者禁用。

【注意事项】①本品中有附子，服药后如有血压增高、头痛、心悸等症状，应立即停药。②服药期间，忌食生冷、油腻食物。③过敏体质者慎用。④高血压、心脏病、肾病、咳喘、浮肿患者应在医师指导下服用。⑤按照用法用量服用，小儿应在医师指导下服用。⑥慢性肠胃炎、泄泻患者服药三天后症状未改善应去医院就诊。⑦正在使用其他药品治疗者，使用本品前请咨询医师或药师。

【制剂规格】丸剂：大蜜丸每丸 9g；水蜜丸每袋 6g；浓缩丸每 8 丸相当于原生药 3g。片剂：基片重 0.25g。

理中丸 [药典（一）；基；医保（甲）]

【功能与主治】温中散寒，健胃。用于脾胃虚寒，呕吐泄泻，胸满腹痛，消化不良。

【用法用量】口服。一次 1 丸，一日 2 次，小儿酌减。

【不良反应】尚不明确。

【禁忌证】①对本品过敏者禁用。②泄泻时腹部热胀痛者忌服。

【注意事项】①服药期间忌食生冷、辛辣油腻之物。②感冒发热者及妊娠期妇女慎用。③服药三天症状未改善，或症状加重，或出现新的症状者，应立即停药并去医院就诊。④有慢性结肠炎、溃疡性结肠炎便脓血等慢性病史者，患泄泻后应在医师指导下使用。⑤过敏体质者慎用。

【制剂规格】丸剂：每丸重 9g。

香砂养胃丸（颗粒、片）[药典（一）；基；医保（甲）]

【功能与主治】温中和胃。用于胃阳不足、湿阻气滞所致的胃痛、痞满，症见胃痛隐隐、脘闷不舒、呕吐酸水、嘈杂不适、不思饮食、四肢倦怠。

【用法用量】口服。丸剂：一次 1 袋，一日 2 次。颗粒剂：开水冲服，一次 1 袋，一日 2 次。片剂：一次 4～8 片，一日 2 次。

【不良反应】尚不明确。

【禁忌证】对本品过敏者禁用。

【注意事项】①饮食宜清淡，忌酒及辛辣、生冷、油腻食物。②忌愤怒、忧郁，保持心情舒畅。③有高血压、心脏病、肝病、糖尿病、肾病等慢性病严重者应在医师指导下服用。④儿童、妊娠期及哺乳期妇女、年老体弱者应在医师指导下服用。⑤胃痛严重者，应及时去医院就诊；服药 3 天症状无缓解，应去医院就诊。⑥过敏体质者慎用。⑦药品性状发生改变时禁止服用。⑧儿童必须在成人监护下使用。⑨请将本品放在儿童不能接触到的地方。

【制剂规格】丸剂：每袋装 9g。颗粒剂：每袋装 5g。片剂：每片重 0.6g。

香砂平胃丸（颗粒）[药典（一）；基；医保（甲）]

【功能与主治】健脾，舒气，止痛。用于胃肠衰弱，消化不良，胸膈满闷，胃痛呕吐。

【用法用量】口服。丸剂：口服，一次 1 瓶，一日 1～2 次。颗粒剂：开水冲服，一次 1 袋（5g），一日 2 次。

【不良反应】尚不明确。

【禁忌证】对本品过敏者禁用。

【注意事项】①脾胃阴虚者慎用，其表现为食欲不振，口干舌燥，手足心热等。②忌食生冷食物。③重度胃痛应在医师指导下服用。④按照用法用量服用，小儿及年老体虚者应在医师指导下服用。⑤服药三天症状未改善，应停止服用，并去医院就诊。⑥过敏体质者慎用。⑦本品性状发生改变时禁止使用。⑧儿童必须在成人监护下使用。⑨请将本品放在儿童不能接触到的地方。

【制剂规格】丸剂：每袋（瓶）装 6g。颗粒剂：每袋装 5g；10g。

六、化痰、止咳、平喘剂

通宣理肺丸（颗粒、胶囊、片）[药典（一）；基；医保（甲）]

【功能与主治】解表散寒，宣肺止嗽。用于风寒束表、肺气不宣所致的感冒咳嗽，症见发热、恶寒、咳嗽、鼻塞流涕、头痛、无汗、肢体酸痛。

【用法用量】口服。丸剂：一次 7 克，一日 2～3 次。颗粒剂：一次 1 袋，一日 2 次。胶囊剂：一次 2 粒，一日 2～3 次。片剂：一次 4 片，一日 2～3 次。

【不良反应】尚不明确。

【禁忌证】对本品过敏者禁用。

【注意事项】①忌烟、酒及辛辣、生冷、油腻食物。②不宜在服药期间同时服用滋补性中药。③风热或痰热咳嗽、阴虚干咳者不适用。④支气管扩张、肺脓肿、肺心病、肺结核患者出现咳嗽时应去医院就诊。⑤高血压、心脏病患者慎用。有肝病、糖尿病、肾病等慢性病严重者应在医师指导下服用。⑥服药期间，若患者发热体温超过 38.5℃，或出现喘促气急者，或咳嗽加重、痰量明显增多者应去医院就诊。⑦服药 3 天症状无缓解，应去医院就诊。⑧过敏体质者慎用。

【制剂规格】丸剂：大蜜丸每丸重 6g；水蜜丸每 100 丸重 10g，每 8 丸相当于原药材 3g。颗粒剂：每袋装 3g（无蔗糖）；每袋装 9g。胶囊剂：每粒装 0.36g。片剂：薄膜衣每片重 0.3g；糖衣片（片心重 0.29g）。

寒喘祖帕颗粒[基；医保（乙）]

【功能与主治】镇咳，化痰，温肺止喘。用于急性感冒，寒性乃孜来所致的咳嗽及异常黏液质性哮喘。

【用法用量】口服。一次 1 袋，一日 2 次。

【不良反应】尚不明确。

【禁忌证】尚不明确。

【注意事项】①忌烟、酒及辛辣油腻食物。②服用一周，症状无改善者，应去医院就诊。③药品性状发生改变时禁止服用。

【制剂规格】颗粒剂：每袋装 6g（无蔗糖）；10g（无蔗糖）；12g。

蛇胆川贝液[基；医保（甲）]

【功能与主治】祛风止咳，除痰散结。用于风热咳嗽，痰多，气喘，胸闷，咳痰不爽或久咳不止。

【用法用量】口服。一次 10ml，一日 2 次。

【不良反应】尚不明确。

【禁忌证】对本品过敏者禁用。

【注意事项】①忌食辛辣、油腻食物。②适用于肺热咳嗽，其表现为咳嗽，咳痰不爽，痰黏稠。③支气管扩张、肺脓肿、肺心病、肺结核患者应在医师指导下服用。④服用一周症状无改善者，应停止服用，去医院就诊。⑤服药期间，若患者出现高热，体温超过 38℃，或出现喘促气急者，或咳嗽加重，痰量明显增多者应到医院就诊。⑥妊娠期妇女、体质虚弱者慎用，过敏体质者慎用。

【制剂规格】糖浆剂、合剂：每支装10ml。

急支糖浆（颗粒）[药典（一）；基；医保（乙）]

【功能与主治】清热化痰，宣肺止咳。用于外感风热所致的咳嗽，症见发热、恶寒、胸膈满闷、咳嗽咽痛；急性支气管炎、慢性支气管炎急性发作见上述证候者。

【用法用量】口服。糖浆剂：一次 20～30ml，一日 3～4 次；儿童 1 岁以内一次 5ml，1～3 岁一次 7ml，3～7 岁一次 10ml，7 岁以上一次 15ml，一日 3～4 次。颗粒剂：一次 4g，一日 3～4 次。

【不良反应】尚不明确。

【禁忌证】①对本品过敏者禁用。②妊娠期妇女禁用。

【注意事项】①忌烟、酒及辛辣、生冷、油腻食物。不宜在服药期间同时服用滋补性中药。②支气管扩张、肺脓肿、肺心病、肺结核患者出现咳嗽时应去医院就诊。③高血压、心脏病患者慎用。④糖尿病患者及有肝病、肾病等慢性病严重者应在医师指导下服用。⑤儿童、妊娠期及哺乳期妇女、年老体弱者应在医师指导下服用。⑥服药期间，若患者发热体温超过 38.5℃，或出现喘促气急者，或咳嗽加重、痰量明显增多者应去医院就诊。⑦服药 3 天症状无缓解，应去医院就诊。⑧过敏体质者慎用，运动员慎用。

【制剂规格】糖浆剂：每瓶装 100ml；200ml。颗粒剂：每袋装 4g。

橘红胶囊[药典（一）；基；医保（甲）]

【功能与主治】清肺、化痰、止咳。用于痰热咳嗽，痰多，色黄黏稠，胸闷口干。

【用法用量】口服。一次 5 粒，一日 2 次。

【不良反应】尚不明确。

【禁忌证】①对本品过敏者禁用。②妊娠期妇女禁用。

【注意事项】①忌烟、酒及辛辣、生冷、油腻食物。②不宜在服药期间同服用滋补性中药。③脾胃虚寒泄泻者慎服。④有支气管扩张、肺脓肿、肺心病、肺结核患者出现咳嗽时应去医院就诊。⑤服药 3 天症状无缓解，应去医院就诊。⑥儿童、年老体弱者应在医师指导下服用。⑦过敏体质者慎用。⑧本品性状发生改变时禁止使用。⑨儿童必须在成人监护下使用。⑩请将本品放在儿童不能接触到的地方。⑪如正在使用其他药品，使用本品前请咨询医师或药师。

【制剂规格】胶囊剂：每粒装 0.5g。

橘红颗粒[药典（一）；基；医保（甲）]

【功能与主治】清肺、化痰、止咳。用于痰热咳嗽，痰多，色黄黏稠，胸闷口干。

【用法用量】开水冲服。一次 1 袋，一日 2 次。

【不良反应】尚不明确。

【禁忌证】对本品过敏者禁用。

【注意事项】①忌烟、酒及辛辣食物。

②有支气管扩张、肺脓肿、肺结核、肺心病、糖尿病的患者，应在医师指导下服用。③服用三天，症状无改善，应停止服用，并去医院就诊。④按照用法用量服用，小儿、妊娠期及哺乳期妇女、年老体虚者应在医师指导下服用。⑤长期服用应向医师咨询。⑥过敏体质者慎用。⑦本品性状发生改变时禁止使用。⑧儿童必须在成人监护下使用。⑨请将本品放在儿童不能接触到的地方。⑩如正在使用其他药品，使用本品前请咨询医师或药师。

【制剂规格】颗粒剂：每袋装 11g。

橘红片[药典（一）；基；医保（甲）]

【功能与主治】清肺、化痰，止咳。用于痰热咳嗽痰多，色黄黏稠、胸闷口干。

【用法用量】口服。一次 6 片，一日 2 次。

【不良反应】尚不明确。

【禁忌证】对本品过敏者禁用。

【注意事项】①忌烟、酒及辛辣食物。②支气管扩张、肺脓肿、肺结核、肺心病的患者，应在医师指导下服用。③服用三天，症状无改善，应停止服用，并去医院就诊。④按照用法用量服用，小儿、年老体虚者应在医师指导下服用。⑤长期服用应向医师咨询。⑥过敏体质者慎用。⑦本品性状发生改变时禁止使用。⑧儿童必须在成人监护下使用。⑨请将本品放在儿童不能接触到的地方。⑩如正在使用其他药品，使用本品前请咨询医师或药师。

【制剂规格】片剂：每片重 0.6g。

橘红丸[药典（一）；基；医保（甲）]

【功能与主治】清肺、化痰、止咳。用于痰热咳嗽，痰多，色黄黏稠，胸闷口干。

【用法用量】口服。水蜜丸一次 7.2g，小蜜丸一次 12g，大蜜丸一次 2 丸（每丸重 6g）或 4 丸（每丸重 3g），一日 2 次。

【不良反应】尚不明确。

【禁忌证】对本品过敏者禁用。

【注意事项】①忌烟、酒及辛辣、生冷、油腻食物。②不宜在服药期间同时服用滋补性中药。③气虚咳嗽及阴虚燥咳者不适用。④支气管扩张、肺脓肿、肺心病、肺结核患者出现咳嗽时应去医院就诊。⑤有高血压、心脏病、肝病、糖尿病、肾病等慢性病严重者应在医师指导下服用。⑥儿童、妊娠期及哺乳期妇女、年老体弱者应在医师指导下服用。⑦服药期间，若患者发热体温超过 38.5℃，或出现喘促气急者，或咳嗽加重、痰量明显增多者应去医院就诊。⑧服药 3 天症状无缓解，应去医院就诊。⑨过敏体质者慎用。⑩本品性状发生改变时禁止使用。⑪儿童必须在成人监护下使用。⑫请将本品放在儿童不能接触到的地方。⑬如正在使用其他药品，使用本品前请咨询医师或药师。

【制剂规格】丸剂：水蜜丸每 100 丸重

10g；大蜜丸每丸重3g；大蜜丸每丸重6g。

养阴清肺丸（膏、颗粒）

［药典（一）；基；医保（甲）］

【功能与主治】养阴润燥，清肺利咽。用于阴虚肺燥，咽喉干痛，干咳少痰或痰中带血。

【用法用量】口服。丸剂：大蜜丸一次1丸，水蜜丸一次6g，一日2次。膏剂：一次10～20ml，一日2～3次。颗粒剂：一次1袋，一日2次。

【不良反应】尚不明确。

【禁忌证】①对本品过敏者禁用。②妊娠期妇女忌服。

【注意事项】①忌烟、酒及辛辣、生冷、油腻食物。②痰湿壅盛患者不宜服用，风寒咳嗽者不宜服用。③支气管扩张、肺脓肿、肺心病、肺结核患者出现咳嗽时应去医院就诊。④有高血压、心脏病、肝病、糖尿病、肾病等慢性病严重者应在医师指导下服用。⑤儿童、妊娠期及哺乳期妇女、年老体弱者应在医师指导下服用。⑥服药期间，若患者发热体温超过38.5℃，或出现喘促气急者，或咳嗽加重、痰量明显增多者应去医院就诊。⑦服药7天症状无缓解，应去医院就诊。⑧过敏体质者慎用。

【制剂规格】丸剂：大蜜丸每丸重9g；水蜜丸每100粒重10g。煎膏剂：每瓶装50g；150g；每瓶装80ml；100ml。颗粒剂：每袋装6g；15g。

二母宁嗽丸（颗粒、片）［药典（一）；基；医保（甲）］

【功能与主治】清肺润燥，化痰止咳。用于燥热蕴肺所致的咳嗽、痰黄而黏不易咳出，胸闷气促、久咳不止、声哑喉痛。

【用法用量】口服。丸剂：大蜜丸一次1丸，水蜜丸一次6g，一日2次。颗粒剂：一次1袋，一日2次。片剂：一次4片，一日2次。

【不良反应】尚不明确。

【禁忌证】①对本品过敏者禁用。②妊娠期妇女禁用。③外感风寒，痰涎壅盛者禁用。

【注意事项】①忌烟、酒及辛辣、生冷油腻食物。②不宜在服药期间同时服用滋补性中药。③有支气管扩张、肺脓肿、肺心病、肺结核患者出现咳嗽时应去医院就诊。④有高血压、心脏病、肝病、糖尿病、肾病等慢性病严重者应在医师指导下服用。⑤儿童、年老体弱者应在医师指导下服用。⑥脾胃虚寒症见：腹痛、喜暖、泄泻者慎服，过敏体质者慎用。

【制剂规格】丸剂：大蜜丸每丸重9g；水蜜丸每100丸重10g。颗粒剂：每袋装3g；10g。片剂：每片重0.55g。

润肺膏［基；医保（甲）］

【功能与主治】润肺益气，止咳化痰。用于肺虚气弱，胸闷不畅，久咳痰嗽，气喘自汗。

【用法用量】口服或开水冲服，一次15

克，一日 2 次。

【不良反应】尚不明确。

【禁忌证】①对本品过敏者禁用。

【注意事项】①忌食辛辣、油腻食物。②支气管扩张、肺脓肿、肺心病、肺结核、糖尿病患者应在医师指导下服用。③服用一周症状无改善者，应停止服用，去医院就诊。④服药期间，若患者出现寒热表现，或出现喘促气急者，或咳嗽加重，痰量明显增多者应到医院就诊。⑤过敏体质者慎用。

【制剂规格】煎膏剂：每瓶装 250g。

强力枇杷膏（蜜炼）[药典（一）；基；医保（甲）]

【功能与主治】养阴敛肺、镇咳祛痰。用于久咳劳累、支气管炎。

【用法用量】口服。糖浆剂：一次 15ml，一日 3 次，小儿酌减。膏剂：一次 20g，一日 3 次。

【不良反应】尚不明确。

【禁忌证】①对本品过敏者禁用。②儿童、妊娠期及哺乳期妇女禁用。③糖尿病患者禁服。

【注意事项】①忌烟、酒及辛辣、生冷、油腻食物。②不宜在服药期间同时服用滋补性中药。③有支气管扩张、肺脓肿、肺心病、肺结核患者出现咳嗽时应去医院就诊。④本品不宜长期服用，服药 3 天症状无缓解，应去医院就诊。⑤严格按用法用量服用，年老体弱者应在医师指导下服用。⑥过敏体质者慎用。⑦本品性状发生改变时禁止使用。⑧请将本品放在儿童不能接触到的地方。⑨如正在使用其他药品，使用本品前请咨询医师或药师。⑩如有少量沉淀，振摇后服用。⑪运动员慎用。

【制剂规格】煎膏剂（膏滋）：每瓶装 180g；240g；300g。糖浆剂：每瓶 100ml；150ml；250ml；330ml。

清宣止咳颗粒[药典（一）；基；医保（甲）]

【功能与主治】疏风清热，宣肺止咳。用于小儿外感风热咳嗽，症见咳嗽，咯痰，发热或鼻塞，流涕，微恶风寒，咽红或痛，苔薄黄。

【用法用量】开水冲服。一岁至三岁，一次 5g；四岁至六岁，一次 7.5g；七岁至十四岁，一次 10g，一日 3 次。

【不良反应】尚不明确。

【禁忌证】糖尿病患儿禁服。

【注意事项】①忌食辛辣、生冷、油腻食物。②婴儿应在医师指导下服用。③脾虚易腹泻者慎服。④风寒袭肺咳嗽不适用，症见发热恶寒、鼻流清涕、咳嗽痰白等。⑤服药 3 天症状无缓解，应去医院就诊。⑥对本品过敏者禁用，过敏体质者慎用。⑦本品性状发生改变时禁止使用。

【制剂规格】颗粒剂：每袋 10g。

杏贝止咳颗粒[基；医保（乙）]

【功能与主治】清宣肺气，止咳化痰。用于外感咳嗽属表寒里热证，症见微恶寒、发热、咳嗽、咳痰、痰稠质黏、口干苦、烦躁等。

【用法用量】开水冲服，一次 1 袋，一日 3 次，疗程 7 天。
【不良反应】尚不明确。
【禁忌证】尚不明确。
【注意事项】①忌烟、酒及辛辣、生冷、油腻食物。②不宜在服药期间同时服用滋补性中药。③支气管扩张、肺脓肿、肺心病、肺结核患者出现咳嗽时应去医院就诊。④高血压、心脏病患者慎用。⑤有肝病、糖尿病、肾病等慢性病患者应在医师或医师指导下服用。⑥请将本品放在儿童不能接触到的地方。
【制剂规格】颗粒剂：每袋装 4g。

苏黄止咳胶囊[药典（一）；基；医保（乙）]

【功能与主治】疏风宣肺，止咳利咽。用于风邪犯肺，肺气失宣所致的咳嗽、咽痒、痒时咳嗽，或呛咳阵作，气急，遇冷空气、异味等因素突发或加重，或夜卧晨起咳剧，多呈反复发作，干咳无痰或少痰，舌苔薄白；感冒后咳嗽及咳嗽变异型哮喘见上述证候者。
【用法用量】口服。一次 3 粒，一日 3 次，疗程 7～14 天。
【不良反应】偶见恶心、呕吐，胃部不适，便秘，咽干。
【禁忌证】妊娠期妇女忌用。
【注意事项】①运动员慎用。②尚无研究数据表明本品对外感发热、咽炎、慢性阻塞性肺疾病、肺癌、肺结核等有效。③尚无研究数据支持本品可用于 65 岁以上和 18 岁以下患者，以及妊娠期或哺乳期妇女。④尚无研究数据支持本品可用于儿童咳嗽变异型哮喘。⑤高血压、心脏病患者慎服。⑥服药期间忌食辛辣等刺激性食物。
【制剂规格】胶囊剂：每粒装 0.45g。

桂龙咳喘宁胶囊（片）[药典（一）；基；医保（甲）]

【功能与主治】止咳化痰，降气平喘。用于外感风寒、痰湿阻肺引起的咳嗽、气喘、痰涎壅盛；急、慢性支气管炎见上述证候者。
【用法用量】口服。胶囊剂：一次 5 粒，一日 3 次。片剂：一次 4 片，一日 3 次。
【不良反应】尚不明确。
【禁忌证】对本品过敏者禁用。
【注意事项】①服药期间忌烟、酒、猪肉及生冷食物。②不宜在服药期间同时服用滋补性中药。③支气管扩张、肺脓肿、肺心病、肺结核患者出现咳嗽时应去医院就诊。④高血压、心脏病、肝病、糖尿病、肾病等慢性病严重者应在医师指导下服用。⑤服药期间，若患者发热体温超过 38.5℃，或出现喘促气急者，或咳嗽加重、痰量明显增多者应去医院就诊。⑥儿童、妊娠期及哺乳期妇女、年老体弱者应在医师指导下服用。⑦服药 3 天症状无缓解，应去医院就诊。⑧过敏体质者慎用。
【制剂规格】胶囊剂：每粒装 0.5g（相当于饮片 1.67g）。片剂：每片重 0.34g；0.41g；0.54g。

蛤蚧定喘胶囊[药典（一）；基；医保（乙）]

【功能与主治】滋阴清肺，止咳平喘。用于肺肾两虚、阴虚肺热所致的虚劳咳喘、气短胸满、自汗盗汗。

【用法用量】口服。一次 3 粒，一日 2 次，或遵医嘱。

【不良反应】尚不明确。

【禁忌证】对本品过敏者禁用。

【注意事项】①服药期间忌食辛辣，油腻食物。②本品适用于肺肾两虚，痰浊阻肺，症见：虚痨久咳，动则气短，胸满郁闷，五心烦热，自汗盗汗，咽干口燥。③服用三天症状无改善者，应停止服用，去医院就诊。④服药期间，若患者哮喘又急性发作；或是出现寒热表证，或是咳嗽喘息加重，痰量明显增多者均应停药，并到医院就诊。⑤高血压、心脏病等慢性病患者应在医师指导下服用。⑥儿童、妊娠期妇女及脾胃虚寒者慎用。⑦过敏体质者慎用，运动员慎用。⑧本品性状发生改变时禁止使用。⑨儿童必须在成人监护下使用。⑩请将本品放在儿童不能接触到的地方。⑪如正在使用其他药品，使用本品前请咨询医师或药师。

【制剂规格】胶囊剂：每粒装 0.5g。

蛤蚧定喘丸[药典（一）；基；医保（甲）]

【功能与主治】滋阴清肺，止咳平喘。用于肺肾两虚，阴虚肺热所致的虚劳咳喘、气短烦热、胸满郁闷、自汗盗汗。

【用法用量】口服。水蜜丸一次 5～6g，小蜜丸一次 9g，大蜜丸一次 1 丸，一日 2 次。

【不良反应】尚不明确。

【禁忌证】对本品过敏者禁用。

【注意事项】①忌烟、酒及辛辣、生冷、油腻食物。②本品用于虚劳咳喘，咳嗽新发者不适用。③支气管扩张、肺脓肿、肺心病、肺结核患者出现咳嗽时应去医院就诊。④高血压，心脏病患者慎用；有肝病、糖尿病、肾病等慢性病严重者应在医师指导下服用。⑤儿童、妊娠期及哺乳期妇女、年老体弱及脾虚便溏者应在医师指导下服用。⑥服药期间，若患者发热体温超过 38.5℃，或出现喘促气急者，或咳嗽加重、痰量明显增多者应去医院就诊。⑦若哮喘急性发作，或胸闷严重者应及时去医院就诊。⑧服药 7 天症状无缓解，应去医院就诊。⑨过敏体质者慎用。⑩本品性状发生改变时禁止使用。⑪儿童必须在成人监护下使用。⑫请将本品放在儿童不能接触到的地方。⑬如正在使用其他药品，使用本品前请咨询医师或药师。

【制剂规格】丸剂：水蜜丸每 60 丸重 9g；小蜜丸每 10 丸重 2g；大蜜丸每丸重 9g。

礞石滚痰丸[药典（一）；基；医保（甲）]

【功能与主治】逐痰降火。用于痰火扰心所致的癫狂惊悸，或咳喘痰稠、大便秘结。

【用法用量】口服。一次 6～12g，一日 1 次。

【不良反应】尚不明确。
【禁忌证】妊娠期妇女忌服。
【注意事项】①非痰热实证、体虚及小儿虚寒成惊者忌用。②癫狂重症者，需在专业医生指导下配合其他治疗方法。③忌食辛辣、油腻食物。切勿久服过量。
【制剂规格】水丸：每袋（瓶）装 6g。

七、开窍剂

安宫牛黄丸［药典（一）；基；医保（甲）］

【功能与主治】清热解毒，镇惊开窍。用于热病，邪入心包，高热惊厥，神昏谵语；中风昏迷及脑炎、脑膜炎、中毒性脑病、脑出血、败血症见上述证候者。
【用法用量】口服。一次 2 丸（规格①）或一次 1 丸（规格②），一日 1 次；小儿三岁以内一次 1/2 丸（规格①）或一次 1/4 丸（规格②）；四岁至六岁一次 1 丸（规格①）或一次 1/2 丸（规格②）一日 1 次；或遵医嘱。
【不良反应】有文献报道不当使用本品致体温过低，亦有个别患者引起过敏反应。
【禁忌证】尚不明确。
【注意事项】①本品限高热惊厥或中风所致的昏迷急救、抢救时使用。为热闭神昏所设，寒闭神昏不得使用。②本品处方中含麝香，芳香走窜，有损胎气，妊娠期妇女慎用。③服药期间饮食宜清淡，忌食辛辣油腻之品，以免助火生痰。④本品处方中含朱砂、雄黄，不宜过量久服，肝肾功能不全者慎用。在治疗过程中如出现肢寒畏冷，面色苍白，冷汗不止，脉微欲绝，由闭证变为脱证时，应立即停药。⑤高热神昏，中风昏迷等口服困难者，可采用鼻饲给药。⑥哺乳期妇女、儿童、老年人使用本品应遵医嘱。⑦运动员慎用，过敏体质者慎用。⑧儿童必须在成人的监护下使用。⑨服用前应除去蜡皮、塑料球壳及玻璃纸；本品可嚼服，也可分份吞服。⑩如正在服用其他药品，使用本品前请咨询医师或药师。
【制剂规格】丸剂：每丸重 1.5g（规格①）；3g（规格②）。

安脑丸（片）［药典（一）；基；医保（乙）］

【功能与主治】清热解毒，醒脑安神，豁痰开窍，镇惊熄风。用于高热神昏，烦躁谵语，抽搐惊厥，中风窍闭，头痛眩晕；高血压、脑中风见上述证候者。
【用法用量】口服。丸剂：小蜜丸一次 3～6g，大蜜丸一次 1～2 丸，一日 2 次；小儿酌减或遵医嘱。片剂：一次 4 片，一日 2～3 次，或遵医嘱，小儿酌减。
【不良反应】尚不明确。
【禁忌证】妊娠期妇女禁用。
【注意事项】本品含猪胆汁粉，有宗教信仰者慎用。
【制剂规格】丸剂：大蜜丸每丸重 3g；小蜜丸每 11 丸重 3g。片剂：薄膜衣片每片重 0.5g。

清开灵胶囊（颗粒）[药典（一）；基；医保（甲）]

【功能与主治】清热解毒，镇静安神。用于外感风热时毒、火毒内盛所致高热不退、烦躁不安、咽喉肿痛、舌质红绛、苔黄、脉数者；上呼吸道感染、病毒性感冒、急性化脓性扁桃体炎、急性咽炎、急性气管炎、高热等病症属上述证候者。

【用法用量】口服。胶囊剂：一次 1～2 粒，一日 3 次；儿童酌减或遵医嘱。颗粒剂：一次 1～2 袋，一日 2～3 次；儿童酌减，或遵医嘱。

【不良反应】偶见恶心、呕吐、腹痛、腹泻、胃部不适。

【禁忌证】①对本品过敏者禁用。②妊娠期妇女禁用。③皮疹、过敏反应、局部皮肤反应患者禁用。

【注意事项】①忌烟、酒及辛辣、生冷、油腻食物。②不宜在服药期间同时服滋补性中药。③风寒感冒者不适用。④高血压、心脏病患者慎服，平素脾胃虚寒及久病体虚患者如出现腹泻时慎服。⑤患有肝病、肾病、糖尿病等慢性病严重者应在医师指导下服用。⑥服药 3 天症状无缓解，应去医院就诊。⑦儿童、年老体弱者应在医师指导下服用。⑧过敏体质者慎用。⑨本品性状发生改变时禁止使用。⑩儿童必须在成人监护下使用。⑪请将本品放在儿童不能接触到的地方。⑫如正在使用其他药品，使用本品前请咨询医师或药师。⑬本品含有黄芩苷，黄芩苷与含镁、铝、锌类药物合用时，会发生络合作用，影响药物吸收。

【制剂规格】胶囊剂：每粒装 0.25g（含黄芩苷 10mg）；0.40g（含黄芩苷 20mg）。颗粒剂：每袋装 1.5g（含黄芩苷 20mg，无蔗糖）；3g（含黄芩苷 20mg；含黄芩苷 20mg，橙香型）；10g（含黄芩苷 20mg）。

清开灵软胶囊（片）[药典（一）；基；医保（甲）]

【功能与主治】清热解毒，镇静安神。用于外感风热时毒、火毒内盛所致高热不退、烦躁不安、咽喉肿痛、舌质红绛、苔黄、脉数者；上呼吸道感染、病毒性感冒、急性化脓性扁桃体炎、急性咽炎、急性气管炎、高热等病症属上述证候者。

【用法用量】口服。软胶囊剂：一次 1～2 粒（规格①）或 2～4 粒（规格②），一日 3 次；儿童酌减或遵医嘱。片剂：一次 1～2 片，一日 3 次；儿童酌减或遵医嘱。

【不良反应】尚不明确。

【禁忌证】对本品过敏者禁用。

【注意事项】①忌烟、酒及辛辣、生冷、油腻食物。②不宜在服药期间同时服滋补性中药。③风寒感冒者不适用。④妊娠期妇女、高血压、心脏病患者慎用，平素脾胃虚寒及久病体虚患者如出现腹泻时慎用。⑤患有肝病、肾病、糖尿病等慢性病严重者应在医师指导下服用。⑥服药 3 天后或服药期间症状无改善，或症状加重，或出现新的严重症状如胸闷、心悸等应立即停药，并去医院就诊。⑦小儿、年老体弱者应在医师指导下服用。⑧过敏体质者慎用。⑨本品性状发生改变时禁止使用。⑩儿童必须在成人监护下使用。⑪请将本品放在儿童不能接触到的地方。⑫如正在使用其他药品，使用本品前请咨询医师或药师。

【制剂规格】软胶囊剂：每粒装 0.2g（含黄芩苷 10mg）（规格①）；0.4g（含黄芩苷 20mg）（规格②）。片剂：每片重 0.5g（含黄芩苷 20mg）。

清开灵注射液［药典（一）；基；医保（甲）］

【功能与主治】清热解毒，化痰通络，醒神开窍。用于热病，神昏，中风偏瘫，神志不清；急性肝炎、上呼吸道感染、肺炎、脑血栓形成、脑出血见上述证候者。

【用法用量】肌内注射，一日 2～4ml。重症患者静脉滴注，一日 20～40ml，以 10%葡萄糖注射液 200ml 或氯化钠注射液 100ml 稀释后使用。

【不良反应】①过敏反应：皮肤潮红或苍白、皮疹、瘙痒、呼吸困难、心悸、发绀、血压下降、喉头水肿、过敏性休克等。②全身性反应：畏寒、寒战、发热、高热、疼痛、乏力、多汗、水肿、颤抖等。③呼吸系统：鼻塞、喷嚏、流涕、咽喉不适、咳嗽、喘憋、呼吸急促、呼吸困难等。④心血管系统：心悸、胸闷、胸痛、发绀、血压下降或升高、心律失常等。⑤消化系统：恶心、呕吐、腹胀、腹痛、腹泻等。⑥神经精神系统：眩晕、头痛、烦躁、抽搐、惊厥、晕厥、震颤、意识模糊、昏迷、口舌或（及）肢体麻木、嗜睡、失眠等。⑦皮肤及其附件：皮肤发红、瘙痒、皮疹、斑丘疹、红斑疹、荨麻疹、局部肿胀等。⑧血管损害和出凝血障碍：黏膜充血、紫癜、静脉炎等。⑨用药部位：疼痛、红肿、皮疹、瘙痒等。⑩其他：面部不适、耳鸣、流泪异常、视觉异常、眼充血、肌痛、肢体疼痛、疱疹、低血钾症、血尿等。

【禁忌证】①对本品或胆酸、珍珠母（粉）、猪去氧胆酸、栀子、水牛角（粉）、板蓝根、黄芩苷、金银花制剂及成分中所列辅料过敏或有严重不良反应病史者禁用。②新生儿、婴幼儿、妊娠期妇女禁用。③过敏体质者禁用。④有家族过敏史者禁用。⑤有低钾血症包括与低钾血相关的周期性瘫痪病史者禁用。

【注意事项】①有表证恶寒发热者、药物过敏史者慎用。②如出现过敏反应应及时停药并做脱敏处理。③本品如产生沉淀或浑浊时不得使用，如经 10%葡萄糖或氯化钠注射液稀释后，出现浑浊亦不得使用。④药物配伍：到目前为止，已确认清开灵注射液不能与硫酸庆大霉素、青霉素 G 钾、肾上腺素、间羟胺、乳糖酸红霉素、多巴胺、山梗菜碱、硫酸美芬丁胺等药物配伍使用。⑤清开灵注射液稀释以后，必须在 4 小时以内使用。⑥输液速度：注意滴速勿快，儿童以每分钟 20～40

滴为宜，成年人以每分钟 40～60 滴为宜。⑦除按【用法用量】中说明使用以外，还可用 5%葡萄糖注射液、氯化钠注射液按每 10ml 药液加入 100ml 溶液稀释后使用。⑧本品不能与其他药物在同一容器内混合使用。本品保存不当可能影响产品质量。发现药液出现浑浊、沉淀、变色或瓶身有漏气、裂纹等现象时不能使用。⑨用药过程中，应密切观察用药反应，特别是开始 30 分钟，发现异常，立即停药。本品不可长期连续用药。⑩对老人、儿童、肝肾功能异常患者等特殊人群和初次使用的患者应慎重使用，加强监测。

【制剂规格】注射液：每支装 2ml；10ml。

苏合香丸[药典（一）；基；医保（甲）]

【功能与主治】芳香开窍，行气止痛。用于痰迷心窍所致的痰厥昏迷、中风偏瘫、肢体不利，以及中暑、心胃气痛。

【用法用量】口服，一次 1 丸，一日 1～2 次。

【不良反应】尚不明确。

【禁忌证】妊娠期妇女禁用。

【注意事项】①运动员慎用。②服用前应除去蜡皮、塑料球壳及玻璃纸。③本品可嚼服，也可分份吞服。

【制剂规格】丸剂：水蜜丸每丸重 2.4g；大蜜丸每丸重 3.0g。

八、扶正剂

补中益气丸（颗粒）[药典（一）；基；医保（甲）]

【功能与主治】补中益气、升阳举陷，用于脾胃虚弱、中气下陷所致的泄泻、脱肛、阴挺，症见体倦乏力，食少腹胀、便溏久泻，肛门下坠或脱肛，子宫脱垂。

【用法用量】口服。丸剂：大蜜丸一次 1 丸，一日 2～3 次；小蜜丸一次 6g，一日 2～3 次。颗粒剂：一次 3g，一日 2～3 次。

【不良反应】尚不明确。

【禁忌证】对本品过敏者禁用。

【注意事项】①阴虚发热者，感冒发热者，暴饮暴食、脘腹胀满实证者及命门火衰、虚寒或湿热泻痢者均不宜服用。②服药期间忌食辛辣、生冷、油腻等不易消化的食物。③忌与感冒类药、藜芦或其制剂同时服用。④儿童、妊娠期及哺乳期妇女，有高血压、心脏病、肝病、糖尿病、肾病等慢性病严重者应在医师指导下服用。⑤服药期间若出现头痛、头晕、复视等症，或皮疹、面红者，以及血压有上升趋势，应立即停药。

【制剂规格】丸剂：大蜜丸每丸重 9g；小蜜丸每袋装 6g。颗粒剂：每袋装 3g。

肾衰宁胶囊（片、颗粒）[药典（一）；基；医保（乙）]

【功能与主治】益气健脾，活血化瘀，通腑泄浊。用于脾胃气虚、浊瘀内阻、升降失调所致的面色萎黄、腰痛倦怠、恶心呕吐、食欲不振、小便不利、大便黏滞；慢性肾功能不全见上述证候者。

【用法用量】口服。胶囊剂：一次4～6粒，一日3～4次，小儿酌减。片剂：一次4～6片，一日3～4次，45天一个疗程，小儿酌减。颗粒剂：开水冲服，一次1袋，一日3～4次，45天一个疗程，小儿酌减。

【不良反应】恶心、呕吐、腹痛、腹泻、腹胀、大便次数增加、皮疹、瘙痒等。有头晕、乏力、心悸等个案报道。

【禁忌证】①妊娠期妇女禁用。②有出血症状者禁用。

【注意事项】①服药期间，慎用植物蛋白类食物，如豆类等相关食品。②服药后大便次数略有增加，以每日2～3次为宜，超过4次者需减量服用。③以下情况患者慎用：脾胃虚寒、服药前大便次数超过4次、高钾血症、哺乳期及月经期妇女。④小儿必须在成人监护下服用或遵医嘱。⑤药品保存时应避免高温、阳光直射。

【制剂规格】胶囊剂：每粒0.35g。片剂：0.43g；0.36g。颗粒剂：每袋装5g。

香砂六君丸[药典（一）；基；医保（甲）]

【功能与主治】益气健脾，和胃。用于脾虚气滞，消化不良，嗳气食少，脘腹胀满，大便溏泄。

【用法用量】口服。水丸：一次6～9g，一日2～3次。浓缩丸：一次12丸，一日3次。

【不良反应】尚不明确。

【禁忌证】①对本品过敏者禁用。②妊娠期妇女忌服。

【注意事项】①忌食生冷油腻不易消化食物。②不适用于口干、舌少津、大便干者。③不适用于急性胃肠炎、主要表现为恶心、呕吐、大便水泻频频，脘腹作痛。④小儿用法用量，请咨询医师或药师。⑤服药三天症状无改善，或出现其他症状时，应立即停用并到医院诊治。⑥过敏体质者慎用。⑦本品性状发生改变时禁止使用。⑧儿童必须在成人监护下使用。⑨请将本品放在儿童不能接触到的地方。⑩如正在使用其他药品，使用本品前请咨询医师或药师。

【制剂规格】丸剂：水丸每瓶装60g；浓缩丸每8丸相当于原生药3g。

安胃疡胶囊[基；医保（甲）]

【功能与主治】补中益气，解毒生肌。主治胃及十二指肠球部溃疡。对虚寒型和气滞型患者有较好的疗效，并可用于溃疡愈合后的维持治疗。

【用法用量】口服。一次2粒，一日4次（三餐后和睡前）。

【不良反应】尚不明确。

【禁忌证】尚不明确。

【注意事项】服药期间，忌食生冷及过度辛辣刺激食物，戒酒。

【制剂规格】胶囊剂：每粒含黄酮类化合物0.2g。

益气和胃胶囊[基；医保（乙）]

【功能与主治】健脾和胃，通络止痛。用于慢性非萎缩性胃炎脾胃虚弱兼胃热瘀阻证，症见胃脘痞满胀痛、食少纳呆、大便溏薄、体倦乏力、舌淡苔薄黄、脉细。

【用法用量】口服。一次 4 粒，一日 3 次。

【不良反应】尚不明确。

【禁忌证】对本品过敏者禁用。

【注意事项】①饮食宜清淡，忌酒及辛辣、生冷、油腻食物。②忌愤怒、忧郁，保持心情舒畅。③有高血压、心脏病、肝病、糖尿病、肾病等慢性病患者应在医师指导下服用。④本品尚无妊娠及哺乳期妇女、儿童的有效性和安全性研究数据，以上患者应去医院就诊。⑤本品尚无幽门螺杆菌根除疗效的充分研究数据，以上患者应去医院就诊。⑥年老体弱者应在医师指导下服用。⑦胃痛严重者，应及时去医院就诊。⑧服药 4 周症状无缓解，应去医院就诊。⑨过敏体质者慎用。

【制剂规格】胶囊剂：每粒装 0.5g。

归脾丸（合剂）[药典（一）；基；医保（甲）]

【功能与主治】益气健脾，养血安神。用于心脾两虚，气短心悸，失眠多梦，头昏头晕，肢倦乏力，食欲不振，崩漏便血。

【用法用量】口服。丸剂：小蜜丸一次 9 克，大蜜丸一次 1 丸，一日 3 次。合剂：一次 10～20ml，一日 3 次，用时摇匀。

【不良反应】有引起消化道不适及皮疹的病例报道。

【禁忌证】对本品过敏者禁用。

【注意事项】①本品宜饭前服用，服药期间忌油腻食物。②按照用法用量服用，小儿、妊娠期妇女、高血压、糖尿病患者应在医师指导下服用。③外感或实热内盛者不宜服用。④不宜与感冒药同服，感冒发热患者应暂时停用，须在感冒症状消退后再服用归脾丸。⑤有高血压、心脏病、肝病、糖尿病、肾病等慢性病患者应在医师指导下服用。⑥服药两周症状未明显改善，或症状加重者，应立即停药并到医院应诊。⑦过敏体质者慎用。⑧本品性状改变时禁止使用。⑨请将本品放在儿童不能接触到的地方。⑩如正在使用其他药品，使用本品前请咨询医师或药师。

【制剂规格】丸剂：大蜜丸每丸重 9g；小蜜丸每 8 丸相当于原生药 3g。合剂：每支装 10ml；每瓶装 100ml；120ml。

健脾生血颗粒（片）[药典（一）；基；医保（甲）]

【功能与主治】健脾和胃，养血安神。用于小儿脾胃虚弱及心脾两虚型缺铁性贫血，成人气血两虚型缺铁性贫血，症见面色萎黄或无华，食少纳呆，腹胀脘闷，大便不调，烦躁多汗，倦怠乏力。

【用法用量】口服。颗粒剂：饭后用开

水冲服，1岁以内一次2.5g（半袋），1～3岁一次5g（1袋）；3～5岁一次7.5g（1.5袋）；5～12岁一次10g（2袋）；成人一次15g（3袋）；一日3次或遵医嘱。片剂：饭后服用，1岁以内一次0.3g（半片）；1～3一次0.6g（1片）；3～5岁一次0.9g（1.5片）；5～12岁一次1.2g（2片）；成人一次1.8g（3片）；一日3次或遵医嘱。四周为一疗程。

【不良反应】①服药期间，部分患儿可出现牙齿颜色变黑，停药后可逐渐消失。②可排黑便，因铁与肠内硫化氢结合生成黑色硫化铁，从而使大便变黑，患者无需顾虑。③可见上腹疼痛、便秘。④少数患儿服药后，可见短暂性食欲下降、恶心、呕吐、轻度腹泻，多可自行缓解。

【禁忌证】①对本品过敏者禁用。②非缺铁性贫血（如地中海贫血）患者禁用。

【注意事项】①忌茶，忌油腻食物。②感冒患者不宜服用。③勿与含鞣酸类药物合用。④本品含硫酸亚铁，下列情况慎用：酒精中毒、肝炎、急性感染、肠道炎症、胰腺炎、胃与十二指肠溃疡、溃疡性肠炎。⑤本品宜饭后服用。⑥高血压、心脏病、肝病、肾病等慢性病严重者应在医师指导下服用。⑦按照用法用量服用，妊娠期及哺乳期妇女应在医师指导下服用。⑧服药2周或服药期间症状无改善，或症状加重，或出现新的严重症状，应立即停药并去医院就诊。⑨过敏体质者慎用。

【制剂规格】颗粒剂：每袋装5g。片剂：每片重0.6g。

六味地黄丸（胶囊、口服液、片）

［药典（一）；基；医保（甲）］

【功能与主治】滋阴补肾。主要用于肾阴亏损，头晕耳鸣，腰膝酸软，骨蒸潮热，盗汗遗精，消渴。

【用法用量】口服。丸剂：水丸一次5g，水蜜丸一次6g，小蜜丸一次9g，大蜜丸一次1丸，一日2次；浓缩丸一次8丸，一日3次。胶囊剂：一次1粒（0.3g）或一次2粒（0.5g），一日2次。口服液：一次10ml，一日2次，儿童酌减。片剂：一次5片，一日2次。颗粒剂：一次5g，一日2次。软胶囊剂：一次3粒，一日2次。

【不良反应】尚不明确。

【禁忌证】对本品过敏者禁用。

【注意事项】①忌不易消化食物。②感冒发热患者不宜服用。③体实、阳虚、感冒、脾虚、气滞、食少纳呆者慎用。④有高血压、心脏病、肝病、糖尿病、肾病等慢性病严重者应在医师指导下服用。⑤儿童、妊娠期及哺乳期妇女应在医师指导下服用。⑥过敏体质者慎用。

【制剂规格】丸剂：水丸每袋装5g；水蜜丸每袋装6g；小蜜丸每瓶120g；大蜜丸每丸重9g；浓缩丸每8丸重1.44g（每8丸相当于原药材3g）。胶囊剂：每粒装0.3g；0.5g。口服液：每支10ml（无糖型）。片剂：每片重0.52g。颗粒剂：每袋装5g。软胶囊剂：每粒装 0.38g。

知柏地黄丸[药典（一）；基；医保（甲）]

【功能与主治】滋阴降火。用于阴虚火旺，潮热盗汗，口干咽痛，耳鸣遗精，小便短赤。

【用法用量】口服。水蜜丸一次 6g，小蜜丸一次 9g，大蜜丸一次 1 丸，一日 2 次；浓缩丸一次 8 丸，一日 3 次。

【不良反应】尚不明确。

【禁忌证】妊娠期妇女慎服。

【注意事项】①虚寒性症状患者不适用，其表现为怕冷，手足凉，喜热饮。②不宜和感冒类药同时服用。③本品宜空腹或饭前服用开水或淡盐水送服。④服药一周症状无改善，应去医院就诊。

【制剂规格】丸剂：水蜜丸每袋 6g；小蜜丸每袋 9g；大蜜丸每丸重 9g；浓缩丸每 10 丸重 1.7g。

杞菊地黄丸（胶囊、片）
[药典（一）；基；医保（甲）]

【功能与主治】滋肾养肝、用于肝肾阴亏，眩晕耳鸣，羞明畏光，迎风流泪，视物昏花。

【用法用量】口服。丸剂：大蜜丸一次 1 丸，一日 2 次；浓缩丸一次 8 丸，一日 3 次。胶囊剂：一次 4～5 粒，一日 3 次。片剂：一次 3～4 片，一日 3 次。

【不良反应】尚不明确。

【禁忌证】对本品过敏者禁用。

【注意事项】①感冒发热患者不宜服用。②有高血压、心脏病、肝病、糖尿病、肾病等慢性病严重者应在医师指导下服用。③儿童、妊娠期及哺乳期妇女应在医师指导下服用。④忌不易消化食物。⑤服药 4 周症状无缓解，应去医院就诊。⑥过敏体质者慎用。⑦本品性状发生改变时禁止使用。⑧儿童必须在成人监护下使用，并请将本品放在儿童不能接触到的地方。

【制剂规格】丸剂：大蜜丸每丸重 9g；浓缩丸每 8 丸相当于原药材 3g。胶囊剂：每粒装 0.3g。片剂：片芯重 0.3g。

生血宝合剂（颗粒）
[药典（一）；基；医保（甲）]

【功能与主治】滋补肝肾，补益气血。用于肝肾不足、气血两虚所致的神疲乏力、腰膝酸软、头晕耳鸣、心悸、气短、失眠、咽干、纳差食少；放、化疗所致的白细胞减少，缺铁性贫血见上述证候者。

【用法用量】口服。合剂：一次 15ml，一日 3 次，用时摇匀。颗粒剂：开水冲服，一次 8g，一日 2～3 次。

【不良反应】尚不明确。

【禁忌证】尚不明确。

【注意事项】尚不明确。

【制剂规格】合剂：每瓶装 100ml。颗粒剂：每袋装 4g；8g。

百令胶囊（片）[药典（一）；基；医保（乙）]

【功能与主治】补肺肾，益精气。用于

肺肾两虚引起的咳嗽、气喘、腰背酸痛、面目浮肿、夜尿清长；慢性支气管炎、慢性肾功能不全的辅助治疗。

【用法用量】口服。胶囊剂：一次1～3g，一日3次。慢性肾功能不全：一次2g，一日3次；疗程一般为8周。片剂：一次5～15片，一日3次。颗粒剂：开水冲服，一次1～3袋，一日3次。

【不良反应】倦怠、乏力等，个别患者咽部不适。

【禁忌证】①对本品过敏者禁用。②凡阴虚火旺，血分有热，胃火炽盛，肺有痰热，外感热病者禁用。

【注意事项】①忌不易消化食物。②感冒发热患者不宜服用。③有高血压、心脏病、肝病、糖尿病、肾病等慢性病严重者应在医师指导下服用。④儿童、妊娠期及哺乳期妇女应在医师指导下服用。⑤过敏体质者慎用。⑥儿童必须在成人的监护下使用。⑦请将本品放在儿童不能接触到的地方。⑧如正在使用其他药品，使用本品前请咨询医师或药师。

【制剂规格】胶囊剂：每粒装 0.2g；0.5g。片剂：每片重0.45g（相当于发酵虫草菌粉0.2g）。颗粒剂：每袋装2g。

金水宝胶囊（片）[药典（一）；基；医保（乙）]

【功能与主治】补益肺肾、秘精益气。用于肺肾两虚，精气不足，久咳虚喘，神疲乏力，不寐健忘，腰膝酸软，月经不调，阳痿早泄；慢性支气管炎、慢性肾功能不全、高脂血症、肝硬化见上述证候者。

【用法用量】口服。胶囊剂：一次3粒，一日3次；用于慢性肾功能不全者，一次6粒，一日3次。片剂：一次5片（规格①），一次4片（规格②），一次2片（规格③），一日3次；用于慢性肾功能不全者，一次10片（规格①），一次8片（规格②），一次4片（规格③），一日3次；或遵医嘱。

【不良反应】尚不明确。

【禁忌证】对本品过敏者禁用。

【注意事项】请遵医嘱。

【制剂规格】胶囊剂：每粒装0.33克。片剂：糖衣片每片含发酵虫草菌粉0.2g（规格①）；薄膜衣片每片重0.42g（规格②）；薄膜衣片每片重0.75g（规格③）。

济生肾气丸[药典（一）；基；医保（甲）]

【功能与主治】温肾化气，利水消肿。用于肾阳不足、水湿内停所致的肾虚水肿、腰膝酸重、小便不利、痰饮咳喘。

【用法用量】口服。水蜜丸一次6g，小蜜丸一次9g，大蜜丸一次1丸，一日2～3次。

【不良反应】尚不明确。

【禁忌证】尚不明确。

【注意事项】①过敏体质者慎用。②年老体弱者应在医师指导下服用。③饮食宜清淡，低盐饮食，忌烟酒。④防止感染，避免过度劳累。⑤避免感受风寒，劳逸适度。⑥勤做松弛腰部肌肉的体操，不可强力负重，不可负重久行。

【制剂规格】丸剂：水蜜丸每 30 粒约重 3g；小蜜丸每 45 粒重 9g；大蜜丸每丸重 9g。

金匮肾气丸（片）[基；医保（甲）]

【功能与主治】温补肾阳，化气行水。用于肾虚水肿，腰膝酸软，小便不利，畏寒肢冷。

【用法用量】口服。丸剂：大蜜丸一次 1 丸；水蜜丸一次 4～5g（20～25 粒）；小蜜丸一次 6g。一日 2 次。片剂：一次 4 片，一日 2 次。

【不良反应】尚不明确。

【禁忌证】①妊娠期妇女忌服，忌房欲、气恼。②忌食生冷食物。

【注意事项】阴虚内热者慎服。

【制剂规格】丸剂：大蜜丸每丸重 6g；水蜜丸每 100 粒重 20g；小蜜丸每 10 丸重 0.6g。片剂：每片重 0.27g。

八珍丸（颗粒、胶囊）[药典（一）；基；医保（甲）]

【功能与主治】补气益血。用于气血两虚，面色萎黄，食欲不振，四肢乏力，月经过多。

【用法用量】口服。丸剂：大蜜丸一次 1 丸，一日 2 次，浓缩丸一次 8 丸，一日 3 次。颗粒剂：开水冲服，一次 1 袋，一日 2 次。胶囊剂：一次 3 粒，一日 2 次。

【不良反应】尚不明确。

【禁忌证】对本品及其成分过敏者禁用。

【注意事项】①妊娠期妇女慎用。②不宜和感冒类药同时服用。③服本品时不宜同时服用藜芦或其制剂。④本品为气血双补之药，性质较黏腻，有碍消化，故咳嗽痰多，脘腹胀痛，纳食不消，腹胀便溏者忌服。⑤本品宜饭前服用或进食同时服。⑥按照用法用量服用，高血压患者、小儿及年老体虚者应在医师指导下服用。⑦服药期间出现食欲不振，恶心呕吐，腹胀便溏者应去医院就诊。⑧过敏体质者慎用。

【制剂规格】丸剂：大蜜丸每丸重 9g；浓缩丸每 8 丸相当于原生药 3g。颗粒剂：每袋 8g；3.5g（无蔗糖）。胶囊剂：每粒 0.4g。

消渴丸[药典（一）；基；医保（甲）]

【功能与主治】滋肾养阴，益气生津。用于气阴两虚所致的消渴病，症见多饮、多尿、多食、消瘦、体倦乏力、眠差、腰痛，2 型糖尿病见上述证候者。

【用法用量】口服。饭前用温开水送服，一次 5～10 丸，一日 2～3 次，或遵医嘱。

【不良反应】①低血糖反应。②偶见药疹。③偶见恶心、呕吐等消化道反应。④罕见脱发。

【禁忌证】①妊娠期、哺乳期妇女不宜

服用。②1 型糖尿病患者，2 型糖尿病患者伴有酮症酸中毒、昏迷、严重烧伤、感染、严重外伤和重大手术者禁用。③肝、肾功能不全者，对磺胺类药物过敏者，白细胞减少者禁用。

【注意事项】①根据病情从每次 5 丸起逐渐递增。一次不超过 10 丸，一日不超过 30 丸；至疗效满意时，可逐渐减少一次服用量或减少服用次数至一日 2 次的维持剂量。一日服用 2 次时，应在早餐及午餐前各服用 1 次，晚餐前尽量不服用。在医生指导下服用。②老年人尤其注意低血糖发生。③不宜与其他磺脲类药物合用。④与下列药物（糖皮质激素、雌激素、噻嗪类利尿剂、苯妥英钠、利福平和 β 受体拮抗剂）合用可增加高血糖的发生。⑤用药期间应定期监测血糖、尿糖、尿酮体、尿蛋白和肝、肾功能、血常规，并进行眼科检查。⑥体质虚弱、高热、恶心和呕吐、肾上腺皮质功能减退或垂体前叶功能减退者慎用。

【制剂规格】丸剂：每 10 丸重 2.5g（含格列本脲 2.5mg）。

贞芪扶正颗粒（胶囊）[基；医保（甲）]

【功能与主治】补气养阴，用于久病虚损，气阴不足。配合手术、放射治疗、化学治疗，促进正常功能的恢复。

【用法用量】口服。颗粒剂：一次 1 袋，一日 2 次。胶囊剂：一次 4 粒（规格①）或 6 粒（规格②），一日 2 次。

【不良反应】尚不明确。

【禁忌证】尚不明确。

【注意事项】①糖尿病患者慎用。②本品极易吸潮，用后请立即加盖并拧紧。

【制剂规格】颗粒剂：每袋装 5g（无糖型）；15g。胶囊剂：每粒装 0.35g，相当于原药材 3.125g（规格①）；每 6 粒相当于原生药 12.5g（规格②）。

参芪降糖颗粒（胶囊、片）[基；医保（甲）]

【功能与主治】益气养阴，滋脾补肾。主治消渴症，用于 2 型糖尿病。

【用法用量】口服。颗粒剂：一次 1g，一日 3 次，一个月为一个疗程，效果不显著或治疗前症状较重者，一次用量可达 3g，一日 3 次。胶囊剂：一次 3 粒，一日 3 次，一个月为一疗程。治疗前症状较重者，一次用量可达 8 粒，一日 3 次。片剂：一次 3 片，一日 3 次，一个月为一个疗程，效果不显著或治疗前症状较重者，一次用量可达 8 片，一日 3 次。

【不良反应】个别患者服药后出现恶心、呕吐、头晕等症状。

【禁忌证】尚不明确。

【注意事项】有实热症者禁用，待实热症退后可以服用。

【制剂规格】颗粒剂：每袋装 3g。胶囊剂：每粒装 0.35g。片剂：每片重 0.35g。

金芪降糖片（胶囊、颗粒）

[药典（一）；基；医保（乙）]

【功能与主治】清热益气。用于消渴病气虚内热证，症见口渴喜饮，易饥多食，气短乏力，轻、中度型非胰岛素依赖型糖尿病见上述证候者。

【用法用量】口服。片剂：饭前半小时，一次 2～3 片，一日 3 次，疗程三个月或遵医嘱。胶囊剂：饭前半小时，一次 6～8 粒，一日 3 次，疗程二个月或遵医嘱。颗粒剂：饭前半小时，一次 1 袋，一日 3 次，疗程二个月或遵医嘱。

【不良反应】偶见呕吐、腹泻、胃痛。

【禁忌证】对本品过敏者禁用。

【注意事项】①有严重冠心病或心肌供血不足病史者使用时应密切观察。②服药期间忌食肥甘、辛辣之品，控制饮食，注意合理的饮食结构，忌烟酒。③用药期间，请注意监测血糖。

【制剂规格】片剂：每片重 0.56g。胶囊剂：每粒装 0.4g。颗粒剂：每袋装 5g。

天芪降糖胶囊 [基；医保（乙）]

【功能与主治】益气养阴，清热生津。用于 2 型糖尿病气阴两虚证，症见倦苔乏力，口渴喜饮，五心烦热，自汗、盗汗，气短懒言，心悸失眠。

【用法用量】口服。一次 5 粒，一日 3 次，8 周为一个疗程，或遵医嘱。

【不良反应】偶见胃脘不适。

【禁忌证】妊娠期妇女禁用。

【注意事项】定期监测血糖。

【制剂规格】胶囊剂：每粒装 0.32g。

津力达颗粒 [药典（一）；基；医保（乙）]

【功能与主治】益气养阴，健脾运津。用于 2 型糖尿病气阴两虚证，症见口渴多饮，消谷易饥，尿多，形体渐瘦，倦怠乏力，自汗盗汗，五心烦热，便秘等。

【用法用量】口服，开水冲服，一次 1 袋，一日 3 次。8 周为一疗程，或遵医嘱。对已经使用西药患者，可合并使用本品，并根据血糖情况，酌情调整西药用量。

【不良反应】尚不明确。

【禁忌证】尚不明确。

【注意事项】①妊娠期妇女慎用。②定期复查血糖。③忌食肥甘厚味、油腻食物。

【制剂规格】颗粒剂：每袋装 9g。

益气维血片（胶囊、颗粒）[基；医保（乙）]

【功能与主治】补血益气。用于血虚证、气血两虚证证候治疗，症见面色亚黄或苍白，头晕目眩，神疲乏力，少气懒言，自汗、唇舌色浅淡，脉细弱等，以及低色素小细胞型贫血见于上述证候者。

【用法用量】口服。片剂：嚼服或打碎服用，成人一次 4 片，一日 3 次；儿童一次 4 片，一日 2 次；或遵医嘱。胶囊剂：成人一次 4 粒，一日 3 次；儿童一次 4 粒，一日 2 次；3 岁以下儿童一次 2 粒，一日 2 次；或遵医嘱。颗粒剂：成人一次一袋，一日 3 次；儿童一次一袋，一日 2 次；3 岁以下儿童一次半袋，一日 2 次；或遵医嘱。

【不良反应】偶见恶心呕吐、腹泻、便

秘，可自行缓解或停药后症状消失。

【禁忌证】对本品过敏者禁用。

【注意事项】①忌油腻食物。②本品宜饭前服用，不宜用茶水送服。③凡脾胃虚弱、呕吐泄泻、腹胀便溏、咳嗽痰多者慎用。④妊娠期妇女、高血压患者应在医师指导下服用。⑤过敏体质者慎用。⑥服药两周或服药期间症状无改善，或症状加重，或出现新的严重症状，应立即停药并去医院就诊。

【制剂规格】片剂：每片重 0.57g。胶囊剂：每粒装 0.45g。颗粒剂：每袋装 10g。

生脉饮（颗粒、胶囊）

［药典（一）；基；医保（甲、乙）］

【功能与主治】益气复脉，养阴生津。用于气阴两亏，心悸气短，脉微自汗。

【用法用量】口服。口服液：一次 10ml，一日 3 次。颗粒剂：开水冲服，一次 10g，一日 3 次。胶囊剂：一次 3 粒，一日 3 次。

【不良反应】尚不明确。

【禁忌证】对本品过敏者禁用。

【注意事项】①本品宜饭前服用，服药期间忌油腻食物。②过敏体质者慎用，感冒发热患者不宜服用。③服用本品同时不宜服用藜芦、五灵脂、皂荚或其制剂；不宜喝茶和吃萝卜，以免影响药效。④按照用法用量服用，小儿、妊娠期妇女、高血压、糖尿病患者应在医师指导下服用。⑤有高血压、心脏病、肝病、糖尿病、肾病等慢性病患者应在医师指导下服用。⑥服药两周症状未明显改善，或症状加重者，应立即停药并到医院应诊。⑦本品性状改变时禁止使用。⑧请将本品放在儿童不能接触到的地方。⑨如正在使用其他药品，使用本品前请咨询医师或药师。

【制剂规格】口服液：每支装 10ml。颗粒剂：每袋装 10g。胶囊剂：每粒装 0.3g；0.35g。

参麦注射液［基；医保（甲）］

【功能与主治】益气固脱，养阴生津，生脉。用于治疗气阴两虚型之休克、冠心病、病毒性心肌炎、慢性肺心病、粒细胞减少症。能提高肿瘤患者的免疫机能，与化疗药物合用时，有一定的增效作用，并能减少化疗药物所引起的毒副反应。

【用法用量】肌内注射：一次 2～4ml，一日 1 次。静脉滴注：一次 20～100ml（用 5%葡萄糖注射液 250～500ml 稀释后应用）或遵医嘱，也可直接滴注。

【不良反应】据文献报道个别患者出现荨麻疹样皮疹、面部潮红、胸闷、心悸、全身无力、麻痹、头晕、头痛、过敏性休克、癫痫大发作、恶心、呕吐、黄疸、消化道出血、急性肝肾功能损害、心动过速、心绞痛、静脉炎。

【禁忌证】①对本品有过敏或严重不良反应病史者禁用。②新生儿、婴幼儿禁用。

【注意事项】①本品妊娠期妇女、有药

物过敏史或过敏体质的患者慎用。②年老体弱者、心肺严重疾病者用药要加强临床监护。③除按【用法用量】中说明使用以外，伴有糖尿病等特殊情况时，改用0.9%氯化钠注射液稀释后使用。④临床应用时，滴速不宜过快，儿童及年老体弱者以每分钟20～40滴为宜，成年人以每分钟40～60滴为宜，以防止不良反应的发生。⑤本品不宜与中药藜芦或五灵脂同时使用。⑥治疗期间，心绞痛持续发作，宜加服硝酸酯类药物或遵医嘱。⑦本品含有皂苷，摇动时产生泡沫是正常现象，不影响疗效。⑧本品是中药制剂，保存不当可能影响产品质量。使用前必须对光检查，如发现药液出现浑浊、沉淀、变色、瓶身漏气或细微破裂等异常情况，均不能使用；本品稀释后及输注前均应对光检查，若出现浑浊或沉淀不得使用；本品不与其他药物在同一容器内混合使用。⑨输注本品前后，应用适量稀释液对输液管道进行冲洗，避免输液的前后两种药物在管道内混合，引起不良反应。⑩静滴初始30分钟内应加强监护，发现不良反应应及时停药，处理遵医嘱。

【制剂规格】注射液：每支装10ml；20ml；每瓶装50ml；100ml。

普乐安胶囊(片)[药典(一)；基；医保(甲)]

【功能与主治】补肾固本。用于肾气不固所致腰膝酸软、排尿不畅、尿后余沥或失禁；慢性前列腺炎及前列腺增生症见上述证候者。

【用法用量】口服。一次3～4片，一日3次。1个月为一疗程。

【不良反应】少数患者用药后有轻度大便溏薄现象。

【禁忌证】对本品过敏者禁用。

【注意事项】①忌辛辣、生冷、油腻食物。②感冒发热患者不宜服用。③本品宜饭前服用。④高血压、心脏病、肝病、糖尿病、肾病等慢性病患者应在医师指导下服用。⑤服药2周症状无缓解，应去医院就诊。⑥儿童、妊娠期妇女应在医师指导下服用。⑦过敏体质者慎用。⑧本品性状发生改变时禁止使用。⑨儿童必须在成人监护下使用。⑩请将本品放在儿童不能接触到的地方。⑪如正在使用其他药品，使用本品前请咨询医师或药师。

【制剂规格】胶囊剂：每粒装0.375g。片剂：每片重0.57g(含油菜花粉0.5g)；0.64g（含油菜花粉0.5g)。

九、安神剂

天王补心丸(片)[药典(一)；基；医保(甲)]

【功能与主治】滋阴养血，补心安神。主治心阴不足，心悸健忘，失眠多梦，大便干燥。

【用法用量】口服。丸剂：水蜜丸一次6g，小蜜丸一次9g，大蜜丸一次1丸，一日2次；浓缩丸一次8丸，一日3次。片剂：一次4～6片，一日2次。

【不良反应】尚不明确。

【禁忌证】肝、肾功能不全、造血系统疾病、妊娠期及哺乳期妇女、儿童禁用。

【注意事项】①脾胃虚寒，大便稀溏者慎用。②因含有朱砂，故不宜过量或久服，不可与溴化物、碘化物同服。③服药期间，不宜饮用浓茶、咖啡等刺激性饮品。④严重心律失常者，需急诊治疗观察。⑤服用本品超过 1 周者，应检查血、尿中汞离子浓度，检查肝、肾功能，超过规定限度者立即停用。

【制剂规格】丸剂：水蜜丸每丸重 1g；大蜜丸每丸重 9g；小蜜丸每 8 丸相当于饮片 3g；浓缩丸每丸相当于原药材 3g。片剂：每片 0.5g。

柏子养心丸［药典（一）；基；医保（甲）］

【功能与主治】补气，养血，安神。用于心气虚寒，心悸易惊，失眠多梦，健忘。

【用法用量】口服。水蜜丸一次 6g，小蜜丸一次 9g，大蜜丸一次 1 丸，一日 2 次。

【不良反应】尚不明确。

【禁忌证】阴虚火旺或肝阳上亢者禁用。

【注意事项】①忌食辛辣食物。②保持精神舒畅，劳逸适度。忌过度思维，避免恼怒、抑郁、惊恐等不良情绪。③失眠患者睡前不宜饮用浓茶、咖啡等兴奋性饮品。④易饭后服用。⑤本品处方中含朱砂，不可过服、久服；不可与溴化物、碘化物药物同服。⑥妊娠期及哺乳期妇女、儿童、老年人使用本品应遵医嘱。⑦过敏体质者慎用。⑧儿童必须在成人的监护下使用。⑨如正在服用其他药品，使用本品前请咨询医师或药师。

【制剂规格】丸剂：每丸重 9g；每袋装 6g；9g；每瓶装 60g；120g。

枣仁安神颗粒（胶囊）
［药典（一）；基；医保（乙）］

【功能与主治】养血安神。用于心血不足所致的失眠、健忘、心烦、头晕，神经衰弱症见上述证候者。

【用法用量】口服。颗粒剂：开水冲服，一次 5g，一日 1 次，临睡前服。胶囊剂：一次 5 粒，一日 1 次，临睡前服用。

【不良反应】尚不明确。

【禁忌证】①对本品过敏者禁用。②消化不良所导致的睡眠差者忌用。

【注意事项】①妊娠期妇女慎用。②按照用法用量服用，糖尿病患者、小儿应在医师指导下服用。③服药 2 周症状未缓解，应去医院就诊。④过敏体质者慎用。⑤本品性状发生改变时禁止使用。⑥儿童必须在成人的监护下使用，并请将本品放在儿童不能接触到的地方。⑦如正在使用其他药品，使用本品前请咨询医师或药师。

【制剂规格】颗粒剂：每袋装 5g。胶囊剂：每粒装 0.45g。

乌灵胶囊［药典（一）；基；医保（甲）］

【功能与主治】补肾健脑清心化痰，

养心安神。主要用于心肾不交所致的失眠、健忘、心烦心悸、神疲乏力、腰膝酸软、头晕耳鸣、少气懒言、脉细或沉无力；神经衰弱见上述证候者等。

【用法用量】口服。一次 3 粒，一日 3 次。

【不良反应】尚不明确。

【禁忌证】对本品过敏者禁用。

【注意事项】①忌烟、酒及辛辣、油腻食物。②服药期间要保持情绪乐观，切忌生气恼怒。有高血压、心脏病、糖尿病、肝病、肾病等慢性病严重者应在医师指导下服用。③妊娠期妇女慎用。儿童及年老体弱者应在医师指导下服用。④过敏体质者慎用。

【制剂规格】胶囊剂：每粒装 0.33g。

松龄血脉康胶囊[药典（一）；基；医保（甲）]

【功能与主治】平肝潜阳，镇心安神。用于肝阳上亢所致的头痛、眩晕、急躁易怒、心悸、失眠；高血压病及原发性高脂血症见上述证候者。

【用法用量】口服。一次 3 粒，一日 3 次，或遵医嘱。

【不良反应】个别患者服药后可出现轻度腹泻、胃脘胀满等，饭后服用有助于减轻或改善这些症状。

【禁忌证】尚不明确。

【注意事项】尚不明确。

【制剂规格】胶囊剂：每粒装 0.5g。

十、止血剂

槐角丸[药典（一）；基；医保（甲）]

【功能与主治】清肠疏风，凉血止血。用于血热所致的肠风便血、痔疮肿痛。

【用法用量】口服。水蜜丸一次 6g，小蜜丸一次 9g，大蜜丸一次 1 丸，一日 2 次。

【不良反应】部分患者服药后可有轻度腹泻。

【禁忌证】尚不明确。

【注意事项】①忌烟酒及辛辣、油腻、刺激性食物。②保持大便通畅。③儿童、妊娠期及哺乳期妇女、年老体弱及脾虚大便溏者应在医师指导下服用。④有高血压、心脏病、肝病、糖尿病、肾病等慢性病严重者应在医师指导下服用。⑤内痔出血过多或原因不明的便血应去医院就诊。⑥服药 3 天症状无缓解，应去医院就诊。⑦对本品过敏者禁用，过敏体质者慎用。

【制剂规格】丸剂：水蜜丸每袋装 6g；小蜜丸每 45 粒重 9g；大蜜丸每丸重 9g。

升血小板胶囊[基；医保（乙）]

【功能与主治】清热解毒，凉血止血，散瘀消斑。用于原发性血小板减少性紫癜。症见：全身瘀点或瘀斑，发热烦渴，小便短赤，大便秘结，或见鼻衄，齿衄，舌红苔黄，脉滑数或弦数。

【用法用量】口服。一次 4 粒，一日 3 次。
【不良反应】尚不明确。
【禁忌证】妊娠期妇女忌用。
【注意事项】①骨髓巨核细胞减少型的血小板减少症及白细胞减少者慎用。②定期复查血常规。
【制剂规格】胶囊剂：每粒重 0.45g。

十一、祛瘀剂

丹参注射液 [基；医保（甲）]

【功能与主治】活血化瘀，通脉养心。用于冠心病胸闷，心绞痛。
【用法用量】肌内注射，一次 2～4ml，一日 1～2 次。静脉注射，一次 4ml（用 50%葡萄糖注射液 20ml 稀释后使用），一日 1～2 次。静脉滴注，一次 10～20ml（用 5%葡萄糖注射液 100～500ml 稀释后使用），一日 1 次。或遵医嘱。
【不良反应】过敏反应、低钾软病、皮肤瘙痒、心慌、致热原样反应；过敏性紫癜、过敏性休克。
【禁忌证】对本品过敏者、月经期及有出血倾向者禁用。
【注意事项】①本品活血化瘀，妊娠期妇女慎用。②不得与普萘洛尔、维生素 C 等注射液混合使用，以免产生混浊或沉淀。③在治疗期间，心绞痛持续发作，宜加用硝酸酯类药，若出现剧烈心绞痛，或见气促、汗出面色苍白者，心肌梗死，应及时急诊救治。④静脉滴注时应控制滴注速度，本品是纯中药制剂，保存不当可能影响产品质量，所以使用前必须对光检查，发现药液出现浑浊、沉淀、变色、漏气等现象时不能使用。⑤本品应限二级及以上医疗机构并有明确的缺血性心脑血管疾病急性发作证据的患者。
【制剂规格】注射液：每支装 2ml；10ml。

银杏叶胶囊（片、滴丸）

［药典（一）；基；医保（乙）］

【功能与主治】活血化瘀通络。用于瘀血阻络引起的胸痹心痛、中风、半身不遂、舌强语謇；冠心病稳定型心绞痛、脑梗死见上述证候者。
【用法用量】口服。胶囊剂：一次 1 粒，一日 3 次；或遵医嘱。片剂：一次 1 片或一次 2 片，一日 3 次；或遵医嘱。滴丸剂：一次 5 丸，一日 3 次；或遵医嘱。
【不良反应】上市后不良反应监测数据显示银杏叶等口服制剂可见以下不良反应：①胃肠系统：恶心、呕吐、口干、腹胀、腹痛、腹部不适、胃酸过多等，有消化道出血病例报道。②神经系统：头晕、头痛等，有局部麻木病例报道。③皮肤及其附件：皮疹、瘙痒等。④心血管系统：胸闷、心悸等，有血压升高或降低病例报道。
【禁忌证】对本品及所含成分过敏者禁用。
【注意事项】①心力衰竭者、妊娠期妇女及过敏体质者慎用。②严格按照说明书用法用量使用，需要长期用药者，应在医生指导下使用。③对于有出血倾向或使用抗凝血、抗血小板治疗的患者，应在医生指导下使用本品。④含有银杏叶的制剂可能会增加出血的风险，围手术期时应由医生评估后使用。

【制剂规格】胶囊剂：每粒装 0.12g（相当于银杏叶提取物 80mg，含总黄酮醇苷 19.2mg、萜类内酯 4.8mg）。片剂：每片含总黄酮醇苷 9.6mg、萜类内酯 2.4mg；每片含总黄酮醇苷 19.2mg、萜类内酯 4.8mg。滴丸剂：每丸重 60mg；薄膜衣丸每丸重 63mg。

银丹心脑通软胶囊[药典(一)；基；医保(乙)]

【功能与主治】活血化瘀、行气止痛，消食化滞。用于气滞血瘀引起的胸痹，胸闷，气短，心悸等；冠心病心绞痛、高脂血症、脑动脉硬化、中风、卒中后遗症见上述证候者。

【用法用量】口服。一次 2～4 粒，一日 3 次。

【不良反应】尚不明确。

【禁忌证】尚不明确。

【注意事项】尚不明确。

【制剂规格】胶囊剂：每粒装 0.4g。

瘀血痹胶囊（颗粒、片）
[药典（一）；基；医保（乙）]

【功能与主治】活血化瘀，通络止痛。用于瘀血阻络所致的痹病，症见肌肉关节剧痛、痛处拒按，固定不移、可有硬节或瘀斑。

【用法用量】口服。胶囊剂：一次 6 粒，一日 3 次，或遵医嘱。颗粒剂：开水冲服。一次 1 袋，一日 3 次。片剂：一次 5 片，一日 3 次，或遵医嘱。

【不良反应】尚不明确。

【禁忌证】①妊娠期妇女禁用。②脾胃虚弱者慎用。

【注意事项】①忌烟、酒及辛辣、生冷、油腻食物。②不宜和感冒类药同时服用。③凡脾胃虚弱、食入难消、呕吐泄泻、腹胀便溏、咳嗽痰多者慎用。④本品宜饭前或进食时同时服用。⑤高血压、糖尿病患者用在医师指导下服用。⑥过敏体质者慎用。⑦服药 1 周症状无改善应停药并去医院就诊。⑧对本品过敏者禁用。

【制剂规格】胶囊剂：每粒装 0.4g。颗粒剂：每粒装 0.4g。片剂：每片 0.5g。

补肺活血胶囊[药典（一）；基；医保（乙）]

【功能与主治】益气活血，补肺固肾。用于肺心病（缓解期）属气虚血瘀证，症见：咳嗽气促，或咳喘胸闷，心悸气短，肢冷乏力，腰膝酸软，口唇发绀，舌淡苔白或舌紫暗等。

【用法用量】口服。一次 4 粒，一日 3 次。

【不良反应】偶见口干。

【禁忌证】尚不明确。

【注意事项】尚不明确。

【制剂规格】胶囊剂：每粒装 0.35g。

灯盏生脉胶囊[药典（一）；基；医保（乙）]

【功能与主治】益气养阴，活血健脑。

用于气阴两虚、瘀阻脑络引起的胸痹心痛，卒中后遗症，症见痴呆、健忘、手足麻木症；冠心病心绞痛，缺血性心脑血管疾病，高脂血症见上述证候者。
【用法用量】口服。一次2粒，一日3次，饭后30分钟服用。2个月为一疗程，疗程可连续。巩固疗效或预防复发，一次1粒，一日3次。
【不良反应】尚不明确。
【禁忌证】脑出血急性期禁用。
【注意事项】尚不明确。
【制剂规格】胶囊剂：每粒装0.18g。

血栓心脉宁胶囊[药典（一）；基；医保（甲）]

【功能与主治】益气活血，开窍止痛。用于气虚血瘀所致的中风、胸痹，症见头晕目眩、半身不遂、胸闷心痛、心悸气短；缺血性中风恢复期、冠心病心绞痛见上述证候者。
【用法用量】口服。一次4粒，一日3次。
【不良反应】尚不明确。
【禁忌证】妊娠期妇女禁用。
【注意事项】运动员慎用。
【制剂规格】胶囊剂：每粒装0.5g。

活心丸[基；医保（甲）]

【功能与主治】益气活血，温经通脉。主治胸痹、心痛，适用于冠心病、心绞痛。
【用法用量】口服。一次1～2粒，一日1～3次。
【不良反应】在临床研究中发现个别患者服药后出现口干。
【禁忌证】高血压控制不良者禁用。
【注意事项】①本品可引起子宫平滑肌收缩，妇女经期及妊娠期慎用。②运动员慎用。
【制剂规格】丸剂：每素丸重20mg。

芪参益气滴丸[药典（一）；基；医保（乙）]

【功能与主治】益气通脉，活血止痛。用于气虚血瘀型胸痹。症见胸闷胸痛，气短乏力、心悸、面色少华、自汗，舌体胖有齿痕、舌质暗或紫暗或有瘀斑，脉沉或沉弦。适用于冠心病、心绞痛见上述症状者。
【用法用量】餐后半小时服用。一次1袋，一日3次。4周为一疗程或遵医嘱。
【不良反应】尚不明确。
【禁忌证】尚不明确。
【注意事项】妊娠期妇女慎用。
【制剂规格】滴丸剂：每袋装0.5g；薄膜衣滴丸每袋装0.52g。

扶正化瘀片（胶囊）[基；医保（乙）]

【功能与主治】活血祛瘀，益精养肝。用于乙型肝炎肝纤维化属瘀血阻络，肝肾不足证者，症见胁下痞块，胁肋疼痛，面色晦暗，或见赤缕红斑，腰膝酸软，疲倦乏力，头晕目涩，舌质暗红或有瘀斑，苔薄或微黄，脉弦细。
【用法用量】口服，24周为一疗程。片剂：一次4片，一日3次。胶囊剂：

一次 5 粒，一日 3 次。
【不良反应】偶见服后有胃中不适感。
【禁忌证】妊娠期妇女禁用。
【注意事项】湿热者慎用。
【制剂规格】片剂：薄膜衣片每片重 0.4g；0.8g。胶囊剂：每粒装 0.3g；0.5g。

地奥心血康胶囊[药典（一）；基；医保（甲）]

【功能与主治】活血化瘀，行气止痛，扩张冠脉血管，改善心肌缺血。用于预防和治疗冠心病、心绞痛以及瘀血内阻之胸痹、眩晕、气短、心悸、胸闷或痛。
【用法用量】口服，一次 1～2 粒，一日 3 次，饭后服用，或遵医嘱。
【不良反应】偶有头晕、头痛，可自行缓解。
【禁忌证】尚不明确。
【注意事项】极少数病例空腹服用有胃肠道不适。
【制剂规格】胶囊剂：每粒装 0.35g（含甾体总皂苷 100mg）。

灯盏花素片[药典（一）；基；医保（甲）]

【功能与主治】活血化瘀，通经活络。用于脑络瘀阻，中风偏瘫，心脉痹阻，胸痹心痛；卒中后遗症及冠心病心绞痛见上述证候者。
【用法用量】口服。一次 2 片（规格①或规格②），一次 1 片（规格③），一日 3 次；或遵医嘱。
【不良反应】尚不明确。
【禁忌证】尚不明确。
【注意事项】①不宜用于脑出血急性期或有出血倾向患者。②个别患者出现皮肤痛痒，停药后自行消失。
【制剂规格】片剂：素片每片含灯盏花素 20mg（规格①）；薄膜衣每片含灯盏花素 20mg（规格②）；40mg（规格③）。

脑安颗粒（胶囊、片、滴丸）[基；医保（乙）]

【功能与主治】活血化瘀，益气通络。用于脑血栓形成急性期、恢复期气虚血瘀证候者，症见急性起病，半身不遂，口舌歪斜，舌强语謇，偏身麻木，气短乏力，口角流涎，手足肿胀，舌黯或有瘀斑，苔薄白等。
【用法用量】口服。颗粒剂：一次 1 袋，一日 2 次或遵医嘱。胶囊剂：一次 2 粒，一日 2 次。片剂：一次 2 片，一日 2 次。滴丸剂：一次 20 粒，一日 2 次。4 周为一疗程或遵医嘱。
【不良反应】少数患者服药后可出现轻度恶心、胃胀。
【禁忌证】妊娠期妇女禁用。
【注意事项】出血性中风患者慎用，产妇慎用。
【制剂规格】颗粒剂：每袋装 1.2g。胶囊剂：每粒装 0.4g。片剂：每片重 0.53g。滴丸剂：每丸重 50mg。

脉血康胶囊[基；医保（乙）]

【功能与主治】破血逐瘀，通脉止痛。

用于中风，半身不遂，癥瘕痞块，血瘀经闭，跌打损伤。

【用法用量】口服，一次2～4粒，一日3次。

【不良反应】尚不明确。

【禁忌证】妊娠期妇女禁用。

【注意事项】有出血倾向者慎用。

【制剂规格】胶囊剂：每粒装0.25g（相当于14个抗凝血酶活性单位）。

复方丹参片（颗粒、胶囊、滴丸）[药典（一）；基；医保（甲）]

【功能与主治】祛风除湿，活血散瘀，舒筋止痛。用于风湿痹痛。

【用法用量】口服。片剂：一次3片，一日3次。颗粒剂：每次1袋，一日3次。胶囊剂：一次3粒，一日3次。滴丸剂：吞服或舌下含服。一次10丸，一日3次。28天为一个疗程，或遵医嘱。

【不良反应】①胃肠系统：恶心、呕吐、腹胀、腹痛、腹泻、腹部不适等。②皮肤及其附件：皮疹、瘙痒等。③神经系统：头晕、头痛等。④心血管系统：心悸、胸闷等。⑤其他：乏力、口干、过敏或过敏样反应等。

【禁忌证】对本品及所含成分过敏者禁用。

【注意事项】①妊娠期妇女慎用；过敏体质者慎用；脾胃虚寒患者慎用。②对于有出血倾向或使用抗凝、抗血小板治疗的患者，应在医生指导下使用本品，并注意监测。③当使用本品出现不良反应时，应及时就医。④服药期间，忌烟、酒及辛辣、油腻食物。

【制剂规格】片剂：薄膜衣小片每片重0.32g（相当于饮片0.6g）；薄膜衣大片每片重0.8g（相当于饮片1.8g）；糖衣片（相当于饮片0.6g）。颗粒剂：每袋装1g。胶囊剂：每粒装0.3g。滴丸剂：每丸重25mg；薄膜衣滴丸每丸重27mg。

脉络宁注射液[基；医保（甲）]

【功能与主治】清热养阴，活血化瘀。用于血栓闭塞性脉管炎、动脉硬化性闭塞症、脑血栓形成及后遗症、静脉血栓形成等病。

【用法用量】静脉滴注。一次10～20ml（1～2支），加入5%葡萄糖注射液或氯化钠注射液250～500ml中滴注，一日1次，10～14天为一个疗程，重症患者可连续使用2～3个疗程。

【不良反应】本品偶见皮肤瘙痒、皮疹、荨麻疹、面部潮红、肌肉震颤、出汗、头晕、头痛、腹痛、腹泻、恶心呕吐等，罕见呼吸困难、过敏性休克。

【禁忌证】妊娠期妇女、有过敏史或过敏体质者禁用。

【注意事项】①静脉滴注时，初始速度应缓慢，观察15～20分钟，并注意巡视。②临床使用发现不良反应时，应立即停药，停药后症状可自行消失或酌情给予对症治疗。③不宜与其他药物在同一容器中混合滴注。④出现混浊、沉淀、颜色异常加深等现象不能使用。⑤有哮喘病史者慎用。

【制剂规格】注射液：每支装 10ml。

平消胶囊（片）[药典（一）；基；医保（甲）]

【功能与主治】活血化瘀，散结消肿，解毒止痛。对毒瘀内结所致的肿瘤患者具有一定的缓解症状、缩小瘤体、抑制肿瘤生长、提高人体免疫力、延长患者生命的作用。

【用法用量】口服。胶囊剂：一次 4～8 粒，一日 3 次。片剂：一次 4～8 片，一日 3 次

【不良反应】少见恶心，药疹，偶见头晕，腹泻。停药后上述症状可自行消失。

【禁忌证】妊娠期妇女禁用。

【注意事项】①可与手术治疗、放疗、化疗同时进行。②用药过程中饮食宜清淡，忌食辛辣刺激之品。③本品不可过量服用，不宜久服。④运动员慎用。

【制剂规格】胶囊剂：每粒装 0.23g。片剂：糖衣片片芯重 0.23g；薄膜衣片每片重 0.24g。

十二、活血剂

血栓通胶囊（注射液）、注射用血栓通（冻干）

[药典（一）；基；医保（甲）]

【功能与主治】活血祛瘀，通脉活络。用于脑络瘀阻引起的中风偏瘫，心脉瘀阻引起的胸痹心痛；脑梗死，冠心病心绞痛见上述证候者。

【用法用量】胶囊剂：口服。一次 1～2 粒，一日 3 次。注射液：静脉注射。一次 2～5ml，以氯化钠注射液 20～40ml 稀释后使用，一日 1～2 次；静脉滴注。一次 2～5ml，用 10%葡萄糖注射液 250～500ml 稀释后使用，一日 1～2 次；肌内注射。一次 2～5ml，一日 1～2 次；理疗。一次 2ml，加注射用水 3ml，从负极导入。注射用冻干粉：临用前用注射用水或氯化钠注射液适量使溶解。静脉注射：一次 150mg，用氯化钠注射液 30～40ml 稀释。一日 1～2 次；静脉滴注：一次 250～500mg，用 5%或 10%葡萄糖注射液或氯化钠注射液 250～500ml 稀释。一日 1 次；肌内注射：一次 150mg，用注射用水稀释至 40mg/ml。一日 1～2 次；理疗：一次 100mg，加入注射用水 3ml，从负极导入。

【不良反应】胶囊剂：尚不明确。注射剂：①皮肤及其附件损害：皮肤潮红、局部红斑、丘疹、黏膜水肿、荨麻疹、瘙痒、局部皮肤红肿、疼痛、烧灼感、皮疹、剥脱性皮炎、大疱性表皮松解型药疹。②全身性损害：发热、寒战、过敏样反应、面色苍白、大汗淋漓、口唇发绀、四肢冰凉、过敏性休克等。③呼吸系统损害：胸闷、咽干、呼吸困难、呼吸急促、哮喘、喉水肿等。④心血管系统损害：发绀、潮红、血压下降、血压升高、心搏骤停等。⑤消化系统损害：恶心、频繁呃逆、

呕吐等。⑥中枢及外周神经系统损害：头晕、头痛、烦躁不安、抽搐、震颤、意识丧失等。⑦心率及心律失常：心悸、心动过速等。⑧肌肉骨骼损害：肌肉疼痛、关节疼痛、全身肌肉疼痛。⑨其他损害：眼结膜充血、双眼发痒、肿胀、有异物感、低血钾、低血钙、血尿、肝功能异常、注射局部皮下及双上肢片状皮下出血紫癜、静脉炎。

【禁忌证】①人参和三七过敏者禁用。②对本品过敏者禁用。③出血性疾病急性期禁用。④儿童禁用。

【注意事项】①本品为活血、通脉祛瘀药物，用药期间有个别的患者出现轻微面部潮红或头胀痛属于正常反应，一般可继续用药。②本品可能引起过敏性休克，用药后一旦出现过敏反应或其他严重不良反应，应立即停药并给予适当的治疗。③本品应单独使用，严禁与其他药品混合配伍。如确需要联合使用其他药品时，应谨慎考虑用药间隔以及药物相互作用等问题。④有出血倾向者慎用；妊娠期、月经期妇女慎用；过敏体质者、肝、肾功能异常者、初次使用中药注射剂的患者应谨慎使用，加强监测。⑤严格按照药品说明书规定的功能主治使用，禁止超功能主治范围用药。⑥严格掌握用法用量。按照药品说明书推荐剂量、调配要求用药，不得超剂量、过快滴注或长期连续用药。⑦加强用药监护。用药过程中应密切观察用药反应，特别是开始用药 30 分钟内，发现异常立即停药，采用积极救治措施，救治患者。⑧连续给药不得超过 15 天，停药 1～3 天后可进行第二疗程。

【制剂规格】胶囊剂：每粒装 0.18g（含三七总皂苷 100mg）。注射液：每支装 2ml:70mg（三七总皂苷）；5ml:175mg（三七总皂苷）。注射剂：每瓶（支）装 100mg；150mg；250mg。

稳心颗粒 [药典（一）；基；医保（乙）]

【功能与主治】益气养阴，活血化瘀。用于气阴两虚，心脉瘀阻所致的心悸不宁、气短乏力、胸闷胸痛；室性期前收缩，房性期前收缩见上述证候者。

【用法用量】开水冲服。一次 1 袋，一日 3 次，或遵医嘱。

【不良反应】偶见轻度头晕、恶心，一般不影响用药。上市后不良反应监测数据显示本品可见以下不良反应：恶性、呕吐、腹部不适、腹胀、腹痛、腹泻、头晕、头痛、皮疹、瘙痒、胸闷等。

【禁忌证】对本品及所含成分过敏者禁用。

【注意事项】①妊娠期妇女慎用。②用前请将药液充分搅匀，勿将杯底药粉丢弃。③忌烟酒、浓茶。④危重患者应采取综合治疗方法。⑤本品含党参，不宜与藜芦同用。

【制剂规格】颗粒剂：每袋装 9g；5g（无蔗糖）。

芪苈强心胶囊[药典（一）；基；医保（甲）]

【功能与主治】益气温阳，活血通络，利水消肿。用于冠心病、高血压病所致轻、中度充血性心力衰竭证属阳气虚乏，络瘀水停者，症见心慌气短，动则加剧，夜间不能平卧，下肢浮肿，倦怠乏力，小便短少，口唇青紫，畏寒肢冷，咳吐稀白痰。

【用法用量】口服。一次 4 粒，一日 3 次。

【不良反应】尚不明确。

【禁忌证】尚不明确。

【注意事项】临床应用时，如果正在服用其他治疗心衰的药物，不宜突然停用。打开防潮袋后，请注意防潮。

【制剂规格】胶囊剂：每粒装 0.3g。

麝香保心丸[药典（一）；基；医保（甲）]

【功能主治】芳香温通，益气强心。用于气滞血瘀所致的胸痹，症见心前区疼痛、固定不移；心肌缺血所致的心绞痛、心肌梗死见上述证候者。

【用法用量】口服。一次 1～2 丸，一日 3 次；或症状发作时服用。

【不良反应】舌下含服偶有麻舌感。

【禁忌证】妊娠期妇女及对本品过敏者禁用。

【注意事项】①过敏体质者慎用。②药品性状发生改变时禁止使用。③请将此药品放在儿童不能接触到的地方。④运动员慎用。

【制剂规格】丸剂：每丸重 22.5mg。

脑心通丸（胶囊、片）[基；医保（乙）]

【功能与主治】益气活血、化瘀通络。用于气虚血滞、脉络瘀阻所致中风中经络，半身不遂、肢体麻木、口眼歪斜、舌强语謇及胸痹心痛、胸闷、心悸、气短；脑梗死、冠心病心绞痛属上述证候者。

【用法用量】口服。丸剂：一次 1～2 袋，一日 3 次或遵医嘱。胶囊剂：一次 2～4 粒，一日 3 次，或遵医嘱。片剂：一次 2～4 片，一日 3 次，或遵医嘱。

【不良反应】尚不明确。

【禁忌证】妊娠期妇女禁用。

【注意事项】胃病患者建议饭后服用。

【制剂规格】丸剂：每袋装 0.8g。胶囊剂：每粒装 0.4g。片剂：每片重 0.45g。

参松养心胶囊[药典（一）；基；医保（甲）]

【功能与主治】益气养阴，活血通络，清心安神。用于治疗冠心病室性期前收缩属气阴两虚，心络瘀阻证，症见心悸不安，气短乏力，动则加剧，胸部闷痛，失眠多梦，盗汗，神倦懒言。

【用法用量】口服。一次 2～4 粒，一日 3 次。

【不良反应】个别患者服药期间可出现胃胀。

【禁忌证】尚不明确。

【注意事项】①应注意配合原发性疾病的治疗。②打开防潮袋后，请注意防潮。

【制剂规格】胶囊剂：每粒装 0.4g。

益心舒颗粒（胶囊、片）[药典（一）；基；医保（乙）]

【功能与主治】益气复脉，活血化瘀，养阴生津。用于气阴两虚，心悸脉结代，胸闷不舒、胸痛及冠心病心绞痛见有上述症状者。

【用法用量】口服。颗粒剂：一次 1 袋，一日 3 次。片剂：一次 3 片，一日 3 次。胶囊剂：一次 3 粒，一日 3 次。

【不良反应】尚不明确。

【禁忌证】尚不明确。

【注意事项】尚不明确。

【制剂规格】颗粒剂：每袋装 4g。胶囊剂：每粒装 0.4g。片剂：每片重 0.4g；0.6g。

冠心苏合丸（胶囊、软胶囊）[药典（一）；基；医保（甲）]

【功能与主治】理气、宽胸、止痛。用于寒凝气滞、心脉不通所致的胸痹，症见胸闷，心前区疼痛；冠心病心绞痛见上述证候者。

【用法用量】口服。丸剂：嚼碎服。一次 1 丸，一日 1～3 次；或遵医嘱。胶囊剂：含服或吞服。一次 2 粒，一日 1～3 次。临睡前或发病时服用。软胶囊剂：一次 2 粒，一日 3 次，或遵医嘱。

【不良反应】本品偶可引起过敏反应，手及手腕部肿胀麻木，含服可引起口周红肿、溃疡、肿胀、触痛。

【禁忌证】①妊娠期妇女禁用。②有出血者禁用。③本品为温通药，冠心病心绞痛，心肌梗死若中医辨证属于热郁者，本品绝对禁用；其他适应证，中医辨证属于热郁者也应禁忌。

【注意事项】①建议饭后服用。②有出血倾向、行经期妇女或使用抗凝、抗血小板治疗的患者慎用。③脾胃虚弱者、胃炎、食管炎、消化道溃疡患者慎用。④阴虚血瘀所致胸痹者慎用。⑤哺乳期妇女慎用。⑥过敏体质者慎用。⑦忌食生冷、辛辣、油腻食物，忌烟酒、浓茶。⑧在治疗期间，心绞痛持续发作，宜加用硝酸酯类药。如果出现剧烈心绞痛、心肌梗死，应及时救治。⑨本品尚缺乏长期使用的安全性证据，不建议长期使用。

【制剂规格】丸剂：每 10 丸重 8.5g。胶囊剂：每粒装 0.35g。软胶囊剂：每粒装 0.31g；0.5g。

通心络胶囊[药典（一）；基；医保（甲）]

【功能与主治】益气活血，通络止痛。用于冠心病心绞痛属心气虚乏、血瘀络阻证，症见胸部憋闷，刺痛、绞痛，固定不移，心悸自汗，气短乏力，舌质紫暗或有瘀斑，脉细涩或结代。亦用于气虚血瘀络阻型中风病，症见半身不遂或偏身麻木，口舌歪斜，言语不利。

【用法用量】口服，一次 2～4 粒，一日 3 次。

【不良反应】个别患者用药后可出现胃部不适。

【禁忌证】出血性疾病，妊娠期及月经

期妇女及阴虚火旺型中风禁用。

【注意事项】服药后胃部不适者宜改为饭后服用。

【制剂规格】胶囊剂：每粒装 0.26g。

血府逐瘀丸（口服液、胶囊）[药典（一）；基；医保（甲、乙）]

【功能与主治】活血祛瘀，行气止痛。用于气滞血瘀所致的胸痛、头痛日久、痛如针刺而有定处、内热烦闷、心悸失眠、急躁易怒。

【用法用量】口服。丸剂：空腹时用红糖水送服。一次 1～2 袋，一日 2 次。口服液：一次 20ml，一日 3 次。胶囊剂：一次 6 粒，一日 2 次，一个月为 1 疗程。

【不良反应】个别患者服药后出现胃脘不适，面部烘热、潮红。

【禁忌证】妊娠期妇女禁用。

【注意事项】忌食辛冷。

【制剂规格】丸剂：每丸重 9g；每 67 丸约重 1g；每 100 丸重 20g。口服液：每支装 10ml。胶囊剂：每粒装 0.4g。

速效救心丸[药典（一）；基；医保（甲）]

【功能与主治】行气活血，祛瘀止痛，增加冠脉血流量，缓解心绞痛。用于气滞血瘀型冠心病，心绞痛。

【用法用量】含服，一次 4～6 粒，一日 3 次；急性发作时，一次 10～15 粒。

【不良反应】尚不明确。

【禁忌证】妊娠期妇女禁用。

【注意事项】①寒凝血瘀、阴虚血瘀胸痹心痛不宜单用。②有过敏史者慎用。③伴有中、重度心力衰竭的心肌缺血者慎用。④在治疗期间，心绞痛持续发作，宜加用硝酸酯类药。

【制剂规格】滴丸剂：每粒重 40mg。

心可舒胶囊（片）[基；医保（乙）]

【功能与主治】活血化瘀、行气止痛。本品用于气滞血瘀型冠心病引起的胸闷、心绞痛、高血压、头晕、头痛、颈项疼痛及心律失常、高血脂等症。

【用法用量】口服。胶囊剂：一次 4 粒，一日 3 次，或遵医嘱。片剂：一次 4 片，一日 3 次，或遵医嘱。

【不良反应】尚不明确。

【注意事项】①心阳虚患者不宜用。②妊娠期妇女慎用。③本品易吸潮，打开包装袋后，请及时服用。

【制剂规格】胶囊剂：每粒装 0.3g。片剂：每片重 0.31g；0.62g。

脉管复康片（胶囊）[药典（一）；基；医保（乙）]

【功能与主治】活血化瘀、通经活络。用于瘀血阻滞，脉管不通引起的脉管炎、硬皮病、动脉硬化性下肢血管闭塞症，对冠心病、脑血栓后遗症属上述证候者也有一定治疗作用。

【用法用量】口服。片剂：一次 2.4g，一日 3 次。胶囊剂：一次 4 粒，一日 3 次。

【不良反应】尚不明确。
【禁忌证】尚不明确。
【注意事项】经期减量，妊娠期妇女及肺结核患者遵医嘱服用。
【制剂规格】片剂：糖衣片每片片芯重 0.3g；薄膜衣片每片重 0.6g。胶囊剂：每粒装 0.45g。

灵泽片[药典（一）；基；医保（乙）]

【功能与主治】益肾活血，散结利水。用于轻、中度良性前列腺增生、肾虚血瘀湿阻证出现的尿频，排尿困难，尿线变细，淋漓不尽，腰膝酸软等症。
【用法用量】口服。一次 4 片，一日 3 次。疗程为 6 周。
【不良反应】①部分患者用药后出现口干、呃逆、恶心、胃胀、胃酸、胃痛、腹泻等。②少数患者用药后出现谷丙转氨酶（ALT）、谷草转氨酶（AST）升高。
【禁忌证】尚不明确。
【注意事项】有胃十二指肠溃疡以及各种急、慢性胃炎，肠炎者慎用。
【制剂规格】片剂：每片装 0.58g。

元胡止痛片（颗粒、胶囊、滴丸）[药典（一）；基；医保（甲）]

【药理作用】理气，活血，止痛。用于气滞血瘀所致的胃痛，胁痛，头痛及痛经。
【用法用量】口服。片剂：一次 4～6 片，一日 3 次；或遵医嘱。颗粒剂：开水化冲，一次 1 袋，一日 3 次；或遵医嘱。胶囊剂：一次 4～6 粒（每粒装 0.25g），一次 2～3 粒（每粒装 0.45g），一日 3 次；或遵医嘱。滴丸剂：一次 20～30 丸，一日 3 次；或遵医嘱。
【不良反应】偶有恶心、眩晕、乏力，但过量可出现呼吸抑制、帕金森综合征等表现。
【禁忌证】尚不明确。
【注意事项】①妊娠期妇女及胃阴不足者慎用。②有高血压、心脏病、肝病、糖尿病、肾病等慢性病严重者应在医师指导下服用。③饮食宜清淡，忌酒及辛辣、生冷、油腻食物。④忌愤怒、忧郁，保持心情舒畅。⑤疼痛严重者应及时去医院就诊；服药 3 天症状无缓解，应去医院就诊。
【制剂规格】片剂：薄膜衣片每片 0.26g；糖衣片每片片芯重 0.25g。颗粒剂：每袋装 5g。胶囊剂：每粒装 0.25g；0.45g。滴丸剂：每丸重 50mg。

五灵胶囊[药典（一）；基；医保（甲）]

【功能与主治】疏肝健脾活血。用于乙型慢性活动性及迁延性肝炎，肝郁脾虚挟瘀症，症见纳呆、腹胀嗳气、胁肋胀痛、疲乏无力等。
【用法用量】口服，一次 5 粒，一日 3 次。
【不良反应】偶见轻度恶心，上腹不适等消化道反应。
【禁忌证】尚不明确。
【注意事项】①妊娠期妇女慎用。②有消化性溃疡病史者慎用。③临床试验中，个别病例出现血小板减少，尚不能确定是否与服用本品有关。④服药期间注意检测血小板。

【制剂规格】胶囊剂：每粒 0.35g。

养血清脑丸（颗粒）

［药典（一）；基；医保（甲）］

【功能与主治】养血平肝，活血通络。用于血虚肝旺所致头痛，眩晕眼花，心烦易怒，失眠多梦。

【用法用量】口服。丸剂：一次 1 袋，一日 3 次。颗粒剂：一次 1 袋，一日 3 次。

【不良反应】偶见恶心、呕吐，罕见皮疹，停药后即可消失。

【禁忌证】①妊娠期妇女禁用。②肝功能失代偿患者禁用。③对本品及所含成分过敏者禁用。

【注意事项】①忌烟、酒及辛辣、油腻食物。②本品有轻度降压作用，低血压者慎用。③肝脏疾病患者慎用。④肾病、糖尿病等慢性病严重者应在医师指导下服用。⑤儿童、哺乳期妇女、年老体弱者应在医师指导下服用。⑥当使用本品出现不良反应时，应停药并及时就医。⑦服药 3 天症状无缓解，应去医院就诊。⑧严格按【用法用量】服用，本品不宜长期服用。⑨过敏体质者慎用。

【制剂规格】丸剂：每袋装 2.5g。颗粒剂：每袋装 4g。

华佗再造丸［药典（一）；基；医保（甲）］

【功能与主治】活血化瘀，化痰通络，行气止痛。用于痰瘀阻络之风恢复期和后遗症，症见半身不遂、拘挛麻木、口眼歪斜、言语不清。

【用法用量】口服。一次 4～8g，一日 2～3 次，重症一次 8～16g；或遵医嘱。

【不良反应】①胃肠系统：恶心、呕吐、腹痛、腹胀、腹泻、便秘、口干、口苦、胃灼热、反酸等。②神经系统：头晕、头痛等，有肢体麻木、舌麻木个案报道。③心血管系统：胸闷、心悸等。④皮肤：皮疹、瘙痒等。⑤其他：发热，有呼吸急促、肝功能异常、肾功能异常个案报道。

【禁忌证】①对本品及成分过敏者禁用。②妊娠期妇女禁用。

【注意事项】①服用期间如有燥热感，可用白菊花蜜糖水送服，或减半服用，必要时暂停服用 1～2 天。②运动员慎用。③本品应按照药品说明书用法用量规定使用，不宜超量、长期用药。④肝、肾功能异常者慎用。

【制剂规格】丸剂：每袋装 8g。

十三、理气剂

护肝片（颗粒、胶囊）

［药典（一）；基；医保（甲）］

【功能与主治】疏肝理气，健脾消食。具有降低转氨酶作用。用于慢性肝炎及早期肝硬化。

【用法用量】口服。片剂：一次 4 片，一日 3 次。颗粒剂：一次 1 袋，一日 3 次。胶囊剂：一次 4 粒，一日 3 次。

【不良反应】尚不明确。

【禁忌证】尚不明确。
【注意事项】尚不明确。
【制剂规格】片剂：薄膜衣片每片重0.36g；0.38g；糖衣片片芯重0.35g。颗粒剂：每袋装2g。胶囊剂：每粒装0.35g。

气滞胃痛颗粒（片）
［药典（一）；基；医保（甲）］

【功能与主治】疏肝理气，和胃止痛。本品用于肝郁气滞，胸痞胀满，胃脘疼痛。
【用法用量】口服。颗粒剂：开水冲化。一次5g，一日3次。片剂：一次3片（薄膜衣）或6片（糖衣片），一日3次。
【不良反应】尚不明确。
【禁忌证】尚不明确。
【注意事项】①肝胃郁火、胃阴不足所致胃痛者及妊娠期妇女慎用。②饮食宜清淡，忌酒及辛辣、生冷、油腻食物，忌愤怒、忧郁，保持心情舒畅。③糖尿病患者及有高血压、心脏病、肝病、肾病等慢性病严重者应在医师指导下服用。
【制剂规格】颗粒剂：每袋装2.5g；5g。片剂：薄膜衣片每片0.5g；糖衣片片芯重0.25g。

荜铃胃痛颗粒［药典（一）；基；医保（乙）］

【功能与主治】行气活血，和胃止痛。用于气滞血瘀所致的胃脘痛；慢性胃炎见有上述证候者。
【用法用量】开水冲服。一次5g，一日3次。
【不良反应】尚不明确。
【禁忌证】①对本品过敏者禁用。②妊娠期妇女禁用。
【注意事项】①饮食宜清淡，忌食辛辣、生冷、油腻食物。②忌情绪激动及生闷气。③不宜在服药期间同时服用滋补性中药。④有高血压、心脏病、糖尿病、肝病、肾病等慢性病严重者应在医师指导下服用。⑤服药3天症状无缓解，应去医院就诊。⑥儿童、年老体弱者应在医师指导下服用。⑦过敏体质者慎用。⑧本品性状发生改变时禁止使用。⑨儿童必须在成人监护下使用。⑩请将本品放在儿童不能接触到的地方。
【制剂规格】颗粒剂：每袋装5g。

加味左金丸［药典（一）；基；医保（乙）］

【功能与主治】平肝降逆，疏郁止痛。用于肝郁化火、肝胃不和引起的胸脘痞闷、急躁易怒、嗳气吞酸、胃痛少食。
【用法用量】口服。一次6g，一日2次。
【不良反应】尚不明确。
【禁忌证】对本品过敏者禁用。
【注意事项】①忌气怒，忌食辛辣食物。②按照【用法用量】服用，小儿及年老体虚患者应在医师指导下服用。③重度胃痛应在医师指导下服用。④服药三天，症状无改善应去医院就诊。⑤过敏体质者慎用。⑥本品性状改变时禁止使用。

⑦请将本品放在儿童不能接触到的地方。⑧儿童必须在成人监护下使用。⑨如正在使用其他药品，使用本品前请咨询医师或药师。

【制剂规格】丸剂：每 100 丸重 6g。

摩罗丹[基；医保（乙）]

【功能与主治】和胃降逆，健脾消胀，通络定痛。用于胃疼，胀满，痞闷，纳呆，嗳气，胃灼热。

【用法用量】口服。大蜜丸一次 1～2 丸，小蜜丸一次 55～110 粒，一日 3 次。饭前用米汤或温开水送下，或遵医嘱。浓缩丸一次 16 丸（1 袋），一日 3 次。

【不良反应】尚不明确。

【禁忌证】对本品过敏者禁用。

【注意事项】①饮食宜清淡，忌烟、酒及辛辣、生冷、油腻食物。②忌情绪激动及生闷气。③有高血压、心脏病、肝病、糖尿病、肾病等慢性病严重者应在医师指导下服用。④儿童、哺乳期妇女、老年体弱者应在医师指导下服用。⑤服药 3 天症状未缓解，应去医院就诊。⑥过敏体质者慎用。

【制剂规格】丸剂：大蜜丸每丸重 9g；小蜜丸每 55 粒重 9g；浓缩丸每 16 丸重 1.84g（相当于生药材 4.5g）。

枳术宽中胶囊[基；医保（甲）]

【功能与主治】健脾和胃，理气消痞。用于胃痞（脾虚气滞），症见呕吐、反胃、纳呆、返酸等，以及功能性消化不良见以上症状者。

【用法用量】口服，一次 3 粒，一日 3 次，疗程为 2 周。

【不良反应】服药后偶见胃痛或大便次数增多。

【禁忌证】对本品任何成分过敏者禁用。

【注意事项】尚不明确。

【制剂规格】胶囊剂：每粒装 0.43g。

宽胸气雾剂[药典（一）；基；医保（乙）]

【功能与主治】辛温通阳，理气止痛。用于阴寒阻滞、气机郁痹所致的胸痹，症见胸闷、心痛、形寒肢冷；冠心病心绞痛见上述证候者。

【用法用量】将瓶倒置，喷口对准舌下喷，一日 2～3 次。

【不良反应】尚不明确。

【禁忌证】尚不明确。

【注意事项】①本品含细辛油，有一定毒副作用，切勿使用过量。②妊娠期妇女及儿童慎用。③在治疗期间，心绞痛持续发作，应及时就诊。④切勿受热，避免撞击。

【制剂规格】气雾剂：20ml（含挥发油 2ml）。

十四、和解剂

丹栀逍遥丸[基；医保（甲）]

【功能与主治】疏肝解郁，清热调经。用于肝郁化火，胸胁胀痛，烦闷急躁，颊赤口干，食欲不振或有潮热，以及妇女月经先期，经行不畅，乳房与少腹胀痛。

【用法用量】口服，一次 6～9g，一日 2 次。

【不良反应】尚不明确。

【禁忌证】对本品过敏者禁用。

【注意事项】①少吃生冷及油腻难消化的食品。②服药期间要保持情绪乐观，切忌生气恼怒。③妊娠期妇女慎用，过敏体质者慎用。

【制剂规格】丸剂：每袋 6g；每瓶 60g。

逍遥丸（颗粒）［药典（一）；基；医保（甲）］

【功能与主治】疏肝健脾，养血调经。用于肝气不舒所致月经不调，胸胁胀痛，头晕目眩，食欲减退。

【用法用量】口服。丸剂：一次 8 丸，一日 3 次。颗粒剂：开水冲服，一次 8g，一日 2 次。

【不良反应】尚不明确。

【禁忌证】对本品过敏者禁用。

【注意事项】①忌食寒凉、生冷食物。②妊娠期妇女服用时请向医师咨询。③感冒时不宜服用本品。④月经过多者不宜服用本品。⑤平素月经正常，突然出现月经量少，或月经错后，或阴道不规则出血应去医院就诊。⑥按照用法用量服用，长期服用应向医师咨询。⑦服药 2 周症状无改善，应去医院就诊。⑧过敏体质者慎用。

【制剂规格】丸剂：每丸重 9g；每袋装 6g；9g；每 8 丸相当于原生药 3g。颗粒剂：每袋装 4g；5g；6g；15g。

十五、消导剂

保和丸（颗粒、片）
［药典（一）；基；医保（甲，乙）］

【功能与主治】消食，导滞，和胃。用于食积停滞，脘腹胀满，嗳腐吞酸，不欲饮食。

【用法用量】口服。丸剂：小蜜丸一次 9～18g，大蜜丸一次 1～2 丸，一日 2 次；水丸一次 6～9g，一日 2 次；浓缩丸一次 8 丸，一日 3 次，小儿酌减。颗粒剂：一次 4.5g，一日 2 次。片剂：一次 4 片，一日 3 次。

【不良反应】尚不明确。

【禁忌证】尚不明确。

【注意事项】①饮食宜清淡，忌酒及辛辣、生冷、油腻食物。②不宜在服药期间同时服用滋补性中药。③有高血压、心脏病、肝病、糖尿病、肾病等慢性病严重者应在医师指导下服用。④儿童、妊娠期及哺乳期妇女、年老体弱者应在医师指导下服用。⑤服药 3 天症状无缓解，应去医院就诊。⑥对本品过敏者禁用，过敏体质者慎用。

【制剂规格】丸剂：小蜜丸每 100 丸重 20g；大蜜丸每丸重 9g；水丸每袋 6g；浓缩丸每 8 丸相当于原生药 3g。颗粒剂：每袋装 4.5g。片剂：每片重 0.26g；0.4g（薄膜衣片）。

六味安消散（胶囊）

［药典（一）；基；医保（乙）］

【功能与主治】和胃健脾，导滞消积，活血止痛。主要用于脾胃不和，积滞内停所致的胃痛胀满，消化不良，便秘，痛经。

【用法用量】口服。散剂：一次 1.5～3g，一日 2～3 次。胶囊剂：一次 3～6 粒，一日 2～3 次。

【不良反应】尚不明确。

【禁忌证】妊娠期妇女禁用。对本品过敏者禁用。

【注意事项】①饮食宜清淡，忌酒及辛辣、生冷、油腻食物。②忌愤怒、忧郁，保持心情舒畅。③有高血压、心脏病、肝病、糖尿病、肾病等慢性病严重者应在医师指导下服用。④脾胃虚寒的胃痛、便秘及热结血瘀痛经者慎用。⑤妇女月经期、妊娠期慎用。⑥服药期间，饮食宜清淡、忌食辛辣刺激性食物，戒烟酒。⑦本品不宜长期服用。⑧过敏体质者慎用。

【制剂规格】散剂：每袋装 1.5g；3g；18g。胶囊剂：每粒装 0.5g。

十六、治风剂

通天口服液［药典（一）；基；医保（乙）］

【功能与主治】活血化瘀，祛风止痛。用于瘀血阻滞、风邪上扰所致的偏头痛，症见头部胀痛或刺痛、痛有定处、反复发作、头晕目眩，或恶心呕吐、恶风。

【用法用量】口服。用于瘀血阻滞、风邪上扰所致的偏头痛，第一日：即刻、服药 1 小时后、2 小时后、4 小时后各服 10ml，以后每 6 小时服 10ml。第二日、三日：一次 10ml，一日 3 次，三天为一疗程，或遵医嘱；用于轻、中度中风病（轻中度脑梗死）恢复期瘀血阻络挟风证，一次 20ml，一日 3 次，疗程为 4 周。

【不良反应】①少数患者出现胃痛、皮疹等。②少数患者用药后出现肝功能异常（ALT、AST）升高。③少数患者用药后出现凝血功能异常。

【禁忌证】出血性脑血管病、阴虚阳亢患者和妊娠期妇女禁服。

【注意事项】①本品在用药过程中应该定期检查肝功能、凝血功能等。②用药过程中出现过敏反应者应及时停药。③本品不宜超疗程使用，超疗程使用的安全性和有效性尚无法确定。④合并高血压者慎用，用药期间注意血压的观察。

【制剂规格】口服液：每支装 10ml。

丹珍头痛胶囊［基；医保（甲）］

【功能与主治】平肝熄风，散瘀通络，解痉止痛。用于肝阳上亢，瘀血阻络所致的头痛，背痛颈酸，烦躁易怒。

【用法用量】口服。一次 3～4 粒，一日 3 次；或遵医嘱。

【不良反应】尚不明确。

【禁忌证】肾脏病患者、妊娠期妇女、

新生儿禁用。

【注意事项】本品含有马兜铃科植物细辛，在医生指导下使用，定期复查肾功能。

【制剂规格】胶囊剂：每粒装 0.5g。

正天丸（胶囊）[药典（一）；基；医保（甲）]

【功能与主治】疏风活血，养血平肝，通络止痛。用于外感风邪、瘀血阻络、血虚失养、肝阳上亢引起的偏头痛、紧张性头痛、神经性头痛、颈椎病型头痛、经前头痛。

【用法用量】口服。丸剂：饭后服。一次 6g，一日 2～3 次，15 天为一个疗程。胶囊剂：一次 2 粒，一日 3 次。

【不良反应】个别病例服药后丙氨酸转氨酶轻度升高；偶有恶心、呕吐、口干、口苦、腹痛、腹泻、皮疹、瘙痒、过敏等不良反应。

【禁忌证】尚不明确。

【注意事项】①忌烟、酒及辛辣、油腻食物。②高血压、心脏病患者慎服。有肝病、糖尿病、肾病等慢性病严重者应在医师指导下服用。③儿童、妊娠期及哺乳期妇女及年老体弱者应在医师指导下服用。④高血压头痛及不明原因的头痛，应去医院就诊。⑤初发头痛服药 3 天症状无缓解，应去医院就诊。经常性头痛服药 15 天症状无缓解，应去医院就诊。⑥严格按用法用量服用，本品不宜长期服用。⑦对本品过敏者禁用，过敏体质者慎用。

【制剂规格】丸剂：每袋装 6g。胶囊剂：每粒装 0.45g。

芎菊上清丸（颗粒、片）[药典（一）；基；医保（甲）]

【功能与主治】清热解毒，散风止痛。本品用于外感风邪引起的恶风身热，偏正头痛，鼻流清涕，牙疼喉痛。

【用法用量】口服。丸剂：大蜜丸一次 1 丸；水丸一次 6g，一日 2 次。颗粒剂：开水冲服，一次 10g，一日 3 次。片剂：一次 4 片，一日 2 次。

【不良反应】尚不明确。

【禁忌证】尚不明确。

【注意事项】①忌烟、酒及辛辣食物。②不宜在服药期间同时服用滋补性中药。③体虚者慎用。④儿童、妊娠期及哺乳期妇女、年老患者应在医师指导下服用。⑤有高血压、心脏病、肝病、糖尿病、肾病等慢性病患者应在医师指导下服用。

【制剂规格】丸剂：大蜜丸每丸重 9g；水丸每袋装 6g。颗粒剂：每袋装 10g。片剂：片芯重 0.3g（糖衣片）。

十七、祛湿剂

五苓散（胶囊、片）[药典（一）；基；医保（甲）]

【功能与主治】温阳化气，利湿行水。用于阳不化气，水湿内停所致的水肿，症见小便不利，水肿腹胀，呕逆泄泻，渴不思饮。

【用法用量】口服。散剂：一次 6～9g，一日 2 次。胶囊剂：一次 3 粒，一日 2 次。片剂：一次 4～5 片，一日 3 次。

【不良反应】尚不明确。

【注意事项】妊娠期妇女慎用。湿热下注，气滞水停，风水泛溢所致的水肿者慎用。因痰热犯肺、湿热下注或阴虚津少所致之咳喘、泄泻、小便不利不宜使用。服药期间，不宜进食辛辣、油腻和煎炸类食物。

【制剂规格】散剂：每袋重 6g；9g。胶囊剂：每粒 0.45g。片剂：每片 0.35g。

肾炎康复片[药典（一）；基；医保（甲）]

【功能与主治】益气养阴，补肾健脾，清解余毒。主治慢性肾小球肾炎，属于气阴两虚，脾肾不足，毒热未清证者，表现为神疲乏力、腰酸腿软、面浮肢肿、头晕耳鸣、蛋白尿、血尿等症。

【用法用量】口服。一次 8 片（糖衣片）或 5 片（薄膜衣片），一日 3 次，小儿酌减或遵医嘱。

【不良反应】尚不明确。

【禁忌证】妊娠期妇女禁服。

【注意事项】①急性肾炎水肿不宜。②服药期间忌辛、辣、肥、甘等刺激性食物。③禁房事。④本品尚有一定的利尿效应。

【制剂规格】片剂：糖衣片片芯重 0.3g；薄膜衣片每片重 0.48g。

癃清胶囊（片）[药典（一）；基；医保（甲）]

【功能与主治】清热解毒，凉血通淋。用于下焦湿热所致的热淋，症见尿频、尿急、尿痛、尿短、腰痛，小腹坠胀。

【用法用量】口服。胶囊剂：一次 6 粒，一日 2 次，重症一次 8 粒，一日 3 次；或一次 4 粒，一日 2 次；重症一次 5～6 粒，一日 3 次。片剂：一次 6 片，一日 2 次；重症一次 8 片，一日 3 次。

【不良反应】尚不明确。

【禁忌证】尚不明确。

【注意事项】体虚胃寒者不宜服用。

【制剂规格】胶囊剂：每粒装 0.4g；0.5g。片剂：每片重 0.6g。

三金片[药典（一）；基；医保（甲）]

【功能与主治】清热解毒，利湿通淋，益肾。用于下焦湿热所致的热淋、小便短赤、淋沥涩痛、尿急频数；急、慢性肾盂肾炎、膀胱炎、尿路感染见上述证候者；慢性非细菌性前列腺炎肾虚湿热下注证。

【用法用量】口服。慢性非细菌性前列腺炎：一次 3 片，一日 3 次。疗程为 4 周。其他适应证：一次 5 片，大片一次 3 片，一日 3～4 次。

【不良反应】偶见血清丙氨酸氨基转移酶（ALT）、血清门冬氨酸氨基转移酶（AST）轻度升高，血尿素氮（BUN）轻度升高，血白细胞（WBC）轻度降低。上市后不良反应监测数据显示本品可见以下不良反应：恶心、呕吐、腹痛、腹泻、腹胀、口干、皮疹、瘙痒、头晕、头痛、过敏或过敏样反应、心悸等。

【禁忌证】①妊娠期妇女禁用。②对本品及所含成分过敏者禁用。

【注意事项】①忌烟、酒及辛辣食物。②不宜在服药期间同时服用滋补性中药。③用药期间请注意肝、肾功能的监测。④有高血压、心脏病、糖尿病、肝病、肾病等慢性病严重者应在医师指导下服用。⑤过敏体质者慎用。

【制剂规格】薄膜衣小片：每片重0.18g(相当于饮片2.1g)。薄膜衣大片：每片重0.29g（相当于饮片3.5g）。糖衣小片：片芯重0.17g（相当于饮片2.1g）。糖衣大片：片芯重0.28g（相当于饮片3.5g）。

癃闭舒胶囊[药典（一）；基；医保（甲）]

【功能与主治】益肾活血，清热通淋，活血化瘀，散结止痛。用于肾气不足、湿热瘀阻所致的癃闭，症见腰膝酸软、尿频、尿急、尿痛、尿线细，伴小腹拘急疼痛；前列腺增生症见上述证候者。

【用法用量】口服。一次3粒，一日2次；一次2粒，一日2次。

【不良反应】个别患者服药后有轻微的口渴感，胃部不适、轻度腹泻，不影响继续服药。

【禁忌证】①妊娠期妇女禁用。②对本品及所含成分过敏者禁用。③肝功能异常者禁用。

【注意事项】尚不明确。

【制剂规格】胶囊剂：每粒装0.3g；0.45g。

消炎利胆片（颗粒、胶囊）

[药典（一）；基；医保（甲）]

【功能与主治】清热，祛湿，利胆。用于肝胆湿热引起的口苦、胁痛；急性胆囊炎、胆管炎见上述证候者。

【用法用量】口服。片剂：一次6片，一日3次。颗粒剂：一次2.5g（1袋），一日3次。胶囊剂：一次4粒，一日3次，或遵医嘱。

【不良反应】恶心、呕吐、腹痛、腹泻、皮疹、头晕、头痛、乏力、过敏样反应、过敏性休克、全身抽搐、失眠、心悸、呼吸困难等。

【禁忌证】尚不明确。

【注意事项】①非肝胆湿热证患者，如脾胃虚寒证等不宜使用。②过敏体质者慎用。③肝、肾功能不全者慎用，如使用应定期监测肝、肾功能。④服药期间饮食宜清淡，忌食辛辣油腻厚味之品，并戒烟酒。⑤合并胆管梗阻时不宜使用。⑥妊娠期妇女慎用。⑦用于治疗急性胆囊炎感染时，应密切观察病情变化，若发热、黄疸、上腹痛等症加重时，应及时请外科处理。

【制剂规格】片剂：薄膜衣小片0.26g（相当于饮片2.6g）；薄膜衣大片0.52g（相当于饮片5.2g）；糖衣片片芯重0.25g（相当于饮片2.6g）。颗粒剂：每袋装2.5g。胶囊剂：每粒装0.45g。

金钱胆通颗粒[基；医保（乙）]

【功能与主治】清利湿热、疏通肝胆、止痛排石。用于胆石症湿热郁结于少阳胆腑之胁痛，痛在右胁，固定不移，或继发绞痛，上引肩背，便秘尿黄，甚至身目俱黄发热，舌质暗红，苔厚腻或黄腻，脉弦滑或弦紧。

【用法用量】开水冲服。一日 4 次，第一次 2 袋，后三次各服 1 袋。三周为一个疗程。

【不良反应】偶见用药后便溏，停药后即可复常。

【禁忌证】风寒咳嗽或体虚久咳者忌服。

【注意事项】尚不明确。

【制剂规格】颗粒剂：每袋装 8g。

十滴水（软胶囊）[药典（一）；基；医保（甲）]

【功能与主治】健胃、祛暑。用于因中暑而引起的头晕、恶心、腹痛、胃肠不适。

【用法用量】口服。酊剂：一次 2～5ml，儿童酌减。胶囊剂：一次 1～2 粒，儿童酌减。

【不良反应】尚不明确。

【禁忌证】①妊娠期妇女忌服。②对本品及酒精过敏者禁用。

【注意事项】①饮食宜清淡，忌酒及辛辣、生冷、油腻食物。②不宜在服药期间同时服用滋补性中药。③有高血压、心脏病、肝病、糖尿病、肾病等慢性病严重者应在医师指导下服用。④儿童、哺乳期妇女、年老体弱者应在医师指导下服用。⑤如正在使用其他药品，使用本品前请咨询医师或药师。⑥严格按用法用量服用，本品不宜长期服用，服药 3 天症状无缓解，应去医院就诊。⑦儿童必须在成人监护下使用，请将本品放在儿童不能接触到的地方。⑧驾驶员、高空作业者慎用，过敏体质者慎用。⑨本品性状发生改变时禁止使用。

【制剂规格】酊剂：每瓶（支）装 5ml；10ml；25ml；50ml；100ml；500ml。胶囊剂：每粒装 0.425g。

茵栀黄口服液（颗粒）[药典（一）；基；医保（甲）]

【功能与主治】清热解毒，利湿退黄。有退黄疸和降低丙氨酸转氨酶的作用。用于湿热毒邪内蕴所致急性、迁延性、慢性肝炎和重症肝炎（Ⅰ型）。也可用于其他型重症肝炎的综合治疗。

【用法用量】口服。口服液：一次 10ml（1 支），一日 3 次。颗粒剂：开水冲服，一次 2 袋，一日 3 次。

【不良反应】本品有腹泻、呕吐和皮疹等不良反应报告。

【禁忌证】尚不明确。

【注意事项】①鉴于茵栀黄口服制剂有葡萄糖-6-磷酸脱氢酶（G-6-PD）缺乏患者发生溶血的个例，目前关联性尚无法确定，有待进一步研究，建议葡萄糖-6-磷酸脱氢酶（G-6-PD）缺乏者谨慎使用。②脾虚大便溏者慎用。③服药期间忌酒及辛辣之品。

【制剂规格】口服液：每支装 10ml（含黄芩苷 0.4g）。颗粒剂：每袋装 3g。

香连丸[药典（一）；基；医保（甲）]

【功能与主治】清热化湿，行气止痛。用于大肠湿热所致的痢疾，症见大便脓血，里急后重、发热腹痛；肠炎，细菌性痢疾见上述证候者。

【用法用量】口服。一次 3～6g，一日 2～3 次；小儿酌减。

【不良反应】尚不明确。

【禁忌证】对本品或其所含成分过敏者禁用。

【注意事项】①妊娠期妇女慎用。②过敏体质者慎用。③忌食辛辣、油腻食物。④本品含黄连素，应避免与洋地黄强心苷合用，因联用可增加强心苷的浓度而发生强心苷中毒。本品还不宜与含鞣酸的药物合用。⑤按照用法用量服用，小儿及年老体虚者应在医师指导下服用。⑥服药 3 天后症状未改善，应去医院就诊。⑦药品性状发生改变时禁止服用。⑧儿童必须在成人的监护下使用。⑨请将此药品放在儿童不能接触的地方。⑩如正在服用其他药品，使用本品前请咨询医师或药师。

【制剂规格】丸剂：每 6 丸相当于原生药 3g；每 10 丸重 1.5g；每 12 丸重约 1g；每 20 丸重 1g；每 40 丸重约 3g；每 100 丸重 3g。

三九胃泰颗粒（胶囊）[药典（一）；基；医保（甲）]

【功能与主治】清热燥湿，行气活血，柔肝止痛。用于湿热内蕴、气滞血瘀所致的胃痛，症见脘腹隐痛、饱胀反酸、恶心呕吐、嘈杂纳减；浅表性胃炎、糜烂性胃炎、萎缩性胃炎见上述证候者。

【用法用量】口服。颗粒剂：开水冲服，一次 1 袋，一日 2 次。胶囊剂：一次 2～4 粒，一日 2 次。

【不良反应】尚不明确。

【禁忌证】对本品过敏者禁用。

【注意事项】①忌食辛辣刺激性食物。②忌油腻、生冷、难消化食物。③忌情绪激动或生闷气。④浅表性，糜烂性，萎缩性等慢性胃炎应在医师指导下服用。⑤妊娠期妇女及糖尿病患者应在医师指导下服用。⑥慢性胃炎患者服药 2 周症状无改善，应立即停药并去医院就诊。⑦按照【用法用量】服用，小儿、年老体弱者应在医师指导下服用。⑧过敏体质者慎用。⑨本品性状发生改变时禁止使用。⑩儿童必须在成人监护下使用。

【制剂规格】颗粒剂：每袋装 2.5g；10g；20g。胶囊剂：每粒装 0.5g。

十八、蠲痹剂

风湿骨痛胶囊（丸、片）[药典（一）；基；医保（甲）]

【功能与主治】温经散寒，通络止痛。用于寒湿闭阻经络所致的痹病，症见腰脊疼痛，四肢关节冷痛；风湿性关节炎见上述证候者。

【用法用量】口服。胶囊剂：一次 2～4 粒，一日 2 次。丸剂：一次 10～15 粒，一日 2 次。片剂：一次 4～6 片，一日 2 次。

【不良反应】尚不明确。

【禁忌证】妊娠期妇女忌用。

【注意事项】①所含制川乌、制草乌有大毒，故妊娠期妇女禁用。②严重心脏病，高血压，肝、肾疾病忌服。③不可过量或久服。④阴虚火旺或湿热痹症者慎用。⑤运动员慎用。

【制剂规格】胶囊剂：每粒装 0.3g。丸剂：每 10 粒重 1.5g。片剂：每片重 0.36g；0.37g。

追风透骨丸[药典（一）；基；医保（甲）]

【功能与主治】祛风除湿，通经活络，散寒止痛。用于风寒湿痹，肢节疼痛，肢体麻木。

【用法用量】口服。一次 6g，一日 2 次。30 天为一疗程。

【不良反应】①消化系统：恶心、呕吐、呃逆、胃烧灼感、腹胀、腹痛、腹泻等。②皮肤：皮疹、瘙痒、皮肤潮红等。③神经系统：头晕、头痛、口舌麻木、肢体麻木等。④心血管系统：心悸、胸闷，有血压升高和心律失常个案报道。⑤全身性反应：过敏反应、水肿等。

【禁忌证】对本品及所含成分过敏者禁用。

【注意事项】①本品含制川乌、制草乌、制天南星，应在医师指导下严格按说明书规定服用，不得任意增加用量和服用时间。②本品不宜长期服用。③服药后如果出现头痛、头晕、口舌麻木、心烦欲呕、心悸、呼吸困难、过敏反应等情况，应立即停药并到医院就诊。④肝、肾功能不全者慎用。⑤属风热痹者及妊娠期妇女忌服。⑥运动员慎用。

【制剂规格】丸剂：每 10 丸重 1g。

正清风痛宁缓释片（片）[基；医保（甲）]

【功能与主治】祛风除湿，活血通络，消肿止痛。本品用于风寒湿痹证。症见肌肉酸痛，关节、肿胀、疼痛，屈伸不利，麻木僵硬等风湿性与类风湿关节炎具有上述证候者。

【用法用量】口服。缓释片：用于风湿性与类风湿关节炎属风寒湿痹证者：一次 1 片，一日 2 次，2 个月为一疗程。用于慢性肾炎（普通型为主）患者：一次 2 片，一日 2 次，3 个月为一疗程。片剂：一次 1～4 片，一日 3～12 片，饭前服或遵医嘱。

【不良反应】皮肤潮红、灼热、瘙痒、皮疹；偶见胃肠不适、恶心、食欲减退、头昏、头痛、多汗；少数患者发生白细胞减少和血小板减少。

【禁忌证】妊娠期妇女或哺乳期妇女忌用；有哮喘病史及对本品过敏者禁用。

【注意事项】①定期复查血常规（建议每两周检查一次），并注意观察血糖和胆固醇。②如出现皮疹或少数患者发生白细胞减少等副作用时，停药即可消失。③如正在使用其他药品，使用本品前请咨询医师或药师。

【制剂规格】缓释片：每片含盐酸青藤碱 60mg。片剂：每片含盐酸青藤碱 20mg。

尪痹颗粒（胶囊、片）[药典（一）；基；医保（甲）]

【功能与主治】补肝肾，强筋骨，祛风湿，通经络。用于肝肾不足、风湿阻络所致的尪痹，症见肌肉、关节疼痛、局部肿大、僵硬畸形、屈伸不利、腰膝酸软、畏寒乏力。本品具有抗炎作用。临床用于风湿性关节炎、类风湿关节炎、强直性脊柱炎、骨关节病等见上述证候者。

【用法用量】口服。颗粒剂：开水冲服，一次 6g，一日 3 次。胶囊剂：一次 5 粒，一日 3 次。片剂：糖衣片一次 7～8 片；薄膜衣片一次 4 片，一日 3 次。

【不良反应】尚不明确。

【禁忌证】妊娠期妇女禁用。

【注意事项】①本品补肝肾，祛风湿，若痹病属湿热实证者慎用。②有高血压、心脏病、肝病、肾病等慢性病严重患者应在医师指导下服用。③服药期间忌生冷、油腻食物。④本品禁与含有藜芦的药品合用。

【制剂规格】颗粒剂：每袋 3g；6g。胶囊剂：每粒 0.55g。片剂：糖衣片每片片芯 0.25g；薄膜衣片每片 0.51g。

风湿液[基；医保（甲）]

【功能与主治】补养肝肾，养血通络，祛风除湿。用于肝肾血亏、风寒湿痹引起的关节疼痛，四肢麻木。

【用法用量】口服，一次 10～15ml，一日 2～3 次。

【不良反应】尚不明确。

【禁忌证】儿童、妊娠期妇女、月经期妇女禁用。对酒精和本品过敏者禁用。

【注意事项】①过敏体质者慎用。②忌寒凉及油腻食物。③本品宜饭后服用。④不宜在服药期间同时服用其他泻火及滋补性中药。⑤热痹者不适用，主要表现为关节肿痛如灼、痛处发热，疼痛窜痛无定处，口干唇燥。⑥有高血压、心脏病、肝病、糖尿病、肾病等慢性病严重者应在医师指导下服用。⑦哺乳期妇女、年老体弱者应在医师指导下服用。

【制剂规格】酒剂：每瓶装 10ml；100ml；250ml。

复方风湿宁胶囊（片）[基，医保（甲）]

【功能与主治】祛风除湿，活血散瘀，舒筋止痛。用于风湿痹痛。

【用法用量】口服。胶囊剂：一次 5 粒，一日 3～4 次。片剂：一次 5 片，一日 3～4 次。

【不良反应】尚不明确。

【禁忌证】尚不明确。

【注意事项】忌与酸味食物同服，妊娠期妇女慎用。

【制剂规格】胶囊剂：每粒装 0.3g。片剂：基片重 0.2g；薄膜衣片每片重 0.21g；0.48g。

四妙丸 [药典（一）；基；医保（甲）]

【功能与主治】清热利湿。用于湿热下注所致的痹病，症见足膝红肿、筋骨疼痛。

【用法用量】口服，一次 6g，一日 2 次。

【不良反应】尚不明确。

【禁忌证】尚不明确。

【注意事项】妊娠期妇女慎用。

【制剂规格】丸剂：每 15 粒重 1g。

小活络丸 [药典（一）；基；医保（甲）]

【功能与主治】祛风散寒，化痰除湿，活血止痛。用于风寒湿邪闭阻、痰瘀阻络所致的痹病，症见肢体关节疼痛，或冷痛，或刺痛，或疼痛夜甚、关节屈伸不利，麻木拘挛。

【用法用量】黄酒或温开水送服。小蜜丸一次 3g（15 丸）；大蜜丸一次 1 丸；一日 2 次。

【不良反应】尚不明确。

【禁忌证】①妊娠期及哺乳期妇女禁服。②严重心脏病，高血压，肝、肾疾病忌服。

【注意事项】脾胃虚弱者慎用，不宜长期使用。肝、肾功能不全者慎用。忌食辛辣、油腻及海鲜等发物。

【制剂规格】丸剂：小蜜丸每 100 丸重 20g；大蜜丸每丸重 3g。

十九、固涩剂

缩泉丸（胶囊）[药典（一）；基；医保（甲）]

【功能与主治】补肾缩尿。用于肾虚所致的小便频数、夜间遗尿。

【用法用量】口服。胶囊剂：成人一次 6 粒，五岁以上儿童一次 3 粒，一日 3 次。丸剂：一次 3～6g，一日 3 次。

【不良反应】尚不明确。

【禁忌证】对本品过敏者禁用。

【注意事项】①忌辛辣、生冷、油腻食物。②感冒发热患者不宜服用。③本品宜饭前服用。④高血压、心脏病、肝病、糖尿病、肾病等慢性病患者应在医师指导下服用。⑤服药 2 周症状无缓解，应去医院就诊。⑥儿童、妊娠期妇女应在医师指导下服用。⑦过敏体质者慎用。⑧本品性状发生改变时禁止使用。⑨儿童必须在成人监护下使用。⑩请将本品放在儿童不能接触到的地方。⑪如正在使用其他药品，使用本品前请咨询医师或药师。

【制剂规格】胶囊剂：每粒装 0.3g。丸剂：每 20 粒重 1g。

玉屏风颗粒 [药典（一）；基；医保（甲）]

【功能与主治】益气，固表，止汗。用于表虚不固，自汗恶风，面色㿠白，或体虚易感风邪者。

【用法用量】开水冲服，一次 5g，一日 3 次。

【不良反应】尚不明确。

【禁忌证】对本品过敏者禁用。

【注意事项】①忌油腻食物。②本品宜饭前服用。③按照用法用量服用，小儿、妊娠期妇女、高血压、糖尿病患者应在医师指导下服用。④服药两周或服药期间症状无明显改善，或症状加重者，应立即停药并去医院就诊。⑤过敏体质者慎用。⑥本品性状改变时禁止使用。⑦儿童必须在成人监护下使用。⑧请将本品放在儿童不能接触到的地方。⑨如正在使用其他药品，使用本品前请咨询医师或药师。

【制剂规格】颗粒剂：每袋装 5g。

四神丸（片）[基；医保（甲）]

【功能与主治】温肾散寒，涩肠止泻。用于肾阳不足所致的泄泻，症见肠鸣腹胀、五更溏泻、食少不化、久泻不止、面黄肢冷。

【用法用量】口服。丸剂：一次 9g（1 袋），一日 1～2 次。片剂：一次 4 片，一日 2 次。

【不良反应】尚不明确。

【禁忌证】尚不明确。

【注意事项】忌生冷油腻食物。

【制剂规格】丸剂：每袋装 9g。片剂：素片每片重 0.6g；薄膜衣片每片重 0.3g。

克痢痧胶囊[药典（一）；基；医保（甲）]

【功能与主治】解毒辟，理气止泻。用于泄泻，痢疾和痧气（中暑）。

【用法用量】口服。一日 3～4 次，每次服 2 粒，儿童酌减。

【不良反应】尚不明确。

【禁忌证】①对本品过敏者禁用。②婴幼儿、妊娠期及哺乳期妇女禁用。③肝、肾功能不全者禁服。

【注意事项】①服药期间，饮食宜清淡，忌食辛辣、生冷、油腻食物。②本品不宜长期服用，服药 3 天症状无缓解，应去医院就诊。③不宜在服药期间同时服用滋补性中药。④有慢性结肠炎、溃疡性结肠炎便脓血等慢性病史者，患泄泻后应去医院就诊。⑤有高血压、心脏病、糖尿病等慢性病严重者应在医师或医师指导下服用。⑥严格按【用法用量】服用，儿童、年老体弱者应在医师或医师指导下服用。⑦过敏体质者慎用。⑧药品性状发生改变时禁止服用。⑨儿童必须在成人监护下使用，请将此药品放在儿童不能接触到的地方。⑩如正在服用其他药品，使用本品前请咨询医师或药师。

【制剂规格】胶囊剂：每粒 0.28g。

第 2 节 外科用药

一、治疮疡剂

季德胜蛇药片[药典（一）；基；医保（甲）]

【功能与主治】清热解毒，消肿止痛。

用于毒蛇、毒虫咬伤。

【用法用量】口服：第一次 20 片，以后每隔 6 小时续服 10 片，危急重症者将剂量增加 10～20 片并适当缩短服药间隔时间。不能口服药者，可行鼻饲法给药。外用：被毒虫咬伤后，以本品和水外搽，即可消肿止痛。

【不良反应】尚不明确。

【禁忌证】妊娠期妇女忌用。

【注意事项】①脾胃虚寒者慎用。②肝、肾功能不全者慎用。③本品不可过服久服，若用药后出现皮肤过敏反应需及时停药。④忌食辛辣、油腻食物。

【制剂规格】片剂：每片重 0.4g。

复方黄柏液涂剂（复方黄柏液）[药典（一）；基；医保（乙）]

【功能与主治】清热解毒，消肿祛腐。用于疮疡溃后，伤口感染，属阳证者。

【用法用量】外用。浸泡纱布条外敷于感染伤口内，或破溃的脓肿内。若溃疡较深，可用直径 0.5～1.0cm 的无菌胶管，插入溃疡深部，以注射器抽取本品进行冲洗。用量一般 10～20ml，一日 1 次。或遵医嘱。

【不良反应】尚不明确。

【禁忌证】尚不明确。

【注意事项】①使用本品前应注意按常规换药法清洁或清创病灶。②开瓶后，不宜久存。③妊娠期妇女慎用。④本品性状发生改变时禁止使用。⑤对本品过敏者禁用，过敏体质者慎用。⑥如正在使用其他药物请遵医嘱。⑦请将本品放在儿童不能接触到的地方。⑧本品久贮略有沉淀，可摇匀后使用。

【制剂规格】涂剂：每瓶装 20ml；100ml；150ml。复方黄柏液：每瓶装 100ml。

连翘败毒丸（片、膏）[基；医保（甲）]

【功能与主治】清热解毒，散风消肿。用于疮疖溃烂，灼热发烧，流脓流水，丹毒疱疹，疥癣疼痒。

【用法用量】口服。丸剂：水丸一次 6g，一日 2 次；大蜜丸一次 1 丸，一日 2 次。膏剂：一次 15g，一日 2 次，温开水调服。片剂：一次 4 片，一日 2 次。

【不良反应】尚不明确。

【禁忌证】妊娠期妇女禁用。

【注意事项】①忌烟、酒，忌食腥荤及辛辣刺激性之物。②不宜在服药期间同时服用滋补性中药。③高血压、心脏病患者慎服。④有糖尿病、肝病、肾病等慢性病严重者应在医师或药师指导下服用。⑤儿童、年老体弱者应在医师或药师指导下服用。⑥过敏体质者慎用。⑦服药 3 天症状无缓解，应去医院就诊。⑧本品性状发生改变时禁止使用。⑨儿童必须在成人监护下使用，并请将本品放在儿童不能接触的地方。⑩如正在使用其他药品，使用本品前请咨询医师或药师。

【制剂规格】丸剂：水丸每袋装 6g；大蜜丸每丸重 9g。片剂：素片每片重 0.6g。膏剂：每瓶 30g；60g；120g。

如意金黄散[药典（一）；基；医保（甲）]

【功能与主治】清热解毒，消肿止痛。用于热毒瘀滞肌肤所致疮疡肿痛、丹毒流注，症见肌肤红、肿、热、痛，亦可用于跌打损伤。

【用法用量】外用。红肿，烦热，疼痛，用清茶调敷；漫肿无头，用醋或葱酒调敷，亦可用植物油或蜂蜜调敷。一日数次。

【不良反应】本品可能引起瘙痒、刺痛、皮疹（如红斑、丘疹、水疱）等。

【禁忌证】①妊娠期妇女禁用。②婴幼儿禁用。③皮肤破溃、皮损或感染处禁用。④对本品及所含成分（包括辅料）过敏者禁用。

【注意事项】①本品为外用药，禁止内服。②切勿接触眼睛、口腔等黏膜处，使用后即洗手。③忌食辛辣刺激性食物。④糖尿病严重者慎用，以防止使用不当引起皮肤损伤。⑤儿童、哺乳期妇女、年老体弱者应在医师指导下使用。⑥疮疖较重或局部变软化脓或已破溃者应去医院就诊。⑦全身高热者应去医院就诊。⑧本品含生天南星，不宜长期或大面积使用。⑨自行用药宜在 7 天以内，如用药超过 7 天，应向医师咨询。⑩用药后局部皮肤如出现瘙痒、刺痛、皮疹时，应停止使用，症状严重者应及时就医。如出现皮肤以外的全身不适，应立即停用，严重者应及时就医。用药 3 天症状无缓解，应去医院就诊。⑪过敏体质者慎用。

【制剂规格】散剂：每袋装 15g。

二、烧伤剂

湿润烧伤膏[基；医保（乙）]

【功能与主治】清热解毒，止痛，生肌。用于各种烧、烫、灼伤。

【用法用量】外用。涂于烧、烫、灼伤等创面（厚度大于 1mm），每 4～6 小时更换新药。换药前，须将残留在创面上的药物及液化物拭去。暴露创面用药。

【不良反应】尚不明确。

【禁忌证】尚不明确。

【注意事项】①芝麻过敏者慎用。②对由烧伤创面引起的全身性发病者须在烧伤湿性医疗技术医生指导下用。③夏季高温或者反复挤压、碰撞会使该膏体变稀，但这种改变并不影响药效。如出现此种情况，可拧紧软管盖于开水中热浸数分钟，取出后倒置，自然冷却至室温，即可恢复原状。④运动员慎用。

【制剂规格】乳膏剂：每支装 40g。

京万红软膏[药典（一）；基；医保（甲）]

【功能与主治】活血解毒，消肿止痛，去腐生肌。本品用于轻度水、火烫伤，疮疡肿痛，创面溃烂。

【用法用量】用 0.9%氯化钠注射液清理创面，涂敷本品或将本品涂于消毒纱布上，敷盖创面，用消毒纱布包扎，一日换药 1 次。

【不良反应】尚不明确。

【禁忌证】尚不明确。

【注意事项】①妊娠期妇女慎用。②运动员慎用。

【制剂规格】软膏剂：每支装 10g；20g；30g。

三、治瘰核乳癖剂

内消瘰疬丸[药典（一）；基；医保（甲）]

【功能与主治】软坚散结。用于瘰疬痰核或肿或痛。

【用法用量】口服。浓缩丸一次 8 丸，一日 3 次。水丸一次 9g，一日 3 次。

【不良反应】尚不明确。

【禁忌证】妊娠期妇女忌用。

【注意事项】大便稀溏者慎用。

【制剂规格】丸剂：浓缩丸每 10 丸重 1.85g；水丸每 100 粒重 6g，每瓶装 9g。

小金丸（胶囊、片）

[药典（一）；基；医保（乙）]

【功能与主治】散结消肿，化瘀止痛。用于痰气凝滞所致的瘰疬、瘿瘤、乳岩、乳癖，症见肌肤或肌肤下肿块一处或数处，推之能动，或骨及骨关节肿大，皮色不变，肿硬作痛。

【用法用量】丸剂：打碎后口服。一次 1.2～3g，一日 2 次，小儿酌减。片剂：口服。一次 2～3 片，一日 2 次，小儿酌减。胶囊剂：口服。一次 3～7 粒（每粒装 0.35g），一次 4～10 粒（每粒装 0.30g），一日 2 次，小儿酌减。

【不良反应】①皮肤：皮疹、多形红斑样皮疹、荨麻疹样皮疹、皮肤潮红、肿胀、瘙痒等，有严重皮肤过敏反应病例报道。②消化系统：恶心、呕吐、腹痛、腹泻、口干、腹胀、便秘等。③其他：头晕、头痛、心悸、胸闷、乏力等。

【禁忌证】①妊娠期妇女禁用。②疮疡阳证者禁用。

【注意事项】①本品含制草乌，应在医师指导下服用。②过敏体质者慎用。③脾胃虚弱者慎用。④运动员慎用。⑤肝、肾功能不全者慎用。

【制剂规格】丸剂：每 100 丸重 3g；每 100 丸重 6g；每 10 丸重 6g；每瓶（袋）装 0.6g。片剂：每片重 0.36g。胶囊剂：每粒装 0.30g；0.35g。

四、治痔肿剂

地榆槐角丸[药典（一）；基；医保（甲）]

【功能与主治】疏风润燥，凉血泄热。本品用于脏腑实热、大肠火盛所致的肠风便血、痔疮肛瘘、湿热便秘，肛门肿痛。

【用法用量】口服。水蜜丸一次 5g，大蜜丸一次 1 丸，一日 2 次。

【不良反应】尚不明确。

【禁忌证】妊娠期妇女忌服。

【注意事项】①忌烟酒，忌食辛辣、油

腻及刺激性食物。②用药期间不宜同时服用温热性药物。③3岁以下儿童慎用；经期及哺乳期妇女慎用，儿童及年老体弱者应在医师指导下服用。④有高血压、心脏病、肝病、糖尿病、肾病等慢性病患者应在医师指导下服用。⑤痔疮便血，发炎肿痛严重和便血呈喷射状者，应去医院就诊；内痔出血过多或原因不明的便血应去医院就诊。⑥严格按照【用法用量】服用，服药3天症状无缓解，应去医院就诊。⑦本品不宜长期服用，本品性状改变时禁止使用。⑧儿童必须在成人监护下使用。⑨如正在使用其他药品，使用本品前请咨询医师或药师。⑩服用时应除去蜡皮、塑料球壳，本品可嚼服，也可分份吞服。

【制剂规格】丸剂：大蜜丸每丸重9g；水蜜丸每100丸重10g。

马应龙麝香痔疮膏[药典(一)；基；医保(甲)]

【功能与主治】清热燥湿，活血消肿，去腐生肌。用于治疗各类痔疮、肛裂。

【用法用量】外用，涂擦患处。

【不良反应】尚不明确。

【禁忌证】尚不明确。

【注意事项】①本品为外用药，禁止内服。②用毕洗手，切勿接触眼睛、口腔等黏膜处。③用药期间忌烟酒及辛辣、油腻、刺激性食物。保持大便通畅。④妊娠期妇女慎用或遵医嘱。⑤儿童、哺乳期妇女、年老体弱者应在医师指导下使用。⑥内痔出血过多或原因不明的便血应去医院就诊。⑦对本品过敏者禁用，过敏体质者慎用。⑧运动员慎用。⑨保持大便通畅。

【制剂规格】软膏剂：每支5g；10g；20g。

肛泰栓（软膏）[基；医保（甲）]

【功能与主治】凉血止血，清热解毒，燥湿敛疮，消肿止痛。适用于湿热下注所致的内痔、混合痔的内痔部分Ⅰ、Ⅱ期出现的便血、肿胀、疼痛，以及炎性外痔出现的肛门坠胀疼痛、水肿、局部不适。

【用法用量】栓剂：直肠给药，一次1粒，一日1～2次，睡前或便后外用。使用时先将配备的指套戴在示指上，撕开栓剂包装，取出栓剂，轻轻塞入肛门内约2cm。软膏剂：肛门给药，一次1g，一日1次，睡前或便后外用。使用时先将患部用温水洗净，擦干，然后将药管上的盖拧下，用盖上的尖端刺破管口，用药前取出1个给药管，套在药管上拧紧，插入肛门内适量给药或外涂于患部。

【不良反应】①个别患者出现轻度腹部不适和腹泻。②用药后出现黄疸，眼及皮肤明显黄染，提示肝功能受损。③偶有恶心、呕吐、皮疹和药热，停药后消失。

【禁忌证】①对本品成分有过敏史者，严重肾功能不全者禁用。②妊娠期妇女禁用。③完全性房室传导阻滞时禁用。④溶血性贫血患者及葡萄糖－6－

磷酸脱氢酶缺乏患者禁用。

【注意事项】①本品为直肠给药，禁止内服。②忌烟酒及辛辣、油腻、刺激性食物。③保持大便通畅。④本品含盐酸小檗碱、盐酸罂粟碱。肝、肾功能不全者慎用，心脏病患者慎用。青光眼患者应定期检查眼压。⑤有高血压、肝病、糖尿病、肾病或血液病等慢性病患者应在医师指导下使用。⑥儿童、哺乳期妇女、年老体弱者应在医师指导下使用。⑦本品仅对痔疮合并有少量便血，肿胀及疼痛者有效，如便血量较多或原因不明的便血，或内痔便后脱出不能自行还纳肛内，均需到医院就诊。⑧本品放置过程中有时会析出白霜，系基质所致，属正常现象，不影响疗效。⑨30℃以下保存，如超过 30℃出现软化，可放入冰箱或浸入冷水中变硬后使用，不影响疗效。⑩放置时动作宜轻柔，避免出血。置入适当深度以防滑脱。⑪严格按照【用法用量】使用，用药 3 天症状无缓解，应去医院就诊。本品不宜长期使用，亦不宜作为预防用药或 1 日内多次重复使用。⑫过敏体质者慎用。

【制剂规格】栓剂：每粒 1g。软膏剂：每支装 10g。

五、治疹痒剂

银屑胶囊（片、颗粒）[基；医保（乙）]

【功能与主治】祛风解毒，用于银屑病。

【用法用量】口服。胶囊剂：一次 4 粒，一日 2～3 次，或遵医嘱。片剂：一次 4 片，一日 2～3 次，或遵医嘱。颗粒剂：开水冲服，一次 1 袋，一日 2～3 次，或遵医嘱。

【不良反应】尚不明确。

【禁忌证】尚不明确。

【注意事项】尚不明确。

【制剂规格】胶囊剂：每粒装 0.45g。片剂：每片重 0.51g。颗粒剂：每袋装 6g（相当于饮片 27g）；15g（相当于原药材 27g）。

除湿止痒软膏[基；医保（乙）]

【功能与主治】清热除湿，祛风止痒。用于急性、亚急性湿疹证属湿热或湿阻型的辅助治疗。

【用法用量】外用。一日 3～4 次，涂抹于患处。

【不良反应】可出现瘙痒、皮损加重、刺痛等局部刺激症状。

【禁忌证】对本品过敏者禁用。

【注意事项】①用药期间禁止内服忌烟酒、辛辣、油腻及腥发食物。②切勿接触眼睛、口腔等黏膜处，皮肤破溃处禁用。③用药期间不宜同时服用温热性药物或使用其他外用药类。④本品仅为急性、亚急性湿疹证属湿热或湿阻型的辅助治疗药品，应在医生确诊后使用。第一次使用本品前应咨询医生，治疗期间应定期到医院检查。⑤妊娠期及哺乳期妇女慎用，儿童及年老体弱者应在医师指导下使用。⑥用药 7 天症状无缓解，应去医院就诊。⑦过敏体质者慎用。

【制剂规格】软膏剂：每支装10g；20g。

金蝉止痒胶囊[药典（一）；基；医保（甲）]

【功能与主治】清热解毒，燥湿止痒。用于湿热内蕴所引起的丘疹性荨麻疹，夏季皮炎等皮肤瘙痒症状。

【用法用量】口服。一次6粒，一日3次，饭后服用。

【不良反应】少数患者出现口干、食欲减退、恶心、呕吐、腹泻、头昏，停药后可消失。

【禁忌证】妊娠期妇女禁用。

【注意事项】婴幼儿，脾胃虚寒者慎用。

【制剂规格】胶囊剂：每粒装0.5g。

润燥止痒胶囊[基；医保（甲）]

【功能与主治】养血滋阴，祛风止痒，润肠通便；用于血虚风燥所致的皮肤瘙痒，痤疮，便秘。

【用法用量】口服，一次4粒，一日3次，2周为一疗程；或遵医嘱。

【不良反应】尚不明确。

【禁忌证】对本品过敏者禁用。

【注意事项】①忌烟酒、辛辣、油腻及腥发食物。②用药期间不宜同时服用温热性药物。③患处不宜用热水洗烫。④妊娠期妇女慎用，儿童、年老体弱及患有其他疾病者应在医师指导下服用。⑤因糖尿病、肾病、肝病、肿瘤等疾病引起的皮肤瘙痒，不属本品适用范围。⑥服药7天症状无缓解，应去医院就诊。⑦过敏体质者慎用。

【制剂规格】胶囊剂：每粒装0.5g。

消银颗粒（片）[基；医保（甲）]

【功能与主治】清热凉血，养血润燥，祛风止痒。用于血热风燥型白疕和血虚风燥型白疕。症见皮疹为点滴状，基底鲜红色，表面覆有银白色鳞屑，或皮疹表面覆有较厚的银白色鳞屑，较干燥，基底淡红色瘙痒较甚等。

【用法用量】口服。颗粒剂：一次3.5g（无糖型），一日3次，一个月为一疗程。片剂：一次5～7片，一日3次，一个月为一疗程。

【不良反应】尚不明确。

【禁忌证】尚不明确。

【注意事项】妊娠期妇女慎服或遵医嘱。

【制剂规格】颗粒剂：每袋装3.5g。片剂：糖衣片片芯重0.3g；薄膜衣片每片重0.32g。

第3节　妇科用药

一、调经剂

益母草膏（颗粒、胶囊、片）[药典（一）；基；医保（甲）]

【功能与主治】活血调经。用于血瘀所致的月经不调，症见经水量少。

【用法用量】口服。煎膏剂：一次10g，一日1～2次。颗粒剂：一次1袋，一日2

次。胶囊剂：一次2～4粒，一日3次。片剂：一次3～4片，一日2～3次。

【不良反应】尚不明确。

【禁忌证】妊娠期妇女禁用。对本品过敏者禁用。

【注意事项】①忌辛辣、生冷食物。②糖尿病患者及有高血压，心脏病，肾病等慢性病严重者应在医师指导下服用。③青春期少女及更年期妇女应在医师指导下服用。④各种流产后腹痛伴有阴道出血应去医院就诊。⑤平素月经量正常，突然出现经量少，或经期错后，或阴道不规则出血者须去医院就诊。⑥服用 2 周症状无缓解，应去医院就诊。⑦过敏体质者慎用。

【制剂规格】煎膏剂：每瓶装 125g；250g。颗粒剂：每袋装 5g（无蔗糖）；15g。胶囊剂：每粒装 0.36g（每粒相当于原药材 2.5g）。片剂：糖衣片每片重 0.25g；薄膜衣片每片重 0.28g；0.6g。

少腹逐瘀丸（颗粒、胶囊）[药典（一）；基；医保（甲）]

【功能与主治】温经活血，散寒止痛。用于寒凝血瘀所致的月经后期、痛经，症见行经后错、行经小腹冷痛、经血紫暗、有血块。

【用法用量】口服。丸剂：温黄酒或温开水送服。一次 1 丸，一日 2～3 次。颗粒剂：开水冲服。一次 1.6g，一日 2～3 次；或遵医嘱。胶囊剂：一次 3 粒，一日 3 次，或遵医嘱。

【不良反应】偶见胃肠道不适及轻度皮肤过敏。

【禁忌证】妊娠期妇女忌用。

【注意事项】忌生冷食物。月经过多者慎用。

【制剂规格】丸剂：每丸 9g。颗粒剂：每袋 1.6g；5g。胶囊剂：每粒 0.45g。

茜芷胶囊[基；医保（甲）]

【功能与主治】活血止血，祛瘀生新，消肿止痛。用于气滞血瘀所致子宫出血过多，时间延长，淋漓不止，小腹疼痛；药物流产后子宫出血量多见上述证候者。

【用法用量】饭后温开水送服。一次 5 粒，一日 3 次，连服 9 天为一个疗程，或遵医嘱。

【不良反应】少数患者服药后胃脘不适，一般不影响继续用药；偶见皮疹，可对症处理。

【禁忌证】妊娠期妇女忌服。

【注意事项】大出血者注意综合治疗。

【制剂规格】胶囊剂：每粒装 0.4g。

坤宁颗粒（口服液）[基；医保（甲）]

【功能与主治】活血行气、止血调经。用于气滞血瘀所致的妇女月经过多，经期延长。

【用法用量】口服。颗粒剂：经期或阴道出血期间服用。开水冲服，一次 1 袋，一日 3 次。口服液：经期或阴道出血期间服用。一次 20ml，一日 3 次。

【不良反应】可有恶心、呕吐、胃部不适等。

【禁忌证】妊娠、肿瘤、血液病所致出血忌服。对本品过敏者禁用。

【注意事项】①忌辛辣、生冷食物。②急性大出血患者慎用，如出现急性大出血，应立即去医院就诊。③有高血压、心脏病、肝病、糖尿病、肾病等慢性病患者应在医师指导下服用。④青春期少女及更年期妇女应在医师指导下服用。⑤平素月经正常，突然出现经血增加，或经期延长，或阴道不规则出血者应去医院就诊。⑥妇科器质性疾病（如子宫肌瘤等）所致的月经过多或经期延长应去医院就诊。⑦月经过多服药 7 天出血不减少、经期延长服药 10 天出血未止，应去医院就诊。⑧月经量多或经期延长伴有气短、头晕、心慌等症状者，应去医院就诊。⑨过敏体质者慎用。

【制剂规格】颗粒剂：每袋装 15g。口服液：每支装 10ml。

葆宫止血颗粒[基；医保（甲）]

【功能与主治】固经止血，滋阴清热。用于冲任不固、阴虚血热所致月经过多、经期延长，症见月经量多或经期延长，经色深红、质稠，或有小血块，腰膝酸软，咽干口燥，潮热心烦，舌红少津，苔少或无苔，脉细数，功能性子宫出血及上环后子宫出血见上述证候者。

【用法用量】开水冲服。一次 1 袋，一日 2 次。月经来后开始服药，14 天为一个疗程，连续服用 2 个月经周期。

【不良反应】尚不明确。

【禁忌证】尚不明确。

【注意事项】尚不明确。

【制剂规格】颗粒剂：每袋装 15g。

妇科十味片[药典（一）；基；医保（甲）]

【功能与主治】养血疏肝，调经止痛。用于血虚肝郁所致月经不调、痛经、月经前后诸证，症见行经后错，经水量少、有血块，行经小腹疼痛，血块排出痛减，经前双乳胀痛、烦躁、食欲不振。

【用法用量】口服。一次 4 片，一日 3 次。

【不良反应】尚不明确。

【禁忌证】妊娠期妇女、对本品过敏者禁用。

【注意事项】①忌辛辣、生冷食物。②感冒发热患者不宜服用。③有高血压、心脏病、肝病、糖尿病、肾病等慢性病严重者应在医师指导下服用。④青春期少女及更年期妇女应在医师指导下服用。⑤平素月经正常，突然出现月经过少，或经期错后，或阴道不规则出血者应去医院就诊。⑥服药 1 个月症状无缓解者，应去医院就诊。⑦过敏体质者慎用。⑧如正在使用其他药品，使用本品前请咨询医师或药师。

【制剂规格】片剂：素片每片重 0.3g；薄膜衣片每片重 0.33g。

艾附暖宫丸[药典（一）；基；医保（甲）]

【功能与主治】理气养血，暖宫调经。用于血虚气滞、下焦虚寒所致的月经不调、痛经，症见行经后错、经量少、有血块、小腹疼痛、经行小腹冷痛、喜热、腰膝酸痛。

【用法用量】口服。小蜜丸一次 9g，大蜜丸一次 1 丸，一日 2～3 次。

【不良反应】尚不明确。

【禁忌证】妊娠期妇女禁用，对本品过敏者禁用。

【注意事项】①忌生冷食物，不宜洗凉水澡。②感冒发热患者不宜服用。③青春期少女及更年期妇女应在医师指导下服用。④有高血压、心脏病、肝病、糖尿病、肾病等慢性病严重者应在医师指导下服用。⑤平素月经正常，突然出现月经过少，或经期错后，或阴道不规则出血者应去医院就诊。治疗月经不调，服药 1 个月症状无缓解，应去医院就诊。⑥治疗痛经，宜在经前 3～5 天开始服药，连服 1 周。如有生育要求应在医师指导下服用。服药后痛经不减轻，或重度痛经者，应去医院就诊。⑦过敏体质者慎用。

【制剂规格】丸剂：大蜜丸每丸重 9g；小蜜丸每 100 粒重 10g。

乌鸡白凤丸（胶囊、片）[药典（一）；基；医保（甲）]

【功能与主治】补气养血，调经止带。主要用于气血两虚，身体瘦弱，腰膝酸软，月经不调，崩漏带下。

【用法用量】口服。丸剂：水蜜丸一次 6g，小蜜丸一次 9g，大蜜丸一次 1 丸，一日 2 次。胶囊剂：一次 2～3 粒，一日 3 次。片剂：一次 2 片，一日 2 次。

【不良反应】尚不明确。

【禁忌证】对本品过敏者禁用。

【注意事项】①忌辛辣、生冷食物。②感冒发热患者不宜服用。③有高血压、心脏病、肝病、糖尿病、肾病等慢性病严重者应在医师指导下服用。④青春期少女及更年期妇女应在医师指导下服用。⑤平素月经正常，突然出现月经过少，或月经错后，或阴道不规则出血应去医院就诊。⑥伴有赤带者，应去医院就诊。⑦服药 1 个月症状无改善，应去医院就诊。⑧过敏体质者慎用。

【制剂规格】丸剂：大蜜丸每丸重 6g；水蜜丸每袋重 6g；小蜜丸每 45 丸重 9g。胶囊剂：每粒装 0.3g。片剂：每片重 0.5g。

八珍益母丸（胶囊）[药典（一）；基；医保（甲）]

【功能与主治】益气养血，活血调经。用于气血两虚兼有血瘀所致的月经不调，症见月经周期错后、行经量少、淋漓不净、精神不振，肢体乏力。

【用法用量】口服。丸剂：水蜜丸一次 6g，小蜜丸一次 9g，大蜜丸一次 1 丸，一日 2 次。胶囊剂：一次 3 粒，一日 3 次。

【不良反应】尚不明确。

【禁忌证】对本品过敏者禁用。

【注意事项】①忌辛辣、生冷食物。②感冒发热患者不宜服用。③有高血压、心脏病、肝病、糖尿病、肾病等慢性病严重者应在医师指导下服用。④青春期少女及更年期妇女应在医师指导下服用。⑤平素月经正常，突然出现月经过少，或经期错后，或阴道不规则出血者应去医院就诊。⑥服药 1 个月症状无缓解，应去医院就诊。⑦过敏体质者慎用。

【制剂规格】丸剂：大蜜丸每丸重 9g；水蜜丸每袋装 6g；小蜜丸每袋装 9g。胶囊剂：每粒装 0.28g。

补血益母丸（颗粒）[基；医保（甲）]

【功能与主治】补益气血，祛瘀生新。用于气血两虚兼血瘀证产后恶露不绝、小腹疼痛。

【用法用量】口服。丸剂：一次 12g，一日 2 次。颗粒剂：开水冲服。一次 12g，一日 2 次。

【不良反应】尚不明确。

【禁忌证】对本品过敏者，妊娠期妇女禁用。

【注意事项】①忌食生冷辛辣食物。②感冒时不宜服用。③平素月经正常，突然出现月经量少，或月经错后，或阴道不规则出血应去医院就诊。④按照用法用量服用，长期服用应向医师或药师咨询。⑤服药 2 周症状无改善，应去医院就诊。⑥过敏体质者慎用。

【制剂规格】丸剂：每袋装 12g。颗粒剂：每袋装 12g。

定坤丹[药典（一）；基；医保（乙）]

【功能与主治】滋补气血，调经舒郁。用于气血两虚、气滞血瘀所致的月经不调、行经腹痛。

【用法用量】口服。一次半丸至 1 丸，一日 2 次，或遵医嘱。

【不良反应】尚不明确。

【禁忌证】对本品过敏者禁用。

【注意事项】①忌生冷油腻及刺激性食物。②伤风感冒时停服。③脾胃虚弱，大便稀溏者慎用。④青春期少女及更年期妇女应在医师指导下服用。⑤平素月经正常，突然出现月经过少，或经期错后，或阴道不规则出血者应去医院就诊。⑥服药 1 个月症状无缓解，应去医院就诊。⑦过敏体质者慎用。

【制剂规格】丸剂：每丸重 7g。

更年安片（胶囊）[药典（一）；基；医保（甲、乙）]

【功能与主治】滋阴清热，除烦安神。用于肾阴虚所致的潮热汗出，眩晕耳鸣、手足心热，失眠、烦躁不安；更年期综合征见上述证候者。

【用法用量】口服。片剂：一次 6 片，一日 2～3 次。胶囊剂：一次 3 粒，一日 3 次。

【不良反应】尚不明确。

【禁忌证】尚不明确。

【注意事项】①忌辛辣，少油腻。②感冒时不宜服用。③伴有月经紊乱或其他疾病如：高血压、心脏病、糖尿病、肾病等患者，应在医师或药师指导下服用。④眩晕症状较重者，应去医院就诊。⑤严格按照用法用量服用，服药 2 周症状无缓解，应去医院就诊。⑥本品不宜长期服用。⑦过敏体质者慎用。

【制剂规格】片剂：薄膜衣片每片 0.31g；糖衣片片芯重 0.3g。胶囊剂：每粒装 0.3g。

坤泰胶囊［药典（一）；基；医保（甲）］

【功能与主治】滋阴清热，安神除烦。用于绝经期前后诸证。阴虚火旺者，症见潮热面红，自汗盗汗，心烦不宁，失眠多梦，头晕耳鸣，腰膝酸软，手足心热；妇女卵巢功能衰退及更年期综合征见上述证候者。

【用法用量】口服。一次 4 粒，一日 3 次，2～4 周为一疗程，或遵医嘱。

【不良反应】偶见服药后腹胀，胃痛，可改为饭后服药或停药处理。

【禁忌证】①对本品过敏者禁用。②阳虚体质者忌用。

【注意事项】①忌食辛辣，少进油腻。②不宜与感冒药同时服用。③高血压、心脏病、肾病及脾胃虚弱者，请在医师指导下服用。④服药 2 周症状无改善，应到医院诊治。⑤按用法用量服用，如超量或长期服用，应向医师和药师咨询。⑥过敏体质者慎用。⑦药品性状发生改变时禁止服用。⑧儿童必须在成人监护下使用，请将此药放在儿童不能接触到的地方。⑨如正在服用其他药品，使用本品前请咨询医师或药师。

【制剂规格】胶囊剂：每粒装 0.5g。

滋肾育胎丸［基；医保（乙）］

【功能与主治】补肾健脾，益气培元，养血安胎，强壮身体。用于脾肾两虚，冲任不固所致的滑胎（防治习惯性流产和先兆性流产）。

【用法用量】口服。淡盐水或蜂蜜水送服，一次 5 克（约三分之二瓶盖），一日 3 次。

【不良反应】尚不明确。

【禁忌证】感冒发热者忌服。

【注意事项】①妊娠期妇女禁房事。②感冒发热勿服。③服药时忌食萝卜、薏苡仁、绿豆芽。④如肝、肾阴虚患者，服药后觉口干口苦者，改用蜂蜜水送服。⑤服药时间长短不一，有的服 1～2 瓶见效，有的滑胎患者需服药 1～3 个月，以服药后临床症状消除为原则，但滑胎者一般均服至 3 个月后渐停药。

【制剂规格】丸剂：每袋 5g；每瓶装 60g。

大黄蜜虫丸［药典（一）；医保（乙）］

【功能与主治】活血破瘀，通经消癥。用于瘀血内停所致的癥瘕、闭经，症见腹部肿块，肌肤甲错、面色黯黑、潮热羸瘦、经闭不行。

【用法用量】口服。一次 3g，一日 1～2 次；用于慢性乙型活动性肝炎，一次 3g，一日 3 次，或遵医嘱。

【不良反应】尚不明确。

【禁忌证】妊娠期妇女禁用。

【注意事项】在医生指导下使用，皮肤过敏者停服。

【制剂规格】丸剂：每丸重3g。

二、止带剂

妇科千金片（胶囊）[药典（一）；基；医保（甲）]

【功能与主治】清热除湿，益气化瘀。用于湿热瘀阻所致的带下病、腹痛，症见带下量多、色黄质稠、臭秽，小腹疼痛，腰骶酸痛，神疲乏力；慢性盆腔炎、子宫内膜炎、慢性宫颈炎见上述证候者。

【用法用量】口服。片剂：一次6片，一日3次。胶囊剂：一次2粒，一日3次，14天为一疗程；温开水送服。

【不良反应】①消化系统：恶心、呕吐、腹痛、腹泻、腹胀、厌食、口干、便秘、嗳气等。②皮肤：皮疹、瘙痒等。③神经系统：头晕、头痛、眩晕等。④其他：胸痛、失眠、嗜睡、过敏或过敏样反应、心悸、潮红、呼吸困难、水肿等。

【禁忌证】气滞血瘀、寒凝血瘀者禁用。妊娠期妇女禁用。

【注意事项】①忌辛辣、生冷、油腻食物。②有高血压、心脏病、肝病、糖尿病、肾病等慢性病严重者应在医师指导下服用。③少女、绝经后患者均应在医师指导下服用。④伴有赤带者、腹痛较重者或服药2周症状无缓解者，均应及时去医院就诊。⑤过敏体质者慎用。⑥本品建议饭后服用。⑦当使用本品出现不良反应时，应停药并及时就医。

【制剂规格】胶囊剂：每粒装0.4g。片剂：每片重0.32g。

花红片（颗粒、胶囊）[药典（一）；基；医保（甲）]

【功能与主治】清热解毒，燥湿止带，祛瘀止痛。用于湿热瘀滞所致带下病、月经不调，症见带下量多、色黄质稠、小腹隐痛、腰骶酸痛、经行腹痛；慢性盆腔炎、附件炎、子宫内膜炎见上述证候者。

【用法用量】口服。7天为一疗程，必要时可连服2～3个疗程，每疗程之间停药3天。片剂：一次4～5片，一日3次。颗粒剂：开水冲服，一次1袋，一日3次。胶囊剂：一次3粒，一日3次。

【不良反应】尚不明确。

【禁忌证】妊娠期妇女禁用。

【注意事项】①忌食辛辣、生冷、油腻食物。②妇女经期、哺乳期慎用。月经过多者慎用。③患有糖尿病或其他疾病者，应在医师指导下服用。④带下清稀者不宜选用。⑤伴有赤带者，应去医院就诊。⑥过敏体质者慎用。

【制剂规格】片剂：薄膜衣片每片重0.29g；糖衣片片芯重0.28g。颗粒剂：每袋装2.5g（无蔗糖）；10g。胶囊剂：每粒装0.25g；0.28g。

宫炎平片(胶囊)[药典(一);基;医保(甲)]

【功能与主治】清热利湿，祛瘀止痛，收敛止带。用于湿热瘀阻所致带下病，症见小腹隐痛，经色紫暗、有块，带下色黄质稠；慢性盆腔炎见上述证候者。

【用法用量】口服。片剂：一次 3～4 片，一日 3 次。胶囊剂：一次 3～4 粒，一日 3 次。

【不良反应】尚不明确。

【禁忌证】尚不明确。

【注意事项】尚不明确。

【制剂规格】片剂：薄膜衣片每片重 0.26g；糖衣片片芯重 0.25g；胶囊剂：每粒装 0.2g；0.25g；0.35g。

妇炎消胶囊[基;医保(甲)]

【功能与主治】清热解毒，行气化瘀，除湿止带。用于妇女生殖系统炎症，痛经带下。

【用法用量】口服。一次 3 粒，一日 3 次。

【不良反应】尚不明确。

【禁忌证】妊娠期妇女禁用。

【注意事项】个别患者偶有轻微腹泻，停药后可自行消失。

【制剂规格】胶囊剂：每粒装 0.45g。

金刚藤糖浆[基;医保(甲)]

【功能与主治】清热解毒，消肿散结。用于附件炎和附件炎性包块及妇科多种炎症。

【用法用量】口服。一次 20ml，一日 3 次。

【不良反应】尚不明确。

【禁忌证】尚不明确。

【注意事项】尚不明确。

【制剂规格】糖浆剂：每瓶装 150ml。

保妇康栓[药典(一);基;医保(甲)]

【功能与主治】行气破瘀，生肌止痛。用于湿热瘀滞所致的带下病，症见带下量多、色黄、时有阴部瘙痒；霉菌性阴道炎、老年性阴道炎、宫颈糜烂见上述证候者。

【用法用量】洗净外阴部，将栓剂塞入阴道深部；或在医生指导下用药，每晚 1 粒。

【不良反应】①用药后有出现暂时性体温升高或畏寒、寒战的病例，多为老年女性或雌激素水平低下者，一般停药后可自行消退。②有引起用药部位灼热感、疼痛、瘙痒、红肿、皮疹、过敏等及阴道出血的病例，一般停药后可逐渐缓解直至消失。

【禁忌证】妊娠 12 周内禁用。对本品过敏者禁用。

【注意事项】①本品为阴道给药，禁止内服。②忌辛辣、生冷、油腻食物。③治疗期间忌房事，配偶如有感染应同时治疗。④未婚妇女不宜使用；已婚妇女月经期及阴道局部有破损者不宜使用。⑤妊娠 13 周以后、哺乳期妇女、绝经后患者，应在医师指导下使用。⑥外阴白色病变、糖尿病所致的瘙痒不宜使用。⑦带下伴血性分泌物，或伴有尿频、尿急、尿痛者，应去医院就诊。⑧用药部位如有烧灼感等不适时应停药，严重者应向医师咨询。⑨注意卫生，防止重复感染，用药前应先用温开水清洗外阴；给药时应洗净双手或戴指套。⑩过敏体质者慎用。

【制剂规格】栓剂：每粒重1.74g。

三、散结剂

乳癖消颗粒（胶囊、片）[药典（一）；基；医保（乙）]

【功能与主治】颗粒剂：软坚散结，活血消痈，清热解毒。用于痰热互结所致的乳癖、乳痈，症见乳房结节、数目不等、大小形态不一、质地柔软，或产后乳房结块、红热疼痛；乳腺增生、乳腺炎早期见上述证候者。胶囊剂：疏肝理气、软坚散结、化瘀止痛。用于气滞血瘀所致乳腺小叶增生。片剂：软坚散结，活血消痈，清热解毒。用于痰热互结所致的乳癖、乳痈，症见乳房结节、数目不等、大小形态不一、质地柔软，或产后乳房结块、红热疼痛；乳腺增生、乳腺炎早期见上述证候者。

【用法用量】口服。颗粒剂：开水冲服，一次8g（一次1袋），一日3次。胶囊剂：一次4粒，一日3次。片剂：一次3片，一日3次。

【不良反应】尚不明确。

【禁忌证】尚不明确。

【注意事项】①妊娠期妇女慎用。②服药治疗期间忌食酸、冷及刺激性食物。

【制剂规格】颗粒剂：每袋装8g（相当于原药材6g）。胶囊剂：每粒装0.32g。片剂：薄膜衣片每片重0.34g；0.67g；糖衣片片芯重0.32g。

红金消结胶囊（片）[基；医保（甲）]

【功能与主治】疏肝理气，软坚散结，活血化瘀、消肿止痛，用于气滞血瘀所致乳腺小叶增生，子宫肌瘤，卵巢囊肿。

【用法用量】口服。胶囊剂：一次4粒，一日3次。片剂：一次4片，一日3次。

【不良反应】①消化系统：恶心、呕吐、胃不适、腹痛、腹泻、腹胀等，有消化道出血的个案报道。②皮肤及其附件：皮疹，瘙痒等，有皮肤严重过敏反应的个案报道。③精神及神经系统：头晕，头痛等。④其他：阴道出血等，有乏力个案报道。

【禁忌证】①妊娠期妇女禁用。②对本品及组方成分过敏者禁用。

【注意事项】①饭后服用，服药治疗期间忌食酸、冷及刺激性食物。②使用本品期间，如出现任何不良事件或不良反应，请咨询医师或药师。③以下情况患者慎用：体弱者，高蛋白过敏者。

【制剂规格】胶囊剂：每粒装0.4g。片剂：薄膜衣片每片重0.42g；0.45g；0.5g。

鳖甲煎丸[基；医保（乙）]

【功能与主治】活血化瘀，软坚散结。用于胁下癥块。

【用法用量】口服。一次 3g，一日 2～3 次。
【不良反应】尚不明确。
【禁忌证】妊娠期妇女禁用。
【注意事项】尚不明确。
【制剂规格】丸剂：每盒 50g；每袋装 3g。

桂枝茯苓丸（胶囊）[药典（一）；基；医保（甲）]

【功能与主治】活血，化瘀，消癥。用于妇人宿有癥块，或血瘀经闭，行经腹痛，产后恶露不尽。
【用法用量】口服。丸剂：浓缩水丸一次 9 丸（每 10 丸重 1.5g）或一次 6 丸（每 10 丸重 2.2g），一日 1～2 次；大蜜丸一次 1 丸，一日 1～2 次。胶囊剂：一次 3 粒，一日 3 次。饭后服。前列腺增生疗程 8 周，其余适应证疗程 12 周，或遵医嘱。
【不良反应】偶见药后胃脘不适、隐痛，停药后可自行消失。
【禁忌证】妊娠期妇女忌服，或遵医嘱。
【注意事项】经期停服。
【制剂规格】丸剂：大蜜丸每丸重 6g；素丸每 10 丸重 1.5g；2.2g。胶囊剂：每粒装 0.31g。

乳块消颗粒（胶囊、片）[药典（一）；基；医保（乙）]

【功能与主治】疏肝理气，活血化瘀，消散乳块。用于肝气郁结，气滞血瘀，乳腺增生，乳房胀痛。
【用法用量】口服。颗粒剂：开水冲服。一次 1 袋，一日 3 次或遵医嘱。胶囊剂：一次 4～6 粒，一日 3 次。片剂：一次 4～6 片，一日 3 次。
【不良反应】极少数患者服药后，可见经期提前，停药后可自行恢复，未见其他不良反应。
【禁忌证】妊娠期妇女忌服。
【注意事项】尚不明确。
【制剂规格】颗粒剂：每袋装 5g；10g。胶囊剂：每粒装 0.3g。片剂：薄膜衣片每片重 0.36g；糖衣片片芯重 0.35g。

宫瘤清胶囊（颗粒）[药典（一）；基；医保（甲）]

【功能与主治】活血逐瘀、消癥破积、养血清热。用于瘀血内停所致的小腹胀痛，经色紫黯有块，以及子宫壁间肌瘤及浆膜下肌瘤见上述症状者。
【用法用量】口服。胶囊剂：一次 3 粒，一日 3 次，或遵医嘱。颗粒剂：一次 1 袋，一日 3 次。
【不良反应】尚不明确。
【禁忌证】妊娠期妇女禁服。
【注意事项】经期停服。
【制剂规格】胶囊剂：每粒装 0.37g。颗粒剂：每袋装 4g。

第 4 节　眼科用药

一、清热剂

黄连羊肝丸[基；医保（甲）]

【功能与主治】泻火明目。用于肝火旺盛，目赤肿痛，视物昏暗，羞明流泪。

【用法用量】口服。小蜜丸一次9g（18丸），大蜜丸一次1丸，一日1～2次。
【不良反应】尚不明确。
【禁忌证】对本品过敏者禁用。
【注意事项】①忌烟、酒、辛辣刺激性食物。②感冒时不宜服用。有高血压、心脏病、肝病、糖尿病、肾病等慢性病严重者应在医师指导下服用。③儿童、妊娠期及哺乳期妇女、年老体弱、脾虚便溏者应在医师指导下服用。④平时有头痛，眼胀，虹视或青光眼等症状的患者应去医院就诊。⑤眼部如有炎症或眼底病者、用药后如视力下降明显，以及服药2周症状无缓解应及时去医院就诊。⑥过敏体质者慎用。
【制剂规格】丸剂：大蜜丸每丸重9g；小蜜丸每100丸重20g。

明目上清丸（片）[药典（一）；基；医保（甲）]

【功能与主治】清热散风，明目止痛。用于外感风热所致的暴发火眼、红肿作痛、头晕目眩、眼边刺痒、大便燥结、小便赤黄。
【用法用量】口服。丸剂：一次9g，一日1～2次。片剂：一次4片，一日2次。
【不良反应】尚不明确。
【禁忌证】妊娠期妇女、年老体弱、白内障患者忌服；对本品过敏者禁用。
【注意事项】①忌食辛辣油腻食物，有高血压、心脏病、肾病、糖尿病等慢性病严重患者应在医师指导下服用，过敏体质者慎用。②暴发火眼，表现为眼白充血发红，怕光、流泪、眼屎多，易起变证，常有角膜疾病并发，如出现头疼眼痛、视力明显下降，并伴有呕吐、恶心，应及时去医院就诊。③应用本品时，一般应配合治疗暴发火眼的外用眼药，不能仅用本品。④服用三天后症状未改善者，应去医院就诊。
【制剂规格】丸剂：每袋（瓶）装9g。片剂：素片每片重0.60g；薄膜衣片每片重0.63g。

珍珠明目滴眼液[基，医保（甲）]

【功能与主治】清热泻火，养肝明目，用于视力疲劳症和慢性结膜炎。
【用法用量】滴入眼睑内，一次1～2滴，一日3～5次。
【不良反应】尚不明确。
【禁忌证】对本品过敏者禁用。
【注意事项】①药物滴入有沙涩磨痛、流泪频频者停用。②用药后有眼痒，眼睑皮肤潮红，结膜水肿者停用，并到医院就诊。③用药1周后症状未减者应到医院就诊。④过敏体质者慎用。
【制剂规格】滴眼剂：每支装8ml；10ml；12ml；15ml。

二、扶正剂

复方血栓通胶囊（片）[药典（一）；基；医保（甲、乙）]

【功能与主治】活血化瘀，益气养阴。用于治疗血瘀兼气阴两虚证的视网膜静脉阻塞，症见视力下降或视觉异常，眼底瘀血征象，神疲乏力，咽干，口干等；以及用于血瘀兼气阴两虚的稳定性劳累型心绞痛，症见胸闷痛、心悸、心慌、气短乏力、心烦口干者。

【用法用量】口服。胶囊剂：一次 3 粒，一日 3 次。片剂：一次 3 片，一日 3 次。

【不良反应】个别用药前 ALT 异常的患者服药过程中出现 ALT 增高，是否与服用药物有关，尚无结论。

【禁忌证】①妊娠期妇女禁服。②对本品过敏者禁服。

【注意事项】过敏体质者慎服。

【制剂规格】胶囊剂：每粒装 0.5g。片剂：薄膜衣片每片重 0.4g。

明目地黄丸[药典（一）；基；医保（甲）]

【功能与主治】滋肾，养肝，明目。用于肝肾阴虚，目涩畏光，视物模糊，迎风流泪。

【用法用量】口服。水蜜丸一次 6g，小蜜丸一次 9g，大蜜丸一次 1 丸，一日 2 次；浓缩水丸，一次 8～10 丸，一日 3 次。

【不良反应】尚不明确。

【禁忌证】对本品过敏者禁用。

【注意事项】①忌烟、酒、辛辣刺激性食物；感冒时不宜服用；有高血压、心脏病、肾病、糖尿病等慢性病严重患者应在医师指导下服用。②儿童、妊娠期及哺乳期妇女、年老体弱、脾虚便溏者应在医师指导下服用。③平时有头痛，眼胀，虹视或青光眼等症状的患者、眼部如有炎症或眼底疾病者、用药后如视力下降明显应去医院就诊。④暴发火眼，表现为眼白充血发红，怕光、流泪、眼屎多，易起变证，常有角膜疾病并发，如出现头疼眼痛、视力明显下降，并伴有呕吐、恶心，应及时去医院就诊。⑤应用本品时，一般应配合治疗暴发火眼的外用眼药，不能仅用本品。⑥服用三天后症状未改善者，应去医院就诊。

【制剂规格】丸剂：大蜜丸每丸重 9g；每袋装 6g；9g；每 8 丸相当于原生药 3g。

石斛夜光丸（颗粒）[药典（一）；基；医保（甲）]

【功能与主治】滋阴补肾，清肝明目。用于肝肾两亏，阴虚火旺，内障目暗，视物昏花。

【用法用量】口服。丸剂：水蜜丸一次 6g，小蜜丸一次 11g，大蜜丸一次 2 丸，一日 2 次。颗粒剂：用开水冲服，一次 2.5g，一日 2 次。

【不良反应】尚不明确。

【禁忌证】对本品过敏者禁用。

【注意事项】①忌烟、酒、辛辣刺激性食物。②有高血压、心脏病、肝病、糖尿病、肾病等慢性病严重者应在医师指导下服用。③妊娠期及哺乳期妇女及脾胃虚寒、大便稀溏者应在医师指导下服用。④本品适用于早期圆翳内障（老年性白内障）。⑤服药 2 周症状无缓解，应去医院就诊。⑥过敏体质者慎用。

【制剂规格】丸剂：大蜜丸每丸重 5.5g；水蜜丸每 100 粒重 10g；小蜜丸每袋装 9g；11g。颗粒剂：每袋装 2.5g。

障眼明胶囊[基；医保（甲）]

【功能与主治】补益肝肾，退翳明目。用于初期及中期老年性白内障。

【用法用量】口服。一次 4 粒（每粒 0.25g）或 3 粒（每粒 0.25g），一日 3 次。

【不良反应】个别患者用药后出现轻度胃部灼热、胃不适、嗳气、胀闷。

【禁忌证】对本品过敏者禁用。

【注意事项】①忌辛辣油腻食物，忌烟酒等。②脾胃虚寒、消化不良及老人用量酌减。③如遇外感发热等应停用本品。④过敏体质者慎用。

【制剂规格】胶囊剂：每粒装 0.25g；0.4g。

障眼明片[药典（一）；医保（甲）]

【功能与主治】补益肝肾，退翳明目。用于肝肾不足所致的干涩不舒、单眼复视、腰膝酸软，或轻度视力下降；早、中期老年性白内障见上述证候者。

【用法用量】口服。一次 4 片（每片 0.21g），或一次 2 片（每片 0.42g），一日 3 次。

【不良反应】尚不明确。

【禁忌证】对本品过敏者禁用。

【注意事项】①忌辛辣油腻食物，忌烟酒等。②脾胃虚寒、消化不良及老人用量酌减。③如遇外感发热等应停用本品。④过敏体质者慎用。

【制剂规格】片剂：薄膜衣片每片重 0.21g；0.42g；糖衣片片芯重 0.21g。

第 5 节　耳鼻喉科用药

一、耳病

耳聋左慈丸[药典（一）；基；医保（甲）]

【功能与主治】滋肾平肝。用于肝肾阴虚的耳鸣耳聋，头晕目眩。

【用法用量】口服。浓缩丸一次 8 丸，一日 3 次；水蜜丸一次 6g，一日 2 次；大蜜丸一次 1 丸，一日 2 次。

【不良反应】尚不明确。

【禁忌证】突发耳鸣耳聋者禁用；对本品过敏者禁用。

【注意事项】①忌烟酒、辛辣刺激性食物；感冒时不宜服用；过敏体质者慎用。②本品只用于肝肾阴虚证之听力逐渐减退，耳鸣如蝉声者，凡属外耳、中耳病变而出现的耳鸣，如外耳道异物等，应去医院就诊。③儿童、妊娠期及哺乳期妇女、年老体弱者应在医师指导下服用。④有高血压、心脏病、肝病、糖尿病、肾病等慢性病患者应在医师指导下服用。⑤服药 2 周症状无缓解，应去医院就诊。

【制剂规格】丸剂：浓缩丸每 8 丸相当于原生药 3g；水蜜丸每 10 丸重 1g 或每 15 丸重 3g；大蜜丸每丸重 9g。

通窍耳聋丸[药典（一）；基；医保（甲）]

【功能与主治】清肝泻火，通窍润便。用于肝经热盛，头目眩晕，耳聋蝉鸣，耳底肿痛，目赤口苦，胸膈满闷，大便燥结。

【用法用量】口服。一次 6g，一日 2 次。
【不良反应】尚不明确。
【禁忌证】阴虚火旺、脾胃虚寒者忌用。
【注意事项】①本品清肝泻火，通窍润便，为治疗肝经热盛所致耳聋、耳疖的中成药。②忌食辛辣，方中含有泻下药及苦寒泄降之品，有碍胎气，妊娠期妇女慎用。③本品苦寒，易伤正气，体弱年迈及脾胃虚寒者慎服。④服药期间饮食宜清淡，忌食辛辣油腻之品，以免助热生湿。⑤服用本品期间，应注意保持耳道卫生。⑥局部可配合外用药涂敷患处。
【制剂规格】丸剂：每 100 粒重 6g。

二、鼻病

鼻窦炎口服液 [药典（一）；基；医保（乙）]

【功能与主治】疏散风热，清热利湿，宣通鼻窍。用于风热犯肺、湿热内蕴所致的鼻塞不通、流黄稠涕；急、慢性鼻炎、鼻窦炎见上述证候者。
【用法用量】口服。一次 10ml，一日 3 次，20 天为一疗程。
【不良反应】尚不明确。
【禁忌证】对本品过敏者禁用。
【注意事项】①忌烟酒、辛辣、鱼腥食物。②不宜在服药期间同时服用滋补性中药。③有高血压、心脏病、肝病、糖尿病、肾病等慢性病严重者应在医师指导下服用。④儿童、妊娠期及哺乳期妇女、年老体弱、脾虚便溏者应在医师指导下服用。⑤严格按用法用量服用，本品不宜长期服用。⑥服药 3 天症状无缓解，应去医院就诊。⑦过敏体质者慎用。
【制剂规格】口服液：每支装 10ml。

鼻炎康片 [药典（一）；基；医保（甲）]

【功能与主治】清热解毒，宣肺通窍，消肿止痛。用于主治肺经郁热型急、慢性鼻炎及过敏性鼻炎。
【用法用量】口服。一次 4 片，一日 3 次。
【不良反应】可见困倦、嗜睡、口渴、虚弱感；个别患者服药后偶有胃部不适，停药后可消失。
【禁忌证】对本品过敏者禁用。
【注意事项】①忌辛辣、鱼腥食物。②凡过敏性鼻炎属虚寒症者慎用、运动员慎用。③本品含马来酸氯苯那敏，膀胱颈梗阻、甲状腺功能亢进、青光眼、高血压和前列腺肥大者慎用；妊娠期及哺乳期妇女慎用；服药期间不得驾驶机、车、船，从事高空作业、机械作业及操作精密仪器。④有心脏病等慢性病者，应在医师指导下服用。⑤按照用法用量服用，儿童、老年患者应在医师指导下使用。⑥个别患者服药后偶有胃部不适，停药后可消失，建议饭后服用。⑦急性鼻炎服药 3 天后症状无改善，或出现其他症状，应去医院就诊。⑧过敏体质者慎用。
【制剂规格】片剂：每片重 0.37g（含马来酸氯苯那敏 1mg）。

藿胆丸（滴丸、片）[药典（一）；基；医保（甲）]

【功能与主治】芳香化浊，清热通窍。用于湿浊内蕴、胆经郁火所致的鼻塞、流鼻涕或浊涕、前额头痛。

【用法用量】口服。丸剂：一次 3～6 克，一日 2 次。滴丸剂：一次 4～6 粒，一日 2 次。片剂：一次 3～5 片，一日 2～3 次；儿童酌减或饭后服用，遵医嘱。

【不良反应】尚不明确。

【禁忌证】对本品过敏者禁用。

【注意事项】①忌烟酒、辛辣、鱼腥食物。②不宜在服药期间同时服用温补性中药。③妊娠期妇女慎用、儿童应在医师指导下服用。④脾虚大便溏者慎用。⑤本品不适用于慢性鼻炎属虚寒症者。⑥服药 3 天症状无缓解，应去医院就诊。⑦过敏体质者慎用。

【制剂规格】丸剂：每瓶装 36g。滴丸剂：每丸重 50mg。片剂：片芯重 0.2g。

香菊胶囊（片）[基，医保（甲）]

【功能与主治】辛散祛风，清热通窍。用于急、慢性鼻窦炎，鼻炎。

【用法用量】口服。胶囊剂：一次 2～4 粒，一日 3 次。片剂：一次 2～4 片，一日 3 次。

【不良反应】尚不明确。

【禁忌证】对本品过敏者禁用。

【注意事项】①忌辛辣、鱼腥食物；妊娠期妇女慎用。②凡外感风寒之鼻塞、流清涕者，应在医师指导下使用。③急性鼻炎服药三天后症状无改善，或出现其他症状，应去医院就诊。④按照用法用量服用，儿童应在医师指导下服用。⑤过敏体质者慎用。

【制剂规格】胶囊剂：每粒装 0.3g。片剂：素片每片重 0.3g；薄膜衣片每片重 0.32g。

辛芩颗粒[药典（一）；基；医保（甲）]

【功能与主治】益气固表，祛风通窍。用于鼻衄、肺气不足、外感风邪证、恶风自汗、鼻流清涕、鼻塞、脉虚浮；过敏性鼻炎见上述证候者。

【用法用量】开水冲服。一次 1 袋，一日 3 次，20 日为一疗程。

【不良反应】尚不明确。

【禁忌证】妊娠期妇女、婴幼儿及肾功能不全禁用。

【注意事项】本品宜在饭后服用，如偶感胃痛有不适，应慎用；儿童及老年人慎用。

【制剂规格】颗粒剂：每袋装 20g；10g；5g（无蔗糖）。

辛夷鼻炎丸[药典（一）；基；医保（乙）]

【功能与主治】祛风宣窍，清热解毒。用于风热上攻、热毒蕴肺所致的鼻塞、鼻流清涕或浊涕、发热、头痛；慢性鼻炎、过敏性鼻炎及神经性头痛见上述证者。

【用法用量】口服。一次 3 克（约 40 粒），一日 3 次。

【不良反应】尚不明确。

【禁忌证】对本品过敏者禁用。

【注意事项】①忌辛辣、鱼腥食物。②用药后如感觉唇部麻木者应停药。③服药三天后症状无改善，或出现其他症状，应去医院就诊。④过敏体质者慎用。
【制剂规格】丸剂：每 10 丸重 0.75g。

三、咽喉、口腔病

冰硼散[药典（一）；基；医保（甲）]

【功能与主治】清热解毒，消肿止痛。用于热毒蕴结所致的咽喉疼痛、牙龈肿痛、口舌生疮。
【用法用量】吹敷患处。每次少量，一日数次。
【不良反应】微肿，有灼热疼痛，伴发热。
【禁忌证】尚不明确。
【注意事项】①口腔内喷或敷药时，请不要呼吸，儿童请勿哭闹，以防药粉进入呼吸道引起呛咳。②本品为治疗热毒蕴结所致急喉痹、牙宣、口疮的常用中成药，若病属虚火上炎者慎用。③本品含有辛香走窜、苦寒清热之品，有碍胎气，妊娠期妇女慎用。④服用期间饮食宜清淡，忌食辛辣、油腻食物、戒烟酒，以免加重病情。⑤方中含有玄明粉，药物泌入乳汁中，易引起婴儿腹泻，故哺乳期妇女不宜使用。⑥本品含朱砂有小毒，不宜长期大剂量使用，以免引起蓄积中毒。⑦急性咽炎、牙周炎、口腔溃烂感染严重，有发热等全身症状者，应在医生指导下使用。
【制剂规格】散剂：每瓶（支）装 0.6g；1.5g；2g；3g。

黄氏响声丸[药典（一）；基；医保（甲）]

【功能与主治】疏风清热，化痰散结，利咽开音。用于声音嘶哑，咽喉肿痛，咽干灼热，咽中有痰，或寒热头痛，或便秘尿赤。用于急、慢性喉炎。
【用法用量】口服。炭衣丸一次 6 丸（每丸重 0.133 克）或 8 丸（每丸重 0.1 克）；糖衣丸 20 丸，一日 3 次，饭后服用，儿童减半。
【不良反应】尚不明确。
【禁忌证】对本品过敏者禁用。
【注意事项】①忌辛辣、鱼腥食物。②妊娠期妇女、胃寒便溏者、声嘶、咽痛，兼见恶寒发热、鼻流清涕等外感风寒者慎用。③不宜在服药期间同时服用温补性中成药。④声哑、咽喉痛同时伴有其他症状，如心悸、胸闷、咳嗽气喘、痰中带血等，应及时去医院就诊。⑤凡声带小结、息肉较重者应当在医生指导下使用。⑥服药 10 天后症状无改善，或出现其他症状，应去医院就诊。⑦过敏体质者慎用。
【制剂规格】丸剂：炭衣丸每丸重 0.1g；0.133g；糖衣丸每瓶装 400 丸。

金嗓散结胶囊（片、颗粒、丸）[基；医保（乙）]

【功能与主治】清热解毒，活血化瘀，利湿化痰。用于热毒蓄结、气滞血瘀而形成的慢喉喑（声带小结、声带息肉、声带黏膜增厚）及由此而引起的声音嘶哑等症。

【用法用量】口服。胶囊剂：一次 2～4 粒，一日 2 次。片剂：一次 2～4 片，一日 2 次。颗粒剂：一次 1～2 袋，一日 2 次。丸剂：水蜜丸一次 60～120 粒，大蜜丸一次 1～2 丸；一日 2 次。

【不良反应】尚不明确。

【禁忌证】尚不明确。

【注意事项】尚不明确。

【制剂规格】胶囊剂：每粒装 0.4g。片剂：每片重 0.4g。颗粒剂：每袋装 3g。丸剂：水蜜丸每 10 丸重 1g；大蜜丸每丸重 9g。

口腔溃疡散[药典（一）；基；医保（甲）]

【功能与主治】清热，消肿，止痛。用于火热内蕴所致的口舌生疮、黏膜破溃，红肿灼痛；复发性口疮、急性口腔炎见上述证候者。

【用法用量】用消毒棉球蘸药擦患处，一日 2～3 次。

【不良反应】尚不明确。

【禁忌证】对本品过敏者禁用

【注意事项】①本品不可内服。②一般症状在一周内未改善，或加重者，应去医院就诊。

【制剂规格】散剂：每瓶装 3g。

口炎清颗粒[药典（一）；基；医保（甲）]

【功能与主治】滋阴清热，解毒消肿。用于阴虚火旺所致的口腔炎症。

【用法用量】口服。一次 2 袋，一日 1～2 次。

【不良反应】尚不明确。

【禁忌证】对本品过敏者禁用。

【注意事项】①应忌烟、酒及辛辣、油腻食物。②糖尿病患者及有高血压、心脏病、肝病、肾病等慢性病严重者应在医师指导下服用。③儿童、妊娠期及哺乳期妇女、年老体弱、脾虚便溏者应在医师指导下服用。④服药 3 天症状无缓解，应去医院就诊。⑤过敏体质者慎用。

【制剂规格】颗粒剂：每袋装 3g（无蔗糖）；10g。

六神丸（胶囊、凝胶）[基；医保（甲）]

【功能与主治】清凉解毒，消炎止痛。用于烂喉丹痧，咽喉肿痛，喉风喉痈，单双乳蛾，小儿热疖，痈疡疔疮，乳痈发背，无名肿毒。

【用法用量】口服。丸剂：一日 3 次，温开水吞服；一岁每次服 1 粒，二岁每次服 2 粒，三岁每次服 3～4 粒，四岁至八岁每次服 5～6 粒，九岁至十岁每次服 8～9 粒，成年每次服 10 粒。胶囊剂：一次 1 粒，一日 3 次。外用。丸剂：外敷在皮肤红肿处，取丸十数粒，用冷开水或米醋少许，盛食匙中化散，敷搽四周，每日数次常保潮润，直至肿退为止。如红肿已将出脓或已穿烂，切勿再敷。凝胶剂：外搽在皮肤红肿处。每日 1g，分数次搽敷，直至肿退为止。

【不良反应】①消化系统：恶心、呕吐、

腹痛、腹泻、腹部不适等。②皮肤及附件：皮疹、瘙痒。③精神及神经系统：头晕、烦躁、口唇麻木、四肢麻木、头痛等。④呼吸系统：胸闷、呼吸困难、咽喉阻塞感。有喉头水肿的个案文献报道。⑤心血管系统：心悸、心律失常等。⑥其他：有严重过敏反应的个案报道。

【禁忌证】妊娠期妇女、新生儿、对本品过敏者禁用。

【注意事项】①脾胃虚寒的胃痛、便秘及热结血瘀痛经者慎用。②妇女月经期、妊娠期慎用。③服药期间，饮食宜清淡、忌食辛辣刺激性食物，戒烟酒。④运动员慎用。⑤本品不宜长期服用。

【制剂规格】丸剂：每 1000 粒重 3.125g。胶囊剂：每粒装 0.19g。凝胶剂：每支 10g。

清咽滴丸[基；医保（甲）]

【功能与主治】疏风清热，解毒利咽。用于风热喉痹，咽痛，咽干，口渴；或微恶风，发热，咽部红肿，急性咽炎见上述证候者。

【用法用量】含服。一次 4～6 丸，一日 3 次。

【不良反应】尚不明确。

【禁忌证】对本品过敏者禁用。

【注意事项】①忌辛辣、鱼腥食物。②妊娠期妇女慎用。③不宜在服药期间同时服用温补性中成药。④服药三天后症状无改善，或出现其他症状，应去医院就诊。⑤按照用法用量服用，儿童应在医师指导下服用。⑥过敏体质者慎用。

【制剂规格】丸剂：每丸重 20mg。

西帕依固龈液[基；医保（乙）]

【功能与主治】健齿固龈，清血止痛。用于牙周疾病引起的牙齿酸软，咀嚼无力，松动移位，牙龈出血以及口舌生疮，咽喉肿痛，口臭烟臭。

【用法用量】含漱 2～3 分钟，吞服无妨，一次约 3～5ml，一日 3～5 次。

【不良反应】尚不明确。

【禁忌证】对本品过敏者禁用。

【注意事项】①忌烟、酒及辛辣食物。②以牙龈出血为主症者，应排除血液系统疾病后方可使用。③按照用法用量使用，小儿、年老体弱者应在医师指导下使用。④用药同时应注意口腔卫生，并配合牙周治疗以增加疗效。

【制剂规格】溶液剂：每瓶装 30ml；100ml；150ml；200ml。

玄麦甘桔颗粒（胶囊）[药典（一）；基；医保（甲）]

【功能与主治】清热滋阴，祛痰利咽。用于阴虚火旺，虚火上浮，口鼻干燥，咽喉肿痛。

【用法用量】口服。颗粒剂：开水冲服。一次 1 袋，一日 3～4 次。胶囊剂：一次 3～4 粒，一日 3 次。

【不良反应】尚不明确。

【禁忌证】对本品过敏者禁用。

【注意事项】①忌烟酒、辛辣、鱼腥食

物。②糖尿病患者及有高血压、心脏病、肝病、肾病等慢性病严重者应在医师指导下服用。③儿童、妊娠期及哺乳期妇女、年老体弱、脾虚便溏者应在医师指导下服用。④服药 3 天症状无缓解，应去医院就诊。⑤过敏体质者慎用。

【制剂规格】颗粒剂：每袋装 10g；6g（低蔗糖）；5g（无蔗糖）。胶囊剂：每粒装 0.35g。

百蕊颗粒[基；医保（乙）]

【功能与主治】清热消炎，止咳化痰。用于急、慢性咽喉炎，支气管炎，鼻炎，感冒发热，肺炎等。

【用法用量】开水冲服。一次 1 袋，一日 3 次。

【不良反应】尚不明确。

【禁忌证】尚不明确。

【注意事项】尚不明确。

【制剂规格】颗粒剂：每袋装 5g。

第 6 节　骨伤科用药

复方南星止痛膏[基；医保（甲）]

【功能与主治】散寒除湿，活血止痛。用于寒湿瘀阻所致的关节疼痛，肿胀，活动不利，遇寒加重。

【用法用量】外贴。选最痛部位，最多贴 3 个部位，贴 24 小时，隔日 1 次，共贴 3 次。

【不良反应】本品可能引起瘙痒、刺痛、皮疹（如红斑、丘疹、水疱）等，个别患者贴药处局部皮肤发红发痒，出现小水疱。极个别有全身不适。

【禁忌证】①妊娠期妇女禁用。②婴幼儿禁用。③皮肤病者、皮肤破溃、皮损或感染处禁用。④对本品及所含成分（包括辅料）过敏者禁用；对橡胶膏过敏者禁用。

【注意事项】①切勿接触眼睛、口腔等黏膜处，使用后即洗手。②忌食生冷、油腻食物；有出血倾向者慎用。③糖尿病严重者慎用，以防止使用不当引起皮肤损伤。④经期及哺乳期妇女慎用；儿童、年老体弱者应在医师指导下使用。⑤本品含有毒性成分生天南星、生川乌，不宜长期或大面积使用，自行用药宜在 7 天以内，如用药超过 7 天，应向医师咨询。⑥用药后局部皮肤如出现瘙痒、刺痛、皮疹时，应立即取下，停止使用，症状严重者应及时就医；如出现皮肤以外的全身不适，应立即停用，严重者应及时就医。⑦用药 3 天症状无缓解，应去医院就诊。⑧过敏体质者慎用。

【制剂规格】贴剂：10cm×13cm。

狗皮膏[药典（一）；基；医保（甲）]

【功能与主治】祛风散寒，舒筋活血，止痛。用于风寒湿邪、气血瘀滞所致的痹病，症见四肢麻木、腰腿疼痛、筋脉拘挛，或跌打损伤、闪腰岔气、局部肿痛；或寒湿瘀滞所致的脘腹冷痛、行经腹痛、寒湿带下、积聚痞块。

【用法用量】外用。用生姜擦涂患处皮肤，将膏药加湿软化，贴于患处或穴处。

【不良反应】尚不明确。

【禁忌证】妊娠期妇女忌用。

【注意事项】本品为外用药，使用本品时，将患处皮肤用温水洗净擦干，取出膏药，揭下隔粘纸，留下带有黏性的胶带及棕黄色的膏药，贴于疼痛处或穴位，然后用手压上几分钟，使药膜与皮肤重复接触不产空气。贴于关节处时在半屈位贴敷，其中肘、膝关节应侧贴。

【制剂规格】贴剂：每张净重 12g；15g；24g；30g。

骨痛灵酊[药典（一）；基；医保（乙）]

【功能与主治】温经散寒，祛风活血，通络止痛。本品用于腰、颈椎骨质增生，骨性关节炎，肩周炎，风湿性关节炎。

【用法用量】外用。一次 10ml，一日 1 次。将药液浸于敷带上贴敷患处 30～60 分钟；20 天为一疗程。

【不良反应】①本品可能引起瘙痒、刺痛、皮疹（如红斑、丘疹、水疱）等。患者局部出现灼热感，连续多次使用时部分患者在用药部位可能会产生皮疹或局部痒感，停止用药后即可消失。②每次用药后可涂少量润肤膏，可减轻和防止皮疹或局部瘙痒。

【禁忌证】①妊娠期妇女禁用。②婴幼儿禁用。③皮肤破溃、皮损或感染处禁用。④对本品及所含成分（包括辅料）过敏者禁用。⑤对酒精过敏者禁用。⑥类风湿患者关节红肿热痛时禁用。

【注意事项】①切勿接触眼睛、口腔等黏膜处，使用后即洗手。②忌食生冷、油腻食物；有出血倾向者慎用；糖尿病严重者慎用，以防止使用不当引起皮肤损伤。③经期及哺乳期妇女慎用；儿童、年老体弱者应在医师指导下使用；高血压患者用于颈椎应慎用。④用药后 3 小时内用药部位不得吹风，不接触冷水；本品为局部疼痛的对症用药，治疗风湿性关节炎应去医院就诊。⑤本品含雪上一枝蒿，不宜长期或大面积使用，自行用药宜在 7 天以内，如用药超过 7 天，应向医师咨询；用药后局部皮肤如出现瘙痒、刺痛、皮疹时，应立即取下，停止使用，症状严重者应及时就医，如出现皮肤以外的全身不适，应立即停用，严重者应及时就医。⑥患者可视病症及敷贴浸药液情况调整每次使用量（5～10ml）。⑦本品放置后稍有浑浊或沉淀，不影响疗效，摇匀后使用；用药 7 天症状无缓解，应去医院就诊。⑧过敏体质者慎用。

【制剂规格】酊剂：每袋装 10ml；每瓶装 30ml；60ml；100ml；250ml。

滑膜炎颗粒（胶囊、片）[药典（一）；基；医保（乙）]

【功能与主治】清热祛湿，活血通络。用于湿热闭阻、瘀血阻络所致的痹病，症见关节肿胀疼痛、痛有定处、屈伸不利；急、慢性滑膜炎及膝关节术后见上述证候者。

【用法用量】口服。颗粒剂：温开水冲服，成人每次 1 袋，小儿酌减，每日 3 次，饭前服药，6 日为 1 个疗程。胶囊剂：一次 3 粒，一日 3 次。片剂：一次3片，一日3次。

【不良反应】尚不明确。

【禁忌证】糖尿病患者忌用。

【注意事项】①妊娠期妇女慎用。②本品清热燥湿，故寒湿痹阻、脾胃虚寒者慎用。③服药期间，宜食用清淡易消化之品，忌食辛辣油腻之品，以免助热生湿。④小儿、年老体虚者应在医师指导下服用。⑤长期服用，应向医师咨询。

【制剂规格】颗粒剂：每袋装12g。胶囊剂：每粒装0.5g。片剂：薄膜衣片每片重0.5g；0.6g。

活血止痛散（胶囊、软胶囊）[药典（一）；基；医保（甲）]

【功能与主治】活血散瘀，消肿止痛。用于跌打损伤，瘀血肿痛。

【用法用量】口服。散剂：用温黄酒或温开水送服。一次1.5g，一日2次。胶囊剂：用温黄酒或温开水送服。一次3粒，一日2次。软胶囊剂：用温黄酒或温开水送服，一次2粒，一日3次。片剂：一次3片，一日2次。疗程7天。

【不良反应】上市后不良反应监测数据显示本品可见以下不良反应：①消化系统：恶心、呕吐、嗳气、呃逆、腹痛、腹泻、腹胀、纳差、口干等。②皮肤：皮疹、瘙痒等。③神经系统：头痛、眩晕等。④其他：过敏或过敏样反应、发热、寒战、心悸、潮红、呼吸困难、水肿等。⑤有过敏性休克、肝功能异常、肾功能异常、血尿、月经过多等个案报道。

【禁忌证】①妊娠期妇女及六岁以下儿童禁用。②肝、肾功能异常者禁用。③对本品及所含成分过敏者禁用。

【注意事项】①建议饭后服用，忌生冷、油腻食物。②当使用本品出现不良反应时，应停药并及时就医。③儿童、经期及哺乳期妇女、年老体弱者应在医师指导下服用；有高血压、心脏病、肝病、糖尿病、肾病等慢性病严重者应在医师指导下服用。④应避免与其他有肝、肾毒性药物、抗凝药物、抗血小板聚集药物联合使用。⑤服药期间如发现肝生化指标异常或出现全身乏力、食欲不振、厌油、恶心、上腹胀痛、尿黄、目黄、皮肤黄染等可能与肝损伤有关的临床表现时，应立即停药并就医。⑥有出血或出血倾向者慎用。

【制剂规格】散剂：每袋（瓶）装1.5g。胶囊剂：每粒装0.25g；0.5g。软胶囊剂：每粒装0.65g。片剂：每片重0.31g（含生药0.5g）。

接骨七厘散（丸、片）[基；医保（甲）]

【功能与主治】活血化瘀，接骨止痛。用于跌打损伤，续筋接骨，血瘀疼痛。

【用法用量】口服。散剂：一次1.5克，一日2次，小儿酌减。丸剂：一次1袋，一日2次，小儿酌减。片剂：一次5片，一日2次，温开水或黄酒送服。

【不良反应】尚不明确。

【禁忌证】妊娠期妇女忌用。

【注意事项】尚不明确。

【制剂规格】散剂：每袋装 1.5g。丸剂：每 10 丸重 0.5g，每袋装 2g。片剂：每片相当于原生药量 0.3g。

颈复康颗粒 [药典（一）；基；医保（甲）]

【功能与主治】活血通络，散风止痛。用于风湿瘀阻所致的颈椎病，症见头晕、颈项僵硬、肩背酸痛、手臂麻木。

【用法用量】口服。60℃以下温开水冲服。一次 1～2 袋，一日 2 次。饭后服用。

【不良反应】尚不明确。

【禁忌证】妊娠期妇女禁用；对本品过敏者禁用。

【注意事项】①妊娠期妇女忌服。②消化道溃疡、肾性高血压患者慎服或遵医嘱。③如有感冒、发烧、鼻咽痛等患者，应暂停服用。④忌生冷、油腻食物。⑤有高血压、心脏病、肝病、糖尿病、肾病等慢性病严重者应在医师指导下服用。⑥儿童、经期及哺乳期妇女、年老体弱者应在医师指导下服用。⑦头晕或手臂麻木严重者，应去医院就诊。⑧服药 7 天症状无缓解，应去医院就诊。⑨过敏体质者慎用。

【制剂规格】颗粒剂：每袋装 5g。

颈舒颗粒 [药典（一）；基；医保（甲）]

【功能与主治】活血化瘀，温经通窍止痛。用于神经根型颈椎病瘀血阻络证，症见颈肩部僵硬、疼痛、患侧上肢窜痛。

【用法用量】温开水冲服。一次 1 袋，一日 3 次，1 个月为一疗程。

【不良反应】偶见轻度恶心。

【禁忌证】妊娠期妇女忌用。

【注意事项】①忌生冷、油腻食物。②过敏体质者慎用。③有高血压、心脏病、肝病、糖尿病、肾病等慢性病严重者应在医师指导下服用。④儿童、经期及哺乳期妇女、年老体弱者应在医师指导下服用。⑤服药 7 天症状无缓解，应去医院就诊。

【制剂规格】颗粒剂：每袋装 6g。

七厘散（胶囊）[药典（一）；基；医保（甲）]

【功能与主治】化瘀消肿，止痛止血。用于跌扑损伤，血瘀疼痛，外伤出血。

【用法用量】散剂：口服，一次 1～1.5g，一日 1～3 次，外用，调敷患处。胶囊剂：口服，一次 2～3 粒，一日 1～3 次，外用，以内容物调敷患处。

【不良反应】尚不明确。

【禁忌证】妊娠期妇女禁用。

【注意事项】①本品处方中含朱砂，不宜过量久服，肝、肾功能不全者慎用，运动员慎用。②饭后服用可减轻胃肠道反应。③皮肤过敏者不宜使用。

【制剂规格】散剂：每袋装 1.5g；3.0g。胶囊剂：每粒装 0.5g。

伤科接骨片 [药典（一）；基；医保（甲）]

【功能与主治】活血化瘀，消肿止痛，舒筋壮骨。用于跌打损伤，闪腰岔气，筋伤骨折，瘀血肿痛。对骨折患者需经复位后配合使用。

【用法用量】口服。成人一次4片，十至十四岁儿童一次3片，一日3次。以温开水或温黄酒送服。

【不良反应】①消化系统：恶心、呕吐、厌食、腹痛、腹泻、肝生化指标异常等。②皮肤及其附件：皮疹、瘙痒、红斑疹、斑丘疹、荨麻疹等。③全身性损害：过敏反应、发热、乏力、寒战和个例过敏性休克等。④精神及神经系统：头晕、头痛、抽搐、失眠等。⑤呼吸系统：胸闷、憋气等。⑥其他：心悸、血压升高、潮红、血尿、月经过多、阴道出血、紫癜、关节痛、耳鸣等。

【禁忌证】①妊娠期及哺乳期妇女禁用。②十岁以下儿童禁用。③肝、肾功能不全者禁用。④对本品及所含成分过敏者禁用。

【注意事项】①本品不可随意增加服量，增加时，需遵医嘱。②十岁以下儿童禁服。③脾胃虚弱、大便溏薄者慎用。④本品含马钱子粉、朱砂，不可超剂量和长期服用。⑤运动员慎用⑥骨折患者应先行复位固定后再用药物治疗，请辨证且不可长期服用。⑦用药后如出现不良反应，应及时停药，去医院就诊。

【制剂规格】片剂：薄膜衣片每片重0.33g；糖衣片片芯重0.33g。

麝香追风止痛膏[基；医保（甲）]

【功能与主治】祛风除湿，散寒止痛。用于寒湿痹阻所致关节、肌肉疼痛，扭伤疼痛。

【用法用量】外用，一次1贴，一日1次。

【不良反应】本品可能引起瘙痒、刺痛、皮疹（如红斑、丘疹、水疱）等。

【禁忌证】①妊娠期妇女禁用。②儿童禁用。③皮肤破溃、皮损或感染处禁用。④对本品及所含成分（包括辅料）过敏者禁用。⑤对本品过敏者或对橡胶膏过敏者禁用。

【注意事项】①本品为外用药，切勿接触眼睛、口腔等黏膜处，使用后即洗手。②忌食生冷，油腻食物。③有出血倾向者慎用。④糖尿病严重者慎用，以防止使用不当引起皮肤损伤。⑤运动员慎用，且应在医师指导下使用。⑥青光眼、前列腺肥大患者应在医师指导下使用。⑦经期及哺乳期妇女慎用；老年人应在医师指导下使用。⑧本品含生草乌、生川乌、生马钱子，不宜长期或大面积使用；自行用药宜在7天以内，如用药超过7天，应向医师咨询。⑨用药后局部皮肤如有明显灼热感或瘙痒，局部红肿等情况（或出现瘙痒、刺痛、皮疹时），应立即取下，停止使用，症状严重者应及时就医；如出现皮肤以外的全身不适，应立即停用，严重者应及时就医。⑩用药3天症状无缓解，应去医院就诊。⑪过敏体质者慎用。

【制剂规格】贴剂：每片7cm×10cm。

舒筋活血丸（片）[基；医保（甲）]

【功能与主治】舒筋通络，活血止痛。用于跌打损伤，闪腰岔气，筋断骨折，瘀血作痛。

【用法用量】口服。丸剂：黄酒或温开水送服，一次 1 丸，一日 2 次或遵医嘱。片剂：一次 5 片，一日 3 次。

【不良反应】尚不明确。

【禁忌证】妊娠期妇女忌用。

【注意事项】①不可过量。②运动员慎用。

【制剂规格】丸剂：每丸重 6g。片剂：每片重 0.3g。

消痛贴膏［药典（一）；基；医保（乙）］

【功能与主治】活血化瘀，消肿止痛。用于急、慢性扭挫伤、跌打瘀痛、骨质增生、风湿及类风湿疼痛、落枕、肩周炎、腰肌劳损和陈旧性伤痛。

【用法用量】外用。清洁患部皮肤，将药贴的塑料薄膜揭除，将小袋内润湿剂均匀涂在药垫表面，敷于患处或穴位，轻压周边使胶布贴实，每贴敷 24 小时。急性期一贴一个疗程，慢性期五贴一个疗程。

【不良反应】过敏体质患者可能有胶布过敏或药物接触性瘙痒反应，甚至出现红肿、水疱，色素沉着等。

【禁忌证】开放性创伤忌用。对本品过敏者禁用。

【注意事项】①过敏体质者慎用。过敏体质患者可能有胶布反应或药物接触性反应，如瘙痒、红肿、水疱、色素沉着等，极少数患者出现过敏。如出现重度皮肤刺激反应或过敏反应，应立即停药，并在医生指导下处理。②妊娠期妇女慎用。③小儿、年老患者应在医师指导下使用。④如正在使用其他药品，使用本品前请咨询医师或药师。

【制剂规格】贴剂：每贴装 1g；1.2g。润湿剂：每袋装 2.0ml；2.5ml。

腰痹通胶囊［药典（一）；基；医保（甲）］

【功能与主治】活血化瘀，祛风除湿，行气止痛。用于血瘀气滞，脉络闭阻所致腰痛，症见腰腿疼痛，痛有定处、痛处拒按，轻者俯仰不便，重者剧痛不能转侧，腰椎间盘突出症见上述证候者。

【用法用量】口服。一次 3 粒，一日 3 次，宜饭后服，30 天为一疗程。

【不良反应】尚不明确。

【禁忌证】妊娠期妇女忌服。

【注意事项】消化性溃疡患者慎服或遵医嘱。

【制剂规格】胶囊剂：每粒装 0.42g。

云南白药（散、片、胶囊、气雾剂、酊）［药典（一）；基；医保（甲）］

【功能与主治】化瘀止血，活血止痛，解毒消肿。用于跌打损伤，瘀血肿痛，吐血、咯血、便血、痔血、崩漏下血，手术出血，疮疡肿毒及软组织挫伤，闭合性骨折，支气管扩张及肺结核咯血，溃疡病出血，以及皮肤感染性疾病。

【用法用量】①散剂：刀、枪、跌打诸伤，无论轻重，出血者用温开水送服；瘀血肿痛与未流血者用酒送服；妇科各症，用酒送服；但月经过多，红崩，用温开水送服。毒疮初起，服 0.25g，另取药粉用酒调匀，敷患处，如已化脓，只需内服，其他内出血各症均可内服。口服，一次 0.25～0.5g，一日 4 次（2 至 5 岁按 1/4 剂量服用；5 至 12 岁按 1/2 剂量服用）。凡遇较重的跌打损伤可先服保险子 1 粒，轻伤及其他病症不必服。②胶囊剂：刀、枪、跌打诸伤，无论轻重，出血者用温开水进服；瘀血肿痛与未流血者用酒送服；妇科各症，用酒送服；但月经过多，红崩，用温开水送服。毒疮初起，服 0.25g，另取药粉用酒调匀，敷患处，如已化脓，只需内服，其他内出血各症均可内服。口服，一次 1～2 粒，一日 4 次（2 至 5 岁按 1/4 剂量服用；5 至 12 岁按 1/2 剂量服用）。凡遇较重的跌打损伤可先服保险子 1 粒，轻伤及其他病症不必服。③片剂：刀、枪、跌打诸伤，无论轻重，出血者用温开水进服；瘀血肿痛与未流血者用酒送服；妇科各症，用酒送服；但月经过多，红崩，用温开水送服。毒疮初起，服 1 片，另取数片用酒调匀，敷患处，如已化脓，只需内服，其他内出血各症均可内服。口服，一次 0.25～0.5g，一日 4 次（2 至 5 岁按 1/4 剂量服用；5 至 12 岁按 1/2 剂量服用）。凡遇较重的跌打损伤可先服保险子 1 粒，轻伤及其他病症不必服。④酊剂：口服，按剂量杯所示刻度量取，常用量一次 3～5 毫升，一日 3 次，最大量一次 10 毫升；外用，取适量擦揉患处，每次 3 分钟左右，一日 3～5 次，可止血消炎；风湿筋骨疼痛，蚊虫叮咬，一、二度冻伤可擦揉患处数分钟，一日 3～5 次。⑤气雾剂：外用，喷于伤患处。使用云南白药气雾剂，一日 3～5 次。凡遇较重云南白药气雾剂闭合性跌打损伤者，先喷云南白药气雾剂保险液，若剧烈疼痛仍不缓解，间隔 1～2 分钟重复给药，一天使用不得超过 3 次。喷云南白药气雾剂保险液间隔 3 分钟后，再喷云南白药气雾剂。

【不良反应】极少数患者服药后导致过敏性药疹，出现胸闷、心慌、腹痛、恶心呕吐、全身奇痒、躯干及四肢等部分出现荨麻疹。

【禁忌证】妊娠期妇女禁用。

【注意事项】妇女月经期及哺乳期慎用。运动员慎用。过敏体质及有用本品过敏史者慎用。服药 1 日内，忌食蚕豆、鱼类及生冷食物。外用前必须清洁创面。用药后如出现过敏反应，应立即停用，并视症状轻重给予抗过敏治疗。若外用可先清除药物。

【制剂规格】散剂：每瓶装 4g，保险子 1 粒。胶囊剂：每粒装 0.25g，每板 16 粒，保险子 1 粒。片剂：每素片中 0.25g。酊剂：每瓶装 60ml。气雾剂：每瓶 85g，30g 或 60g 保险液。

独一味胶囊（片）[药典（一）；基；医保（乙）]

【功能与主治】活血止痛，化瘀止血。用于多种外科手术后的刀口疼痛，出血，外伤骨折，筋骨扭伤，风湿痹痛以及崩漏、痛经、牙龈肿痛、出血。

【用法用量】口服。片剂：一次3片，一日3次。胶囊剂：一次3粒，一日3次。7天为一疗程，或必要时服。

【不良反应】①消化系统：胃脘不适、腹痛、腹胀、腹泻、恶心、呕吐、口干等，有肝生化指标异常病例报道。②全身性反应：疼痛、水肿、乏力、潮红、过敏反应等。③皮肤：皮疹、瘙痒等。④神经系统：头晕、头痛等。⑤心血管系统：心悸、胸闷等。⑥其他：有鼻衄、黑便、紫癜病例报道。

【禁忌证】①妊娠期妇女禁用。②对本品过敏或有严重不良反应病史者禁用。

【注意事项】①严格按照药品说明书规定的功能主治及用法用量使用。②目前尚无儿童应用本品的系统研究资料，不建议儿童使用。③用药后一旦出现潮红、皮疹、瘙痒、心悸、胸闷、憋气、血压下降等可能与严重不良反应有关的症状时，应立即停药并就医。

【制剂规格】胶囊剂：每粒装0.3g。片剂：薄膜衣片每片重0.28g；糖衣片片芯重0.26g。

仙灵骨葆胶囊（片）[基；医保（甲）]

【功能与主治】滋补肝肾，接骨续筋，强身健骨。用于骨质疏松和骨质疏松症，骨折，骨关节炎，骨无菌性坏死。

【用法用量】口服。胶囊剂：一次3粒，一日2次；4～6周为一疗程。片剂：一次3片，一日2次；4～6周为一疗程；或遵医嘱

【不良反应】①过敏反应：皮疹、瘙痒等。②消化系统：恶心、呕吐、纳差、胃部不适、腹痛、腹泻、便秘等。③肝脏：丙氨酸氨基转移酶、天冬氨酸氨基转移酶、胆红素等升高，严重者可出现肝衰竭。④全身症状：乏力、外周水肿、尿色加深等。

【禁忌证】①妊娠期妇女禁用。②有肝病史或肝生化指标异常者禁用。

【注意事项】①对本品过敏者禁用，过敏体质者慎用。②重症感冒期间不宜服用。③用药期间应定期监测肝生化指标。④出现肝生化指标异常或全身乏力、食欲不振、厌油、恶心、上腹胀痛、尿黄、目黄、皮肤黄染等可能与肝损伤有关的临床表现时，应立即停药并到医院就诊。⑤应避免与有肝毒性的药物联合用药。⑥患有多种慢性病的老年患者，合并用药时应在医师指导下服用。

【制剂规格】胶囊剂：每粒装0.5g。片剂：薄膜衣片每片重0.3g。

第7节　儿科用药

一、解表剂

小儿宝泰康颗粒[药典（一）；基；医保（甲）]

【功能与主治】解表清热，止咳化痰。用于小儿风热外感、发热、流涕、咳嗽、脉浮。

【用法用量】温开水冲服。周岁以内一

次 2.6g，一至三岁一次 4g，三至十二岁一次 8g，一日 3 次。

【不良反应】尚不明确。

【禁忌证】糖尿病患儿禁服。对本品过敏者禁用。

【注意事项】①忌食辛辣、生冷、油腻食物。②风寒感冒者不适用，表现为发热畏冷、肢凉、流清涕，咽不红者。③婴儿应在医师指导下服用。④脾虚易腹泻者慎服。⑤服药 3 天症状无缓解，应去医院就诊。⑥过敏体质者慎用。

【制剂规格】颗粒剂：每袋装 2.6g；4g；8g。

小儿金翘颗粒[基；医保（乙）]

【功能与主治】疏风清热，解毒利咽，消肿止痛。用于风热袭肺所致乳蛾。症见：恶寒发热，咽部红肿疼痛，吞咽时加剧，咽干灼热，喉核红肿；小儿急性扁桃体炎见上述证候者。

【用法用量】开水冲服。五岁至七岁一次 7.5g，一日 3 次；八岁至十岁一次 7.5g，一日 4 次；十一岁至十四岁一次 10g，一日 3 次。五岁以下小儿遵医嘱。

【不良反应】偶见腹痛，便稀。

【禁忌证】尚不明确。

【注意事项】尚不明确。

【制剂规格】颗粒剂：每袋装 5g；7.5g。

小儿热速清口服液（颗粒）[药典（一）；基；医保（乙）]

【功能与主治】清热解毒，泻火利咽。用于小儿外感风热所致的感冒，症见高热、头痛、咽喉肿痛、鼻塞流涕、咳嗽、大便干结。

【用法用量】口服液和糖浆剂：口服。周岁以内一次 2.5～5ml，一至三岁一次 5～10ml，三至七岁一次 10～15ml，七至十二岁一次 15～20ml，一日 3～4 次。颗粒剂：周岁以内，一次 1.5～3g 或 0.5～1g；一至三岁，一次 3～6g 或 1～2g；三至七岁，一次 6～9g 或 2～3g；七至十二岁，一次 9～12g 或 3～4g；一日 3～4 次。

【不良反应】皮疹，瘙痒。

【禁忌证】①风寒感冒者不适应。②对本品过敏者禁用，过敏体质者慎用。

【注意事项】①忌辛辣、生冷、油腻食物。②不宜在服药期间同时服用滋补性中药。③婴儿应在医师指导下服用。④脾虚易腹泻者应在医师指导下服用。⑤发热体温超过 38.5℃的患者，应去医院就诊。⑥严格按用法用量服用，本品不宜长期服用。⑦如病情较重或服药 24 小时后疗效不明显者应及时去医院就诊。⑧本品性状发生改变时禁止使用。⑨儿童必须在成人监护下使用。⑩请将本品放在儿童不能接触到的地方。⑪如正在使用其他药品，使用本品前请咨询医师或药师。

【制剂规格】口服液：每支装 10ml。糖浆剂：每支装 10ml。颗粒剂：每袋装 2g；6g。

小儿柴桂退热颗粒（口服液）[药典（一）；基；医保（乙）]

【功能与主治】发汗解表，清里退热。

用于小儿外感发热。症见发热，头身痛，流涕，口渴，咽红，溲黄，便干。

【用法用量】颗粒剂：开水冲服。1 岁以内，一次 0.5 袋；一至三岁，一次 1 袋；四至六岁，一次 1.5 袋；七至十四岁，一次 2 袋；一日 4 次，3 天为一个疗程。口服液：口服。周岁以内，一次 5ml；一至三岁，一次 10ml；四至六岁，一次 15ml；七至十四岁，一次 20ml；一日 4 次，3 天为一个疗程。

【不良反应】本品有腹泻、皮疹、呕吐、瘙痒等不良反应报告。

【禁忌证】对本品过敏者禁用，过敏体质者慎用。

【注意事项】①忌烟酒、辛辣、鱼腥食物。②不宜在服药期间同时服用滋补性中药。③婴儿应在医师指导下使用。④糖尿病患儿、脾虚易腹泻者应在医师指导下服用。⑤发热体温超过 38.5℃的患者，应去医院就诊。⑥按照用法用量服用，如病情较重或服药 2 天后疗效不明显者，应及时去医院就诊。

【制剂规格】颗粒剂：每袋装 4g；5g。口服液：每支装 10ml。

二、止泻剂

小儿泻速停颗粒 [药典（一）；基；医保（甲）]

【功能与主治】清热利湿，健脾止泻，缓急止痛。用于火毒血热所致的身热烦躁、目赤口疮、咽喉牙龈肿痛、大便秘结；咽炎、扁桃体炎、牙龈炎见上述证候者。

【用法用量】口服。六个月以下，一次 1.5～3g，六个月至一岁以内，一次 3～6g，一至三岁，一次 6～9g，三至七岁，一次 10～15g，七至十二岁，一次 15～20g，一日 3～4 次；或遵医嘱。

【不良反应】尚不明确。

【禁忌证】尚不明确。

【注意事项】①忌食生冷油腻及不易消化食品。②腹泻严重，有较明显脱水表现者应及时就医。③按照用法用量服用，用药 1～2 天症状无改善或用药期间症状加重者，应及时就医。

【制剂规格】颗粒剂：每袋装 3g；5g；10g。

三、止咳剂

金振口服液 [药典（一）；基；医保（乙）]

【功能与主治】清热解毒，祛痰止咳。用于小儿痰热蕴肺所致的发热、咳嗽、咳吐黄痰、咳吐不爽、舌质红、苔黄腻；小儿急性支气管炎见上述证候者。

【用法用量】口服。六个月至一岁，一次 5ml，一日 3 次；二至三岁，一次 10ml，一日 2 次；四至七岁，一次 10ml，一日 3 次；八至十四岁，一次 15ml，一日 3 次。疗程 5～7 天，或遵医嘱。

【不良反应】偶见药后便溏，停药后即可恢复正常。

【禁忌证】风寒咳嗽或体虚久咳者忌服；对本品过敏者禁用

【注意事项】①忌辛辣、生冷、油腻食

物。②不宜在服药期间同时服用滋补性中药。③脾胃虚弱，大便稀溏者慎用。④婴儿及糖尿病患儿应在医师指导下服用。⑤风寒闭肺、内伤久咳者不适用。⑥发热体温超过 38.5℃的患者，应去医院就诊。⑦服药 3 天症状无缓解，应去医院就诊。⑧过敏体质者慎用。

【制剂规格】合剂：每支装 10ml。

小儿肺咳颗粒 [药典（一）；基；医保（乙）]

【功能与主治】健脾益肺，止咳平喘。用于肺脾不足，痰湿内壅所致咳嗽或痰多稠黄，咳吐不爽，气短，喘促，动辄汗出，食少纳呆，周身乏力，舌红苔厚；小儿支气管炎见以上证候者。

【用法用量】开水冲服。周岁以内一次 2g；一至四岁一次 3g；五至八岁一次 6g；一日 3 次。

【不良反应】尚不明确。

【禁忌证】尚不明确。

【注意事项】高热咳嗽慎用。

【制剂规格】颗粒剂：每袋装 2g；3g；6g。

小儿肺热咳喘颗粒（口服液）[基；医保（乙）]

【功能与主治】清热解毒，宣肺止咳，化痰平喘。用于感冒，支气管炎，喘息性支气管炎，支气管肺炎属痰热壅肺证者。

【用法用量】颗粒剂：开水冲服，三周岁以下一次 3g，一日 3 次；三周岁以上一次 3g，一日 4 次；七周岁以上一次 6g，一日 3 次。口服液：口服。一至三岁一次 10ml，一日 3 次；四至七岁一次 10ml，一日 4 次；八至十二岁一次 20ml，一日 3 次，或遵医嘱。

【不良反应】大剂量服用，可能有轻度胃肠不适反应。

【禁忌证】对本品过敏者禁用。

【注意事项】①风寒闭肺、内伤久咳者不适用。②忌辛辣、生冷、油腻食物。③不宜在服药期间同时服用滋补性中药。④婴儿及糖尿病患儿应在医师指导下服用。⑤过敏体质者慎用；运动员慎用；高血压、心脏病患儿慎用。⑥脾虚易腹泻者应在医师指导下服用。⑦发热体温超过 38.5℃的患者，应去医院就诊。

【制剂规格】颗粒剂：每袋装 4g（相当于饮片 10.6g）；3g。口服液：每支装 10ml。

小儿消积止咳口服液 [药典（一）；基；医保（甲）]

【功能与主治】清热肃肺，消积止咳。用于小儿饮食积滞、痰热蕴肺所致的咳嗽，夜间加重、喉间痰鸣、腹胀、口臭。

【用法用量】口服。周岁以内一次 5ml，一至两岁一次 10ml，三至四岁一次 15ml，五岁以上一次 20ml，一日 3 次；5 天为一疗程。

【不良反应】尚不明确。

【禁忌证】尚不明确。

【注意事项】尚不明确。

【制剂规格】口服液：每支装 10ml。

四、安神剂

小儿黄龙颗粒[基；医保（乙）]

【功能与主治】滋阴潜阳、安神定志。用于注意缺陷多动障碍中医辨证属阴虚阳亢证者，症见多动不宁，神思涣散，性急易怒，多言多语，盗汗，口干咽燥，手足心热等。

【用法用量】温开水冲服，6～9 岁，一次 1 袋，一日 2 次；10～14 岁一次 2 袋，一日 2 次。疗程为 6 周。

【不良反应】个别患儿用药后出现呕吐、腹泻等。

【禁忌证】尚不明确。

【注意事项】①本品用于 6 到 14 岁患儿，6 岁以下患儿用药的安全性和有效性尚不明确。②少数患儿用药后出现血小板升高，与药物的关系尚无法确定。③本品的临床试验仅支持使用 6 周的安全性，用药超过 6 周的安全性和有效性尚不明确，连续用药不宜超过 6 周。

【制剂规格】颗粒剂：每袋装 5g。

五、消导剂

小儿化食丸（口服液）[药典（一）；基；医保（甲）]

【功能与主治】消食化滞，泻火通便。用于食滞化热所致的积滞，症见厌食、烦躁、恶心呕吐、口渴、羞腹胀满、大便干燥。

【用法用量】口服。丸剂：周岁以内一次 1 丸，周岁以上一次 2 丸，一日 2 次。口服液：三岁以上每次 10ml，一日 2 次。

【不良反应】尚不明确。

【禁忌证】尚不明确。

【注意事项】①忌食辛辣油腻。②服用前应除去蜡皮、塑料球壳。③本品不可整丸吞服。

【制剂规格】丸剂：每丸重 1.5g。口服液：每支装 10ml。

健儿消食口服液[药典（一）；基；医保（乙）]

【功能与主治】健脾益胃，理气消食。用于小儿饮食不节损伤脾胃引起的纳呆食少，脘胀腹满，手足心热，自汗乏力，大便不调，以至厌食、恶食。

【用法用量】口服。3 岁以内一次 5～10ml，3 岁以上一次 10～20ml；一日 2 次，用时摇匀。

【不良反应】尚不明确。

【禁忌证】对本品过敏者禁用。

【注意事项】①患儿平时应少吃巧克力及带颜色的饮料，和油腻厚味等不易消化的食品。②过敏体质者慎用。③本品性状发生改变时禁止使用。④儿童必须在成人监护下使用。

【制剂规格】口服液：每支装 10ml。

醒脾养儿颗粒[基；医保（乙）]

【功能与主治】醒脾开胃，养血安神，固肠止泻。用于脾气虚所致的儿童厌食，腹泻便溏，烦躁盗汗，遗尿夜啼。

【用法用量】温开水冲服。一岁以内：一次1袋（2克），一日2次；一岁至两岁：一次2袋（4克），一日2次；三岁至六岁：一次2袋（4克），一日3次；七岁至十四岁：一次3～4袋（6～8克），一日2次。

【不良反应】尚不明确。

【禁忌证】糖尿病患儿禁服；对本品过敏者禁用。

【注意事项】①忌食生冷油腻及不易消化食物。②婴儿应在医师指导下服用。③长期厌食，体弱消瘦者，及腹胀重、腹泻次数增多者应去医院就诊。④服药7天症状无缓解，应去医院就诊。⑤过敏体质者慎用。

【制剂规格】颗粒剂：每袋装2g。

附　录

附录一　按体表面积计算小儿药物用量

计算小儿药用量时，一般采用如下公式：

$$小儿用量=\frac{成人用量\times小儿体重（kg）}{成人体重（50或60kg）}$$

依上式算出的用量，与书中按小儿千克体重实际记载的药用量比较均偏低，对新生儿来说更为突出。新生儿体重、表面积和长度分别为成人1/21、1/9和1/3.3。如果按新生儿身长折算用量则偏大，大多数药物以采用表面积计算用量更接近临床实际用量。

可以 2 岁小儿为例，其体重约为11kg（小儿年龄×2+7=11kg 体重），其相应的表面积为 0.55m^2。与之对照的成人设为体重 60kg，其相应的表面积为 1.70m^2。试分别计算四环素和磺胺嘧啶的用量如下：

四环素临床常用口服量：每日成人 1～2g，小儿 25～50mg/（kg·d）。11kg 体重小儿每日应为 275～550mg。但如按前述公式计算，则该小儿每日用量仅 0.22 或 0.44g $\left(\frac{1(或2)\times11}{50}\right)$，比实际用量低。但如以相应的体表面积取代公式中的体重数来计算，则该小儿每日用量应为 $\left(\frac{1(或2)\times0.55}{1.7}\right)=0.32$ 或 0.64，更接近实际用量。

磺胺嘧啶临床常用口服量：成人首剂 2～4g，小儿首剂 0.066～1.32g/kg。11kg 体重小儿首剂应为 0.726～1.452g。如按前述公式计算，则该小儿首剂仅为 0.44～0.88g，亦比实际用量小得多。但如以相应的体表面积数取代公式中的体重数来计算，则该小儿首剂用量应为 0.64g 或 1.28g，接近实际用量。

小儿体表面积计算公式为：

表面积（m^2）=0.0061×身高（cm）+0.0128×体重（kg）–0.1529，或表面积（m^2）=体重（kg）×0.035+0.1。

附录二　对妊娠的危险性等级的药物检索表

本表是根据药物对胎儿的危险性而进行危害等级（即 A、B、C、D、X 级）的分类表。这一分类表便于用药者给妊娠期妇女用药时迅速查阅。危害等级的标准是美国食品药品管理局（FDA）颁布的。大部分药物的危害性级别均由制药厂按上述标准拟定；有少数药物的危害性级别是由某些专家拟定的（在级别字母后附有“m”者）。某些药物标有两个不同的危害性级别，是因为其危害性可因其用药持续时间不同所致。分级标准如下：

1. A 级　在有对照组的研究中，在妊娠 3 个月的妇女未见到对胎儿危害的迹象（并且也没有对其后 6 个月的危害性的证据），可能对胎儿的影响甚微。

2. B 级　在动物繁殖性研究中（并未进行妊娠期妇女的对照研究），未见到对胎儿的影响。在动物繁殖性研究中表现有不良反应，这些不良反应并未在妊娠 3 个月的妇女得到证实（也没有对其后 6 个月的危害性的证据）。

3. C 级　在动物的研究证明它有对胎儿的不良反应（致畸或杀死胚胎），但并未在对照组的妇女进行研究，或没有在妇女和动物并行地进行研究。本类药物只有在权衡了对妊娠期妇女的好处大于对胎儿的危害之后，方可应用。

4. D 级　有对胎儿的危害性的明确证据，尽管有危害性，但妊娠期妇女用药后有绝对的好处（例如妊娠期妇女受到死亡的威胁或患有严重的疾病，因此需用它，如应用其他药物虽然安全但无效）。

5. X 级　在动物或人的研究表明它可使胎儿异常。或根据经验认为在人，或在人及在动物，是有危害性的。在妊娠期妇女应用这类药物显然是无益的。本类药物禁用于妊娠或将妊娠的患者。

药物通用名	妊娠期分级
α-干扰素 Interferon Alpha	C
γ-干扰素 Interferon-γ	C
5-氟脱氧尿苷 Floxuridine	D
A	
阿达帕林 Adapalene	C
阿伐斯丁 Acrivastine	B
阿卡波糖 Acarbose	B
阿米洛利 Amiloride	B；D-如用于妊娠高血压患者
阿莫西林 Amoxicillin	B
阿那曲唑 Anastrozole	C
阿普唑仑 Alprazolam	D
阿奇霉素 Azithromycin	B
阿司咪唑 Astemizole	C
阿司帕坦 Aspartame	B；C-如用于苯丙酮尿症患者

续表

药物通用名	妊娠期分级
阿司匹林 Aspirin	C；D-如在妊娠晚期大量使用
阿糖胞苷 Cytarabine	D
阿替洛尔 Atenolol	D
阿维A Acitretin	X
阿昔洛韦 Aciclovir	B
艾司唑仑 Estazolam	X
安氟醚E Enmlurane	B
氨苯蝶啶 Triamterene	C；D-如用于妊娠高血压患者
氨苄西林 Ampicillin	B
氨茶碱 Aminophylline	C
氨甲环酸 Tranexamic Acid	B
氨甲酰胆碱 Carbachol	C
氨力农 Amrinone	C
氨鲁米特 Aminoglutethimide	D
氨曲南 Aztreonam	B
奥氮平 Olanzapine	C
奥利司他 Orlistat	B
奥美拉唑 Omeprazole	C
奥曲肽 Octreotide	B
奥沙普秦 Oxaprozin	C；D-如在妊娠晚期或临近分娩时用药
B	
巴坎西林 Bacampicillin	B
巴氯芬 Baclofen	C
白蛋白 Albumin	C
苯丁酸氮芥 Chlorambucil	D
比卡鲁胺 Bicalutamide	X

续表

药物通用名	妊娠期分级
比沙可啶 Bisacodyl	B
比索洛尔 Bisoprolol	C；D-如在妊娠中、晚期用药
吡喹酮 Praziquantel	B
吡罗昔康 Piroxicam	C；D-如在妊娠晚期或临近分娩时用药
吡嗪酰胺 Pyrazinamide	C
别嘌醇 Allopurinol	C
丙吡胺 Disopyramide	C
丙硫氧嘧啶 Propylthiouracil	D
丙氧鸟苷 Ganciclovir	C
布地奈德 Budesonide	C
布洛芬 Ibuprofen	B；D-如在妊娠晚期或临近分娩时用药
布美他尼 Bumetanide	C；D-如用于妊娠高血压患者
C	
茶苯海明 Dimenhydrinate	B
茶碱 Theophylline	C
雌二醇 Estradiol	X
D	
达肝素钠 Dalteparin Sodium	B
达那唑 Danaozol	X
单硝酸异山梨醇酯 Isosorbide Mononitrate	C
氮烯咪胺 Dacarbazine	C
地氟醚 Desflurane	B
地诺前列酮 Dinoprostone	C
地塞米松 Dexamethasone	C；D-如在妊娠早期用药
地索高诺酮 Desogestrel	X
碘 Iodine	D

续表

药物通用名	妊娠期分级
碘苷 Idoxuridine	C
对乙酰氨基酚 Paracetamol	B
多巴酚丁胺 Dobutamine	B
E	
恩丹西酮 Ondansetron	B
二甲硅油 Simethicone	C
F	
法莫替丁 Famotidine	B
泛酸 Pantothenic Acid	A；C-如剂量超过美国的每日推荐摄入量
泛昔洛韦 Famciclovir	B
放线菌素 D Dactinomycin	C
非洛地平 Felodipine	C
非那雄胺 Finasteride	X
非诺贝特 Fenofibrate	C
芬太尼 Fentanyl	C；D-如在临近分娩时长期、大量使用
呋塞米 Furosemide	C；D-如用于妊娠高血压患者
氟胞嘧啶 Flucytosine	C
氟伐他汀 Fluvastatin	X
氟康唑 Fluconazole	C
氟马西尼 Flumazenil	C
氟米龙 Fluorometholone	C
氟尿嘧啶 Fluorouracil	X
氟哌利多 Droperidol	C
氟西汀 Fluoxetine	C
氟硝丁酰胺 Flutamide	D

续表

药物通用名	妊娠期分级
G	
钆喷酸葡胺 Gadopentetic Acid	C
钙 Calcium	B
戈舍瑞林 Goserelin	X
格拉司琼 Granisetron	B
格列吡嗪 Glipizide	C
格列美脲 Glimepiride	C
吉非罗齐 Gemfibrozil	C
骨化三醇 Calcitriol	C；D-如剂量超过美国的每日推荐摄入量
鬼臼乙叉苷 Etoposide	D
桂利嗪 Cinnarizine	C
过氧苯甲酰 Benzoyl Peroxide	C
H	
核黄素 Riboflavin	A；C-如剂量超过美国的每日推荐摄入量
红霉素 Erythromycin	B
红细胞生成素 Erythropoietin	C
环吡酮胺 Ciclopirox	B
环丙沙星 Ciprofloxacin	C
环磷酰胺 Cyclophosphamide	D
黄体酮 Progesterone	D
磺胺甲噁唑 Sulfamethoxazole	C；D-如在临近分娩时使用
磺胺嘧啶 Sulfadiazine	C；D-如在临近分娩时使用

续表

药物通用名	妊娠期分级
J	
己酮可可碱 Pentoxifylline	C
加压素 Vasopressin	B
甲氨蝶呤 Methotrexate	X
甲苯磺丁脲 Tolbutamide	C
甲苯咪唑 Mebendazole	C
甲芬那酸 Mefenamic Acid	C; D-如在妊娠晚期或临近分娩时用药
甲氟喹宁 Mefloquine	C
甲氯噻嗪 Methyclothiazide	B；D-如用于妊娠高血压患者
甲泼尼龙 Methylprednisolone	C
甲硝唑 Metronidazole	B
甲氧苄啶 Trimethoprim	C
降钙素 Calcitonin	C
金诺芬 Auranofin	C
枸橼酸钙 Calcium Citrate	C
K	
咖啡因 Caffeine	B
卡比多巴 Carbidopa	C
卡比马唑 Carbimazole	D
卡泊三醇 Calcipotriol	C
卡铂 Carboplatin	D
卡马西平 Carbamazepine	D
卡培他滨 Capecitabine	D
卡托普利 Captopril	C；D-如在妊娠中、晚期用药
卡维地洛 Carvedilol	C；D-如在妊娠中、晚期用药
抗坏血酸 Ascorbic Acid	A; C-如剂量超过美国的每日推荐摄入量

续表

药物通用名	妊娠期分级
克拉布兰酸 Clavulanic Acid	B
克拉霉素 Clarithromycin	C
克霉唑 Clotrimazole	B
喹硫平 Quetiapine	C
L	
拉贝洛尔 Labetalol	C；D-如在妊娠中、晚期用药
拉米夫定 Lamivudine	C
拉莫三嗪 Lamotrigine	C
拉坦前列素 Latanoprost	C
赖诺普利 Lisinopril	C；D-如在妊娠中、晚期用药
兰索拉唑 Lansoprazole	B
劳拉西泮 Lorazepam	D
雷米普利 Ramipril	C; D-如在妊娠晚期或临近分娩时用药
雷尼替丁 Ranitidine	B
利巴韦林 Ribavirin	X
利多卡因 Lidocaine	B; 作为局麻药或抗心律失常药使用时
利福喷汀 Rifapentine	C
利福平 Rifampicin	C
利鲁唑 Riluzole	C
利司培酮 Risperidone	C
利妥昔单抗 Rituximab	C
利血平 Reserpine	C
链激酶 Streptokinase	C
磷酸氟达拉滨 Fludarabine Phosphate	D
膦甲酸钠 Foscarnet Sodium	C
硫酸茚地那韦 Indinavir Sulfate	C

续表

药物通用名	妊娠期分级
硫酸铝 Sucralfate	B
硫唑嘌呤 Azathioprine	D
柳氮磺吡啶 Sulfasalazine	B；D-如临近分娩时使用
六甲蜜胺 Altretamine	D
氯倍他索 Clobetasol	C
氯苯那敏 Chlorphenamine	B
氯吡格雷 Clopidogrel	B
氯氮䓬 Chlordiazepoxide	D
氯化铵 Ammonium Chloride	B
氯化钾 Potassium Chloride	A
氯雷他定 Loratadine	B
氯霉素 Chloramphenicol	C
氯普噻吨 Chlorprothixene	C
氯烯雌醇 Chlorotrianisene	X
氯唑沙宗 Chlorzoxazone	C
罗非昔布 Rofecoxib	C; D-如在妊娠晚期或临近分娩时用药
螺旋霉素 Spiramycin	C
洛伐他汀 Lovastatin	X
M	
毛果芸香碱 Pilocarpine	C
美法仑 Melphalan	D
美罗培南 Meropenem	B
美洛昔康 Meloxicam	C; D-如在妊娠晚期或临近分娩时用药
美拉沙嗪 Mesalazine	B
美司钠 Mesna	B

续表

药物通用名	妊娠期分级
美托洛尔 Metoprolol	C；D-如在妊娠中、晚期用药
孟鲁司特 Montelukast	B
咪达唑仑 Midazolam	D
米氮平 Mirtazapine	C
米索前列醇 Misoprostol	X
免疫球蛋白 Immunoglobulin	C
莫匹罗星 Mupirocin	B
N	
那屈肝素钙 Nadroparin Calcium	B
奈韦拉平 Nevirapine	C
萘丁美酮 Nabumetone	C；D-如在妊娠晚期或临近分娩时用药
萘普生 Naproxen	B；D-如在妊娠晚期或临近分娩时用药
尼古丁 Nicotine	D；外用制剂
尼卡地平 Nicardipine	C
尼莫地平 Nimodipine	C
尼扎替丁 Nizatidine	B
尿激酶 Urokinase	B
诺氟沙星 Norfloxacin	C；妊娠期妇女慎用，尤其是妊娠早期
P	
哌拉西林 Pipercillin	B
泮库溴铵 Pancuronium Bromide	C
泮托拉唑 Pantoprazile	B
培哚普利 Perindopril	C；D-如在妊娠中、晚期用药
培高利特甲磺酸盐 Pergolide Mesilate	B
喷昔洛韦 Penciclovir	B
葡萄糖酸钙 Calcium Gluconate	C

续表

药物通用名	妊娠期分级
Q	
齐多夫定 Zidovudine	C
前列腺素 E_1 Alprostadil	X
氢化可的松 Hydrocortisone	C；D-如在妊娠中、早期用药
氢氯噻嗪 Hydrochlorothiazide	B；D-如用于妊娠高血压患者
氢氧化铝 Aluminium Hydroxide	C
氢氧化镁 Magnesium Hydroxide	B
庆大霉素 Gentamicin	C
巯嘌呤 Mercaptopurine	D
曲马多 Tramadol	C
去羟肌苷 Didanosine	B
去乙酰毛花苷 Deslanoside	C
炔诺孕酮 Norgestrel	X
R	
柔红霉素 Daunorubicin	D
肉碱 Carnitine	B
乳果糖 Lactulose	B
乳酸钙 Calcium Lactate	C
瑞格列奈 Repaglinide	C
S	
塞来昔布 Celecoxib	C；D-如在妊娠晚期或临近分娩时用药
三氟噻吨 Flupentixol	C
三硝酸甘油酯 Glyceryl Trinitrate	C
三唑仑 Triazolam	X
色甘酸钠 Sodium Cromoglycate	B
沙丁胺醇 Salbutamol	C

续表

药物通用名	妊娠期分级
沙美特罗 Salmeterol	C
生长抑素 Somatostatin	B
舒林酸 Sulindac	B; D-如在妊娠晚期或临近分娩时用药
双嘧达莫 Dipyridamole	C
顺铂 Cisplatin	D
司帕沙星 Sparmloxacin	C；禁用于妊娠早期
斯泰夫丁 Stavudine	C
T	
他克林 Tacrine	C
他克莫司 Tacrolimus	C
他莫昔芬 Tamoxifen	D
碳酸钙 Calcium Carbonate	C
碳酸镁 Magnesium Carbonate	B
碳酸氢钠 Sodium Bicarbonate	C
特非那定 Terfenadine	C
替米沙坦 Telmisartan	C；D-如在妊娠中、晚期用药
替尼泊苷 Teniposide	D
铁 Iron	C
酮康唑 Ketoconazole	C
酮洛芬 Ketoprofen	B; D-如在妊娠晚期或临近分娩时用药
头孢氨苄 Cefalexin	B
头孢吡肟 Cefepime	B
头孢布烯 Ceftibuten	B
头孢呋辛 Cefuroxime	B
头孢克洛 Cefaclor	B
头孢克肟 Cefixime	B

续表

药物通用名	妊娠期分级
头孢拉定 Cefradine	B
头孢罗齐 Cefprozil	B
头孢哌酮 Cefoperazone	B
头孢羟氨苄 Cefadroxil	B
头孢曲松 Ceftriaxone	B
头孢噻肟 Cefotaxime	B
头孢他啶 Ceftazidime	B
头孢唑啉 Cefazolin	B
托吡卡胺 Tropicamide	C
托吡酯 Topiramate	C
脱甲氧利血平 Deserpidine	C
妥布霉素 Tobramycin	D
W	
维生素 D Vitamin D	A；D-如剂量超过美国的每日推荐摄入量
维生素 E Vitamin E	A；C-如剂量超过美国的每日推荐摄入量
维生素 K_1 Vitamin K_1	C
伪麻黄碱 Pseudoephedrine	C
X	
西拉普利 Cilazapril	D
西立伐他汀钠 Cerivastatin Sodium	X
西洛他唑 Cilostazol	C
西咪替丁 Cimetidine	B
西沙必利 Cisapride	C
西司他丁 Cilastatin	C
西酞普兰 Citalopram	C

续表

药物通用名	妊娠期分级
腺苷 Adenosine	C
硝苯地平 Nifedipine	C
硝酸异山梨醇酯 Isosorbide Dinitrate	C
缬沙坦 Valsartan	C; D-如在妊娠晚期或临近分娩时用药
辛伐他汀 Simvastatin	X
新霉素 Neomycin	C
熊去氧胆酸 Ursodeoxycholic Acid	B
溴化异内托品 Ipratropium Bromide	B
Y	
亚胺培南 Imipenem	C
亚叶酸钙 Calcium Folinate	C
烟酰胺 Nicotinamide	C
盐酸艾司洛尔 Esmolol Hydrochloride	C
盐酸丙氧苯卡因 Proparacaine Hydrochloride	C
盐酸洛美沙星 Lomefloxacin Hydrochloride	C；禁用于妊娠早期
盐酸文拉法辛 Venlafaxine Hydrochloride	C
氧氟沙星 Ofloxacin	C；妊娠期妇女慎用，尤其是妊娠早期
叶酸 Folic Acid	A；C-如剂量超过一日 0.8mg
伊贝沙坦 Irbesartan	C; D-如在妊娠晚期或临近分娩时用药
伊曲康唑 Itraconazole	C
依非韦伦 Efavirenz	C
依那普利 Enalapril	C；D-如在妊娠中、晚期用药
依诺肝素 Enoxaparin	B
依诺沙星 Enoxacin	C
依托度酸 Etodolac	C; D-如在妊娠晚期或临近分娩时用药
依托咪酯 Etomidate	C

续表

药物通用名	妊娠期分级
胰岛素 Insulin	B
胰脂肪酶 Pancrelipase	C
乙酰半胱氨酸 Acetylcysteine	B
异丙酚 Propofol	B
异环磷酰胺 Ifosfamide	D
异维 A 酸 Isotretinoin	X
异烟肼 Isoniazid	C
抑肽酶 Aprotinin	B
吲达帕胺 Indapamide	B；D-如用于妊娠高血压患者
吲哚美辛 Indometacin	B；D-如持续使用超过 48 小时，或在妊娠 34 周以后用药
右旋糖酐铁 Iron Dextran	C
愈创木酚甘油醚 Guaifenesin	C
孕二烯酮 Gestodene	X
Z	
扎鲁司特 Zafirlukast	B
镇痛新 Pentazocine	C；D-如在临近分娩时长期、大量使用
制霉菌素 Nystatin	C
重组人红细胞生成素 α Epoetin Alfa	C
重组人粒细胞集落刺激因子 Filgrastim	C
紫杉醇 Paclitaxel	D
紫杉特尔 Docetaxel	D
左甲状腺素钠 Levothyroxine Sodium	A
左炔诺孕酮 Levonorgestrel	X
左旋多巴 Levodopa	C
左旋氧氟沙星 Levofloxacin	C；禁用于妊娠早期
佐米曲普坦 Zolmitriptan	C

附录三 哺乳期妇女慎用药物

哺乳期间选用药物时宜注意药物对哺乳儿的影响，权衡其利弊。下列药物（包括其复方制剂）尤应慎用。药名后的英文字母表示给药方法：I=吸入给药；M=黏膜用药；N=鼻腔用药；O=口服；Op=眼科用药；S=全身用药；T=局部用药；V=阴道用药。

A

Acebutolol 醋丁洛尔（S）
Acetohexamide 醋磺己脲（S）
Acetohydroxamic Acid 醋羟胺酸（S）
Acetophenazine 醋奋乃静（S）
Albuterol 沙丁胺醇（S，O，I）
Alclometasone 阿氯米松（T）
Alprazolam 阿普唑仑（S）
Altretamine 六甲蜜胺（S）
Amcinonide 安西萘德（T）
Aminophylline 氨茶碱（S）
Amiodarone 胺碘酮（S）
Amobarbital 异戊巴比妥（S）
Amoxicillin 阿莫西林（S）
Ampicillin 氨苄西林（S）
Anisindione 茴茚二酮（S）
Aprobarbital 阿普比妥（S）
Asparaginase 门冬酰胺酶（S）
Aspirin 阿司匹林（S）
Astemizole 阿司米唑（S）
Atenolol 阿替洛尔（S）
Atropine 阿托品（Op，S）
Auranofin 金诺芬（S）
Aurothioglucose 金硫葡糖（S）
Azatadine 阿扎他定（S）
Azathioprine 硫唑嘌呤（S）
Azlocillin 阿洛西林（S）

B

Bacampicillin 巴氨西林（S）
Beclomethasone 倍氯米松（I，N，T）
Belladonna 颠茄（S）
Bendroflumethiazide 苄氟噻嗪（S）
Benzthiazide 苯噻嗪（S）
Benztropine 苯扎托品（S）
Betamethasone 倍他米松（T，S）
Betaxolol 倍他洛尔（S）
Biperiden 比哌立登（S）
Bismuth Subsalicylate 碱式水杨酸铋（O）
Bleomycin 博来霉素（S）
Bromazepam 溴西泮（S）
Bromocriptine 溴隐亭（S）
Bromodiphenhydramine 溴马秦（S）
Brompheniramine 溴苯那敏（S）
Buclizine 布可利嗪（S）
Buprenorphine 丁丙诺啡（S）
Bupropion 安非他酮（S）
Busulfan 白消安（S）

C

Caffeine 咖啡因（S）
Calcitonin 降钙素（S）
Carbamazepine 卡马西平（S）
Carbenicillin 羧苄西林（S）
Carbidopa and Levodopa 卡比多巴及左旋多巴（S）
Carbinoxamine 卡比沙明（S）
Carboplatin 卡铂（S）
Carisoprodol 卡立普多（S）
Carmustine 卡莫司汀（S）

Carteolol 卡替洛尔（S）
Cetirizine 西替利嗪（S）
Chloral Hydrate 水合氯醛（S）
Chlorambucil 苯丁酸氮芥（S）
Chloramphenicol 氯霉素（S）
Chlordiazepoxide 氯氮（S）
Chloroquine 氯喹（S）
Chlorothiazide 氯噻嗪（S）
Chlorotrianisene 氯烯雌醚（S）
Chlorphenamine 氯苯那敏（S）
Chlorpromazine 氯丙嗪（S）
Chlorpropamide 氯磺丙脲（S）
Chlorprothixene 氯普噻吨（S）
Chlorthalidone 氯酞酮（S）
Cholestyramine 考来烯胺（O）
Cimetidine 西咪替丁（S）
Cinoxacin 西诺沙星（S）
Ciprofloxacin 环丙沙星（S）
Cisplatin 顺铂（S）
Clemastine 氯马斯汀（S）
Clidinium 克立溴铵（S）
Clobetasol 氯倍他索（T）
Clobetasone 氯倍他松（T）
Clofazimine 氯法齐明（S）
Clofibrate 氯贝特（S）
Clonazepam 氯硝西泮（S）
Cloxacillin 氯唑西林（S）
Clozapine 氯氮平（S）
Cocaine 可卡因（M）
Codeine 可待因（S）
Colchicine 秋水仙碱（S）
Cortisone 可的松（S）
Cyclizine 赛可利嗪（S）
Cyclophosphamide 环磷酰胺（S）
Cyclosporine 环孢素（S）
Cyclothiazide 环噻嗪（S）
Cyproheptadine 赛庚定（S）
Cytarabine 阿糖胞苷（S）

D

Diflorasone 二氟拉松（T）
Diflucortolone 二氟可龙（T）
Dihydroergotamine 双氢麦角胺（S）
Dimenhydrinate 茶苯海明（S）
Diphenhydramine 苯海拉明（S）
Diphenylpyraline 二苯拉林（S）
Doxepin 多塞平（S）
Doxorubicin 多柔比星（S）
Doxycycline 多西环素（S）
Doxylamine 多西拉敏（S）
Dronabinol 屈大麻酚（S）

E

Echothiophate 依可碘酯（Op）
Econazole 益康唑（T）
Ephedrine 麻黄碱（O，S）
Epinephrine 肾上腺素（I，O，S）
Ergonovine 麦角新碱（S）
Ergotamine 麦角胺（S）
Estazolam 艾司唑仑（S）
Estradiol 雌二醇（S，V）
Estrone 雌酮（S，V）
Ethinyl Estradiol 炔雌醇（S）
Ethopropazine 普罗吩胺（S）
Ethotoin 乙苯妥英（S）
Etoposide 依托泊苷（S）
Etretinate 阿维 A 酯（S）

F

Famotidine 法莫替丁（S）

Floxuridine 氟尿苷（S）
Fludarabine 氟达拉滨（S）
Fludrocortisone 氟氢可的松（S）
Flumetasone 氟美他松（T）
Flunisolide 氟尼缩松（I，N）
Fluocinolone 氟轻松（T）
Fluocinonide 氟轻松醋酸酯（T）
Fluorouracil 氟尿嘧啶（S，T）
Fluoxymesterone 氟甲睾酮（S）
Flupenthixol 氟哌噻吨（S）
Fluphenazine 氟奋乃静（S）
Flurandrenolide 氟氢缩松（T）
Flurazepam 氟西泮（S）
Furazolidone 呋喃唑酮（O）

G

Ganciclovir 更昔洛韦（S）
Gemfibrozil 吉非贝齐（S）
Glipizide 格列吡嗪（S）
Glutethimide 格鲁米特（S）
Glyburide 格列本脲（S）
Guanethidine 胍乙啶（S）

H

Halazepam 哈拉西泮（S）
Halcinonide 哈西萘德（T）
Haloperidol 氟哌啶醇（S）
Heparin 肝素（S）
Homatropine 后马托品（S）
Hydrochlorothiazide 氢氯噻嗪（S）
Hydrocodone 氢可酮（S）
Hydrocortisone 氢化可的松（S，T）
Hydroflumethiazide 氢氟噻嗪（S）
Hydroxychloroquine 羟喹（S）
Hydroxyprogesterone 羟孕酮（S）
Hydroxyurea 羟脲（S）
Hydroxyzine 羟嗪（S）
Hyoscyamine 莨菪碱（S）

I

Idarubicin 伊达比星（S）
Ifosfamide 异环磷酰胺（S）
Indomethacin 吲哚美辛（S）
Interferon 干扰素（S）
Iodine 碘（S）
Isoflurophate 异氟磷（Op）
Isoniazid 异烟肼（S）
Isopropamide 异丙铵（S）
Isotretinoin 异维 A 酸（S）

K

Ketazolam 凯他唑仑（S）
Ketoconazole 酮康唑（S）

L

Labetalol 拉贝洛尔（S）
Levodopa 左旋多巴（S）
Lindane 林旦（T）
Lithium 锂（S）
Lomustine 罗莫司汀（S）
Loratadine 氯雷他定（S）
Lorazepam 劳拉西泮（S）
Lovastatin 洛伐他汀（S）

M

Mafenide 磺胺米隆（T）
Mechlorethamine 氮芥（S）
Meclizine 美克洛嗪（S）
Meclofenamate 甲氯芬那酸（S）
Medroxyprogesterone 甲羟孕酮（S）

Mefloquine 甲氟喹（S）
Megestrol 甲地孕酮（S）
Melphalan 美法仑（S）
Meprobamate 甲丙氨酯（S）
Mercaptopurine 巯嘌呤（S）
Mesoridazine 美索达嗪（S）
Methacycline 美他环素（S）
Methadone 美沙酮（S）
Methantheline 甲胺太林（S）
Methdilazine 甲地嗪（S）
Methicillin 甲氧西林（S）
Methimazole 甲巯咪唑（S）
Methotrexate 甲氨蝶呤（S）
Methotrimeprazine 左美丙嗪（S）
Methyclothiazide 甲氯噻嗪（S）
Methylergonovine 甲麦角新碱（S）
Methylprednisolone 甲泼尼松（T）
Methyltestosterone 甲睾酮（S）
Methysergide 美西麦角（S）
Metoclopramide 甲氧氯普胺（S）
Metolazone 美托拉宗（S）
Metoprolol 美托洛尔（S）
Metronidazole 甲硝唑（S）
Metyrapone 美替拉酮（S）
Mexiletine 美西律（S）
Mezlocillin 美洛西林（S）
Minocycline 美诺环素（S）
Minoxidil 米诺地尔（T）
Misoprostol 美索前列醇（S）
Mitomycin 丝裂霉素（S）
Mitoxantrone 米托蒽醌（S）

N

Nabilone 大麻隆（S）
Nadolol 纳多洛尔（S）
Nafcillin 萘夫西林（S）
Naftifine 萘替芳（T）
Nalidixic Acid 萘啶酸（S）
Nicotine 烟碱（S）
Nitrazepam 硝西泮（S）
Nitrofurantoin 呋喃妥因（S）
Nizatidine 尼扎替丁（S）
Norethindrone 炔诺酮（S）
Norethynodrel and Mestranol 异炔诺酮（S）
Norfloxacin 诺氟沙星（Op）
Norgestrel 炔诺孕酮（S）

O

Ofloxacin 氧氟沙星（S）
Omeprazole 奥美拉唑（S）
Oxacillin 苯唑西林（S）
Oxazepam 奥沙西泮（S）
Oxprenolol 氧西洛尔（S）
Oxtriphylline 奥昔替林（S）
Oxybutynin 奥昔布丁（S）
Oxyphencyclimine 羟苄利明（S）
Oxytetracycline 土霉素（S）

P

Paramethasone 帕拉米松（S）
Pentamidine 喷他米（S）
Pentobarbital 戊巴比妥（S）
Pentoxifylline 己酮可可碱（S）
Pergolide 培高利特（S）
Periciazine 哌氰嗪（S）
Permethrin 扑灭司林（T）
Perphenazine 奋乃静（S）
Phenindamine 苯茚胺（S）
Phenobarbital 苯巴比妥（S）

Phenylbutazone 保泰松（S）
Phenylephrine 苯福林（S）
Phenylpropanolamine 苯丙醇胺（S）
Phenytoin 苯妥英（S）
Pimozide 匹莫齐特（S）
Pindolol 吲哚洛尔（S）
Piperacillin 哌拉西林（S）
Pipotiazine 哌泊塞嗪（S）
Pirenzepine 哌仑西平（S）
Piroxicam 吡罗昔康（S）
Polythiazide 泊利噻嗪（S）
Potassium Iodide 碘化钾（S）
Pravastatin 普伐他汀（S）
Prazepam 普拉西泮（S）
Praziquantel 吡喹酮（S）
Prednisolone 泼尼松（S）
Primidone 扑米酮（S）
Probenecid 丙磺舒（S）
Probucol 普罗布考（S）
Procarbazine 丙卡巴肼（S）
Prochlorperazine 丙氯拉嗪（S）
Procyclidine 丙环定（S）
Progesterone 孕酮（S）
Prednisolone 泼尼松（S）
Promazine 丙嗪（S）
Promethazine 异丙嗪（S）
Propantheline 丙胺太林（S）
Propranolol 普萘洛尔（S）
Propylthiouracil 丙硫氧嘧啶（S）
Pseudoephedrine 伪麻黄碱（S）
Pyrilamine（Systemic）美吡拉敏（S）

Q

Quazepan 夸西泮（S）
Quinestrol 奎雌醇（S）
Quinethazone 喹乙宗（S）

R

Ranitidine 雷尼替丁（S）
Rauwolfia Serpentina 萝芙木（S）
Reserpine 利血平（S）
Ribavirin 利巴韦林（S）
Rifampin 利福平（S）

S

Salsalate 双水杨酯（S）
Scopolamine 东莨菪碱（S）
Secobarbital 司可巴比妥（S）
Silver Sulfadiazine 磺胺嘧啶银（T）
Simvastatin 辛伐他汀（S）
Sodium Iodide 碘化钠（S）
Sodium Salicylate 水杨酸钠（S）
Sotalol 索他洛尔（S）
Streptozocin 链佐星（S）
Sulfacytine 磺胺西汀（S）
Sulfadiazine 磺胺嘧啶（S）
Sulfadoxine and Pyrimethamine 磺胺多辛（S）
Sulfamethizole 磺胺甲二唑（S）
Sulfamethoxazole 磺胺甲噁唑（S）
Sulfanilamide 磺胺（V）
Sulfapyridine 磺胺吡啶（S）
Sulfasalazine 柳氮磺胺吡啶（S）
Sulfisoxazole 磺胺异噁唑（S）

T

Tamoxifen 他莫西芬（S）
Temazepam 替马西泮（S）
Terbutaline 特布他林（I）
Terfenadine 特非那定（S）

Teriparatide 特立帕肽（S）
Testosterone 睾酮（S）
Tetracycline 四环素（S）
Theophylline 茶碱（S）
Thiabendazole 噻苯达唑（S）
Thiethylperazine 硫乙拉嗪（S）
Thioguanine 硫鸟嘌呤（S）
Thiopropazate 奋乃静醋酸酯（S）
Thioproperazine 硫丙拉嗪（S）
Thioridazine 硫利达嗪（S）
Thiotepa 塞替派（S）
Thiothixene 替沃噻吨（S）
Ticarcillin（Systemic）替卡西林（S）
Timolol 噻吗洛尔（Op）
Tiopronin 硫普罗宁（S）
Tolazamide 妥拉磺胺（S）
Tolbutamide 甲苯磺丁脲（S）
Triazolam 三唑仑（S）
Trichlormethiazide 三氯噻嗪（S）
Tridihexethyl 曲地铵（S）
Trifluoperazine 三氟拉嗪（S）
Triflupromazine 三氟丙嗪（S）
Trihexyphenidyl 苯海索（S）
Trimeprazine 阿利吗嗪（S）
Trimethoprim 甲氧苄啶（S）
Tripelennamine 曲吡那敏（S）
Triprolidine（Systemic）曲普利啶（S）

U

Uracil Mustard 乌拉莫司汀（S）

V

Vinblastine 长春碱（S）
Vincristine 长春新碱（S）

Z

Zidovudine 齐多夫定（S）

附录四 肝、肾功能不全时药物的半衰期和剂量的调整表

类别	药物	$t_{1/2}$（h）			肾衰者，不同肾小球滤过率（ml/min）时剂量的调整（表内数字为正常人剂量的%）			肝功能不全时剂量的调整
		正常人	肾衰者	肝病者	＞50	10～50	＜10	
抗菌药	阿米卡星	2～3	86	—	同卡那霉素			—
	庆大霉素	3	60	—	75%～100%	35%～75%	25%～35%	—
	卡那霉素	3	84	—	75%	35%～50%	25%	—
	新霉素	2	12～24	—	—	q8～12h	q12～36h	—
	链霉素	2.5	110	—	q24h	q24～48h	q48～96h	—
	妥布霉素	2.5	70	—	同庆大霉素			—

续表

类别	药物	$t_{1/2}$（h）			肾衰者，不同肾小球滤过率（ml/min）时剂量的调整（表内数字为正常人剂量的%）			肝功能不全时剂量的调整
		正常人	肾衰者	肝病者	＞50	10～50	＜10	
抗菌药	头孢克洛	0.6～1	1.5～3.5	—	—	50%～100%	25%～33%	—
	头孢孟多	0.5～1.8	15～24	—	—	25%～50%	10%～25%	—
	头孢甲氯噻吩	0.6～1	8～33	—	q8h	q8～12h	q24～48h	—
	头孢羟氨苄	1～1.4	10～25	—	q8h	q12～24h	q24～48h	—
	头孢来星	0.75～1.5	—	—	—	—	q12～24h	—
	头孢噻啶	1.5	10～23	—	避免应用	避免应用	避免应用	—
	头孢噻吩	0.5～0.9	3～18	—	—	—	q8～12h	严重者慎用
	头孢匹林	0.5	2.5	—	—	—	q6～12h	严重者稍减量
	头孢拉定	0.5	2.5	—	—	50%	25%	—
	氯霉素	2～4	3.5～7	12	—	—	—	减量
	克林霉素	2～4	3.5～5	7～14	—	—	—	中度及重度者需减量
	多黏菌素 E	1.6～8	10～20	—	75%～100%	50%～75%	23%～30%	—
	红霉素	1.5～3	4～6	—	—	—	—	中度及重度者需减量
	林可霉素	4～6.4	10	11.8	q6h	q6～12h	q12～24h	中度及重度者需减量
	氨苄西林	0.8～1.5	6～20	1.9	—	q12～24h	q24～48h	—

续表

类别	药物	$t_{1/2}$（h）			肾衰者，不同肾小球滤过率（ml/min）时剂量的调整（表内数字为正常人剂量的%）			肝功能不全时剂量的调整
		正常人	肾衰者	肝病者	＞50	10～50	＜10	
抗菌药	羧苄西林	1	10～20	1.9	q8～12h	q12～24h	q24～48h	—
	邻氯西林	0.5	0.8	—	—	—	—	—
	双氯西林	0.7	1	—	—	—	—	—
	乙氧萘西林	0.6	1.2	1.7	—	—	—	严重者需减量
	苯唑西林	0.4	1	稍延长	—	—	—	严重者需稍减量
	青霉素	0.5	6～20	—	—	q12h	q12～18h	—
	多黏菌素 B	4.5～6	36	—	75%～100%	50%～75%	25%～30%	—
	多西环素	15～24	25	—	—	—	—	稍减量
	米诺环素	12～15	14～30	—	—	—	—	稍减量
	四环素	6～15	7～75	—	不用	不用	不用	—
	万古霉素	4～8	200～240	—	q24～72h	q72～240h	q240h	—
	灰黄霉素	10～22	—	—	—	—		严重者需减量
	咪康唑	20～24	24	—	—	—	—	严重者需减量
	孟德立酸	3～6	—	—	—	—	不用	—
	甲硝唑	6～14	8～15	—	—	q8～12h	q12～24h	严重者需减量
	萘啶酸	1～2.5	21	—	—	—	不用	严重者需减量
	呋喃妥因	0.3	1	—	—	不用	不用	慎用
	磺胺甲噁唑	9～11	10～50	—	q12h	q18h	q18～24h	严重者需减量

续表

类别	药物	$t_{1/2}$（h）			肾衰者，不同肾小球滤过率（ml/min）时剂量的调整（表内数字为正常人剂量的%）			肝功能不全时剂量的调整
		正常人	肾衰者	肝病者	＞50	10～50	＜10	
抗菌药	磺胺异噁唑	4.5～7	6～12	—	—	q8～12h	q12～24h	严重者需减量
	甲氧苄啶	8～16	24～46	—	—	q8～12h	q12～24h	—
抗结核药	乙胺丁醇	3.3	＞10	—	—	50%q24h 或 100%q36h	25%q24h 或 100%q18h	—
	异烟肼	1.4	2.3	6.7	—	—	66%～100%	中度及严重者需减量
	利福平	2.3	3.1～5	延长	—	—	—	有蓄积性
抗病毒药	金刚烷胺	12～36	＞24	—	有蓄积性	有蓄积性	有蓄积性	—
镇痛药	对乙酰氨基酚	2	—	—	q4h	q4h	q4h	不用
	阿司匹林	2～19	—	—	q4h	q4～6h	不用	不用
	可待因	3.4	—	—	q3～4h	q3～4h	q3～4h	稍减量
	吗啡	2.3	—	—	q3～4h	q3～4h	q3～4h	稍减量
	哌替啶	3	—	7	q3～4h	q3～4h	q3～4h	稍减量
	美沙酮	13～55	—	—	q6h	q8h	q8～12h	稍减量
	喷他佐辛	2	—	—	q4h	q4h	q4h	稍减量
镇静催眠药	水合氯醛	7～14	—	—	q24h	不用	不用	减量
	氯氮草	5～30	—	63	q6～8h	q6～8h	q6～8h	减量
	地西泮	29～90	—	105～164	q8h	q8h	q8h	减量
	氟西泮	47～100	—	—	q24h	q24h	q24h	减量
	格鲁米特	5～22	—	—	q24h	不用	不用	减量

续表

类别	药物	$t_{1/2}$（h）			肾衰者，不同肾小球滤过率（ml/min）时剂量的调整（表内数字为正常人剂量的%）			肝功能不全时剂量的调整
		正常人	肾衰者	肝病者	＞50	10～50	＜10	
镇静催眠药	己巴比妥	3.7	—	5～13	q8h	q8h	q8h	减量
	甲丙氨酯	6～17	—	32	q6h	q9～12h	q12～18h	稍缓慢
	甲喹酮	10～43	—	—	q24h	不用	不用	减量
	奥沙西泮	6～25	—	—	q8h	q8h	不用	—
	戊巴比妥	18～48	—	—	q8～24h	q8～24h	q8～24h	减量
	硫喷妥钠	3.8	—	—	—	—	稍减量	减量
降压药	可乐定	7～12	24	—	减量	减量	减量	可能减量
	胍乙啶	120～140	—	—	—	减量	减量	可能减量
	肼屈嗪	2～3	延长	—	减量	减量	减量	减量
	甲基多巴	2～3	6	—	—	—	—	不用
	米诺地尔	4.2	42	—	—	—	—	可能减量
	哌唑嗪	2.5～4	—	—	—	—	—	可能减量
	利血平	46～165	—	—	—	—	—	可能减量
利尿药	氯酞酮	51	100	—	—	无效	无效	—
	依地尼酸	1	延长	—	不用	不用	不用	可能减量
	呋塞米	0.5～1	延长	—	—	—	—	可能减量
	氢氯噻嗪	2.5	24	—	—	可能无效	可能无效	—
	汞利尿剂	2～3	16	—	不用	不用	不用	—
	螺内酯	16	延长	—	减量	不用	不用	—
	三氨苯蝶啶	2	—	—	—	不用	不用	减量

续表

类别	药物	$t_{1/2}$（h）			肾衰者，不同肾小球滤过率（ml/min）时剂量的调整（表内数字为正常人剂量的%）			肝功能不全时剂量的调整
		正常人	肾衰者	肝病者	＞50	10～50	＜10	
抗心律失常药及强心苷	溴苄铵	4～17	31.5	—	q8h	q24～48h	不用	—
	洋地黄毒苷	168～192	200	—	—	—	—	—
	地高辛	30～40	87～100	—	—	减少 50%	减少 50%～75%	—
	丙吡胺	4.8～8.2	43	—	q6h	q12～24h	q24～48h	—
	利多卡因	1.3～2.3	1.3～2.5	5	—	—	—	负荷量照旧，滴入速率减慢一半
	普鲁卡因胺	2.2～4	9～16	—	q3～6h	q6～12h	q12～24h	—
	普萘洛尔	4	2～3.2	延长	—	—	—	明显减量
	维拉帕米	3～7	—	—	慎用	慎用	慎用	—
抗痛风及抗炎药	别嘌醇	0.7	延长	—	300mg/d	200mg/d	100mg/d	—
	秋水仙碱	0.3	0.7	0.2	—	不得长期应用		—
	非诺洛芬	1.5～2.9	—	—	—	—	—	—
	布洛芬	2	—	—	—	—	—	—
	吲哚美辛	2～11	2	—	—	—	—	—
抗痛风及抗炎药	萘普生	12～15	—	—	—	—	不用	—
	青霉胺	—	—	—	—	不用	不用	—
	保泰松	40～140	27～96	40～190	—	—	—	—
	泼尼松	2.5～3.5	—	3.5	—	—	不用	—
	丙磺舒	3～17	—	—	—	不用	不用	—
	舒林酸	1.5～3.0	—	—	—	—	从半量开始	—

续表

类别	药物	$t_{1/2}$（h）			肾衰者，不同肾小球滤过率（ml/min）时剂量的调整（表内数字为正常人剂量的%）			肝功能不全时剂量的调整
		正常人	肾衰者	肝病者	＞50	10～50	＜10	
免疫抑制剂及抗肿瘤药	多柔比星	1	—	延长	—	—	稍减量	胆红素＜2～3时减量20%～30%
	硫嘌呤	1	稍延长	稍延长	—	—	稍减量	可能引起肝毒性
	博来霉素	2	延长	—	—	可能减量	减量	—
	白消安	长	—	—	—	—	—	—
	顺铂	0.4～0.8	延长	—	—	减量	减量	—
	环磷酰胺	3～10	延长	延长	—	—	可能减量	稍减量
	阿糖胞苷	0.1	—	—	—	—	可能减量	—
	5-氟嘧啶	0.1	—	稍延长	—	—	—	稍减量
	美法仑	2	—	—	—	—	—或稍减量	—
	甲氨蝶呤	2.3	延长	—	—	—	减量	慎用
	长春碱	0.1	—	可能延长	—	—	—或稍减量	稍减量
	长春新碱	0.1	—	可能延长	—	—	—或稍减量	稍减量
神经精神药品	新斯的明	0.9～1.3	3	—	—	—	减量50%	—
	吡斯的明	1.5～4.3	5.1～10.3	—	—	—	减量50%	—
	卡马西平	19～55	—	—	—	—	—	—
	乙琥胺	53～66	—	—	—	—	稍减量	—
	氟哌啶醇	10～36	—	—	—	—	—	—或稍减量
	左旋多巴	0.8～1.6	—	—	—	—	—	—

续表

类别	药物	$t_{1/2}$（h）			肾衰者，不同肾小球滤过率（ml/min）时剂量的调整（表内数字为正常人剂量的%）			肝功能不全时剂量的调整
		正常人	肾衰者	肝病者	＞50	10～50	＜10	
神经精神药品	锂	14～28	延长	—	—或稍减量	不用	不用	—
	苯巴比妥	60～150	—	—	—	—	稍减量	慎用
	氯丙嗪	11～42	—	—	—	—	—或稍减量	慎减量，慎用
	苯妥英钠	10～30	6～11	—		—	—	严重时减量
	阿米替林	12～56	—	—	—	—	—	稍减量，慎用
	三甲双酮	16	—	—	—	不用	不用	—
	丙戊酸	10～15	—	—	—	—	稍减量	稍减量
降血糖药	氯磺丙脲	25～42	延长	—	稍减量	不用	不用	慎用
	胰岛素	0.08～0.25	延长	—	减量	减量	减量	根据血糖高低决定剂量
	甲苯磺丁脲	4～8	3～9	3～7	—	—	—	—
其他	西咪替丁	1.4～2.4	3～10	—	300mg/6h	300mg/8h	300mg/12h	—
	苯海拉明	3～8	—	—	—	—	—或稍减量	—
	肝素	1～2	—或稍延长	1.3	—	—	—	—
	丙胺太林	2.2～3.7	—	—	—	—	—或稍减量	—
	丙硫氧嘧啶	1～2	—	—	—	—	—	—
	茶碱	3～12	—	10～59	—	—	—	减少 50%
	华法林	15～87	21～43	17～29	—	—	—	—

中文药名索引

（按汉语拼音排序）

B

C

D

E

F

J

K

L

M

N

P

Q

R

S

T

W

X

Y

Z